개정3판

수술실 환자간호

윤혜상 지음

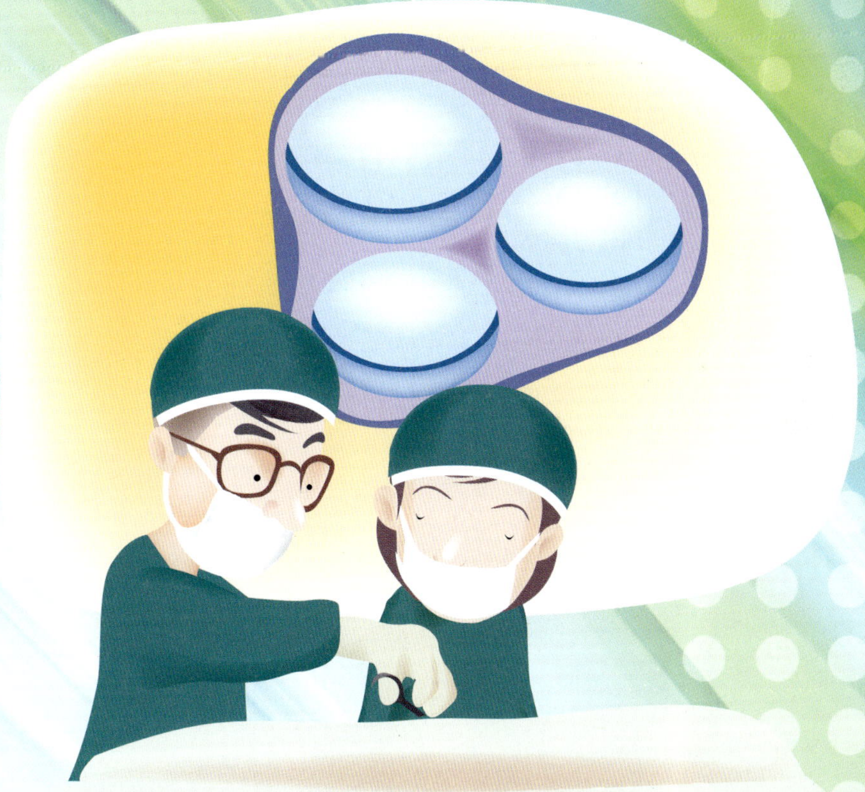

청구문화사

3차 개정판을 내면서

1987년 수술실 환자간호를 처음으로 출간한 후 다소 지체되었지만 3차 개정판을 이제라도 완성시키니 오래 동안 미루어 두었던 숙제를 마친 듯이 마음이 매우 홀가분합니다. 개정판 출간이 다소 지체된 것을 넓은 마음으로 이해해 주시기를 바랍니다. 이번 제3차 개정판 출간은 모든 일이 바쁜 가운데에서 이루어진다는 평범한 진리를 체험한 소중한 기회이었습니다.

본 3차 개정판은 최근 나날이 발전해가고 있는 복강경 수술의 수술과정, 합병증, 수술 후 간호 및 수술 장비를 다루었고, LASER와 새로이 개발된 수술보조물품 및 봉합사를 보완하였습니다. 많은 병원에서 수술실 간호사가 수술간호 실무는 물론 마취간호 실무도 함께 하고 있어 수술 후 간호 및 지혈, 수액요법 및 수혈요법, 전신마취 및 경막외마취 그리고 척수마취를 보다 실무 중심으로 보완하였습니다.

언제나 최선을 다 하려하지만 여전히 미흡함을 느낍니다. 다시금 개정판을 위한 준비를 약속드리며, 부디 이 책이 학업과정에 있는 간호학생들과 임상현장의 중심에 서있는 간호사들의 임상실무에 많은 도움이 되기를 진심으로 바랍니다.

이 책이 나오기까지 도와주신 많은 사람들을 떠올려 봅니다. 가천의과학대학교 간호학과 학생들은 간호와 가르침의 소중함을 일깨워주고 고무시키는 에너지 충전소이며, 가천의과학대학교 길병원은 수술간호실무의 생생하고 소중한 보고이었습니다. 복강경 수술에 대한 다양한 자료를 주시고, 끊임없는 질문에 학문적 열정으로 함께 해준 서울여성병원 마취과의 정계선 수간호사님과 김낙근 불임센타 소장님, 그리고 수술과정을 꼼꼼히 읽고 검토해 준 서울대학교병원 수술부의 배영미 간호사에게 감사를 드립니다.

보다 완벽한 개정판이 될 수 있도록 최선의 노력을 다해주신 임직원 여러분들과, 지난 20여 년 간 한 결같이 저의 원고를 출간해 주신 이상태 사장님께 마음 속 깊이 감사를 드립니다. 개정판 출간의 기쁨을 저의 소중한 가족-소영, 수빈, 길벗, 최 데레사 여사님, 그리고 조 마리아 여사님-과도 함께 할 것입니다.

2008년 9월
가천의과학대학교 연수동 연구실에서
윤혜상 드림

목 차

1 병원감염관리와 수술부위 감염증

병원 입원 및 치료와 관련하여 발생하는 병원 감염률은 미국이 3~5%, 영국이 9%, 그리고 우리나라는 5~10% 정도가 되며 우리나라에서 병원 감염에 의해 사망하는 사람은 연간 15,000명 정도 되는 것으로 추정하고 있다. 2005년 우리나라 전체 사망 원인 가운데 1위는 암, 2위는 뇌혈관 질환, 3위는 심장질환, 그리고 4위는 병원감염이 차지하고 있는데 병원감염으로 중요한 것 중의 하나가 수술부위 감염이다.

19세기 중반까지도 수술환사의 40~60%가 수술부위감염으로 사망하였지만 그 후 병원체의 규명, 수술실의 환경위생관리, 무균술 개발, 소독법과 멸균법 개발, 항균제와 항생제의 사용과 같은 의학기술의 발전으로 수술부위 감염률은 크게 감소하였다. 수술환자에 대한 병원감염증은 수술 환자에게 신체적, 정신적 고통은 물론 경제적 부담을 주므로 수술환자에 대한 철저한 감염관리가 필요하다.

1. 병원감염

1) 병원감염관리의 역사

질병은 인류의 역사와 더불어 존재해 왔으며 질병치료의 한 방법으로 외과적 수술방법이 도입되었다. Edwin Smith는 B.C. 1600년경 Egypt에서 시술되었던 48개의 수술사례를 발굴하여 보고했는데 수술에 따르는 출혈 및 통증 문제를 해결하기 어려웠음은 물론 수술 후 감염증(postoperative infection)이 심각했다고 한다. 당시에는 수술을 받았던 환자의 80~90%가 수술 후 감염증으로 사망했기 때문에 외과적 수술을 기피하는 것이 일반적 상황이었다. A.D. 1500년경에 봉합사가 사용되고 소작술(cauterization)이 개발되고, 1842년에 ether, 1890년에 chloroform과 같은 마취제가 개발되면서 수술에 수반되는 출혈과 통증의 해결에 커다란 기여를 했다. 그러나 여전히 수술 후 감염증의 문제는 남아있어 1888년경 수술환자의 수술 후 감염률은 25~80%나 되었고 이때부터 의료인들은 환경 속에 존재하면서 감염의 원인이 되는 미생물에 관심을 갖기 시작했다.

1865년 Lister는 수술실에 석탄산을 분무하고 수술 전에 석탄산으로 손을 씻기 시작하여 소독(antisepsis)의 신기원을 이룩했지만, 그보다 10여년 앞선 1854년 Crimean전쟁시 감염과 질병을 막기 위해 물과 비누로 손을 닦고 환자를 간호한 Florence Nightingale의 환경위생개념은 간호학 · 의학의 발전에 커다란 공헌을 했다. 1912년 Brewer가 철저한 무균술로 감염원을 차단하면 수술 후 감염률을 5% 이하로 감소시킬 수 있다는 주장과 함께 무균술을 강조하고 계속 발전시킨 결과 수술 후 감염률은 현저히 저하되었다. 1940년 개발된 Streptomycin 등의 항생제 사용은 수술 후 감염증은 물론 염증이나 전염성 질환의 발생을 급격히 저하시켜, 일부 의료인은 항생제에 의존하고 청결이나 무균술에 소홀해지는 경향마저 있었다. 그러나 항생제에 대한 의존도가 높아지면서 미생물은 항생제에 저항력을 갖게 되어 1952년 항생제에 내성을 가진 황색 포도상구균(*staphylococcus aureus*)에 의한 감염증이 심각했으며 이러한 감염증으로 일부 신생아실은 폐쇄되기도 하였다.

미국은 1960년에 감염관리 기준법(infection control standard)을 만들었고 1976년부터 행정적인 수준에서 감염관리를 시행하여 병원 감염을 감소시키기 위해 노력하고 있다. 최근 미국의 병원 감염률은 3~4% 정도로 보고되고 있다. 우리나라는 1983년 보건복지부에서 전염병 예방에 대한 시행 규칙을 마련하였고, 1981년부터 실시된 병원표준화 심사에도 병원감염관리 기준을 제시하여 감염관리를 강화하기 시작했다. 우리나라의 병원 감염률은 1960년대에는 13% 정도 이었으나 1990년대에는 5~6% 정도이며, 2000년 이후에도 5~10%로 보고되어 있어 보다 철저한 감염관리가 필요하다.

2) 병원감염 원인균

감염원으로서의 미생물에는 박테리아, 곰팡이, protozoa, 조류(algae)와 바이러스가 있으며 미생물의 분류 기준은 감염의 치료에 초점을 두고 있다. 미생물은 2개의 이름을 가지고 있는데 첫 번째 이름은 속(genus), 두 번째 이름은 종(specific epithe)을 의미한다.

> *staphylococcus* : 인체의 피부에서 발견되는 *staphylococcus aureus*에서 *staphylo*는 세포가 집단으로 배열하고 있는 것을 의미하며, *coccus*는 그리스어로 장과(berry)를 뜻한다. *staphylococcus aureus*에서 *staphylococcus*는 genus에 해당되며 *aureus*는 species에 해당되는데 aureus는 Latin어로 금색을 의미하여 콜로니의 색깔이 금색이라는 것을 의미한다.

gram staining*은 박테리아의 동정 및 분리에 이용하며 세균성 질병에 대한 약물치료 결정에 필수적인데 그람 양성균은 그람 음성균에 비해 세포벽의 peptidoglycan 층이 두껍고 견고하다. 그람 양성균은 대개 penicillin과 sulfonamide에 대해 치료 효과가 민감하나 그람 음성균은 penicillin에 대해 저항성이 있고, streptomycin, chloramphenicol과 tetracycline에 대해 민감한 편이다.

Gram's staining : 미생물 염색법으로 바이올렛 염색액으로 염색한 후 요오드 처리를 한 후 알코홀과 아세톤 용액으로 탈수시킨다. 이후 사프라닌으로 염색하는데 이때 보라색으로 염색되면 Gram positive라고 하며 분홍색으로 염색되면 Gram negative라고 한다.

수술부위감염의 주요 원인균은 *staphylococcus*, *enterococcus*, *pseudomomas*, *Klebsiella* 및 *streptococcus*이다. 그람 양성균인 *staphylococcus*는 수술부위감염의 일반적 원인균이며, 드물기는 하지만 Candida albicans와 Rhizopus rhizopodiformis와 같은 진균도 수술부위감염을 일으키며 치료가 용이하지 않다.

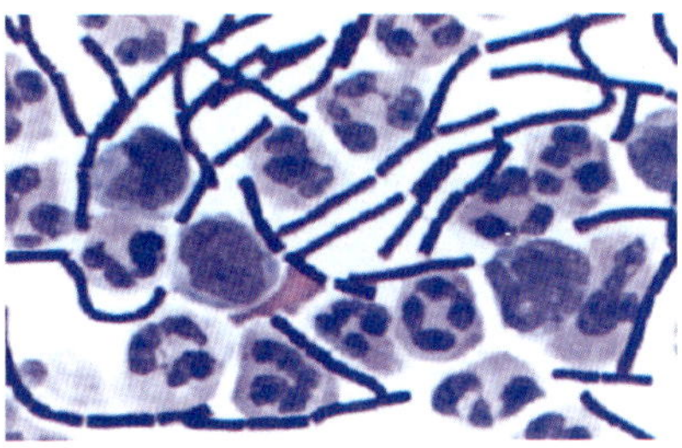

gram positive

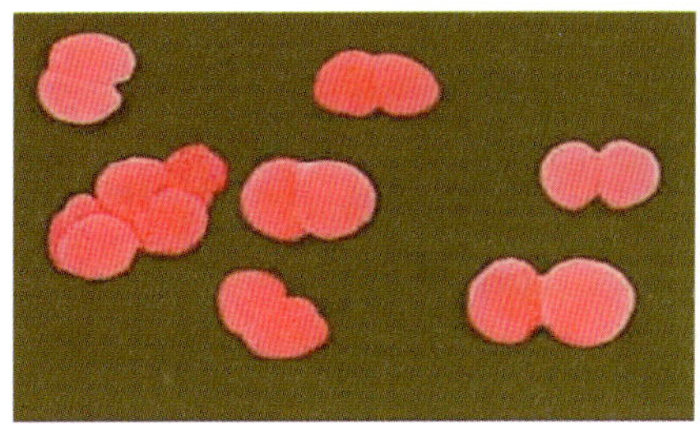

gram negative

그림 1-1. Gram staining

표 1-1. 수술창상의 오염원

병원균	비율(%)
Staphylococcus aureus	20
Coagulase-negative staphylococcus	14
Eenterococcus species	12
Esherichia coli	8
Pseudomomas aeruginosa	8
Enterobacter species	7
Proteus mirabilis	3
Klebsiella pneumonia	3
other Streptococci species	3
Candida albicans	3
Group D streptococcus	2
other gram positive aerobes	2
Bacteroids frgilis	2

(1) 포도상구균(staphylococcus)

포도상구균은 공기, 먼지, 괴사조직, 침구류 및 의류에서 장기간 생존함은 물론 인체의 피부, 조직, 소변 및 땀 속에도 생존하고 있으며 다른 비아포성 세균에 비해 제거하기가 어렵다. 환경 청결, 수술장비 및 기구의 소독 및 관리, 손의 위생 관리가 포도상구균 감염의 전파 예방에 중요하다.

사람의 30~70%는 피부에 포도상구균이 서식하고 있으며 포도상구균이 의복을 오염시키거나 주변으로 전파되기도 한다. 성인의 30~50%는 비관에서 그리고 수술참여 인력의 21%는 호흡기도에서 황색 포도상구균(S. aureus)이 발견되었다는 보고도 있다(Arthur, 1973 ; Burke, 1963).[5,6]

포도상구균은 혐기성 세균이지만 호기상태에서도 잘 자라며 비인두, 요도 및 질의 정상균으로 발견될 수 있으며 건조한 환경, 열 또는 고염 농도의 환경에서도 생존력이 높다. 황색 포도상구균(S. aureus)은 용혈성이며 병원성이 강하고 혈장응고 효소를 가지고 있으나(coagulase* positive), Staphylococcus epidermis는 병원성이 약하고 혈장응고 효소를 가지고 있지 않다(coagulase negative). 오래전부터 S. aureus는 수술부위감염의 원인균으로 보고되어 왔으나 최근에는 인체의 피부에서 서식하고 있는 S. epidermis가 인공심장 판막이나 수술보조 삽입기구 등을 감염시키는 경우도 있다.

coagulase : 포도상구균이 혈장을 응고시키면 coagulase positive, 혈장에 의해 포도상구균이 응집되면 coagulase negative라고 한다. coagulase-positive staphylococcus는 coagulase-negative staphylococcus에 비해 병원성이 강하고 독성이 강하다.

(2) 장구균(enterococci)

장구균은 그람 양성세균으로 위장계 및 여성 생식기계에서 정상균으로 발견되나 최근 요로계 감염, 패혈증, 세균성 심내막염, 다균성 수술부위 감염증에 관련되어 있으며 특히 쇠약 환자에게 감염을 일으킬 수 있다. 요로계 기구 삽입 경험이 있는 노인남자의 경우 요로계 감염증의 40% 정도는 장구균이 차지하고 있다.

(3) 슈도모나스(pseudomonas)

인체에 병원성 감염을 일으키는 pseudomonas 중 대표적 호기성 세균은 Pseudomonas aeruginosa로써 습한 환경에서 생존하며 흙, 물, 하수, 괴사조직 및 공기에서 빈번하게 발견되며 인체의 피부 및 소화기계의 정상균으로도 발견된다. 오랫동안 P. aeruginosa는 병원성 독성이 강하지 않은 것으로 알려져 왔으나 최근 정맥성 수액이나 비누 용액에서도 성장하며 benzalkonium chloride와 같은 피부 소독제에서 성장하는 것으로 보고되기도 하였다. Pseudomonas가 인체의 화농성 감염증과 깊은 관계는 없지만 정상적 면역기능을 상실하거나 포도상구균 감염증이 있거나 여러 세균에 의한 혼합 감염이 있는 경우 병원성을 보이는 경우가 많다. 특히 광범위한 화상을 입거나 손상을 입은 쇠약 환자를 공격하기도 하며 대부분의 항생제에 대해 저항성을 가지고 있다. Pseudomonas에 의한 감염을 예방하기 위해 환경위생관리와 무균술을 철저히 지키는 것이 중요하다.

(4) 연쇄상구균(streptococcus)

대부분의 연쇄상구균은 gram-positive이며, 아포를 생성하지 않으며 다양한 환경에서 생존력이 높으며, 상기도, 생식기계 및 소화기계에서 정상균으로 발견되기도 한다. 연쇄상구균은 흔히 혈청학 형태에 따라 A~T, 혈액 한천배지에서 배양할 때 용혈성 작용에 따라 α, β 및 γ , 박테리아성 바이러스 반응에 따라 phage type 1~86으로 분류한다.

Group A Streptococci가 일으키는 연쇄상구균 감염증은 괴사성 근막염을 일으켜 flesh-eating bacteria라고도 한다. 화농성 연쇄상구균(streptococcus pyogenes)은 Group A에 속하는 β-hemolytics로써 중이염, 인두염, 패혈증, 농가진 및 수술 부위 감염과 같은 대부분의 연조직 감염증을 일으킨다. 독성이 강한 연쇄상구균은 페니실린에 대해 민감하나 포도상구균은 페니실린에 대해 민감하지 않은 경향이 있다. 연쇄상구균은 주로 비말 및 환경적 오염에 의한 직접적 접촉에 의해 전파되며 다른 세균과 함께 혼합감염을 일으킨다.

수술창상으로 연쇄상구균이 침입하면 임파절과 임파관을 통해 주변으로 퍼져 나가며 염증, 봉와직염과 화농성 반응을 일으킨다. Group A 연쇄상구균은 흔히 비도, 항문 또는 질에서 서식하므로 연쇄상구균 감염자를 찾기도 어려우므로 수술 중 마스크의 착용은 연쇄상구균에 의한 수술부위감염의 예방에 필수적이다.

(5) 결핵균(Mycobacterium tuberculosis, tubercle bacillus)

결핵균은 비아포성, 비운동성, 염기성 간균으로 숙주내로 들어와 증식한 후 임파관, 혈류, 폐포 및 위장관을 따라 퍼져 나가며 피부, 뼈, 신장, 임파절, 위장관 및 난관 등 인체 대부분의 조직을 감염시킬 수 있다. 결핵균은 호흡기계 분비물, 호흡성 비말 및 소화기계를 통해 직접적으로 전파되며, 오염된 기구와 공기 중에 부유해 있는 먼지를 통해 간접적으로 전파되기도 한다. 따라서 결핵에 감염된 사람의 기침, 재채기는 물론 대화 시의 비말성 핵을 통해 결핵균이 전파되며, 비말성 핵의 직경이 5μm 이하인 경우 오랫동안 공기 중에 부유할 수 있다. 결핵균에 오염된 비말성 핵이 흡인되어 비강, 상기도 및 기관지를 통해 폐포에 도달 한 후 폐포에서 인체 여러 조직으로 퍼져나간다.

(6) 바이러스(Virus)

바이러스는 생존을 위한 영양을 숙주로부터 취하며 스스로 대사성 활동을 하지 않으므로 생명체로 간주하기 보다는 소립자로 분류하며 인체 부위에 따라 전파되는 바이러스 종류는 다양하다. 숙주세포로 침입한 바이러스는 복제를 위해 숙주세포의 DNA 또는 RNA와 결합하여 숙주내 대사를 재구성하며, 이 과정 중 숙주세포가 생명력을 상실하면 모든 바이러스가 방출되고, 숙주세포가 살아있는 경우 바이러스 감염의 말기 과정에서 1회에 1개씩의 바이러스가 방출된다(표 1-2).

표 1-2. 인체부위별 바이러스

인체부위	virus 종류
구강 및 호흡기계	poxvirus, rhinovirus
소화기계 및 요로계	poliovirus, hepatitis A virus(HAV)
생식기계	Herplex simplex 2, human immunodeficiency virus(HIV)
혈액 및 수혈제품	HIV, hepatitis B virus(HBV), hepatitis C virus(HCV)

Hepatitis A virus (HAV)는 전염성 간염의 원인균으로 특별한 치료법은 없으나 Hepatitis B immune globulin 접종으로 수개월 정도 예방이 가능하다. Hepatitis B virus (HBV)는 혈청 간염의 원인균으로 HBV에 감염된 혈액이나 체액에 노출될 때 발생 가능성이 높다. HBV는 HBV에 감염된 혈청, 타액, 정액 및 질분비물 등을 통해 전파될 수 있으며 잠복기는 6주~4개월 정도이며 증상은 잠행성으로 서서히 나타난다. 혈청 간염에서 주요 증상으로 식욕부진, 피로, 오심, 구토 및 황달이 나타나며 점진적으로 간질환을 초래한다. 따라서 혈액 및 체액과의 노출 가능성이 높은 수술관련 의료인력은 Hepatitis B vaccine이 필요하다.

HCV (hepatitis C virus)는 대부분 피부를 통한 혈액 노출로 전파되며 HCV에 노출 후에도 증상이 없는 경우가 많아 발견이 어렵다. 특히 수술관련 의료인력의 경우 HCV의 혈액성 전파를 방지하기 위해 예방 교육이 필요하다.

HIV (Human Immunodeficiency Virus)는 AIDS를 일으키는 원인균으로 T 임파구를 공격하며 HIV에 대한 노출로부터 실제적인 AIDS로 되기까지 12년 정도가 소요되며 AIDS 증상이 본격적으로 나타나기 전에는 단순히 보균자가 된다. HIV는 감염자의 혈액, 정액, 질분비물, 타액, 눈물, 모유, 뇌척수액, 양수 및 소변에서 발견된다. HIV는 흔히 혈액이나 체액이 피부 및 점막에 노출될 때 전파될 수 있는데 미국의 경우 적어도 연간 5,000명 정도가 주사침에 찔려 HIV에 노출되는 것으로 보고되어 있다. HIV에 노출되는 경우 지체 없이 사고 보고를 하며 HIV 감염증에 대해 임상적, 혈액학적 증상을 평가한다. 특히 HIV 노출 후 즉시 혈청학 검사를 한 후 6주에 재검사를 하며 그 후 12주와 6개월마다 주기적으로 혈청학적 검사를 한다.

3) 항생제 내성 박테리아

1935년 포도상구균 및 연쇄상구균 감염증의 치료에 sulfonamide를 이용하였고, 1940년대에는 패혈증과 감염증 치료에 penicillin과 streptomycin을 이용하였음은 물론 수술 전에 항생제를 예방적으로 투여하기도 하였다. 1940년대 초 페니실린에 민감성을 보였던 박테리아 균종이 항생제에 내성을 가지기 시작하였고, 1950년대에는 미국과 유럽에서 포도상구균 감염증이 유행하기도 하였다. 특히 그람 양성균 중 penicillin, tetracycline, streptomycin 및 erythromycin에 저항성을 가진 균종이 나타났고, klebsiella, proteus와 pseudomonas와 같은 그람 음성균들도 항생제에 내성을 가지기 시작하였으나 1960년대 새로이 개발된 cephalosporin과 반합성 penicillin은 그람 음성균 치료에 매우 효과적이었다.

1970년대에 황색 포도상구균은 penicillin, methicillin, cephalosporin, aminoglycoside, clindamycin 및 erythromycin에 내성을 가지기 시작하나 새로이 개발된 cephamycin, carbapenems와 fluoroquinolone등의 광범위 항생제 치료가 효과적 이었다. 그러나 1990년대에는 광범위 항생제에 내성을 가진 MDR-TB (MultiDrugResistant tuberculosis), MRSA (Methicillin-Resistant S.aureus), VRE (Vancomycin-Resistant Enterococcus Faecalis) 등이 나타나기 시작했다.

(1) 세균의 항생제 내성 기전

세균은 항생제의 공격을 받게 되면 나름대로의 방어 자원을 가동하여 생존 전략을 짜며, 항생제를 무력화 시키고, 스스로 돌연변이를 하며, 자신에게 치명적인 무기를 속이는 능력을 가지고 있다. 세균이 단 1개의 염색체를 가지는 경우도 있지만 plasmids로 불리는 여분의 염색체를 가지고 있는 경우도 있다. plasmids는 공격력이 강한 항생제에도 무력화 되지 않을 정도로 생존력이 강하며, 항생제의 공격에 살아남은 plasmids 염색체를 가진 세균은 항생제에 대해 저항성을 가지며 숙주 내에서 항생제에 우세한 세균을 복제해 간다. 특히 완벽하게 치료되지 못한 감염증은 특정 항생제에 저항성을 가진 세균에 의해 재감염 될 가능성이 많다.

세균의 저항성은 특정 약물이 투여되기 전 이미 특정 약물에 대한 저항성을 가지고 있는 경우, 외부로부터 특정 약물에 대한 저항성을 얻는 경우, 치료 과정 중 약물에 저항성을 갖게 되는 경우의 세 가지가 있다. 특정약물에 노출되기 전 이미 저항성을 가지고 있는 세균의 출현은 내인성 저항, 유전자 돌연 변이 및 유전물질 이동으로 나타나며 일부 세균은 항생제에 대한 저항성을 유도해주는 유전인자를 가지고 있는 경우도 있다. 항생제에 대한 저항성을 유도하는 유전인자는 세균 내에 내재해 있기는 하나 항생제에 의해 도전을 받기 전까지는 비활동성 단계에 머물러 있다. 유전자 돌연변이는 미생물의 급속한

다량 증식과정 중 자발적으로 발생하는데 이 때 숙주 내에서 항생제에 저항성을 가진 돌연변이체가 생산된다. 또한 저항성이 있는 유전인자를 포함하는 자유 DNA를 통하여 새로운 유전물질이 세균내로 이동되기도 한다.

병원 감염을 일으키는 세균으로 pseudomonas, E-coli 및 staphylococcus 등이 보고되어 있으나 1990년 대 이후 강력한 항생제에도 조절되지 않는 "슈퍼균"이 보고되어 있다. 이러한 슈퍼균 중의 하나가 장구균(enterococcus)으로 독성은 비교적 약하지만 강력한 항생제의 하나인 vancomycin으로도 조절되지 않는 문제점이 있다. 장구균은 독성이 약하며 별다른 치료 없이도 저절로 사라지기도 하지만 가끔 면역기능이 저하된 환자에게 수술창상 감염증과 패혈증을 일으키고 있어 위험하다. 그런데 장구균보다 더 위험한 균은 수술창상 감염증, 패혈증과 폐렴을 일으키는 황색 포도상구균으로 장구균이 항생제 투약 없이도 치료될 수 있으나 황색 포도상구균은 항생제 투약 없이 치료가 되지 않으며 특히 vancomycin과 같은 강력한 항생제에 의해서만 치료가 된다는 문제점이 있다.

항균제를 계속 사용할 경우 어떤 세균은 항균제에 대해 저항성이 증가되면서 항균 효과가 없게 되며, 강력하고 새로운 항균제를 사용할 경우 처음에는 항균 효과가 강력하다가 점차 저항성을 지니는 균주가 증가함을 볼 수 있다. 항균제에 대한 세균의 저항성은 안정된 유전인자의 변화로 형성되는데 장구균의 경우 plasmids라고 불리우는 유전물질이 vancomycin에 강한 저항력을 가지고 있는 것으로 알려져 있다. 의료계에서 우려하고 있는 것은 장구균이 vancomycin에 저항성을 지닌 plasmids를 황색 포도상구균에 전이시켜 황색 포도상구균도 vancomycin에 저항력을 갖지 않을까 하는 점이다. 최근 미국에서는 병원감염의 문제를 우려하여 vancomycin의 사용을 억제하고 무균술을 보다 철저히 강조하고 있다.

세균은 운동성이 있으며, 간호제공자의 손이나 의류를 통해 환자에게 도달할 수 있다. 세균은 저항성이 있는 미생물에 감염된 여행자를 통해 국제적으로 이동하기도 한다. 멸균되지 못한 수술기구 등이 저항성 미생물을 전파시키기도 하며, 동물사료 또는 농업부분에서 사용된 항생제가 함유되어 있는 식품을 인간이 먹을 때 저항성 유전자가 사람에게로 전파될 수 있다.

항생제 관련 저항성 세균은 주로 항생제의 과다 사용 또는 과소 사용과 같은 항생제의 부적절한 사용이 원인이며 미국의 경우 항생제 사용관련 저항성 세균의 50%가 항생제 투약 오류로 발생하는 것으로 추정하고 있다. 항생제 투약동안 피투여자는 소수의 저항성 세균을 가지고 있으나 적자생존에 의해 항생제에 감수성이 있는 미생물은 제거되고 저항성 세균은 증식하면서 더욱 우세해진다. 항생제 저항성 세균의 발생 원인은 의사의 부적절한 항생제 치료 또는 피투여자의 투약지침 이행 오류가 원인이며 세균의 항생제 민감도 검사 전 부적절한 약물을 처방 하는 것도 중요한 원인이다.

(2) Methicillin-Resistant Staphylococcus Aureus (MRSA)

MRSA는 1070년대 이후 발생하였으며 주로 수술절개 부위, 화상 부위, 정맥주사 부위 및 복강내 농양에서 감염을 일으킨다. 또한 MRSA는 장기 입원자, 항생제 치료요법 경험자, 중환자실 입원자, MRSA에 노출된 경우에서 발생 가능성이 높고 주로 의료제공자의 손을 통한 직접 접촉으로 전파된다.

MRSA 전파 예방 지침

· 접촉전파 방지 지침에 근거하여 환자를 격리시킨다.
· MRSA에 오염된 물질과 접촉할 때 가운과 장갑을 착용한다.
· 손의 위생지침을 철저히 지킨다.
· 환자 이동은 꼭 필요한 경우에만 제한한다.
· 의료기구 및 장비는 환자에게 사용 시 그리고 사용 후 철저히 닦고 소독한다.

(3) Vancomycin Resistant Enterococci (VRE)

장구균은 본래 cephalosporin, 반합성 penicillin과 clindamycin에 저항성이 있으며 일부 균은 erythromycin, chloramphenicol, tetracycline과 vancomycin에도 저항성이 있다. VRE 감염은 복부 및 흉부 수술, 중심정맥관 및 요관 적용자, 장기 입원자, 다종류 항생제 투약자, 감염자와 접촉한 경우이다. 여러 항생제에 저항성을 가지고 있는 장구균의 plasmid가 황색 포도상 구균과 같은 미생물로 이동하면 VRE는 의료현장에 심각한 문제점을 제기할 수 있다.

미국의 경우 vancomycin 투약과 관련하여 투약여부 결정상황, 처방자 교육, 감수성 검사, 의료장비 및 기구의 격리와 전용 사용, 환경내 청소 및 소독 절차, VRE 보유자 및 비보유자 간에 의료 인력의 이동 최소화 등에 대한 지침을 정해 놓고 있다. VRE는 환자와 환자간에 직접적으로 전파되거나, VRE로 오염된 환경이나 의료장비 및 VRE 환자와 접촉한 의료제공자의 손을 통해 간접적으로 전파될 수 있다. VRE 전파를 예방하기 지침은 다음과 같다.

VRE 전파 예방 지침

· 접촉전파 방지 지침에 근거하여 환자를 격리시킨다.
· VRE에 오염된 물질과 접촉할 때 가운과 장갑을 착용한다.
· 손의 위생지침을 철저히 지킨다.
· 환자 이동은 꼭 필요한 경우에만 제한한다.
· 의료기구 및 장비는 환자에게 사용 시 그리고 사용 후 철저히 닦고 소독한다.

소독제로 사용하는 isopropyl alcohol과 sodium hypochlorite(bleach)와 같은 살균제가 VRE에 효과적이다. 페놀 제품과 4가 암모늄 화합물(quaternary ammonium compound)에 10분 정도 노출시키는 것도 효과적이나 과산화수소는 효과가 없다.

(4) Vancomycin-Intermediate Resistant Staphylococcus Aureus (VIRSA)

1996년 일본에서 VIRSA가 보고되었는데 복강내 MRSA로 vancomycin 치료를 한 환자에게 점차로 vancomycin에 저항성을 가진 균종이 나타나 VIRSA로 명명하였다. CDC는 VIRSA의 출현을 vancomycin에 대한 S. aureus의 저항성의 초기 경고로 간주하고 있다.

(5) Multidrug-resistant Mycobacterium Tuberculosis (MDR-TB)

최근 multidrug-resistant Mycobacterium tuberculosis (MDR-TB)가 세계적으로 증가하고 있으며 주로 폐결핵이나 후두 결핵환자로부터 전파되는 것으로 알려져 있다. TB 또는 MDR-TB는 주로 노인, 빈민층, HIV 감염자에게 이환율이 높으며 기관지경 검사, 기관내 삽관, 기도내 흡인과 개방성 농양 세척으로 전파된다.

Mycobacterium tuberculosis 전파예방 지침

· TB 감염자의 조기 발견 및 치료
· 의료제공인력의 TB 감염 검색 프로그램 운영
· 의료제공인력의 TB 치료에 대한 훈련 및 교육

(6) Creutzteldt-Jakob Disease (CJD)

CJD는 전염성이 있는 중추신경계의 치명적 질환으로 Transmissible Spongiform Encephalopathy (TSE)로 알려진 뇌병변 질환의 일종이다. CJD는 DNA 또는 RNA를 가지고 있지 않은 비정형 바이러스 프리온(prion)으로 발병되며 프리온은 일종의 단백성 물질이다. CJD의 잠복기는 수개월에서 수십년에 이르며 증상은 급격히 진행되는 치매, 정신 및 행동 장애이다. CJD의 90% 이상은 가계적 또는 원인불명이며 단지 1%만이 사람과 사람을 통해 전파되는 의원성 질병이다. 즉 프리온으로 오염된 경막 또는 각막이식, 뇌하수체 호르몬의 반복적 주사, 외과적 기구 등으로 전파되며 조직에 포함된 프리온의 양에 따라 감염성은 다양해진다. 감염성이 높은 조직은 경막을 포함한 뇌조직, 척수 및 각막이며, 중간 정도로 감염성이 높은 조직은 뇌척수액, 간, 임파절, 폐, 신장과 비장 등이다. 한편 감염성이 낮거나 전혀 없는 조직은 심장, 골격근, 갑상선, 부신, 소화기계, 말초신경, 골수, 혈액, 백혈구, 혈청, 지방조직, 전립선, 고환, 정액, 태반, 질분비물, 눈물, 우유, 잇몸, 비점막, 타액, 객담, 소변 및 대변이다.

프리온은 고압멸균소독, 건열, E-O gas, formaldehyde 또는 glutaraldehyde 등의 화학적, 물리적 멸균요법에 저항성을 가지고 있다. formaldehyde와 glutaraldehyde와 같은 고정제는 오히려 프리온을 안정화시켜 다른 물리적 소독방법에 저항성을 갖게 한다. 프리온의 감염성이 높은 조직에 노출된 기구 및 물품 중 세척이 용이하지 않고 열에 내구력이 없는 경우 폐기시킨다. 세척이 가능하고 열에 내구력이 있다면 detergent germicide로 깨끗이 닦은 다음 18분 정도 prevacuum 멸균기에 넣었다가 134℃의 고압멸균 소독기에서 소독하거나 또는 121℃의 고압 멸균 소독기에서 60분 정도 소독한다.[18] 또는 NaOH 1N 용액에 60분 정도 담근 후 깨끗이 물로 헹구어 낸 후 121℃ 고압 멸균 소독기에서 30분 정도 소독한다.[18]

4) 병원 감염증과 수술부위 감염증

(1) 병원 감염증과 수술부위 감염증

병원감염증(nosocomial infection, hospital acquired infection)은 질병 치료 및 회복을 위해 입원한 환자가 입원과 함께 얻게 되는 감염을 뜻한다. 환자의 허약, 노약, 병원이라는 제한된 공간에의 환자 밀집, 수술 및 마취, 삭좀 보조기구와 약물투여 등으로 건강인 보다 병원감염증의 가능성이 높아지게 된다.

병원감염증은 입원 당시 환자에게 감염증상이 없거나 잠재되어 있지 않았으나 입원 후에 감염 증상이 나타나거나 잠재되는 것으로 대개 병원에 입원 후 72시간 이후에 나타나는 감염증을 뜻한다. 병원감염증에는 수술절개부위 감염증, 비뇨기계 감염증, 호흡기계 감염증, 혈액계 감염증, 소화기계 감염증, 정맥계 감염증, 화상 감염증 등이 있으며 이러한 감염의 전신적 증상으로는 38℃ 이상의 고열, 맥박 상승(100회/min 이상), 혈중 백혈구 증가(10,000/㎣ 이상) 등이 있다.[15]

수술절개부위 감염은 봉합된 수술절개 부위에서 수술 후 농성 분비물이 생성되며, 비뇨기계 감염은 소변 배양검사에서 2회 이상 세균에 대한 양성반응이 나타난다. 호흡기계 감염에서는 호흡기계 분비물이 나오며 균 배양검사에서 양성반응을 보임은 물론 X-ray 소견에서 침윤 현상을 보이며, 혈액계 감염은 혈액의 세균 배양검사에서 양성반응을 보인다. 소화기계 감염은 대변의 세균 배양검사에서 양성 반응을 보이거나 원인을 알 수 없는 설사가 2일 이상 계속되고, 정맥계 감염(혈전성 정맥염)은 정맥부위가 발적되고 홍반이 나타난다. 화상감염에서는 화상부위에서의 농성 분비물이 생성되거나 조직의 생검에서 10^6 organisms/gm의 세균이 검출될 때이다(표 1-3).[6]

수술부위 감염증은 수술부위 근처에 감염증이 있는 경우, 당뇨, 흡연, 비만(정상 체중의 20% 이상), 스테로이드 투약자, 노령, 영양불량과 수술 중 수혈자에게 발생 가능성이 높다.

표 1-3. **병원감염의 종류와 기준**

종 류	기 준
수술창상	농성분비물이 생성되는 경우
비뇨기계	소변 배양 검사에서 2회 이상 양성반응 또는 1회 검사에서 1,000,000 colonies/ml 이상 검출되는 경우
호흡기계	신체적증상과 방사선상검사 및 균배양검사에서 양성반응을 보인경우
혈액계	혈액 배양검사에서 양성또는 설사가 2일 이상 계속되는 경우
소화기계	대변 배양검사에서 양성 또는 설사가 2일 이상 계속되는 경우
정맥계	정맥 맥관 부위가 발적되고 홍반이 나타나는 경우
화상	농성분비물이 생성되거나 조직생검에서 10^6 organism/gm이 검출될 때

특히 수술 후 48시간 이내 혈당이 200mg/dL 이상인 경우 수술부위 감염증에 대한 위험성이 있으며 흡연은 수술 창상부의 회복을 지연시켜 수술부위 감염증의 가능성을 높인다.

(2) 수술부위 감염증의 종류

1992년 미국의 CDC(Centers for Disease Control)에서는 수술창상 감염증(surgical wound infection)을 수술부위 감염증(Surgical Site Infection, SSI)으로 명명하였고 수술부위 감염증은 절개부 수술부위 감염증과 장기 수술부위 감염증의 두 가지로 분류하였다. 수술창상부위에서 화농성 분비물이 생성된다면 세균 배양검사 결과에서 음성으로 나타나도 수술감염증이 발생된 것으로 간주한다.

수술부위 감염증은 병원감염증 환자의 38%를 차지하고 있으며, 수술부위 감염증의 2/3는 절개부 수술부위 감염증이며 1/3은 장기 수술부위 감염증을 차지하고 있다. 수술 후 병원감염증이 발생한 수술환자의 77%가 사망하였고, 사망 환자의 93%는 장기 수술부위 감염증으로 보고되고 있다. 1980년 미국에서 SSI로 수술환자의 입원일이 10일 정도 길어지면 1인당 2000불 정도의 추가 비용이 발생하였으나,[9] 1992년 SSI로 인해 입원일이 7.3일 정도 길어져 1인당 3,152불의 추가비용이 발생하였다.[15] 절개부 SSI와 비교하여 장기 SSI에서 병원입원기간이 길어지며 의료비용의 부담이 많아진다고 한다.

병원감염을 예방하기 위해 수술실의 환기, 멸균법, 수술기법, 예방적 항생요법 및 각종 미생물 차단법 등에 획기적인 발전이 있었으나 여전히 수술 환자의 병원감염은 해결해야 할 숙제로 남아있다. 최근 항생제에 저항성을 가진 병원균의 출현, 면역 저하 및 만성적

쇠약환자의 증가, 노인환자 및 장기이식 환자의 증가, 그리고 보조기구 삽입 수술이 병원감염의 관련 요인이 되고 있다. 수술부위 감염증은 환자의 건강상태, 수술 자체, 의료인력 및 병원환경의 영향을 받는다.

① 절개부 수술부위 감염증(incisional surgical site infection)

수술절개부위 감염증은 수술 후 30일~1년 이내에 피부, 피하조직, 근막 또는 근육 등의 절개부위에 감염증이 나타나는 것을 뜻한다. 표층부 수술절개부위 감염증(피부 및 피하조직의 감염)과 심부 수술절개부위 감염증(근막 및 근육층의 감염)의 두 가지로 분류한다.[15]

표층 절개부 수술부위 감염증 : 수술 후 30일 이내에 발생하며 다음 항목 중 적어도 1개가 나타나는 경우로 정의한다.

- 수술절개부위 또는 근막층 위에 삽입한 배액관으로부터 농성 분비물이 있을 때
- 봉합된 창상 분비물의 배양검사에서 미생물을 동정 분리해 낼 때
- 수술절개부위에 통증, 압통, 국소화 종창, 발적 또는 열감이 있고 표층부 절개가 필요한 경우

심부 절개부 수술부위 감염증 : 보조기구 삽입이 없는 경우에는 수술 후 30일 이내에, 보조기구 삽입을 한 경우에는 수술 후 1년 이내에 수술과 관련하여 근막이나 근육에 감염증이 나타나는 것을 의미한다.

- 근막 하부에 삽입한 배액관으로부터 화농성 분비물이 있을 때
- 수술창상이 벌어지거나 38℃ 이상의 고열이 있을때
- 수술절개부위에 국소적 통증 또는 압통으로 수술부위의 외과적 절개가 필요할 때
- 직접 검사, 재수술, 조직병리검사 또는 방사선 검사에서 심부 절개수술부위에 감염증이 있을 때
- 심부 절개수술부의 조직 및 체액의 배양검사에서 미생물이 검출될 때

② 장기 수술부위 감염증(organ surgical site infection)

보조기구 삽입이 없는 경우에는 수술 후 30일 이내에, 보조기구 삽입이 있는 경우에는 수술 후 1년 이내에 수술과 관련하여 수술 절개부 이외의 장기 감염증으로 재수술 또는 치료가 필요한 경우를 의미한다.

- stab wound를 통해 장기로 삽입한 배액관으로 부터 화농성 분비물이 있을 때
- 수술 장기부위의 조직 및 체액의 배양검사에서 미생물이 검출될 때
- 직접 검사, 재수술, 조직병리검사 또는 방사선 검사에서 수술 장기부위에 감염증이 있을 때
- 수술 장기부위의 조직 및 체액의 배양검사에서 미생물이 검출될 때

(3) 수술창상의 종류

수술과정 중 창상의 오염 가능성과 오염 정도에 따라 수술창상을 clean, clean-contaminated, contaminated와 dirty wound의 4종류로 분류한다.

① Class Ⅰ (clean wound)

수술 후 염증이 일어나지 않는 비감염성 수술창상으로 호흡기계, 소화기계, 외부 생식기계와 요로기계 수술은 포함시키지 않는다. clean wounds는 원칙적으로 봉합을 하여 창상을 닫으며 필요한 경우 폐쇄 배액관을 삽입하기도 한다. 수술절개 창상은 Class Ⅰ으로 분류하며, 유방 생검, 고관절 전치환술, 또는 개심술이 해당된다.

② Class Ⅱ (clean-contaminated wound)

호흡기계, 소화기계, 외부 생식기계 또는 요로기계의 수술로 수술 중 특별한 오염이 발생되지 않은 경우가 모두 포함된다. 자궁절제술, 개흉술, 담도계, 충수돌기, 질과 구부인두(oropharynx)의 수술에서 감염의 증거가 없거나 또는 수술진행과정 중 오염이 없을 때에도 해당된다.

③ Class Ⅲ (contaminated wound)

사고로 인한 개방성 상처, 무균술(sterile technique)이 지켜지지 못했거나, 소화기계의 장 내용물이 흘러나와 수술부위를 오염시키거나, 급성적이고 비화농성의 염증이 있거나 또는 복부 총상 등에 의한 수술이 모두 포함된다.

④ Class Ⅳ (dirty wound)

장천공, 괴사된 조직과 손상 받은 후 별다른 처치 없이 시간이 지난 상처를 포함한다. 수술이 시작되기 전 이미 수술 후 감염증을 발생시킬 수 있는 미생물이 존재해 있는 경우도 포함한다. clean wound의 1~5%, clean contaminated wound의 3~11%, contaminated wound의 10~17%, dirty wound의 27% 이상에서 수술 후 감염증이 발생한다.

복부수술, 2시간 이상 소요되는 수술, contaminated wound 또는 dirty wounds에서 수술부위 감염증의 발생 가능성이 높다.

2. 수술환자의 감염관리

수술환자에게 나타나는 병원 감염증(hospital infection, hospital acquired infection) 중 발생률이 높은 수술부위 감염증은 수술실 인력이 초래하는 실수라고 볼 수 있다. 수술환자들은 입원 중 대부분의 시간을 일반 병실에서 보내며 수술실에 머무르는 시간은 짧다. 그러나 수술실에 머무르는 동안 마취와 수술로 인해 인체의 균형이 깨어지고 감염에 대한 저항력이 떨어질 뿐만 아니라 수술절개부위를 통해 미생물이 침입하므로 수술 후 수술부위 감염증(postoperative wound infection)을 얻게 될 가능성은 높다. 수술부위 감염증을 포함한 병원 감염증을 얻게 된 환자는 회복기간이 지연되어 정신적 · 신체적 고통을 받고 생명의 위협을 받으며 입원기간이 길어져 경제적 부담을 받게 된다.

수술실 간호사와 외과의는 수술부위 감염증을 예방하기 위해 서로 긴밀하게 협조해야 한다. 수술실 간호사는 수술부위 감염증의 예방에 대한 폭넓은 지식을 갖고 있음은 물론 감염관리를 수행할 수 있는 능력을 갖추어야 한다.

1) 수술부위 감염증 위험요인 평가

수술부위 감염증에 대한 수술환자의 내적 위험요인에는 노령, 영양불량, 흡연, 당뇨, 비만, 면역기능 저하, 수술 전 입원 그리고 수술 전 스테로이드 또는 면역억제제를 투여하는 경우 등이다. 특히 수술절개부위 주변의 감염증, 정상 체중의 20%를 초과하는 비만, 그리고 수술 후 48시간 이내에 공복시 혈당이 200mg/dL 이상인 경우에서 수술부위 감염증의 발생 가능성이 높다. 또한 수술 관련 수술부위 감염증의 위험 요인에는 복부 수술, 수술소요시간이 2시간 이상인 경우, contaminated or dirty/infected wound로 분류된 경우, ASA(American Society of Anesthesiologists) 신체 상태 2등급 이상인 경우, 배액관을 사용한 경우, 수술보조기구 삽입이 된 경우, 수술 중 수혈이 이루어진 경우 수술 전 shaving이 이루어진 경우 등이 있다(표 1-4).[15]

표 1-4. **수술부위 감염증 위험 관련 요인**

분 류	요 인
내적 요인	노령일 때 영양불량상태일 때 흡연을 할 때 비만할 때 수술부위 근처의 감염증이 잇을 때 면역반응장애가 있을 때 수술 전 입원기간이 길 때
외적요인	수술 의료진의 hand scrub 소요시간이 짧을 때 수술 전 피부 소독을 소홀히 할 때 수술 전 shaving을 할 때 수술소요시간이 길어질 때 수술실의 환기 상태가 불량할 때 수술기구 및 물품의 멸균법이 부적절할 때 수술 후 배액관을 적용할 때 수술기법 : 지혈이 부적절할 때, 수술부에 사강이 있을 때, 조직 손상이 많을 수 록

따라서 이러한 수술부위 감염증에 대한 위험 요인이 있는 수술 환자의 경우 의료진은 외과적 손씻기, 수술환자의 피부소독과 수술기구 및 물품의 멸균을 철저히 하며, 무균술을 철저히 지켜 수술부위 감염증 예방에 최선을 다해야 한다.

2) 수술부위 감염증 추적

수술부위 감염증 환자를 추적하기 위해 수술 환자를 직접 관찰하거나, 감염관리실에서의 임상검사 결과지와 기록지를 검토하는 방법이 있다. 수술환자의 직접 관찰은 수술부위 감염증 추적 중 가장 정확한 방법이며 수술부위 감염증에 대한 간접적 추적은 수술환자의 임상검사물지, 의무기록지, 투약자료, 조직검사물 그리고 수술기록 검토 등이 모두 포함된다.

외과적 수술 환자 중 퇴원 후 수술부위 감염증으로 진단을 받는 경우는 12~84%이며, 수술 후 21일 정도에 수술부위 감염증이 보다 분명해 진다.[19,21] 최근 수술 후 입원 기간을 최소화 시키는 상황이므로 수술 후 추후 관리를 받기위해 내원한 환자의 직접적 관찰, 수술환자의 의무 기록지 검토 또는 수술환자를 대상으로 우편 및 전화를 이용하여 수술부위 감염증에 대한 사정을 할 수 있다.

3) 수술기법 관련요인 관리

수술부위 감염증에 영향을 미치는 요소로써 수술 중 효과적인 지혈, 적절한 혈액 공급, 저체온 예방, 조직의 손상 최소화, 괴사조직 제거, 배액관 사용, 적절한 봉합, 사강의 최소화와 수술 후 수술절개부위 관리 등이 있다. 수술부위에 사용하는 봉합사, 보조기구 및 배액관 등의 이물질은 수술절개 부위의 오염수준이 낮은 경우에도 수술부위 감염증으로 악화시키는 요인이 된다. 대개 수술부위가 조직 1g 당 10^5개 이상의 미생물로 오염될 때 수술부위 감염증의 위험성이 높으나 수술부위에 보조기구 및 배액관 등의 이물질이 삽입되어 있는 경우 1g당 100개의 미생물로 오염되는 경우에도 수술부위 감염증이 발생할 가능성이 높다.[13,16] 다사 봉합사에 비해 단사 봉합사 사용에서 수술부위 감염증의 발생이 낮다. 배액관을 수술절개부위에 삽입하는 경우 수술부위 감염증의 발생 가능성이 높으므로 배액관은 수술절개부위 옆으로 조직을 절개한 후 위치시켜야 한다. 멸균 배액관을 삽입한 경우에도 시간이 지나면서 배액관에 미생물의 집락화가 이루어지므로 분비물이 저하되는 대로 배액관은 서둘러 제거한다. 수술 중 심부 체온이 36℃ 이하로 저하되는 저체온에서는 혈관이 수축되고, 수술부위로의 산소 공급이 저하되고 백혈구의 기능장애로 수술절개부위 감염증의 발생 가능성이 높아진다.

4) 외과적 손씻기와 철저한 무균술 강조

수술용 고무장갑이 5:1의 비율로 구멍이 난다는 점을 감안한다면 결코 외과적 손씻기를 소홀히 해서는 안된다. 외과적 손씻기(hand scrub)의 소요 시간에 대한 논란이 있지만 외과적 손씻기에는 최소한 3~5분 정도를 할애하며, 필요에 따라 외과용 라텍스 장갑을 2개씩 착용한다. 수술관련 의료인력의 철저한 무균술은 수술부위 감염증 예방에서 매우 중요하며 drape barrier를 사이에 두고 수술영역에 근접해 있는 마취영역에서도 무균술은 중요하다. 마취의료인력은 동맥천자, 기관내 삽관, 정맥내 수액 투여 및 정맥로를 이용한 side shooting 시에 무균술을 철저하게 지켜야 한다.

5) 수술실 내 물리적 환경

일반 병실의 공기와 수술실의 공기가 교류되지 않도록 하기 위해 수술실은 환자와 병원 직원의 통행량이 비교적 적은 곳에, 그리고 비상시에 환자 이동 등을 고려하여 고층을 피하고 2층이나 3층에 위치하는 것이 좋다.

수술실 내 공기는 미생물, 먼지, 솜털, 인설 또는 호흡성 비말입자 등으로 오염되어 있으며, 수술실 내 공기 중 미생물 수는 수술실 내 상주 또는 통행 인력에 비례한다. 특히 수술실 내 인력으로부터 유래한 베타 용혈성 연쇄상구균은 공기를 통해 수술환자에게 전파되는 경우가 흔하다. 수술실 내 통행량 증가는 공기의 교류를 활발히 하여 공기 오염원이 되고 있음은 물론 웃음, 대화, 재채기 등도 공기 오염원으로 작용하고 있으므로 수술 중 통행, 웃음, 대화 및 재채기 등은 피해야 한다. 수술 중 조직 절개 및 절제에 동반되는 혈액, 조직 및 분비물 등이 건조되면서 비말성 미생물이 되어 공기를 오염시키므로 바닥에 묻은 혈액, 조직 및 분비물 등이 건조되지 않도록 소독수로 닦는다. 특히 거즈 세기(gauze counting)와 혈액 손실 파악을 위해 수술실 바닥에 펴놓은 거즈가 건조되면서 공기 오염원이 되므로 거즈 세기와 혈액손실의 파악이 이루어진 거즈는 비닐이나 뚜껑이 있는 용기에 보관한다.

6) 수술부위 감염증의 발생에 대한 보고 및 기록

외과의에게 수술부위 감염률을 알렸을 때 자신의 무균술과 수술기법 등을 재고하게 되므로써 수술부위 감염증의 발생이 저하되는 것으로 보고되어 있다. 수술부위 감염증 환자의 보고와 기록은 수술부위 감염증에 대한 추후 간호를 제공함은 물론 자료를 분석하고 평가하여 수술부위 감염증을 예방할 수 있다.

7) 수술실의 환기 및 공기청정시설(Larminar airflow system)

수술실내의 비말성 세균은 수술실 의료 인력의 피부에서 유래하고 있다. 수술부위 감염증의 10~15% 정도는 공기를 매개로 한 비말성 세균에 의해서 발생되므로 수술실의 공기 오염을 막기 위해 환기 및 공기 청정시설을 확보해야 한다. 수술실 내 환기 장치 중 첫번째 휠터의 여과 능력은 30%, 두번째 휠터의 여과능력은 90% 정도가 되어야 한다.[15] 또한 수술실 내 환기 장치는 1시간당 15회 정도 공기를 환기시켜야 하며, 이중 적어도 3회 정도는 신선한 공기로 환기시켜야 하며,[15] 공기는 천정에서 나와 바닥 가까이에서 배기되어야 한다. 수술실내 공기압은 복도 및 주변 공간과 비교하여 양압 상태를 유지하여 주변의 오염된 공기가 수술실 내부로 들어오는 것을 방지해야 한다.

환기시설과는 별도로 UV radiation이나 동일한 속도와 동일한 방향으로 기류를 만들어주는 Larminar airflow system은 정형외과 및 신경외과 등의 비오염 수술에서 수술부위 감염증 예방에 도움이 되고 있다. larminar airflow system은 먼지 입자가 거의 없는 ultraclean 공기가 0.3~0.5㎛/sec의 속도로 이동하며 larminar airflow system의 휠터는 0.3㎛ 이상의 입자를 여과할 수 있어 여과율은 99.7%에 이르고 있다.[12]

Charnley와 Eftakhar(1969)는 Larminar airflow system 도입 후 수술부위 감염증이 9%에서 1%로 저하된 것으로 보고했지만 Lindwell(1981)은 Larminar airflow system 도입으로 수술부위 감염증이 3.4%에서 1.6%로 저하되었고, 예방적 항생요법 및 Larminar airflow system 병행으로 수술부위 감염증이 3.4%에서 0.7%로 저하된 것으로 보고하였다.[7,14]

8) 수술실 간호사의 전문성 부여

수술실에서 처음으로 업무를 시작한 간호사는 일정기간 동안 다양한 수술업무를 경험하여 유사시의 응급수술에도 대처할 수 있어야 한다. 수술실 각과마다 일반 병실에서와 같이 수간호사 또는 책임 간호사는 물론 간호사를 고정 배치하여 수술에 따른 특수성 및 전문성을 부여해야 한다. 수술실 각과에서의 전문인력 확보는 수술소요시간을 단축시켜 수술 중 수술부위의 오염 기회를 감소시킴은 물론 마취소요시간도 단축시켜 환자의 수술 후 회복을 도와준다. 흔히 수술소요시간이 2시간 이상 일 때 수술 후 창상 감염증 발생이 보다 높아지는 것으로 알려져 있다.

9) 수술가운과 마스크 착용

인체의 머리카락, 피부 및 점막에서는 지속적으로 미생물이 방출되므로 수술실에 참여하는 간호사와 의사는 물론 수술환자 자신이 수술실의 오염원이 되고 있다. 인체의 피부에는 많은 미생물이 서식하며, 코를 포함한 호흡기계는 미생물의 보유고가 되며 머리카락을 포함한 체모는 미생물의 여과지이면서 집합지가 되고 있으므로 수술실 의료 인력은 머리카락, 피부 및 점막이 직접 노출되는 것을 막는 복장이 필요하다.

따라서 수술실 의료 인력이 오염원으로 되는 것을 막고, 수술환자의 혈액 및 조직액으로부터 유래하는 HIV 및 Hepatitis virus에의 노출을 막기 위해 마스크 및 수술가운 등의 올바른 착용이 필요하다. Scrub dress는 매일 갈아입으며 더러워지면 수시로 갈아입고, 신발은 부드럽고, 세탁이 가능해야 하며 전도성이어야 한다.

마스크는 코와 입을 모두 덮어 마스크에서 공기를 여과해야 하며 새로운 수술이 시작될 때마다 새로운 마스크로 바꾸어 착용한다. 멸균 영역에 머무르는 소독 간호사는 외과적 손씻기를 한 후 소독된 가운과 장갑을 착용해야 한다. 수술 가운에 육안상으로 조직액 및 혈액에 노출되는 즉시 새로운 수술 가운으로 바꾸어 입는다.

마스크는 습기가 차서 축축해지기 전에 새로운 마스크로 바꾸어 마스크를 항상 건조한 상태로 유지시킨다. 간호사의 수술실 가운이 원피스일 경우 회음부위로부터 미생물 방출이 되고 있으므로 수술실 가운은 느슨한 바지가 바람직하다. 수술실 인력 외의 수술실 방문을 제한하되 꼭 필요한 경우 수술실 복장을 갖추고 수술실 실내화를 착용함은 물론 손을 씻은 후 수술실 방문을 허용하도록 한다.

10) 수술모, 라텍스장갑, 신발 덮개와 고글 착용

수술모는 머리카락과 두피로부터 미생물이 방출되는 것을 최소화할 수 있으므로 수술모는 머리카락과 두피를 완전히 덮을 수 있도록 착용한다. 수술모가 머리카락을 완전히 덮어 머리카락에 의한 오염과 정전기 불꽃(static sparks)을 예방해야 한다. 신발 덮개가 수술부위 감염증을 감소시키거나 수술실 바닥의 미생물에 대한 감소 효과 여부는 아직 분명하지 않다. 그러나 수술 중 혈액 및 조직액 등의 체액이 수술 의료인력에게 노출되는 것을 방지해 줄 수 있다.

또한 수술 중에는 라텍스 장갑을 착용하며 혈액과 조직액이 튀거나 묻을 우려가 있는 경우 마스크 이외에도 고글 또는 턱을 보호할 수 있는 보조 물품을 착용하여 수술 의료인력이 병원성 오염원에 노출되는 것을 방지해야 한다.

11) 피부준비 및 방포시의 무균술 적용

수술절개부위 감염증은 수술환자의 피부도 감염원이 되고 있으므로 피부준비(skin preparation)와 방포(draping)시에는 철저히 무균술을 지켜야 한다. 대개 면으로 이루어진 방포를 이용하고 있지만 면방포가 수술 중 출혈과 세척액 등으로 젖으면 피부에 있던 미생물이 젖은 면방포를 통해 수술부위로 이동되어 수술부위가 오염된다. 무균 수술(aseptic operation)에는 surgical drapes(polyethelene 등으로 된 접착성 방포)을 사용해야 하며 면방포를 사용할 경우 면방포가 젖게 되면 새로운 멸균 방포로 교환하거나 젖은 면방포 위에 여러 개의 멸균 방포를 덧대어 사용한다.

12) fresh instrument set의 사용

수술절개부위 감염증은 장문합에 사용된 봉합사가 풀려 장내용물이 복막강으로 흘러 나오거나 오염수술에 사용된 기구나 물품이 오염되면서 복벽 또는 흉벽을 오염시키거나 또는 수술절개부위 봉합에 fresh instrument set를 사용하지 않을때 발생하게 된다.

수술시 절개된 조직은 겸자(clamp), 견인기(retractor), 봉합사(ligature)에 의해 손상을 받게 되며 이렇게 손상받은 부위에 혈액이나 조직액이 축적되면 감염 가능성이 높다. 아울러 수술실 공기는 비말성 세균, 인설(skin scale) 및 먼지 등으로 오염되어 있는데 수술에 사용되는 기구나 물품이 오염된 공기에 장시간 노출되면 역시 수술에 사용되던 기구와 물품도 오염되고 만다. 오염된 수술기구와 물품은 손상된 수술부위를 오염시키므로 수술 후 창상 감염증의 가능성이 높아지게 된다. 따라서 철저한 무균술이 지켜지고 fresh instrument set가 수술에 사용된다면 수술절개부위의 오염을 막아 병원 감염증을 감소시키는 데에 도움이 된다.

13) flash sterilization의 이용 제한

Flash sterilization이란 별도의 포장 없이 기구 및 물품에 대해 고압증기 멸균을 하는 것으로 대개 수술과정 중 응급으로 수술기계 및 물품이 필요할 때 이용한다. 소독시간을 단축하거나 정규 수술에 사용하는 기계의 일상적 멸균법에 flash sterilization을 이용하지 않으며 특히 보조기구 삽입 수술에는 절대로 사용하지 않는다.

Flash sterilization은 멸균 물품을 포장하지 않으며, 멸균 여부를 확인할 수 있는 biological indicator를 부착하지 않으며, 소독 후 멸균기에서 수술실로 운반 도중 오염될 가능성이 있다. Flash sterilization은 고압증기 멸균법에서 요구하는 시간, 온도 및 압력에서 최저 기준을 따르고 있기 때문에 일상적인 멸균법으로 이용할 수는 없다. 대부분의 병원에서는 수술실 가까이 고압증기 멸균기를 설치하여 기계 및 물품의 멸균 소독 후 수술실까지의 이동에서 동선을 최소화하고 있다.

14) 수술에 사용하는 생리식염수의 교환

대개 1회 수술에 500~1,000mL 정도의 생리식염수가 사용되며 병원에 따라 bowl이나

tray에 담아 놓고 조직 결찰이나 조직 봉합에 이용되는 silk와 여러 봉합사를 유연하게 하고 chromic catgut의 알코홀을 세척하기도 한다. 또한 직침기에 봉합바늘이나 봉합사를 물려 생리식염수에 담가 놓거나 생리식염수에 적신 거즈로 수술기계에 묻어있는 혈액이나 조직을 닦아내는 데에 이용하기도 한다. 따라서 수술에 사용하는 생리식염수가 오염될 경우 수술부위를 오염시켜 수술창상 감염증의 발생 가능성이 높아진다.

수술에 사용되는 생리식염수는 시간이 경과함에 따라 오염도가 가속화되며 오염수준이 높아지며, 생리식염수를 오염시키는 요인으로는 수술실의 오염된 공기는 물론 수술환자 자신의 오염된 조직, 수술과정 중 오염된 수술기계와 수술물품, 의사와 간호사의 손, 그리고 의사 및 간호사의 무균술 소홀 등을 생각해 볼 수 있다.[1,3] 수술실의 오염된 공기가 생리식염수를 오염시키기 보다는 오염된 수술부위나 수술에 참여하는 의료인력의 무균술 소홀이 생리식염수를 오염시키는 중요한 요인이 되고있다.

따라서 장기적출과 장기문합을 한 후 수술절개부위의 봉합이 시작되기 전 수술에 사용하고 있던 생리식염수와 생리식염수를 담고 있던 용기를 새로운 생리식염수와 새로운 용기로 교환하고 장갑도 교환한 후 조직 봉합을 하는 것이 바람직하다.

15) 부속 물품 관리

수술부위에 직접 사용되지 않아 관리에 소홀하기 쉬운 공기 지혈대, 모래주머니, 베개 및 침대 부속물 등은 적당한 소독을 해야 하며 특히 마취기구의 소독은 필수적이다.

수술침대, 기계상, 물건 운반차 및 쓰레기통의 바퀴에는 봉합사, 혈액, 조직이 붙어 있기 쉬우므로 청소를 자주 하며 사용하고 남은 봉합사, 사용된 거즈, 방포 등은 일정한 용기에 모은다.

수술시 입었던 가운과 장갑은 수술실을 떠나기 전 모두 벗으며 깨끗한 린넨은 중앙공급실로 보내어 재소독한다. 고압멸균 소독기의 꼭대기나 가장자리, 스크럽 싱크대, 일반 싱크대의 수도꼭지, 비누와 스크럽 솔 저장함도 소독수로 자주 닦는다.

16) 청소관리

수술실 내 벽, 바닥 또는 장비에 혈액이나 체액이 묻는 경우 지체없이 오염원을 제거하고 소독수로 닦는다. 수술실 청소는 하루의 업무가 시작되기 1시간 전에 하며, 1개의 수술이 끝나고 환자가 회복실로 나간 후에는 중간 청소를 하며, 하루의 모든 업무가 끝난 후 다시 청소를 한다. 업무시작 1시간 전이나 하루의 업무가 끝난 후에 이루어지는 청소는 공기 중의 먼지 입자, 비말성 미생물 등이 수술실 바닥, 침대, 수술기계상, 기구장, 무영등 위에 쌓인 것을 제거하기 위한 것으로 바닥은 마대걸레(mop)로 닦고 그 외의 부분은 소독수를 묻힌 타올이나 방포로 닦는다. 수술장비에는 비닐 덮개 등을 씌워 장비 내부로 소독액이 들어가지 않도록 한다.

알코홀은 표면에 피막을 형성하지 않으며 증발성이 강하므로 효과적이다. 마대 걸레는 젖어 있어야 하며 젖은 진공소제(wet vacuum pickup)를 할 수도 있으나 비질은 절대로 하지 않는다. 바닥 청소에 사용되는 mop(긴 자루가 달린 걸레)은 사용할 때 마다 소독된 mop으로 바꾸어 사용하며, 일단 사용된 mop은 세탁실로 보내고 소독 후 사용한다.

3. 멸균, 소독과 무균술

수술부위로부터 모든 미생물을 제거하는 외과적 무균술은 수술에 사용하는 기구나 물품의 미생물 제거와 파괴에 의해서 얻을 수 있다. 수술에 사용하는 모든 기구나 물품(봉합사, 드레싱 거즈, 수술가운, 고무장갑)의 멸균 상태를 유지함은 물론 피부소독을 철저히 하여 외과적 무균상태에 접근할 수 있다.

멸균(sterilization)은 병원성 미생물, 비병원성 미생물과 아포*를 모두 사멸시키는 것을 뜻하며, 소독(disinfection)은 감염을 일으킬 수 있는 병원성 미생물을 제거하는 것을 의미한다. 방부제(antiseptics)는 미생물의 성장을 억제하거나 병원성 미생물을 제거하는 약물로써 생체조직에 사용하는 약물을 의미하는데 대개 조직 손상을 막기 위해 희석시켜 사용한다. 소독제(disinfectants)는 병원성 미생물을 제거하기 위해 기구나 물품 등의 무생물체에 사용하는 약물이다. 방부제와 소독제를 살균제(germicidal agent)라고 하며 살균제는 열에 노출될 경우 손상을 받는 기구의 소독이나 피부 소독에 주로 이용한다. 살균제를 이용하여 소독을 하는 경우 소독하고자 하는 기구나 물품의 표면에 붙어있는 혈액, 농, 체액과 점액 등을 물, 비누 기타 세정제로 깨끗이 닦아낸 후 소독한다.

아포(spore) : Bacillus 속이나 Clostridium속의 세균은 아포를 형성하는데 아포 형성균은 모두 그람양성 간균에 속하며 아포를 내생포자라고도 한다. 내생포자(endospore)는 특수한 휴면 구조를 형성하는데 간균인 Bacillus와 Clostridium 그리고 구균인 Sporosarcina 속에 해당하는 여러 세균의 영양세포 내에서 발생한다. 내생포자는 열, 자외선, 감마선, 화학 살균제 및 건조한 환경 등의 불리한 생존 조건에 대한 내성이 강하며 방선균(actinomycetes)은 진흙 속에서 7,500년 동안 묻혀 살아있는 채로 발견되기도 하였다. 아포는 열악한 생존 조건에 내성이 강하고 아포 형성 세균 중에는 인체에 위험한 병원균이 많기 때문에 멸균에서 반드시 고려해야 할 요소이다. 아포는 1시간 이상을 가열하더라도 생존 가능하기 때문에 완전 멸균을 위해 반드시 고압멸균이 필요하다.

1) 멸균(sterilization)

멸균이란 모든 형태의 미생물을 완전히 파괴하거나 제거하는 것으로 세균성 미생물, 바이러스, 진균은 물론 아포까지도 파괴할 수 있는 것을 뜻한다. 소독의 궁극적인 목표는 멸균에 있으며, 멸균은 외과적 무균상태를 유지하기 위한 가장 완벽한 방법이다. 멸균에 대한 정확한 기준은 배지에서 미생물의 성장이 이루어지지 않는 상태를 뜻하며, 멸균은 물리적 또는 화학적 방법에 의해 얻어질 수 있다. 멸균시켜야 할 물품의 멸균 가능성을 sterility assurance level (SAL)로 표현하는데 고압 증기 멸균 소독에서 미생물의 생존 확률 가능성을 10^{-6} 정도를 추천하고 있다. 미생물의 생존 확률이 10^{-6}이라는 것은 어떤 물품이 오염되거나 비멸균 상태로 될 확률이 $1/10^{6}$(1/1,000,000)이라는 것을 의미한다.[18]

(1) 고압 증기 멸균법(steam under pressure, autoclaving)

침투력이 강하고 미생물에 대한 멸균 효과가 크고, 관리 방법이 편하고 경제적이므로 수술에 사용하는 기구 및 물품의 소독에 널리 이용하는 방법이다. 증기를 이용하지 않는 자비소독(boiling water)은 100℃의 끓는 물을 이용하나 autoclaving은 15 pound 압력 아래에서 100℃의 증기를 이용하여 온도를 121℃까지 상승시키므로 멸균효과가 우수하며 멸균에는 최소 15~30분 정도 소요된다.

증기는 액화될 때에 열을 방출하는데 autoclave 내부에 들어있는 방포나 거즈가 증기와 접촉하면 증기가 물로 변하면서 열을 방출한다. 그러나 증기와 공기가 혼합되면 증기 자체의 온도가 저하되이 세균에 대한 멸균력이 떨어지므로 고압증기 멸균법은 반드시 고압멸균기(autoclave) 내에서 이루어져야 한다. 방포 등으로 포장하지 않은 물품이나 기계를 대개 27 pound의 압력하에 132~135℃의 온도에서 10~25분 정도 고속으로 멸균 소독하는 것을 고속 증기 멸균법(flash sterilizerization)이라고 하는데 흔히 응급으로 멸균소독이 필요한 경우에 이용한다.

Autoclave안에 소독하고자 하는 물품을 넣고 문을 닫으면 고압 증기가 autoclave 내부를 채우면서 autoclave 내부에 있던 공기를 외부로 배출시키며 autoclave 내부가 일정한 압력과 온도에 이르면 고압증기의 유입은 중단된다. 그 후 압축된 공기를 배출시키면 autoclave 내부의 고온으로 소독 물품이 건조된 후 사용할 수 있는데 멸균에 소요되는 시간은 물품의 종류와 양에 따라 다르다. 고압증기 멸균법은 고무제품 및 섬유 등에 손상을 주지 않으며, 자비 소독에 비해 습기와의 노출이 적으므로 예리한 기구를 무디게 하지 않게 하는 장점이 있다. 그러나 기름이나 분말 등의 무수물은 증기가 통과하지 못하므로 멸균 효과가 없다.

Autoclave 내부에 소독 물품을 넣을 때에는 차곡차곡 쌓지 않으며, 소독 물품 다발은 헐겁게 싸고 물품이 들어있는 통이나 병은 뚜껑을 열어 증기의 통과를 용이하게 한다. 멸균 여부를 확인하기 위해 indicator tape을 소독 물품의 겉방포에 부착시키며, 종이나 방포로 포장을 할 경우 대개 유효기간은 2주 정도이다.

(2) 건열 멸균법(dry-heat sterilization)

습기에 의해 손상받기 쉬운 유리제품, 증기의 통과가 어려운 talcum powder, vaseline, fats 및 oils 등의 물품을 170℃ 정도의 oven에서 1시간 정도 열에 노출시키는 멸균법을 건열 멸균법이라고 한다. 유리 용기의 멸균을 얻기 위해 121℃에서는 6시간이 소요되나 170℃에서는 1시간이 소요된다. 소독하고자 하는 물품을 건열 멸균기에 넣기 전 기구에 붙어있는 이물질을 깨끗이 닦아 제거하며 멸균기에서 꺼낸 후 갑자기 냉각시키면 유리 제품은 파손될 우려가 있으므로 서서히 냉각시킨다. 대개 습기에 의해 무디어지기 쉬운 knife blade, 소작기 tip과 주사 바늘 등의 멸균에 주로 이용한다.

(3) EO 가스 멸균법(gas sterilization by ethylene oxide)

EO 가스 멸균법은 37~63℃의 온도, 45~75% 습도에 450~1,200mg/L의 ethylene oxide를 통과시켜 멸균하는 방법으로 2~5시간 정도가 소요된다. Ethylene oxide는 상온에서 무색이며 ether와 냄새가 유사하며 독성이 있으므로 기도내로 흡입이 되지 않아야 한다. Ethylene oxide가 미생물의 세포막으로 확산해 들어가 미생물을 파괴하여 멸균효과가 나타나나 독성이 강하므로 사용시 주의가 필요하다.

EO 가스 소독을 하기 전 물품은 물로 깨끗이 닦아 이물질을 제거한 후 타올로 물기를 닦고 공기에 노출시켜 건조시킨다. EO 가스가 튜브 및 주사바늘의 내부를 통과할 수 있도록 내부의 개방성을 유지해야 한다. 습기 또는 물방울이 있는 채로 EO 가스 소독을 할 경우 부동액 성분인 ethylene glycol이 생성되는데 ethylene glycol의 인체에 대한 해로움이 아직 알려지지 않았으나 수중 생물의 호르몬 및 생식 능력을 방해하는 작용이 있다.

EO 가스 멸균법은 광학렌즈, 플라스틱 제품, 폴리에치렌 제품과 같이 열에 약한 물품의 멸균에 이용한다. 특히 ethylene oxide는 플라스틱, 고무제품, fabrics 및 가죽제품에 용해되어 있다가 인체 조직에 접촉되면 조직에 화학적 화상을 입힐 수 있으므로 EO 가스 소독 후 소독 물품으로 부터 ethylene oxide가 완전히 제거된 후에 사용해야 한다. 자연환경 속에서 소독 물품의 EO 가스가 완전히 제거되는 데에 1주일 정도 소요되나 50~55℃의 정화기 내에서는 8~12시간, 38℃에서의 정화기 내에서는 16시간 정도가 소요된다.[18] EO 가스는 인화성 및 폭발성이 있으므로 EO 가스 멸균기 또는 EO 가스 정화기가 설치된 곳에서는 흡연을 금하며 멸균기 및 정화기는 환기가 잘 되는 곳에 설치한다.

EO 가스 멸균법은 시간이 오래 걸리고 가격이 비싸다는 단점이 있으나 미생물과 아포에 대한 멸균력이 강하고 EO gas가 소독 후 공기 중으로 방출되므로 소독하고자 하는 물품을 부식시키거나 손상을 주지 않고 저장과 취급이 용이하다. Polyethylene bag으로 포장 할 경우 유효기간이 6개월 정도나 되어 편리하나 최근 ethylene oxide가 환경의 오염을 가져온다는 논란이 있다.

(4) Sterrad (gas plasma sterilization)

물체의 형태에는 고체, 액체, 기체 및 plasma의 4가지 형태가 있는데 plasma란 이온, 전자 및 중성자로 구성된 이온화된 가스이다. 멸균용 가스 plasma를 생성시키기 위해 밀폐된 멸균기내로 과산화수소를 유입시키면 과산화수소의 기체 plasma가 발생된다. 가스 plasma는 확산을 통해 멸균기내의 물품 및 기구로 침투하면서 멸균 효과가 나타난다. Plasma 멸균법은 EO gas 멸균법에 비해 독성이 없고, 건조한 상태에서 보다 신속하게 멸균효과가 나타난다. 과산화수소 가스 plasma는 그람 양성균, 그람 음성균, mycobacteria, yeast, fungi, virus, 염기성은 물론 호기성 세균의 아포에도 멸균 효과가 있다. Plasma 멸균은 대개 40~50℃에서 75분~5시간 정도가 소요되며 내시경 등은 멸균에 보다 긴 시간이 소요된다.[18] 과산화수소는 습기 및 유기물에 대해 민감하므로 멸균처리 전에 기구 및 물품에 붙어있는 이물질을 세척하고 물기를 건조시켜야 한다. 방포지로 사용되는 종이 또는 린넨은 가스 plasma를 흡수하여 멸균 과정을 방해할 수 있으므로 가스 플라즈마 멸균법에는 사용하지 않으며 polyethylene bag으로 포장 할 경우 유효기간이 6개월 정도이다.

(5) Aqueous glutaraldehyde

액성 화학성 멸균제를 적절히 사용하면 세균, 진균, 결핵균 및 바이러스는 물론 아포도 제거할 수 있다. formaldehyde는 아포를 제거할 수 있는 화학성 멸균제이나 냄새가 자극적이고, 멸균에 12~24시간 정도가 소요되고, 발암성 영향에 대한 논란으로 지금은 거의 사용하지 않고 있다. glutaraldehyde은 formaldehyde에 비교하여 자극성이 적고 작용효과 시간이 짧아 최근 많이 사용하고 있는 추세이다.

Glutaraldehyde 2% 용액은 화학 멸균제로써 효과가 우수하며, 렌즈 시멘트에 손상을 입히지 않으며 부식작용이 거의 없어 방광경 및 기관지경의 멸균에 편리하다. 특히 표면장력이 작아 소독 물품에 대한 침투력이 우수하고 용액을 세척해 내기도 수월하다. 미생물, 아포, 바이러스에 대한 살균력이 우수하여 열에 약한 마취기기, 치과용품, 고무 및 플라스틱제품, 카테터의 소독에 주로 이용한다. 아포를 제거하는 멸균 효과를 얻기 위해 소독하고자 하는 기계나 물품에 붙어있는 혈액, 농 및 체액을 물로 깨끗이 세척한 후 glutaraldehyde 용액에 10시간 정도 담가 두어야 한다. Pseudomonas, 진균 및 바이러스 등은 20℃~30℃의 glutaraldehyde 2% 용액에서 10분 정도, 결핵균은 25℃ 또는 30℃에서 45분~90분 정도 담가두면 멸균된다.

2) 피부소독

수술부위, 수술에 참여하는 의사와 간호사의 피부 소독에는 흔히 방부제와 비누를 혼합하여 사용한다. 피부의 표면, 모낭, 피지선에는 Staphylococcus epidermis와 Anaerobic diphtheroids 등이 상주하고 있으며 이러한 미생물을 일시적으로 제거할 수는 있지만 영구히 제거할 수는 없다. 병원 미생물 중 Staphylococcus aureus와 Gram negative enterobacteria가 항생제에 내성을 가지고 있는 경우가 많으므로 수술 의료 인력의 손과 환자의 수술부위에 있는 병원성 미생물을 scrub과 같은 기계적 방법으로 제거하고 방부제로 소독해야 한다. 현재 방부제로 사용되는 소독제에는 alcohol, glutaraldehyde, hydrogen peroxide, iodine & iodophors, chlorine compounds 등이 있다.

(1) alcohol류

의료용으로 사용하는 알코홀에는 isopropyl alcohol (isopropranol)과 ethyl alcohol (ethanol)이 있으며 소독용 알코홀은 70% 또는 90% isopropyl alcohol을 사용한다. isopropanol (isopropyl alcohol)은 70% 이상의 농도에서 살균 효과를 나타내며 ethanol (ethyl alcohol)은 75%에서 살균력이 강하다. Isopropyl alcohol (isopropranol)은 수용성이며 단순한 미생물의 성장을 저지하는 항균효과 (bacteriostatic)가 아니라 미생물을 제거하는 살균효과(bactericidal)가 있다. 알코홀은 결핵균, 진균 및 바이러스에 대한 살균효과가 있으며 HBV와 HIV에 대해서도 효과적이나 아포, echovirus 및 coxsackie-virus에 대한 사멸 효과는 없다.

알코홀은 인화성 물질이므로 환기가 잘되는 곳에 보관하며, 휘발성이 강하므로 물품을 알코홀 용액에 담그지 않는 한 물품과 알코홀 용액간의 접촉 시간을 길게 할 수 없다. 알코홀은 잔류효과가 없으며, 단백성 물질에 의해 쉽게 비활성화 된다. 알코홀은 렌즈 제품에 손상을 입히며, 고무 및 프라스틱 제품에 반복 사용하는 경우 고무 및 프라스틱을 경화시키는 경향이 있다. 주사시의 피부소독과 기구소독에 이용하나 자극성이 강하여 개방 상처에는 사용하지 않는다. 병원균의 단백질을 침전시켜 살균 효과를 나타낸다.

(2) glutaraldehyde

Glutaraldehyde 2% 용액은 소독제로써 효과가 우수하며, 내시경 물품, 온도계, 고무 및 플라스틱 제품에 손상을 주지 않는다. 대부분의 미생물은 glutaraldehyde 2% 용액에 10분 정도 노출시키면 소독 효과를 가져올 수 있으나 보다 충분한 효과를 위해 20~30분 정도 노출시키는 것을 추천하고 있다.

(3) hydrogen peroxide

농도 3% 이하의 과산화수소 용액은 소독 효과가 낮아 작업장 표면의 청결 유지 및 소독에 이용하며, 농도 6%의 과산화수소 용액은 일부 세균, 진균 및 바이러스에 대한 항균효과가 있음은 물론 노출시간을 길게 할 경우 아포에 대한 사멸 효과도 있다. 그러나 과산화수소 용액은 구리, 아연 및 동제품에 대한 부식 작용이 있으며 고무 및 플라스틱 제품을 손상시키므로 소독제로써 일반화되지는 못하고 있다.

(4) iodine

iodine을 tincture라고도 하며 tincture of iodine란 50% 알코홀과 2% iodine의 혼합 용액을 뜻하며 피부 및 조직의 소독에 사용해 왔다. 그람 양성균과 그람 음성균, 결핵균, 진균 및 바이러스에 대해 소독 효과가 좋으며 사용 후 1분 이내에 세균에 대한 살균이 가능하며 15분이 경과하면 아포까지도 멸균시킬 수 있다.

독성은 적으나 자극성 때문에 개방 창상에는 사용하지 않으며 광선에 약한 피부나 어린이의 피부에는 과민성을 일으킬 수 있다. 피부와 섬유에 착색을 일으키므로 피부에 사용한 후 alcohol로 닦아낸다. 제제로는 Iodine tincture(50% Ethanol, 2% I_2와 2.4% NaI 함유), Lugol's solution(5% I_2와 10% KI 함유), Iodine topical solution(2% I_2와 2.4% NaI 함유) 등이 있다.

(5) iodophors

iodophors란 수용성 iodine과 유리 iodine의 방출을 지연시기는 용해성 제제와의 화합물로 유리 iodine의 농도에 따라 소독제 또는 방부제로 사용하고 있다. 흔히 1% iodine 용액을 이용하는데 iodine이 물에 녹으면서 시간이 지남에 따라 서서히 지속적으로 유리 iodine이 발생되면서 살균 작용이 나타난다. 그람 양성균과 그람 음성균에 대한 살균 효과가 크나 아포에 대한 살균 효과는 없다. 피부와 의류에 대한 착색도 없고, 독성 및 자극성이 적고 알러지 반응도 적어 편리하나 잔류효과(residual activity)가 적은 것이 단점이다.

주로 환자의 피부와 수술의료인력의 손 소독에 효과적이며 제제로는 povidoneiodine (Betadine)이 있다. 10% povidoneiodine 용액은 polyvinylpyrrolidine (povidone)과 iodine을 결합시킨 화합물로 단지 1% iodine을 함유하고 있다.

(6) chlorohexidine

biguanide계 약물로서 그람 양성균과 그람 음성균, 진균에 대해서 효과적이며 온도를 상승시키면 아포에 대한 살균작용도 있다. 4% chlorohexidine gluconate와 40% isopropanol 용액의 혼합물을 흔히 surgical hand scrub에 이용하고 수술부위의 피부소독에는 0.5% chlorhexidine과 70% isopropanol의 혼합물을 사용한다. 최근 1% chlorhexidine과 61% ethyl alcohol 혼합 용액(3M™ Avagard™)이 개발되어 수술 전 손 소독에 이용하기도 한다.

(7) hygine

hygine(tego, monolauryldiaminoethyl glycine HCI)은 독성이 약해 피부, 점막 등의 소독에 주로 사용하는데 0.1%는 눈 소독, 0.3%는 구강, 0.5~1% 용액은 상처소독에 이용한다. hygine 0.5% 용액, alcohol 20%와 증류수를 혼합한 H-alcohol (hygine alcohol)은 75% alcohol 대용으로 손 소독에 주로 사용하며 hygine-tincture는 1% hygine과 75% alcohol을 혼합한 용액이다.

3) 무균술의 기본원칙

수술절개부위의 오염원은 수술실 인력(외과의, 마취과의, 간호사, 기타 보조인력), 수술환자, 수술에 사용하는 기계와 물품, 수술에 사용하는 생리식염수, 수술실의 오염된 공기와 수술실 방문객이다. 수술실의 오염원을 제거하기 위해 Laminar air flow system, air shower와 floor mat와 같은 고가의 장비와 시설을 이용하기도 하지만 수술실의 오염원을 최대로 감소시키고 수술부위의 오염을 최대한 방지하기 위해 무균술을 철저히 지키는 것이 중요하다.[23]

① 수술에 사용하는 모든 기구와 물품은 멸균되어 있어야 한다.

② 소독 상태에 있는 사람은 소독된 물품, 부소독 상태에 있는 사람은 부소독 물품을 다룬다.

③ 멸균성에 대한 의심이 갈 경우 불결된 것으로 간주한다. 예를 들면 무균성 package가 부소독 작업실(nonsterile workroom)에서 발견될 경우, 소독기의 작동시간이 불분명할 때, 부소독된 사람이 멸균된 기구나 물품을 스쳤을 때, 멸균된 기구나 물품의 포장이 벗겨진 채로 방치되어 있는 경우 불결된 것으로 간주한다.

④ 부소독 상태의 사람이 소독 영역위로 팔을 뻗거나 소독 상태의 사람(sterile person)은 부소독된 곳에 기대지 않는다.

· 생리식염수나 증류수가 필요할 때 소독 간호사는 basin이나 bowl 등을 멸균 수술 기계상의 가장자리로 옮겨 놓고, 순환 간호사는 멸균 수술 기계상 근처에 서서 basin이나 bowl을 채운다.
· 무영등의 초점을 맞출때 순환 간호사는 멸균 영역(sterile field)과 적당한 거리를 둔다.
· 외과의 얼굴의 땀을 닦을 때에는 멸균영역으로 부터 얼굴을 돌리게 한 후 땀을 닦아준다.
· 소독 간호사가 멸균방포로 비소독 테이블을 덮을 때 가까운 쪽을 먼저 덮고 먼 쪽을 후에 덮는다.
· 순환 간호사가 멸균이동감자를 이용하여 멸균 방포로 비소독 테이블을 덮을 때 먼 쪽을 먼저 덮고 가까운 쪽을 후에 덮는다.

⑤ 멸균 테이블은 단지 테이블 높이에서만 멸균 상태이다.

· 멸균 테이블의 가장자리 아래로 늘어진 린넨 및 봉합사는 불결된 것으로 간주하며 소독 간호사가 만지지 않는다.

· 테이블 아래로 늘어져 있던 방포가 멸균 테이블 위로 올라가면 멸균 테이블 위의 멸균 물품을 불결시키게 된다.

· 소독 간호사가 멸균된 방포나 sheet로 테이블을 덮을 때 일단 테이블면 아래로 내려갔던 방포를 잡아당겨 테이블 위로 올라오지 않도록 한다. 필요하다면 멸균 방포를 덧대어 준다.

⑥ 멸균 수술가운 착용 시 허리에서 어깨까지의 앞부분과 소매부분만을 소독된 것으로 간주한다.

· 소독된 수술가운을 착용한 사람은 손을 허리 위치 이상의 자기 시야 안에 둔다.

· 팔꿈치는 양 옆구리 가까이에 두면서 손은 얼굴로 부터 멀리 둔다.

· 액와부는 땀이 나기 쉬우므로 양팔을 겨드랑 사이에 넣지 않는다.

· 멸균 수술가운을 입은 사람이 발판(platform)위에 설 때 가운의 허리 아래 부분이 테이블 위치 이상으로 올라가면 멸균 테이블을 오염시킨다.

· 멸균 가운을 집을 때 가운의 허리 윗부분이 가운을 집은 사람의 허리 아래 부분으로 내려가면 불결된 것으로 간주한다.

⑦ 멸균 용품을 담고 있는 용기의 가장자리는 불결된 것으로 간주한다. 용액병이나 시험관 입구, 멸균 물품을 포장한 소독 방포의 가장자리는 불결된 것으로 간주한다.

· 소독상태에 있는 사람이 멸균 package에서 물품을 들어올릴 때 물품이 소독방포의 가장자리에 닿지 않도록 똑바로 들어 올린다.

· 순환간호사는 용액병이나 시험관의 뚜껑을 열 때 뚜껑의 가장자리가 병이나 시험관 입구에 닿지 않도록 한다.

· 멸균기의 gasket 바깥쪽은 증기가 도달되지 않으므로 소독 물품 및 기구를 꺼낼 때 gasket 바깥 가장자리에 소독 물품이나 소독 기구가 접촉되지 않도록 한다.

⑧ 멸균상태에 있는 사람(sterile person)은 멸균 영역(sterile area)에 있어야 한다.

· 환자 draping시에 sterile person은 수술침대와 안전거리를 둔 상태에서 등을 돌리고 서 있는다.

· 2명의 sterile person은 서로 등을 돌리고 지나간다.

· sterile person이 nonsterile person이나 non sterile area를 지나갈 때 등을 돌리고 통과한다.

· sterile person이 sterile area를 통과할 때는 마주보고 통과한다.

· sterile person과 nonsterile person은 충분한 거리를 두고 대화한다.

· sterile person은 수술 시작이 지체될 경우 수술실 방안이나 복도를 돌아다니지 않으며 수술실 내의 sterile table 가까이 서 있는다.

⑨ nonsterile person은 sterile area 가까이 가지 않는다.

⑩ nonsterile person은 sterile area를 통과할 경우 접촉되지 않도록 충분한 거리를 유지하고 통과한다.

⑪ sterile person은 sterile area와의 접촉을 최소한으로 한다.

· sterile person은 sterile table 및 sterile(draped patient)에게 기대지 않는다.

⑫ 습기(moisture)는 오염원이 되고 있다.

· sterile package는 건조한 곳에 보관한다.

· sterile package가 축축하거나 젖어있으면 불결된 것으로 간주한다.

· 용액 등으로 sterile area가 젖으면 다른 sterile drape으로 젖은 부분을 덮어준다.

· 수술기계를 instrument tray에 담기 전 tray 바닥에 방포를 깔아 습기를 흡수하도록 한다. 습기가 흡수되지 않을 경우 습기가 물로 변하여 수술기계가 오염될 수 있기 때문이다.

· 멸균기로부터 나온 package는 서늘한 곳에서 식혀 선반에 놓는다. 식지 않은 package를 차가운 선반에 놓을 경우 증기가 응결되어 package가 축축해져 불결된다.

⑬ sterile field에서 미생물을 완전히 제거할 수는 없으나 최대로 감소시켜야 한다. 수술실 간호사, 의사 및 환자의 피부가 오염원이 되고 있으나 피부를 멸균할 수는 없으므로 피부 소독을 철저히 한다.

· 수술 부위는 병실에서 scrub을 한 후 수술 직전에 다시 한번 scrub한다.

· 수술 부위를 제외한 모든 피부는 방포로 덮어주고, 필요한 경우 plastic drape (surgical drape)을 부착시키고 drape 위에다 직접 피부 절개를 한다.

· 수술팀은 수술에 참여하기 전 모두 hand scrub을 한다.

· 멸균 장갑을 착용하기 전 착용자의 손이 멸균 수술가운의 겉부분과 수술 장갑에 닿지 않아야 하며, 수술가운을 먼저 입은 후 수술 장갑을 착용한다.

· scrub 후 손의 물기 제거에 사용하는 hand towel이 자신의 가운에 닿지 않도록 주의한다.

· 피부 절개에 사용된 knife는 불결된 것으로 간주한다.

· 수술 중 장갑에 구멍이 나면 즉시 교환하며 천공시킨 주사침이나 기구도 불결시킨다.

· 수술 중 손에 땀이 많이 나는 경우는 수술 중간에 short scrub을 한다.

· 입, 코, 목, 항문 등의 scrub될 수 없는 부위는 여러 번 깨끗이 닦고 주위 피부도 scrub을 한다.

· 피부소독에 사용하는 sponge는 소독하고자 하는 부위의 피부를 한번만 닦아내고 버린다.
· 곡반 내의 내용물을 버릴 때는 곡반의 바깥쪽을 잡고 내용물을 버린다.
· 결장 내강을 절개할 때는 bovie 또는 phenol 등을 사용한다.
· 염증성 수술부위는 오염된 것으로 간주한다.

4. 의료인력에 대한 감염예방 관리지침

1985년 미국에서는 HIV 감염 환자가 증가하면서 의료인력들이 HIV 감염자에게 사용하던 주사침에 찔리거나 혈액과의 접촉으로 HIV에 감염되는 사례가 급격히 증가하였다. 미국의 CDC에서는 의료인력이 환자로부터 감염되는 것을 예방하기 위해 환자의 감염상태에 관계없이 병원내 의료인력을 위해 특별히 혈액 및 체액관리를 강조하였다.

1991년 OSHA (The Occupational Safety and Health Administration)는 혈액성 병원균에 직업적으로 노출되는 의료인력 관리 지침을 다음과 같이 정하였다.[18] 각 작업장에서는 혈액성 감염원에 대한 노출을 정의하고, 노출예방을 위한 관리방안을 세우고, 시행하며 매년 검토하고 개선한다.

· 고용주는 피고용인이 감염원에 노출되지 않도록 의료 환경을 조성한다.
· 손의 위생관리를 위한 적절한 시설을 제공한다.
· 오염된 주사침에 덮개를 씌우거나 주사침을 분리시켜야 할 경우 도구를 사용하거나 한손을 이용한다.
· knife blade와 knife handle을 분리시킬 때에는 감자 또는 다른 도구를 이용한다.
· 오염된 날카로운 기계를 버릴 때에는 분류표를 부착시키거나 색깔로 분류하여 표시하고, 새지않는 천공될 우려가 없는 용기에 보관한다.
· 혈액 및 체액은 새지 않은 용기에 담고, 분류표를 부착시키거나 색깔로 분류하여 표시한다. 용기에 형광 오렌지색 또는 붉은 오렌지색의 경고 분류표를 부착한다.
· 음식 및 음료는 혈액 또는 감염성 물질이 보관된 곳에 함께 보관하지 않는다.
· 인력 보호 장비(personal protective equipment)는 고용주의 비용으로 제공한다. 예를 들면 장갑, 가운, 마스크, 얼굴 보호구와 보호용 안경 등이 포함된다. 보호용 안경은 견고해야 하며, 혈액이나 체액과의 접촉이 예상되는 경우 장갑을 착용하며, 장갑이 오염되면 즉시 교환하며 장갑은 재활용하지 않는다.
· 오염 가능성이 있는 작업장에는 경고 표지판을 붙여 놓는다. 표지판에는 감염원, 책임자의 이름 및 전화번호, 접근에 필요한 장비 등을 적어 놓는다.

· 청소관리 부서는 작업장의 청결상태 및 위생을 유지해야 한다. 서면화 된 청소 스케줄 및 소독 방법을 제시해 둔다. 혈액 및 감염성 물질과 접촉된 장비와 작업대는 청소와 함께 적절한 소독을 한다.
· 오염된 세탁물은 분류표 또는 색깔 표지판이 부착된 용기에 보관한다.
· 의료인력을 대상으로 오염물의 안전관리 수칙에 대해 교육하고 훈련시킨다. 이러한 교육 및 훈련은 처음 고용 시에 그리고 매년 행한다.
· 의료 인력에게 Hepatitis B의 노출 위험 및 예방 접종의 중요성에 대해 교육한 후 Hepatitis B 접종을 받도록 격려한다.
· 의료 인력이 혈액이나 체액에 노출된 경우 추후 지속적인 평가 결과를 보고한다.

1) 병원균 전파방지 관리 지침

병원균 전파방지 관리 지침의 목적은 혈액성 병원균 및 체액성 물질로부터의 병원균 전파 예방에 있다. 병원균 전파방지 관리 지침은 환자의 진단이나 감염 추정에 관계없이 환자의 간호 및 치료에 관계하는 모든 의료인력에 적용된다. 혈액 및 체액에는 혈액, 체액, 분비물(땀 제외)이 모두 포함되며 혈액, 점막 또는 손상된 피부와 접촉할 때 병원균 전파방지 관리 지침을 지켜야 한다.

(1) 손의 위생 및 장갑

손의 위생 관리는 감염 전파 예방에 가장 중요하다. 육안상 오염이 되어 있거나 체액과 접촉한 후, 그리고 장갑을 벗은 후 손을 닦아야 한다. 환자와 접촉 후 특별히 육안상 손이 오염되지 않은 경우 알코홀과 항생제 혼합제제로 손을 닦을 수 도 있다.

혈액, 체액, 분비물, 배설물과 오염된 기구를 다룰 때에는 라텍스 장갑을 착용한다. 특히 점막 및 상처와 같은 손상된 피부와 접촉할 때에는 반드시 새 장갑을 착용한다. 오염도가 높은 조직과의 접촉 후 그리고 오염도가 높은 조직을 다룬 중간에는 장갑을 교환 한다. 장갑을 벗은 후 다른 업무를 시작하거나 다른 환자와 접촉하기 전 손을 닦는다.

(2) 마스크, 안보호구, 안면 보호구 및 가운

환자 치료 및 간호 중 혈액, 체액, 분비물 또는 배설물이 튈 우려가 있는 경우 마스크, 안보호구 또는 안면 보호구를 착용해야 한다. 이러한 마스크, 안보호구, 안면보호구는 코, 입 그리고 눈의 점막을 보호해 줄 수 있다.

환자 치료 및 간호 중 혈액, 체액, 분비물 또는 배설물이 튈 우려가 있는 경우 피부를 보호하기 위해 가운을 착용한다. 착용했던 가운을 벗고 손을 닦은 후 다른 치료 및 간호 활동을 해야 한다.

(3) 날카로운 기구(sharps)

주사침, 나이프 및 예리한 기구들을 다룰 때에 상해를 입지 않도록 주의한다. 사용된 주사침의 끝부분이 인체를 향하는 상태에서 주사침에 덮개를 씌우지 않는다. 주사침에 덮개를 씌워야 할 경우 도구를 이용하거나 one-handed scoop technique을 이용한다. 사용된 주사침을 주사기와 분리하지 않으며 손으로 구부리거나 부러뜨리지 않는다. 사용한 주사기는 천공될 우려가 없는 용기에 담아서 보관하며 재사용할 날카로운 기계는 천공될 우려가 없는 단단한 용기에 담아서 보관한다.

(4) 환자 사용 용품 및 린넨

간단한 도구는 사용 후 버리며 재사용 기구는 다른 환자에게 사용하기 전 깨끗이 닦아서 안전하게 사용할 수 있어야 한다. 혈액, 체액, 분비물과 배설물이 피부 또는 점막에 노출되거나, 옷을 오염시키지 않도록 한다. 또한 환자, 의료인력 및 주변 환경으로 분비물 및 배설물의 미생물이 이동하지 않도록 주의한다.

혈액, 체액, 분비물 및 배설물로 젖은 린넨이 피부 또는 점막에 노출되지 않도록 한다. 또한 의류를 오염시키거나 환자, 의료인력 및 주변 환경으로 미생물이 이동하지 않도록 주의한다.

(5) 수술실 환경관리 및 환자 배치

수술장은 감염원의 전파를 최소화하고 통제할 수 있도록 설계되어야 한다. 오염될 수 있는 침상, 가구의 청결유지 및 청소를 정규적으로 한다. 주변 환경을 오염시키거나 적절한 위생관리 또는 환경관리가 어려운 수술장비는 적절한 공기 관리 및 환기가 가능한 격리실에 두도록 한다.

Rerferences

1. 윤혜상 (1995). 수술에 사용하는 생리식염수의 오염수준 변화. 대한간호학회화지, 25(1), 90-109.
2. 윤혜상(1995). 외과적 손씻기 및 외과용 장갑의 천공율에 대한 연구. 대한간호학회화지, 25(4), 653-667.
3. 윤혜상(2001). The contamination levels and exchange of saline used in surgical precedures. 성인간호학학회지, 12(1), 171-181.
4. 조옥연, 윤혜상(2004). 수술에 사용하는 생리식염수의 교환이 수술부위감염에 미치는 효과. 대한간호학회지, 34(3), 467-476.
5. Arthur FP (1973). The complex problem of cross infection, *AORN Journal, 18*(1), 79-83.
6. Burke JF (1963). Identification of the sources of staphylococci contaminating the surgical wound during operation, Annals of Surgery, 158(5), 898-904.
7. Charnley J, Eftekar N (1969). Postoperative infection in total prosthetic replacement arthroplasty of the hip-joint. With special reference to the bacterial content of the air of the operating room, *Br J Surg 56*(9), 641-649
8. Clinical Practice Guideline for Surgical Site Infection : Prevention and treatment of surgical site infection (2006). Draft full guideline for consultation.
9. Cruse P (1981). Wound infection surveillance. *Rev Infec Dis 4*(3), 734-737
10. Eickhoff TC (1994). Airborne nosocomial infection: a comtemporary perspective. Infect Control Hosp Epidemiol 15, 663-672.
11. Guideline for Hand Hygiene in Health Care Settings (2002). Recommendation of the healthcare infection control. *Morbidity and Mortality Weekly Report, 51*(16) 1-45.
12. Hambraeus A (1988). Aerobiology in the operating room-a review *J Hospi Infect 11*(suppl), 68-76.
13. James RC, MacLeod CJ (1961). Induction of staphylococcal infection s in mice with small inocula introduced on sutures. *Br J Exp Pathol 42*, 266-277.
14. Lidwell, MO(1981). Airbome Bacteria and Surgical Infection, The American Journal of Medicine 70, 693-697.
15. Mangram,AJ, Horan TC, Pearson ML, Silver LC, Jarvis W (1999). Guideline for prevention of surgical site infectionI. *Infection Control and Hospital Epidemiology,* 20(4), 247-278.
16. Noble WC (1965). The production of subcutaneous staphylococcal skin lesions in mice. *Br J Exp Pathol 46*, 254-262.
17. Pittet D, Ducel G (1994). Infectious risk factors related to operating rooms. Infect Control Hosp Epidemio, 15, 456-462.
18. Rothrock JC (2003). Alexander's Care of the Patient in Surgery. 12th Edition, Mosby.
19. Sands K, Vineyard G, Platt R (1996). Surgical site infection occurring after hospital discharge. *J Infect Dis 17*, 963-970.
20. Shulkin DJ, Kinosian B, Glick H, Puschett CG, Daly J, Eisenberg JM (1993). The economic impact of infections, Arch Surg, 128, 449-452.
21. Weigelt JA, Dryer D, Haley RW (1992). The necessity and efficacy of wound surveillance after. *Arch Surg 12*, 77-82.
22. Wiley AM, Ha' Eri GB (1979). Routes of Infection. Clin Orthop 139, 150-155.
23. Atkinson LJ, Kohn ML (1986). Introduction to Operating Room Technique, New York city, McGraw-Hill.

2 수술 간호 실무

수술실 간호사는 수술환자의 안전과 안녕에 일차적 책임을 지고 있다. 수술의료인력은 수술실내 표준 관리지침 및 절차를 철저히 지켜 수술환자는 물론 수술의료인력이 각종 위험 요인에 노출되거나 의료사고가 발생하는 것을 예방할 수 있다. 수술실로 들어온 환자는 감염, 피부 손상, 체온조절 장애, 체액결핍 또는 체액과다, 라텍스 알러지, 그 외에도 화학적, 물리적 및 전기적 위험에 노출되어 있다. 또한 투약오류, 수술부위가 바뀌거나 환자가 바뀌고, 기타 수술장비 오작동에도 노출되어 있다. 따라서 수술실 간호사는 수술환자에게 안전한 의료환경 조성에 필요한 지식과 기술을 갖추고 수술환자 간호에 필요한 표준절차 및 표준지침을 지켜야 한다. 안전한 환경이란 감염, 화재, 폭발, 화학약품 및 전기관련 사고의 위험이 없는 환경을 뜻한다. 또한 수술실 내 통행 및 동선이 적절하고, 물품공급 관리가 체계적이고 여과 환기 장치 시설 등이 안전한 환경유지에 필수적이다.

1. 수술실의 안전 관리

1) 물리적 환경 및 응급 재해 관리

(1) 물리적 환경

수술실이 협소하면 수술 장비의 이동 및 관리는 물론 멸균 영역을 지키는 데에 어려움이 있어 수술 환자는 물론 수술의료 인력의 안전을 위협한다. 정형외과, 신경외과 또는 심장외과 수술실의 면적은 $54m^2$($600feet^2$), 일반외과, 비뇨기과 및 산부인과 수술실의 면적은 $36m^2$($400feet^2$) 그리고 내시경이나 방광경 시술을 위해서는 $32m^2$($350feet^2$) 정도가 되어야 한다.[19] 수술실의 마감재는 독성이 없고, 청소가 용이하고 방수 및 내화처리가 되어야 하며, 미생물이 성장하거나 서식할 수 있는 틈새가 없어야 한다. 바닥은 구멍이나 틈새가 없으며 청소가 용이하고 미끄럼을 방지하여 낙상을 예방할 수 있어야 한다. 또한 바닥의 색상은 봉합침과 같은 물품이 바닥으로 떨어질 경우 쉽게 찾을 수 있도록 식별이 용이해야 한다. 수술실의 문은 여닫이의 경우 공기의 움직임을 유발하므로 미닫이가 안전하며 청소가 용이해야 한다.

(2) 재해, 전기 및 화재사고

응급상황이나 재해가 발생했을 때 누가, 무엇을 어떻게 해야 하는 가를 분명히 제시해야 하며 장비 사용법도 평소 훈련을 통해 익숙해야 한다. 생화학적 물질을 사용한 테러리스트의 활동에 대한 대처방법도 응급 상황 대처 및 재해 방지에 포함시켜야 한다.

수술실에서 발생할 수 있는 전기 사고에는 감전, 화재, 폭발 및 화상 등이 있다. 흔히 감전은 인체가 ungrounded 금속 장비 또는 파손된 플러그와 접촉할 때 발생하며 화재는 extension cord의 부적절한 사용, 산소가 많거나 인화성 물질과 함께 LASER 또는 ESU(electrosurgical units)를 사용할 때 발생할 수 있다. 화재의 3요소는 산소, 점화와 연료인데 점화요인은 LASER와 같은 열이 해당되며, 연료요인은 방포, 드레씽 거즈 또는 알코홀 함유 소독액 등이 해당된다.

수술실에서의 전기 및 화재사고 예방 지침은 다음과 같다.[16,19]

- ESU 및 LASER와 같이 불꽃 발생이 따르는 기구 및 장비를 사용할 때 금연한다.
- 장비를 사용하기 전에 안전도 및 성능에 대한 사전 점검을 한다.
- 새로운 장비는 사용을 하기 전 안전도 및 사용을 시험해 본다.
- 장비의 사용법을 교육한 후 사용법을 재현해 보도록 한다.
- 전기코드는 길이가 적절하고 유연하여 별도의 extension cord 사용 없이도 이용할 수 있어야 한다. 플러그를 삽입하기 전 전기 코드의 꼬임을 풀어준다.
- 전기코드를 콘센트에 삽입하거나 뺄 때 전기 코드를 잡지 않고 플러그를 잡는다.
- 침상 또는 장비를 이동시키기 전 전기 코드선을 뽑아 통행이나 이동을 방해하지 않는다.
- 장비 사용 후 전원 장치를 끄고 코드선을 뽑는다.

(3) 휘발성 액체

알코홀과 같은 가연성 액체는 안전하게 보관하며, 위험 지역에서는 acetone이나 aerosol spray와 같은 휘발성 액체를 사용하지 않는다. 피부 소독제가 수술 환자의 등밑이나 복부 아래로 고이면 화학적 화상을 입을 수 있으므로 타올을 등 아래에 깔아 흘러내린 소독제를 흡수시킨 후 피부소독이 끝나면 젖은 타올을 제거한다. 소독제는 화학적 화상을 입히고 정전기나 ESU 활동성 전극의 불꽃이 점화 요인이 되어 화재가 발생할 수 있다. 따라서 ESU를 사용하는 모든 수술에는 비가연성 소독제를 사용한다.

피부 소독 용액을 생산하는 회사는 제품에 대한 안전지침을 제공하며, 의료기관의 고용주는 피고용자에게 피부 소독제의 안전지침에 대한 정보를 제공해야 한다.

2) 수술의료인력의 안전관리

(1) 감염 및 낙상 방지

수술의료인력은 인체 기전을 이용하여 환자 또는 무거운 장비 이동에 수반될 수 있는 낙상이나 허리 긴장을 예방해야 한다. 또한 고압멸균소독기 및 전기 장비에 의한 화상, 장비 접촉에 의한 찰과상, 나이프 등에 의한 자상, 주사침이나 봉합침에 찔리는 사고를 예방하기 위해 안전 교육을 시킨다.

체액 또는 혈액 관련 병원성 위험 요인에의 노출을 막기 위해 보호 안경, 마스크, 장갑, 가운과 신발 덮개 등을 착용한다. 체액 및 혈액에 노출되자마자 즉시 닦아내고 건조시키고 위험영역에 경고등을 사용한다.

(2) 방사선 안전관리

인체에의 방사선 조사는 인체 조직에 손상을 주며, 손상 정도는 방사선의 양과 반복 노출의 축적 효과에 따라 다양해진다. 즉 방사선 노출량이 많거나 노출 빈도가 많아질수록 위험도가 높아진다. 수술실에서의 방사선 위험원은 이동식 X-Ray 장비, fluroscopy units와 LASER 등이 있으며 불필요한 방사선에의 노출을 최소화하기 위해 방사선 관리 지침을 지킨다. 수술 과정에 X-Ray 장비를 이용하는 경우 일정한 거리를 확보하여 멀리 떨어져 있는다. X-Ray 촬영에 꼭 필요한 인력이 아닌 경우 방을 떠나야 하며, 방에 머물러야 하는 사람은 방사선 보호장치를 착용하고 무균술을 지켜야 한다.

방사선 노출환경에서 일하는 사람들은 film badges를 착용하는데 film badges는 일정부위에 지속적으로 착용하며, 흉부 또는 허리 위치에서 인체의 앞부분 의류에 달아준다. 보호용 앞치마를 착용하는 경우 film badge는 앞치마 위의 칼라부위에 부착한다. 복부, 골반과 하지의 X-ray 촬영에서는 난소 등의 생식기관, 그리고 머리, 목 및 상지의 X-ray 촬영 시에는 갑상선 위를 납으로 된 보호용 앞치마나 덮개로 덮어주며 임신 1기의 여성은 방사선 노출을 피해야 한다.

(3) 라텍스 알러지(latex allergy)

라텍스는 유연하며 접촉 감각이 우수하여 외과용 장갑의 소재로 널리 이용하고 있지만 수술 환자는 물론 수술의료인력에게 라텍스 알러지를 초래할 수 있다. 자극성 피부염은 주로 화학약제에 의한 피부 자극으로 면역기능과는 관계가 없으나 라텍스 알러지는 흔히 제4형 면역반응(delayed cell-mediafed reaction)과 제1형 면역반응(immediate, IgE mediated, anaphylactic reaction)의 2가지 종류가 있다.[19] 제4형 면역반응에서는 소양감, 부종, 홍반, 수포, 건조성 구진 또는 딱지가 생기거나 피부가 두꺼워지는 증상이 나타나나 제1형 중 아나피락틱 반응은 라텍스 장갑과 접촉 후 수분 이내에 두드러기, 천식음(wheezing), 호흡곤란, 후두부종, 기관연축, 빈맥, 저혈압과 심장마비 등으로 진행되기도 한다. 대부분의 아나피락틱 반응은 라텍스 제품과 점막조직과의 직접 접촉 후 발생되며 수술력이 많은 사람, 척추이분증, 신경계 및 비뇨기계의 선천적 기형자 그리고 고무공장 근로자에게 발생 가능성이 높다. 특히 라텍스 알러젠은 피부 및 점막조직에의 직접 접촉 외에도 glove powder과 결합하여 공기 중에 부유해 있다가 호흡시 흡입된다.

따라서 라텍스 알러지가 있는 사람은 neoprene이나 nitrile과 같은 비라텍스 장갑을 사용해야 한다. 라텍스 장갑에 녹말 전분을 사용할 경우 녹말 전분이 라텍스 알러젠과 결합하여 공기 중에 떠다니므로 라텍스 알러지에의 노출을 최소화하기 위해 라텍스 함량이 적은 장갑을 사용하고 녹말 전분을 사용하지 않아야 한다.[20]

3) 수술환자의 안전관리

(1) 수술간호대상자의 권리보호

간호대상자가 의료기관에 입원하면서부터 사적, 도덕적 그리고 법적 권리를 보호해 주어야 하며 이러한 권리 보호에는 환자 확인, 사생활 보호, 간호 및 치료의 선택, 의료기록 및 검사물의 비밀유지, 의료비 지불방법 선택 등이 포함된다. 치료 또는 수술절차 등에 대해 사전 설명을 하고 동의서를 받는 것은 수술간호대상자는 물론 의료인력 모두를 보호하는 방법이다.

동의서를 확인하는 사람은 반드시 동의서의 내용, 환자 서명 그리고 서명절차가 제시되어 있는가를 확인한다. 수술 환자가 동의서 내용을 검토하고 추후 받게 될 수술에 대해 이해한 후 서명을 하면 환자는 추후 수술에 대해 심리적으로 준비하는 효과가 있다.[12,19] 동의서의 환자 서명은 법적인 강제사항으로 수술에 동의한다는 서명이 없거나 제3자 입회하에 동의서 내용 설명 및 서명이 이루어지지 않은 경우 수술을 받을 수 없다. 동의서에의 서명은 수술 전 투약이 이루어지기 전에 해야 하며,[22] 수술실에 도착하자마자 순환 간호사가 확인하며, 마취유도를 하기 전에, 마취의 또는 마취간호사는 함께 의무기록부에의 동의서 부착 여부, 동의서에의 서명 여부, 그리고 서명의 정확성에 대해 확인한다.

(2) 수술환자의 안전관리

수술 중 수술 환자는 자기자신을 스스로 보호할 수 없으므로 간호사가 대신하여 환자를 보호해 준다. 마취 인력이 수술 중 환자의 활력 증후를 집도의에게 알리는 것은 환자의 안전관리에 매우 중요하다. 알러지 확인 팔찌를 통해 투약관련 알러지를 다른 의료인력에게 알릴 수 있다. 환자가 알러지 확인 팔찌를 착용하고 있지 않더라도 약물이나 음식물의 알러지 여부에 대해 확인한다. 모든 투약에서 약장에서 약을 꺼낼 때, 주사기로 약물을 주입해 낼 때 그리고 환자에게 투약을 하기 전 3회에 걸쳐 확인한다.[19]

수술 전 투약이 되어있거나 마취 유도시에 수술환자의 청력이 예민해지는 경향이 있으므로 소음이나 말소리 등을 최소화하고 조용한 환경을 유지해준다. 수술환자가 운반차로부터 수술 침대로 이동하는 동안 운반차와 수술침대가 움직이지 않도록 잠금장치를 작동시킨다. 수술침대와 운반차를 나란히 평행하게 놓고 가까이 근접 시킨 후 1명은 운반차를 지지해주고 다른 1명은 수술 침대쪽에서 수술 환자를 받으면서 수술 침대를 지지해 준다.

(3) 수술실 입실시의 수술환자관리

수술실로의 환자 입실은 간호중재 계획에 필요한 자료 수집을 할 수 있는 중요한 시간이다. 환자를 확인하고 환자의 요구를 파악하고 문제해결을 위해 감정이입적 의사소통, 경청, 비언어적 의사소통, 안심시키기, 설명하기 등의 의사소통 기법이 중요하다.

수술실에서 환자를 접수하는 절차는 다음과 같다.[19]

· 구두로 환자의 이름을 묻고 스스로 답하게 한다. 환자의 팔찌, 챠트 및 수술 스케줄표의 이름과 비교한다.
· 수술 스케줄표상의 환자 이름, 병원등록번호, 생년월일 및 담당의사 이름과 환자의 팔찌 및 의무기록지의 내용을 비교한다.
· 환자에게 수술부위, 좌측 또는 우측, 수술 접근법 등에 대해 확인한 후 수술동의서 및 의무기록지와 비교한다. 수술예정 부위에는 표시가 되어 있어야 한다.
· 수술이 시작되기 전 의무기록지에 수술 동의서, 신체검진 기록지, 임상검사 결과지가 부착되어 있어야 한다.
· 소독제, 마취제, 수혈 및 라텍스에 대한 알러지 여부를 파악한다.
· 개인소지품(옷, 가발, 악세서리, 종교적 상징물, 안경, 의치...)이 있는가를 확인하고 안전하게 관리한다.
· 수술 전 처치로 수술 전 투약, 피부준비, 관장 및 배뇨가 이루어졌는가를 확인한다.
· 금식(NPO)이 이루어졌는가를 확인한다. 금식이 되어있지 않는 경우 마취유도 중에 위내용물이 폐로 흡인되어 위험하다.
· 투약, 수액, 혈액 및 혈액제재의 투여 기록을 확인한다.
· 수술실로 이동하는 동안 운반차의 side rail을 올리고, 안전벨트를 적용하여 낙상을 예방한다.

(4) 수술관련 문서기록 관리

수술관련 환자간호 내용의 기록은 다음과 같다.

· 수술 전 피부 상태
· 수술 전 심리적, 신체적, 정신적 상태
· 감각보조용구 및 의치 처리

- 체위(억제대 및 지지용품 포함)
- ESU의 접지판 부착 위치
- 체온조절 장치의 종류 및 적용시간
- OR 입실 및 퇴실시의 체온
- 수술 중 투약, 지혈대 적용위치, 적용압력, 적용시간, 가압 및 감압시간, 수액 및 수혈용량 / 혈액상실량
- 수술 삽입 보조 기구의 유형과 크기
- 수술 전 피부준비에 사용한 용액, 적용부위, 용액에 대한 피부 반응
- 알러지 반응 여부(피부소독용액, 테입, 라텍스, 염료...)
- 거즈, 나이프(scalpel), 수술기구의 count 결과
- 상처 및 마취 상태 등급
- 수술실 입실 및 퇴실시간, 환자상태 및 이동 형태

(5) 혈액 및 혈액제재 관리

수술 중 순환혈량의 적절한 유지는 수술환자의 생명유지에 대단히 중요하다. 혈액제재에는 전혈과 혈액구성분 제재 등이 있으며 출혈이 1,500mL(정상 혈량의 1/3) 이상인 경우 전혈(whole blood)을 수혈하나 1,500mL 이하인 경우는 혈액성분 제재를 투여한다.[19] Packed red blood은 조직으로의 산소운반 능력을 향상시키기 위해 투여한다. crystalioid solution에는 생리식염수과 lactated ringer solution이 있으며 colloid solution에는 albumin, dextran hydroxyethyl starch(hetastarch) 등이 있다.

종교적 이유로 타인의 수혈을 거부하는 경우 수술 1달 전에 자신의 혈액을 채취하여 자가수혈을 준비한다. 선택 수술의 경우 안전한 수혈을 위해 대개 수술 전 3~5일 이내에 수혈 전 적합성 검사를 한다. 수혈 전 적합성 검사*에는 ABO-Rh 혈액형 검사, 교차반응과 항체선별검사가 있다.

적합성 검사(compatibility testing) : ABO 및 Rh type의 적합도를 결정하는 검사
항체선별검사(antibody screening) : 수혈자 혈청과 공혈자 적혈구 사이의 시험 수혈
교차반응(crossmatching) : 수혈자 혈청과 공혈자 적혈구, 공혈자 혈청과 수혈자 적혈구 사이의 응집 여부를 검사하는 방법

전혈 및 혈액성분제 수혈시 순환간호사와 마취의료인력은 다음의 상황을 확인한다.

- 혈액백과 혈액 청구서의 이름, 등록 번호, 혈액형
- 환자 팔찌의 이름 및 등록번호와 혈액백의 이름 및 등록번호
- 혈액백의 유효기간
- 혈액백의 누출, 파손 여부

위의 사항을 확인하는 중 문제가 있으면 절대로 수혈하지 않는다. 수혈양이 많아질수록 수혈 부작용의 발생 가능성이 높으며 수혈 부작용의 증상은 다음과 같다.

· 수술 중 출혈 증가 · 약한 맥박 · 저혈압
· 육안상 혈뇨 · 소변량 저하

수혈 부작용으로 판단 될 경우 취해야 할 행동은 다음과 같다.

· 수혈을 중단한다.
· 집도의와 혈액은행에 수혈 부작용 발생을 보고한다.
· 남아있는 혈액백과 수혈세트와 환자의 혈액 검사물을 혈액은행으로 보낸다.
· 소변을 검사실로 보낸다.
· 수혈 부작용을 상세히 기술하고 사고보고서를 작성한다.
· 환자의 증상 및 활력 징후를 관찰한다.
· 사용하지 않은 혈액이 10℃ 이상으로 가온되지 않았다면 재사용 할 수 있다.[19]
· 혈액성분제가 30분 이상 실내에 방치되어 있는 경우 재사용 할 수 없으며 폐기한다.

(6) 수술환자의 체온 유지

수술환자 관리에서 저체온 예방은 중요하다. 단시간 동안 대량 수혈을 하는 경우 저체온이 발생하며 심장마비를 초래할 수 있다. 수액가온기(Animac)에 수혈선을 통과시켜 수혈 혈액의 온도를 올려주면 저체온이 나타나는 것을 예방할 수 있다.

수술환자의 저체온 예방을 위한 간호 중재 전략은 다음과 같다.

· 저체온 위험 요인을 파악한다.
· 체온을 자주 측정한다.
· 수술방의 온도를 23~25℃ 정도를 유지한다.
· 수술 후 가온 담요를 적용해 준다.
· 마취 중 수액세트는 수액 가온기를 통과시켜 따뜻한 수액을 제공한다.

2. 수술실 간호사의 업무

수술팀(surgical team)은 집도자, 마취과 의사, 전공의, 소독간호사와 순환간호사로 구성된다. 수술실 팀 중 본문에서는 소독간호사와 순환간호사의 역할을 설명하고자 한다.

1) 소독 간호사의 업무

소독간호사(scrub nurse)는 멸균된 수술 가운을 입고 멸균영역(sterile area)에서 수술이 원활히 진행되도록 활동한다. 소독간호사는 수술과정을 정확히 알고 있어야 하며 집도자의 요구를 예측함은 물론 집도자의 요구를 신속하고 효과적으로 처리할 수 있어야 한다.

· 수술과정을 명확히 파악해야 한다.
· 수술에 필요한 기계 및 물품이 원활히 공급되도록 순환간호사에게 요구한다.
· Draping에 사용하는 linen을 준비한다.
· Mayo stand를 준비한다.
· 봉합사 및 봉합바늘을 준비한다.
· 수술에 사용하는 기계와 물품, electrosurgical unit의 tip(bovie tip), suction line을 준비한다.
· Sterile field에 있게 될 의사의 gowning과 gloving을 도와준다.
· 직접 또는 의사와 함께 수술환자의 수술부위를 draping한다.
· 수술 전 과정에 있어서 무균술을 철저히 지킨다.
· 검사물(specimen)을 순환간호사에게 건네주며 필요한 경우 처리 절차를 알려준다.
· 환자가 수술실을 떠나 회복실로 갈 때까지 수술실에서 수술환자와 함께 머무른다.
· 순환간호사로 하여금 수술실이 청결히 유지되도록 한다.
· 순환간호사와 함께 거즈, 봉합침, 수술기구를 counting 한다.
· 수술이 끝난 후 사용한 기구와 물품을 절차에 따라 처리한다.

2) 순환 간호사의 업무

순환 간호사(circulating nurse)는 비멸균 영역(nonsterile area)에서 수술이 원활히 진행되도록 돕는 간호활동을 한다. 순환간호사는 수술과정을 정확히 알고 있어야 함은 물론 집도자의 요구를 신속하고 효과적으로 처리할 수 있어야 한다.

· 수술이 진행되는 동안 수술실의 청결을 유지한다.
· 무영등 및 각종 보조등의 작동여부를 시험해 보며 수술부위로 초점을 맞추어 준다.
· Suction기, electrosurgical unit(bovie unit), 발판 등이 제 위치에 있는지 확인하고 기능의 작동 여부를 시험해 본다.
· flash autoclave(packing없이 직접 소독물품을 autoclave에 소독하는 것)를 조작하여 수술에 필요한 멸균기구나 멸균물품을 신속히 공급해 준다.
· 소독간호사가 제공한 suction 및 bovie line을 suction기와 bovie unit에 연결한다.
· 소독간호사에게 거즈 및 생리식염수 등 각종 멸균 기구 및 물품을 공급해준다.
· X-ray film을 view box에 걸어 놓는다.

· 마취과 간호사가 없는 경우 투약을 준비한다.
· 환자의 정서적 지지를 해주며 마취유도 시기에 환자 옆에 있도록 한다.
· 환자의 이름, 의무기록부의 이름을 확인한다.
· 타 의료인력과 함께 환자를 수술침대로 운반하며 수술체위 유지를 도와준다.
· 환자의 피부소독을 도와준다.
· 혈액은행에서 가져온 혈액을 보관하며 필요한 경우 수액가온기로 가온한다.
· 소독간호사와 함께 거즈, 봉합침, 수술기구를 counting 한다.
· 지혈대의 작동과 중지 시간, 거즈, 봉합침, 수술기구의 counting 결과, 사용한 drain의 종류와 수, 수혈시 혈액형 및 이름 등을 정확히 기록한다.
· 순환간호사가 소독간호사보다 임상경험이 더 많은 경우 소독간호사를 감독하며 필요한 업무를 안내한다.
· 수술 중 누락된 기구 및 물품이 있는 가를 확인하고 필요한 경우 신속히 공급한다.
· 수술과정 전체에 있어서 무균술이 철저히 지켜지도록 관찰한다.
· 검사물(specimen)에 label을 기록하여 검사실로 보낸다.
· 수술 종료 후 환자가 회복실로 갈 수 있도록 운반치를 준비하며 환자 운반을 돕는다. 특히 운반차에 side rail을 하여 낙상 사고가 발생하지 않도록 주의한다.
· 혈액 손실량을 측정하기 위해 사용된 거즈의 무게를 측정한다.
· 진행 중인 수술이 지연되는 경우 다음 스케줄 조정을 위해 수간호사에게 지연 상황을 알린다.
· 수술이 끝난 후 중간 청소를 위해 청소관리부에 연락한다.
· 사용된 기구와 물품을 분류하여 정리한다.
· 다음 수술을 위한 준비를 한다.

3. Hand washing과 Surgical hand scrub

100여년 전에 Lister와 Semmelweis가 환자의 사망 요인으로 병원감염을 제시한 후 아직도 병원감염은 미해결된 숙제로 남아있다. 병원감염은 미생물의 직접적인 전파로 이루어지므로 환자에게 사용하는 모든 물품은 소독을 하며, 손을 통한 미생물의 직접적인 전파를 막기 위해 의사와 간호사는 환자와 접촉 전후에 손을 씻어야 하며 외과적 손씻기(surgical hand scrub)를 철저히 해야 한다.

1) 손씻기

1199년 Egypt의 스페인계 의사였던 Maimonides은 환자와의 접촉에서 손씻기에 대한 중요성을 인식했고, 1800년 초기 Italy의 Giannini는 환자와 접촉한 후 반드시 손을 씻어야 한다고 강조했고, 1843년 미국의 Holmes는 의사와 환자간의 질병 전파에 손의 역할이 크다는 것을 확신하였다. Nightingale은 1854년 Crimean 전쟁 당시 Scutari에서 환자간호 전후의 손씻기를 강조하여 부상병의 사망률 감소에 커다란 기여를 하였다. 손씻기는 병원감염 예방에 있어서 가장 중요하고 경제적이며 기본적인 요소이다.

손씻기(hand washing)는 손과 팔의 피부에 있는 일과성 미생물을 제거하기 위해 물과 비누, 세정제 또는 항균제를 포함한 약제로 15초 정도 손을 씻는 것으로 의료 인력이 환자와의 접촉 전후에, 즉 환자 관찰, 활력증상 측정과 처치 전후에 손을 씻어야 한다. 항균성 소독약제, 비누와 물을 사용하여 15초 정도 손을 닦으면 손의 피부에 있던 일과성 미생물을 어느 정도 감소시킬 수 있다.[13]

일과성 미생물이란 사람의 피부에 24시간 이내로 생존하는 미생물로 보통의 손씻기(hand washing)로 쉽게 제거할 수 있으나, 상주성 미생물은 피부의 표면 및 피부의 균열면에서 서식하고 증식하며 외과적 손씻기에 의해서도 쉽게 제거되지 않는다. 외과용 라텍스 장갑을 착용하고 있는 상태에서 손의 피부에서는 미생물이 계속적으로 증식하므로 수술이 끝난 후에도 손씻기를 해야 한다.

2) 외과적 손씻기

외과적 손씻기(surgical hand scrub)의 현대적 기원은 1865년 수술실에 석탄산을 분무하여 소독하고 수술 전 석탄산으로 손을 씻은 후 수술을 한 영국의 젊은 의사 Lister에서 찾을 수 있다. Lister는 소독의 개념을 제시하여, 수술 후 사망률 저하에 많은 공헌을 했다. Lister는 수술 전 석탄산으로 손을 씻어 외과적 손씻기와 외과적 무균술의 개념을 처음으로 제시해 주었으나 이러한 외과적 무균술에 대한 개념은 1920년대에 이르러서야 지지를 받게 되었다.

외과적 손씻기와 외과적 무균술의 발달은 1880년대 비오염수술의 감염율 40%를 1915년의 15%, 1938년의 5%로 저하시키는 데에 크게 기여하였다. 외과적 손씻기를 통해 수술환자의 수술창상감염을 방지하여 궁극적으로 수술 환자의 병원감염을 예방할 수 있다.[8]

Beck-Sague(1992)는 피부염이 있었던 간호사의 참여 하에 고관절 성형술을 받았던 15명의 환자중 7명(46.7%)에게 수술 후 수술부위 감염증이 나타났음을 보고했는데 이러한 보고는 수술에 관여하는 수술 의료인력이 수술 후 감염증에 미치는 영향을 제시해주는 증거로써 무균술의 중요성을 보여주고 있다.

외과적 손씻기란 기계적 그리고 화학적 방법으로 손을 씻는 것으로, 간호사와 의사가 수술에 들어가기 전 손과 팔의 피부에 있는 일과성 미생물(transient flora)과 상주성 미생물(resident flora)을 제거하기 위해 소독액과 비누를 묻힌 솔로 손과 팔을 닦은 후 물로 헹구어 내게 된다.[13] 외과적 손씻기의 목적은 1) 손톱, 손과 팔에 있는 일과성 미생물 및 죽은 조직을 제거하며, 2) 상주성 미생물의 수를 감소시키며, 3)손과 팔에 남아있는 미생물의 빠른 성장을 막는 데에 있다. 그러나 외과적 손씻기가 상주성 미생물을 완전히 제거할 수 는 없다.

오랫동안 외과적 손씻기에 10분 정도의 시간을 할애해야 한다는 주장이 많았으나 근래 3분간의 hand scrub과 10분간의 hand scrub 간에 미생물 최소화 효과가 거의 유사하다는 연구도 있다. 1999년 이후 외과적 손씻기에 포함시켜야 할 부위는 손 끝에서 팔꿈치 위 2 inches까지 이며 최소 3~5분 정도를 할애하도록 권장하고 있다.[11]

반지, 시계와 팔찌 등은 미생물이 피부로 부터 제거되는 것을 방해하고, 미생물이 반지, 시계와 팔찌 밑의 피부에 은신해 있을 수 있으므로 외과적 손씻기 전에 반드시 반지, 시계와 팔지 등을 제거해야 한다. 손등에 비해 손끝의 오염도가 심하며, 손톱 밑은 보통의 손씻기에 의해서는 잘 제거되지 않는 미생물의 서식처가 되고 있으며, 손톱이 길 경우 장갑이 찢어질 가능성이 크므로 손톱은 늘 짧게 유지해야 한다.

수술환경에서 사람의 피부는 미생물 오염의 중요한 출처가 되고 있다. 수술에 참여하는 의사와 간호사가 멸균장갑을 착용하는 경우에도 외과적 손씻기를 철저히 해야 한다. 그 이유로는 첫째 라텍스 장갑은 착용하고 있던 손의 피부에 적절한 습기와 적절한 온도를 제공하여 피부에 남아있던 일과성 미생물과 상주성 미생물의 증식을 도와주며, 둘째 착용한 라텍스 장갑이 수술 도중 찢어지거나 천공되면 장갑내에서 증식된 미생물에 의해 수술부위가 오염될 수 있기 때문이다. 라텍스 장갑은 수술도중 자연적으로 투과성이 높아지거나 찢어지기도 하며 봉합바늘, 주사기 바늘, 전기소작기와 날카로운 기계에 의해 천공되기 쉬워 방벽으로서의 기능이 완벽하지 못하다.

외과적 손씻기에 이용하는 소독약제는 보통의 비누와는 달리 표피의 각질층과 결합하여 지속적인 화학적 작용을 할 수 있어야 한다. 장갑을 착용한 손의 피부에 상주하는 미생물은 습하고 따뜻한 환경 내에서 빠른 속도로 증식하므로 미생물의 성장을 억제하기 위해 항균성 소독약제의 지속성이 중요하다. 따라서 외과적 손씻기에 사용하는 소독약제는 피부에 있는 미생물의 수를 감소시키며, 비자극성이며, broadspectrum이어야 하며, 효과발생이 빠르며 잔류효과가 커야 한다. 일반적으로 외과적 손씻기에 alcohol, iodine/iodophor, chlorohexidine, parachlormetaxylenol 또는 triclosan 제제가 이용되고 있다. 유럽에서는 수술 전 손씻기에 알코홀을 주로 사용하고 북미에서는 betadine (povidone-iodine)과 chlorohexidine gluconate을 주로 이용하고 있는데 알코홀은 인화성 및 피부자극성의 단점이 있다.

(1) 외과적 손씻기 지침

· 외과적 손씻기를 시작하기 전 손과 팔에 먼저 소독약제와 물을 묻힌 후 물로 헹구어 내는 prescrub wash를 한다. prescrub wash는 피부 표면의 죽은 조직과 일과성 미생물을 제거함은 물론 손과 팔을 미리 물에 적셔 소독약제에 의한 피부 반응을 저하시킨다.
· 손톱 밑은 nail cleaner를 이용하여 깨끗이 닦는다. 손톱 밑이 부적절하게 닦아질 경우 손톱 밑에 미생물이 서식할 기회를 주게 된다.
· 외과적 손씻기의 중요한 기능은 기계적인 것으로 솔로 손과 팔을 힘있게 마찰시키면 피부에 붙어 있던 먼지, 일과성 미생물은 물론 상주성 미생물도 제거할 수 있다.
· 손을 팔꿈치보다 높게 두어 물이 팔에서 손의 방향으로 거꾸로 흐르는 것을 막고, 양쪽 손과 양쪽 팔을 서로 접촉시키지 않으며 옷과 팔이 접촉되지 않도록 몸과 적당한 거리를 둔다.
· 손, 전박, 팔꿈치로 부터 상완 2인치까지, 팔꿈치 돌출부 주위까지 차례대로 순서를 지켜 닦는데 팔꿈치를 닦다가 손이나 전완으로 되돌아가지 않는다.
· 소독약제가 미생물의 지방 성분, 피부의 노폐물을 유화시키면 물로 헹구어 낸다.
· 외과적 손씻기에는 3~5분을 할애하며, 한 부위에 대해 20회 이상의 솔질을 한다.

(2) 외과적 손씻기의 방법과 순서(AORN, 2002)[5]

· 끼고 있던 반지나 팔찌를 뺀다.
· 손바닥에 소독액과 물을 묻혀 거품을 내고 팔꿈치 위 2인치까지 닦고 물로 헹군다.
· nail file로 손톱 밑을 깨끗이 닦는다.
· 솔에 소독액을 묻혀 힘있게 손가락 끝에서 팔꿈치 위 2인치까지 닦는데 손, 전완, 팔꿈치로부터 상완 2인치까지, 팔꿈치 돌출부 주위의 네 부분으로 나누어 닦는다. 단 손, 전박, 팔꿈치로부터 상완 2인치까지, 팔꿈치 돌출부 주위까지 차례대로 순서를 지켜 닦는데 팔꿈치를 닦다가 손이나 전완으로 되돌아가지 않는다.
· 베타딘 비누가 묻어있는 솔에 물을 묻혀 손을 닦으며, 손의 위치는 팔꿈치 높이보다 위에 있어야 한다. 솔에 베타딘 비누가 묻어있지 않은 경우에는 솔에 베타딘 비누 용액을 묻힌 후 양쪽 손을 차례로 닦는다.
· 손을 닦을 때에는 손톱과 손가락 사이를 세심히 닦되 각 손가락을 네개의 면으로 보고 솔질을 한다.
· 왼쪽 손목에서 팔꿈치까지를 닦되 다시 손목 위로 올라가 손을 닦아서는 안된다.
· 왼쪽 팔꿈치와 상완(팔꿈치 위 2~3인치 까지)을 닦는다.

· 베타딘 비누가 묻어있지 않은 솔은 물론 베타딘 비누가 묻어있는 솔에도 필요하다면 추가로 베타딘 비누용액을 묻힌다.
· 오른 손의 솔을 왼 손으로 옮기고 오른쪽 손목에서 팔꿈치 까지를 솔로 닦는다.
· 오른쪽 팔꿈치 2인치까지의 부위와 팔꿈치 주위를 닦는다. 다시 한번 스크럽 해야 할 경우는 양쪽 손과 양쪽 팔, 솔을 헹구어 낸 후 솔에 베타딘 비누을 묻혀 다시 손톱 밑, 손가락 사이, 손바닥과 손등, 전완, 상완과 팔꿈치를 스크럽한다.
· 솔을 버리고 양손과 양쪽 팔을 물로 헹구어 낸다. 단 이때 손과 손의 접촉은 허용하나 손으로 손목 이상의 부위를 접촉해서는 안된다.
· 물을 잠그고 수술실로 들어간다.
· 한쪽 팔을 모두 스크럽 한 후 다른 쪽 팔을 스크럽하기도 하고 양쪽 손(왼쪽 손, 오른쪽 손), 양쪽 전완(왼쪽 전완, 오른쪽 전완), 양쪽 상완 위 2 인치(왼쪽 상완 위 2 인치, 오른쪽 상완 위 2 인치), 양쪽 팔꿈치 돌출부 주위(왼쪽 팔꿈치 돌출부 주위, 오른쪽 팔꿈치 돌출부 주위)의 순서대로 스크럽을 해도 된다.

부위별 소요시간과 외과적 손씻기 순서(5분)

① 양쪽 손과 양쪽 팔에 베타딘 비누를 묻혀 닦은 후 헹구어 낸다. - 15초
② 왼손 - 1분
③ 왼팔 - 1분
④ 왼쪽 팔꿈 주위 - 15초
⑤ 오른손 - 1분
⑥ 오른팔 - 1분
⑦ 오른손 팔꿈치 주위 - 15초
⑧ 솔을 버리고 양쪽 손과 양쪽 팔을 헹군 후(15초) 물을 잠그고 수술실로 들어간다.

외과적 손씻기의 수행도를 높이기 위한 방안을 다음과 같다. 양심에 따라 무균술을 철저히 지키는 것을 외과적 양심(surgical conscience)이라고 하는데 이러한 외과적 양심은 간호 교육에서 중요하게 강조해야 한다.

외과적 손씻기가 소홀해지는 원인으로 시설부족과 같은 외적 요인보다는 외과적 손씻기에 대한 자세 및 태도와 같은 내적 요인이 중요한데 이러한 내적 요인의 해결을 위해 손씻기 교육이 보다 더 중요하다.[14] 외과적 손씻기의 중요성을 알면서도 외과적 손씻기의 실행도가 떨어지는 경우 과별 수술환자 감염율 보고와 외과적 손씻기 위반 보고서의 도입을 고려해 볼 수 있다.

· 수술실 오리엔테이션 내용에 간호사와 의사에 대한 외과적 손씻기의 중요성, 필요성과 외과적 손씻기의 할애시간 및 외과적 손씻기 방법을 포함시킨다.
· 손씻기 교육 후 4주가 지나면 다시 손씻기 실행도가 저하되므로 외과적 손씻기의 교육 프로그램은 1회에 끝내기 보다 일정기간을 두고 연속적으로 한다.[23]
· 외과적 손씻기에 대한 다양한 교육프로그램을 개발하고 외과적 손씻기에 요구되는 시간과 외과적 손씻기 방법을 강조한다.

· 양심에 따라 무균술과 외과적 손씻기를 철저히 지키는 외과적 양심을 강조한다.
· 외과적 손씻기에 사용되는 부드러운 솔의 개발이 필요하다.
· 외과적 손씻기에 정확하고 충분한 시간을 할애할 수 있도록 씽크대 가까이에 시계를 마련한다.
· 외과적 손씻기를 소홀히 하는 의사와 간호사에 대해 위반 보고서 제도를 도입한다.

3) 손 말리기

· 손타올을 집을 때에는 무릎을 굽힌 상태에서 신속하게 타올을 집으며 이때 타올 주위의 다른 소독물품과 손이 접촉하지 않도록 주의한다. 순환 간호사가 이동감자로 타올을 집어 줄 수도 있다.
· 타올을 집은 후 타올을 넓게 펴서 양쪽 손의 물기를 깨끗이 닦아낸다. 이때 타올이 nonsterile scrub dress에 접촉되지 않도록 주의한다.
· 타올을 세로로 길게 접은 후 접힌 타올면이 손가락 쪽을 향하도록 하여 팔꿈치 쪽으로 옮겨가면서 물기를 닦는다. 접힌 타올면이 팔꿈치 쪽을 향할 수도 있다.
· 타올을 반대쪽으로 뒤집어 세로로 길게 접은 후 반대 쪽 손의 물기를 닦는데 역시 타올의 접힌 면이 손목 쪽에 있게 한 후 팔꿈치 쪽으로 옮겨가면서 물기를 닦는다. 접힌 면이 팔꿈치 쪽을 향할 수도 있다.
· 타올을 린넨 수거통에 버린다. 수술실 바닥에 버리지 않는다.

4) 가운입기(그림 2-1)

멸균 가운과 방포는 수술영역과 미생물 오염원간에 방벽의 기능을 한다. 외과적 손씻기 후 손의 물기를 말린 후 멸균 가운을 입는다. 멸균 가운에는 일회용 가운과 면으로 된 재사용 가운이 있으며 일회용 가운은 방수 처리가 되어있다. 그러나 방수처리가 된 가운은 체열의 발산과 땀의 증발을 방해하여 착용자가 불편감을 느낄 수 있다.

· 주위의 다른 멸균 방포에 손이 닿지 않도록 주의하며 멸균 가운을 집는다.
· 오른손으로 멸균 가운 내부의 목둘레 아래 5~7cm 부위를 잡은 후 멸균 가운을 길게 늘어뜨린 후 소매로 들어가는 구멍(arm hole)을 찾는다.
· 양쪽 손으로 각각의 arm hole을 잡은 후 양쪽 손을 동시에 소매안으로 밀어 넣는다.
· 순환 간호사는 소독 간호사 등 뒤에 서서 가운 뒷부분을 잡아당긴 후 뒤의 끈을 매준다. 단 이때 순환 간호사의 손이 멸균 가운의 앞부분과 접촉하지 않도록 주의하며 소독 간호사의 손이 멸균 가운의 소매 밖으로 나오지 않도록 주의한다.

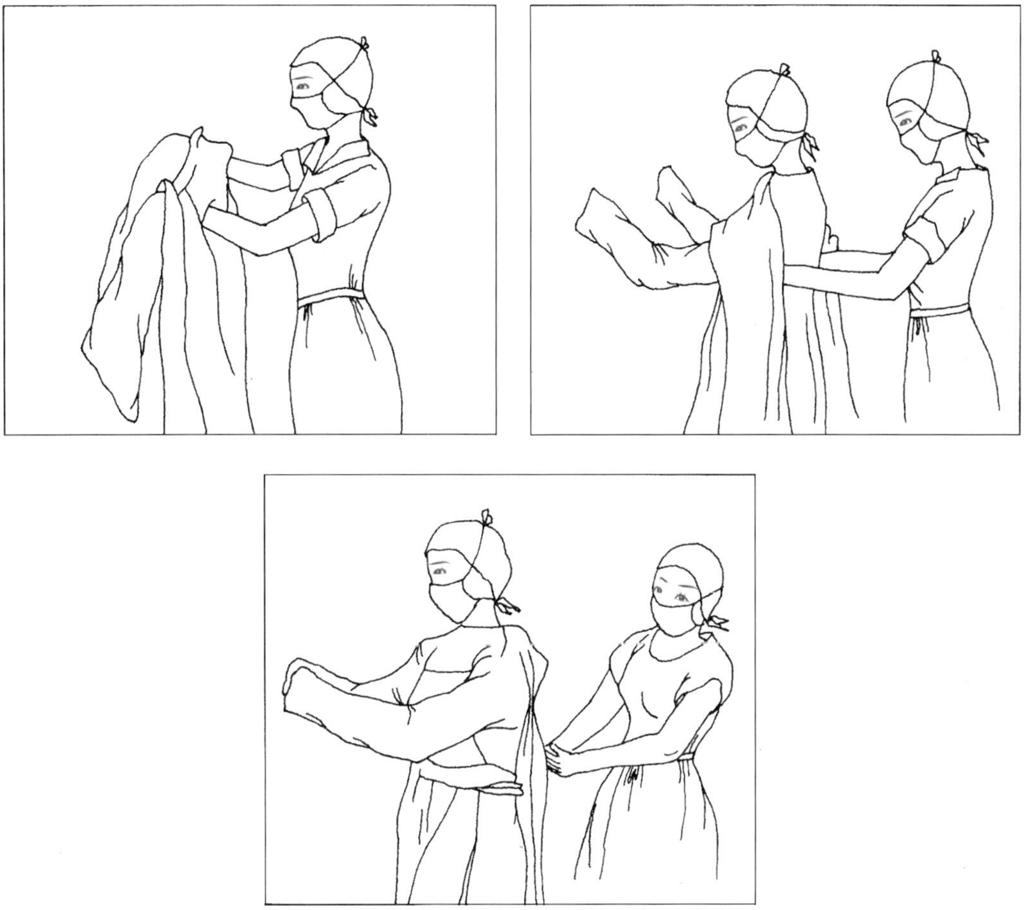

그림 2-1. **가운입기**

5) 장갑끼기(gloving)

수술 중 의사와 간호사는 환자의 혈액이나 체액과의 접촉을 막기 위한 방벽으로서 라텍스 장갑을 사용하나 수술도중 라텍스 장갑은 자연적으로 투과성이 높아지거나 찢어지기도 하며 봉합바늘, 주사바늘, 전기소작기와 날카로운 기계에 의해 구멍이 나기 쉽다. 또한 수술 도중 사용하고 있는 장갑의 11~12%에서 천공이 되며, 회사제품에 따라 제조과정 중 3~5%의 비율로 이미 라텍스 장갑이 천공되어 있기도 하다.[1]

수술 중 장갑에 구멍이 나거나 장갑의 투과성이 높아져, 수술에 사용되는 외과용 라텍스 장갑이 방벽으로서의 완벽한 기능을 기대할 수 없으므로 외과적 손씻기를 철저히 해야 한다. 장갑의 천공에 따른 수술부위의 오염을 막고 오염된 수술부위로 부터 의사와 간호사의 손이 오염되는 것을 막기 위해 2개의 장갑을 착용하거나 수술소요시간이 길어질 때 수술 중간에 장갑을 교환하며 라텍스 장갑을 처음 착용할 때 천공 여부를 확인하는 과정이 필요하다. 외과적 손씻기 후 멸균 수술 가운을 입은 후 멸균 라텍스 장갑을 착용한다.

멸균장갑은 의료인력의 손으로부터 환자에게 미생물 전파를 최소화함은 물론 의료인력의 손이 수술환자의 체액으로 부터 오염되는 것을 방지해 주는 기능을 한다. 라텍스 장갑에 구멍이 나거나 찢어지는 즉시 신속하게 교환한다. single gloving에 비해 double gloving이 의료인력의 손과 수술환자의 혈액 및 체액과의 차단 효과가 좋다고 한다.[24]

장갑끼기에는 폐쇄법(closed method)과 개방법(open method)의 2종류가 있으나 수술실에서는 폐쇄법을 이용하므로 본문에서는 폐쇄법을 설명하고자 한다(그림 2-2).

- 손을 멸균 가운의 소매 안에 둔 채로 오른손으로 왼쪽 장갑의 cuff 부분을 잡는다.
- 장갑의 엄지 부분과 왼손의 엄지 부분이 마주보고, 장갑의 손가락이 팔꿈치 쪽을 향하도록 왼쪽 손바닥에 장갑을 놓는다.
- 멸균 가운의 소매 속에 있는 왼손의 엄지와 시지로 장갑의 아래쪽 cuff 부분을 잡고 멸균 가운의 소매 속에 있는 오른손의 엄지와 시지는 장갑의 위쪽 cuff로 잡은 채 손을 장갑 속으로 밀어 넣는다. 이때 멸균 가운의 cuff가 장갑 속에 머물게 되므로 멸균 가운의 소매 아래 부분을 조심스럽게 잡아당기되 멸균 가운의 cuff가 장갑 위로 완전히 빠져 나오지 않도록 주의한다.
- 왼손으로 오른쪽 장갑을 집은 후 오른쪽 손바닥에 놓는다. 오른손의 장갑 착용법은 왼쪽 손의 장갑 착용법과 동일하다.

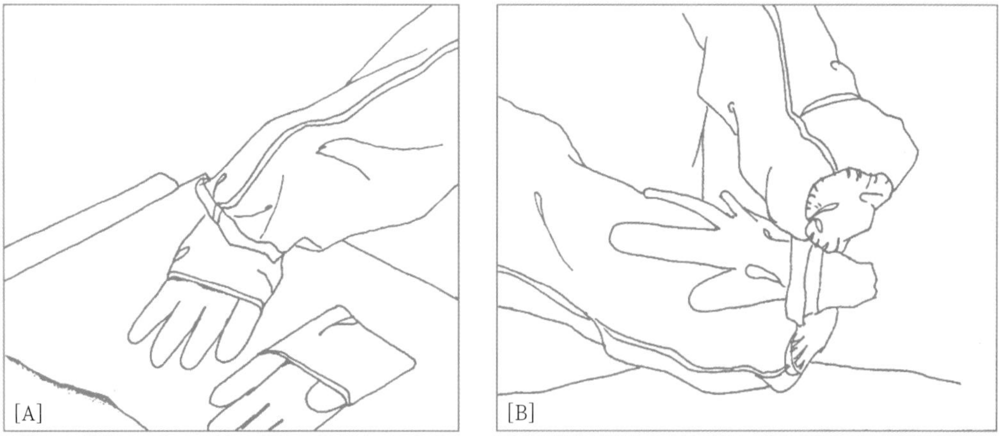

그림 2-2-1. **폐쇄식 장갑 착용법**

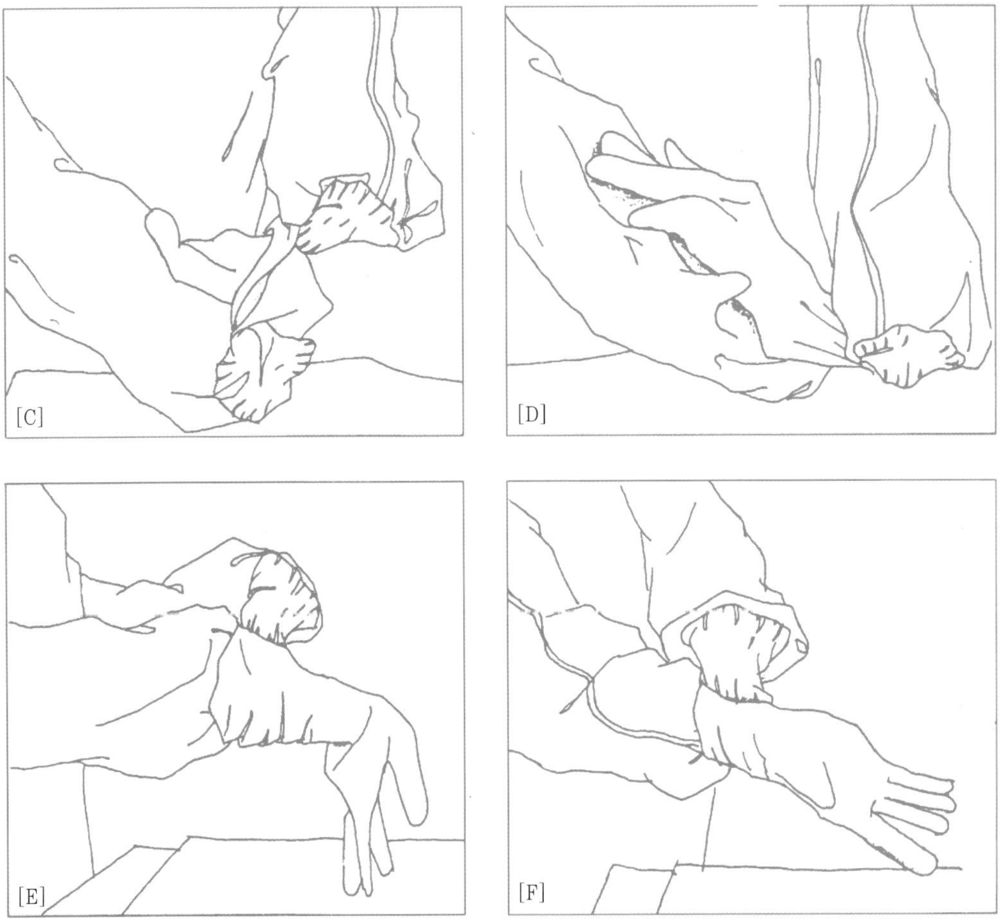

[A] 손이 가운 밖으로 나오지 않은 상태에서 왼손으로 장갑목의 접혀진 부분을 잡아들어 올린다.
[B] 오른쪽 손바닥에 손의 손가락 방향과 장갑의 손가락 방향이 반대가 되고, 손의 엄지와 장갑의 엄지가 마주 보도록 하면서 장갑을 올려놓는다.
[C] 오른손의 엄지와 시지로 장갑 아래쪽의 목을 잡고 왼손의 엄지와 시지로 장갑 위쪽의 목을 잡는다.
[D] 장갑의 목을 잡아당기면서 장갑 목으로 가운의 소매 끝부분을 덮어 준다.
[E] 왼손으로 장갑의 목을 잡아당기면서 오른손을 장갑 안으로 밀어 넣는다.
[F] 장갑목을 오른손의 손목 위로 잡아 올린다.
[G], [H] 오른손의 장갑 끼는 방법과 동일하게 왼손의 장갑도 낀다.

그림 2-2-2. **폐쇄식 장갑 착용법**

6) 매니큐어 사용과 손톱

인공 손톱을 착용하는 경우 적절한 외과적 손씻기에도 불구하고 미생물이 증식할 수 있다. 또한 손톱의 길이와 수술 후 수술부위 감염증의 발생 위험 요인 간에 상관 관계를 밝혀내지는 못했지만 손톱이 길거나 인공 손톱을 착용하는 경우 라텍스 장갑이 찌져질 가능성이 높다. 매니큐어 사용과 손톱의 미생물 증가와는 관계가 없다는 보고도 있지만 (Baumgarder et al, 1993) 이 연구는 손톱에 매니큐어를 칠한 후 손톱과 매니큐어 손톱의 미생물 수를 비교한 것으로 사용한 매니큐어가 갈라지거나 벗겨질 가능성을 고려하지 않고 있다. 그러나 손톱에 사용한 매니큐어가 갈라지거나 벗겨져 작은 조각으로 되면서 미생물이 서식할 공간을 마련하므로 매니큐어는 사용하지 않는 것이 바람직하다.[6]

4. 수술 중 거즈, 날카로운 물품 및 기계 관리

수술에 사용하는 거즈, 봉합침 및 기계가 수술환자 체내에 남겨지는 것을 막기 위해 counting은 필수적이다. 소독간호사는 직접 해당 물품을 짚고 순환간호사는 눈으로 확인하면서 소독간호사와 순환간호사사 함께 소리내어 세는 double counting를 하며 이때 주변 사람은 간호사의 counting을 방해하지 않는다. 소독간호사와 순환간호사의 counting이 서로 일치하지 않거나 분명하지 않을 경우 반복하여 counting한다. counting이 끝나자마자 순환간호사는 수술업무 기록지에 수량과 소독간호사와 순환간호사의 이름을 기록한다.

수술 중 거즈, 봉합침 및 기계를 추가로 사용하는 경우 순환간호사는 물품을 추가하자마자 기록하여 수술 후 counting에 차질이 없도록 한다. counting이 끝나고 수술이 시작되면 수술이 종료되어 수술환자가 수술실을 떠날 때까지 린넨통이나 쓰레기통을 절대로 비우지 않는다.

간혹 급박한 응급 상황에서 수술을 시작하여 거즈, needle 및 기계 counting을 할 시간적 여유가 없었다면 worksheet에 counting을 생략하였음을 기록한다. 그러나 수술 종료 후 X-ray 촬영을 하여 거즈, 봉합침 및 기계가 체내에 남겨지는 것을 예방해야 한다.

1) 거 즈

(1) 거즈관리

거즈(gauze or sponge)는 주로 환자의 혈액이나 조직액 및 분비물의 제거에 사용하며 사용한 거즈는 수술환자의 혈액손실을 측정하는 데에 도움이 된다. 사용한 거즈 무게를 측정하여 혈액 손실량을 산정하는데 혈액으로 젖은 거즈의 무게가 1g 증가하면 혈액 1mL의 손실로 간주한다. 거즈 counting을 명확히 하기 위해 거즈에 스테인레스 고리를 달아서 사용하거나, X-ray로 추적이 가능한 표식표(indicator)를 부착한 거즈를 사용하기도 한다. 방사선 표식 처리가 되어있는 거즈는 드레씽 거즈로 절대로 사용하지 않는데 gauze counting에 문제가 생겨 방사선 촬영을 할 경우 혼동을 줄 수 있기 때문이다.

거즈를 타올 및 방포와 함께 둘 경우 타올이나 방포에 딸려 이동하면서 거즈 counting에 오류를 가져올 수 있으므로 거즈는 타올 및 방포와 함께 놓지 않는다. 거즈 counting의 오류를 피하기 위해 일단 세기가 이루어진 거즈는 수술이 종료되기 전 어떠한 이유로도 수술실 방 밖으로 내보내지 않는다. 거즈 1 묶음은 10장의 거즈로 되어 있으나 거즈 카운팅 도중 1묶음이 10장으로 되어있지 않은 거즈 묶음은 아예 수술실 방 밖으로 내보낸다.

소독간호사는 수술에 사용한 거즈를 플라스틱 용기에 버리고, 순환간호사는 플라스틱 용기에 담겨있는 거즈를 10개의 1묶음으로 만든 후 뚜껑이 있는 플라스틱 용기나 비닐봉지에 담아 공기에 노출시키지 않는다. 사용한 거즈가 공기에 노출되어 건조되면서 비말성 세균이 생성되어 수술실 내 공기를 오염시킬 수 있으므로 실혈 측정 및 counting이 이루어진 거즈는 비닐봉지나 뚜껑이 있는 용기에 담아두도록 한다. 특히 거즈 카운팅은 혈액이 묻어있는 사용된 거즈가 환자에게 잘 보이지 않는 곳, 수술실 의료인력의 통행량이 빈번하지 않은 곳, 그리고 마취과 의사가 수술환자의 혈액 손실량을 용이하게 관찰할 수 있도록 사용된 거즈가 잘 보일 수 있는 곳에서 한다.

(2) 거즈 세기(gauze counting)

사용한 거즈가 수술환자의 체내에 남겨지는 것을 막기 위해 거즈 counting이 필요한데 부주의로 거즈가 체내에 남겨질 경우 수술 후 감염증으로 진행된다. 거즈 counting은 개복수술, 개흉수술, 복막외강 수술(kidney), 질식 자궁 적출술, 장골이식수술, 대퇴골과 고관절수술, 척추수술에 필요하다. 거즈 counting이 정확하지 않아 환자의 체내에 머무르게 되는 경우 소독 간호사와 순환 간호사가 법적 책임을 져야 한다.

흔히 거즈 counting은 3 번 하는데 첫 번째 거즈 counting은 거즈를 준비하면서 수술에 이용할 거즈 수량을 파악하기 위해 조직절개를 하기 전에 한다. 두 번째 거즈 counting은 복강이나 흉강 등의 수술 부위에 거즈가 남겨진 채로 봉합되는 것을 막기 위해 복강이나 흉강 등을 닫기 전에 예를 들면 제왕절개술에서 자궁을 닫기 전에 한다. 세 번째 거즈 counting은 피하조직이나 피부봉합이 이루어질 때 한다.

첫번째 거즈 counting은 수술이 시작되기 전 하는데 소독간호사가 10개씩 1묶음으로 되어있는 거즈를 1장씩 넘기면서 순환간호사와 함께 세며 이때 소독간호사와 순환간호사는 동시에 소리를 내어 세되 상대방에게 서로 들릴 수 있도록 세는 double counting을 한다. 첫번째 거즈 counting이 끝나면 순환간호사는 사용한 거즈의 종류별 수량을 worksheet에 기록한다. 개복술에서 복막 봉합이 시작되면 소독간호사는 멸균영역에 있는 사용된 거즈를 모두 순환간호사에게 건네주고 소독간호사는 멸균영역, 순환간호사는 비멸균 영역에 있는 거즈의 수량을 파악하여 10장이 되는가를 확인한다.

거즈가 한번에 10장씩 오류가 발생하는 경우는 없다. 따라서 몇 묶음의 거즈를 사용했는가를 다시 셀 필요는 없고, 소독간호사와 순환간호사가 가지고 있는 거즈의 갯수가 10개가 되는가를 확인한다. 소독간호사가 4장을 가지고 있고 순환간호사가 6장을 가지고 있다면 거즈 카운팅은 완벽하다. 그러나 순환간호사와 소독간호사가 가지고 있는 거즈가 모두 합하여 8장이라면 2장의 거즈를 찾아야 하며, 모두 합하여 9장이라면 1장의 거즈를 찾아야 한다.

세 번째의 마지막 거즈 counting에서 착오가 없으면 외과의사에게 거즈 counting이 정확히 이루어졌음을 알린 후 물품 기록지에 "gauze counting correct" 라고 기록한 후 소독간호사와 순환간호사가 함께 서명한다.

2) 날카로운 물품 및 수술기계 관리 및 counting

날카로운 물품(sharps)에는 봉합침, knife blade, 안전핀과, 주사침 등이 모두 포함되며 counting 방법 및 시기는 거즈 카운팅과 거의 동일하며 counting 후 수술업무기록지에 종류 별로 수량을 기록한다. package내 날카로운 물품 및 기계의 수량 파악은 소독간호사의 책임이며 수술기계의 counting 방법 및 시기는 거즈와 거의 동이하다.

예를 들면 첫 번째 봉합침 counting은 수술이 시작되기 전 봉합침을 준비할 때 하며 순환간호사와 소독간호사가 함께 봉합침의 수를 세어본 후(double check) 순환간호사는 물품 기록지에 준비된 needle의 갯수를 기록한다. 두 번째 봉합침 counting은 복강이나 흉강, 기타 수술절개부위가 봉합되는 동안 하며 이때 거즈 및 수술기계의 counting도 함께 한다. 피하봉합이나 피부봉합 시에 다시 세 번째의 봉합침 counting을 하며 봉합침 counting이 정확하면 외과의사에게 봉합침 counting이 정확히 이루어졌음을 알린 후 수술실 기록지에 "needle counting correct"라고 기록한 후 소독간호사와 순환간호사가 함께 서명한다.

봉합사가 달린 바늘(swaged suture)은 사용하기 직전에 포장지에서 꺼내 사용하며 모든 바늘은 방포, 거즈, 린넨과 함께 놓지 않는데 함께 놓을 경우 바늘이 거즈나 린넨에 함께 딸려 이동하면서 관리가 어렵기 때문이다. 수술 중 소독간호사는 봉합사의 빈 포장지를 모두 모으며 오염된 조직에 사용되어 불결된 봉합침도 따로 모아두며, 혹시 봉합침이 부러지면 부러진 조각을 모두 모아 파손된 조각이 체내에 남겨지지 않도록 주의한다. 순환 간호사는 수술 중 불결된 봉합침은 봉합침 counting이 끝날 때까지 수술실 안에 보관하며 수술중 추가 사용된 봉합침의 수량도 물품기록지에 추가 기록한다. 날카로운 물품을 외과의와 주고 받을 때에는 손을 이용하기 보다는 곡반이나 자기성 받침을 이용하면 날카로운 기구에 의한 자상을 예방할 수 있다.

3) 거즈, 물품 및 수술기계의 Incorrect counting

거즈, 물품 및 수술기계의 counting에 오류가 있을 경우 절차 순서는 다음과 같다.

- 즉시 외과의사에게 알린다.
- 모아놓은 거즈, 날카로운 물품 및 수술기계에 대한 counting을 다시 한다.
- 순환간호사는 비멸균 영역 내 쓰레기통, 수술침대 아래, 수술 기계상 아래, 수술실 바닥 등을 점검한다.
- 소독간호사는 멸균 영역 내 수술기계상, Mayo stand, 방포를 다시 한번 점검한다.
- 외과의사는 환자의 방포부위, 수술절개부위 등을 점검한다.
- 수간호사(간호감독)에게 거즈, 물품 또는 수술기계의 "incorrect counting"를 알리고 함께 점검한다.
- 위의 노력을 했음에도 거즈, 물품 또는 수술기계를 찾지 못하면 X-ray촬영을 한다.
- 순환간호사는 사고보고서를 작성하여 오류가 있었던 거즈, 물품 또는 수술기계를 찾기 위해 시도한 노력과 조치의 내용도 상세히 기록한다. 혹시 X-ray 촬영에서 거즈, 날카로운 물품 또는 수술기계가 수술 환자 체내에 있는 것으로 확인되었어도 사고보고서를 작성한다. 사고보고서는 후에 발생될 법적 책임의 소재 여부를 확실히 하는 데에 도움이 된다.
- 사고보고서에는 소독간호사, 순환간호사, 외과의가 함께 서명한다. 수술실 기록지에 "gauze(needle, instrument) counting incorrect" 라고 기록한 후 소독간호사, 순환 간호사, 외과의가 함께 서명한다.

의사의 부주의로 한 환자가 7년 동안이나 복부 속에 금속링과 지혈용 거즈를 담고 살아온 것으로 밝혀졌다. 자동차 학원 강사인 C씨는 지난 90년 9월 교통사고로 장이 파열되어 서울 B병원에서 수술을 받았다. 그러나 퇴원 후에도 소화가 안되고 자주 토하는 등 후유증에 시달렸던 C씨는 최근 다른 병원에서 X레이 사진을 찍어본 결과 복강내에 금속링이 있는 것을 발견했다. C씨는 7년만인 지난 달 10일 다시 B병원을 찾아 재수술을 받았고 수술진은 C씨 뱃속에서 지름 2.5cm의 금속링과 길이 20cm의 지혈용 거즈를 꺼냈다. 〈1997. 7. 4. 조선일보〉

5. 시험물 관리

1) 시험물 관리

시험물(specimen)이란 환자의 신체에서 적출된 조직과 이물질로써 혈액, 연조직, 뼈, 체액 및 이물질 등이 모두 속하며 수술 중 채취된 시험물은 정확한 진단을 위해 조직검사실로 보낸다. 조직검사실로 시험물을 보내기 전 냉장 보관을 해야 하는 경우도 있으며, 시험물의 배양 여부는 집도의가 결정하며 환자가 담석 등의 시험물을 특별히 소유하기를 원하는 경우 담당 의사의 승낙이 있어야 한다. 시험물을 다룬 후에는 오염의 가능성을 막기 위해 손을 씻으며 대개 일반적 조직은 formalin 용액에 담가놓으며 시험물을 담는 용기는 시험물을 쉽게 꺼낼 수 있도록 하기 위해 큰 것이 좋다.

작은 크기의 시험물을 큰 감자로 잡을 경우 조직의 손상을 가져와 조직의 정확한 확인과 진단을 어렵게 하므로 주의한다. 소독간호사로부터 순환간호사에게 시험물이 전달되면 이때부터 시험물 관리의 책임은 순환간호사에게 있으며 시험물의 정확한 확인, 표기 및 조직검사실로 보내는 것은 모두 순환간호사의 업무이다. 시험물의 표기에 오류가 발생할 경우 오진 및 부적절한 치료로 이어지므로 주의한다. 시험물 용기에는 환자 이름을 포함한 라벨, 검사물 카드와 laboratory form을 부착시킨다. 한 환자에게서 여러 개의 시험물이 나오는 경우 환자 이름, 채취부위 및 순서를 명확하고 구체적으로 기록한다.

조직검사 뒤바뀌어 가슴절제/연합뉴스/2008.04.10

S대학 병원이 Y대학 병원에서 보낸 뒤바뀐 조직검사 결과를 바탕으로 수술환자의 가슴을 일부 도려낸 사건과 관련하여 암세포가 있는 다른 환자의 조직검사 결과를 잘못 보낸 Y대학 병원에 책임이 있다는 법원의 판결이 나왔다.

서울중앙지법 민사18부는 김모(여)씨가 S대학 병원과 Y대학 병원을 상대로 낸 손해배상 청구 소송에서 "Y대학 병원은 원고에게 3천950여만원을 지급하라" 며 원고 일부 승소 판결을 하였다. 재판부는 "Y대학 병원의 병리과 의료진은 원고의 조직검사 원본 슬라이드를 만들면서 암세포를 가지고 있던 다른 환자의 조직 검체에 원고의 라벨을 부착하여 원고의 우측 유방의 종양을 암으로 오진했고, S대학 병원은 Y대학 병원의 자료를 넘겨받아 수술을 하게 된 만큼 Y대학 병원에 책임이 있다" 고 판시했다.

재판부는 S대학 병원의 책임 여부와 관련, "이미 신뢰할만 Y대학 병원에서 조직검사를 통해 암으로 확진된 경우 재차 조직검사를 실시하는 경우는 거의 없고, 수술범위를 결정하기 위해 원고에게 실시한 MRI 검사 등이 세브란스병원의 결과와 거의 일치하는 등 의심할 만한 정황이 없었던 것으로 보인다" 고 판단했다. Y대학 병원에서 초음파와 조직검사 결과 유방암 진단을 받은 김씨는 S대학 병원으로 옮겨 우측 유방의 4분의 1을 잘라내는 유방절제술을 받았으나, Y대학 병원이 S대학 병원에 보낸 조직검사 슬라이드 사진이 암세포를 갖고 있던 다른 환자의 것으로 뒤늦게 드러나자 소송을 냈다.

일반적으로 모든 시험물은 습기가 있는 축축한 상태로 보관하며 채취 후 가능한한 신속하게 병리검사실로 보낸다. 시험물 적출시에 사용된 기구, 거즈, 봉합침 등이 부착되어 있는 경우 모두 제거하여 counting에 차질이 없도록 한다. 모든 시험물은 감염원의 위험 요인이므로 새지 않는 플라스틱 용기에 담아 다루는 사람들이 감염되지 않도록 주의하며, 시험물을 다룰 때에는 반드시 장갑을 착용한다.

2) 조직표본의 검사방법

Specimen의 처리방법은 조직의 종류에 따라 다양하다.

(1) 통상조직

시험물에 적절한 크기의 용기를 선택한 후 조직의 고정(fixation)을 위해 10% formalin 용액에 넣는다. formalin은 메탄 알코홀, formaldehyde와 물의 혼합물로 시험물 채취 즉시 병리 검사실로 보낼 수 없는 경우 시험물을 보관하기 위해 사용한다. 고정의 목적은 자가용해와 부패를 막고, 세포의 원형을 최대한으로 보존하며, 조직을 단단하게 하며 염색할 때 매염작용을 용이하게 하기 위함에 있다. formaldehyde는 눈 또는 호흡기계 점막을 자극하는 독성 물질이므로 라텍스 장갑을 착용하여 formalin이 인체조직에 직접적으로 닿지 않도록 하며, 환기가 잘되는 곳에서 다루어야 한다.

(2) 동결표본(frozen section)

수술 중 조직의 악성 및 전이 여부를 확인하여 수술방법과 수술범위를 결정하기 위해 응급으로 신속히 조직검사를 할 수 있는 방법이다. 시험물을 2~5분 정도 끓지 않을 정도로 가온한 후 냉동처리를 하여 조직을 동결시킨 후 절편하여 염색한 후 육안 또는 현미경으로 조직을 관찰한다. Frozen section을 할 조직은 축축한 거즈 또는 방포로 싸거나 건조한 용기에 넣어 뚜껑을 닿아 조직이 건소해시는 것을 막아아 하며, 생리식엄수 또는 formailn 용액에 담그지 않는다. 대개 frozen section은 수술 전에 미리 조직검사실과 예약을 한다. 시험물을 비닐 주머니에 넣은 후 검사실로 가져가며 검사실에서 전화로 조직검사 결과를 알려올 때 환자가 국소마취 상태에 있는 경우 수술환자의 의식수준을 고려해야 한다. 대형 병원에서는 수술실내의 조직검사실에서 frozen section을 하기도 한다.

(3) 간과 신장 생검(liver and kidney biopsy)

간과 신장의 생검 조직은 Zenker's solution에 즉시 넣은 후 조직검사실로 신속히 보낸다. Zenker's solution은 potassium dichromate 2.5g, mercuric chloride 5.0g을 증류수에 녹여 100mL가 되게 한후 이 용액 20mL에 glacial acetic acid 1mL을 혼합한 용액이다. Zenker's solution은 조직의 고정 작용을 신속히 해주는 데 간이나 신장의 조직은 고정 작용이 지연될 경우 조직의 자가용해로 인해 조직검사가 정확하지 않기 때문이다.

(4) 절단된 사지 및 태아(fetus)

절단 사지의 처리에 대한 환자의 동의서를 얻은 후 사용한 방포나 기구 등을 모두 제거한 후 신문지 등의 큰 종이로 절단사지를 싼 후 비닐 주머니에 넣어 조직검사실로 보낸다.

Vacuum으로 aspiration된 태아조직은 formalin 용액에 넣으며 자궁 절개술을 통해 나온 태아는 무게를 측정한 후 formalin 용액에 담가 놓는다.

(5) 근육, 안구, 비장 및 이물질

근육 생검으로 얻은 근조직은 gluteraldehyde solution에 보관하며 안구적출물은 formalin 용액에 보관하여 조직검사실로 보낸다. Hodgkin's disease시의 비장은 formalin 용액을 사용하지 않고 비닐 용기에 담아 검사실로 보낸다.

이물질은 기구사용을 하지 않고 반드시 손으로 다룬다. 대개 고정이 필요하지 않으므로 건조한 용기에 보관하여 조직검사실로 보내거나 법적인 절차에 따라 처리한다.

3) 미생물학적 검사물

검사에 필요한 장비는 면봉이 달린 배양관, 멸균된 검사물 용기, 검사물 보고서, label 용지 등이다. 용기는 반듯이 멸균되어야 하며 용기 바깥에 기록사항을 정확히 기재한 label을 부착한다.

(1) 소 변

멸균된 튜브에 소변을 넣은 후 즉시 검사실로 보낸다.

(2) 농과 상처 분비물

혐기성 미생물(anaerobes)의 배양 검사물은 공기와 접촉되지 않는 부위에서 직접 채취하여야만 검사 결과가 정확하다. Anaerobes 배양을 위해 준비된 시험관 내부의 용액이 붉은 색을 보일 경우 튜브 안에는 O_2가 있다는 것을 의미하므로 사용하지 않으며 검사물 채취시에는 용기의 뚜껑을 신속히 닫아 공기가 검사물 용기 내부로 들어가는 것을 막아야 한다.

호기성 미생물(aerobic)의 배양 검사물은 면봉에 검사물을 묻힌 후 멸균된 용기내로 집어넣는다. 배양검사에서 anaerobes, aerobes를 실온에 방치할 경우 세균 배양이 어려운 경우가 있으므로 채취된 검사물은 지체없이 검사실로 보내도록 한다.

6. 공기 지혈대

1) 공기 지혈대

공기 지혈대(pneumatic tourniquet)는 원통형의 공기 주머니로 공기 지혈대를 사지에 감은 후 압축 공기 또는 공기를 유입시키면 공기 주머니의 압력이 상승하면서 동맥과 정맥의 혈류를 차단한다(그림 2-3). 수술 중 사지로 가는 혈류를 일시적으로 차단시키기 위해 둔부와 어깨를 제외한 모든 사지 수술에 이용할 수 있다.

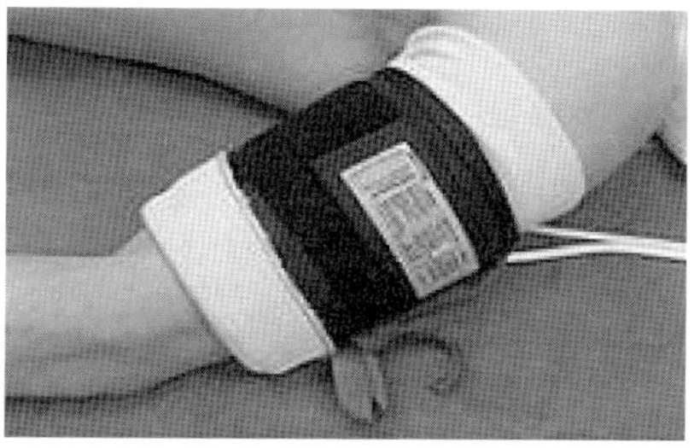

그림 2-3. **공기지혈대**

수술 전 신체 사정에서 구획 증후군(compartment syndrome), 혈관성 장애 및 말초혈관 순환장애 질환이 있는 경우 절대로 사용하지 않는다. 지혈대의 이용은 수술부위의 출혈을 감소시키고, 건 또는 신경과 같은 미세구조의 수술 시야 확보에 용이하며, 출혈부위의 거즈 사용을 감소시키므로 조직의 손상도 막아줄 수 있고, 수술소요시간도 단축시켜 줄 수 있다는 이점이 있다. 그러나 지혈대가 지혈 수단 자체는 아니므로 지혈대를 풀기 전 출혈 조직에 대한 지혈을 철저히 해야 한다.

지혈대는 적용 부위의 조직, 신경과 혈관에 손상을 줄 수 있으며 신경을 압박하여 마비를 초래할 수 있으며, 지혈대 적용부 이하의 말초부에 국소적 빈혈이 지속될 경우 괴저가 발생하여 지혈대 적용 부위 아래에서 절단을 해야 되는 경우도 있다. 일반적으로 건강한 50세 성인의 경우 상지에는 1시간 그리고 하지의 대퇴부는 2시간 이상 지혈대를 적용하지 않는다. 지혈대 적용 30분마다 5분 정도 지혈대 적용을 중지하면 지혈대 적용에 따른 국소적 빈혈이 근육 및 신경 조직에 미치는 영향을 최소화할 수 있다. 지혈대 적용 부위로부터 지혈대를 제거한 후에는 해당 말초부위의 피부색, 온도, 맥박 및 움직임을 평가해야 한다.

공기 지혈대의 적용 방법은 다음과 같다.

· 지혈대 적용 부위에 stockinette를 씌우고 그 위에 면솜을 감은 후 3~6인치 폭의 cuff를 감으며, 피부가 접히지 않도록 주의한다. cuff의 길이가 짧으면 지혈대를 부풀린 후 지혈대가 사지를 완전히 감지 못하고 느슨해 질 수 있다.

· 지혈대를 공기 라인에 연결하고 필요한 압력에 맞추어 놓는다. 압력은 지혈에 필요한 최저의 압력으로 유지시키는데, 성인의 경우 팔은 250~300mmHg, 그리고 다리는 350~450mmHg 정도이며, 어린이의 경우 팔은 150~200mmHg 그리고, 다리는 350~400mmHg 정도를 유지한다. 근육이 발달하거나 비만한 경우 다소 높은 압력이 필요하다.

· 사지에 남아있는 정맥의 환류를 위해 사지 끝에서 지혈대 감은 쪽으로 탄력붕대를 감아 내리면서 탄력붕대가 지혈대 적용 부위에 이르면 지혈대 switch를 "on" 하고 탄력 붕대를 풀고 피부 절개를 시작한다.
· 지혈대 적용시간은 상지는 1시간, 하지는 1시간 30분~2시간으로 설정해 놓으면 설정시간이 되면 경고음이 울린다. 지혈대 적용 시간이 최대 적용 시간을 초과하는 경우 수술부위를 elastic bandage로 감고 지혈대 적용을 5분 정도 중지시켰다가 다시 지혈대를 "on" 시키며 적용 방법은 지혈대를 처음 적용할 때와 동일하다.
· 수술 부위를 봉합사와 전기소작기를 사용하여 출혈점을 지혈한 후 지혈대를 적용한 채로 수술 부위를 봉합한다.
· 수술 부위에 드레싱 거즈를 덮고, 그 위에 솜을 감고 석고 붕대를 적용한 후 지혈대 스위치를 꺼준다.

7. 석고 붕대관리

석고(plaster cast)는 무수 칼슘황산염(calcium sulfate)으로 물에 젖으면 결정화 반응과 함께 발열반응이 나타나며 10~15분에 걸쳐 열이 모두 방출되고 굳는 데는 5~8분 정도가 소요된다. 이때 방출되는 열은 적용부위에 불편함을 유발하므로 21~24℃의 미지근한 물을 사용한다. 석고는 젖어있을 때 부드러우나 건조하면서 단단해지므로 석고가 젖어있을 때 압력을 주면 오목하게 들어가 석고 아래의 피부를 압박한다. 석고는 완전 건조에 24~72시간 소요되며 석고붕대는 2~8인치까지 다양한데 보통 성인은 6인치, 아동은 4인치를 사용한다. 사용 방법은 다음과 같다.

· 바닥에 종이 또는 헌 방포를 깔아 석고가 수술실 바닥에 묻지 않도록 한다.
· 양동이에 비닐을 씌운 후 21~24℃(70~75℉)의 더운 물을 양동이에 2/3정도 붓는다.
· 석고 붕대를 두 손으로 잡고 물속에 집어넣었다가 꺼낸 후 물이 질척할 정도로 짠 후 적용부에 감아준다.
· 피부에 묻은 석고는 젖은 거즈로 닦아준다.
· 완전히 건조될 때까지 석고에 힘을 가하지 않는다.

Rerferences

1. 윤혜상(1995) 외과적 손씻기 및 외과용 장갑의 천공율에 관한 연구. 대한간호학회지, 25(4), 591-604.
2. 윤혜상 (1997). 수술실 환자간호, 개정 2판, 청구문화사
3. 조옥연, 윤혜상(2004). 수술에 사용하는 생리식염수의 교환이 수술부위감염에 미치는 효과. 대한간호학회지, 34(3), 467-476.
4. AORN Recommended Practices for Sponge, Sharp and Instrument counts(2001). In *AORN standards, recommended practices & guidelines*, Denver, 2001, The Association.
5. *AORN* (2002). *Standards, Recommended Practices & Guidelines*, Denver, The Association.
6. Atkinson LJ, Kohn ML (1986). Introduction to Operating Room Technique, New York city, McGraw-Hill.
7. Baumgarder LA, Magaros CS, Walz MJ, Larson E (1993). Effect of Nail Polish on Microbial Growth of Fingernails", *AORN Journal*. 58(1), 84-88.
8. Beck-Sague CM, Chong WH, Roy C, Anderson R, Jarvis WR(1992). Outbreak of surgical wound infections associated with total hip arthroplasty. *Infect Control Hosp Epidemiol* 13, 527-534.
9. Beyea SC: Accident prevention in surgical settings: keeping patients safe, *AORN Journal*, 75(2) (2000), 361-363
10. Brooks SM (1978). Fudermentals of operating room nursing. Mosby.
11. Davis BR: Perioperative care of patients with latex allergy, Feb. 13, 2002. Accessed on-line: www.findarticles.com/cf_dls0FSL/1_72/64424308/print.jhtml
12. Dunn D(2000). Exploring the gray areas of informed consent, *Nursing Management* 31(7), 21-25.
13. Garner JS (1986). Guideline for prevention of surgical wound infedctions, *American Journal of Infection Control*, 14(2), 71-80.
14. Larson E (1991). Effects of an Automated sink on handwashing practices and attitudes in high-risk units, *Infection Control and Hospital Epidemiology*, 12(7), 422-427.
15. Maddox PJ, Wakefield M, Bull J (2001).Patient safety and the need for professional and educational change, *Nursing Outlook* 49(1), 8-13.
16. Reducing the risk of fire in the operating room, *Infection Control Rounds* 1(2):6-9, 1999.
17. Reeder JM (2001). Improving patient safety in surgical settings, *Surgical services Management* 7(2):49-53.
18. Revisions to Joint Commission standards in support of patient safety and medical/health care error reduction, Aug. 5, 2001. Accessed on-line: www.jcaho.org/standard/fr_ptsafety.html
19. Rothrock JC (2003). Alexander's Care of the Patient in Surgery. 12th Edition, Mosby.
20. Shoup AJ (1997). Guideline for the management of latex allergies and safe use of latex in the perioperative practice setting, *AORN Journal 66*(4), 726-731.
21. Spry C (2001). Operating room safety, *Advance for Nurses* 3(5), 31-34.
22. Phipps Monahan Sands Marek Neighbors(2003). Medical-Surgical Nursing, 7th Edition, Mosby.
23. Patricia MD, et al (1990). Increasing ICU staffhandwashing: Effects of education and groop feedback. *Infection Control and Hospital Epidemiology, 11*(4), 191-193.
24. Larson EL, Pearson ML et al (1999). Guideline for prevention of surgical site infection. *Infection Control and Hospital Epidemiology 20*(4), 247-278.

3 봉합과 수술기계

BC 2000년 경 고대 이집트와 앗씨리아에 봉합과 결찰에 대한 기록이 있으며, B.C. 460년경 Hippocrates도 봉합에 관한 기록을 남겼다. A.D. 200년경 Galen이 양의 내장에서 추출한 catgut을 사용했으며 1901년에는 catgut과 kangaroogut을 멸균된 유리관에 넣어 사용하였다.

수술 중 출혈은 생리적 위험을 초래하고 수술부위의 시야를 방해하므로 적절한 지혈이 필요하며 수술 창상을 지지하여 수술 후 창상 회복을 도와주어야 한다. 수술 중의 출혈 및 수술창상을 지지하기 위해 결찰, 봉합, stapling, skin tape 및 조직 접착제를 이용하고 있다.

1. 결찰과 봉합

봉합사를 이용하는 지혈에는 혈관결찰과 봉합이 있다. 결찰이란 출혈을 막거나 절단될 조직을 박리시키기 위해 봉합사로 조직이나 혈관 또는 도관을 묶는 것을 뜻한다. 봉합이란 절단 조직을 정상적 위치로 근접시켜 꿰맨 후 조직이 회복될 때까지 유지해 두는 것으로 조직이 절개되거나 파열된 경우에 이용한다.

1) 결찰(Ligature or tie)

결찰이란 지혈을 얻거나 이물질의 누출을 막기 위해 관 또는 혈관 내강을 봉합사로 묶는 것을 뜻한다. Kelly 또는 mosquito 등의 감자에 봉합사를 물려 사용하므로 kelly tie라고도 하며 봉합사를 지혈감자에 물려 사용하면 다루기가 용이하다.[1] 감자에 물린 봉합사로 도관이나 혈관 끝을 묶은 후 지혈감자를 제거하고 단단하게 매듭을 짓는다. 일정 길이로 준비된 봉합사를 사용하거나 실패에 감겨져 있는 봉합사를 적절한 길이로 잘라서 사용한다. 결찰에 사용할 봉합사의 길이는 봉합사의 적용 위치에 따라 달라지며 1회에 1개씩의 봉합사를 건네준다. 결찰과정은 다음과 같다.

(1) 표층부 조직

- 봉합사 끝을 지혈감자에 물려준다.
- 봉합사로 도관이나 혈관 끝을 둘러쌓아 묶은 후 감자를 제거한다.
- 단단하게 봉합사의 매듭을 짓는다.

(2) 심부조직

- 길이가 긴 감자에 봉합사 끝을 물린다.
- 집도의가 감자의 손잡이를 한번에 잡을 수 있도록 건네준다.
- 집도의는 봉합사로 감자 또는 forcep으로 잡은 조직이나 혈관을 둘러서 묶는다.
- 봉합사로 부터 감자를 제거한다.
- 단단하게 봉합사의 매듭을 짓는다.

2) 봉합 결찰

봉합 결찰(suture ligature, suture tie)은 결찰시 봉합사가 혈관의 끝이나 조직에서 미끄러져 빠져 나오는 것을 방지하기 위해 사용한다. 봉합침에 봉합사를 꿰어 결찰하고자 하는 부위로 일단 봉합침을 통과시킨 후 봉합침을 제거하고 봉합사만 남겨둔 후 적용부에 봉합사를 결찰하여 고정하므로 stick tie라고도 한다.[5]

봉합결찰 과정은 다음과 같다.

- forcep이나 clamp로 해당 조직을 잡은 후 봉합사를 꿴 봉합침으로 해당조직을 통과시키면서 봉합사의 중앙부가 해당 조직에 머무르게 한다.
- 해당 조직에 봉합사를 남겨두고 봉합침을 제거한다.
- 봉합사로 해당조직을 결찰하고 단단하게 매듭을 짓는다. 결찰과 비교하여 봉합사가 적용 부위로부터 미끄러져 빠져 나올 위험이 거의 없다.
- 대혈관의 경우 두 번 결찰한다. 첫번째 결찰은 1개의 봉합사로 앞서 설명한 지침대로 혈관을 결찰하며, 두번째 결찰은 첫 번째 결찰부와 약간의 거리를 둔 채로 봉합 결찰을 한다.
- 심부 조직의 혈관을 결찰할때 봉합사의 길이가 충분히 길고 장력이 커야 매듭을 단단하게 지을 수 있다.

3) 봉합(suture)

1차 봉합이란 사강을 최소화하고 수술 창상 내에 혈장이 축적되는 것을 방지하고 창상이 회복될 때까지 창상 양쪽 면을 근접시켜 지지해 주는 봉합을 의미한다.[11] 수술 창상을 봉합할 경우 봉합하지 않는 경우와 비교하여 흉터를 최소화 할 수 있다. 2차 봉합이란 1차 봉합선을 지지하는 봉합으로 유치봉합이 대표적인 예가 된다. 2차 봉합은 1차 봉합에 가해지는 긴장을 제거하여 복강 내 장기조직이 돌출되거나 수술 창상이 벌어지는 것을 예방할 수 있다.

(1) 결절 봉합(interrupted suture)

모든 봉합의 기본형으로 봉합 하나 하나가 독립적인 것으로 봉합침이 조직을 1회 통과할 때 마다 매듭을 지으며, 장력이 크기 때문에 수술창상의 지지 효과가 크다. 그러나 봉합 간격이 촘촘하지 못할 때 수술 창상의 양쪽 면 중 어느 한쪽이 외측으로 올라가거나 내측으로 들어가면 수술 창상면이 울퉁불퉁해지면서 흉터가 커질 수 있다. 한 개의 봉합이 풀려도 다른 봉합에는 영향을 미치지 않는 장점이 있지만, 봉합에 장력이 크게 작용하여 흉터를 남기고 봉합에 시간이 많이 소요되는 단점이 있다.

피부 및 근막 봉합에 주로 이용하며 봉합사 silk를 사용할 때 결절 봉합이 효과적이다. 결절 봉합의 종류로는 interrupted on end mattress stitch, interrupted horizontal mattress stitch, interrupted vertical on-end mattress stitch(그림 3-1) 등이 있다.

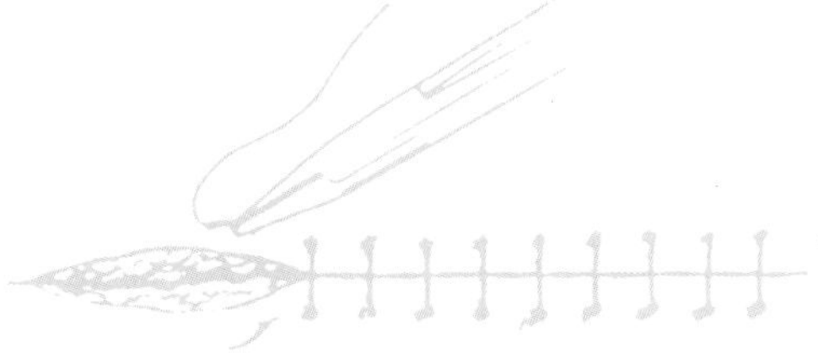

[A] Interrupted on-end mattress stitch

[B] Interrupted horizontal mattress stitch

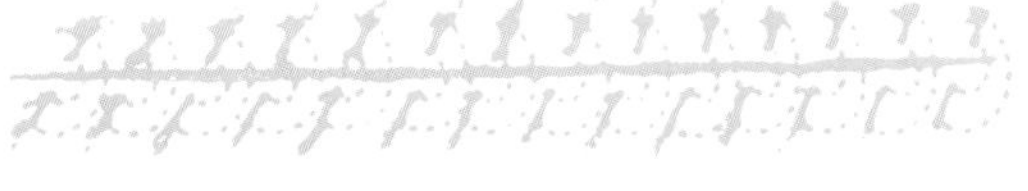

[C] Vertical on-end mattress stitch

그림 3-1. 결절봉합의 종류

(2) 연속 봉합(continuous suture)

연속 봉합은 봉합이 모두 연결되어 있으며 첫 번째 봉합과 맨 마지막 봉합에서만 매듭을 지으므로 어느 한 곳에서 봉합사가 끊어지면 봉합선 전체가 붕괴된다. 연속 봉합은 긴장을 거의 받지 않는 복막이나 혈관을 촘촘하게 봉합할 때 이용한다. 복막을 꼼꼼하게 봉합하여 복강내 장기가 복막 밖으로 돌출되는 것을 막아주며 혈관을 꼼꼼하게 봉합하면 혈액이 누출되는 것을 예방할 수 있다. 결절봉합에 비해 연속 봉합에 소요되는 시간은 짧다.

방법에 따라 continuous blanket suture, continuous horizontal mattress suture, continuous subcuticular closure suture, continuous running suture 등이 있다(그림 3-2).

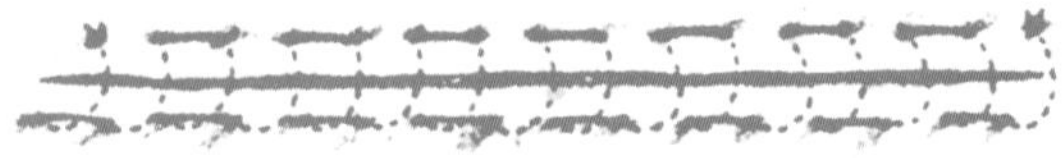

[A] Continuous blanket stich

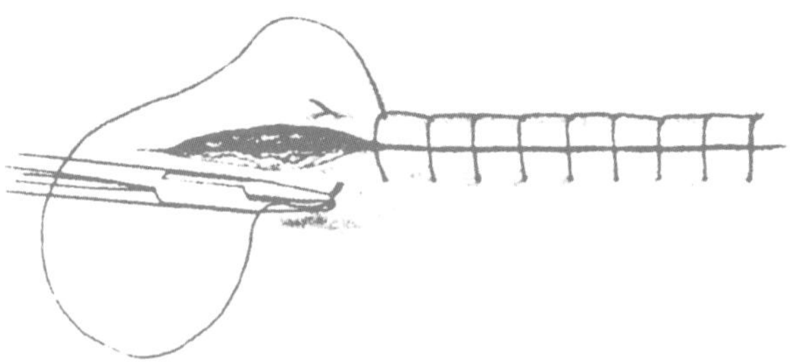

[B] Continuous horizontal mattress stich

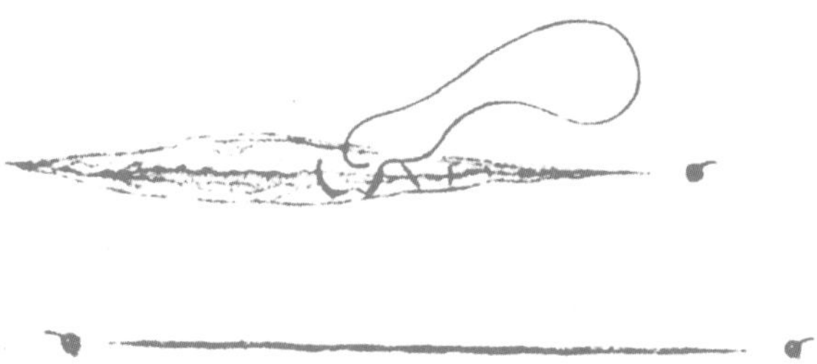

[C] Continuous subcuticular stich

그림 3-2. 연속봉합의 종류

(3) 함몰봉합(buried suture)

봉합선이 피부의 표피층 아래로 파묻히게 되어 봉합침 및 피부 외층에 전혀 손상을 주지 않으며, 봉합사도 표피 아래에 위치하므로 봉합사에 의한 흉터도 없어 피부 절개선 이외의 흉터는 없게 된다. continuous subcuticular closure라고도 하며 Pfannesteil incision의 봉합에 이용하는데 결절 봉합의 형태로도 할 수 있다.

(4) 쌈지봉합(purse string suture)

쌈지봉합이란 관(lumen) 또는 개구부 주변 조직에 연속 봉합을 한 후 양쪽 끝의 봉합사를 잡아당겨 관이나 개구부를 닫아주는 것을 뜻한다. 양쪽 끝의 봉합사를 잡아당기면서 관이나 개구부 절단면 끝의 조직을 함몰시켜 개구부를 닫아주면 절단면이 주위조직에 유착되거나 이물질로 작용하는 것을 막아줄 수 있다. 쌈지봉합은 주로 충수돌기 절제술, 담낭 · 방광에 배농관이나 배액관 등을 삽입하기 직전에 쌈지봉합을 하고 배농관이나 배액관을 삽입하는 데에 이용한다(그림 3-3).

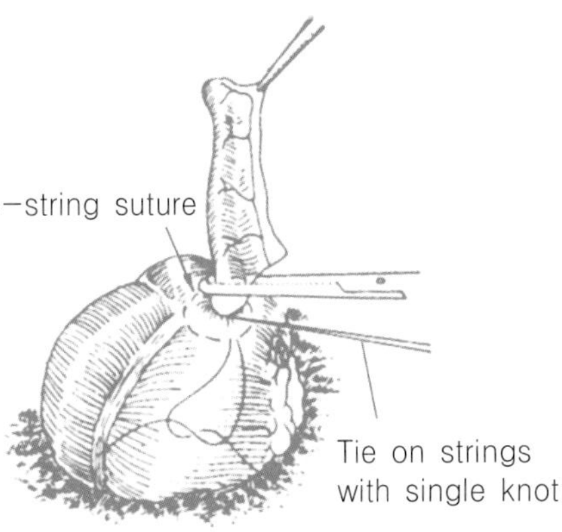

그림 3-3. **쌈지봉합**

(5) 유치봉합(retention suture)

유치봉합은 1차 봉합선 위에 일정 거리를 두는 2차 봉합선으로 1차 봉합선이 받는 긴장을 완화하고 사강을 최소화 하는 이점이 있다. 유치 봉합은 1차 봉합 위에 근막 · 피하 · 피부를 한번에 봉합하거나 복막을 1차적으로 닫은 후 근막 · 피하 · 피부를 한번에 봉합한다. 수술창상 이개(dehiscence)의 위험 요인은 60세 이상의 나이, 비만, 영양불량, 당뇨, 항암치료 및 방사선요법, 신장애 또는 간장애, 감염증 또는 스테로이드 투약 등이 있으며[9] 수술창상 이개의 위험 요인이 있는 경우 유치봉합을 한다. 수술 창상부에 감염이나 혈종이 있을 때, 창상의 회복이 지연될 때, 복압이 상승할 때, 그리고 수술 창상부에 과도한 긴장이 가해질 때 수술창상이 벌어지며 특히 구토 및 기침을 하거나 복부 팽만이 있을 때 복압이 상승한다.

유치봉합은 봉합조직에 염증이 있을 때 염증조직의 긴장감을 감소시키고 사강(dead space)을 제거하여 상처부위가 융합될 때까지 고정시켜 수술 창상부가 벌어지는것을 예방하는 역할을 한다. 유치 봉합은 복부 창상, 찢어지거나(lacerated) 또는 감염된 상처를 봉합한 후 다시 한번 단순 결절 봉합을 한다. 유치봉합에는 굵은 silk, Dafilon, Nylon 및 Wire 등의 봉합사를 이용하며 봉합사에 의한 깊은 흉터를 예방하기 위해 봉합사에 고무관(rubber tube)을 끼운다(그림 3-4).

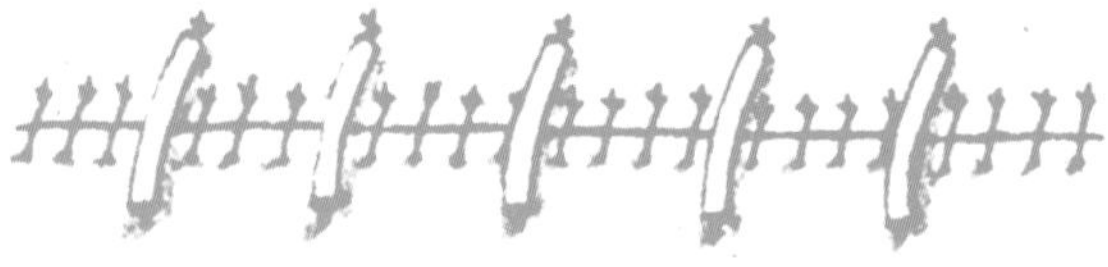

그림 3-4. **유치봉합**

4) Stapling (Auto suture)

(1) Staples

Silver, titanium 등의 금속으로 만들어진 staple을 stapler에 끼워 조직의 봉합에 이용하는 것을 stapling 또는 auto suture라고 한다. Stapling은 피부, 식도, 위와 장의 문합이나 절단부 처리, 게실 절제술과 폐조직의 생검에 이용한다. Stapling은 봉합 및 수술 소요시간과 조직의 손상을 최소화하고, 봉합선을 따라 동일한 장력으로 봉합을 할 경우 흉터를 최소화하는 미용 효과가 있다. Stapling으로 피부 봉합을 할 때 각 봉합의 장력이 동일하지 않으면 봉합면이 울퉁불퉁하면서 흉터가 커진다. staple applier는 다루기가 용이하고 대부분 일회용이며 skin staples은 피부에 적용 후 5~7일 사이에 extractor를 이용하여 제거한다.

Stapling instrument가 청결, 섬세함, 무손상적 절제와 완벽한 지혈을 가져다주지만 혈액공급과 생체조직의 생존력 등을 무시하면서 사용할 수 있는 것은 아니므로 위험 가능성이 있다. 현재 시판되는 stapler에는 TA instruments, GIA instruments, EEA instruments와 LDS instrument가 있다. TA 30은 폐엽절제술 또는 폐절제술에서 혈관의 봉합, 그리고 GIA instruments는 side-to-side 장문합(intestinal anastomosis)은 물론 절제에 이용하고 있다.[11] EEA instrument는 직장과 식도의 end-to-end, end-to-side 장문합에 이용한다. LDS instrument는 장간막 혈관, 위혈관과 대망혈관을 절단과 동시에 결찰하는 경우에 이용한다(그림 3-5).

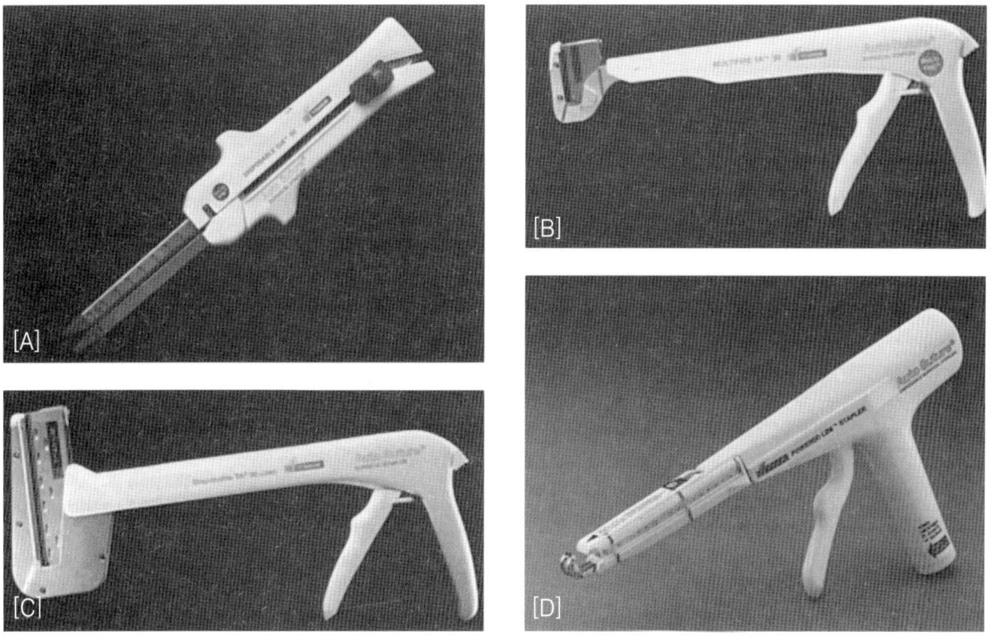

[A] GIA instrument [B] TA-30 instrument(TA-55 instrument is also available)
[C] TA-90 instrument [D] LDS instrument

그림 3-5. Auto Suture instrument

5) Skin tapes, ligating clips와 외과용 접착제

Skin tape은 수술 창상을 근접시켜 수술창상의 이개(dehiscence)를 예방할 수 있고, 수술창상 봉합부의 조기 stitch out을 가능하게 한다. 또한 피부 봉합의 stitch out을 한 후에도 수술창상 봉합부에 skin tape을 사용할 경우 봉합부를 지지 해주고 흉터가 커지는 것도 막아줄 수 있다. 피부 봉합에 이용하는 테입은 테입과 피부간 결합력이 견고하여 수술 창상면에 단단하게 접착되어야 하며 창상 양쪽 가장자리를 접근시킬 수 있을 정도로 장력이 충분해야 한다. Skin tapes이 혈액이나 혈장으로 젖게 될 경우 skin tape의 기능을 발휘할 수 없다. 테잎이 습기 또는 증기의 이동을 방해할 경우 테입 아래로 체액이 축적되어 피부가 짓무르거나 미생물이 성장할 수 있으므로 습기 또는 증기가 이동할 수 있는 충분한 미세 구멍이 있어야 한다.

현재 사용하고 있는 skin tape은 viscous rayon fiber로 구성되어 있고, 표면은 접착성 중합체(copolymer)로 코팅되어 있어 땀은 투과시키나 혈액이나 화농성 분비물은 통과시키지 않는다. Skin tape의 장점은 창상 봉합면의 양쪽을 지지해주어 봉합면에 틈이 생기지 않으며, 피부에 특별한 자극을 남기거나, 조직의 협착이나 염전을 가져오지 않으며 봉합사가 남기는 흉터가 없다는 점이다. Skin tape은 피하를 봉합한 후 피부 봉합없이 피부위에 직접 적용을 하거나, 피부이식 후의 피부에 적용을 하거나 또는 수술부위의 피부 봉합면이 긴장을 받을 가능성이 있을 때 피부봉합이나 stapling을 일차적으로 한 후 봉합사 또는 staple을 제거할 때까지 이용하기도 한다.

Skin tape은 건조한 피부에 적용하며, 피부에 적용하기 전 benzoin tincture 또는 mastisol 같은 접착 보조제를 수술 창상 가장자리 면에 발라준 후 skin tape을 수술창상에 수직 방향으로 적용해 준다.

외과용 접착제는 fibrin glue와 fibrin seal이 있으며 fibrin glue는 fibrinogen, thrombin, apoprotinin과 calcium chloride로 구성되어 있고, fibrin seal은 전혈에서 추출한 물질이다. fibrin glue는 봉합을 안정화시키며 지혈 효과가 있고, fibrin seal은 점착성 유착제를 형성하여 창상 조직의 양쪽 면을 근접시킨다.

2. 봉합사

1) 봉합사의 일반적 특성

봉합사(suture)는 결찰(ligating) 및 봉합에 이용하는데 수술창상의 회복 과정인 collagen 합성에는 영향을 미치지 못하나 혈관을 결찰하여 지혈시키거나 수술창상 조직이 회복될 때까지 조직을 지지해 주는 역할을 한다. 봉합사는 사용 전에 반드시 멸균 소독해야 하며, 치유기간에 적절한 봉합사를 선택하며, 가늘고 질기며, 매듭이 잘 풀리지 않아야 한다. 조직과 반응을 일으키지 않는 비활성이어야 하며, 유연하며 조직에 손상을 주지 않으며 이물작용이 없어야 한다. 특히 봉합사의 굵기가 흡수 속도에 영향을 주지는 않으나 조직반응이나 조직자극에 영향을 미치므로 굵은 봉합사보다는 가는 봉합사를 사용할 때 상처치유가 빠르고 조직반응이 적다.

봉합사에는 단사와 다사의 2종류가 있으며 다사는 여러 개의 단사를 꼬아서 만든다(그림 3-6). 봉합사의 흡수성 또는 비흡수성 특성에 관계없이 여러 개의 단사를 꼬아 만든 다사 봉합사는 세균이 번식하고 성장할 수 있는 공간을 허용하여 세균의 성장과 증식이 용이하게 된다. 세균이 다사 봉합사의 사이사이 공간에서 조직의 식균작용을 피해가며 잠복해 있다가 만성적 염증, 육아종과 누공 형성을 유발하므로 다사 봉합사를 피부에 사용할 경우 농양이 형성될 가능성은 높다.

직경은 미국의 USP(United States Pharmocopeia) 규격으로 표시하며 봉합사 규격에서 0의 수가 많아질수록 횡단면의 직경이 작아진다. 7호(No. 7)는 직경이 가장 굵고 11-0은 직경이 가장 가는데, 직경이 1-0~4-0의 봉합사가 다루기가 용이하고 매듭짓기가 수월하여 일반적으로 많이 사용한다.

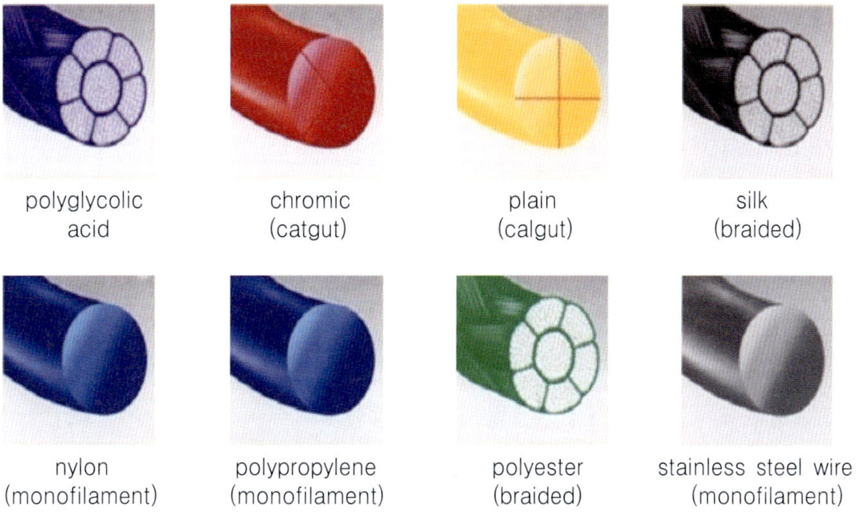

그림 3-6. 단사 및 다사 봉합사

봉합사의 장력(tensile strength)이란 봉합사를 끊기에 필요한 힘이며 매듭장력(herat strength)은 매듭을 풀기에 필요한 힘을 뜻한다. 마찰계수가 높은 봉합사는 조직에 손상을 입히므로 마찰계수를 감소시키기 위해 코팅(coating)을 하지만 마찰계수가 지나치게 낮으면 매듭이 쉽게 풀어진다. Coating은 조직으로의 봉합사 삽입을 용이하게 하고 봉합사 제거시 봉합사의 조직 통과를 용이하게 해준다. 봉합사란 흡수성 여부, 장력, 단사(monofilament) 및 다사(multifilament), 매듭짓기의 수월성, 마찰계수와 조직 반응력을 고려하여 선택한다.

인체는 조직에 적용된 봉합사를 이종 물질로 간주하고 봉합사와 직접적인 반응을 일으킨다. 즉 봉합사 적용부위로 백혈구가 이동하고 수술 후 7일까지 대식세포(macrophage)와 섬유아세포(fibroblast)가 나타나는 조직반응은 인체조직이 비흡수성 봉합사를 완전히 둘러쌓거나 흡수성 봉합사가 완전히 흡수될 때 까지 일어난다.[11]

2) 봉합사의 종류

봉합사는 흡수성 봉합사와 비흡수성 봉합사로 분류한다(그림 3-7).

(1) 흡수성 봉합사

흡수성 봉합사란 생체조직이 흡수할 수 있는 봉합사로 건강한 포유동물에서 추출한 콜라겐으로 만든 천연 흡수성 봉합사와 synthetic polymer로 만든 합성 흡수성 봉합사가 있다.

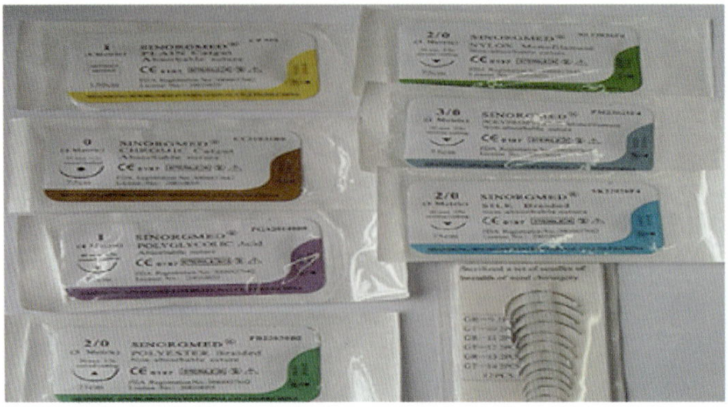

그림 3-7. 봉합사

흡수성 봉합사는 화학 처리를 통해 체내 조직으로의 흡수를 지연시키고, coating으로 조직통과를 용이하게 하거나 항균처리를 하기도 한다. 흡수성 봉합사는 자연적으로 흡수되어 이물작용이 없으며 염증이 있는 경우에도 사용할 수 있으나, 조직치유시 분비물이 많이 나와 세균의 착상이 용이하므로 피부봉합에는 사용하지 않는다. 흡수기간은 신체 상태에 따라 달라지는데 감염이 있을 때, 영양상태가 좋을 때, 암질환인 경우에 봉합사의 흡수가 빠르다. 또한 장막조직이나 점막조직은 혈액 순환이 활발하기 때문에 근육조직에 비해 봉합사의 흡수가 빠르다.

흡수성 봉합사는 효소 또는 조직내 수분에 의해 분해(hydrolyzed)되며 처리, 색상, 규격, 포장 및 흡수 내성은 사용 목적에 따라 다양하다. 흡수성 봉합사는 surgical gut, collagen과 glycolic acid polymer로 분류한다. 흡수성 봉합사의 규격은 9-0에서부터 No.5 번까지가 있는데 1호(No. 1, 직경 0.529~0.584mm)를 기준으로 번호가 많아지면 직경이 점차 굵어지고 0가 많아지면 직경이 점차 가늘어진다. 따라서 No. 2는 No. 1보다 더 굵고, 1-0는 No.1보다 가늘며 1-0은 5-0보다 굵다.

① surgical gut suture

surgical gut이란 양의 소장에 있는 점막하 조직, 소 또는 돼지의 소장내 장막조직의 콜라겐 추출물로 만든 봉합사로 특별한 처리를 하지 않은 것을 plain catgut(type A), chromium salt로 처리한 것을 chromic surgical catgut(type C)이라고 한다. Catgut에 대한 크로뮴 처리(chromatization)는 생체조직의 catgut 흡수를 지연시켜 창상회복이 이루어지는 동안 catgut의 강도와 봉합사의 원형을 유지해주어 조직이 회복될 때까지 창상을 지지해주는 장점이 있다.

Surgical gut suture는 조직내 효소에 의해 분해되어 흡수되며, 조직내 흡수속도는 인체조직의 종류, 환자의 전신 상태에 따라 달라진다. Surgical gut suture는 인체 효소에 의해 분해된 후 체내 조직으로 흡수되는데 장막 조직이나 점막 조직에서 신속히 흡수되나 피하지방조직에서는 흡수가 지연된다. 염증 조직에도 사용할 수 있고 봉합사의 매듭도 흡수되는데 염증이 있는 경우 염증이 없는 경우에 비해 흡수가 신속하며, 노인 환자나 쇠약 환자에서는 흡수가 지연된다.

Surgical gut suture는 알코올 용액 속에 젖은 상태로 포장되어 있을 때 유연성(pliability)이 높으므로 포장으로부터 꺼낸 즉시 사용 한다. 포장에서 꺼낸 후 봉합사를 방치할 경우 알코올이 증발하면서 유연성이 상실되기 때문이다. 포장에서 꺼낸 surgical gut suture는 생리식염수나 증류수에 담가 알코올을 세척하고 부드럽게 한 후 사용한다. Surgical gut suture의 alcohol 수용액을 충분히 세척하지 않은 채로 안구조직에 사용할 경우 안구조직을 자극할 수도 있다. 그러나 물속에 오랫동안 담가 둘 경우 surgical gut suture의 장력이 떨어지며, 가온은 단백질의 응고를 가져와 surgical gut suture을 변성시킬 수 있다. 따라서 포장에서 꺼낸 봉합사는 체온 정도의 멸균 증류수 또는 생리식염수에 수 초 동안 담갔다가 사용하면 유연성 회복에 도움이 되나 오랫동안 담가두면 봉합사가 수분을 많이 흡수하여 장력이 저하된다. Surgical gut suture에는 plain catgut과 chromic catgut의 두 가지가 있다.

· Plain catgut(A type catgut) : 소나 양의 내장에서 추출한 collagon이 주성분으로 체내에서 알러지 반응을 거의 일으키지 않으며, 체내 조직에 사용된 후 7~40일 사이에 collagen에 변성이 온다. 체내조직에 사용 후 대개 5~10일 이내에 장력을 상실하기 시작하여 70일 이내에 완전히 분해된다.

  plain catgut은 흡수가 잘되지 않는 지방조직이나 조직의 치유기간이 신속한 점막 조직의 봉합에 사용하나 상처 회복 과정 중 장력을 많이 받는 조직의 봉합에는 이용하지 않는다. 피하조직 내의 혈관 결찰이나 음낭 및 회음부의 피부 봉합에 이용하나 근육 및 근막 봉합에 사용할 경우 조직 치유가 이루어지기 전에 봉합사가 먼저 흡수되어 봉합선이 붕괴할 위험이 있다. 방사선을 조사(irradiation)하여 멸균 소독하며, 알코올 용액에 담겨져 있는 포장에서 꺼내 실온의 증류수나 생리식염수에 잠시 세척하여 알코올을 제거하고 유연성도 얻는다.

· Chromic catgut : plain catgut을 chromic oxide 또는 chromium salt로 처리하여 조직의 분해작용에 대한 내구력을 향상시켜 흡수기간을 지연시킨다. 주로 근육, 인대, 건, 장기와 복막의 봉합에 사용한다. 체내 사용 후 2~3주부터 흡수되기 시작하여 8~10주 후 완전히 흡수된다. 건조한 상태에서 사용할 경우 조직에 손상을 주거나 끊어지기 쉬우므로 plain catgut과 마찬가지로 증류수나 생리식염수에 담갔다가 사용한다. 요즘 사용하는 catgut은 대개 chromic catgut이다.

② collagen sutures

Collagen suture는 소의 인대에서 추출하며 콜라겐에 화학 처리를 하여 만든 봉합사로 물리적 특성이 surgical catgut 보다 우수하며, 특히 안수술에 섬세하고 가는 collagen 봉합사를 이용한다.

③ 합성 흡수성 봉합사

합성 흡수성 봉합사의 기본 재료 물질은 lactic acid 및 glycolic acid polymer로 조직에 사용후 2~3주 정도 조직을 끌어당겨 접근시킬 정도로 장력이 크다. 인체 내에서 가수분해된 후 체내로 흡수되며 비활성으로 항원으로 작용하지 않으며 화농성 반응을 일으키지 않으나, 체내 흡수 과정 중 경미한 조직반응을 보이는 경우도 있다.

합성 흡수성 봉합사는 조직의 결찰은 물론 봉합에 이용하며 PDS, maxon 및 monocryl은 3개월 정도 창상조직을 지지해 줄 수 있어 근막 봉합, 그리고 암환자 및 노인의 조직봉합에 이용한다. 합성 흡수성 봉합사는 surgical catgut 및 collagen suture와 같은 천연 흡수성 봉합사에 비해 조직내 흡수율을 정확하게 예측할 수 있고 조직과 반응성이 적다는 장점이 있다.

가수분해 : 화합물이 물과 반응하여 본래의 분자 구조가 변화되고 파괴되는 화학적 과정이다.

합성 흡수성 봉합사는 건조한 형태로 포장되어 있고, 규격은 No.3~10-0까지 있으며 조직과 마찰을 최소화하기 위해 합성 흡수성 봉합사에 coating을 하기도 한다. 종류에는 dexon suture, vicryl suture, PDS suture, monocryl suture와 maxon suture 등이 있다. 사용 전 봉합사의 유효기간을 확인하며 생리식염수나 증류수에 담가두면 습기에 의해 장력이 감소되므로 용액에 담그지 않고 사용한다.

- Dexon suture (Polyglylic acid) : dexon은 흡수성 다사 봉합사로 콜라겐 단백질, 항원과 화농원을 가지고 있지 않아 조직에 대한 자극반응이 거의 없다. catgut과 비교하여 장력이 크며, 조직 내에서 가수분해되어 체내로 흡수되는데 대개 조직에 적용후 60~90일 사이에 완전히 흡수된다. 따라서 조직에 영구히 붙어 있어야 할 인공 판막이나 혈관계 보조 물품의 봉합에는 이용할 수 없다. Dexon은 근육, 근막, 복막, 활막, 인대, 건과 피하조직의 봉합에 이용하나 피부 봉합에는 사용하지 않는다. 세균이 다사 봉합사의 사이사이 공간에 머물며 조직의 식균작용을 피해가며 잠복해 있다가 만성적 염증, 육아종과 누공을 형성하므로 피부에 사용할 경우 농양이 형성될 가능성이 높다. 흡수성 봉합사 중 dexon은 염증반응이 가장 적고 plain catgut이나 chromic catgut과 비교하여 감염율도 낮은 편이다.

Dexon S suture는 uncoated polyglycolic acid로 초록색으로 염색되어 있으며 No.2에서 8-0까지의 규격이 있으며, 염색하지 않은 베지색의 Dexon S suture는 No.2에서 9-0의 규격이 있다. Dexon plus suture는 coated polyglycolic acid로 조직을 매끄럽게 통과할 수 있도록 poloxamer 188로 표면 처리를 하여 조직 손상을 막아준다.

· Vicryl suture (Polyglactin 910) : Glycolic acid와 lactide의 중합체로 된 보라색의 합성 흡수성 다사 봉합사로 chromic catgut과 비교하여 장력이나 조직 반응이 우수하고 화농성 반응도 거의 나타나지 않는다. 체내 사용 2~3주 후부터 흡수되기 시작하여 8~10주 사이에 완전히 흡수되며 사용부위는 dexon과 거의 유사하다. 비뇨기계 수술의 윤절술, 요도 성형술, 구강 점막 수술 및 회음부위 절개술의 조직 봉합에 이용한다. 다사 봉합사이므로 세균 감염의 가능성이 있어 피부 봉합에는 사용하지 않는다.
코팅하지 않은 단사 polyglactin 910으로 9-0와 10-0는 안과 조직에 이용하며 코팅된 다사 polyglactin 910은 No.2부터 9-0까지의 규격이 있다.

· PDS suture (Polydioxanone) : PDS는 poly-paradioxanone의 합성 중합체로써 항장력이 높고 흡수기간이 길며 흡수성 단사 봉합사라는 장점이 있으나, 뻣뻣하여 매듭짓기가 어렵다. 염증 조직에 이용해도 잘 변형되지 않으며 조직과 반응성이 적으며 특히 복부의 창상 봉합에 이용한다. PDS는 상처회복에 많은 시간이 소요되는 근막조직이나 흡수성 봉합사가 필요하나 상처부위의 강력한 지지가 요구되는 노인에게 편리하다. 단사 봉합사이면서 표면에 코팅 처리를 하여 박테리아의 서식을 허용하지 않아 염증이 있는 경우에도 사용할 수 있다.
체내조직에 사용 후 90일이 지나면 흡수되기 시작하며 완전히 흡수되는 데에는 6개월이 소요된다. 보라색의 PDS는 No.2에서 9-0까지 있으며 투명한 PDS는 No.1에서 7-0까지 있다. 안구조직에는 7-0에서 10-0까지의 푸른색이 주로 이용된다. PDS II가 PDS에 비해 더 유연하다.

· Monocryl suture (Poliglecaprone 25) : Monocryl suture는 glycolide와 epsilon-caprolactone의 중합체로 합성 단사 봉합사 중 가장 유연하다. 사용 후 1주일에 본래 장력의 50~60%, 2주가 되면 20~30%, 그리고 3주가 되면 장력은 거의 소멸되며 3~4개월 사이에 완전히 흡수된다. 부인과 수술, 비뇨기계 수술과 성형수술에 이용하나 심혈관계, 신경계와 안구조직에는 이용하지 않는다. 염색 없이 자연색 그대로인 황색으로 No.2에서 6-0까지의 규격이 있다.

· Maxon suture (Polyglyconate) : Maxon suture는 glycolic acid와 trimethyllene carbonate의 중합체로 심혈관계, 신경계, 안구조직을 제외한 모든 연조직에 이용한다. 사용 후 60일이 지나면 흡수되기 시작하여 6개월이 지나야 완전히 흡수된다.

(2) 비흡수성 봉합사(nonabsorbable suture)

비흡수성 봉합사란 생체조직에서 분해가 일어나지 않는 것으로 USP(United States Pharmocopeia)는 비흡수성 봉합사를 3가지로 분류하고 있다.

class Ⅰ: silk 또는 합성 단섬유를 꼬거나 땋은 구조

class Ⅱ: 면섬유 또는 coating된 천연 또는 합성섬유로 이루어진 구조. coating은 봉합사 두께를 두껍게 하지만 장력에는 영향을 미치지 않는다.

class Ⅲ : 단사 또는 다사 금속으로 이루어진 봉합사.

비흡수성 봉합사는 상처치유 과정 중 조직에 의해 흡수되지 않는 것으로 상처치유 과정 중 주위 조직이 봉합사를 둘러쌓아 봉합사의 사용 자국 또는 흉터를 많이 남긴다. 따라서 비흡수성 봉합사를 피부 봉합에 사용할 경우 창상이 완전히 회복되기 전에 봉합사를 제거해야 한다. 비흡수성 봉합사는 사용 후 인체조직에 지속적으로 머물러 있지만 silk는 2년 후 부터 그리고 nylon은 사용된 직 후 부터 서서히 장력이 약화된다. 장기간의 지지를 요하는 근막과 영구적 지지가 필요한 혈관성 인공기관의 봉합에 비흡수성 봉합사를 이용한다.

봉합사가 조직을 통과할 때의 마찰과 모세관 현상을 막기 위해 silicone, Teflon 또는 polymer로 코팅을 하기도 한다. 봉합사는 무색인 경우도 있으나 염색을 하기도 한다. 비흡수성 봉합사에는 silk, nylon, polyester fiber, polypropylene과 stainless steel wire 등이 있다

① 실크(silk)

실크 봉합사는 누에고치 원사로 만드는데 누에고치로부터 얻은 원사를 polybutylate로 처리하여 왁스 및 고무 물질을 제거한 후 염색 처리한 실크 원사로 만든다. 단사 실크 원사를 꼬거나 땋아서 만든 silk 봉합사는 다사로써 장력이 크다. Silk 봉합사는 다루기 쉽고, 유연하며 매듭이 안전하다는 장점이 있으며 규격은 No.5~9-0까지의 규격이 있다.

번호가 클수록 실이 굵어지므로 9-0가 가장 가늘고 No.5가 가장 굵다. Silk는 가격이 싸고 소독이 쉽고 장력이 크고 조직의 자극이 적다. Catgut과 비교하여 조직의 치유기간이 짧고, 장력이 우수하여 창상 지지가 우수하고 조기이상이 가능하고, 다루기가 쉽고 매듭이 잘 풀리지 않는 장점이 있다. 한편 실크 봉합사는 다사 봉합사로 봉합사 사이 사이에 미생물이 서식할 공간을 제공하여 단사 비흡수성 봉합사와 비교하여 화농성 반응을 잘 유발시키므로 염증조직에 사용할 수 없다. 비뇨기계 조직에 사용할 경우 결석의 원인이 되므로 비뇨기계 조직에 사용하지 않으며, 피부 봉합에 사용할 경우 상처가 완전히 치유되기 전에 미리 봉합사를 제거해야 한다. 봉합사의 제거가 지연될 경우 주변 조직이 silk 봉합사를 둘러쌓아 흉터를 남기기 때문이다.

별다른 처리를 하지 않은 실크 봉합사는 모세관 현상으로 체액이 실크 봉합사를 따라 이동하면서 감염원을 전달할 수 있다. 실크 봉합사가 체액과 습기를 흡수하는 것을 방해하기 위해 모세관 현상을 제거하는 처리를 한다. 실크 봉합사는 건조한 상태로 포장되며 silk 봉합사가 젖게 되면 장력이 20% 정도 저하된다.

Silk는 체내 사용 후 수년에 걸쳐 서서히 흡수되며 체내 장력이 점진적으로 소실되므로 흡수성 봉합사로 분류해야 한다는 주장이 있으나 아직은 비흡수성 봉합사로 분류하고 있다. 조직에 사용 후 1년이 지나면 약 50% 정도가 분해되며 수년이 지나면 봉합사가 완전히 흡수되기도 한다.

② 면사(cotton)

면사 봉합사는 목화로부터 만든 무명의 다사 봉합사로 조직 반응이 적어 치유 과정 중 조직으로부터의 분비물이 적다. 또한 실크 봉합사와 비교하여 주변 조직이 면사 봉합사를 많이 둘러쌓지 않아 봉합사에 의한 흉터가 적은 편이다.

특히 봉합사가 증류수나 생리식염수로 젖으면 강도가 높아지고 매듭도 견고해지는데 봉합사를 생리식염수나 증류수에 적셔서 사용할 경우 장력이 10% 정도 증가한다. 다른 조직과의 반응성도 거의 없으며 반응성과 염증 유발 정도는 실크 봉합사와 유사하나 오염 가능성이 있거나 오염된 조직에는 사용할 수 없다.

현재 면사 봉합사는 조직 봉합에 거의 이용하지 않으나 면섬유를 꼬아서 만든 umbilical tape을 주로 이용하고 있다. Umbilical tape은 폭이 1/16~1/8인치 정도의 납작한 리본 모양으로 주로 혈관, 도관 및 소조직의 견인에 이용한다.

(3) 비흡수성 합성 봉합사

비흡수성 합성 봉합사는 실크 봉합사와 비교하여 장력이 크고 조직반응이 적으며 조직에 사용된 후에도 어느 정도의 장력을 유지하고 있다. 실크보다 매듭짓기가 어려워 뒷실을 많이 남겨 매듭을 보호해야 한다.

① Nylon(Dafilon)

Nylon은 석탄, 공기와 물로부터 만들어진 polyamide 물질로 dermalon, ethilon, surgilon, nurolon, bralon 및 monosof 등이 있다. Nylon 봉합사는 다사와 단사의 2가지가 있으며, 검정, 녹색과 투명한 색상으로 되어 있다. 조직과의 반응이 거의 없고 장력이 커서 실크 봉합사가 사용되는 조직에 사용하고 있다. 체내 사용 후 매년 가수분해로 15~20%씩 장력이 감소하며 실크 봉합사와 비교하여 체내의 조직 반응이 적고 유연하면서도 장력은 높다.

단사 nylon은 매끈하고 장력이 커서 피부 봉합에 주로 이용하나 매듭이 잘 풀리는 단점이 있는데, 작은 조직에서는 매듭을 세번 정도 지으나 다소 큰 조직의 봉합에는 매듭을

4회 정도 지어야 한다. Nylon의 5~6회 매듭이 silk의 3회 매듭에 해당되므로 봉합에 시간이 다소 걸리며 매듭 처리 시에는 뒷실을 많이 남겨야 한다. Nylon은 표면이 매끄럽고 유연하여 조직 통과가 용이하고 조직과의 반응이 적다. Nylon은 주로 피부 봉합, 안과 수술이나 미세 수술에 11-0 정도의 크기를 이용한다.

Dafilon은 피부 및 성형수술에 이용하며 푸른 색은 신경조직, 그리고 검정색은 수술 및 안과 조직에 이용한다. 나이론과 동일하게 체내 적용 후 가수분해되면서 장력을 잃는다.

② Polyester fiber

polyester fiber를 재료로 만든 다사 봉합사에는 tri-cron, dacron, mersilene, tevdek, polydek과 surgidac이 있으며, polyester fiber에 윤활제 또는 coating 처리를 하여 조직의 통과를 용이하게 한다. Polyester 봉합사는 장력이 크고, 조직 반응이 적으며, 조직액을 흡수하지 않는 장점이 있어 판막 대체술과 같은 심혈관계 수술, 이식수술은 물론 근막봉합에 주로 사용한다.

polyester fiber는 표면을 매끈하게 처리하여 조직 통과가 용이하고 실크보다도 조직 자극반응이 적으며 반복적인 소독에도 장력이 감소되지 않는다. 규격은 9-0에서 No.5까지가 있으며, 다사 polyester 합성 봉합사와 코팅을 한 polyester 합성 봉합사가 있다. 다사 polyester 합성 봉합사에는 dacron과 mersilene이 있으며 코팅 처리는 다사 봉합사의 틈새를 메꾸어 박테리아가 서식할 수 있는 공간을 제거하므로 봉합사의 감염화를 예방할 수 있다.

다사 합성 봉합사인 mersilene은 조직 통과시 조직에 손상을 주므로 표면을 여러가지 물질로 코팅하기도 한다. teflon으로 코팅 처리한 봉합사에는 ethiflex, tevdek 및 polydex, silicone으로 코팅 처리한 봉합사에는 tri-cron, 그리고 polybutilate로 코팅 처리한 봉합사에는 ethibond가 있다. coating을 한 봉합사는 표면이 매끄러워 매듭이 잘 풀리므로 5번 정도 매듭을 지으며 stainless steel은 2번의 매듭을 짓는다. silk, cotton, dexon과 vicryl은 3번의 매듭을 지으나 coating 되어있지 않은 다사 봉합사는 염증이 있거나 오염된 조직에 이용할 수 없다.

③ Polyprophylene

Polypropylene은 투명하거나 푸른색으로 착색된 polymer로 만든 단사 봉합사로 prolene, surgilene, surgipro과 dermalene 등이 있다. Polypropylen은 단사 봉합사이며 표면이 매끄러워 조직의 통과가 용이하고, 조직 반응이 거의 없어 감염증이 있는 경우에도 사용할 수 있고, 다른 합성 봉합사에 비해 매듭이 잘 풀리지 않으며, 장력이 크며 10-0에서 No.2까지의 규격이 있다.

단사 봉합사로 미생물이 서식할 공간을 주지 않으며 사용 후 시간이 오래 경과하여도 장력이 크게 약해지지 않는다. 혈관이식에 사용된 prolene은 사용 후 2~6년이 지난 후에도 항장력이 크게 저하되지 않으며 봉합사의 제거가 용이하다. 오염된 조직이나 염증이 있는 근막 봉합에도 이용할 수 있고 prolene은 미세 혈관 수술에 유용하여 심혈관계 수술, 일반외과 수술과 성형외과 수술에 이용한다.

④ Stainless steel

Stainless steel은 1930년 이후부터 사용하기 시작하였고 탄소 함유량이 적은 316L stainless steel로 만든다. Stainless steel은 값이 싸며 장력이 크고 유연하며 조직반응이 적고 비활성화로 염증 조직에도 사용 가능하며 단사와 다사의 두 가지 종류가 있다. 그러나 조직을 지나치게 끌어당겨 조직의 괴사를 가져올 수 있으며, 신축성이 없고 단단하여 사용조직에 손상을 주며 잘 꼬이고 사용조직을 통과하면서 구멍을 크게 내서 흉터나 누공을 낼 수 있다는 단점이 있다.

또한 stainless steel의 절단면 끝이 조직에 손상을 입히거나 라텍스 장갑에 구멍을 내기도 한다. 장갑에 구멍이 나거나 찢어진 것이 발견되지 않은 채로 수술에 계속 이용될 경우 장갑이 수술의료인력과 수술환자 간의 방벽역할을 하지 못하여 수술환자에게 창상감염증과 같은 감염증 발생 가능성이 높다. Stainless steel은 주로 신경외과 수술, 정형외과 수술의 인대, 건, 뼈수술과 유치봉합에 사용한다. 강도는 우수하지만 내구력이 낮으며 가끔 피로 현상으로 끊어지기도 하며 CT 검사에 판독 오류를 초래하거나 지기공명영상 검사를 방해한다.

3) 봉합사 선택

봉합사는 단사 봉합사(monofilament suture)와 다사 봉합사(multifilament suture)로 분류한다. 단사 봉합사는 매듭이 잘 풀리는 반면 세균의 서식 공간을 허락하지 않는다는 장점이 있고, 다사 봉합사는 매듭이 잘 풀리지 않는 반면 봉합사 자체 내에 박테리아가 서식할 수 있는 공간을 제공하는 단점이 있다. 다사 봉합사는 봉합사내에 박테리아가 서식할 수 있는 공간을 제공하여 박테리아를 보호해 주며, 박테리아로 감염된 봉합사는 조직 내에서 농양을 형성하여 점차 피부 쪽으로 농양을 형성해 간다. 그러나 catgut, nylon, polypylene 및 stainless steel 등의 단사 봉합사는 박테리아가 서식할 공간이 없으므로 봉합 농양(stitch abscess)을 형성하지 않아 염증이 있는 조직에도 사용할 수 있다.

봉합사 선택은 봉합사 자체의 강도, 조직에 따른 회복율, 이물질로써의 기능과 미용적인 측면을 고려한다. 수술창상의 외관이 중요하다면 비교적 조직 반응이 없는 가는 단사 봉합사를 사용하며, 피하봉합을 하고 skin tape으로 지지해 준다.

봉합사 사용 부위의 세균 오염은 흔히 수술 후 감염증으로 진행되므로 염증이 있는 조직에는 흡수성 봉합사를 사용한다. Polyglycolic acid (PGA) 봉합사는 항박테리아성 작용이 있어 염증이 우려되는 조직에서도 이용할 수 있다. Polydioxanone (PDS)는 staphylococcus aureus와 escheria coli 등과 친화력이 낮아 염증이 있는 장조직에는 PGA보다 PDS가 더 적절하다. 요로계와 담도계 수술에서는 흡수성 봉합사를 사용해야 하는데 비흡수성 봉합사가 결석 형성의 구심점으로 작용할 수 있기 때문이다. 또한 세균이 검출된 조직에는 비흡수성 봉합사를 절대로 사용하지 않으며, 오염된 조직이나 염증 조직에는 가능하면 봉합사를 사용하지 않는다. 또한 봉합사가 이물질로 작용하여 감염에 대한 조직의 대처능력을 저하시키므로 오염조직이나 염증조직에는 비흡수성 합성 단사 봉합사를 사용하는 것이 좋다.

수술 창상의 회복에는 봉합사의 적절한 항장력이 필요하나 조직에의 손상을 최소화하기 위해 가는 봉합사를 사용하며 매듭 후 뒷실을 길게 할 경우 봉합사가 이물질로 작용할 수 있다. 봉합사의 매듭 강도에 영향을 미치는 요인은 봉합사의 마찰지수, 남겨진 뒷실의 길이와 봉합사의 구조적 배열 등이며 봉합사의 매듭이 단단하지 못할 경우 매듭이 느슨해진다.

단사 봉합사는 조직의 통과가 매끄럽고 용이하며 조직반응도 다소 적은 편이어 조직에 대한 손상이 적은 편이나 다루기가 불편하고 매듭짓기가 어렵다. 그러나 단섬유를 꼬아 만든 다사 봉합사는 다루기에 편하며 매듭의 지지력도 강하나 조직 통과시에 조직에 대해 손상을 많이 입히는 편이다. 다사 봉합사를 silicon 이나 teflon으로 코팅을 할 경우 조직 및 혈장에도 안정성을 띄고 봉합사를 매끄럽게 하여 조직에 손상을 덜 입히나 봉합사의 매듭 강도는 저하된다.

3. 봉합침

봉합침(surgical needle or suture needle)은 형태, 크기, 봉합침 끝의 모양, 그리고 직경이 다양하며(그림 3-8, 9), 봉합 조직의 형태 또는 위치에 따라 적절한 봉합침을 선택한다. 봉합침은 질긴 조직을 봉합할 때 받는 긴장력을 견딜 수 있을 정도로 견고해야 하며 일반적으로 stainless steel 재질의 봉합침을 이용하고 있다.

1) 형태와 크기

곡침(curved needle)과 직침(straight needle)이 있으며 곡침에는 3/8 circle, 1/2 circle과 5/8 circle이 있으며 크기는 6mm~7cm까지 다양하다. 섬세한 조직에는 작은 크기의 바늘을 사용하고 조직이 두껍거나 클 경우 큰 바늘을 사용한다. 6mm~9mm 신경조직, 현미경 수술에 사용하며 4cm~7cm 크기의 곡침은 유치 봉합에 주로 사용한다.

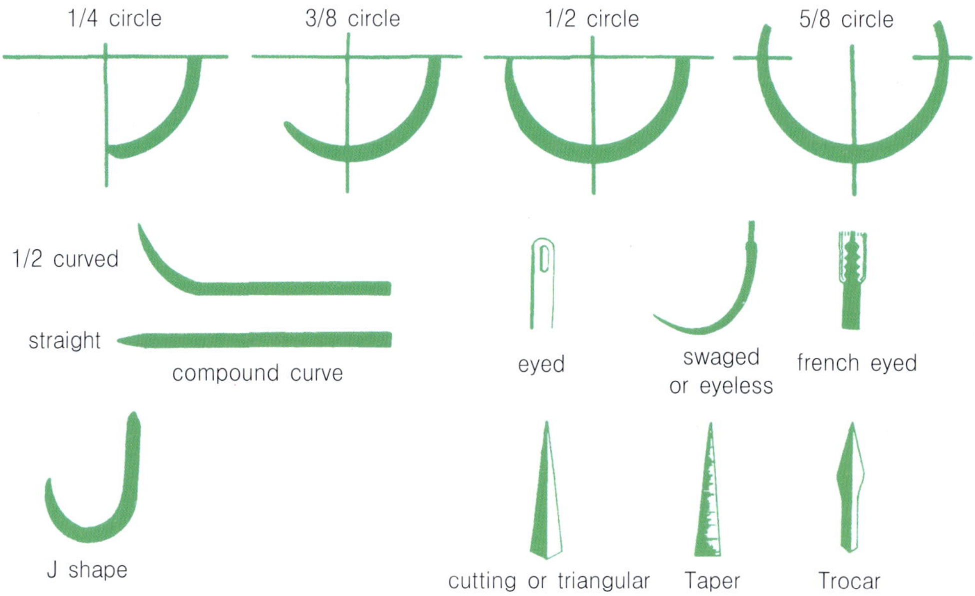

그림 3-8. 봉합바늘의 종류

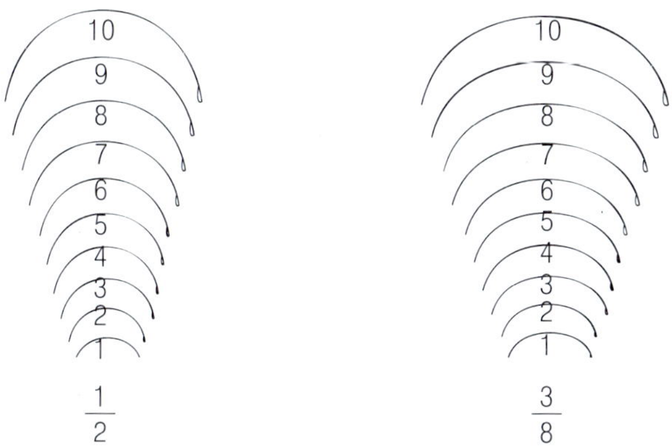

A114 Abdominal, (1/2, 3/8) Circle, Taper Point, Regular Eye.

B114 Abdominal, (1/2, 3/8) Circle, Taper Point, Spring Eye.

C114 Abdominal, (1/2, 3/8) Circle, Taper Point, French Spring Eye.

SIZE NO.	1	2	3	4	5	6	7	8	9	10
LENGTH (mm)	17	21	25	29	33	37	41	45	49	53

그림 3-9. 내복용 환침

2) 바늘 귀

(1) Eyed needle

바늘에 봉합사를 꿰어 사용하며 두 줄의 봉합사가 조직을 통과하므로 한줄의 봉합사가 통과하는 swaged needle보다 조직의 손상이 많다.

(2) French eyed needle

바늘귀 위에다 봉합사를 놓고 봉합사를 위에서 아래로 밀면 봉합사가 spring을 살짝 통과 후 바늘 귀속으로 들어가게 된다.

(3) Swaged needle (eyeless needle)

바늘귀가 없으며 needle에 봉합사가 달려있는 것으로 봉합사의 한쪽 끝 또는 양쪽 끝에 needle이 달려 있다. 바늘귀가 없으므로 조직이나 혈관 벽에 손상을 주지 않음은 물론 바늘에 봉합사를 꿰어야 할 필요가 없다. 한 줄의 봉합사가 조직을 통과하므로 eyed needle에 비해 조직의 손상이 적다.

3) 바늘 끝

(1) Cutting needle

바늘 끝에 각이 져 있어 피부, 건, 골막 등의 단단한 조직에 사용한다. 또한 자궁경부, 구개, 혀와 코의 점막조직에도 이용한다.

(2) Taper needle (round needle)

바늘 끝이 둥글면서 예리하고 부드러워 손상받기 쉬운 조직 경막, 신경, 피하조직, 복막, 근막, 근육 봉합에 사용한다. 또한 폐, 소장 및 대장과 같은 장조직의 봉합에 이용된다.

(3) triangular needle

바늘 끝이 3개의 면으로 되어 있어 조직의 삽입이 용이하다.

4) 봉합사 및 봉합침관리

봉합사는 멸균 상태를 유지하고 봉합사의 낭비를 피하고 봉합사를 필요 이상으로 만지거나 공기 중에 노출시키지 않는다. 봉합사의 낭비를 막기 위해 수술에 필요한 봉합사 목록을 점검한 후 필요한 봉합사를 준비하며, 수술 준비할 때 1~2개의 봉합사를 준비한 후 필요할 때마다 순환 간호사가 공급해준다. 봉합사는 공기와의 불필요한 노출을 피하며 멸균상태를 유지해야 하므로 봉합사는 사용 직전 포장에서 꺼내 실온의 saline에 잠깐 담구었다가 사용한다.

봉합사의 꼬임은 봉합사가 원래 형태로 돌아가려는 복원력에 의해 발생하므로 한쪽 손으로 봉합사의 한쪽 끝을 잡고 다른 손으로 봉합사의 다른 쪽 끝을 잡아 천천히 부드럽게 잡아당기면 꼬임을 예방할 수 있다. 봉합사가 꼬인 경우 장갑 낀 손으로 꼬임을 풀기가 어렵다. 집도의에게 catgut류의 봉합사를 건네주기 전 지나치게 강하게 잡아당겨 봉합사가 온전한지에 대해 시험해 보는 것은 피한다. catgut류의 봉합사를 갑자기 강하게 잡아당기면 봉합사에 손상을 주어 봉합사가 끊어질 수 있기 때문이다. 봉합 또는 결찰을 할 때 봉합사의 길이가 적당해야 하는데 봉합이나 결찰시 봉합사가 길 경우 잘 꼬이고 다루기가 어려우며, 멸균영역 아래로 내려가 오염될 수 있다. 그러나 봉합사가 짧은 경우 매듭짓기가 어렵고, 봉합침에 꿰어져 있는 봉합사가 바늘 귀로 부터 빠져나오기 쉽다. 연속봉합의 경우 봉합의 전체 길이가 50~60cm(10~24인치), 짧은 실의 길이는 7.5~10cm(3~4인치)가 되도록 하며 결절봉합의 경우 봉합사의 전체 길이는 30~35cm(12~14인치), 짧은 실의 길이는 5~7.5cm(2~3인치) 정도로 한다.[11] 피하지방조직의 결찰은 30~35cm 정도의 길이가 적절하나 조직이 깊을 경우 60~70cm 정도의 길이가 적절하다.

Suture needle을 꺼낼 때에는 직침기로 봉합사 포장 내부에 들어있는 needle을 잡고 부드럽게 잡아당긴다. 봉합사가 꼬이는 것을 막기 위해 직침기로 봉합침 아래 1~2인치 지점을 잡고 다른 한손으로 엄지와 사지사이에 봉합사를 잡고 아래로 부드럽게 잡아당기면서 봉합사 끝까지 쓸어 내린다. 봉합침이 파손되거나 구부러지는 것을 막기 위해 직침기로 봉합침의 편평한 부분을 잡는다. 직침기는 직침기 끝으로부터 0.3~0.4cm 지점에서 봉합침 바늘 귀로부터 전체 길이의 1/3 되는 지점을 잡으며, 바늘이 굽었거나 녹이 슬었거나 끝이 둔한 것은 사용하지 않는다(그림 3-10).[11] 직침기에 물려 있지 않은 바늘이나 봉합사가 꿰어있지 않은 빈 바늘(empty needle)은 mayo stand에 올려놓지 않는다. 왜냐하면 빈 바늘이 튀어 조직이나 강 내부로 들어갈 우려가 있기 때문이다.

수술 후 환자 체내에 거즈, 수술기구 및 봉합침 등이 남겨지지 않아야 한다. 수술이 시작되기 전 봉합침의 개수를 확인하여 기록하며 수술 중 추가된 것도 기록하는데 봉합침 수의 기록은 순환 간호사의 책임이다. 봉합침을 준비할 때 순환 간호사와 소독 간호사가 함께 봉합침을 보면서 들릴 수 있도록 소리내어 함께 세거나(double counting) 소독간호사는 세고 순환간호사는 소독간호사의 계산이 정확한가를 확인한다. 봉합침의 counting 은 봉합침을 준비할 때, 체내 강 또는 절개조직을 닫기 전 그리고 강 또는 절개조직을 닫은 후 그리고 수술이 끝나자마자 한다. 수술이 진행되는 동안 봉합침을 수술실 밖으로 절대로 내보내지 않는다.[2]

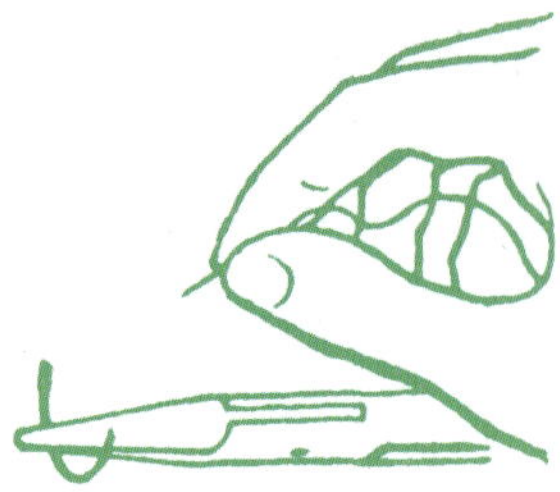

봉합사를 바늘에 꿰어준다.

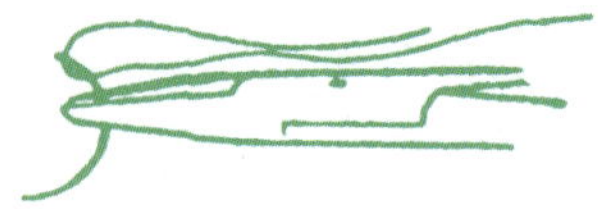

봉합사가 바늘귀로부터 빠지지 않도록 주의한다.

[A] eyed needle

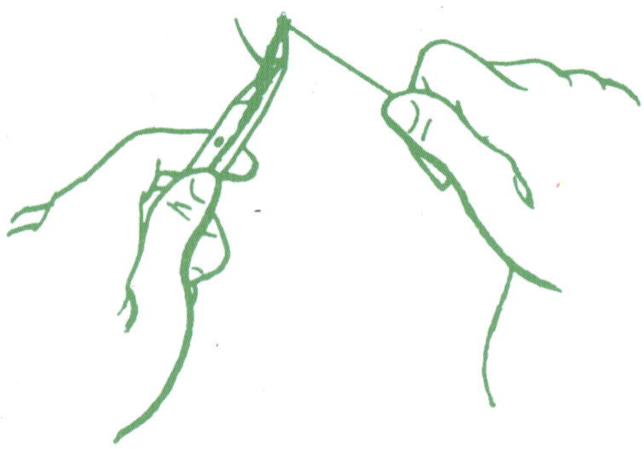

엄지손가락으로 짧은 봉합사를 누른채로 왼손으로 직침기를 잡고 긴 봉합사를 오른손으로 잡으면서 바늘 윗부분의 V자 부위에 봉합사를 걸쳐 놓는다.

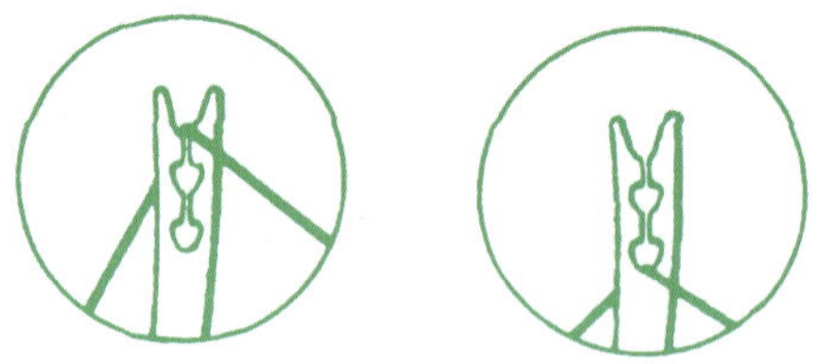

갈라진 틈을 통해 바늘 귀로 봉합사를 집어 넣는다.

[B] French ened needle

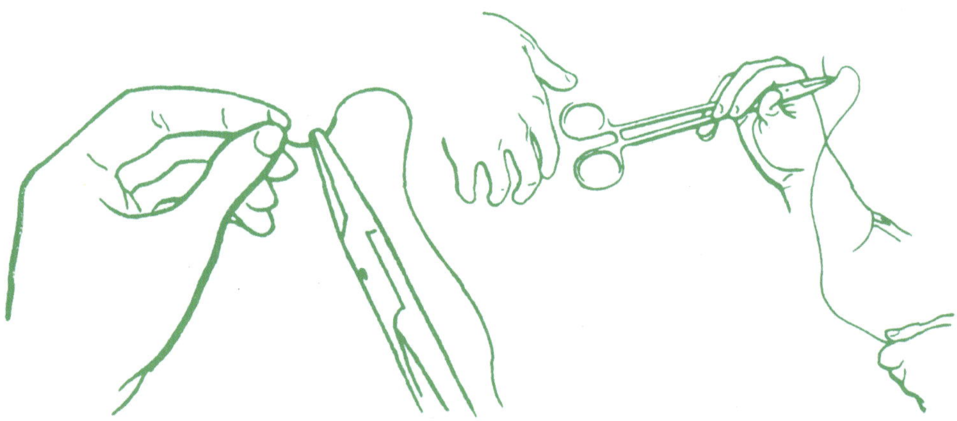

바늘 귀 아래부분(전체 길이의 1/3 지점)을 직침기로 잡는다.

봉합사가 직침기에 접촉되지 않은 상태로 바늘 끝이 사용자의 엄지손가락을 향하도록 건네준다.

[C] 직침기 사용법

그림 3-10. 봉합사 취급법

사용한 봉합침은 needle pad 또는 needle counter에 보관하며, 봉합침이 파손되거나 봉합침을 잃어버린 경우 집도의에게 보고하여 부러진 조각 또는 잃어버린 봉합침을 찾아야 한다. 봉합침의 counting이 incorrect한 경우 간호사는 집도의에게 needle counting이 inccrrect 함을 알리고 다시 한번 counting을 한다. 멸균 영역에 있는 수술팀은 멸균 영역에서, 순환간호사는 비멸균영역에서 각각 봉합침을 찾는다. Needle counting를 하고 찾으려는 노력을 했음에도 불구하고 봉합침을 찾지 못한 경우 집도의에게 수술부위에서 봉합침을 찾아보도록 요청한다. 이와같은 노력에도 불구하고 봉합침을 찾지 못할 경우 수술부위의 X-ray 촬영을 하며, X-ray 촬영을 한 후에는 봉합침의 발견 여부에 관계없이 모든 과정을 기록한다.

5) 봉합사 제거

봉합사 제거 시기를 결정하는 중요한 요소는 미용 효과, 창상 부위에 가해지는 긴장력, 그리고 환자의 영양 상태, 방사선 치료, 항암제 치료, 스테로이드 투약과 염증 존재 여부 등이다. 봉합사가 피부를 통과하면서 구멍을 남기며 이 구멍은 봉합사를 제거한 후 흉터로 남아있기 때문이다. 일부 조직은 낭과 천공 흉터를 남기며 결절 봉합 부위에 창상을 가로지르는 전형적인 절도 짐복 자국(railroad track)을 남기세 된다. 봉합사에 의한 흉터를 최소화하기 위해 안면과 같이 혈액순환이 활발한 부위는 수술 후 4~5일 경에 봉합사를 제거한다. 사지의 타원형 절제 또는 등부위의 수직으로 절개된 창상의 경우 창상면이 벌어질 가능성이 많고 창상 봉합부를 함부로 다루면 봉합선이 벌어질 수도 있다. 과산화수소로 창상 봉합부의 굳은 혈괴를 세척하여 제거하면 창상 봉합부의 관찰이 용이하다. 창상부가 완전히 닫히고 건조하며 창상주변의 피부가 핑크색을 보이면 봉합사를 제거한다. 봉합사의 매듭부위를 forcep으로 잡고 가위 끝부분으로 봉합사를 끊고 창상부위의 피부 절개선 쪽으로 매듭을 부드럽게 잡아당기면 봉합사를 제거해 낼 수 있다.

표 3-1. 부위별 봉합사 제거 시기

부 위	봉합사 제거일
안검	2~3일
안면	4~5일
목	3~5일
두피	7일
몸체, 복부	6~14일
사지	10~21일
관절	14일

4. 수술기계 관리

BC 2,500년 경 날카로운 부싯돌이나 동물의 이빨을 수술기구로 사용하였으며 고대 그리스, 이집트 및 인도에서 사용했던 수술기구 중 현재의 수술기구와 유사한 것도 있다. AD 1,700년 경에는 외과의사의 주문에 따라 대장장이는 구리와 철을 이용하여, 예술가들은 나무, 뼈와 상아를 이용하여 수술기계를 만들기도 하였다. 현대에 들어 stainless steel이 수술기구의 훌륭한 소재가 되고 있고 복강경 수술이 본격화되면서 복강경 수술에 필요한 다양한 도구들이 개발되고 있다.

수술기구 관리는 수술실 간호사의 중요 업무 중의 하나로 수술실 간호사는 수술기구에 대한 기본 지식이 있어야 하며, 비싼 고가품의 수술기구를 관리해야 한다. 대부분의 수술기계는 철, 탄소와 크롬의 합금인 스텐레스 스틸로 만들며 주로 미국, 독일, 프랑스와 파키스탄에서 생산하고 있다. 스텐레스 스틸은 부식되지 않으며 장력이 우수하며 녹슬지 않으며 섬세하고 날카로운 기계를 만들 수 있다는 장점이 있다. 수술기계는 절제기, 감자류, 견인기, 직침기, 보조기계, 내시경 기구 및 스테플링 기구로 구분하고 있다.

1) 수술기구 분류

(1) 절제기(dissector)

Dissectors는 조직의 절개 및 절제 및 박리에 이용하며 날카롭고 예리한 것도 있지나 무딘 종류도 있다. Scalpel과 scissor는 sharp dissector의 대표적인 것으로 scalpel은 외과기계 중 가장 역사가 길다.

- sharp dissector : drill, saw, osteotome, rongeur, adenotome, dermatome, curette, periosteun elevator
- blunt dissector : gauze dissector(peanuts), sponge on the stick, back of knife handle, 외과의사의 손가락

대부분의 scalpel은 일회용으로 scalpel handle에 끼워서 사용하며 수술과정 동안 소독간호사는 필요에 따라 disposable blade를 교환해 놓는다. 물론 scalpel blade는 멸균 포장되어 있으며 필요할 때마다 순환간호사가 멸균영역으로 공급하며 blade의 관리 및 처리는 표준 지침에 따른다.

가위는 조직 또는 수술물품 등을 자르는 데에 이용하며 형태와 크기가 다양하다. 기본구조는 끌 모양을 하는 두 개의 칼날로 구성되어 있고 가위의 끝은 날카롭거나 무디며, 칼날은 직선을 이루거나 약간 만곡을 이루는 것도 있다.

· curved mayo scissor : 두껍고 질긴 조직을 절개하거나 절제하는데 사용한다.
· metzenbaum scissor : 섬세한 조직을 절개하거나 절제하는 데에 사용한다.
· straight scissor : 주로 봉합사를 자르는 데에 사용한다.
· scissor with long handles and short blade : 심부조직의 절개 및 절제에 이용한다.

(2) 감자류(clamp)

clamps란 조직 및 수술 물품을 잡는 데에 사용하는 기구로 손가락을 끼울 수 있는 원형의 손잡이가 있으며, 길이는 다양하며 수술부위가 깊을수록 clamp의 길이가 긴 것을 사용 한다.

① hemostat

조직의 손상을 최소화 하면서 혈관의 절단된 양쪽 끝을 잡아 지혈을 하는 데에 사용한다. 조직의 박리 및 절제 과정 중 출혈점을 잡아 과도한 출혈을 방지하는 데에 사용한다. Hemostat 끝 부분(jaws)은 절단된 혈관 끝을 잡아 출혈을 막을 수 있을 정도의 힘이 있어야 하며 톱니(serration)는 조직이 감자로부터 미끄러져 나오는 것을 방지한다.

② occluding clamp

수직선상의 serration 또는 특수한 jaw. 여러 개의 길이로 된 이빨이 있어 장, 혈관 또는 관 등을 문합할 때 장, 혈관 및 관의 내용물이 누출되는 것을 방지함은 물론 조직에 대한 손상도 최소화 할 수 있다.

③ clamp grasper and holder

조직 견인에 사용하며 Allis clamp, Kocher clamp(Oschner clamp)와 Babcock clamp 등이 속한다. Allis clamp는 조직에 손상을 주지 않는 여러 개의 섬세한 이빨을 가지고 있으며 Kocher clamp는 횡으로 된 톱니와 근막과 같은 질기고 미끄러운 조직을 단단히 잡기위해 끝 부분에 2개의 날카로운 이빨을 가지고 있다. Babcock lamp는 끝부분이 동그랗게 곡선을 그리면서 작은 창을 가지고 있으나 이빨을 가지고 있지 않아 장조직, 요관 또는 난관과 같은 섬세한 조직에 손상을 주지 않는다.

④ nonclamp grasper와 holder

forceps (pickups)이 있으며 주로 조직을 잡고 들어 올리는 데에 이용한다. 한 손에 든 forcep으로 조직을 잡고 다른 손에 든 가위로 조직을 절제하거나 직침기에 물린 봉합침을 이용하여 봉합한다. Forceps의 길이 및 두께는 다양하며 이빨이 없는 것(nontoothed forceps)과 이빨이 있는(toothed forceps) 것도 있다. nontoothed forceps는 조직의 손상을 최소화하므로 섬세하고 얇은 조직을 잡는 데에 이용하여 toothed forcep은 두껍고, 단단하고 미끄러운 조직을 단단하게 잡는 데에 이용한다.

수술조직은 물론 수술에 이용하는 물품을 잡는 데에도 이용한다. 끝부분이 원형을 이루는 sponge-holding forceps은 7인치와 9인치 길이의 2종류가 있으며 수술조직 보다는 주로 거즈를 다루는 데에 이용한다. 종종 sponge-holding forceps은 조직을 잡아 견인하거나 blunt dissection에 이용한다.

⑤ towel clamp

수술 물품을 잡는 데에 주로 이용하며 nonpenetrating towel clamp와 penetrating towel clamp가 있다. Nonpenetrating towel clamp는 주로 방포류를 잡는 데에 이용하고 끝이 날카로운 penetrating tip은 방포류 및 수술조직을 잡는 데에 이용하는데 방포류와 조직에 모두 손상을 준다. penetrating towel clamp는 방포에 구멍을 내어 멸균 방포의 멸균 기능을 위협할 수도 있다.

(3) 견인기(retractors)

견인기는 수술 부위의 노출을 위해 수술창상 절개부 및 조직을 잡아당기는 데에 이용한다. 외과의사는 수술부위의 노출이 충분해야 주변 조직에의 손상을 최소화 할 수 있기 때문이다. 견인기는 self retaining형과 수술과정 중 손으로 잡아야 하는 manual 형의 2가지 종류가 있다.

· self retaining retractor : Balfour self retaining retractor, mastoid self retaining retractor와 Weitlaner self retaining retractor가 있다.

· manual retractor : ribbon retractor(malleable), deaver retractor, kelly retractor, richardson retractor, army-navy retractor(USA)와 rake retractor가 있다.

(4) 직침기(needle holder)

다른 수술기계에 비해 쉽게 파손되기 쉬우므로 자주 수선을 허거나 정규적으로 새로운 직침기로 대체해야 한다. 직침기로 봉합침을 단단하게 잡을 수 없는 경우 봉합침이 움직여 봉합을 하기가 어렵기 때문이다. 직침기에 물린 봉합침이 움직이는 것을 막기 위해 직침기 끝부분에 tungsten carbide 처리를 하기도 한다.

(5) 보조 기계(acncillary instrument)

기본적 수술기구의 사용 또는 수술과정을 용이하게 해주는 기계로서 suction tip, suction tube, irrigator, electrosurgical device, probe, dilator와 microsurgical instrument 등이 이에 속한다. Microsurgical instrument는 섬세하고 가격이 비싸므로 다른 일반적 기구와 분리시켜 별도로 관리한다.

(6) 복강경 기구(laparoscopic instrument)

복강경 수술을 위해 insufflation 장비, optical system, documentation system과 기본 수술기계가 필요하다. 기본 수술기계는 일회용과 재사용품이 있으며 trocars, forceps, grasper, clip applier, staple device, scissor, needle holder와 aspiration-irrigation system이 있다. Verres needle과 trocars는 peritoneal cavity의 접근에 필수적이며 retractable safety shield는 Verres needle 삽입 시 삽입부 주변의 복강내 조직의 손상 방지에 중요하다.

Forcep 또는 grasper는 3mm, 5mm와 10mm 규격이 있으며 atraumatic grasper는 조직에 손상을 거의 주지 않으면서 조직을 적절하게 견인한다. 복강경 수술에서 지혈은 bipolar coagulation forcep을 주로 이용하며 forcep의 tip은 paddle, dophin nose, claw, spoon, deBakey, allis, pollack, pennington, glassman, maryland, reddic-Saye, duval과 babcock 등이 있다. Scissor는 hook, straight, microtipped, serrated와 curved type이 있다.

(7) 스테플링 기구(stapling instruments)

복강내 internal stapling 기계는 1908년에 첫선을 보인 이후 요즘 폭넓게 사용하고 있다. 피부와 근막의 봉합, 장문합은 물론 조직이나 혈관을 분리하고, 절단하고, 봉합하는 데에 사용하고 있다. Stapling instrument는 조직과의 접촉을 최소화하여 조직의 봉합, 문합 및 박리 과정에 동반되는 부종과 염증을 최소화 할 수 있는 이점이 있다. 특히 non-crushing B형 staple은 영양소가 staple line을 따라 조직의 절단면까지 이동할 수 있도록 도와준다. stapler는 nondisposable과 disposable의 2가지가 있으며 stainless steel 또는 흡수성의 비금속 staple를 미리 멸균 소독하여 staple catridge 내부에 담아 놓은 상태로 시판되고 있다.

원칙적으로 staple은 조직과 반응성이 없어야 한다. 비흡수성의 금속 staple이 조직내에 영구적으로 남아있기 때문에 Stapler의 사용은 수술 소요 시간을 단축시키고 수술 후의 입원 기간을 단축시킨다는 이점이 있다.

2) 수술기구 및 물품 준비 및 관리

(1) 수술 전 수술기구 및 물품 준비

대부분의 수술에서 수술기계는 Mayo stand와 옆의 back table에 기능적으로 규칙성 있게 정리하고 배열해야 한다. 왜냐하면 수술기계상을 준비한 setup한 소독 간호사가 수술 중간에 교체되고 다른 간호사가 수술에 참여하여도 연속성 있게 수술과정 업무를 수행할 수 있어야 하기 때문이다.

소독간호사는 수술기계에 대한 재고물량은 물론 각각의 수술에 어떤 수술기계가 이용되는지를 파악해야 하며 외과의사의 선호도, 수술기계를 다루는 법, 준비 방법과 사용 후 관리에 대해서 알아야 한다. 외과의사의 수술기계에 대한 선호도, 수술과정, 장갑 크기, 선호하는 피부 소독용액과 방포법을 카드 또는 컴퓨터 파일로 작업하여 누구든지 수술 준비에 이용할 수 있도록 한다.

수술이 시작되기 전 소독간호사는 순환간호사와 함께 수술기계, 수술물품, 장비와 봉합사를 준비한다. 소독간호사는 scrub을 하고 소독가운과 장갑을 착용하고 방포, 수술기구, 수술물품과 봉합사를 수술 기계상에 정리하며 사용 빈도가 높은 물품은 Mayo stand 위에 정리한다. 일단 환자가 수술침대에 눕고 방포가 끝나면 수술 환자의 하지 위로 mayo stand를 이동시킨 후 mayo stand 위에 scalpel, forcep과 hemostat 등을 정리하며 수술 시작과 함께 사용할 수 있도록 준비해 둔다. 수술의 복잡성에 따라 2개의 수술기계상이 필요한 경우도 있다.

(2) 수술 중 수술기구 및 물품 관리

수술기계상에 봉합사와 결찰사를 준비하고 knife blade를 knife handle에 끼워 놓는다. 그 외 suction tube 및 suction tip, electrosurgical cord 및 tip, 배액관, 곡반, 가운, 장갑, 방포, 거즈와 봉합침을 준비하며 물론 이와같은 모든 물품은 멸균되어 있어야 한다. 소독간호사는 외과의의 요구에 대처해 가면서 멸균영역이 오염되지 않도록 관리한다. 수술기계를 외과의에게 건네줄 때 소독간호사가 건네준 수술기계의 손잡이를 외과의가 잡자마자 즉시 사용할 수 있도록 건네준다. 소독 간호사가 외과의의 손에 정확하게 손잡이를 쥐어주지 않을 경우 외과의는 손잡이를 재조정하여야 하므로 시간을 낭비하여 수술소요시간을 지연시키게 된다. 예를들면 만곡이 있는 수술기계를 외과의에게 건네줄 때 만곡된 곳이 외과의의 사용 의도와 일치하는 방향을 향해야 한다. 외과의가 오른손잡이 또는 왼손잡이냐에 따라 수술기계를 전달하는 방향을 고려해야 한다. 종종 외과의사는 구두 표현없이 수신호로 수술기계를 요구하거나 손만 내미는 경우도 있으므로 소독간호사는 수신호를 정확히 파악함은 물론 수술과정을 세세이 지켜보면서 손만 내미는 경우에도 어떤 수술 기계를 요구하는 가를 파악할 수 있어야 한다.

첫번째 instrument counting은 수술이 시작되기 전, 즉 조직절개가 되기 전에 소독간호사와 순환간호사가 함께 double counting을 하며, 수술도중 추가된 기계는 수량을 정확히 파악하여 기록한다. 두번째 instrument counting은 인체 내강이나 크고 깊은 절개부를 닫기 전에 하며, 피부봉합이 끝날 때에 세번째 counting을 하며 기계 counting 결과는 순환간호사가 기록하여 문서화한다.

수술실내 날카로운 기구에 의한 찔림 사고의 대부분은 수술용 칼(scalpel blade)과 봉합침에 의해 일어난다. 따라서 수술실내 찔림 사고를 막기 위해 수술용 칼과 봉합침을 건네주고 건네받는 과정에서 손을 이용하지 않는다(sharps no-touch technique). 소독간호사가 집도의에게 날카로운 기구를 건네줄 때에는 반드시 "clean sharps"를 전달하며, 소독간호사는 집도의가 사용한 오염된 날카로운 기구를 손으로 받는 대신에 곡반이나 tray와 같은 "neutral zone" 에 집도의가 직접 놓도록 한다.[11] Neutral zone이란 오염된 날카로운 기구를 담는 곡반, bowl 또는 tray 등을 뜻한다. neutral zone은 외과의와 소독간호사 간에 오염된 날카로운 기구가 손가 손을 통해 전달되는 것을 막고, 두 사람이 동시에 동일한 예리한 기구를 만지는 것을 예방하여 봉합침에 찔리거나 수술용 칼에 의한 자상을 예방할 수 있다. 수술이 종료된 후 수술방 안에 있던 모든 날카로운 기계는 방 밖으로 모두 내보내어 다음 수술 환자의 기구 counting에 차질이 없도록 한다.

5. 수술기계의 종류

외과적 수술에 사용되는 기계는[12] 사용도에 따라 예리한 기구(cutting and dissecting tissue), 붙잡는 기구(grasping or holding tissue), 견인기(retractor), 봉합기로 분류한다.

1) knife

조직을 절개하거나 절제하기 위해 사용하며 종류는 다음과 같다.

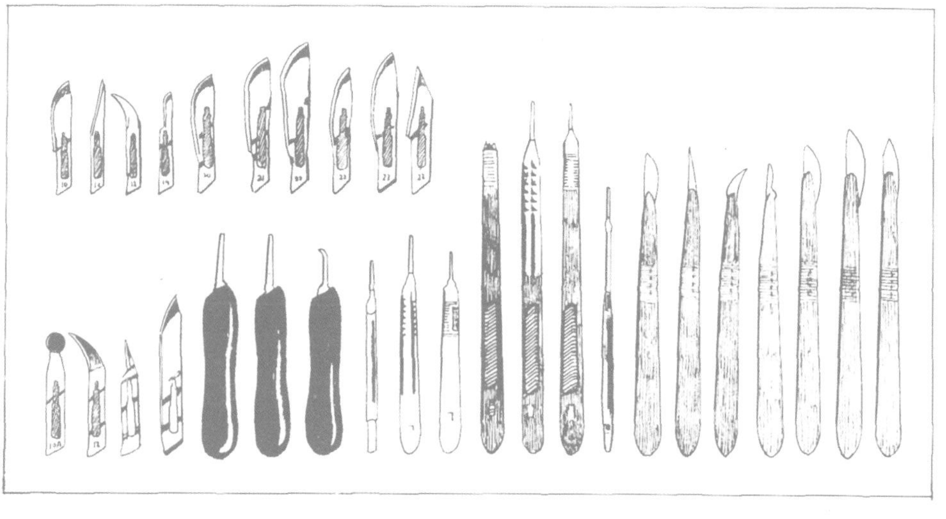

2) adenotome

선양(adenoids)을 절제하는 데에 사용한다.

3) sternum approximator

벌려 놓았던 흉골을 원위치로 접근시기 위해 사용한다.

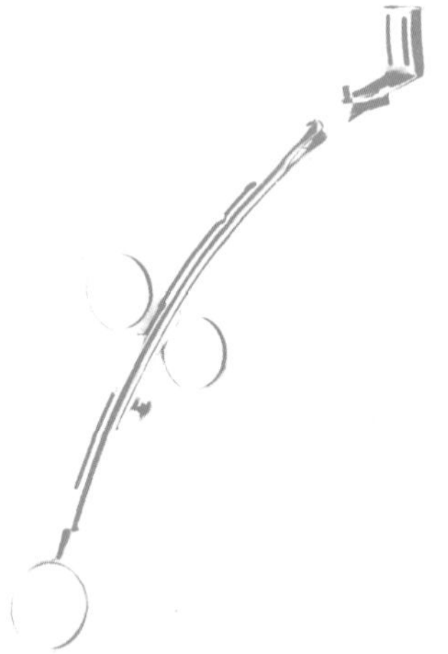

LA FORCE
Adenotomes

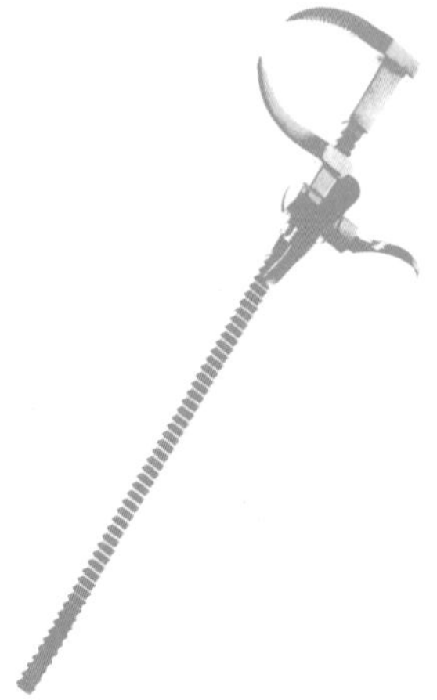

sternum approximator

4) cranial burr

천공기라고 하며 도자(guide : 다음 물체를 적당한 경로에 인도하기 위해 사용하는 기구)를 삽입하기 위해 두개골에 구멍을 뚫기 위해 사용한다.

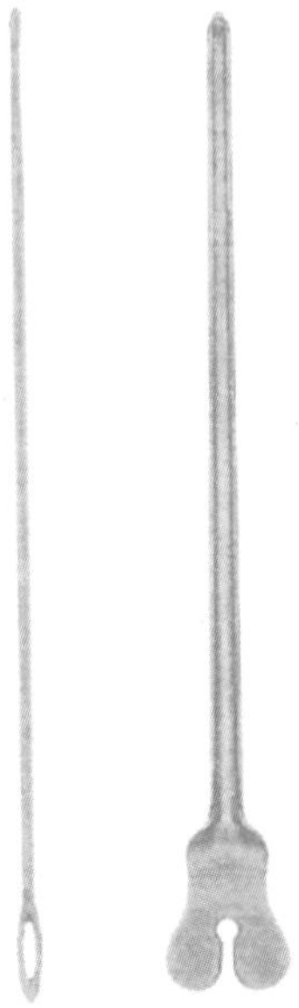

dilators

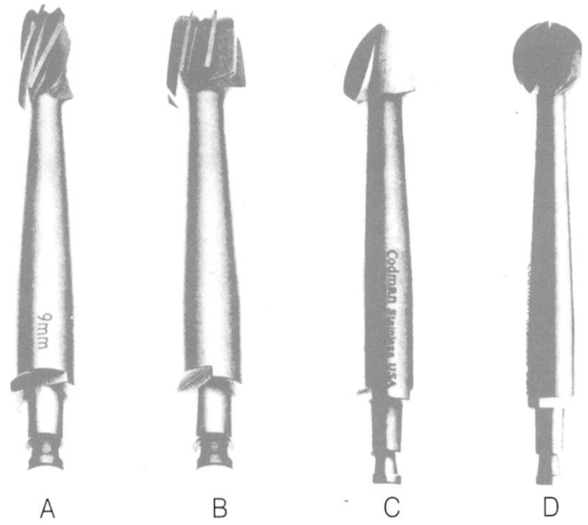

A B C D
cranial burrs

5) bougie, dilator

소식자 또는 확장기라고 하며 가늘고 길며, 우연하고 속은 비어있을 수도 있는 원통형 기구로써 요도 또는 다른 관상기관에 도입하기 위해 사용된다. 보통 협착부를 계측하거나 확장시킬 목적으로 사용한다.

6) caliper

단단한 물체의 부피 또는 직경을 측정하기 위해 사용한다.

7) carrier, ligature

수송기라고 하며 보합사를 원하는 위치에다 놓기 위해 봉합사를 꿰어 운반해주는 역할을 한다.

8) chisel

뼈조직, 치아 등의 단단한 조직에 와동을 만들기 위해 사용한다.

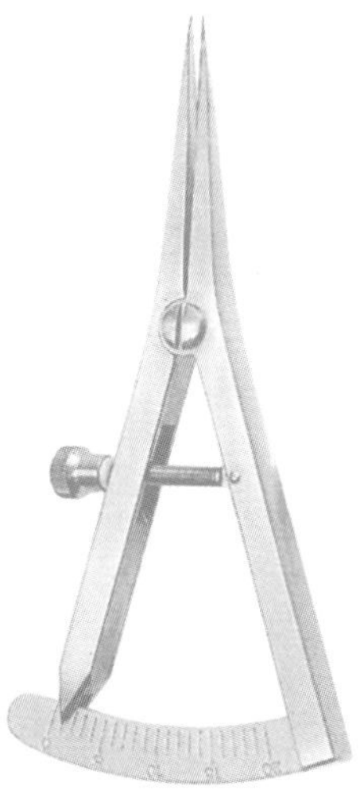
Caliper

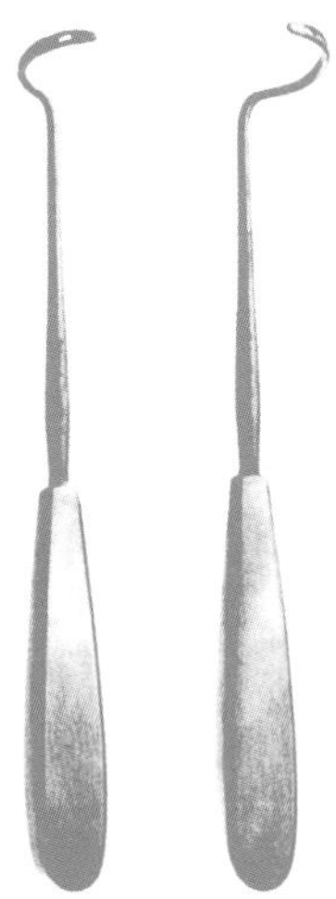
carriers

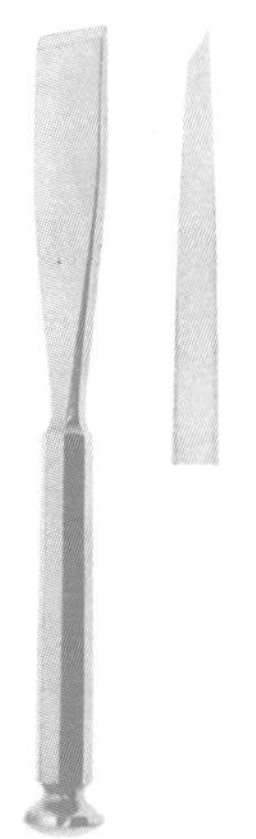
stille chisels

9) vascular clamp

혈관을 잡거나 지지하고 눌러주는데에 이용하며 혈관을 잡을 경우 지혈목적으로 많이 사용한다.

aortic clamp

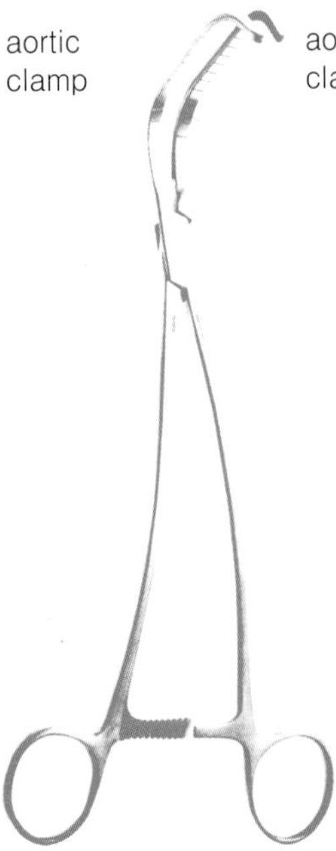

aortic aneuryse clamp

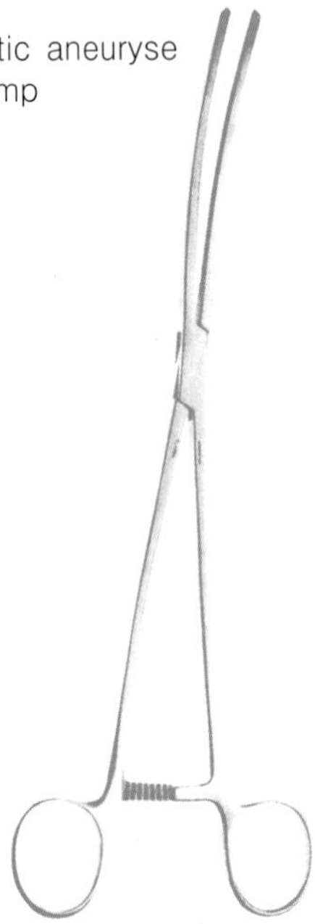

bronchus clamp

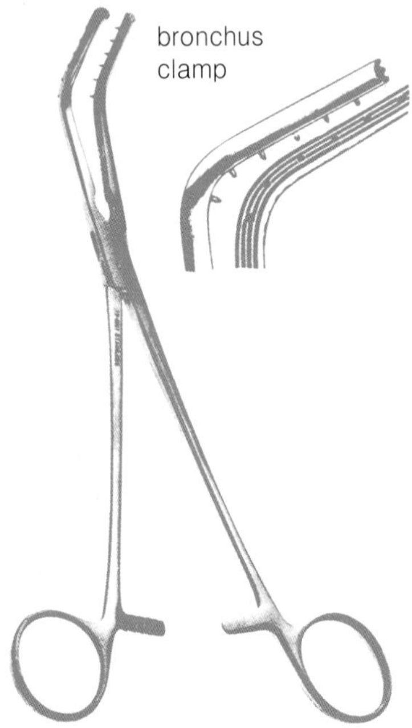

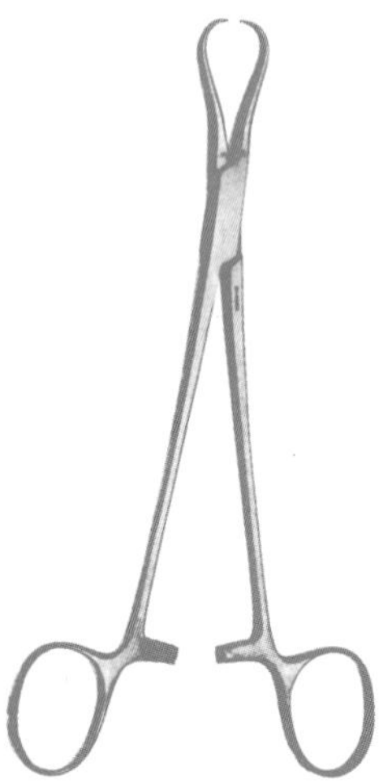

breast Clamp

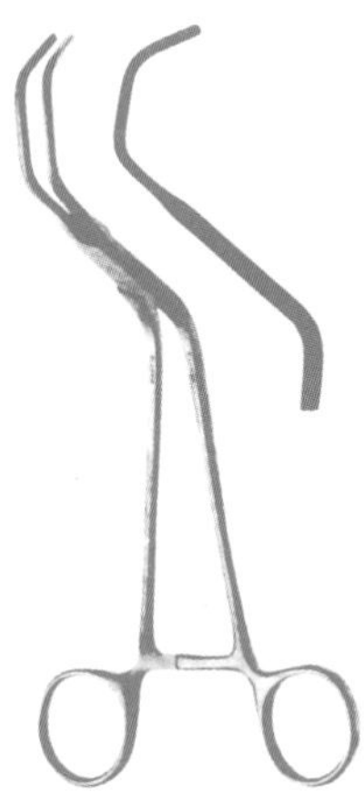

diethrich classic clamp

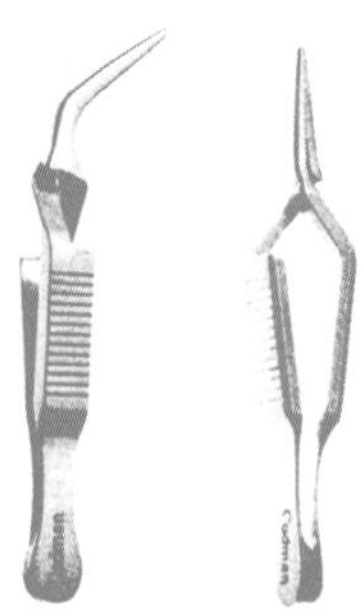

diethrich bulldog clamp

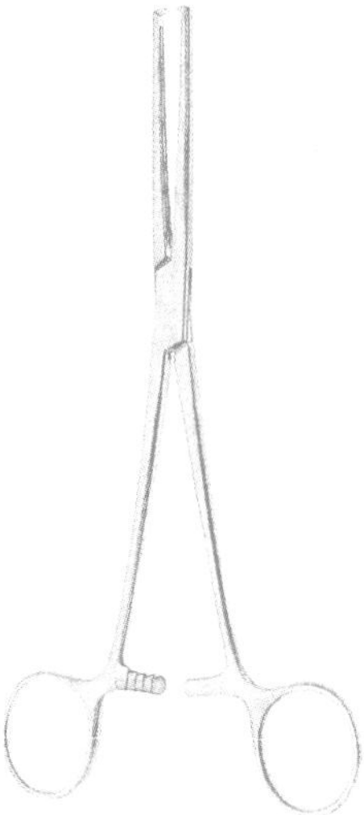

allen clamp

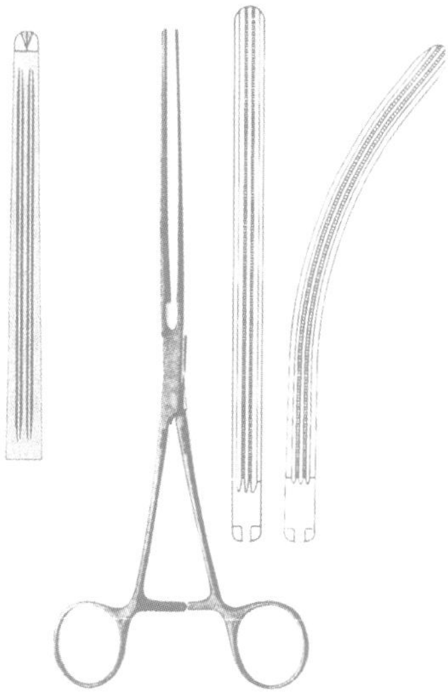

doyen
vascular clamp

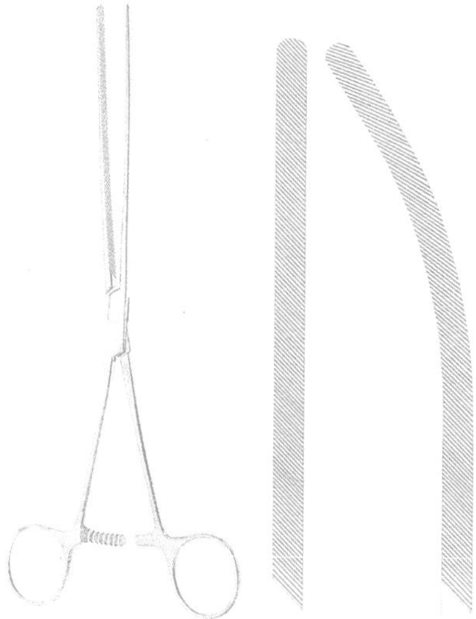

doyen clamp

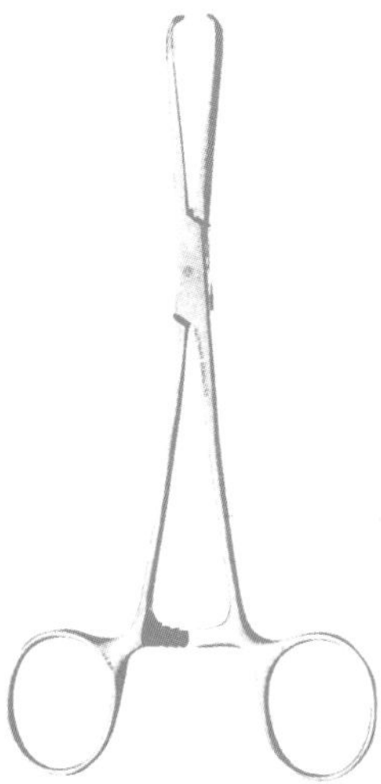

stone clamp

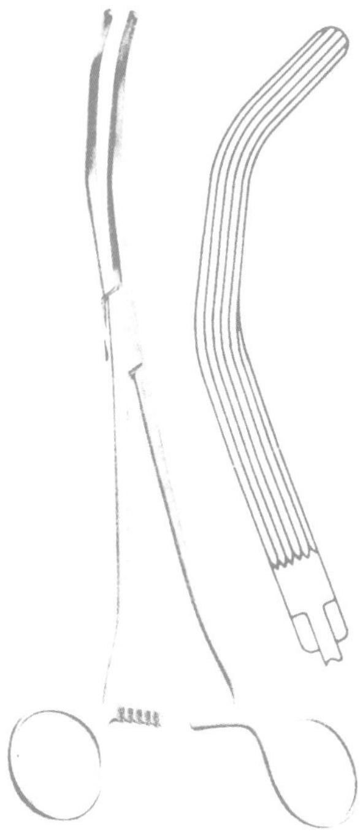

kidney
clamp

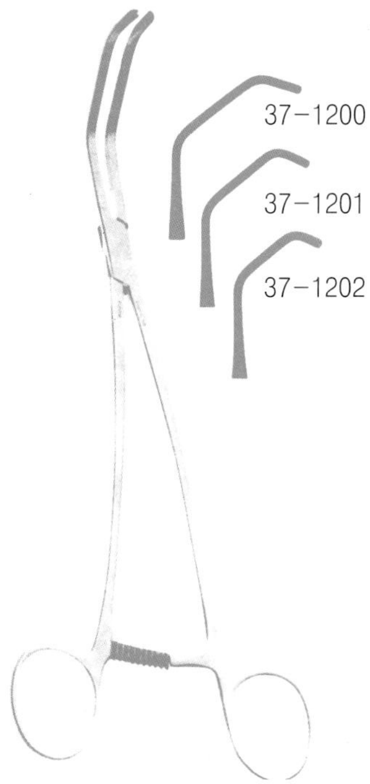

vena cava
clamp

10) contractor

벌려 놓았던 늑골을 접근시켜 원위치 시키기 위해서 사용한다.

11) curette

강이나 상처의 표면에서 조직을 긁어내어 종양 또는 비정상적인 조직을 제거하거나 현미경적인 검사물을 얻기 위해서 사용한다.

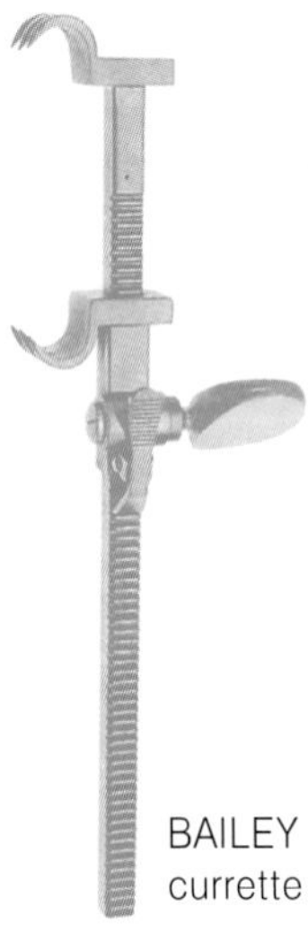

BAILEY
currette

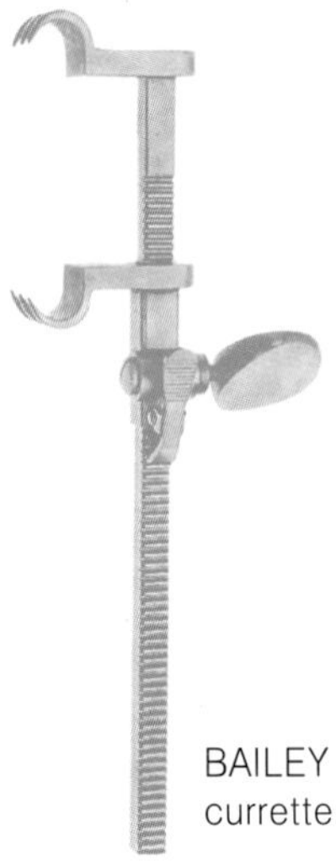

BAILEY GIBBON
currette

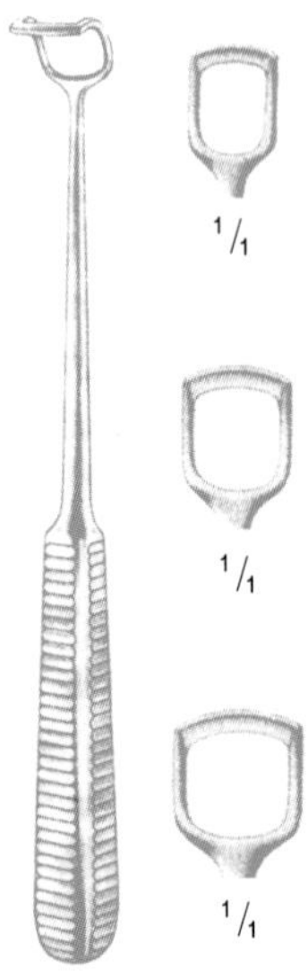

BECKMANN
currette

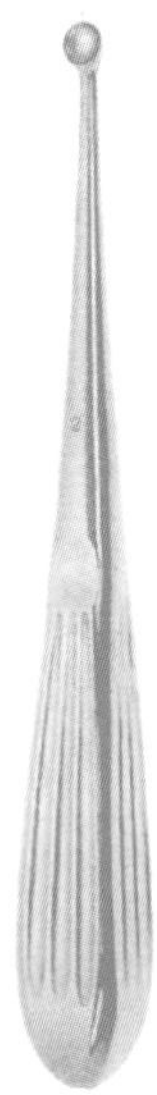

BGUNS
currette

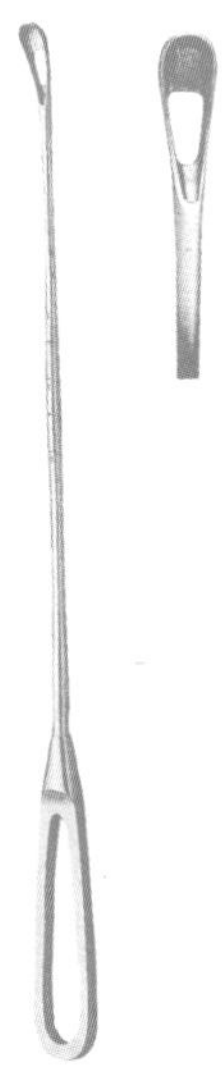

J.O.M.W.
currette

12) dilator uterine

확장기라고 하며 기관의 입구나 관을 확장시키기 위해 사용한다.

13) drill, cranial

드릴, 천공기라고 하며 뼈 및 치아와 같은 단단한 조직에 구멍을 뚫기 위해 사용한다.

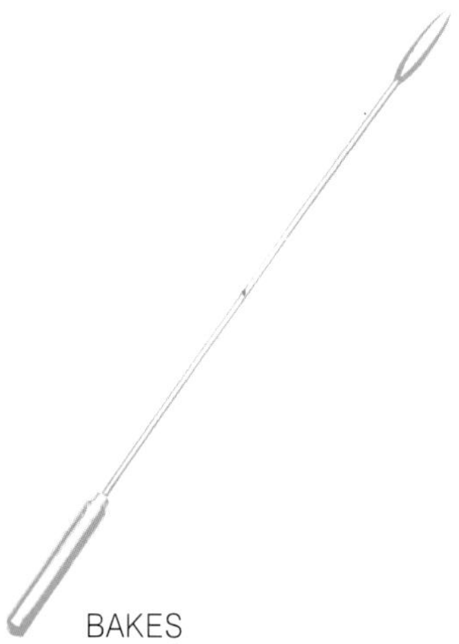

BAKES
common duct dilators

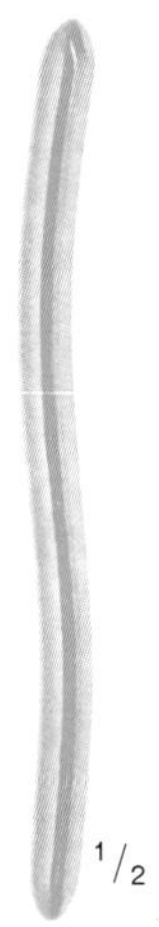

HEGAR
double ended dilator

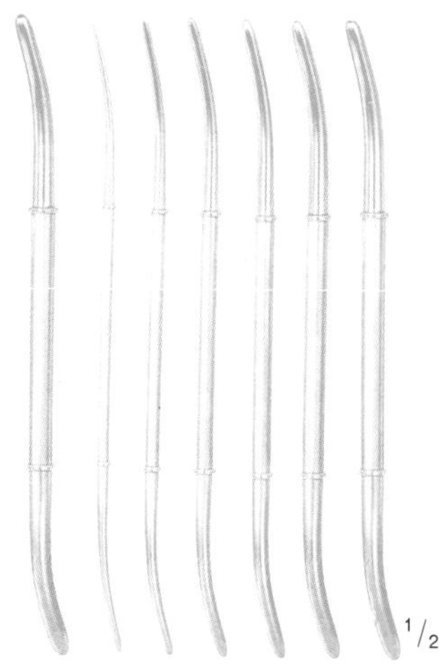

HANK
double ended dilator

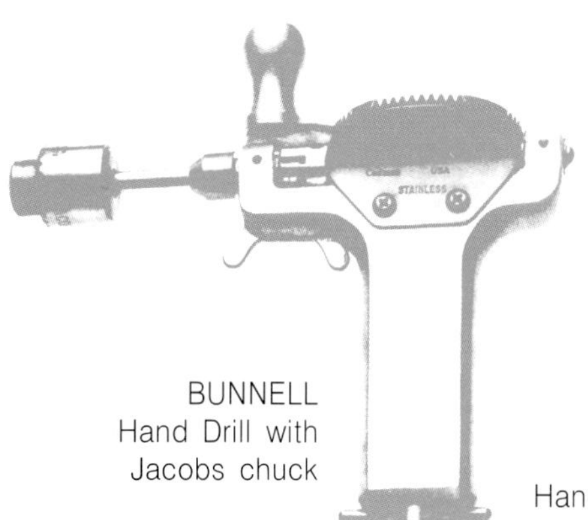

BUNNELL
Hand Drill with
Jacobs chuck

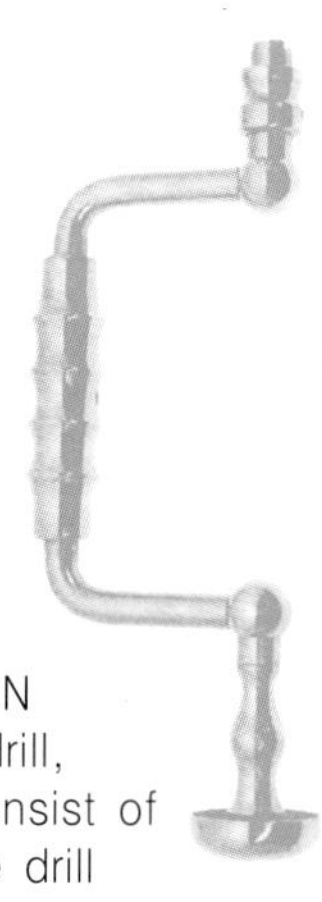

HUDDON
Hand bone drill,
complete, consist of
1 Hand bone drill
1 Extencion piece

Fig.1

Fig.2

Fig.3

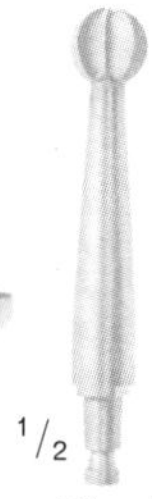

Fig.4

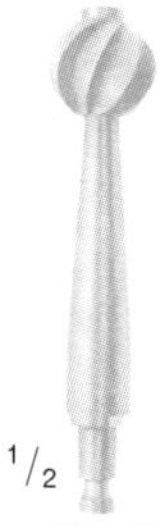

Fig.5

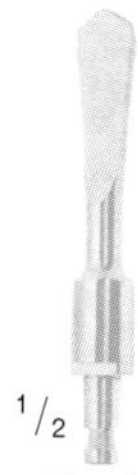

Fig.6

14) elevator

지렛대, 거상기, 기자라고 하며 연골조직, 뼈조직, 골외막, 치근 등의 단단한 조직을 들어올리기 위해 사용한다.

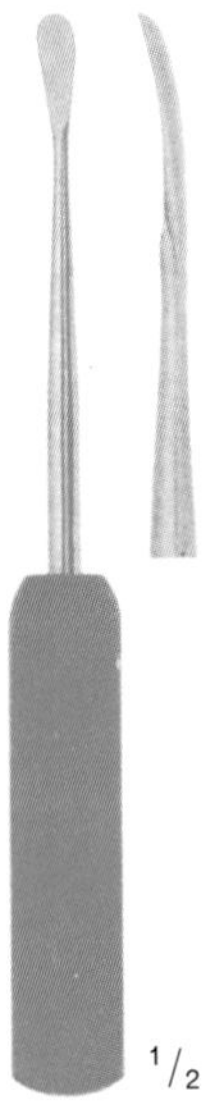

COBB
with artifical
wood handle

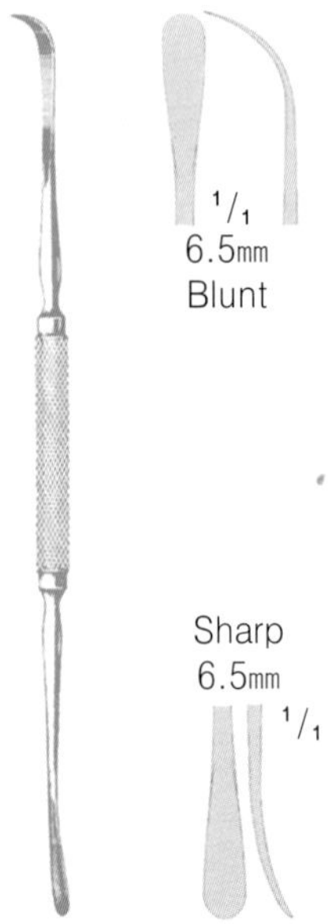

elevator(freer)

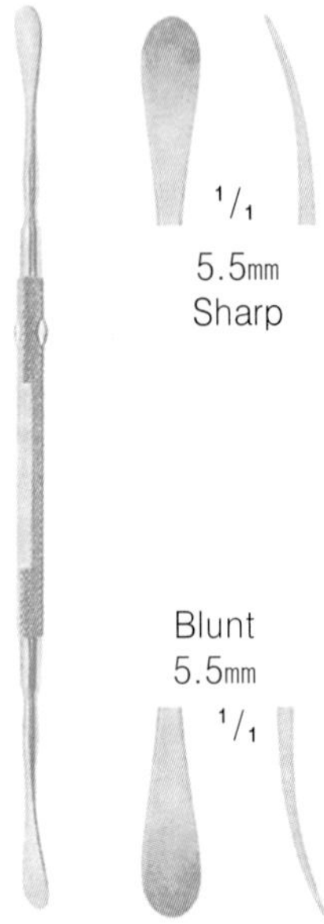

elevator(freer)

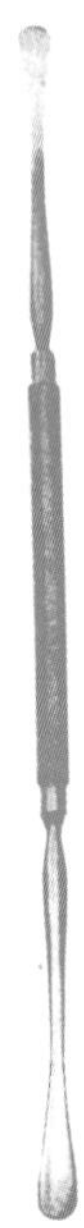

BALLENGER
septum elevatpr,
double-ended.

FREER
septum elevator,
double-ended,

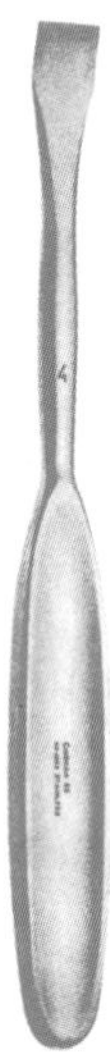

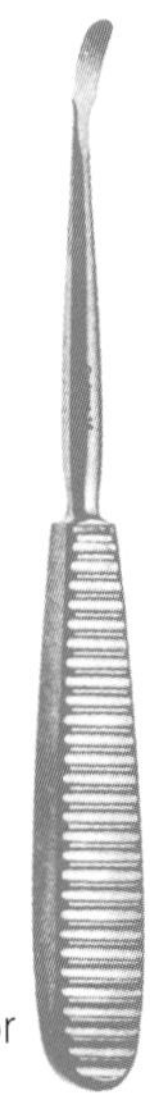

CLOWARD
pericsteal elevator

15) tissue forceps or clamp

조직을 잡거나 압박할 때, 거즈 또는 수술용품을 잡을 때에 사용한다.

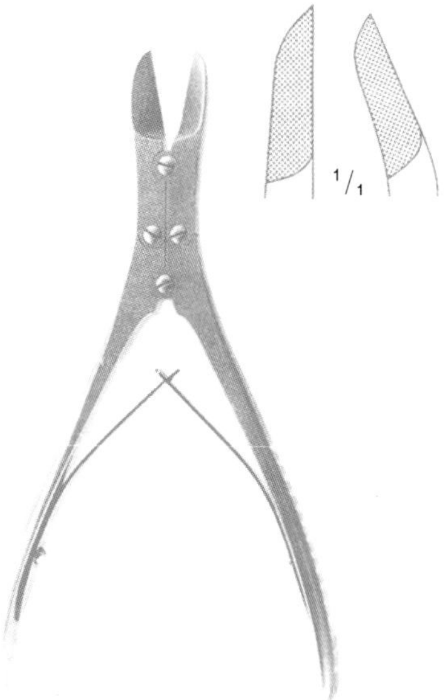

RUSKIN-LISTON

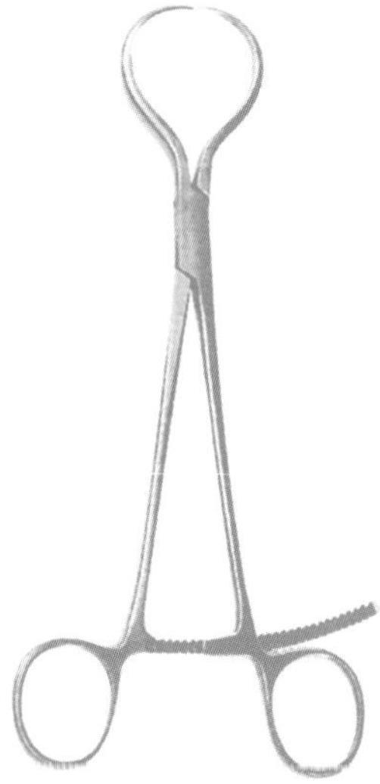

BONE HOLDING forcep

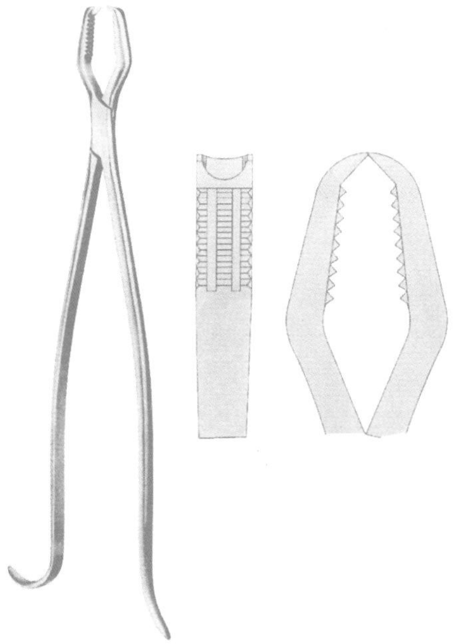

LANE forcep

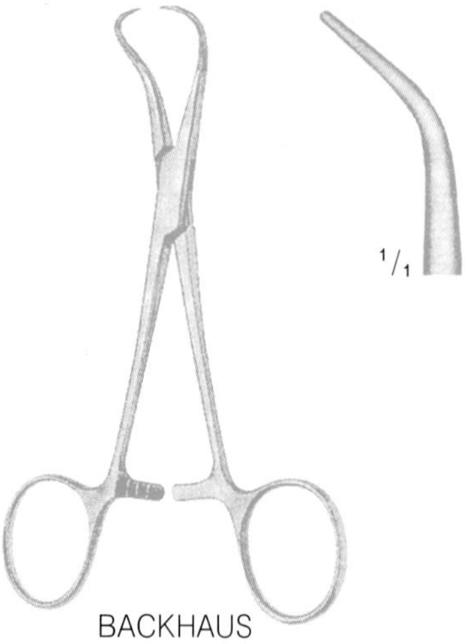

BACKHAUS
towel clip

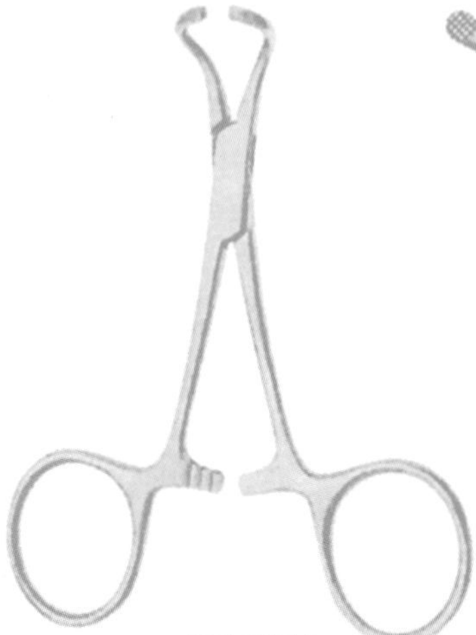

TOHOKU
towel clip

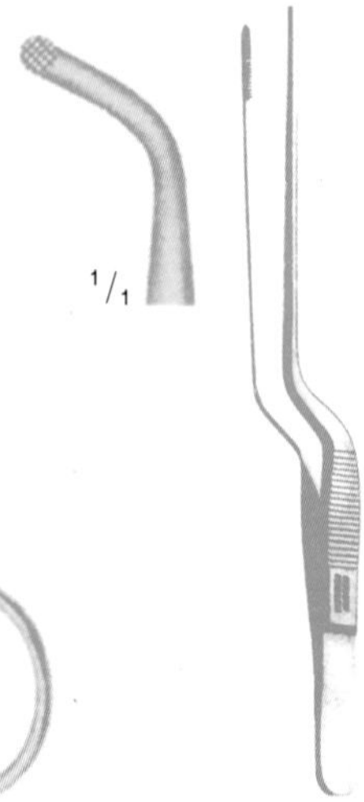

LUCAE Ear Forceps

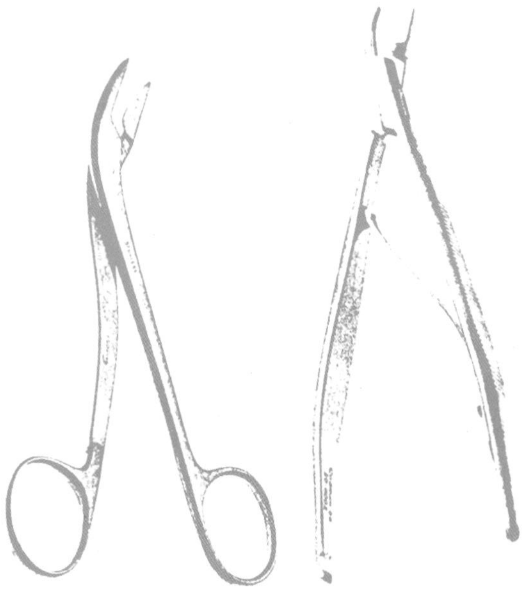

MICHEL Wound Clip Removing Forceps

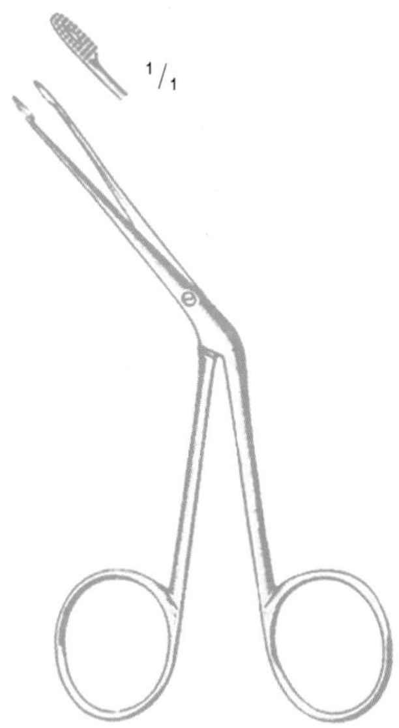

HARTMANN

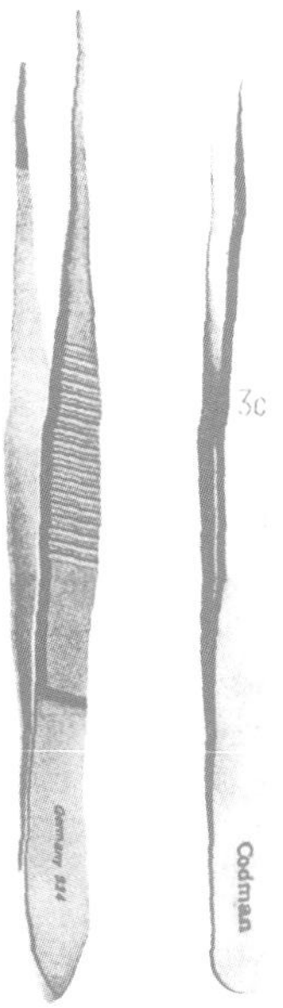

eye dressing forceps

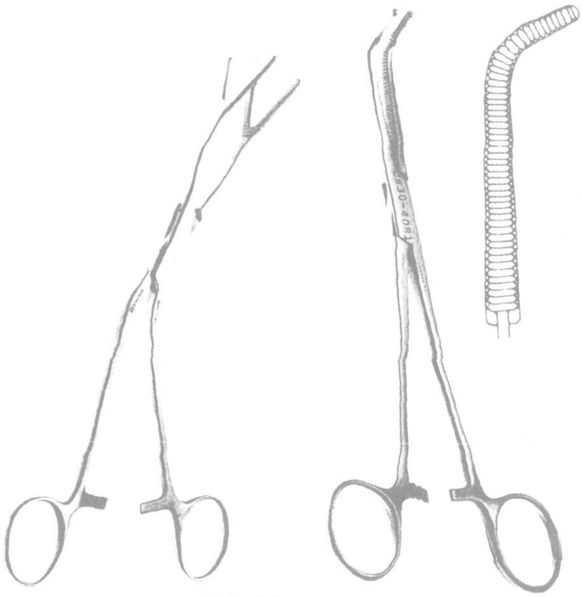

gallbladder forceps

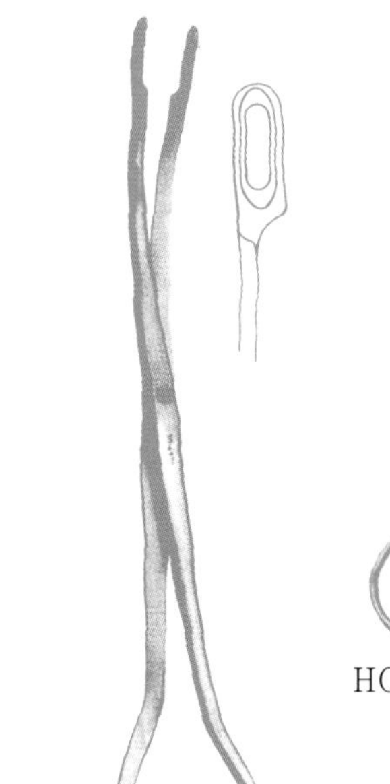

DESJARDINS gallstone foreps

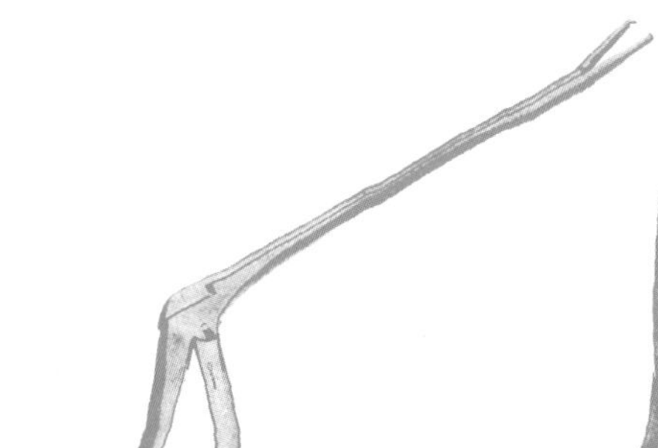

HOEN grasping forceps

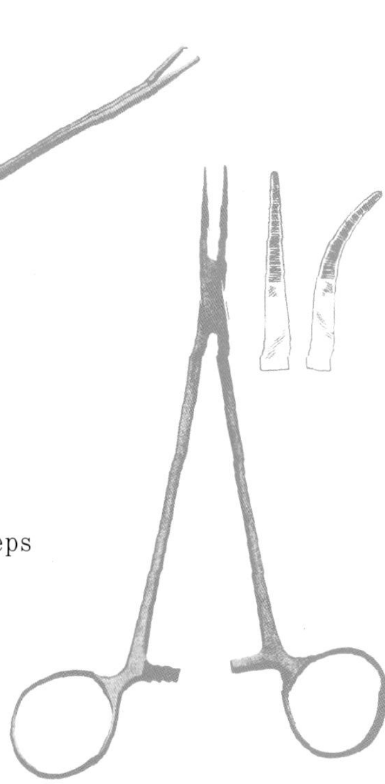

ADSON hemostatic forceps

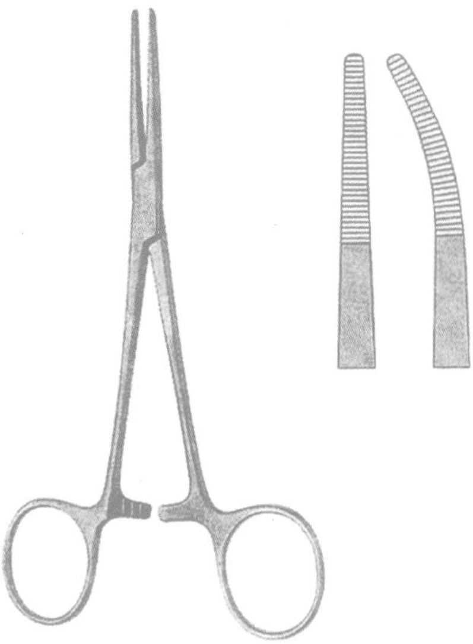

KELLY clamp

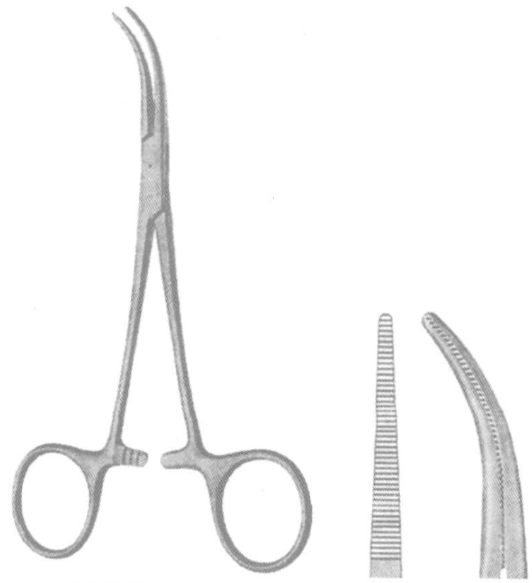

DANDY clamp

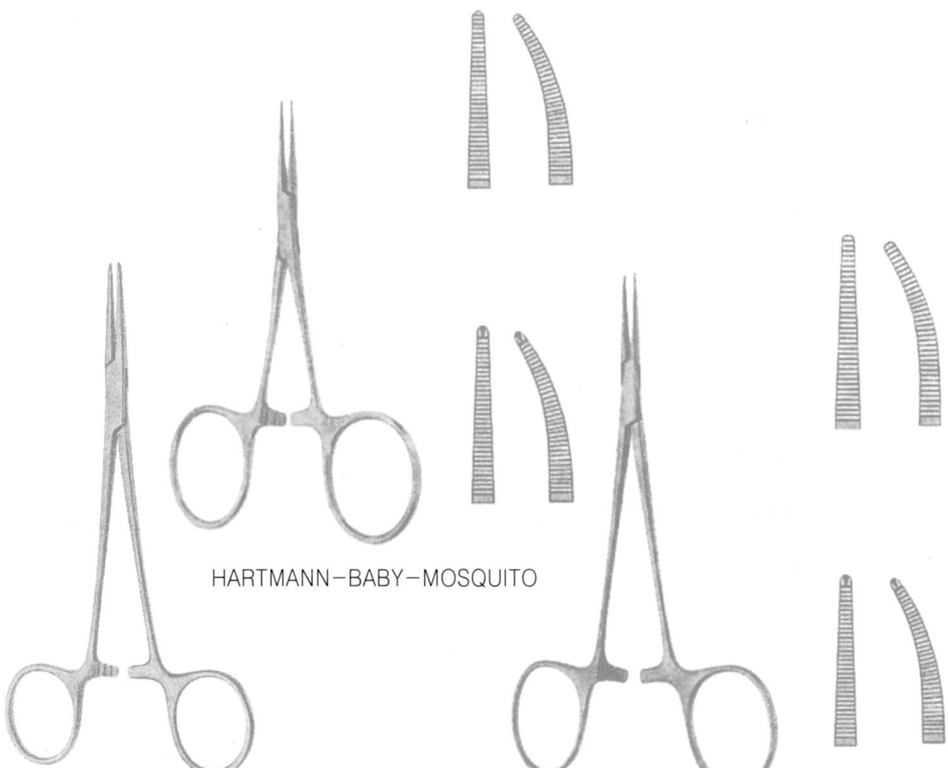

mosguito clamp

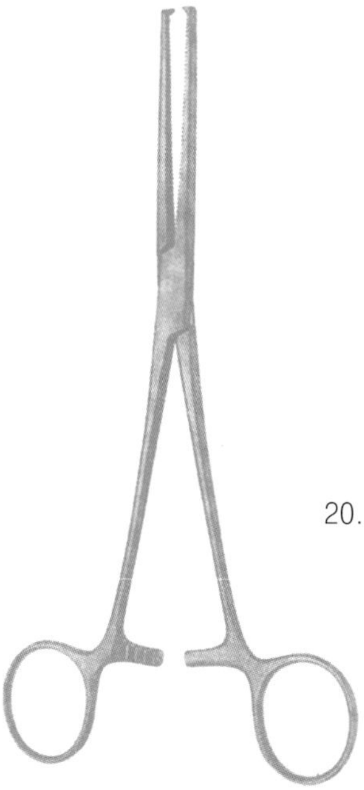

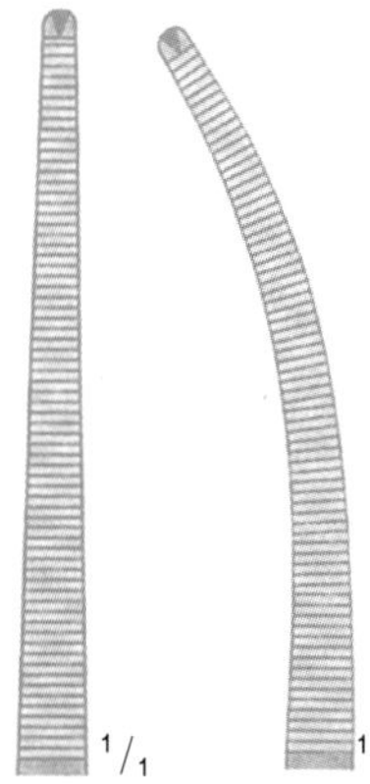

$^{1}/_{1}$ 20.0cm, 8″ $^{1}/_{1}$ 20.0cm, 8″

OCHSNER-KOCHER clamp

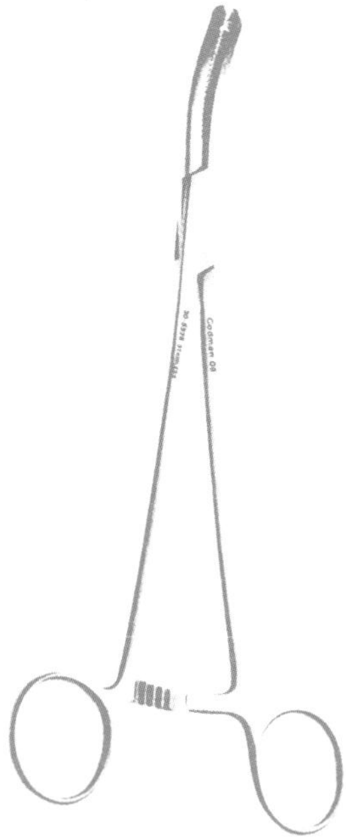

HEANEY hysterectomy forceps

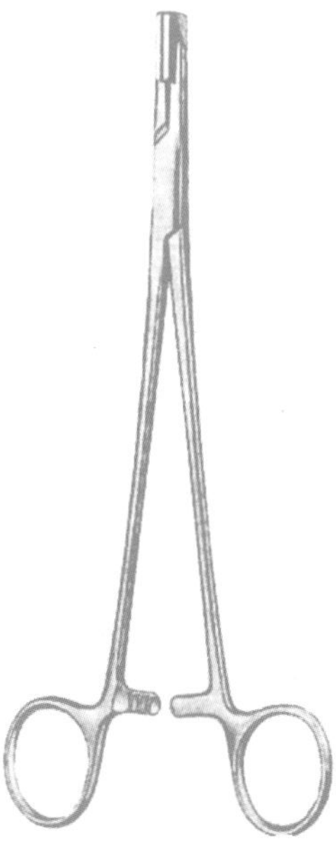

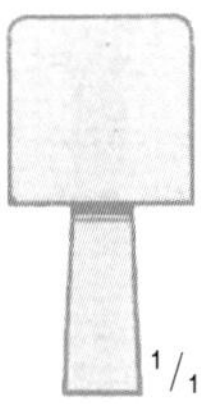

$^{1}/_{1}$ 16.0cm, 6¼″

$^{1}/_{1}$ 22.0cm, 8½″

½

HOUSE-GELFOAM clamp

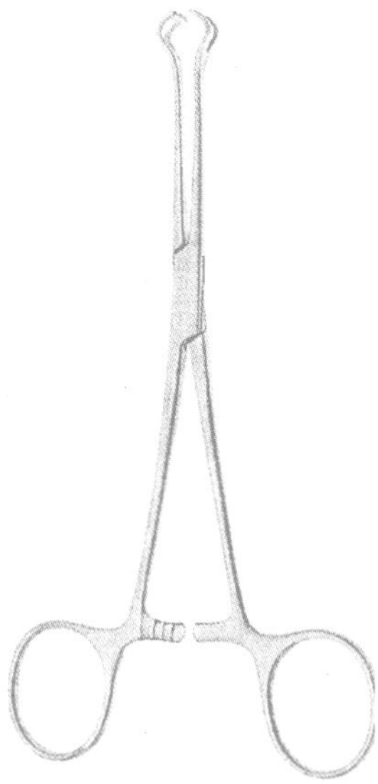

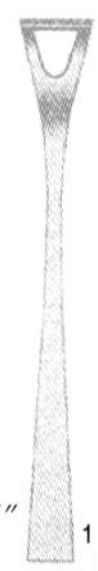

16.0cm, 6¼″ $^{1}/_{1}$

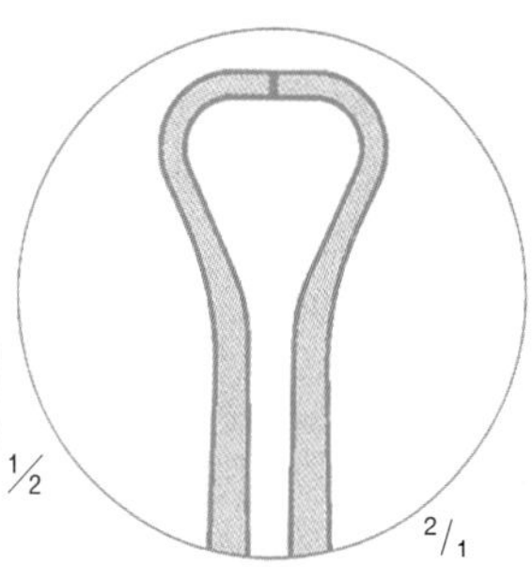

½

BABCOCK clamp

$^{2}/_{1}$

Flat Headed

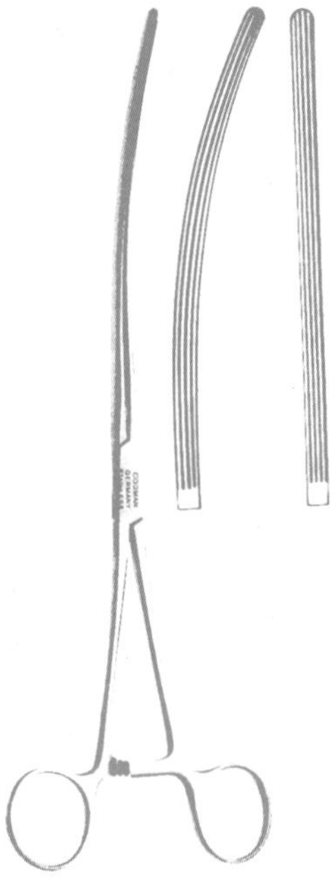

LOCKWOOD–ALLIS
tissue foreps

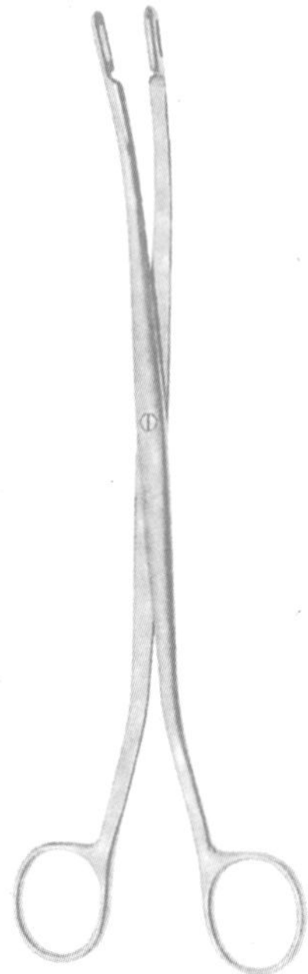

RANDAL
stone forcep

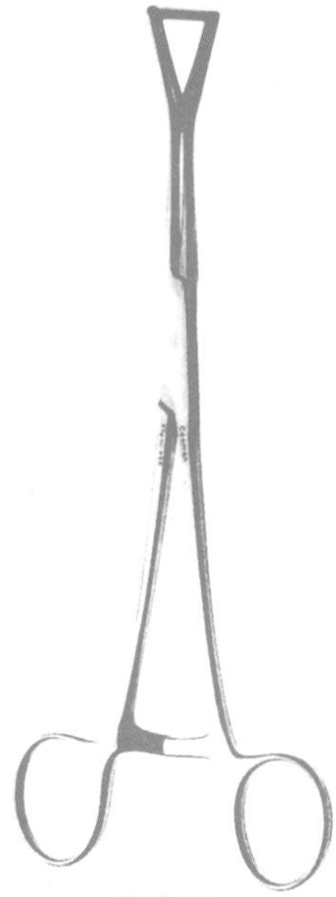

DUVAL
lung grasping forceps

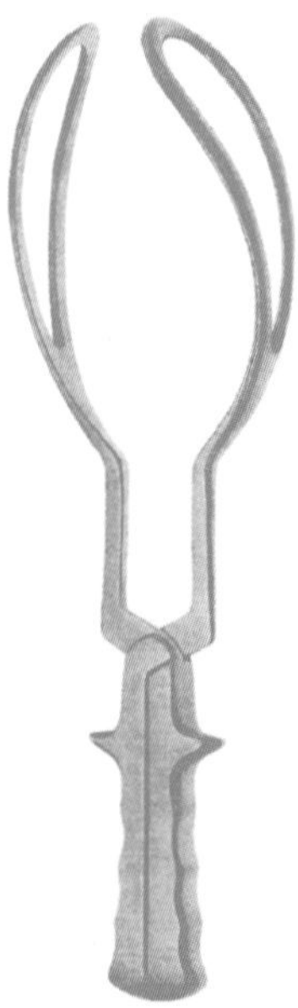

SIMPSON
obstetrical forceps

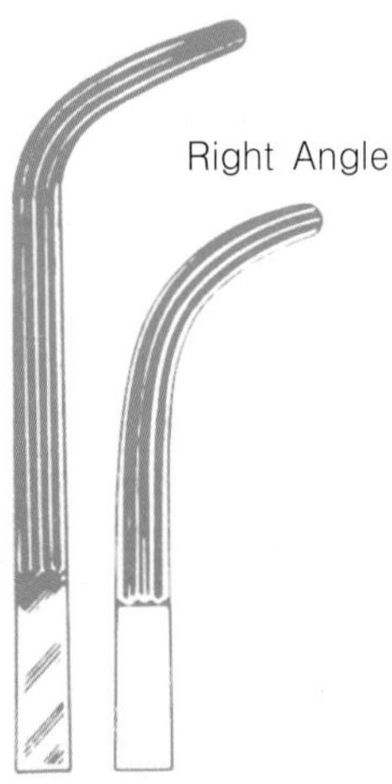

LAHEY gall duct forceps

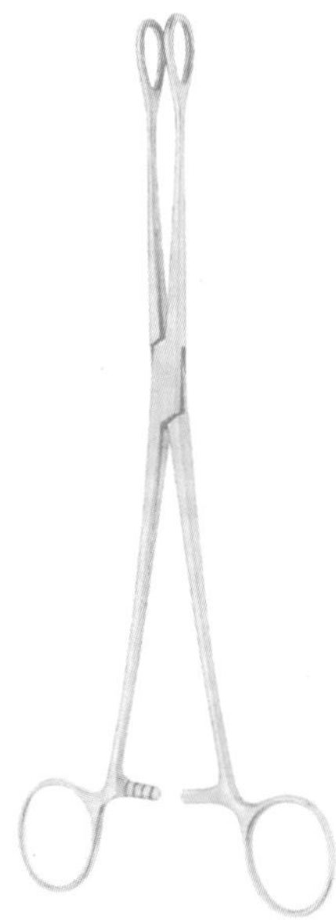

FOERSTER–BALLENGER
towel forcep

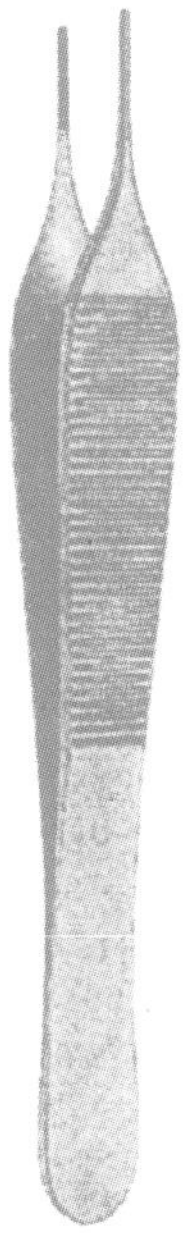

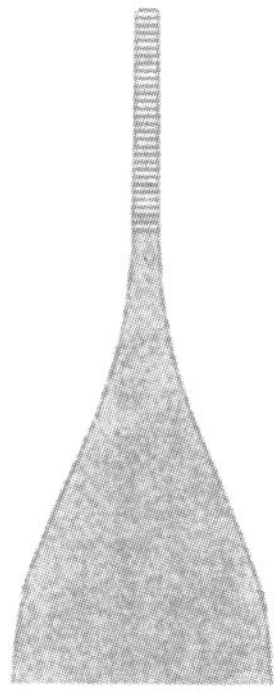

¹/₁
12.0cm, 4¾″

ADSON

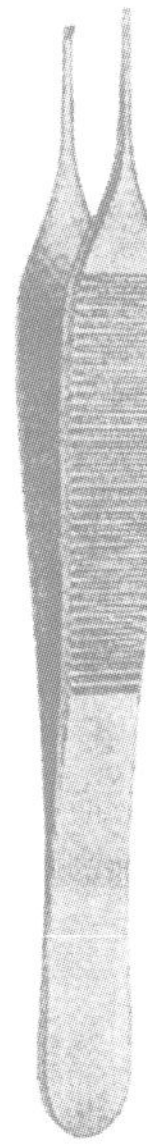

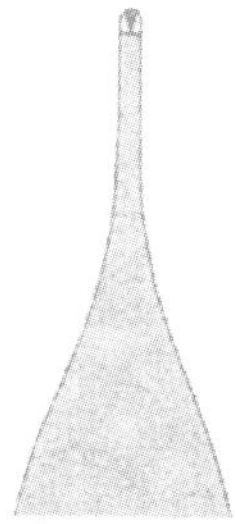

¹/₁
12.0cm, 4¾″

ADSON
1×2 teeth

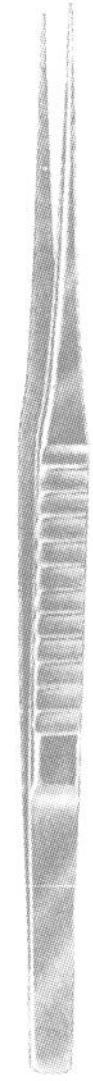

MICRO FORCEPS

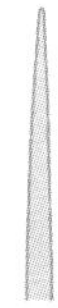

¹/₁
Tips 0.9mm

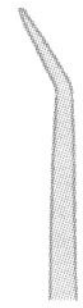

¹/₁
Tips 0.9mm

Φ7mm
Jaws
spoon-shaped

tissue forcep

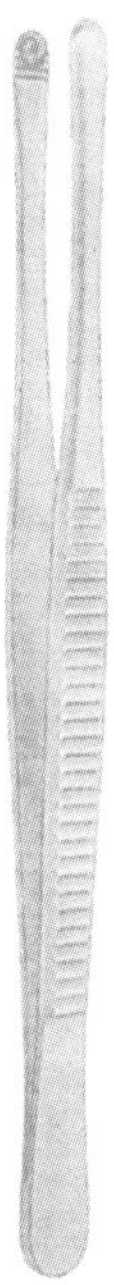

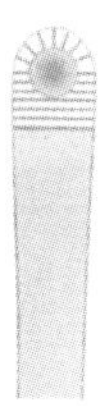

¹/₁
20.0cm, 8″

RUSSIAN

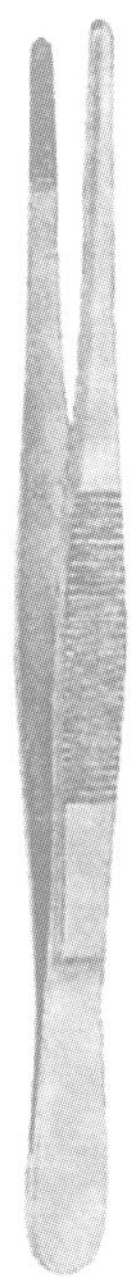

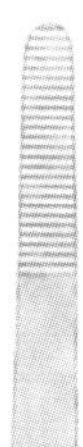

¹/₁
16.0cm, 6¼″

DRESSING FORCEPS
Standard pattems

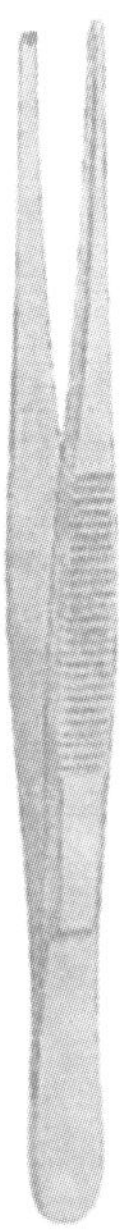

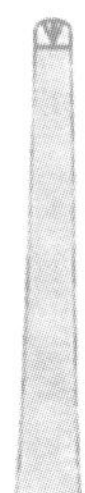

¹/₁
16.0cm, 6¼″

TISSUE FORCEPS
Standard patterns

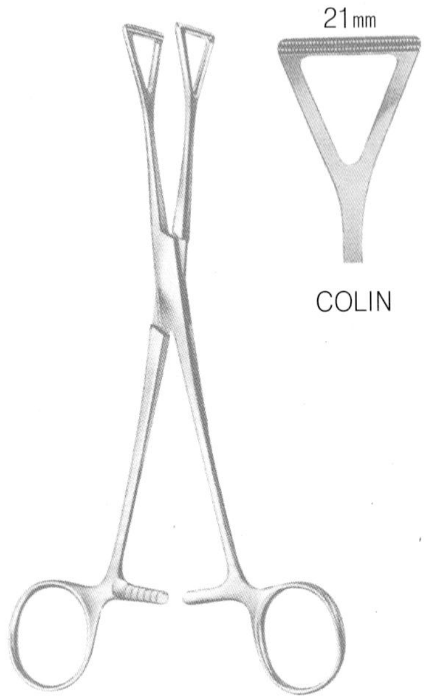

COLIN

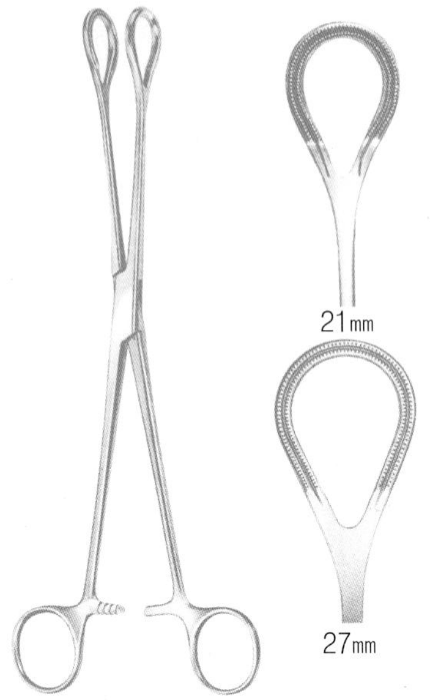

Gall Bladder Forceps

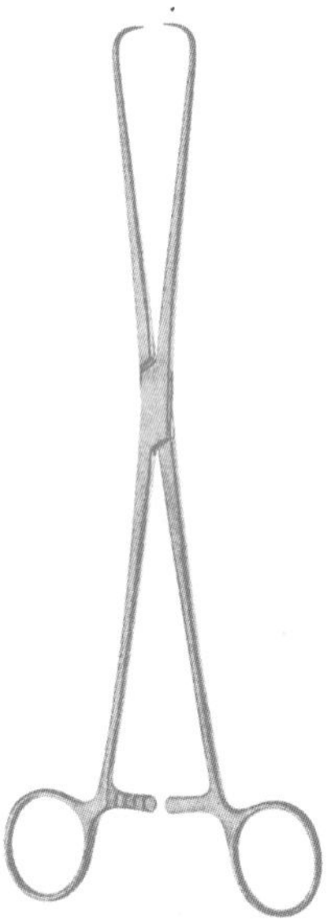

SCHROESER
1×1 teeth

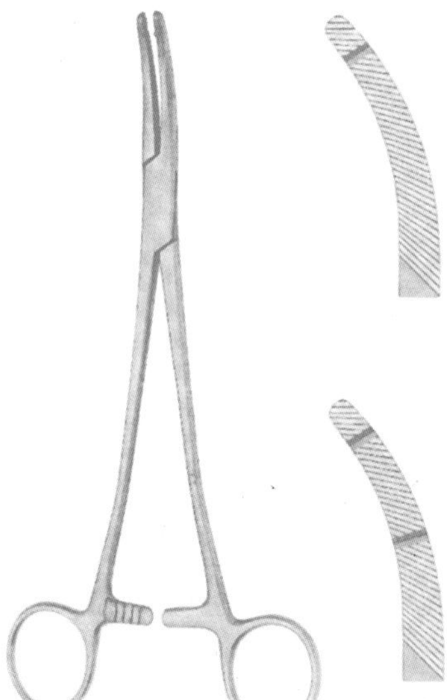

HEANEY

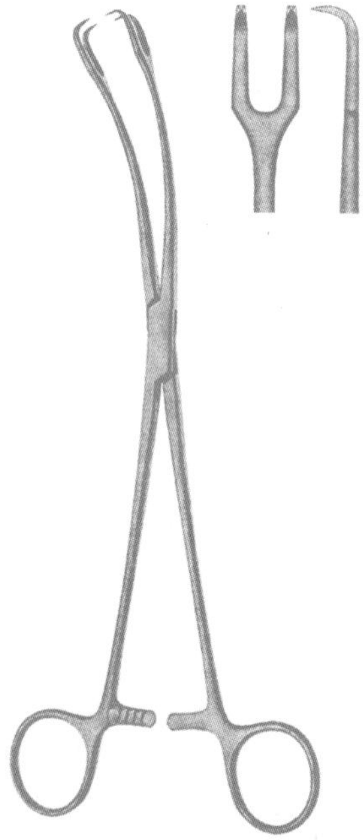

SCHROEDER
2×2 teeth

uterine forcep

16) gouge

절골기라고 하며 뼈를 절제하고 제거하기 위해 사용한다.

17) guide

도자라고 하며 다른 물체를 적당한 위치로 이동하기 위해 사용한다.

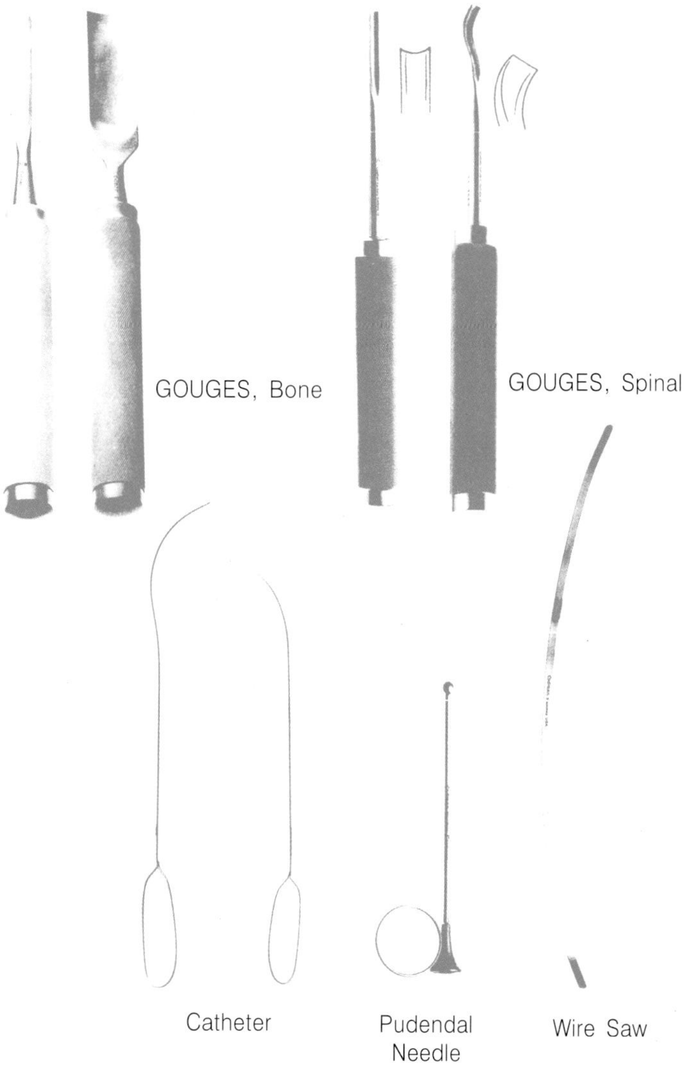

guide

18) handle

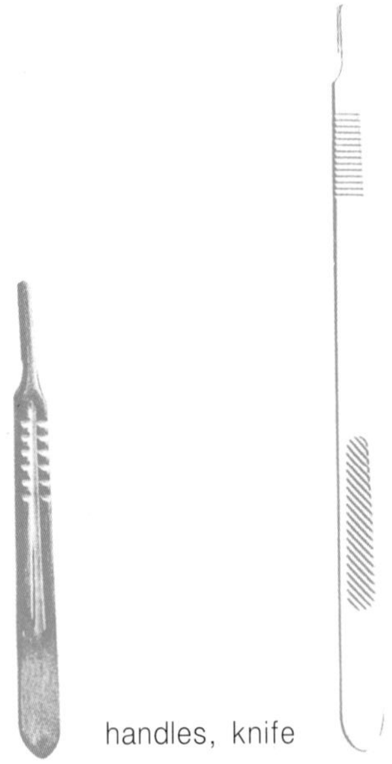

handles, knife

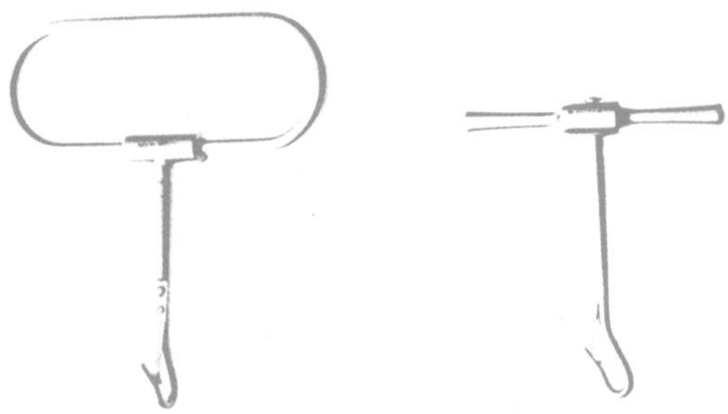

handles, wire saw

19) hook

조직을 지지하거나 들어올리고, 견인시키기 위해 사용한다.

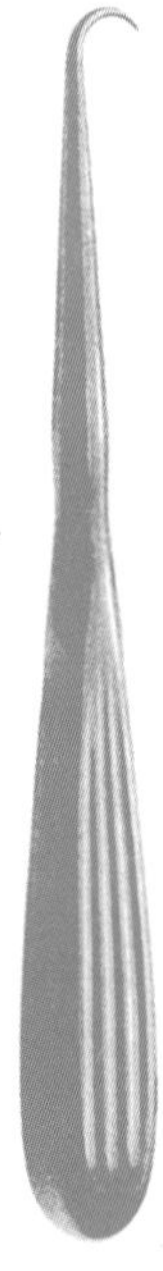

hooks, bone

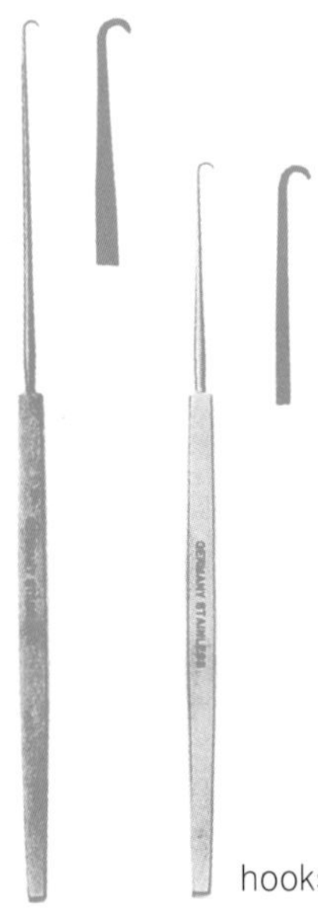

hooks, dural

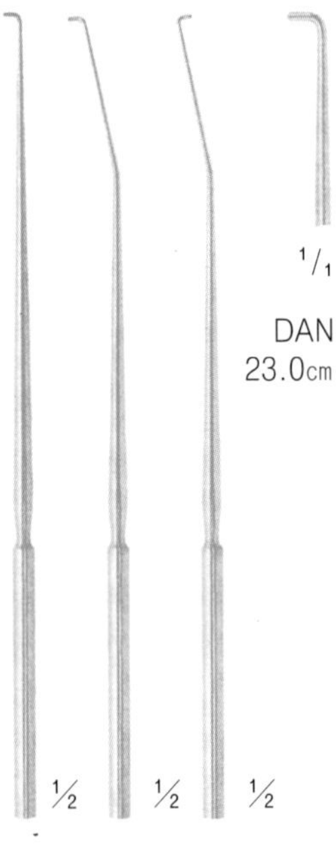

½ ½ ½

1/1

DANDY
23.0cm, 9″

20) impactor

뼈와 같은 단단한 조직을 밀어넣기 위해 조직 위에 impactor를 넣고 망치로 두드린다.

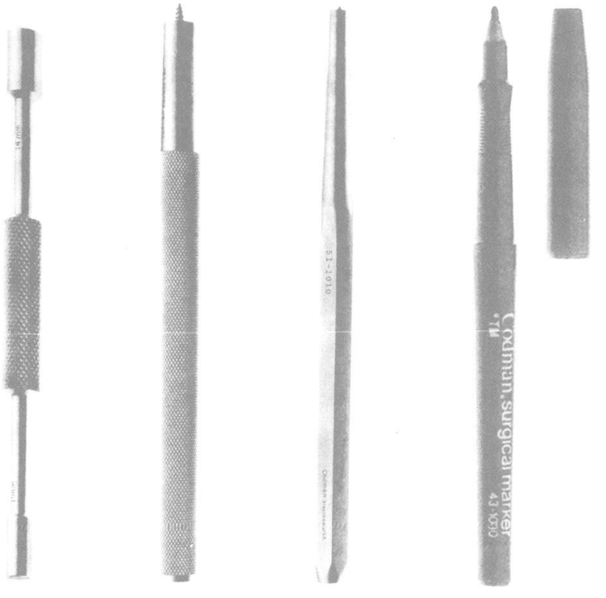

21) mallet (hammer)

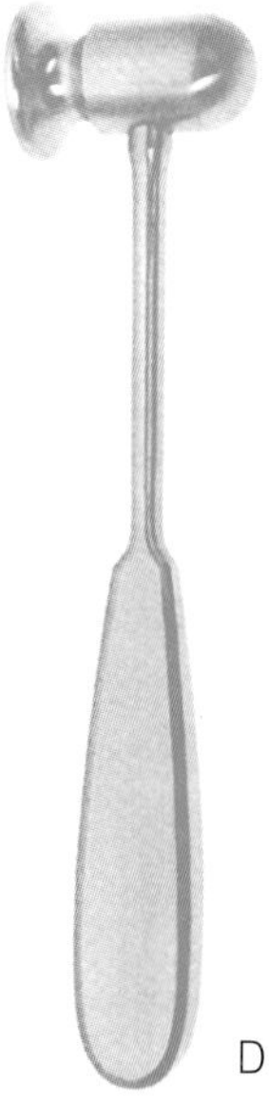

DOYEN

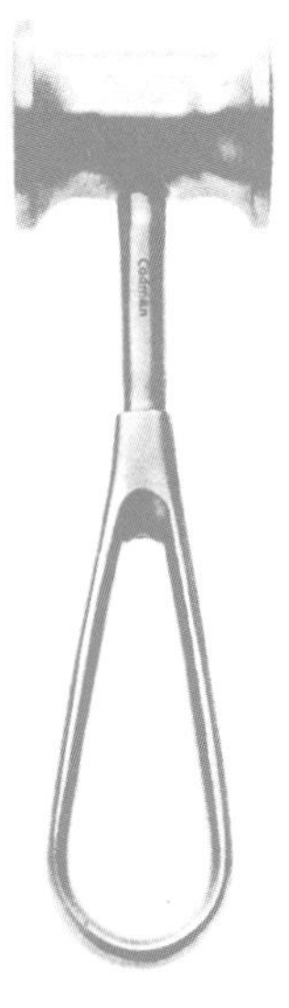

22) marking pen & tape

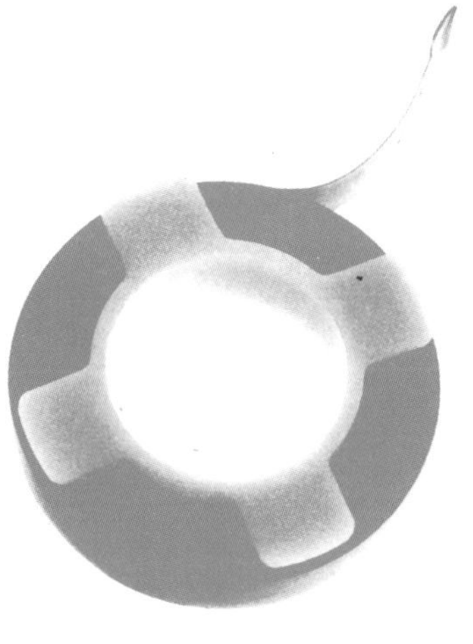

23) Micro Tissue instrument

신경조직과 같은 섬세한 조직에 사용하는 기구이다.

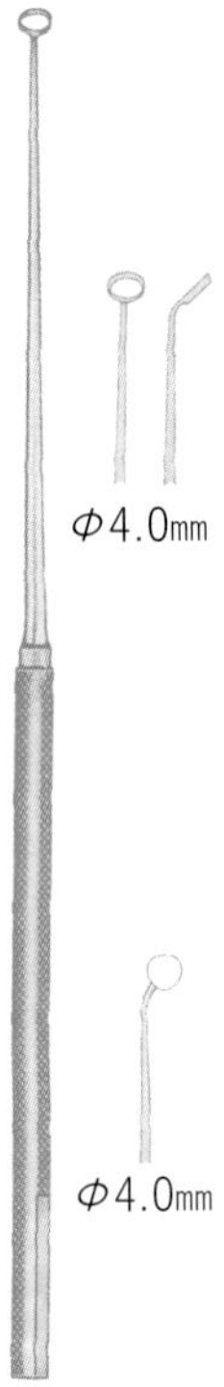

RAY
Curettes

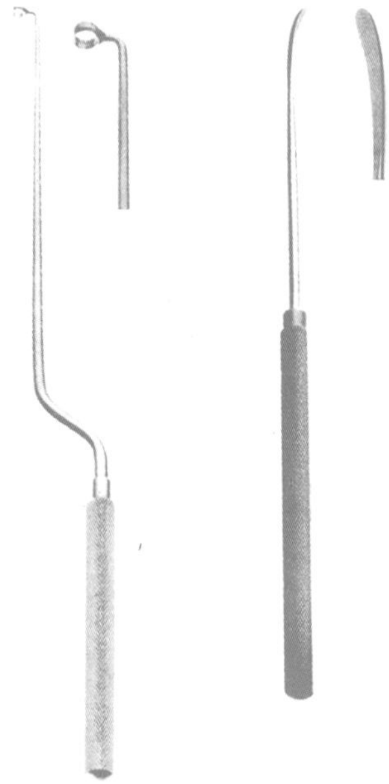

MICROSURGICAL
DISSECTORS

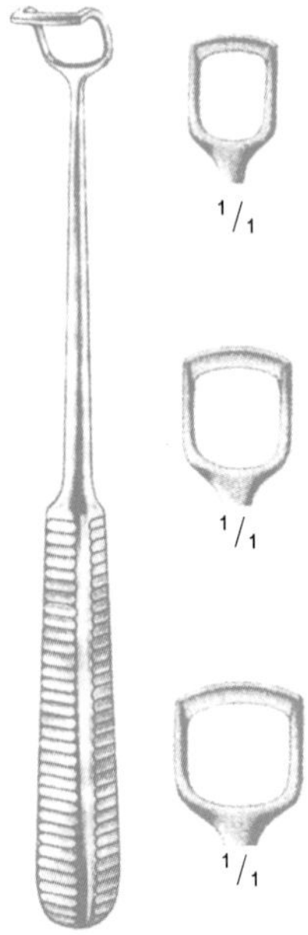

BECKMANN
retractor

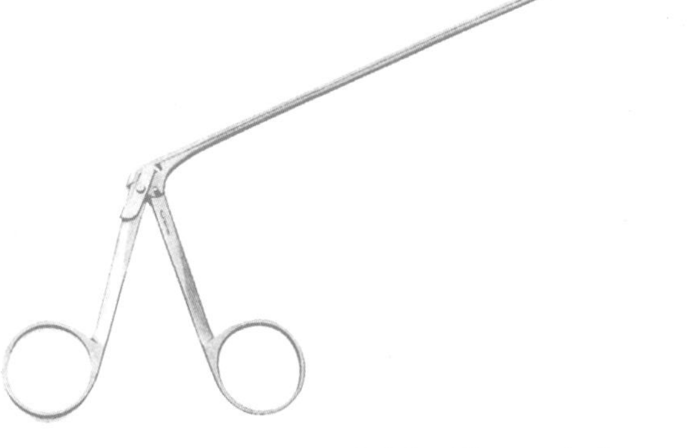

MICROSURGICAL FORCEPS, Alligator Action

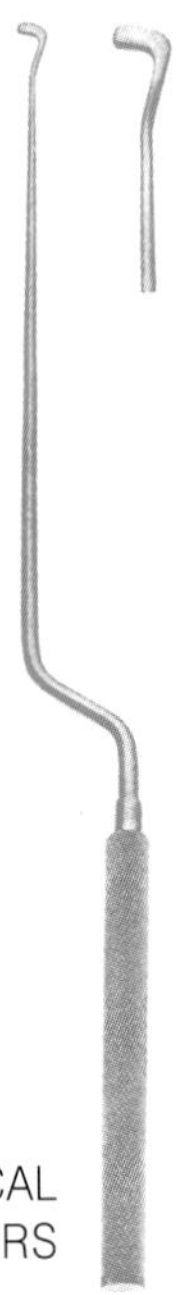

MICROSURGICAL
ENUCLEATORS

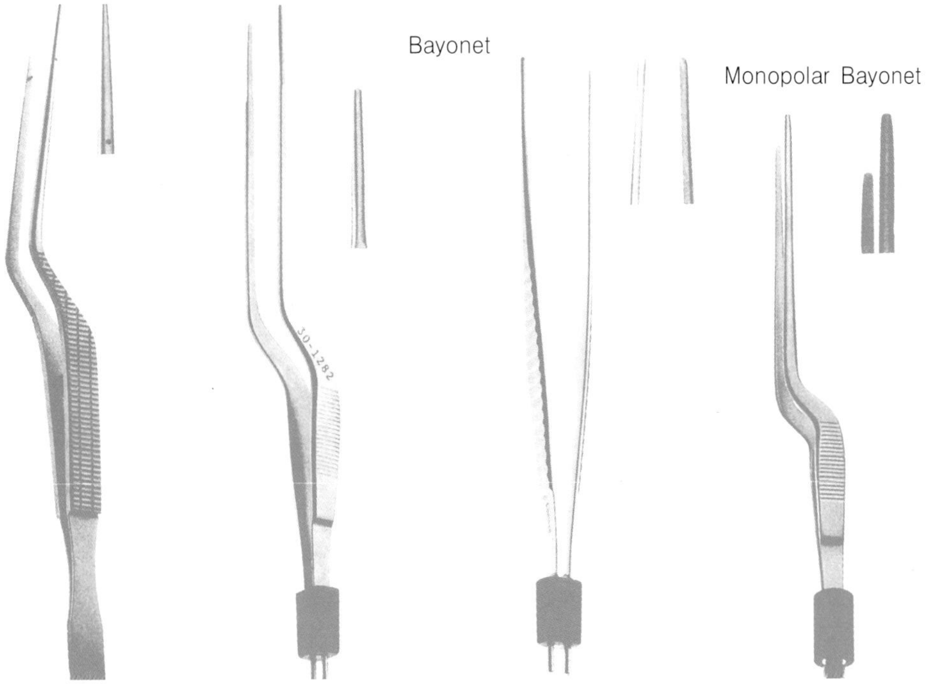

MICROSURGICAL FORCEPS

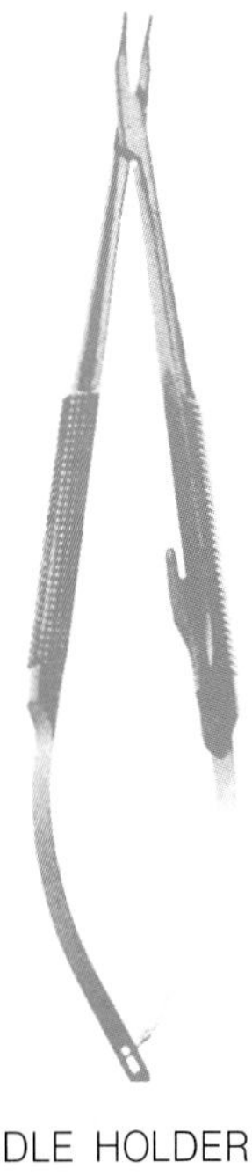

NEEDLE HOLDERS,
Straight

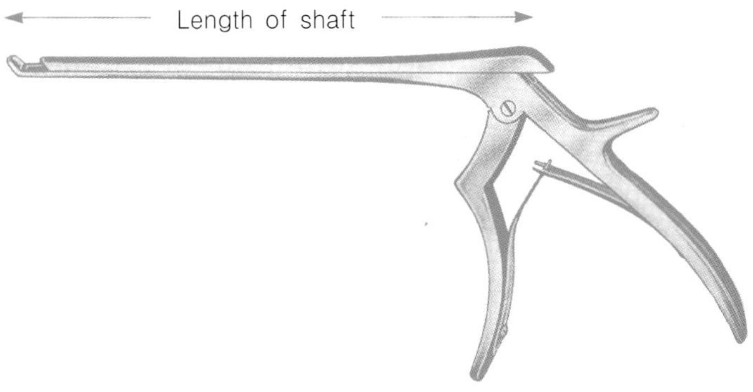

FERRIS-SMITH-KERRISON forcep

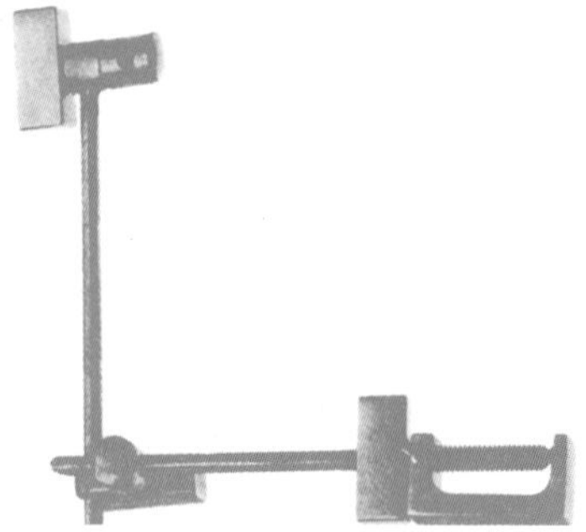

ENKER Brain Ratractor, self-retaining

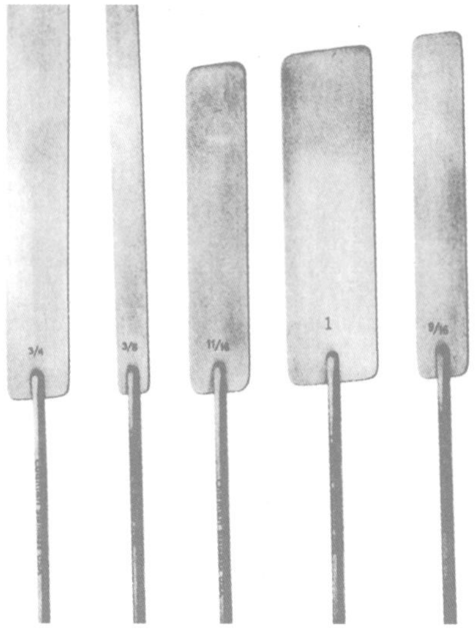

malleable clades

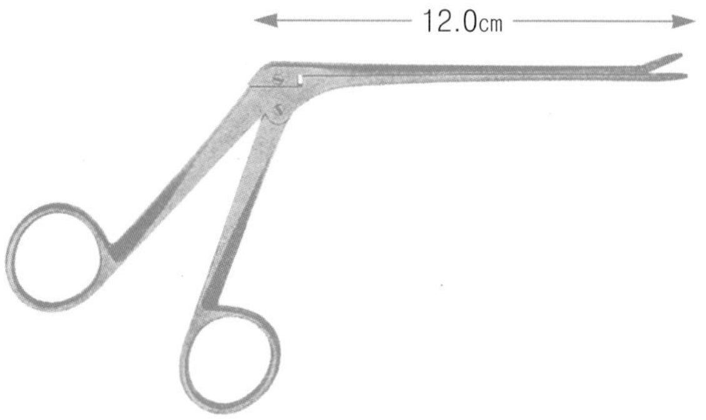

WEIL-BLAKESLEY Straight

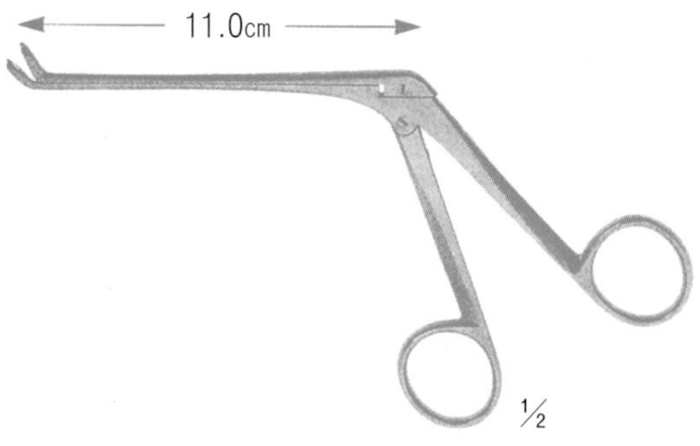

WEIL-BLAKESLEY Curved up

24) needle holder

조직의 봉합 시에 사용되는 기구로써 봉합바늘을 잡는 기구이다.

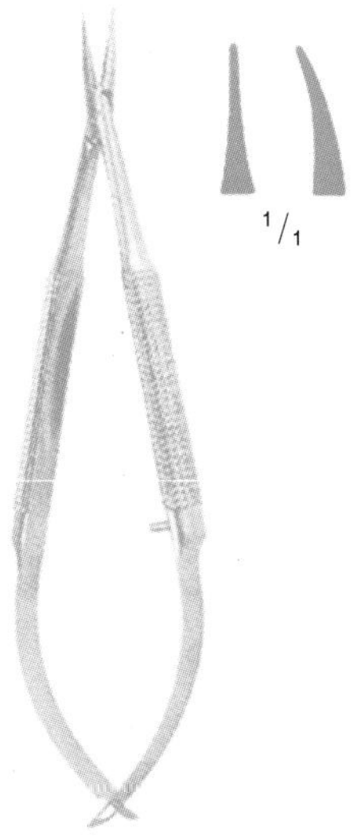

MICRO–CASTROVIEJO
without lock, with inserted jaws

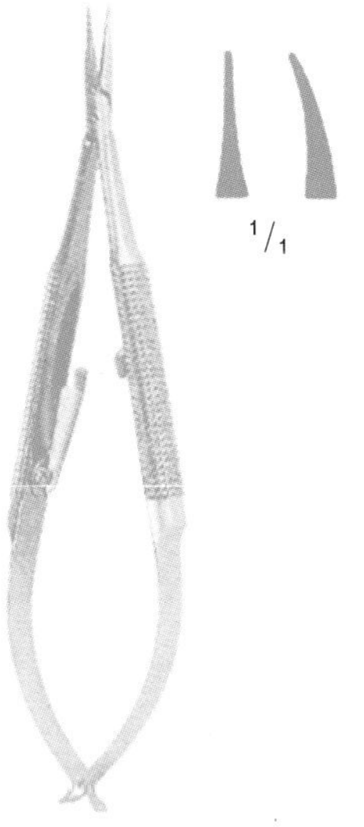

MICRO–CASTROVIEJO
with lock, with inserted jaws

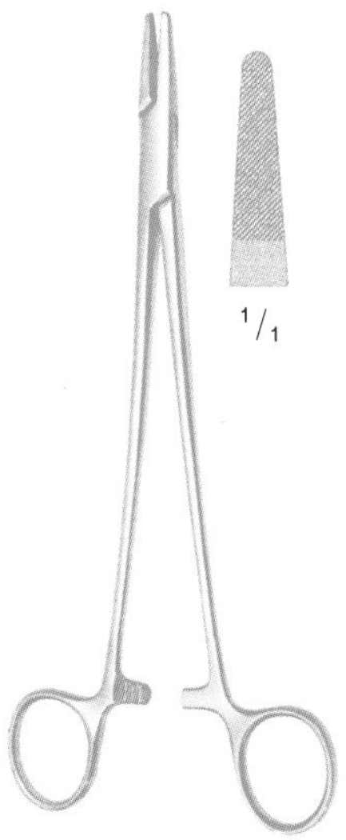

OLSEN–HEGAR

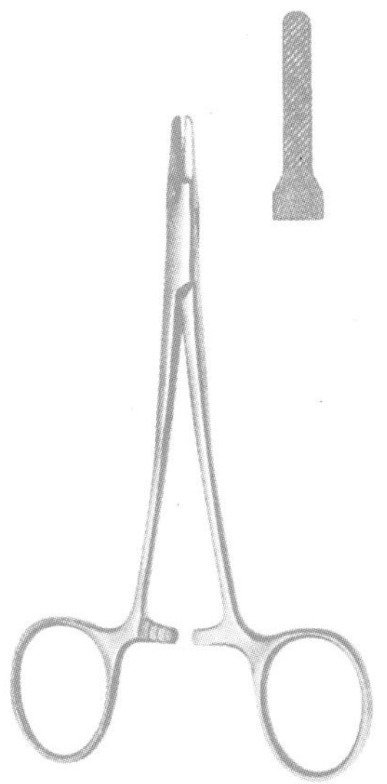

HEGAR

needle holder

25) osteotome

뼈를 절제할 때에 사용하며 그 외 gouge와 chisel도 사용한다.

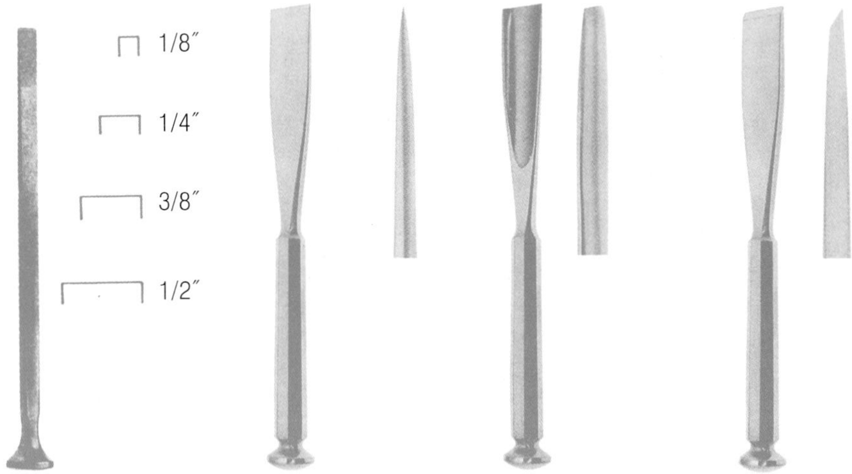

STILLE Osteotomes

STILLE Gouges

STILLE Chisels

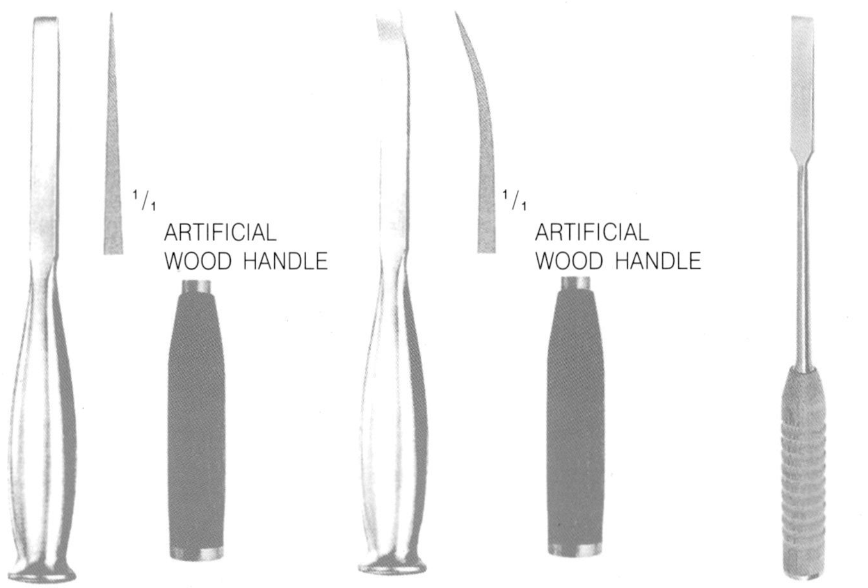

SMITH-PETERSEN

SMITH-PETERSEN

LONG

26) speculum

신체의 강이나 관의 내부를 관할 할 수 있도록 벌려주는 기구이다.

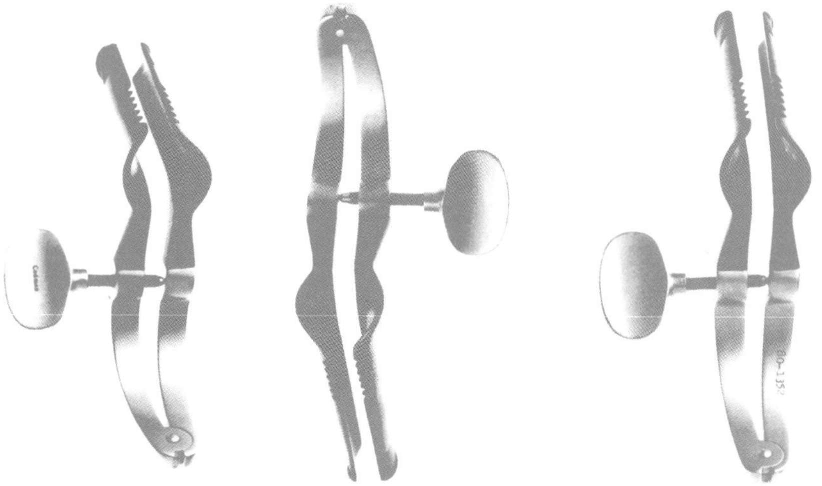

Small Acromegalic Standard

MICROSURGICAL SPECULA

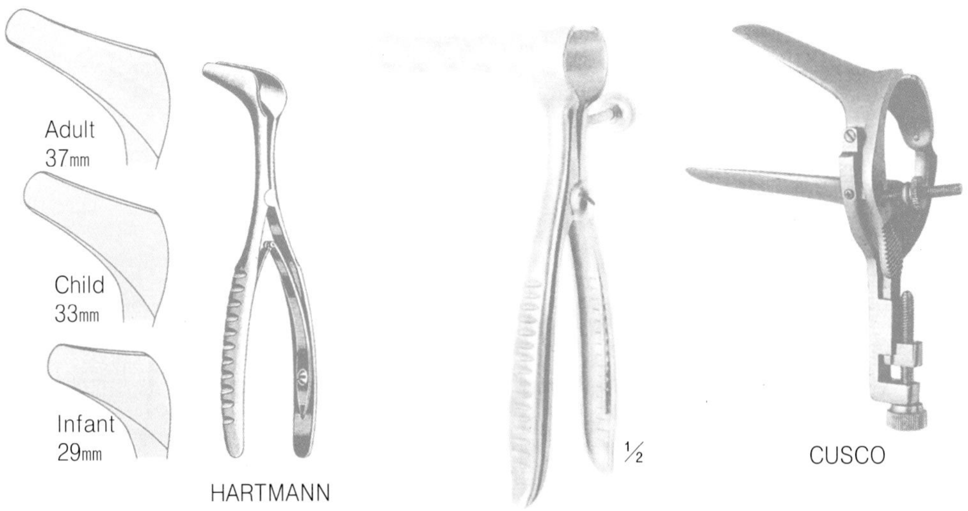

SIMS

speculum

27) passer

운반자라고 하며 무엇인가를 한곳에서 다른 곳으로 이동하기 위해 사용한다.

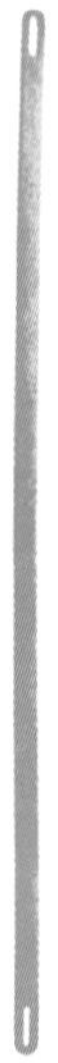

PASSER

28) raspatory

골막을 박리해내기 위해 사용한다.

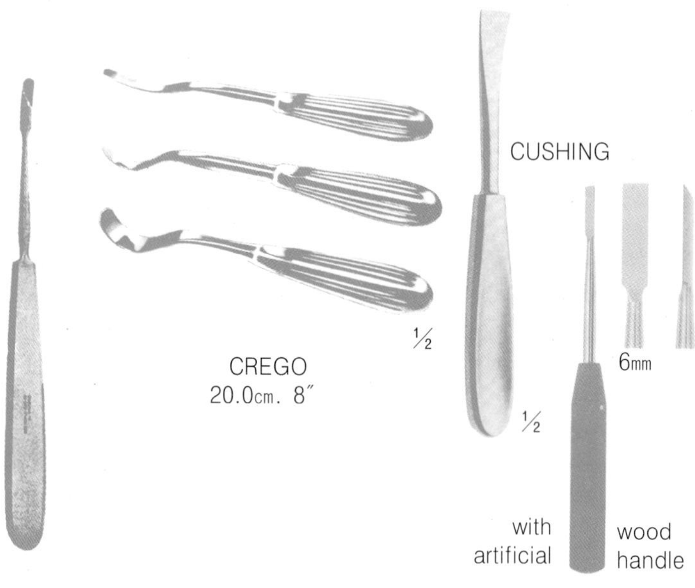

Periosteal Raspatory

29) retractors

상처 또는 강을 벌리거나 수술부위를 넓게 노출시키기 위해 사용한다.

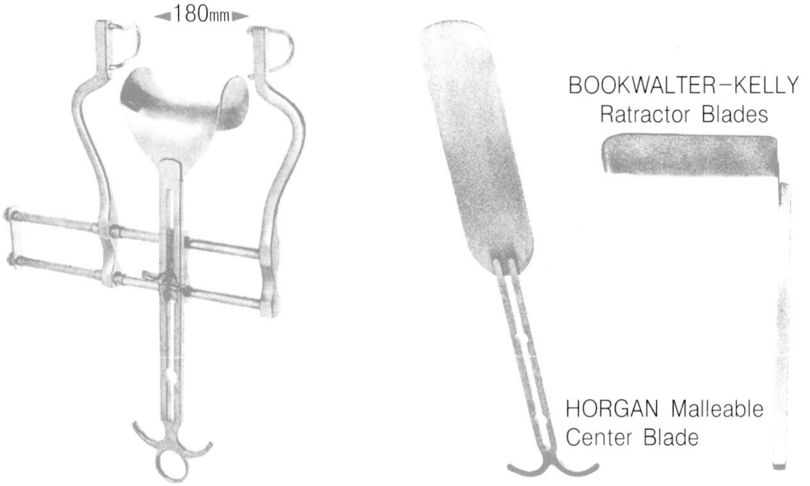

BALFOUR abdominal self retaining retractor

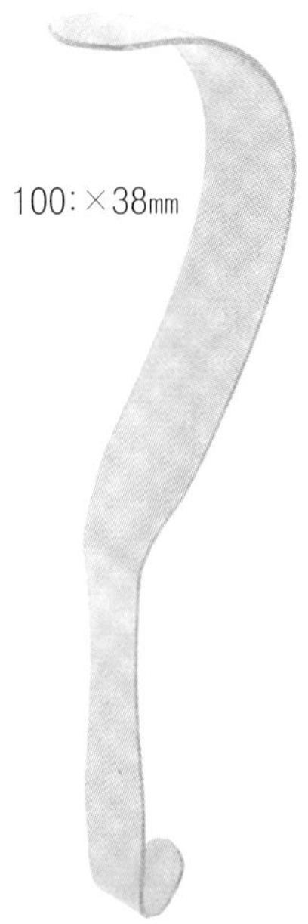

DEAVER

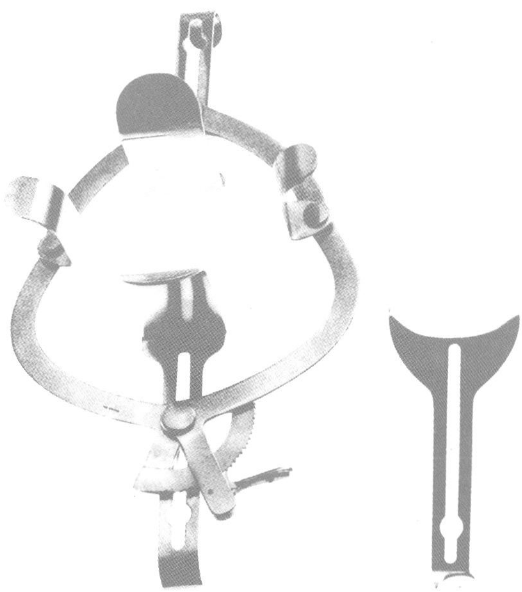

O'SULLIVAN-O'CONNOR Abdominal
Retractor, self-retaining.

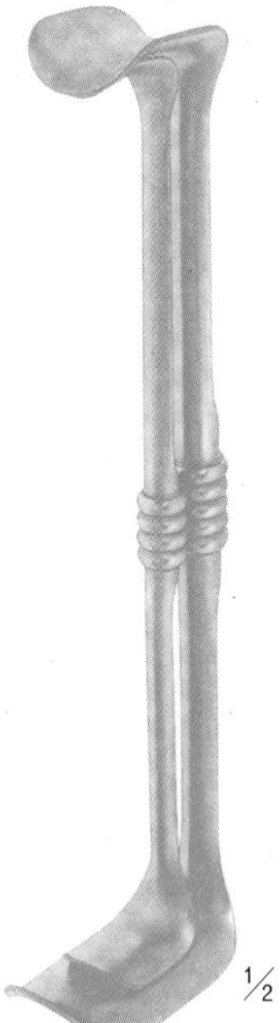

RICHARDSON-EASTMAN
retracter

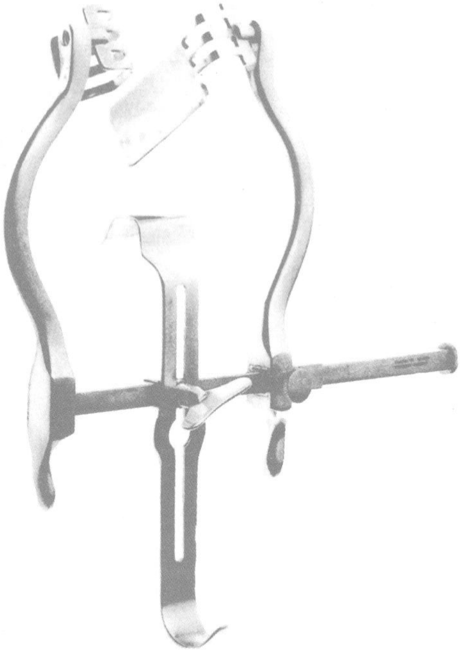

JUDD-MASSON Bladder and Suprapubic
self-retaining retractor

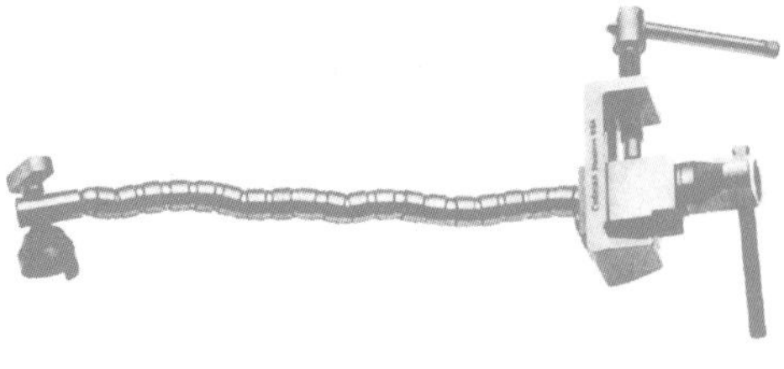

GREENBERG Short Retractor Arm

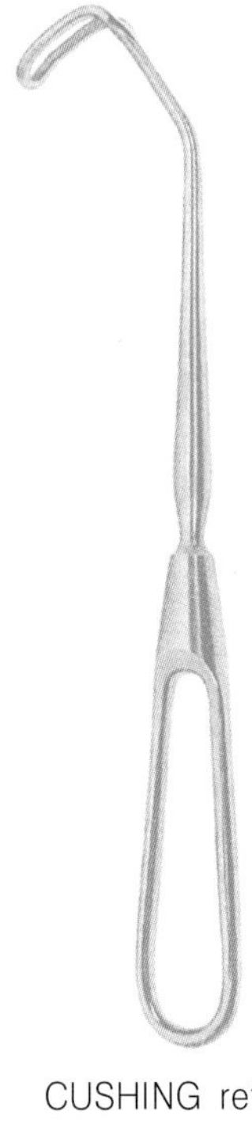

CUSHING retractor

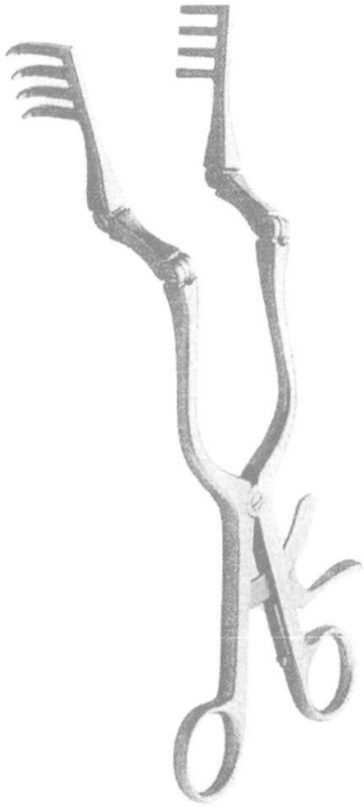

BECKMANN
Double Hindged

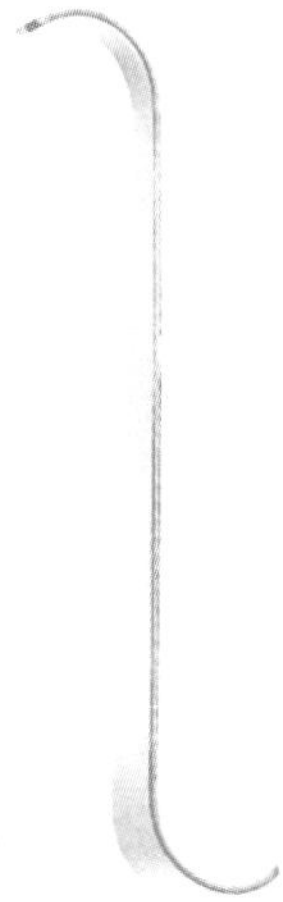

CHILDREN'S
HOSPITAL Rctractor,

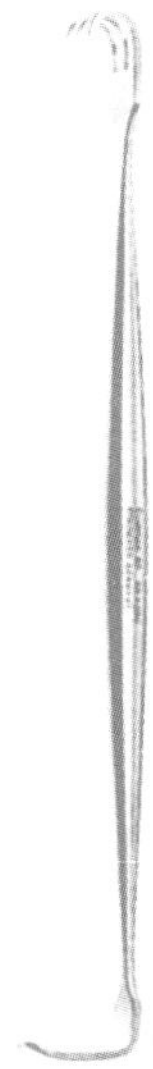

MATHIEU
Rctractors

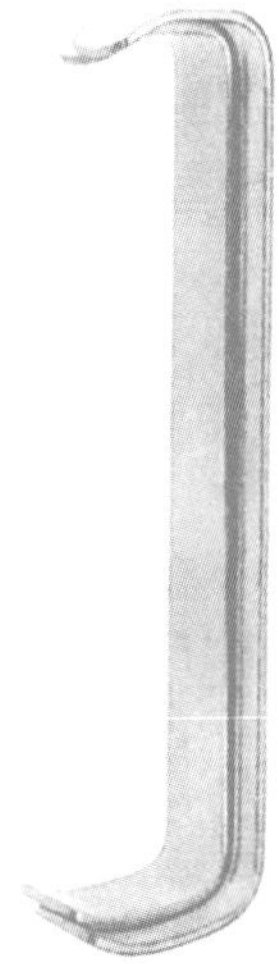

COLLIN srt

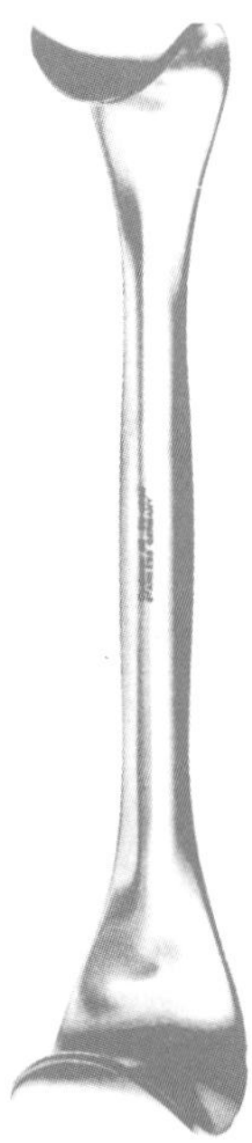

COELET
Retractor

½

RIBBON ABDOMINAL
Malleable

½

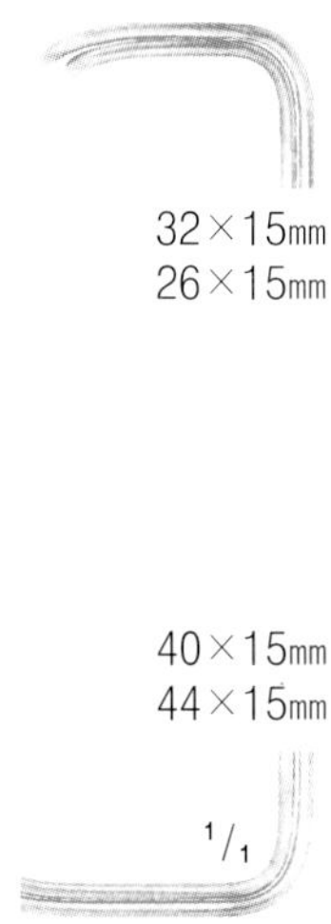

USARMY
set

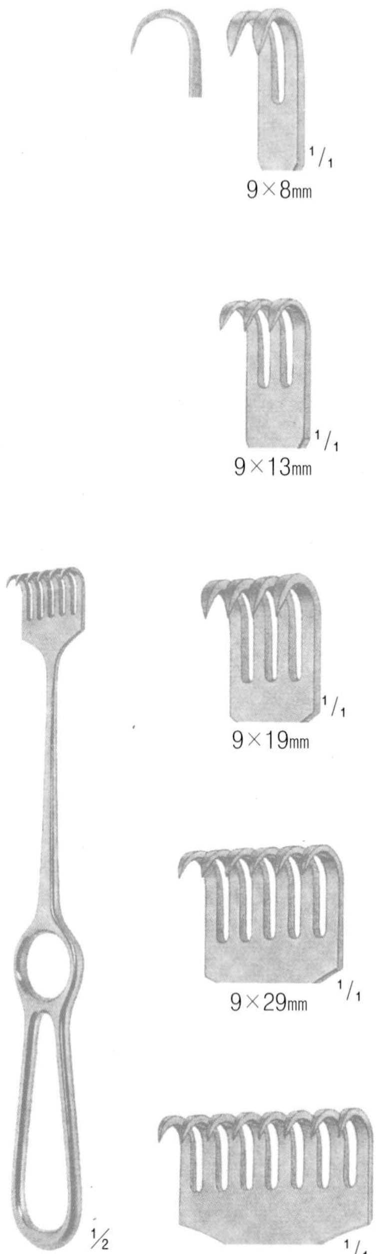

VOLKMANN

retractor

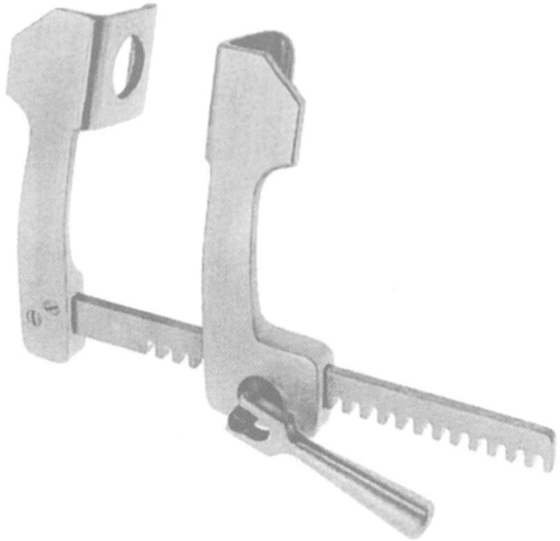

FINOCHIETTO

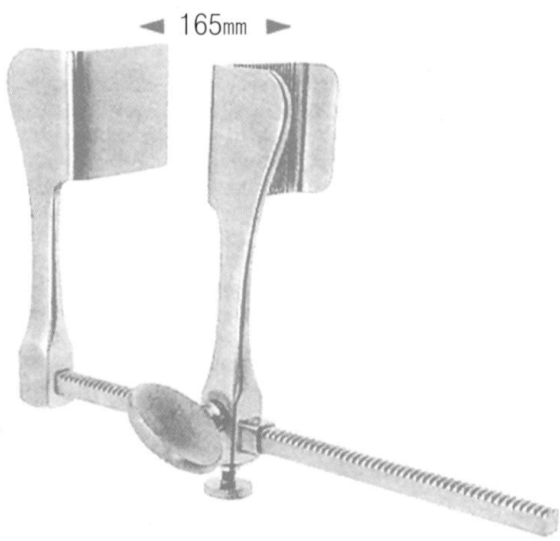

TUFFER

chest self retaining retractor

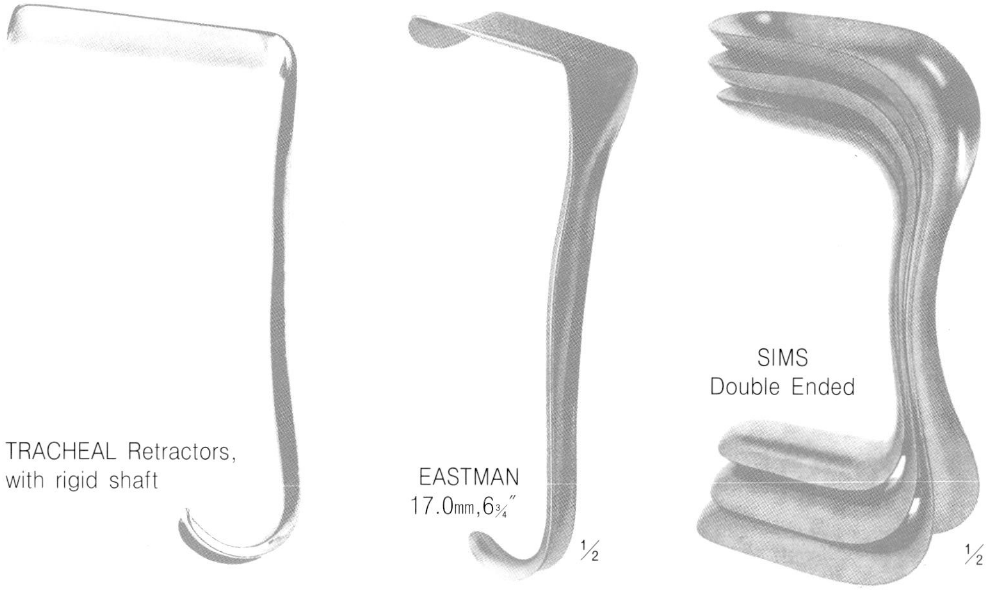

TRACHEAL Retractors,
with rigid shaft

EASTMAN
17.0mm, 6¾″

½

SIMS
Double Ended

½

retractor

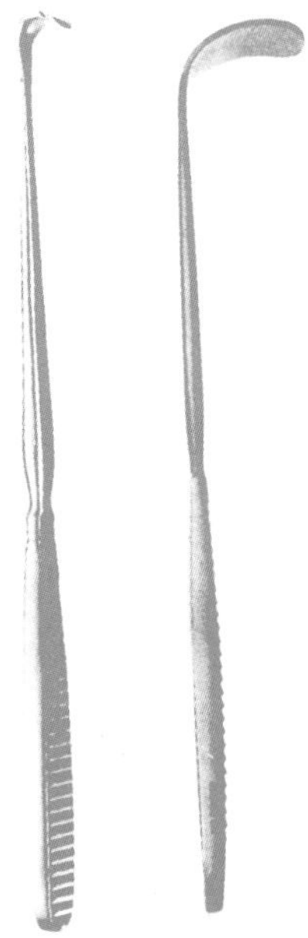

CLOWARD-CUSHING

vein retractor

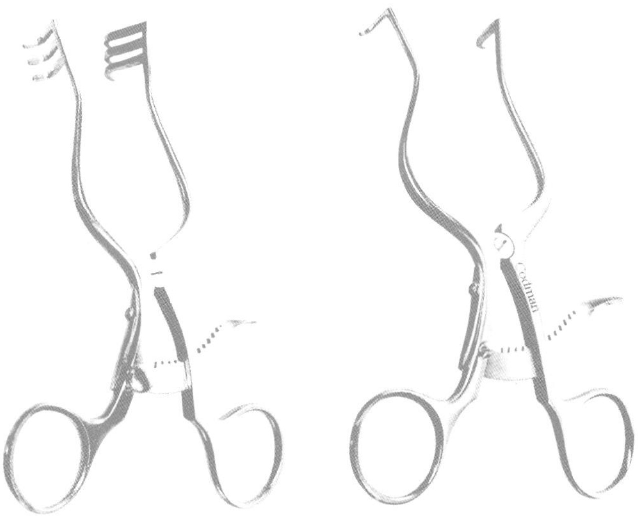

CLOWARD

tissue retractors

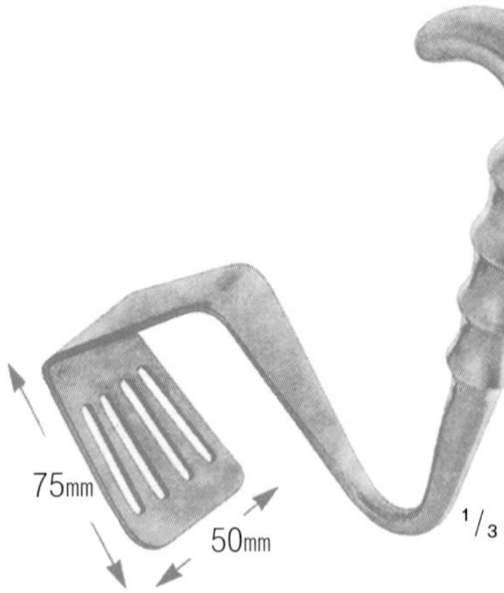

DAVIDSON
Scapula Retractor

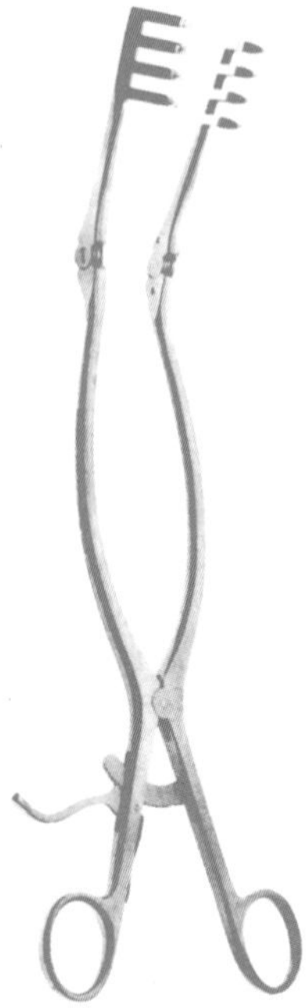

BECKMAN
thyroid retractor

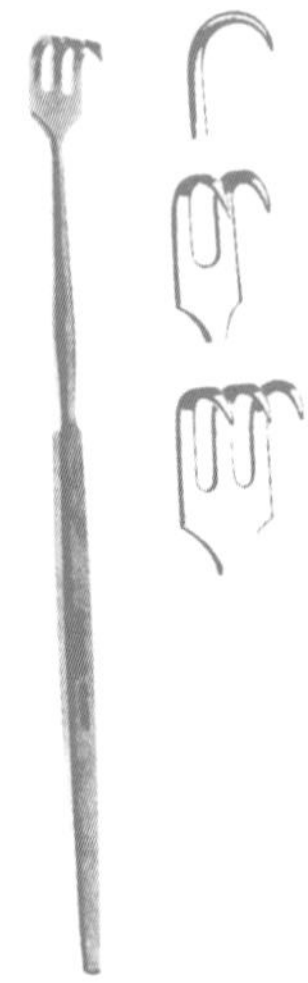

JACKSON
tracheel retractor

30) saw

뼈를 자를 때에 사용한다.

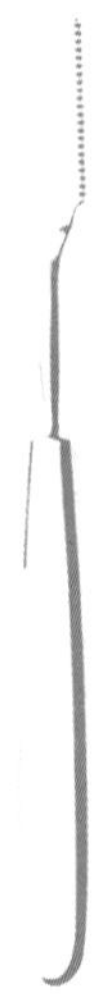

JOSEPH
Nasal

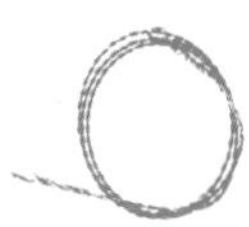

TYLER-GIGLI Wire
Saws, large cut

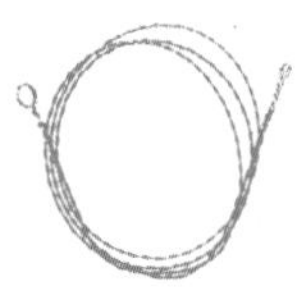

GIGLI Twisted
Wire Saws.

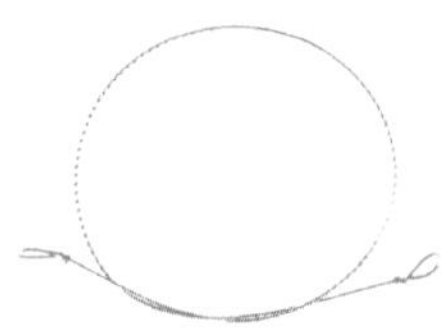

OLIVECRONA-GIGLI
Wire Saws.

31) Rongeurs

뼈조직을 절제해 낼 때에 사용한다.

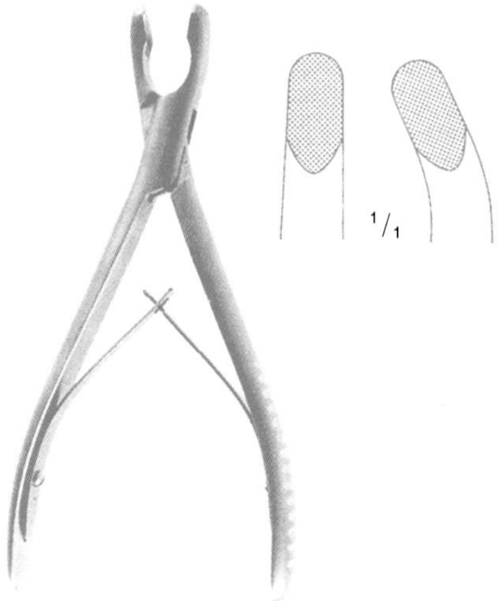

LUER

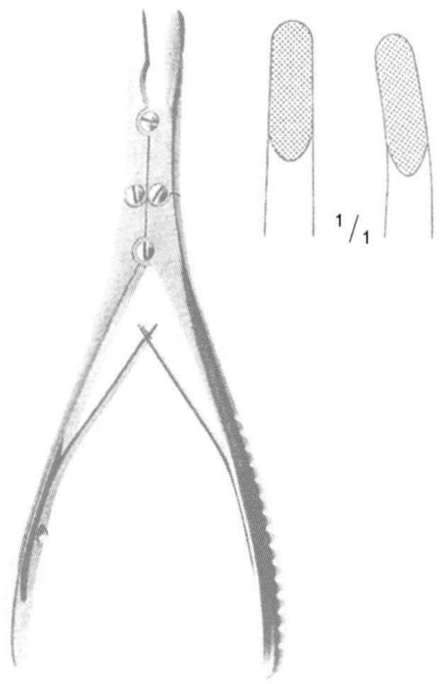

RUSKIN

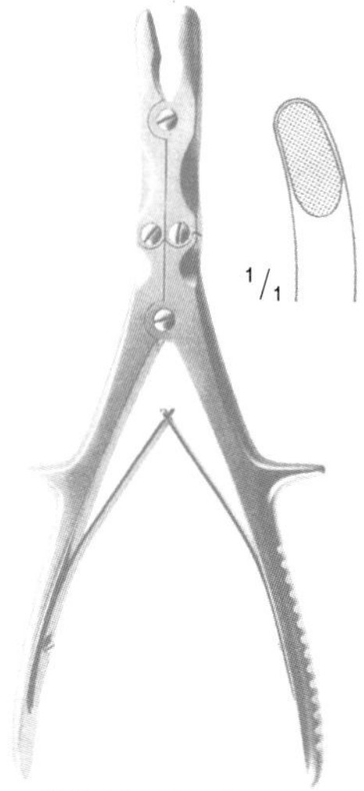

STILLE–RUSKIN

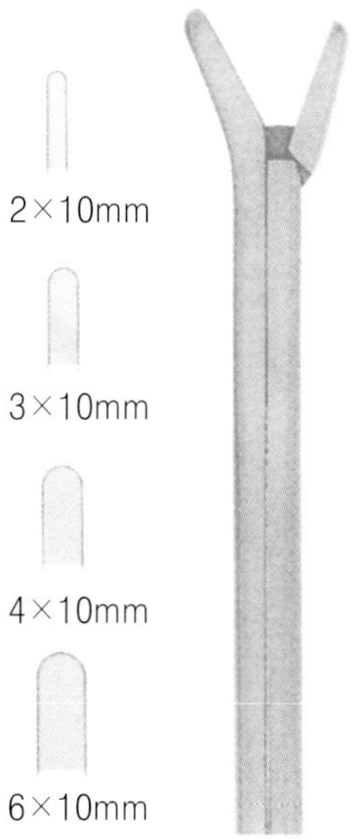

Ferris Smith–Cushing
Laminectomy Rongeurs

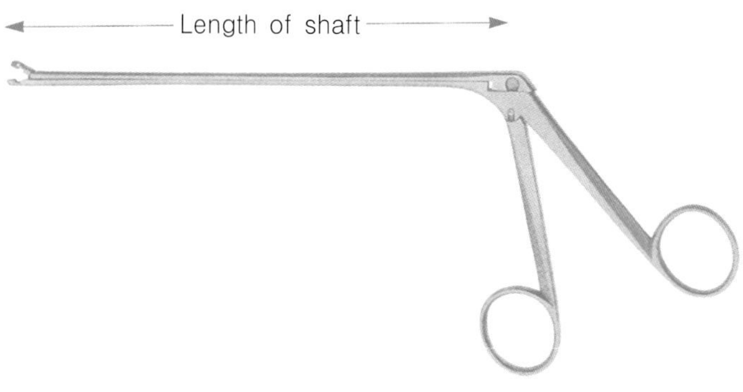

Cushing Intervertebral Disc Rongeurs

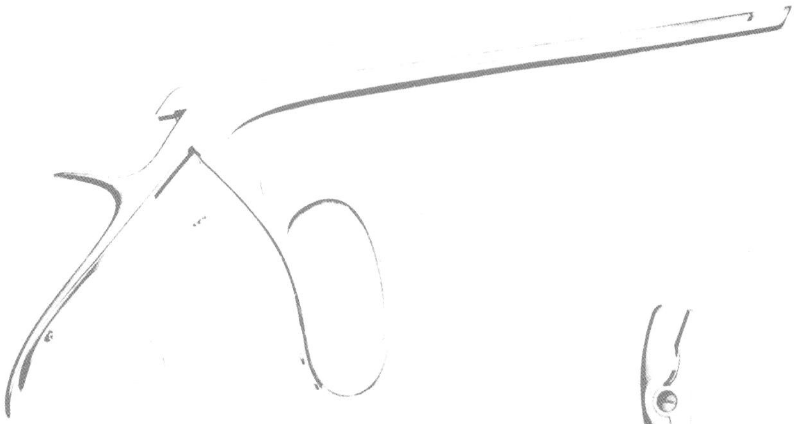

CLOWARD–HARPER Laminectomy Rongeurs, 40° angle.

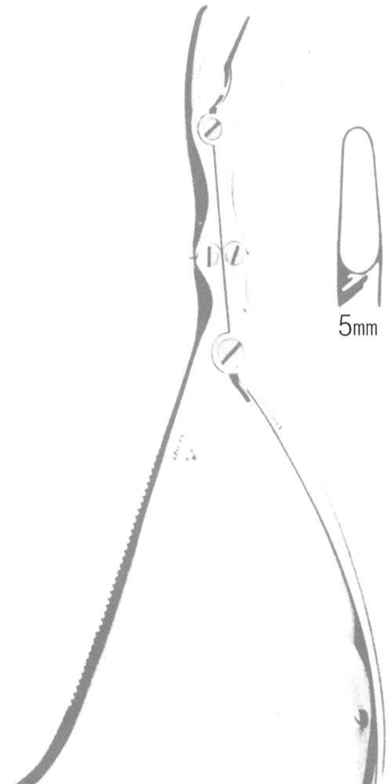

CODMAN LEKSELL Laminectomy Rongeurs, double–action

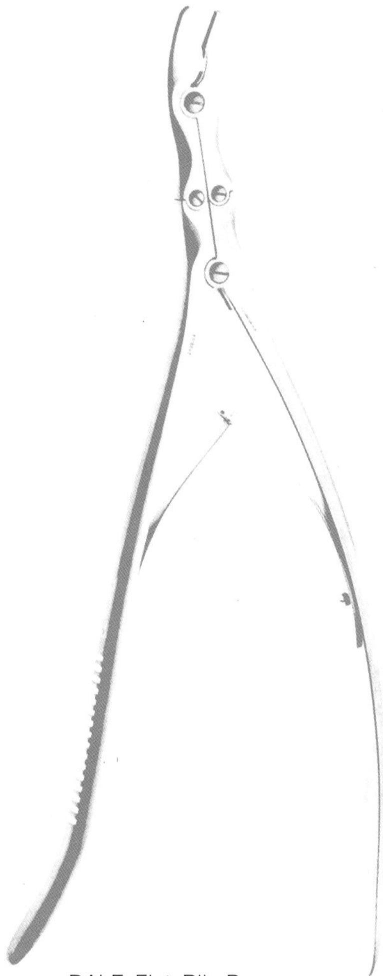

DALE Fist Rib Rongeur, double–action

32) scissor

상처와 강을 절개하거나 조직, 봉합사, dressing을 자르는데 사용한다.

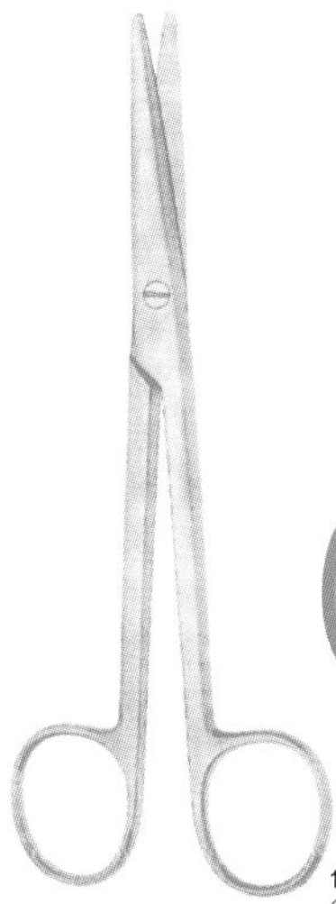

1/2

MAYO-STILLE

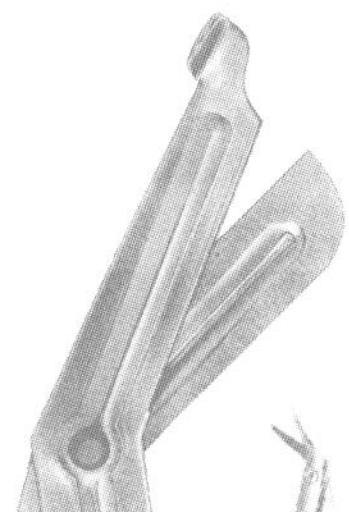

1/1

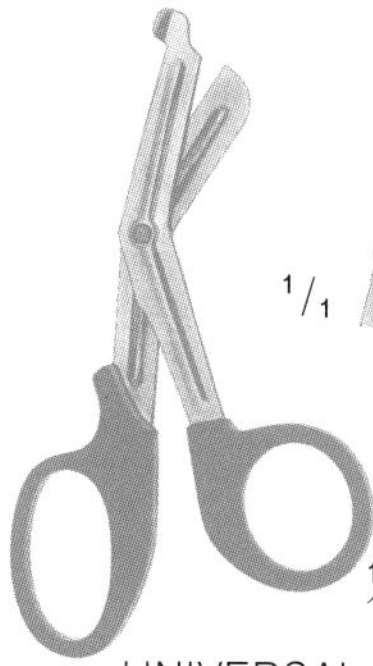

1/2

UNIVERSAL
One blade serrated

WESTCOTT
Tenotomy Scissors
12.0mm, 4 3/4″

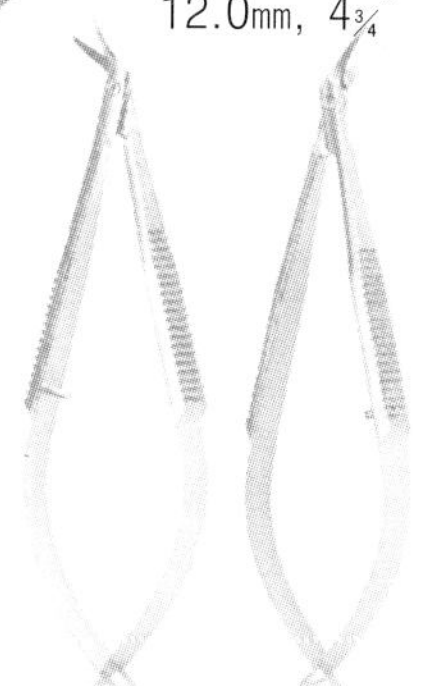

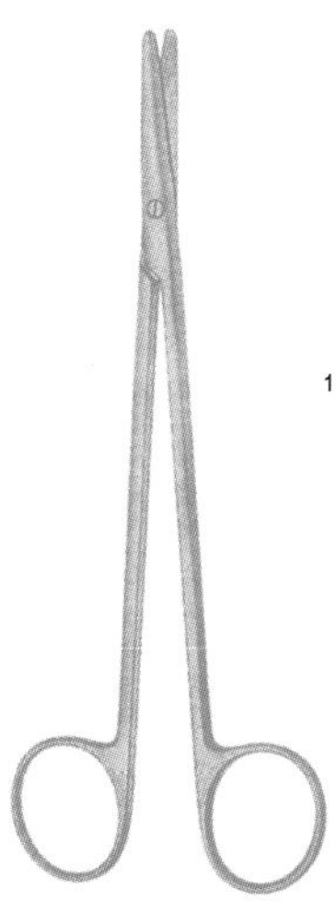

METZENBAUM
Standard pattern

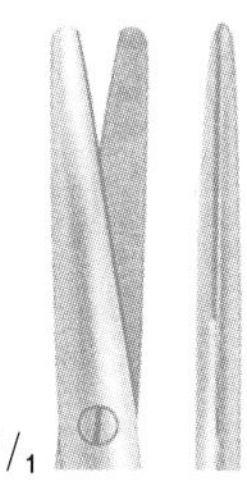

1/1

18.0cm, 7″

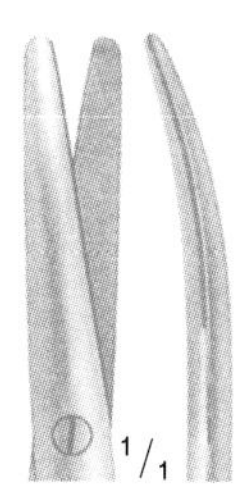

1/1

18.0cm, 7″

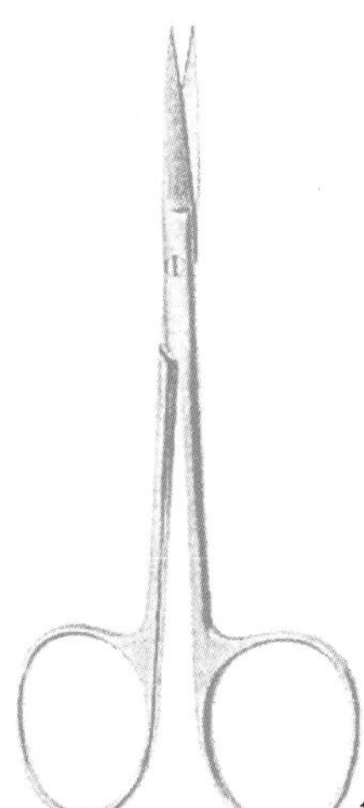

1/2

IRIS

33) Snare

폴립 및 종양의 기저부를 에워싼 후 오무려서 제거하는 철사 올가미

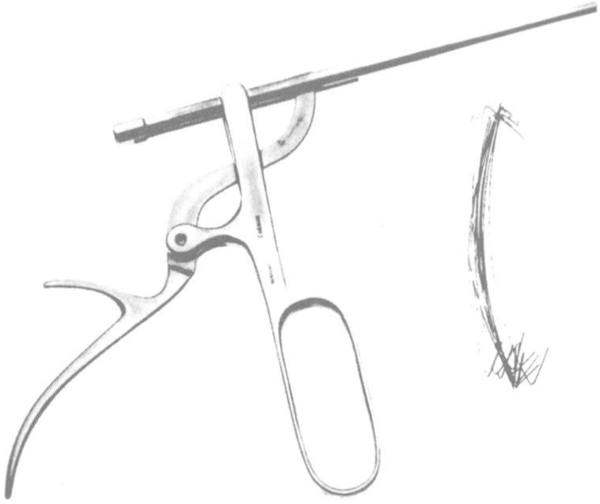

TYDINGS Tonsil Snare, with tonsil snare wire

34) sounds

관의 개방성과 깊이를 확인하고 내용물을 밝혀내는 데에 이용한다.

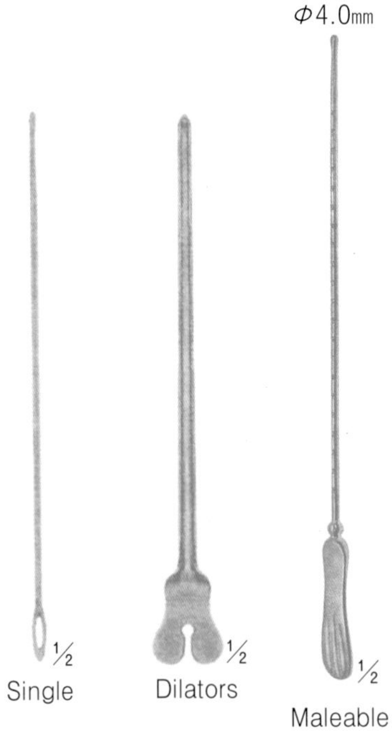

35) spatula

주걱이라고 하며 조직을 눌러주거나 연고나 덩어리를 혼합하거나 얇게 바르기 위해 사용한다.

DAVIS Brain Spatulas

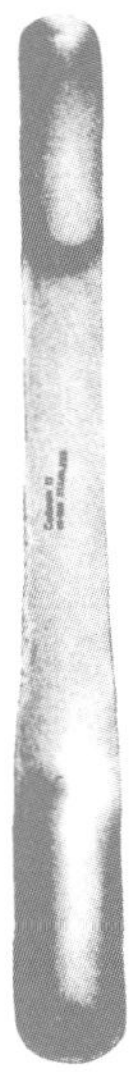

RAY Brain Spatula-Spoon

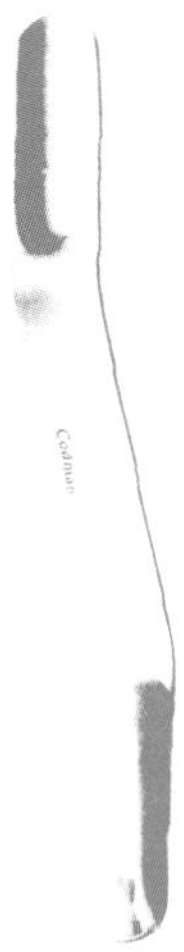

OLIVECRONA Brain Spatula-Spoons

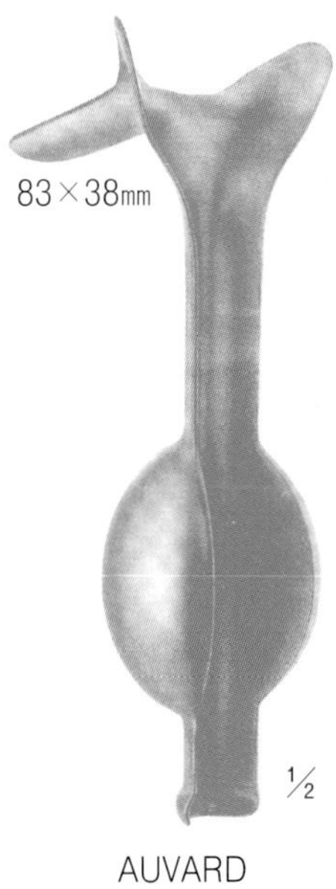

AUVARD

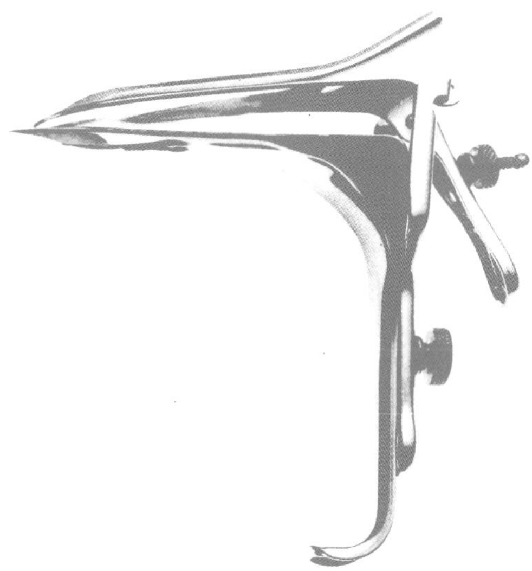

GRANES Vaginal Specula, original model.

36) trocar

끝이 뾰족한 침을 뜻하며 피부, 강, 도관의 벽을 뚫어 분비물, 복수와 같은 체액을 흡인하거나 약물, 용액을 주입하여 catheter와 같은 단단하지 못한 도구를 삽입하기 위해 이용한다.

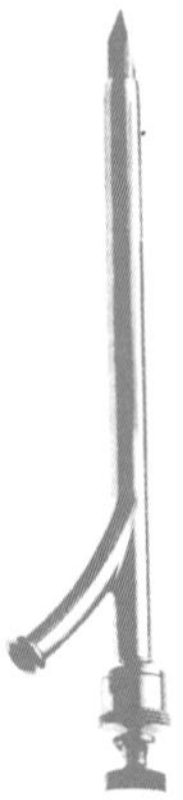

OCHSNER
Gallbladder

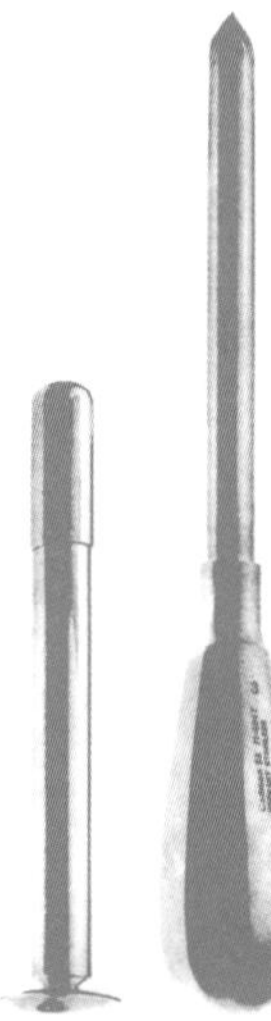

PATTERSON(NELSON)
Empyema Trocars

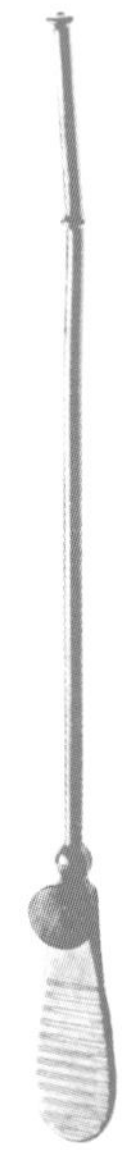

WILSON Amniotic
Trocar

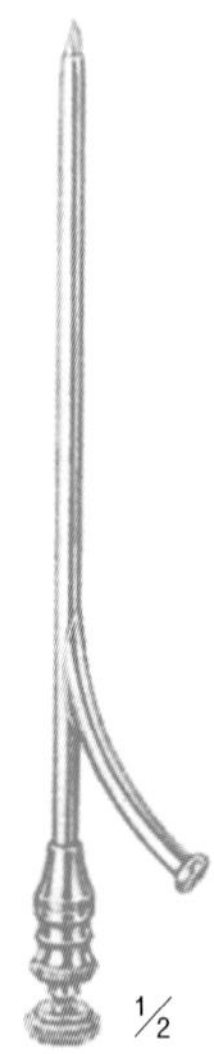

½

OCHSNER
Trocar

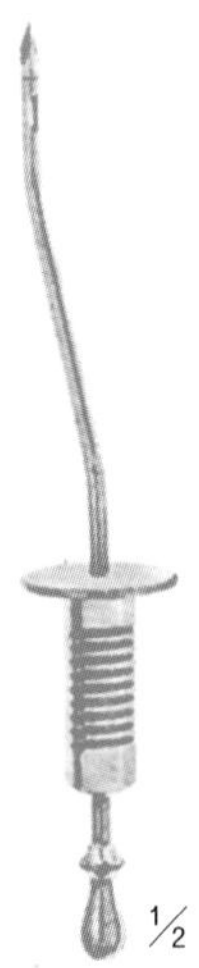

½

DOUGLAS
Trocar

37) suction tip

상처나 강에서 분비물을 흡인해내기 위해 사용한다.

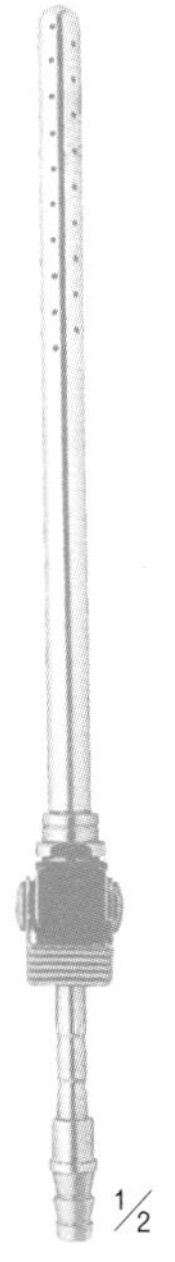

SOLCO POOLE

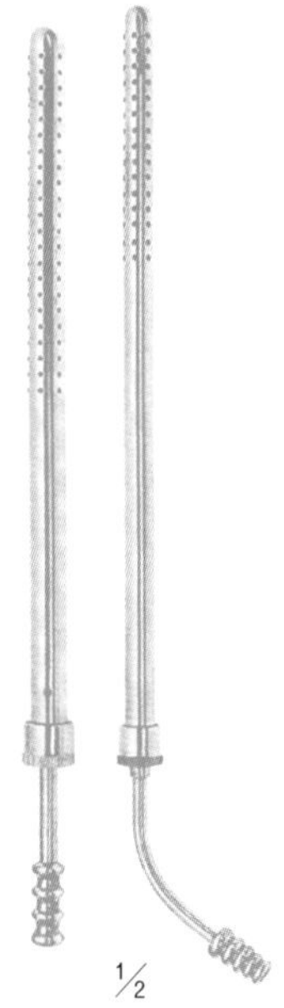

POOLE

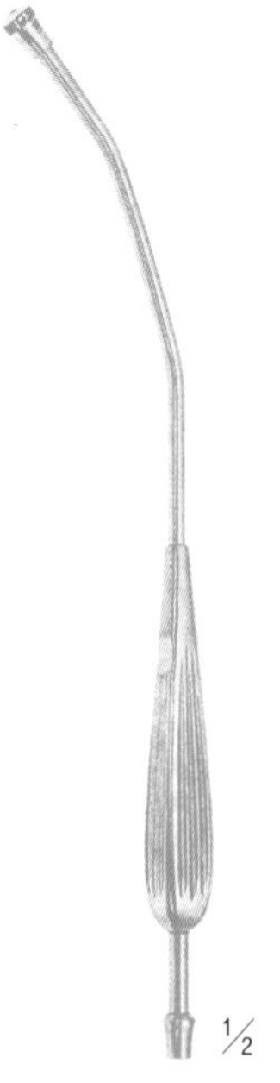

YANKAUER

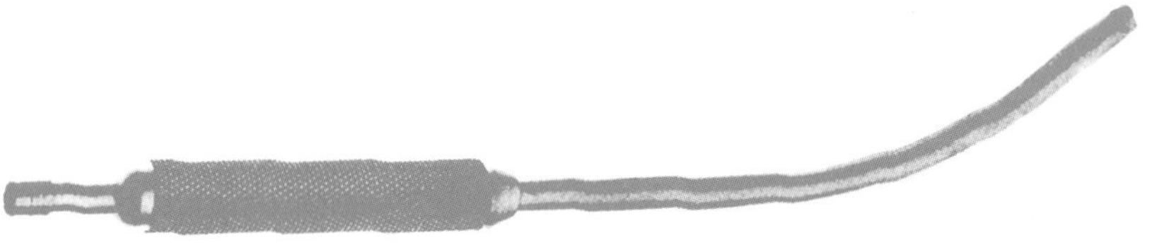

COOLEY Grft Suction Tube, open end, small side opening

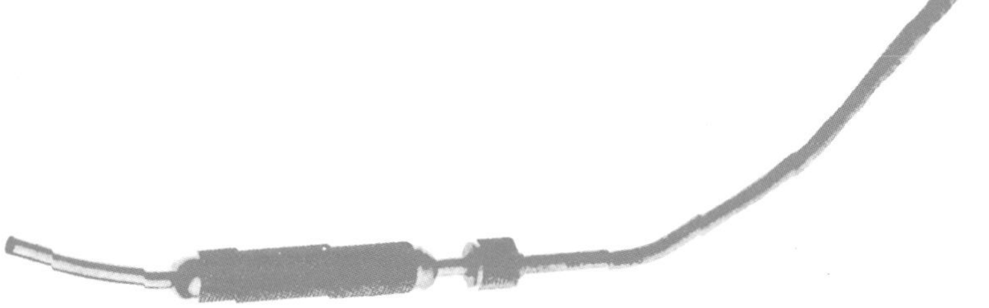

COOLEY Left Ventricular Sump
Suction Tube, perforated tip, 30° angle

38) wire cutter

wrie를 자를 때에 사용한다.

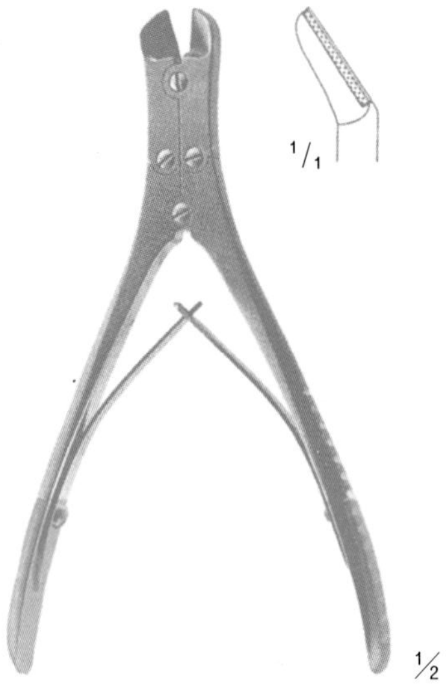

For soft wjire up to 2.0mm
For hard wire up to 1.7mm

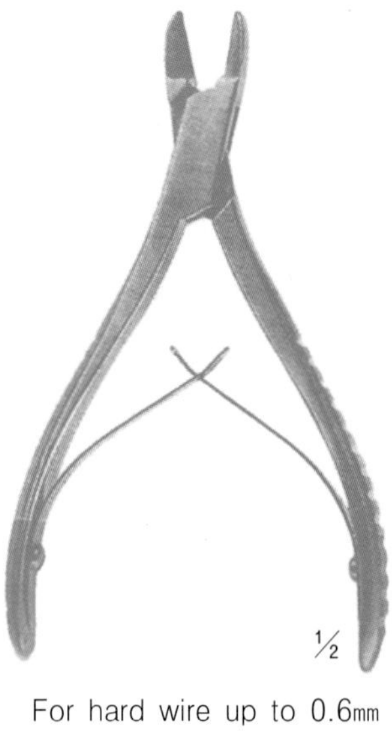

For hard wire up to 0.6mm

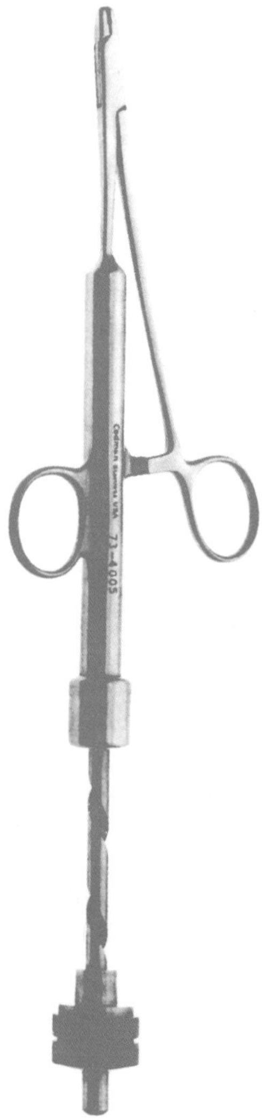

OCHSNER Wire Teister, with tungsten carbide jaw inserts, threaded sharft for rotation.

Rerferences

1. 윤혜상 (1997). 수술실 환자간호, 개정 2판, 청구문화사.
2. AORN (2001). Recommended Practices for Sponge, Sharp and Instrument counts. In *AORN standards, recommended practices & guidelines*, Denver, 2001, The Association.
3. AORN (2002.) *Standards, Recommended Practices & Guidelines*, Denver, 2002, The Association.
4. Beyea SC: Accident prevention in surgical settings: keeping patients safe, *AORN Journal* 75(2):361-363, 2002.
5. Brooks SM (1978). Fudermentals of operating room nursing. Mosby.
6. Davis MS: *Advanced precautions for today's OR*, ed 2, Atlanta, 2001, Sweinbinder.
7. Draft full guideline for consultation (2006). Clinical practice guideline for surgical site infection : *Prevention and treatment of surgical site infection*.
8. Farley K: Evaluating the risks of bloodborne pathogens, *Point of View*, 40(3):16-22, 2001.
9. Larson EL, Pearson ML et al (1999). Guideline for prevention of surgical site infection. *Infection Control and Hospital Epidemiology 20*(4), 247-278.
10. Revised AORN Official Statement on RN first assistants. In *AORN standards, recommended practices & guidelines*, Denver, 2001, The Association.
11. Rothrock JC(2003). Alexander's Care of the Patient in Surgery. 12th Edition, Mosby.
12. Surgical instruments(2007). SOLCO BIOMEDICALCO. Seoul, Korea.

4 수술 전 환자 간호

1. 마취전 환자 평가

마취와 수술로 인한 합병증을 예방하기 위해 마취 및 수술 전 환자 상태를 평가해야 한다. 마취과 의사 또는 마취 간호사는 수술 전날 환자를 방문하여(preanesthetic visit) 병력을 조사하고, 신체사정을 하며, 동반 질환 및 임상병리검사를 파악하고 신체상태를 분류하고, 마취에 대한 서면 동의서를 받는다. 병력조사, 신체사정, 동반질환 및 임상병리검사 및 신체상태 분류(표 4-1)를 종합 평가하여 마취를 계획한다.

표 4-1. **ASA physical status 분류(마취통증의학, 대한마취과학회, 2005)**[1,2]

Class 1	수술을 필요로 하는 병소의 진행을 포함하여 전신질환이 없고 수술부위가 국한되어 있는 건강한 환자환자상태의 분류(ASA 분류로부터 일부 수정한 내용) (예) 건강한 젊은 사람의 서혜부 탈장
Class 2	수술질환이나 동반질환으로 경도나 중등도의 전신질환을 가진 환자 (예) 당뇨병 치료를 위하여 경구투약을 하고 있으나 종말 장기의 손상이나 심한 ketoacidosis가 없는 환자
Class 3	일상생활에 제약을 주는 고도의 전신질환을 가진 환자 (예) 1년 이내에 발생한 심근경색증 환자가 약물로 협심증을 치료하고 있을 때
Class 4	생명을 위협할 정도의 전신질환을 가진 환자 (예) 약 20m도 걸을 수 없는 심한 울혈성 심부전증 환자
Class 5	수술에 관계없이 24시간 이내에 사망률이 50% 인 환자 (예) 장경색이 있는 무뇨, 혼수 환자로써 혈압상승제 투여로 혈압이 70/40 mmHg을 유지하는 환자
Class 6	환자의 죽음이 선언되고 장기 기증을 위한 목적으로 수술을 받는 환자 (예) 교통사고 72시간 후에 장기기증을 위하여 수술실에 도착한 환자
E (응급수술)	환자가 응급수술을 요할 때 신체상태분류 등급 숫자 뒤에 "E"를 붙여준다. (예) 감돈 탈장(incarcerated hernia)을 가진 환자가 전신질환은 없으나 응급 수술을 요할 때 "1E"로 표시

1) 병력조사 및 신체검진

병력조사는 전반적 건강 상태, 투약약물, 알러지, 수술 및 입원 경험에 대한 내용으로 건강상태에는 건강상태 정도 및 치료 상황, 운동 내성을 포함한다. 투약 약물은 마취제 및 근이완제에 영향을 줄 수 있으므로 상세히 파악한다. 알러지 반응은 증상이 거의 없는 경우부터 아나필락시스 반응까지 다양하므로 접착 테이프, 약물, 요오드, 비누, 소독제 및 라텍스 등에 대한 알러지원을 파악한다. 알러지원을 피할 수 없는 경우 항히스타민제 (H_1 수용체 차단제) 또는 corticosteroids를 미리 투약하기도 한다.

마취 및 수술 경험이 있는 경우 활력징후, 마취전 투약, 마취제 및 기관내 삽관에 대해 과거 정보를 파악한다. 특히 마취와 관련하여 악성 고열 및 심장애 발생에 대한 가족력이 있는가를 파악하고 흡연 및 마약 복용자는 호흡기계 문제 및 간장애의 가능성을 염두에 둔다. 활력징후 중 혈압은 뇌혈관 질환이나 심혈관계 질환에서 중요한데 빈맥이 있는 경우 발열, 통증, 저혈량, 빈혈 또는 갑상선 기능항진증을 의심해 볼 수 있다. 호흡기계 사정은 호흡기계의 해부학적 구조를 파악하고 기관내 삽관이나 마취 중 기도 유지에 어려움이 없는가를 평가한다.

주로 코골이, 수면 무호흡증, 쉰 목소리, 목의 통증, 두경부 수술 또는 치아 상태를 파악하여 기록하다. 특히 치아에 문제가 있는 경우 마취 중 기도 패쇄의 위험이 있음은 물론 마취 후 치아 손상이 악화되어 보상을 요구하는 경우도 있으므로 마취 전 치아 문제를 명확하게 파악하여 환자에게 알려야 한다.

호흡기 질환이 의심되는 경우 심호흡 및 강한 기침을 해보도록 하여 마취 및 수술 후 기도 분비물의 배출 능력과 무기폐 가능성을 사정한다. 호흡곤란, 술통형 가슴 및 호흡보조근육이 발달되어 있는 경우 만성 폐쇄성 폐질환, 그리고 쌕쌕거리는 호흡음이 있는 경우 천식을 의심해 본다. 호흡기계 질환이 의심되는 경우 폐기능 검사를 통해 폐기능 장애 정도를 명확히 파악해야 한다.

심혈관계 신체사정에서는 심박수, 리듬 및 잡음을 평가하는데 요골동맥 맥박 촉진으로 심박수와 리듬을 평가하고, 심음 청진을 통해 잡음을 평가한다. 심기능 장애가 의심되는 경우 심장예비능력을 평가하기 위해 복도 및 계단을 걷도록 한 후 피로감이나 호흡곤란을 사정한다.

2) 마취와 동반 질환

(1) 고혈압

수술 전 불안이나 통증은 혈압 상승 요인이 되며 혈압이 정상인 사람에 비해 고혈압이 있는 사람은 불안 및 통증에 직면하여 혈압 상승률이 높다. 대부분의 고혈압 환자는 수술

장 도착시에 혈압이 상승되는 정도가 심하며, 조절되지 않는 고혈압의 경우 수술 중 심근허혈증, 부정맥, 저혈압 또는 고혈압이 발생할 수 있다. 정상 혈압에서 수술을 하는 것이 이상적이지만 수술 전 확장기압이 110mmHg 이상인 경우에는 110mmHg 이하로 조절될 때 까지 수술을 연기한다.[1] 항고혈압제 복용자는 수술 직전 까지 항고혈압제를 계속 투약하며, 고혈압 환자의 경우 수술 전 투약으로 불안완화를 위해 midazolam (benzodiazepine)을 투여하기도 한다. 고혈압 환자의 수술 전 처치로 투약하는 아드레날린 α_2 수용체 흥분제(clonidine)는 진정작용과 함께 수술 중 마취제 요구량을 저하시키는 효과가 있다.

(2) 관상혈관질환 및 심장애

관상혈관질환 및 심실기능장애 질환 환자는 수술 중 관상혈관질환이나 심실기능장애가 악화되어 사망의 위험이 있다. 관상혈관질환 및 심실기능장애를 파악하기 위해 흉통, 호흡곤란, 운동내성 저하 및 실신(syncope) 등의 증상 여부를 확인한다. 관상동맥질환이 의심되는 경우 운동부하성 심전도 검사, 방사성핵종 심혈관 조영술 검사 또는 관상동맥 조영술 검사를 하며 심근경색증을 사정하기 위해 혈청 creatinine kinase와 lactate dehydrogenase 수치를 검사한다. adrenergic β 차단제와 nitrate와 같은 항협심증제 및 항부정맥제는 수술 직전까지 투약한다. 수술 전 투약으로 불안 및 통증 완화를 위해 midazolam (benzodiazepine)과 마약성 진통제를 함께 투약한다.

(3) 천식 및 만성 폐색성 폐질환

천식 환자가 천식음, 호흡곤란이나 기침 등의 증상이 없으면 최적의 상태로 전신마취를 할 수 있다. 천식환자의 경우 폐기능 검사로 1초내 강제 호기량(forced expiratory volume in 1 second, FEV_1)과 최대 호기유속(peak expiratory flow rate, PEFR)을 검사하며 FEV_1과 PEFR이 정상치의 50% 이하인 경우 천식 증상이 심한 것으로 간주한다.[1] 천식음, 호흡곤란이나 기침이 있는 경우 기관지 확장을 위해 adrenergic β_2 작용제와 theophylline을 투여한다. 기관지 경련을 동반한 천식 증상이 심한 경우 theophylline과 glucocorticoid의 정맥투여, adrenergic β_2 작용제의 분무 요법과 산소요법 등으로 치료하고 동맥혈 가스 분석으로 천식의 정도를 사정한다. 천식환자의 불안 완화를 위해 수술 전 투약으로 midazolam (benzodiazepine)을 투약한다.

만성 폐색성 폐질환 환자는 호흡곤란, 객담과 천식음이 있는가를 평가하고 폐기능 검사를 한다. 대개 FEV_1이 정상치의 50% 이하인 경우 운동시에 호흡곤란이 나타나며, 25% 이하인 경우 일상생활동작에도 호흡곤란을 호소한다.[1] 만성폐색성 폐질환이 있는 경우 폐기능검사, 흉부방사선검사와 동맥혈 가스 분석 결과를 평가하여 마취계획을 세운다.

(4) 상기도 감염증 및 흡연

상기도 감염증이 있는 경우 전신마취 과정 중 기관지 경련, 후두 경련 및 기도분비물 증가로 산소 불포화의 위험이 있어 회복될 때 까지 수술을 연기한다. 흡연은 흡입마취 중 기도 분비물을 증가시키고 기도 청소율을 감소시키므로 선택적 수술인 경우 수술 전 6~8주 부터 금연을 하여 마취 중 기도 분비물을 감소시키고 폐합병증을 예방한다.[1]

(5) 당뇨병

당뇨병 환자는 마취 전에 신장, 심혈관계 및 호흡기계를 사정한다. 흉부 방사선 검사를 통해 심비대, 폐울혈 및 흉막 삼출을 확인할 수 있으며 심전도 검사에서 심근 허혈 등을 평가할 수 있다. 뇌조직은 에너지원으로 포도당을 이용하므로 저혈당증에 대단히 민감하며, 혈당이 50mg/dL 이하의 저혈당에 빠지면 중추신경계 기능 저하로 인해 실신, 경련 및 혼수 등으로 진행되어 영구적인 뇌손상을 초래할 수도 있다. 저혈당의 초기 증상으로 발한, 빈맥 및 신경과민 등이 있으나 전신마취 중 이러한 증상이 은폐되어 저혈당에 의한 심한 후유증을 남길 수 있으므로 마취 중 저혈당에 빠지지 않도록 주의한다.

(6) 마취와 투약

마취와 투약 약물간에 상호작용이 있으므로 마취 전에 환자의 투약상태를 확인한다. 알코올리즘 환자의 간기능 저하가 있을 때 halothane 사용은 피하며 흡입마취제를 정상 요구량보다 감소시킨다. 수술 중 심부전 환자에게 digitalis 투여량이 부족하면 부정맥 및 심부전이 초래하며, digitalis 과잉 투약은 저칼륨혈증(hypokalemia)으로 부정맥을 초래할 수 있으므로 수술 전 혈중 K^+ 수준을 확인한다. Neomycin, kanamycin, gentamicin 및 streptomycin 등의 항생제는 마취 중 근이완제의 작용을 강화시켜 무호흡을 초래할 위험이 있으므로 마취 중 호흡상태를 유의하여 관찰한다. 항응고제 wafarin 또는 heparin을 사용하는 환자는 출혈 경향이 있으므로 수술 전에 혈액응고검사를 하며, 국소마취시 혈종(hematoma)의 가능성이 있으므로 국소마취는 피한다. 인슐린 투여를 받는 당뇨병 환자는 수술 중 저혈당에 의한 뇌장애 위험성이 있으므로 수술 중 인슐린의 투여는 피한다.

천식, 류마티스성 관절염 및 피부질환으로 스테로이드* 제제의 장기 투여 환자는 전신마취 중 스테로이드 약물을 투여받지 못할 경우 부신피질 기능 저하로 수술 중 저혈압이 올 수 있으므로 수술 전 및 수술 중에 hydrocortison을 투여하기도 한다.

> 스테로이드(Steroids) : hydrogenated cyclopentophenanthrene ring을 가진 lipids에 대한 총칭으로 progesterone, adrenocortical hormone, gonadal hormone, cholesterol, saponin과 estrogen을 모두 포함한다.

3) 마취와 임상병리검사

마취 및 수술 전에 예비검사로 임상병리검사를 한다. 임상병리검사는 수술환자의 병력 및 신체검진 결과에 근거하여 시행한다. 흔히 성인 환자의 경우 임상병리검사에 혈액검사, 심전도 검사, 흉부 방사선검사와 간기능 검사를 기본으로 하고 있다.

2. 수술 전 환자 교육

수술 전 환자 교육은 예를 들면 불안 및 요구도와 같은 개인적 상황을 고려해야 한다. 수술 전 환자 교육이 수술실에서 또는 수술 당일 수술 직전에 이루어지는 것은 바람직하지 않다. 수술 수일 전의 수술 전 교육은 수술 환자가 학습 내용을 거의 기억하지 못하며, 수술에 임박하여 교육을 하는 경우 수술에 대한 불안이나 마취 전 투약 약물 효과 등으로 학습에 집중하지 못하여 학습 효과가 저하된다. 수술에 필요한 진단적 검사를 위한 병원방문(preadmission visit) 동안에 수술 전 교육을 하는 것이 적절하며, 수술 전 교육을 하는 동안 학습 내용을 충분히 이해하고 질문을 할 수 있도록 시간적 배려를 한다. 수술 전 교육은 서면 자료 또는 비디오 자료를 이용하며, 필요한 경우 통화를 할 수 있도록 전화번호를 제공한다.

간호사는 수술환자가 원하는 정보를 제공하되 경우에 따라 지나치게 상세한 정보 제공은 오히려 불안을 초래하기도 한다. 과정이나 절차는 여러 개의 순서로 나누어 설명하되 수술 환자들이 수술 후에 경험하게 될 감각을 포함시킨다.

1) 심호흡(deep breathing)

수술 후 심호흡 및 기침은 전신마취 후 폐환기 및 혈중 산소포화도를 향상시키기 위해 필요하다. 숨을 천천히 깊게 최대로 들이마신 후 천천히 내쉬는 횡격막 호흡법(diaphragmatic breathing)을 설명한다.[5]

- 반좌위를 취한 상태에서 베개로 등과 양쪽 어깨를 지지해 준다.
- 팔꿈치를 침상바닥이나 베개 위에 놓고, 손이 흉곽의 움직임을 감지할 수 있도록 손바닥이 아래로 향한 상태에서 손을 가슴에 올려 놓는다.
- 숨을 천천히 내쉬어 늑골이 하방으로 움직이며, 흉골 정중으로 모아지게 한다.
- 코와 입을 통해 숨을 들이마셔 공기가 폐를 가득 채우고 복부가 상방으로 올라오도록 한다.
- 숨을 멈춘 상태에서 5를 센다.
- 코와 입을 통해 길게 숨을 내쉬어 폐에 있는 모든 공기를 내보낸다.

· 심호흡은 5회 1세트로 모두 3세트를 하며 총 15회를 한다. 필요한 경우 각 세트 사이에 짧은 휴식을 취한다.
· 수술 전 하루에 3세트씩 2회 총 30회의 심호흡을 연습한다.

2) 기침하기(coughing)

수술 후 기침은 전신마취 후 호흡기내 분비물을 체외로 이동시켜 배출시키기 위해 필요하다. 기침을 하기 전에 심호흡을 하면 기침 반사를 자극하여 기침을 효율적으로 할 수 있다. 수술 후 기침을 효율적으로 하지 못할 경우 침하성 폐렴(hypostatic pneumonia) 및 폐합병증에 노출될 가능성이 높다. 기침이 수술 환자에게 불편감을 줄 수 있으나 복부 절개선에 손상을 주지는 않으며 호흡기내 분비물의 제거에 도움이 된다. 기침하는 방법은 다음과 같다.

· 좌위 또는 상체를 약간 높인 앙와위에서 깍지낀 양손으로 복부 절개부를 지지해 준다. 깍지낀 양손은 부목의 역할을 한다.
· 심호흡을 여러 번 한다.
· 입을 약간 벌리고 숨을 길게 들이마신다.
· 3회의 짧은 호흡을 하는 동안 연거푸 기침을 한다.
· 입을 약간 벌린 상태에서 숨을 빠르고 깊게 들이마신 후 1~2회 숨을 내쉬면서 강한 기침을 한다.

3) 체위변경 및 하지운동하기

수술 후 운동은 혈액순환을 도와주고 정맥성 울혈을 예방하고 적절한 호흡기능 유지에 도움이 된다. 간호대상자에게 좌측와위에서 우측와위로 체위 변경을 하는 방법과 수술 후 매 2시간마다 체위변경을 해야 할 필요성을 설명한다. 발목, 무릎, 고관절, 팔꿈치 및 어깨 관절의 ROM을 통해 근력을 유지시키고 혈액순환을 도와주고 보행을 도와줄 수 있다.

체위변경 및 하지운동 방법은 다음과 같다.

· 좌·우 양쪽으로 돌려 누우며 이때 상측의 다리는 최대한 굴곡시키고 베개로 지지해 준다.
· 돌려 누울 때 side rail을 잡는다.
· 측와위를 취한 상태에서 심호흡 및 기침하기를 연습한다.
· 발을 들어올린 상태를 수초 유지한 후 무릎을 펴고 발을 침상바닥으로 내려놓는다.
· 한쪽 다리에 각각 5회씩 운동한다.
· 발목 관절을 각각 내측과 외측으로 회전시키고 좌우 발목 각각에 5회씩 한다.

4) 수술 전 투약과 통증조절

수술 후 통증 완화를 위한 진통제 투약, 통증상사척도 및 자가통증조절법에 대해 수술 전에 설명한다. 수술 후 통증 관리는 신체적 고통을 완화시키고 생리적 기능 회복을 촉진시키고 수술 후 합병증을 예방할 수 있다. 구심성 통각자극이 반복적으로 척수후각에 전달되면 동일한 강도의 자극에 보다 크게 반응하는 통각 과민이 나타나는데 이것을 Wind-up 현상이라고 한다.[13] Wind-up 현상을 예방하기 위해 통증은 발생 초기에 관리하는 것이 중요하다. 통증상사척도에 의한 통증 사정에서 7점 이상을 심한 통증 그리고 3점 이하를 만족할 만한 진통상태로 정의한다.[4]

자가통증 조절법*은 시술이 간편하고 관리가 용이하며, 진통제의 혈중 농도를 일정하게 유지시키며, 환자 스스로 필요에 따라 투여량을 조절할 수 있어 의료인력의 업무 부담도 최소화하고, 과량 투여의 위험을 예방할 수 있는 이점이 있다.

최근 외과적 자극을 주기 전 ketamine, 아편제제 및 비스테로이드성 진통제를 투여하여 조직절개 시의 통증에 대한 기억을 방해하거나 통증 인지를 저하시키는 선행진통법이 연구되고 있다. 수술 전 불안 완화를 위해 진정제를 투약하며 투약 후 졸립거나 갈증 또는 복마름 승상이 올 수 있음을 환자에게 설명한다.

자가통증 조절법(patient controlled analgesis, PCA) : 자가통증 조절은 일회용 주입 pump set를 사용하여 morphine(15 μg/kg), ketorolac(25 μg/kg), dexamethason 4 mg 및 ondansetron 8 mg에 생리식염수를 혼합하여 100 mL의 용액을 만든 후 정맥으로 투여한다. 100 mL용액은 2.0 mL/h로 지속적으로 정맥내 투여되며 잠금 시간은 15분이며, 일시 투여량은 0.5 mL/회로 총 투여량이 4.0 mL/h를 초과하지 않도록 한다.

3. 마취전 투약

마취전 투약(premedication)은 수술 환자의 마취와 수술을 안전하고 원활히 하기 위해 신체상태, 연령, 체중, 수술 전 투여 약물, 심전도와 마취방법을 참고로 마취과 의사가 결정한다. 마취전 투약의 1차적 목적은 수술 전 환자를 진정시키고 불안을 완화시키는 데에 있다. 그 외 마취전 투약의 목적으로 진통, 흡인예방, 항구토와 미주신경 차단 및 타액분비 억제 등이 있다.

1) 불안완화

수술 전 불안은 수술에 대한 스트레스로 인해 부신피질의 기능이 항진되어 나타나는데, 스트레스를 억제하는 약물을 진정제라고 한다. 진정제는 수술 전날 밤에 투여하며, 수술에 대한 불안 및 불면증을 완화시켜 수면 및 편안감을 유도하는 약물로 주로 barbiturate계 약물과 benzodiazepines계 약물을 사용한다.

barbiturate계 약물에는 phenobarbita (luminal), pentobarbital (nembutal)과 seco-barbital (seconal)이 있다. barbiturate는 약물 지속시간이 길어 수술 당일에 사용하기보다는 수술 전날 밤의 불안 완화와 수면 유도에 이용하는데 최대 약물효과는 구강투여 후 1시간~1시간 30분 경에 나타나서 3~4시간 정도 지속된 후 간에서 해독작용을 거친 후 신장을 통해 배설된다. 따라서 신장애와 간장애가 있는 환자에게 barbiturate계 투약을 할 경우 약물작용이 오래 지속되거나 과도반응을 나타낼 수 있으므로 주의해야 한다.

benzodiazepines는 불안완화, 건망과 진정효과가 있으며 midazolam (versed), lorazepam (ativan)과 diazepam (valium) 등이 있고 간에서 대사되며 과량 투약으로 부작용이 나타난다. Midazolam과 lorazepam은 정맥투여 시에 통증이 없으나 diazepam은 근육 및 정맥주사 시에 통증을 유발하므로 경구로 투약한다.

2) 미주신경 차단 및 타액분비 억제

항콜린성 약물(anticholinergics, antimuscarinics)은 부교감신경 지배기관의 수용체와 결합하여 acetylcholine의 작용을 차단하는 부교감 신경 차단제로써 atropine, glycopy-rrolate와 scopolamine 등이 이에 속한다. 항콜린성 약물은 전신마취 중 흡입마취제에 의한 호흡기계 분비와 타액 분비를 감소시켜 기도가 폐쇄되는 것을 막아준다. 또한 항콜린성 약물은 수술 중 경동맥동(carotid sinus), 흉강 및 복강내 장기와 외안근에 분포해 있는 미주신경을 자극하여 미주신경이 항진되고 교감신경 기능이 저하되는 것을 막아 줄 수 있다.

예를 들면 위수술 중 위에 분포하는 미주신경이 자극을 받으면 부교감 신경이 흥분하고 길항관계에 있는 교감신경의 기능이 저하되면서 저혈압 및 서맥과 같은 심장기능의 저하가 나타난다. 이때 부교감 신경 차단제를 투약하면 미주신경의 자극을 차단하여 저혈압 및 서맥과 같은 심장기능의 저하를 막아주고 심박동과 동맥압을 정상적으로 유지해준다. 내시경, 기관지경 또는 구강내 수술에서 타액분비를 저하시킴은 물론 흡입마취제에 의한 기도 분비물을 저하시키기 위해 투약하며 대개 구강건조의 부작용을 호소한다. 부교감신경 차단제는 눈의 모양체근을 이완시켜 안압 상승을 초래하므로 녹내장 환자에게는 금기이다. Atropine sulfate 투약 후 대개 구강이 건조해지고 시야가 흐려지지만 수술 전 투약에 이용하는 용량으로는 원하는 미주신경의 차단효과를 가져 올 수 없어 수술 중 추가 용량을 투약하기도 한다. 미주신경 차단이 충분해지면 위액 분비량과 위액의 산도가 떨어진다.

Glycopyrrolate (robinul)는 atropine과 효과가 거의 유사하나 지속시간이 길며 위액 분비량과 위액의 산도를 감소시킨다. Scopolamine(60kg 체중에 0.4~0.6mg을 근육에 주사한다)을 근육 주사하면 투여 후 10~15분 정도에 효과가 나타나서 90분 정도 지속되므로 보통 마취 1시간 전에 투여한다. Scopolamine은 atropine에 비해 기도건조효과와 진정효과는 크지만 미주신경 억제 효과는 떨어지는 편이다.

3) 진통제

진통제(analgesics)는 수술 전 통증이나 마취유도 전 정맥로 확보시의 통증 완화를 위해 투약하며 천연 아편(morphine, codeine), 천연아편 반합성제(dihydromorphinone) 및 합성제로 분류한다. 천연아편 alkaloid와 합성제제 opioids를 통털어 마약성 진통제(narcotics)라고 한다. Narcotics는 중추신경계의 아편 수용체에 작용하여 진통효과를 가져오며 통증에 대한 역치를 상승시키고 대사율을 감소시키고 수술에 필요한 마취제의 용량을 감소시킨다.

합성제에는 meperidine 유도체, methadone 유도체와 benzomorphine 유도체가 있다. meperidine 유도체에는 meperidine (demerol) 및 fentanyl (sublimaze), methadone 유도체에는 methadone, 그리고 benzomorphine 유도체에는 pentazocine 및 talwin이 있다. 아편(opium)은 기초마취제로써 기능을 하므로 전신마취 시 N_2O 또는 thiopental과 opium을 병용하여 사용하거나 국부마취 시 barbiturate 또는 diazepam과 opium을 혼합하여 사용하기도 한다. 대부분의 휘발성 마취제가 얕은 마취기에서 1회 호흡량(tidal volume)을 감소시켜 호흡성 산성증을 초래하고 보상기전으로 호흡수가 증가되는데 opium계 진통제는 이러한 휘발성 마취제에 길항하여 호흡수와 호흡의 깊이를 만족스럽게 해준다. 그러나 opium계 진통제의 과량 사용은 호흡 기능을 억제하므로 마취 중에는 호흡 보조 기구를 이용하여 호흡을 도와주어야 한다.

Morphine의 부작용으로 기면, 호흡억제, 기관지 수축, 혈압강하, 맥박수 감소, 요정체 및 간기능 저하 등이 올 수 있으므로 기관지 천식, 만성 호흡기계 질환, 간장애 및 전립선 비대 환자에게 morphine의 투약은 신중해야 한다. 보통 morphine의 약물 작용은 4시간~12시간 정도 지속된다. 출산 직전 산모에게 morphine을 투약할 경우 morphine은 태반을 통과하여 신생아의 호흡 및 기침반사를 억제하고 무기폐(atelectasis)를 초래하여 신생아에게 폐합병증 발생 가능성이 있다.

Morphine 투여 후 환자의 머리를 높이면 혈압이 저하되고 현기증(fainting)이 나타나는 등 순환기능이 저하되는데 이와 같은 현상은 opium이 histamine을 유리시켜 말초혈관이 이완되기 때문이다. Morphine의 말초혈관이완 작용으로 수술 중 출혈량이 증가하거나 폐혈류량이 감소될 수 있다. Morphine은 연동운동을 저하시켜 십이지장 경련을 완화시키나 위의 공복기를 지연시키고 변비, 오심 및 구토와 같은 부작용을 초래할 수 있다.

Morphine sulfate는 약물 작용시간이 길어 수술 전 투약에는 이용하지 않으며, meperidine hydrochloride는 약물 지속시간도 짧고 부작용이 적어 수술 전 투약에 주로 이용한다. Opium계 진통제의 부작용으로 나타나는 호흡억제에 대한 길항제로 levallorphan (lorfan), nalorphine (nalline) 및 naroxone (narcan)을 사용하며 합성제 진통제 pentazocine (talwin, pentazin)도 opium에 대해 미약한 길항작용이 있다.

4) H_2 수용체 차단제 및 항구토제

전신마취 중 위내용물이 기도 및 폐로 흡인되어 발생하는 흡인성 폐렴은 흡인된 위내용물의 양이 많고 산도가 높을수록 예후가 좋지 않다. 수술 전 위내용물의 양과 산도를 낮추기 위해 H_2 수용체 차단제, 위 운동 촉진제 및 제산제 등을 투약한다. H_2 수용체 차단제에는 cimetidine 및 ranitidine, 위운동 촉진제에는 metoclopramide, 제산제에는 alumium hydroxide (amphogel) 등이 있다. metoclopramide는 상부 위장관 운동을 자극하고 위식도 괄약근의 긴장도를 증가시키고 유문과 십이지장을 이완시킨다. Metoclopramide는 위내용물의 흡인 위험성이 있는 임산부, 응급수술환자 및 비만환자의 수술 전 투약으로 이용한다. 제산제는 위산을 중화시켜 위의 산도를 낮추어 주기 위해 마취 15~30분 전에 구강으로 투여한다. 수술 후 구토가 예상되는 경우 수술 전에 항구토제를 투여한다. 항구토제로는 droperidol, metoclopramide 및 ondansetron이 있는데 metoclopramide는 위운동을 촉진시키는 기전 외에도 항구토 작용이 있다.

5) 정온제

Major tranquilizer는 중추신경계에 작용하여 진정작용, 자율신경차단(α-adrenergic blockade), 구토억제, 항 histamine 작용, 체온저하 및 인체 대사율을 저하시킨다. phenothiazine 유도체로 chlorpromazine (thorazine), butyrophenone 유도체로 dehydrobenzoperipol (droperidol), haloperidol (halodol)과 reserpine유도체가 있으나 이중 phenothiazine 유도체를 주로 사용한다. 저체온 마취, 수술 후 지속적인 구토 경험이 있는 환자에게 근육내 주사하나 순환 및 호흡억제 작용이 있으므로 진정을 위한 전투약으로는 사용하지 않는다. Major tranquilizer(특히 chlorpromazine)의 부작용으로 체위성 저혈압, 빈맥 및 각성지연 등이 있다.

Minor tranquilizer는 자율 신경계의 차단작용은 없으나 대뇌 변연계에 작용하여 진정 효과를 나타내며 major tranquilzer와 달리 순환 및 호흡 억제작용이 적으므로 불안 완화를 위해 수술 전 투약으로 이용한다. 대뇌 변연계는 대뇌 반구의 저부를 뜻하는데 후각에 관여하는 후뇌 등이 이곳에 속하며 성감 등의 원시 감각, 쾌감 및 불쾌감 등의 감정 형성에 관여하는 영역으로 알려져 있다. chlordizepoxide (librium), diazepam (valium), hydroxyzine (atarax, vistaril) 등이 있다.

6) 직장마취

직장마취는 영유아 마취 유도에 주로 이용하며 직장 내로 methohexital, thiopental (barbiturate), ketamine 또는 midazolam을 투여한다. 환자가 의식하지 못하는 사이에 수면 상태를 유도할 수 있어 영유아에게 공포심을 주지 않는 장점이 있으나 약물 작용의 조절이 어렵고 호흡 및 순환 억제가 있으며 관리가 필요하다. 장점은 어린이가 부모의 품 안에서 수면에 이르므로 부모로 부터의 격리에 따른 불안이나 공포를 예방할 수 있다는 점이다. 수술 전날 밤과 직장마취 2시간 전에 관장을 하나 비누가 barbiturate의 흡수를 방해하므로 비누 관장을 하지 않는다. 약물 투여 전 체중, 혈압, 맥박과 호흡을 측정하고 측와위를 취한 후 윤활제를 묻힌 카테터를 직장 내로 5~10cm 정도 삽입한다. 주입된 약물이 새는 것을 막기 위해 양측 둔부를 서로 가까이 접근시켜 반창고로 고정한 후 20mL 주사기를 이용하여 준비한 약물을 카테터를 통해 3~5분에 걸쳐 천천히 주입한 후 카테터 끝을 감자로 잡아 놓는다. 이때 어린이에게 카테터 또는 주사기가 보이지 않도록 주의한다.

약물 투여 후 8~10분 정도면 수면에 들어가 1시간~1시간 30분 정도 수면이 지속되나 호흡 억제 및 순환억제가 있으므로 호흡, 혈압과 맥박을 관찰하며 기도 유지를 해주고 비관(nasal cannula)이나 안면 마스크(face mask)를 통해 산소를 투여한다.

4. 수술 전 안위 대책

1) 수술 전 금식 및 위관삽입

음식물의 위 정체 시간은 유소아가 3~4시간, 성인이 6시간, 외상환자나 임부는 10~12시간 정도이다. 선택적 수술인 경우 수술 전 적어도 8~10시간 금식상태를 유지해야 한다. 수술 전 금식은 마취나 수술에 의한 오심 및 구토로 인한 토물의 기도내 흡인을 막기 위해서 필요하다. 전통적으로 학령기 이후 아동 및 성인 환자의 경우 수술 스케줄이 오전이면 수술 전 날 저녁 식사를 가볍게 하고 밤 10~12시 이후 구강을 통한 수분섭취도 금해왔다. 그러나 최근 수술 전 밤 12시 이후에도 투약을 위해 10~30mL의 수분 섭취는 허용하며, 수술 전 3~4시간 전까지도 물을 허용할 수 있다는 주장도 있다.[11] 금식시간이 길어질 경우 배고픔과 갈증으로 불안을 초래하기도 한다.

소화기계와 경추 수술인 경우는 마취 및 수술 전에 미리 위관(gastric tube)을 삽입하여 위 내용물을 제거하며 수술중이나 수술 후에도 위의 공기나 분비물 등을 제거한다. 물론 수술 후 영양을 공급할 수 있는 통로로도 이용된다.

2) 정맥 확보

마취 환자에게 수액로는 생명선이므로 수액로 확보는 마취의 필수 요소로 정맥 천자(intravenous centesis) 또는 정맥절개(cut down)를 한다. 성인의 경우 정맥천자는 척측 피정맥(basilic vein), 척측 정중 피정맥(median basilic vein), 요측 피정맥(cephalic vein), 경정맥(jugular vein) 또는 두피 정맥(scalp vein)을 이용한다(그림 4-1, 2). 정맥천자는 말초부부터 시도하며 부득이한 경우를 제외하고는 하지를 피하고 상지 부위를 선택한다. 관절 부위는 관절 굴곡시에 주사침 연결 부위가 움직여 주사침이 빠지거나 분리될 수 있으므로 피한다. 바늘의 굵기는 정맥의 굵기에 상응해야 하며, 뼈에 의해 자연적으로 지지되는 부위, 심장으로부터 먼 곳에 있는 부위를 선택한다.

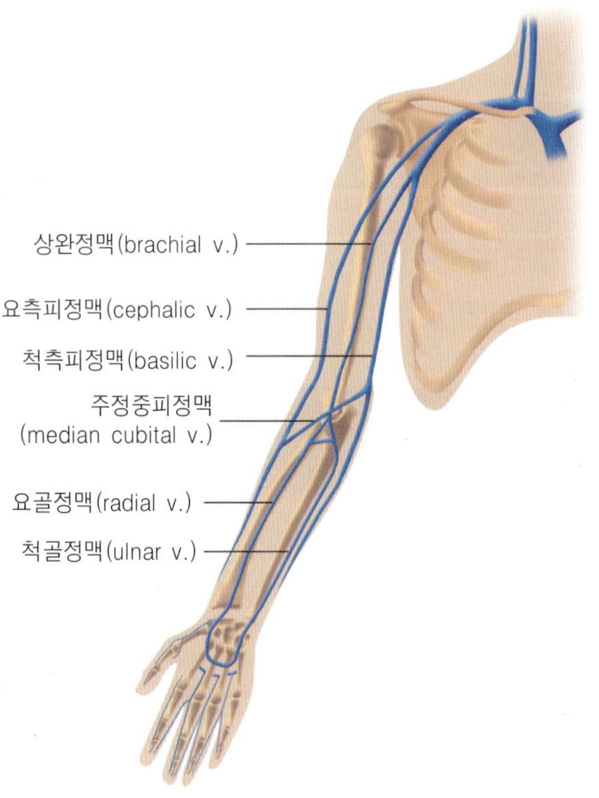

그림4-1. 척측 및 모측 정맥

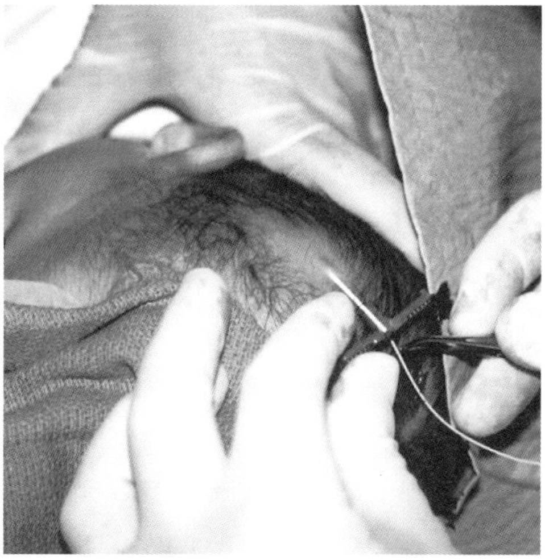

그림 4-2. **두피정맥**

정맥압(venous pressure)은 순환 혈액에 의한 정맥 벽의 압력을 의미하여, 중심 정맥압(central venous pressure)은 우심방 또는 우심방 근처에 있는 흉곽내의 대정맥 내압을 의미하는데 우심방과 우심실의 기능을 사정할 수 있다. 중심 정맥압은 정맥내 혈액량, 우심방의 수축과 이완, 정맥 혈관의 긴장도와 흉강내 압력에 의해 영향을 받는다. 따라서 중심 정맥압의 정확한 측정은 정맥 환류량과 우심실 충전압을 반영하므로 환자의 전신순환상태를 사정하여 수액량을 결정하는 데에 도움을 준다. 중심 정맥압의 정상치는 5~10 cmH_2O이나 심한 출혈, 탈수, 저혈량성 쇽크(hypovolemic shock) 환자는 5cmH_2O 이하로 낮아지며 우심부전, 폐심성 질환(cor pulmonale)에서는 15~20cmH_2O로 높아진다. 특히 울혈성 심부전, 기흉에서는 20cmH_2O 이상으로 중심 정맥압이 높아진다.

따라서 개심술 수술환자, 심장질환자의 수술, 다량의 수혈과 수액이 필요한 환자, 장시간의 수술이 예측되는 환자와 고령자 및 전신적 건강상태가 불량한 환자에게는 중심 정맥압 측정이 반드시 필요하다. 척측 피정맥 또는 척측 정중피정맥을 통해 도관 삽입을 한 후 도관이 상완정맥을 통해 우심방 또는 우심방 근처의 대정맥에 도달할 때까지 부드럽게 밀어 넣는다. 도관 삽입이 된 환자의 간호는 도관의 개방성 유지, 공기 색전증 예방, 도관 삽입부의 감염 예방에 초점을 두어야 한다. 특히 삽입부위는 건조한 멸균 거즈로 드레싱을 해주고 매일 삽입부위의 상태를 관찰해야 하며 삽입된 도관은 3~7일 정도 유지할 수 있다.

3) 수술동의서, 환자확인 및 소유물 관리

환자는 마취 및 수술 시행에 관한 신청서 또는 승낙서(consent for surgery and

anesthesia)를 작성해야 하는데 환자가 미성년자일 경우는 보호자 또는 법정 후견인이 한다. 7세 이상의 어린이는 형식상으로라도 수술에 대한 의사결정에 참여시키는 것이 좋다.[11] 신청서 또는 승낙서에 서명하는 환자 또는 보호자는 어떠한 수술이 행해지는가를 알아야 하며, 동의서를 꼼꼼히 읽은 후 서명하도록 한다. 수술 동의서에 환자의 서명이 없는 경우 수술을 행할 수 없다. 수술 환자 자신이 동의서에 서명하는 경우 수술 전 투약이 이루어지기 전에 서명을 해야 한다.[6,15] 왜냐하면 수술 전 투약이 이루어진 상태에서의 환자 행위는 법적 책임이 없기 때문이다.

미성년자, 무의식 환자의 응급수술인 경우에도 보호자가 서명을 해야 하는데 보호자가 병원에 없을 경우 전보 또는 전화 승낙을 받아야 한다. 단 수술을 하지 않을 경우 환자의 생명 유지가 어렵거나 사지의 보존이 어려운 것으로 판단될 때에는 보호자와의 연락이 없이도 수술을 할 수 있다. 환자가 수술실에 도착한 후 수술실 간호사는 의무기록부에 수술 동의서가 부착되어 있는가를 확인하며, 동의서에 서명이 되어 있는가를 확인한다.

대학병원 위암수술 받던 70대 환자 숨져

모대학병원에서 위암수술을 받은 70대 환자가 사망한 것을 두고 유족측이 의료사고를 주장하면서 병원과 대립하고 있다. 유족측에 따르면 사망한 안모(74세, 가명)씨는 지난 3월 16일, A병원에서 위암 2~3기 진단을 받고 의료진의 판단에 따라 수술에 들어갔다. 하지만 유족들은 수술을 끝내고 나온 담당의사에게서 안씨의 위 전체와 쓸개를 잘라냈다는 말을 듣고 당황했다. 유족들은 "보호자 동의도 없이 이렇게 수술을 하는 법이 어디 있냐"며 "생존률이 3% 밖에 안되는 수술이라는 것을 알았으면 수술하지 않았을 것"이라며 항의했다.

유족측의 문제제기는 크게 3가지다. 첫째, 수술당시 왜 동의하지도 않은 수술을 했는가 여부, 두 번째는 수술 후 중환자실로 옮겨주지도 않고, 제대로 된 처치를 해 주지 않았다는 주장이다. 또 환자가 적절한 조치를 받지 못해 병원에서 환자들끼리 전염되는 균인 MRSA(메티실린 내성 황생 포도구균, 항생물질에 내성이 생긴 균으로 병원에서 발생하는 균)으로 인해 사망했다며, 사망 직전에는 폐부종까지 와 있었다고 주장하고 있다. 메디컬투데이/뉴시스 2007.05.17 15:45

마취 및 수술시의 환자확인(identification)을 위해 팔목이나 발목에 성, 이름, 나이와 병동을 적은 팔찌(identification wrist band)를 걸어준다. 왜냐하면 환자가 긴장상태에 있거나 마취전 투약상태에서는 타인의 이름에도 대답할 우려가 있기 때문이다. 환자 확인시 환자가 이름에 답하는 것만으로 환자 확인을 하지 않으며, 팔찌와 의무기록부에 있는 이름을 확인하고, 환자 스스로가 자기의 이름을 말하도록 하여 확인한다. 시계와 반지 등의 환자 귀중품이나 제거가 가능한 의치, 보청기 및 콘텍트렌즈는 환자가 병실을 떠나기 전에 병실 간호사가 확인하여 보관하나 부득이하게 수술실 간호사가 보관해야 할 경우에는 환자 소유물을 분실하거나 파손되는 일이 없도록 주의한다.

4) 환자 운반 및 체위성 저혈압 예방

수술 환자를 능숙하게 다루는 것은 수술 환자의 마취 및 수술에 대한 불안과 공포를 완화시키는 데에 도움이 된다. 수술환자는 수술 시작 30~60분 전에 수술실에 도착하는데 안전을 위해 운반차(transport stretcher)를 이용하여 이동한다. 운반차는 편안해야 하며, 이동 중에 한기를 느끼지 않도록 보온해 주며, 머리부터 발끝까지, 그리고 양 어깨를 모두 덮어준다. 운반차는 안전 레일(side rail)을 올린 상태에서 하지 방향 쪽으로 밀어 하지의 발 부위가 먼저 도달 할 수 있어야 한다.[11] 수술 전 투약이 되어 있는 상태에서 운반차를 빨리 움직일 경우 현기증이나 오심을 경험하므로 주의한다. 운반차의 상체 부위가 약간 올라갈 경우 편안함을 느낀다.

인체는 직립자세에서 심장으로 들어오는 정맥성 환류가 저하되나 교감신경 반사에 의해 축색돌기 종말부위(axon terminalis)로부터 norepinephrine이 방출되는 보상기전이 일어나게 된다. norepinephrine이 방출되면 전신적 맥관계의 저항이 증가하여 정맥 환류가 증가하고, 심박출량이 유지되어 직립 자세에서도 정상적 혈압을 유지할 수 있다. 그러나 전신상태가 불량한 환자, 고령자, 유소아, 골절환자, 심장질환자, 마취전 투약이 된 상태와 마취상태의 환자는 체위변경에 대한 보상 작용이 신속하지 않고 충분하지 않기 때문에 급격한 체위 변경은 혈압 하강을 초래한다. 체위 변경시 나타나는 혈압하강을 체위성 저혈압(postural hypotension)이라고 하며 체위성 저혈압을 예방하기 위해 체위변경은 서서히 안전하게 한다. 환자를 수술 침대에 옮기고 안전벨트를 착용하기 전까지 환자가 혼자 있지 않도록 한다. 환자가 혼자 있게 될 경우 불안감을 느끼는 것은 물론 침대에서 떨어지는 낙상 사고를 일으킬 수 있기 때문이다.

환자 바뀐 '황당한 수술'

대학병원에서 수술환자의 차트가 바뀌면서 위암환자는 갑상선이 제거되고, 갑상선 환자는 위가 절제되는 어처구니없는 의료사고가 발생했다. 전문가들은 "두 수술실을 합쳐, 환자의 신원을 당연히 확인했어야 할 6명 가운데 한 명만 제대로 했어도 일어날 수 없는 일"이라는 반응이다.

K 병원측은 위암환자 박모씨(여 · 63)와 갑상선환자 전모씨(여 · 61)은 같은 날(12월 26일) 입원했고, 수술 시각(29일 오전 9시)도 비슷해 수술 직전에 착오가 생긴 것 같다" 고 말했다. 7층 입원병동과 3층 수술실 간의 환자 및 차트 교환은 제대로 이뤄졌으나, 정작 수술실에서 차트가 바뀌었다는 것. 수술실 전공의 및 간호사가 신분확인용 팔찌와 차트를 대조하는 절차를 소홀히 한 것으로 보인다고 병원측은 밝혔다.

멀쩡한 위가 잘려나간 전씨는 위 용량이 감소한 탓에 평생 조심해가며 자주 소식하며 지내야 한다. 소화효소를 분비하는 부위가 적어져 소화불량을 쉽게 앓을 수 있고, 잘라낸 부위에 위궤양이 생길 우려도 높다. 위암 수술은 통상 3분의 2를 잘라내는데, 병원측이 3분의 1을 잘랐다고 하는 것도 이해하기 어렵다고 한다. 멀쩡한 갑상선이 제거된 박씨도 복원은 불가능하다. 평생 갑상선 호르몬제를 복용해야 한다. 그렇지 않으면 만성 무기력증 및 부종과 같은 갑상선 기능저하증을 앓게 된다.

2006. 1. 15 조선일보, 기자 김철중

Rerferences

1. 마취통증의학(2003). 대한마취과학회, 여문각
2. 마취과학 (2002). 대한마취과학회, 군자출판사.
3. 윤혜상 (1997). 수술실 환자간호, 개정 2판, 청구문화사.
4. Aubrun F, Langeron O, Quesnel C, Coriat P, Riou, B (2003). Relationships between measurement of pain using visual analog score and morphine requirements during postoperative intravenous morphine titration. *Anesthesiology, 98*(6), 1415-1521.
5. Black JM, Hawks JH, Keene AM (2001). Medical-Surgical Nursing, 6th Edition, Saunders.
6. Dunn D (2000). Exploring the gray areas of informed consent, *Nursing Management* 31(7), 21-25,
7. Fogg DM (2002). Clinical issues: disaster plans for terrorist activity, *AORN Journal* 75(2), 375-377.
8. Gregory-Dawes BS(2001). Patient confidentiality takes on new meaning, *AORN Journal* 73(3):596-598.
9. Longnecker DE, & Murphy FL(1997). Introduction to Anesthesia, W. B. Saunders Company.
10. Morgan, GE, Mikhail, MS, & Murray M.J. (2006). Clinical Anesthesiology 4th Edition, McGraw Hill.
11. Rothrock JC(2003). Alexander's Care of the Patient in Surgery. 12th Edition, Mosby.
12. Stoelting, RK, & Miller RD(2000). Basics of Anesthesia, 4th Edition, Churchill Livingstone.
13. Woolf, CJ, Chong, MS (1993). Preemptive analgesia-treating postoperative pain by preventing the eatablishment of central sensitization. *Anesthesia and Analgesia, 77*, 362-379.
14. Brooks SM (1978). Fudermentals of operating room nursing. Mosby.
15. Phipps Monahan Sands Marek Neighbors (2003). Medical-Surgical Nursing, 7th Edition, Mosby.

5 수술 체위와 수술 전 피부 준비

1. 수술체위의 결정 요소

수술체위는 외과적 접근, 마취 종류, 나이, 체중, 키, 심장과 폐기능 상태, 관절염과 같은 환자의 전신상태를 고려하여 외과의가 선택하는데 물론 마취 및 마취상태 관찰에 필요한 체위로 조정한다.

체위를 취해주는 시간을 결정하는 요인으로는 마취종류, 움직임에 따른 통증여부, 나이, 체중과 수술부위 등이 있다. 예를 들면 전신마취, 척수마취 및 경막외 마취에서는 마취를 한 후 수술체위를 취해주나, 표면마취와 침윤마취에서는 체위를 취한 후에 마취를 한다. 환자 이동시 또는 체위를 취할 때 통증이 수반되는 고관절 골절 환자와 소아환자는 마취를 먼저 하고 체위를 잡으나 비만 환자는 체위를 먼저 취한 후 마취를 한다. 복와위는 앙와위에서 마취를 한 후 마취상태가 안정되면 복와위를 취해준다.

안전한 체위는 첫째 호흡기능을 적절히 유지하며, 둘째 순환기능을 적절히 유지하며, 셋째 혈관이나 신경을 압박하지 않으며, 넷째 근육의 긴장을 피할 수 있어야 하며, 다섯째 수술시야의 노출이 용이해야 하며, 여섯째 마취제 투여가 용이함은 물론 마취상태의 관찰이 용이해야 한다. 쇄석위를 제외한 모든 체위에는 대퇴부에 안전벨트(thigh belt)를 해준다.

2. 수술체위가 인체에 미치는 영향

수술 중 적절한 체위는 안전하고 성공적인 수술을 위해 필수적이다. 수술체위는 수술시야를 확보하고, 수술부위의 접근이 용이하고, 신체 정렬을 유지하며 호흡과 순환기능을 유지하며, 근신경계 및 피부의 손상을 막고, 정맥로를 확보하고 마취를 유지할 수 있는 조건을 만족시켜야 한다. 수술체위는 외피계, 근골격계, 신경계, 심혈관계와 호흡기계 기능에 영향을 미친다.

1) 외피계

수술 중 수술환자의 체중이 수술 침대에 고르게 부하되지 못하여 뼈 돌출부의 피부가 과도한 압력을 받으면 욕창이나 피부 궤양을 초래하게 된다. 장시간의 수술인 경우 허락한다면 수술환자의 체위를 새로이 취해주는 방법도 고려해 볼 수 있다.

(1) 압 박

수술 중 중력에 의한 환자 자신의 체중은 물론 mayo stand, 수술기계, 침대 부속기, 견인기와 단단한 침대면 등의 수술관련 기구 및 장비가 외피계를 압박한다. 또한 수술 중 수술 팀이 수술 환자에게 기대거나 drill 적용시의 누르는 힘에 의해서도 압박을 받는다. 또한 쇄석위에서의 발걸이(stirrup bars), 팔이나 다리 holder 등도 피부에 압력을 줄 수 있다. 수술 팀이 수술환자에게 기대어 32mmHg 이상의 압력을 가하면 모세혈관 수준의 조직에 영양분과 산소를 공급하는 세동맥(arteriole) 혈류를 차단할 수 있다.[9] 세동맥 혈류 차단은 조직관류를 감소시키고 국소적 빈혈 및 욕창 등을 초래할 수 있다. 3시간 이상 소요되는 수술을 받은 환자의 8.5%가 욕창으로 악화되었고 욕창으로 입원기간이 3.5~5일 정도 지연되며 경우에 따라 치료비가 환자당 5,000~50,000불 정도 되었다고 한다.[12,19]

조직에 대한 외부 압력이 높을수록 국소적 빈혈이 발생하는 시간이 짧아지며, 뼈 돌출부와 피부 사이의 조직이 압력을 받으므로 발뒤꿈치, 팔꿈치와 천골부에서 욕창이 빈번히 발생한다. 대개 2시간 이상 소요되는 수술에서 그리고 수술침대에 누워있는 시간이 길어질수록 욕창의 발생 가능성은 높다. 압력의 강도보다는 압력이 가해지는 시간이 욕창 발생에 더 많은 영향을 미친다. 예를 들면 건강한 성인의 경우 100mmHg 이상의 압력이 뼈 돌출부에 가해진다 하여도 시간이 짧은 경우 욕창을 일으키지 않을 수도 있다.[16] 그러나 수술 중 또는 수술 후 두피에 지속적인 압력이 가해질 경우 수술 후 7일 이내에 후두부에 통증, 부종, 삼출물이나 딱지가 생기면서 국소적 궤양과 함께 수술 후 원형 탈모증(postoperative alopecia)이 나타나기도 한다. 후두부의 원형 탈모증은 기관내 삽관이 지연되거나 두부의 부동화를 요구하는 수술에서 주로 발생한다. 심장외과 수술에서 마취유도로부터 기관내 튜브의 발관까지 24시간 정도가 소요되면 원혈 탈모증이 영구적으로 나타날 수 있다.[4] 따라서 마취 중 후두부 압박으로 원형탈모증의 위험이 있는 경우 30분마다 후두부의 접촉 부위를 변경시켜준다. 수술 중 욕창에 대한 내적위험 요인으로 호흡 및 순환계 기능장애, 당뇨, 영양불량(혈장내 albumine이 3.5g/dl 이하인 경우), 고령, 비만, 저체온과 기동장애 등이 있다.[11,15]

특히 수술실의 온도가 저하되어 있거나 차가운 수액으로 수술부위를 세척하여 저체온에 빠지면 인체는 열대사를 증가시켜 저체온에 대처해 간다. 이러한 과정 중 말초조직에서 산소요구도가 증가하나 인체가 산소요구도를 만족시키지 못할 때 말초 조직에 국소적 빈혈이 나타나면서 욕창 발생의 위험이 높아진다. 왜냐하면 조직이 압력을 받으면 조직에의 산소 및 영양분 공급, 그리고 노폐물 제거 등이 원활하게 일어나지 않기 때문이다. 압력을 많이 받는 곳에 가온 담요를 적용할 경우 욕창 발생의 위험이 더 높아진다. 저체온의 위험요인이 있는 경우 압력을 받지 않는 부위에 공기 가온법(forced-air warming)을 적용하는 것이 욕창 예방에 도움이 된다. 욕창의 위험요인에는 수술소요시간, 체위유지 보조기구의 종류, 체위유지 보조 기구 적용시간, 저체온 및 저혈압을 유발하는 마취상황이 모두 포함된다.

(2) 전단과 마찰

전단(shear)이란 피부는 정지상태에 있으나 골격계 구조가 움직이면서 조직이 접히는 것으로 수직으로 작용하는 힘에 의한 압력과 수평으로 이동하는 힘에 의해 발생한다. 전단은 침상머리가 낮아지는 트렌드렌버그 체위 또는 침상머리가 올라가는 역 트렌드렌버그 체위에서 발생할 수 있다. 골격계 구조물이 중력의 힘에 의해 미끄러지면서 주변의 연조직이 접히거나 잡아 늘려지며 이때 연조직의 혈액관류가 패쇄되면서 국소적 빈혈이 초래힌다. 따라서 전단이 발생할 수 있는 제위에서 전단력을 최소화시켜야 한다. 즉 환자 몸체를 살짝 들어올려 주면 골격 구조물 주변의 연조직이 재배열할 수 있도록 도와 줄 수 있으나 수술 중 환자의 몸체를 들어 올려 주는 것이 용이하지는 않다. 전단에 의한 조직 손상을 예방하기 위해 전단이 발생할 수 있는 상황에의 노출을 최소화해야 한다.

마찰(friction)은 2개의 면 즉 환자의 피부와 침상 바닥이 서로 스칠 때에 발생하므로 환자를 끌어서 이동시킬 때 발생한다. 마찰은 표피층을 벗겨내어 통증 및 감염의 기회가 많아짐은 물론 욕창 발생의 위험요인이 되고 있다.

(3) 짓무름

피부가 짓무른 상태에서는 압력, 전단과 마찰로 피부가 더욱 약해지는데 흔히 표피가 오랫동안 습기에 노출될 때 피부가 짓무르게 된다. 수술 중 환자가 소변, 대변, 혈액, 세척액 및 피부 소독약 등과 피부가 접한 상태에서 누워있거나 땀을 많이 흘릴 때에 발생한다.

특히 압력을 받는 부위에 습기가 많을 때 욕창 발생의 가능성이 높으며, 피부가 짓무른 상태에서 주변 물체 또는 침상바닥과의 마찰은 피부의 손상 가능성이 높다. 피부의 짓무름을 예방하기 위해 피부소독에 사용하는 소독 용액이 환자의 등 아래로 흘러들어가 고여 있지 않도록 한다. 소독제와 피부가 장기간 접하면 접촉성 피부염이 발생할 가능성이 높다.

2) 근 골격계

수술 중 근육의 과도한 피로는 근육의 손상을 초래하는데 마취 상태에서는 근육 긴장도에 대한 보호기능이 저하된다. 의식이 있는 경우 인대, 건 또는 근육이 꼬이거나 과도하게 늘어나면 통각 또는 압각 수용기가 자극을 받아 자세를 바로 잡거나 체위변경을 통해 ROM을 정상적으로 유지해 주는 데에 도움이 된다. 그러나 전신마취 중 마취제와 근이완제는 통각이나 압각 수용기의 기능을 저하시켜 관절의 손상, 근신전과 근긴장 등을 예방할 수가 없다. 머리를 과도하게 장시간 동안 신전시키면 수술 후 수술 창상보다는 목의 긴장감으로 통증을 더 많이 호소하기도 하므로 마취 중 머리에서 발끝까지 편안한 자세를 유지해 주어야 한다.

3) 신경계

마취제는 신경계의 기능저하를 동반하며 신경계의 기능저하는 부분마취의 경우 마취 유형에 달려있고 전신마취는 마취의 심도에 달려있다. 신경계의 기능 저하는 인체 내 기관의 상호의사소통과 신체상태 변화에 대한 보상 반응을 비효율적으로 만들게 된다. 말초신경계에 대한 압력은 일시적 또는 영구적 신경손상으로 감각 및 운동기능장애를 초래할 수 있다. 신경이 과도 신전되거나 압박을 받으면 신경의 혈액순환과 영양공급을 방해하여 초기에는 국소적 빈혈이 나타나나 궁극적으로 조직의 괴사를 초래한다.

신경계 손상의 위험 요인은 당뇨, 암질환, 알코올 중독증, 흡연, 비타민 결핍증, 신경계 손상, 마른 체격, 비만, 관절의 굴곡 및 신전이 제한을 받고 있는 경우 그리고 직업상 반복적으로 허리를 구부리는 경우 등이다. 수술 및 입원관련 의원성 신경계 손상의 위험요인은 수술소요시간이 길어지는 경우 골반강내에 자가 견인기(self-retaining retractor)를 사용한 경우, 쇄석위 유지 시간이 긴 경우, 흉골 견인기를 사용한 경우, 장기간의 입원, 수술 후 장기간의 침상안정 등이다. 신경계 손상은 대개 수술 및 마취 종료 후 회복실에 도착한 이후에나 발견되며 심지어는 손상 후 수일에서 수주가 지난 후에 증상이 나타나기도 한다.

마취 및 수술 중에는 흔히 상완 신경총(brachial plexus), 척골신경, 비골신경, 좌골신경과 대퇴신경이 손상을 받는다. 어깨를 통과하는 상완신경총은 정중신경, 요골신경과 척골신경으로 분지하면서 팔과 손에 분포한다. 따라서 상완신경총의 손상은 팔, 손목, 또는 손 전체의 무감각, 약화, 감각장애와 운동장애를 초래한다. 특히 몸체에 대해 팔걸이가 90° 이상으로 놓여진 상태에서 어깨가 외전되거나, 팔을 몸체에 바짝 붙이고 있는 상태에서 수술 의료진이 환자의 어깨에 기대거나, 또는 흉부 및 복부에 사용하는 견인기에 의해 상완신경총이 손상을 받을 수 있다. 가파른 트렌들렌버그 체위에서 사용하는 어깨 지지대도 상완신경총에 손상을 줄 수 있다. 측와위에서 하부에 위치하는 어깨와 팔을 통과하는 상완신경총은 환자 자신의 체중과 흉곽에 의해 압박을 받기도 한다.

따라서 상완신경총 손상에 대한 위험요인을 예방하기 위해 수술 중 환자의 두경부를 올바르게 정렬시키고, 불필요하게 머리를 회전시키지 않는다. 또한 환자의 어깨를 90° 이상으로 회전시키지 않으며, 환자의 팔을 옆구리에 붙여 놓을 때 팔과 옆구리 사이를 패딩해주거나 팔을 느슨한 붕대 등으로 감아주고, 수술 중 절대로 환자에게 기대지 않는다. 특히 측와위에서는 팔과 몸체 사이를 패딩 해준다.

척골신경은 팔꿈치 뒤쪽에 있는 상완골의 상과(epicondyle)를 감싸면서 피부의 표면 쪽에 위치하는 해부학적 구조상 손상을 받기 쉽다. 특히 업무상 팔꿈치를 자주 구부리거나 오래 동안 구부리고 있는 경우도 척골 손상 가능성이 높다.[18] 여성과 비교하여 남성은 상과구(epicondylar groove)가 피부로부터 얕은 곳에 위치하므로 남성과 여성의 척골 신경 손상률은 5 : 1 정도로 남성에서 매우 높다. 척골 신경의 손상 증상은 대개 수술 후 2~7일 이후에 나타난다. 수술 중 상지의 신경 손상을 막기 위해 팔을 옆구리에 붙여주고, 팔이 침상면 이하로 떨어지지 않도록 주의한다. 기도 유지를 위해 하악골을 과도하게 들어 올리거나 머리띠를 지나치게 조이면 안면신경에 손상을 줄 수 잇다.

쇄석위에서 수술을 받은 후 수시간 이내에 하지신경의 손상 증상이 나타날 수 있는데 비골 신경이 81%, 좌골신경이 15%, 그리고 대퇴신경이 4%를 차지하고 있다.[17] 비골신경은 무릎 뒤에 위치하는 좌골신경에서 분지하여 비골의 외측두 주변을 감싸면서 피부 가까이에 위치하므로 쇄석위에서 발걸이(stirrup)에 의해 압력을 받거나 또는 수술팀이 환자에게 기댈 때 손상받기 쉽다. 특히 몸이 마른 체형에서 비골신경이 압박을 받아 손상받을 가능성이 높으므로 쇄석위에서 비골두가 발걸이나 다른 단단한 면에 접촉할 때 패딩을 해준다. 무릎 뒤쪽의 압박은 무릎 뒤쪽을 통과하는 비골신경과 경골신경에 모두 손상을 줄 수 있다.

L_3~S_3 척수신경에서 분지하는 좌골신경은 둔부와 대퇴부 후측으로 내려오는데 대개 고관절의 과도 굴곡에 의해 손상을 받을 수 있다. 쇄석위를 취하는 시간이 길어질수록 하지의 신경계 손상 위험이 높아진다. $L_{2\sim4}$ 척수신경에서 분지하는 대퇴신경은 부적절한 체위보다는 골반강에 사용하는 견인기에 의한 압박으로 손상을 받는 경우가 많다.

4) 맥관계

전신마취는 교감신경계를 억제시켜 말초 혈관계가 이완되며, 말초 혈관계의 이완은 심장으로 들어오는 혈량을 저하시켜 궁극적으로 혈압을 하강시킨다. 마취 및 체위변경은 심맥관계 질환, 저혈량증 또는 비만 환자에게 많은 영향을 미친다. 적절한 순환은 혈압 유지에 필수적이며, 적절한 혈압 유지는 말초조직에 산소를 충분히 공급해주고, 정맥 환류를 도와주고, 혈전 형성을 방지하고, 순환장애를 예방할 수 있기 때문이다.

체위 지지대 또는 억제대를 지나치게 단단하게 조여 말초혈관을 압박하거나 폐쇄시키지 않도록 주의해야 한다. 안전벨트 또는 손목 억제대를 지나치게 조이면 말초 혈관계가 압박을 받아 정맥성 혈전증의 위험성이 있다. 팔을 90° 이상으로 과외전시키면 쇄골과 제 1 늑골 사이의 상완신경총 부위를 통과하는 쇄골하 혈관과 액와 혈관이 압박을 받아 혈전증의 위험성이 높다. 수술 중 요골부에서 맥박을 촉진하여 요골 동맥의 패쇄 여부를 확인한다.

전신마취에서는 전신적으로 맥관계 이완이 나타나나 척수 마취 또는 경막외 마취와 같은 부위 마취에서는 마취된 부분의 혈관이 이완된다. 체위 변경은 혈관계내 혈액 분포에 영향을 미치나 이때 근긴장도와 말초 혈관계 저항은 중력에 의한 혈량 분포에 별다른 영향을 받지 않는다. 침상머리를 올려주면 하체의 혈량은 증가하나 상체의 혈량은 감소한다. 혈압이 안정될 때까지 체위변경을 미루는 것이 필요할 수도 있다.

5) 호흡기계

전신마취 중 횡격막의 운동과 기도 유지는 호흡기능 유지에 가장 중요하며 호흡기능 유지를 통해 저산소증(hypoxia)을 예방할 수 있고 흡입에 의한 마취도입을 용이하게 할 수 있다.

반좌위, 좌위 그리고 역트렌드렌버그 체위를 제외한 모든 체위에서 복부 장기가 횡격막 쪽으로 밀리면서 환기력(ventilatory force)이 감소하여 앉아 있을 때에 비해 누워있을 때 1회 호흡량(tidal volume)이 1/3 정도가 감소한다.[5] 따라서 마취 및 수술 중 목이나 가슴의 압박은 피하며, 팔은 양쪽 옆구리에 놓거나 팔걸이에 올려놓으며, 팔을 가슴 위에 올려놓지 않는다. 비만하거나 임신여성인 경우 또는 호흡기계 질환이 있는 경우 복부 장기를 횡격막 쪽으로 밀어 올리는 체위에서 호흡이 방해를 받는다. 호흡곤란이 있는 환자는 수술 과정를 방해하지 않는다면 마취 중 침상머리 쪽을 올려주며 환자 이동 중에도 침상머리 쪽을 올려준다.

호흡기능 유지에서 흉곽의 확장이 중요하므로 흉곽의 기계적 확장을 방해하는 체위는 피해야 한다. 수술 중 흉곽의 움직임을 방해하여 1회 호흡량이 저하되는 것을 예방해야 한다. 예를 들면 팔을 가슴에 올려놓으면 흉곽의 확장을 방해함은 물론 팔꿈치 주변의 척골신경이 압박을 받을 수 있으므로 가슴에 팔을 올려놓지 않는다. 또한 수술 중 호흡기계 기능을 평가하기 위해 맥박 산소계측기(pulseoximetry) 또는 동맥혈 가스분석(arterial blood gas analysis, ABGA) 결과를 사정해야 한다.

3. 체위 종류

1) 앙와위 또는 배와위(dorsal position or supine position)

수술 침대에 등을 대고 편평하게 눕는 것으로 팔을 양 옆구리에 붙여두거나 팔걸이에 올려놓는다(그림 5-1). 앙와위는 복강 및 흉강, 두부, 목과 사지의 수술에 이용하는데 후두, 견갑골, 주두(olecranon), 흉추, 천골, 미골과 종골(calcaneous) 주변 조직이 압박을 받을 수 있다. 얼굴, 목 및 머리 수술에서 doughnut ring으로 머리를 고정하고 척추후만증(kyphosis)인 경우 베개를 사용하여 등부위를 지지해 준다. 머리와 요추부 아래에 작은 베개를 놓으며, 베개나 방포를 사용하여 수술 침대가 발뒤꿈치를 압박하는 것을 막아야 한다. 수술 및 마취 중 장시간 footdrop(족저 굴곡, plantar flexion)되는 것을 막기 위해 베개나 padding된 footboard로 발을 지지해 준다.

얕은 마취나 국소마취에서 환자가 움직일 수 있으므로 사지의 고정을 확실하게 해야 한다. 무릎으로부터 약 5cm 지점 대퇴부에 안전벨트(safety strap)를 적용하되 안전벨트와 피부 사이에는 반드시 방포를 끼워놓으며 손가락 2개가 들어갈 정도의 여유를 두어 안전벨트 적용부의 혈액 순환을 방해하시 않노록 한다.[13] 슬와부 아래를 푹신푹신한 베개로 지지해 주어 무릎 뒤쪽의 슬와부 표층에 위치하는 슬와동맥, 비골신경과 경골신경이 압박을 받지않도록 주의한다. 슬와부의 신경이나 혈관이 압박을 받으면 하지에 정맥성 혈전증이 발생할 위험성이 높기 때문이다.

머리에는 작은 베개 또는 쿠션을 대주어 경추 정렬(cervical alignment)을 지지해 주고, 후두의 압력을 최소화하고, 목주변의 근육에 긴장을 피해야 한다. 눈은 안대를 대주거나 테이프로 안검을 닫아주어 방포, 의류, 용액 및 각종 이물질로부터 눈을 보호해 준다.

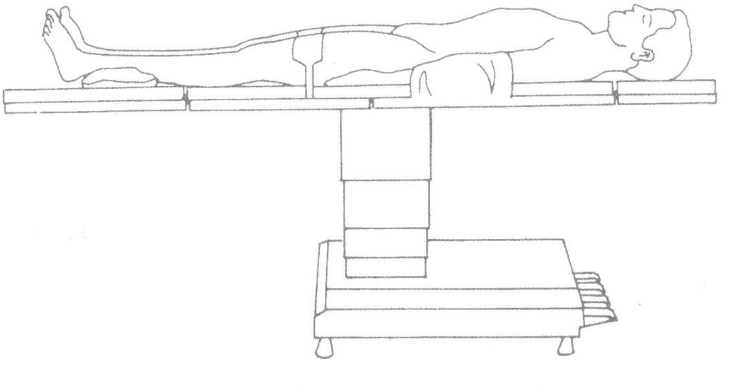

그림 5-1. **앙와위**

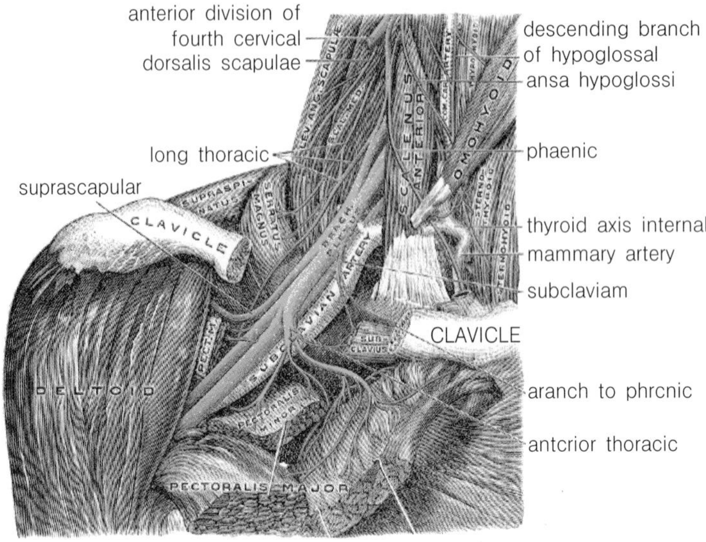

그림 5-2. **상완신경총(brachial plexus)**

혈압 측정이나 정맥내 주입(intravenous infusion)을 위해 양쪽 또는 한쪽의 팔을 수술 침대와 동일한 높이의 패딩된 팔걸이에 놓되 90° 이상으로 외전시키면 상완신경총이 긴장과 압력을 받으므로 90° 이내가 되도록 한다(그림 5-2).

손목 억제대가 손목을 조이거나 딱딱하면 억제대 적용부의 피부를 압박하고 혈액순환을 방해하므로 억제대 적용 상황에서 손목의 회전이 가능하되 손바닥이 상방을 향하는 회외(supination, palms up) 상태로 둔다. 회외 상태에서 팔걸이와 뼈 돌출부 사이의 척골신경이 압박받는 것을 예방해 줄 수 있다. 팔꿈치를 굴곡시킨 상태에서 전박을 몸체에 올려놓을 경우 팔꿈치 아래 근위부에 패딩을 해주면 팔꿈치 주변을 통과하는 척골 신경이 압박받는 것을 예방할 수 있는데 이때에는 손등이 상방을 향하는 회내 상태로 손을 복부 위에 올려놓는다.

서혜부, 회음부와 하지 중앙부의 수술에서는 수술부 접근을 용이하게 하기위해 대퇴를 외회전시키고, 무릎을 굴곡 시킨 채로 각각의 다리를 베개로 지지해준다. 이와 같은 체위는 부인과 또는 비뇨기계 수술을 할 때 생식기계의 접근에 편리하다.

앙와위에서는 직립 자세와 비교하여 심장으로 들어오는 하지 정맥계의 기능이 활발하여 심장과 폐로 들어가는 혈량이 증가하므로 심장부담이 커짐은 물론 심박출량이 증가한다. 비만한 환자의 흉부 체중은 흉강내압을 상승시키고 심장에 부담을 주기도 한다. 복부장기, 복강내 종양조직 및 임신시의 태아는 하대정맥을 압박하여 정맥환류를 저하시켜 저혈압을 초래하기도 한다. 하대정맥은 척추관을 중심으로 약간 우측에 위치하므로 소방포를 우측 등 아래에 두고 환자를 약간 좌측으로 기울여 주면 체중이 대정맥계로 쏠리는 것을 다소 완화시켜 줄 수 있다. 예를 들면 제왕절개술에서 태아가 복강 밖으로 나올 때 까지 산모를 앙와위에서 약간 좌측으로 기울여 주기도 한다.

직립자세와 비교하여 앙와위에서 1회 호흡량(tidal volume)이 1/3정도 감소하여 호흡기능이 다소 저하되나 폐첨으로부터 폐저부에 이르기까지 골고루 환기를 시켜줄 수 있다.[5] 앙와위에서는 흡기 동안에 흉곽이 전방과 상방으로 움직이는 데에 별다른 영향을 받지 않지만 비만한 경우 흉곽을 압박하여 흉곽의 전방 및 상방으로 이동을 방해한다.

2) 트랜들렌버그 체위(trendelenburg position)

트렌들렌버그 체위는 머리에서 발끝까지 수평을 이루는 앙와위에서 상체를 낮추고, 다리를 올려주는 체위(그림 5-3)로 하복부 및 골반강의 개복술 또는 복강경 수술에서 골반강의 노출이 용이하다는 이점이 있다.

트렌들렌버그 체위는 저혈압 상태에서 뇌조직으로의 혈액공급을 유지해 줄 수 있어 쇽체위(shock position)라고도 한다. 무릎을 약간 굴곡시킨 상태에서 무릎의 위치가 가장 높고 머리와 상체가 45° 정도 아래에 위치하는 체위로써 무릎 위 5cm 지점의 대퇴부에 안전벨트을 적용해 준다. 드렌들렌버그 체위에서는 무릎이 굴곡되면서 최고 위치가 되므로 수술중 mayo stand가 수술환자의 무릎 및 하체를 압박하지 않도록 높이를 조정한다. 골격 구조가 침상 머리쪽으로 이동하나 연조직이 침상에 대해 수직으로 작용하는 중력에 의해 전단(shearing)이 발생할 가능성이 높으므로 방포를 하기 전에 수술 환자를 살짝 들어올렸다가 내려놓아 골격구조와 주변 연조직이 재배열 할 수 있도록 해준다. 골격구조가 침상머리 쪽으로 밀려내려 오는 것을 예방하기 위해 어깨에 어깨 지지대(shoulder brace)를 적용하기도 하나 어깨 지지대가 상완신경총에 손상을 줄 가능성이 있으므로 주의한다.

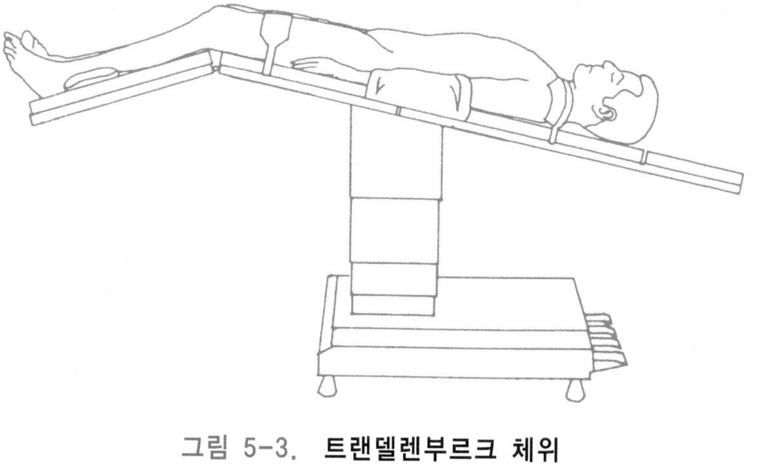

그림 5-3. **트랜델렌부르크 체위**

상완신경총의 손상을 예방하기 위해 어깨 지지대를 패딩하기도 하며, 팔을 외전시킨 상태에서는 어깨 지지대를 적용하지 않는다. 트렌들렌버그 체위에서는 정맥 환류를 증가시켜 심박출량이 증가하며, 혈압이 상승하고, 뇌압이 상승한다. 두부가 아래로 내려가는 트렌들렌버그 체위에서는 폐저부와 구인두로부터의 분비물 배액이 용이하지만 중력으로 복강내 장기가 흉부 쪽으로 밀리면서 횡격막의 움직임을 방해하고 폐저부를 압박하여 1회 호흡량을 저하시킨다. 혈압이 저하될 때 쇽 체위를 권장하나 뇌의 정맥 환류가 저하되며, 호흡이 억제되므로 쇽체위 유지 시간은 짧아야 한다. 왜냐하면 상체의 혈액 충만으로 조직액이 폐포로 이동하여 폐조직의 부종, 충혈 및 무기폐 등을 초래하기 때문이다.

체위 변경은 천천히 부드럽게 하여 체위 변경에 동반하는 생리적 변화에 대처할 수 있는 시간적 여유를 준다. 트렌들렌버그 체위에서 앙와위로 체위변경을 급하게 하면 혈액이 하체로 급하게 이동하면서 심박출량이 저하되어 저혈압이 나타날 수 있다.

3) 역 트랜들렌버그 체위(reverse trendelenburg position)

역 트렌드렌버그 체위는 상체가 올라가고 하체가 내려가는 체위로서 중력에 의해 복강내 장기가 하복부 쪽으로 밀리고 상체의 혈액공급이 저하되므로 머리, 얼굴, 목, 흉부와 상체의 수술 예를 들면 갑상선 절제술, 담낭이나 담도계 수술에서 편리하다(그림 5-4). 호흡을 용이하게 해주고 수술부위의 혈액 공급을 감소시켜 과도한 출혈을 방지해 줄 수 있는 잇점이 있다.

무릎과 요추 아래에 작은 베개를 놓고, 머리는 작은 베개 또는 doughnut ring으로 지지해 주고, 무릎 위 5cm 지점의 대퇴부에 안전벨트를 해준다. 침상 아래 발치가 바닥쪽으로 경사를 이루므로 패딩된 foot board를 대주어 몸체를 지지해준다.

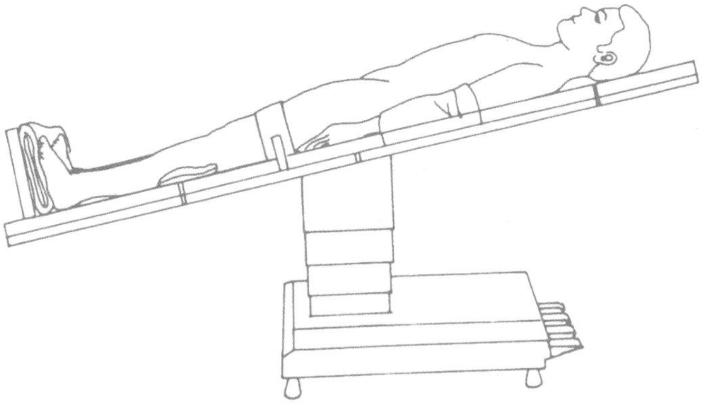

그림 5-4. **역 트랜델렌부르크 체위**

갑상선, 목 또는 어깨 수술을 할 때 목을 과도 신전시키기 위해 어깨 아래에 베개 또는 부드러운 roll을 대주어 환자가 수술침대로부터 미끄러지지 않도록 한다. 이때 고관절과 무릎은 약간 굴곡시킨 채로 올려주고 팔을 옆구리에 바짝 붙여주면 머리, 목 및 어깨의 수술 접근이 보다 용이하다.

역 트렌들렌버그 체위에서의 호흡기능은 직립자세에서의 호흡기능과 거의 유사하나, 역 트렌들렌버그 체위를 취하는 시간이 길어질수록 하지의 정맥 순환이 방해를 받을 가능성이 높다. 따라서 수술소요시간이 길어질 경우 탄력붕대 또는 탄력 스타킹을 적용하여 정맥 환류를 도와주고, 하지를 탄력붕대로 감을 때 비골두 주변의 비골신경이 압박받지 않도록 주의한다.

복강경 수술에서 기복*에 의한 복압 상승과 체위 자체의 경사 때문에 정맥환류가 더욱 저하될 수 있음을 고려한다. 심부 정맥 혈전증(deep vein throm bosis)을 예방하기 위해 탄력 스타킹을 착용해 주며 역 트렌드렌버그 체위에서 앙와위로 체위변경을 시킬 때에도 천천히 부드럽게 해주어 심혈관계에 미치는 영향을 최소화 한다.

기복(pneumoperitoneum) : 기복이란 복강경 수술에서 복강 내로 가스를 주입하여 복부를 팽창시키기는 것으로 기복제로는 아산화질소와 이산화탄소 등이 이용되고 있다. 아산화질소는 혈액 용해도가 낮고 공기 색전증이 발생할 가능성이 높으므로 거의 사용되지 않는다 반면 이산화탄소는 혈액 용해도가 높으면서 조직으로 확산이 잘 되며 가스 색전증의 위험도가 낮고 폭발의 위험성이 적으면서 가격이 저렴하여 기복제로 주로 사용하고 있다.

4) 화울러 체위(fowler's position)

Semifowler's 체위는 앙와위에서 수술침대의 상부를 30° 정도 굴곡시키고, fowler's 체위는 앙와위에서 수술 침대의 상부를 45°~60° 정도 굴곡시킨 체위를 뜻한다(그림 5-5).[13] Fowler's 체위는 두개골, 어깨 또는 유방 성형술에서 이용한다. 수술 침대의 다리 부분을 약간 낮추어 주고 무릎을 굴곡시키며, 팔은 무릎 위의 베개 위에 올리거나 수술 침상과 동일한 높이의 팔걸이에 단단하게 고정시킨다. Footdrop을 예방하기 위해 수술침상 발치 쪽에 foot board를 놓아 발을 지지해 준다. 무릎은 약간 굴곡시켜 주고 안전벨트는 무릎 위 5cm 부위의 대퇴부에 해준다. 반좌위는 앙와위와 비교하여 횡격막의 움직임이 용이하다는 장점이 있으나 좌골조면, 종골과 미골을 압박하는 단점이 있다.

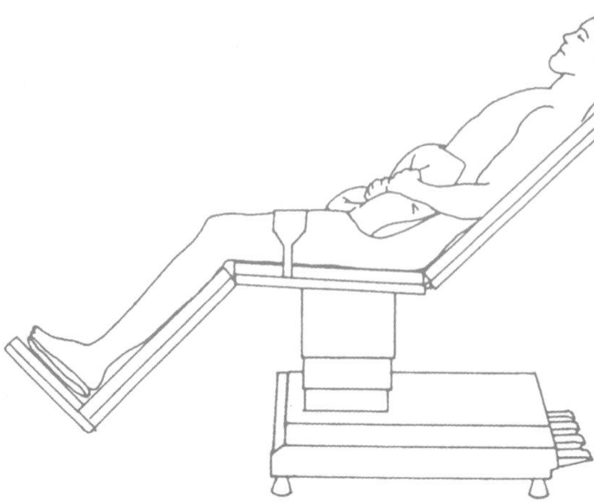

그림 5-5. **화울러씨 체위**

5) 좌위(sitting position)

앙와위에서 수술침대 상부를 90° 가량 올리면 좌위가 되는데 좌위는 귀, 코와 후두부 수술에 주로 이용한다. 우선 앙와위를 취한 후 수술 침대의 상체를 서서히 90°로 올려주고 하지의 무릎은 굴곡시킨 채로 둔다. Foot drop을 예방하기 위해 foot board를 대주고, 팔은 팔꿈치를 90° 이하로 굴곡시킨 채로 무릎 위의 베개에 놓고 경추, 흉추 및 요추가 정렬할 수 있도록 조정한다.

좌위에서는 견갑골, 좌골조면, 종골(calcaneus)와 미골 돌출부 그리고 좌골신경이 압박을 받는다. 따라서 요추부, 무릎, 팔꿈치, 엉덩이와 발뒤꿈치 아래를 패딩해 주는 것이 필요하며 슬와부가 수술 침대로부터 압박을 받지 않도록 한다. 좌위는 하체 및 하지에 혈액을 저류시키고, 뇌조직 관류를 저하시킬 뿐만 아니라 체위성 저혈압이 나타나는 등의 순환을 억제한다. 하지의 정맥 환류가 방해를 받고 정맥성 혈전증의 위험이 높으므로 탄력 스타킹이나 탄력붕대를 적용하여 정맥 환류를 도와주어야 한다.

수술부위가 심장보다 높이 위치하므로 수술부와 우심실간에 음적 정맥 경사(negative venous gradient)를 초래하여 정맥동(venous sinus)이 노출될 경우 공기 색전증의 발생 가능성이 높다. 예를 들면 두개골 절개술에서 경막을 열고 혈관 분포가 많은 종양 조직을 절레해 가거나 또는 중심정맥 카테터를 폐동맥이나 우심실에 삽입할 때에 공기 색전증이 발생할 가능성이 높다. 공기 색전증(air embolism)이 초래된 경우 정맥동 부위에서 공기가 흡인되는 것을 막기 위해 노출된 정맥동 부위를 생리 식염수로 채워주거나, 생리식염수에 적신 거즈로 정맥동 부위를 패킹해 놓는다.[1] 두개골 절개 과정 중 공기 색전증이 발생할 경우 bone wax로 노출된 두개골 부위를 막아주며, 중심 정맥관을 통해 우심실 부위에서 공기를 흡인해 내기도 한다.

다른 수술 체위와 비교하여 좌위에서는 호흡 기능이 거의 방해를 받지 않으나 머리와 목이 굴곡되면서 기관내관(endotracheal tube)이 꺾이면 기도 폐쇄 등으로 이어질 수 있으므로 위험하다. 수술 종료 후 좌위에서 앙와위로의 체위 변경은 천천히 점차적으로 한다. 좌위를 취하기 전, 좌위를 취하고 있는 중 그리고 좌위에서 앙와위로 체위를 변경한 후에는 하지 말단부에서 맥박을 측정하여 사정한다.

6) 쇄석위(lithotomy position)

쇄석위는 부인과계, 직장, 비뇨기계, 그리고 서혜부 수술에 이용하는데 앙와위에서 다리를 외전시킨 상태로 발걸이에 올려주어 회음부의 노출을 최대화시키며 주로 방광경 검사, 회음부 및 항문수술에 이용된다(그림 5-6).

앙와위에서 둔부가 수술 침대 꺽이는 지점에 놓이도록 하고 다리는 발걸이에 올려 무릎을 굴곡시키고, 수술 침대의 하부가 젖는 것을 막기 위해 수술 침대의 둔부에 방수용 패드나 비닐을 깔아둔다. 수술 소요 시간이 길어질 경우 슬와부(popliteal space)의 근육, 혈관이나 신경이 직접적인 압박을 받으므로 발걸이에 패딩을 하여 슬와부의 근육, 혈관이나 신경이 압박받는 것을 막아줄 수 있다. 특히 하지에서 혈전이나 색전이 형성되는 것을 예방하기 위해 다리에 탄력붕대를 감아주기도 하며 수술소요시간이 지연되면 다리의 부종 및 피부 색깔을 관찰하며 하지의 원위부에서 맥박을 측정해 본다.

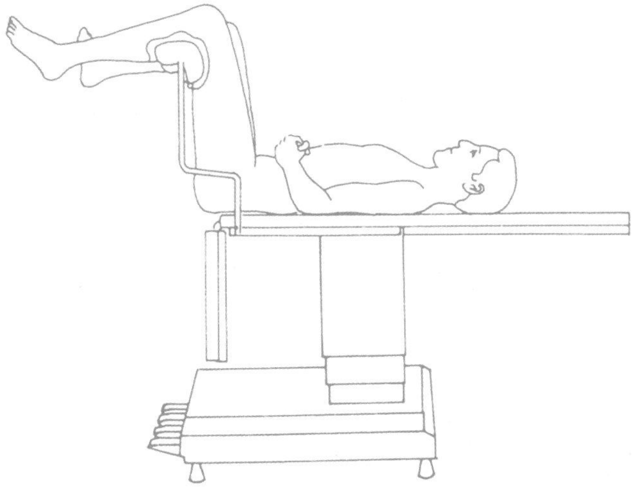

그림 5-6. **쇄석위**

쇄석위에서 앙와위로 돌아올 때에도 양쪽 하지를 동시에 서서히 내리면서 체위성 저혈압에 대한 관찰을 해야 한다. Stirrup 으로부터 양쪽 다리를 내린 후 무릎을 충분히 신전시키고 양쪽 다리를 함께 모아주어 과도 외전되는 것을 막아 주어야 한다. 환자가 마취로부터 의식이 돌아올 때까지 무릎 위 5cm의 대퇴부에 안전벨트를 해준다.

발걸이의 양쪽 높이는 동일해야 하며 수술침대에 고정되어 있어야 한다. 발걸이에 다리를 올려놓은 상태에서 갑자기 발걸이가 침대로부터 분리되어 떨어질 경우 고관절 탈구, 근육 및 신경손상 그리고 골절을 초래할 수 있으므로 발걸이를 사용하기 전 발걸이가 수술 침대에 단단히 고정되어 있는가를 점검한다. 다리를 발걸이에 올릴 때에는 양쪽 다리를 동시에 올려주어야 천장골 인대(sacraliliac ligament)의 긴장을 예방할 수 있다(그림 5-7).

따라서 마취 상태에서 다리를 발걸이에 올리거나 내리기 위해서는 2명의 인력이 필요하다. 한 손으로 다리의 발바닥을 잡고 다른 한손으로 무릎 근처의 하퇴를 지지하여 다리가 발걸이에 완전히 자리를 잡을 때까지 지지해 주며 무릎을 굴곡시킨 상태에서 천천히 부드럽게 다리를 발걸이에 올려준다. 둔부가 수술 침상의 가장 아래 부분까지 내려와 위치해야 요천추 긴장(lumbosacral strain)을 예방할 수 있다. 팔은 팔걸이에 올려놓거나 옆구리에 붙여 놓거나 또는 복부에 올려놓을 수 있다. 쇄석위를 취하기 전, 쇄석위를 유지하고 있는 중 그리고 쇄석위에서 앙와위로 돌아온 후 하지의 원위부에서 맥박을 촉진한다.

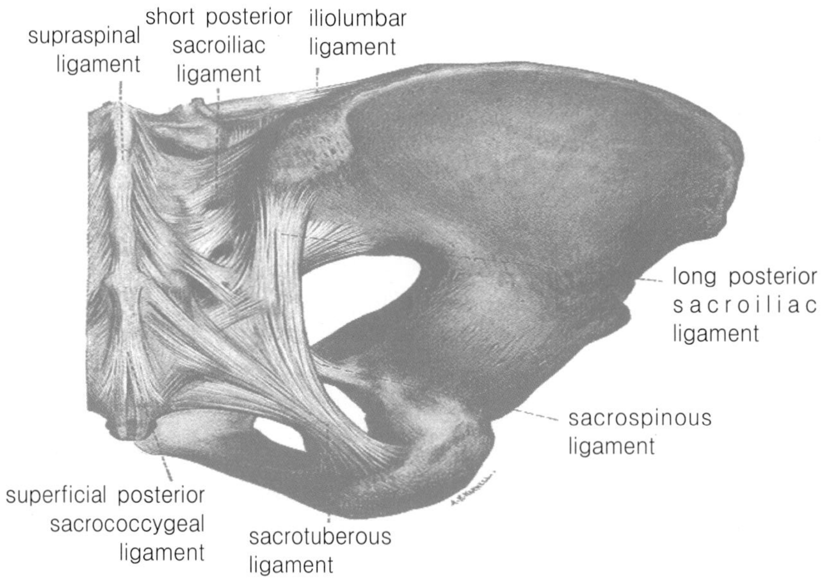

그림 5-7. **천장골 인대**

고관절을 과도외전 시킬 경우 대퇴신경, 좌골신경 및 폐쇄신경, 외전근, 그리고 관절낭에 긴장을 줄 수 있으므로 고관절의 외전은 수술 접근이 용이할 정도로 제한하고 최소화한다. ROM에 제한을 받는 고관절 보조 기구 사용자, 석고붕대 적용자, 하지 절단술 또는 비만 환자는 고관절의 외전은 물론 고관절의 굴곡을 피한다. 발걸이의 위치는 가능한 낮으면서 약간 바깥쪽으로 경사를 주고, 요통이 있는 경우 쇄석위에서 둔부와 허리를 적절히 지지해 주지 않으면 통증이 더욱 심해진다. 마취 유도 전 타올이나 방포를 요추 아래에 넣어주면 수술 중 요추 만곡을 지지해주어 요추부의 긴장을 완화시킬 수 있다. 무릎의 굴곡은 정맥 환류를 방해하므로 2시간 이상 쇄석위를 유지해야 할 경우 하지에 탄력붕대를 감아주거나 탄력스타킹을 착용시킨다.

쇄석위는 호흡기 및 순환계의 기능을 저하시키며 서혜부, 회음부 또는 전립선 수술에서 쇄석위의 기본 자세가 과장 되므로 순환 및 호흡 기능이 더욱 저하될 수 있다. 고관절의 굴곡은 복강 내압을 상승시켜 횡격막을 흉강 쪽으로 밀어올려 1회 호흡량을 저하시키고, 중력에 의한 혈액 순환을 방해하여 복강 장기에 혈액을 울혈시키기도 한다. 쇄석위에서 다리의 위치를 낮추고 앙와위를 취해주면 500mL 이상의 혈액이 하지 순환으로 들어가고 심장으로 들어가는 혈량이 저하되면 혈압 저하가 나타날 수 있다.[13] 쇄석위에서 앙와위로 체위를 변경시킬 때에는 하시를 지지해주면서 시시히 힌다.

팔이 흉곽의 움직임이나 호흡을 방해하지 않아야 하는데 영아 또는 어린이의 경우 흉곽에 팔을 올려놓을 경우 호흡근의 피로를 유발하여 호흡문제를 초래할 수 있다. 하지를 올리면 복강내 장기가 횡격막 쪽으로 밀리고 이때 침상머리를 낮추어 주면 횡격막의 상하 움직임이 방해를 받아 호흡문제가 심각해 질 수 있다.

7) 복와위(prone position)

복와위는 복부가 수술 침상 바닥에 닿는 상태로 엎드려 있는 것으로 인체 후면의 경추, 등부위, 직장 및 사지를 수술할 때 주로 이용한다(그림 5-8). 대개 이동 카트에서 앙와위를 취한 채로 마취유도를 한 후 수술 침대로 이동하면서 복와위를 취해준다. 복와위로 체위를 변경시키기 전 기관내관이 빠지지 않도록 테입으로 고정하며, 각막의 찰과상을 예방하기 위해 눈에 안연고를 넣은 후 테입으로 안검을 닫아준다. 앙와위(supine position)에서 마취도입을 한후 체위 변경에 대한 마취과 의사의 동의가 있으면 앙와위에서 복와위로 서서히 체위 변경을 하되 체위 변경에는 4명 이상이 필요하다.

이동 침대 또는 운반차(transport vehicle)와 수술침대를 평행하게 바짝 붙여 놓고, 4명이 통나무 굴리기(leg-roll) 방법으로 안전하고, 부드럽게 앙와위로부터 복와위로 돌려 눕힌다. 첫 번째 사람은 머리와 목을 지지하고, 두 번째 사람은 이동 침대 쪽에서 환자의 어깨와 둔부를 손으로 돌릴 준비를 하며, 세 번째 사람은 이동 카트 반대쪽, 즉 수술 침대 쪽에서 손을 길게 뻗어 흉부와 하복부를 지지해 주고, 네 번째 사람은 이동 카트 발치 쪽에서 환자의 다리를 잡아 지지해 준다.

4명은 다함께 하나, 둘, 셋 하면서 일사분란하게 환자를 앙와위에서 복와위로 돌려 눕힌 즉시 이동 카트를 치운다. 이때 환자의 팔이 수술 침대 바깥쪽으로 벗어나면 상완의 무게에 의해 요골신경이 압박을 받을 수 있으므로 팔을 옆구리에 붙여주거나 팔걸이에 놓는다. 팔을 옆구리에 붙인 상태에서 팔꿈치가 상방을 향하면 수술침상 매트레스로 부터 척골신경이 손상을 받을 위험이 거의 없다. 팔을 팔걸이에 놓을 경우 어깨의 탈구와 상완신경총의 손상을 예방하기 위해 외전은 최소한으로 제한한다. 팔걸이 높이는 수술침대 높이와 동일해야 하며 손목은 팔꿈치를 약간 굴곡시킨 상태에서 손등이 상방을 향하는 회내상태로 둔다. 팔꿈치를 90° 이상으로 굴곡시키면 척골신경에 긴장을 주므로 팔꿈치는 90° 이하로 굴곡시키고 팔꿈치와 전박을 패딩하여 척골신경이 침상바닥과 직접 접촉하지 않도록 한다.[13]

머리를 좌측 또는 우측으로 돌려준 후 목과 척추관이 일직선을 이루도록 정렬시킨 후 아래에 베개 또는 오목한 머리 지지대(headrest)를 넣는다. 뺨, 귀, 슬개골 또는 엄지 발가락에 패딩을 해주고 눈이 손상을 입지 않도록 조심한다. 복와위에서는 복부 아래에 견봉쇄골 관절(acromioclavicular joint)로부터 장골능(iliac crest)까지 방포(chest roll)를 대어준다. 복와위에서는 흉곽의 움직임이 제한을 받고 복벽과 흉곽이 압박을 받아 횡격막의 정상적 움직임을 방해하므로 호흡기능이 억제될 위험이 높다. Chest roll은 흉곽 주변의 공간을 허용하여 횡격막이 자유롭게 이동함은 물론 폐의 확장을 도와주고, 대정맥과 복부동맥의 압박을 막아주며 특히 여성의 경우 양쪽 유방의 압박을 막아줄 수 있다. 복와위에서는 남성의 생식기, 여성의 유방이 압박받지 않도록 주의하는데 남성 생식기는 좌측이나 우측으로 이동시키며 여성의 유방은 흉골 쪽으로 밀어낸다. 골반 아래에 베개를 넣어 주면 엄지발가락에 압력이 가해지는 것을 예방할 수 있다.

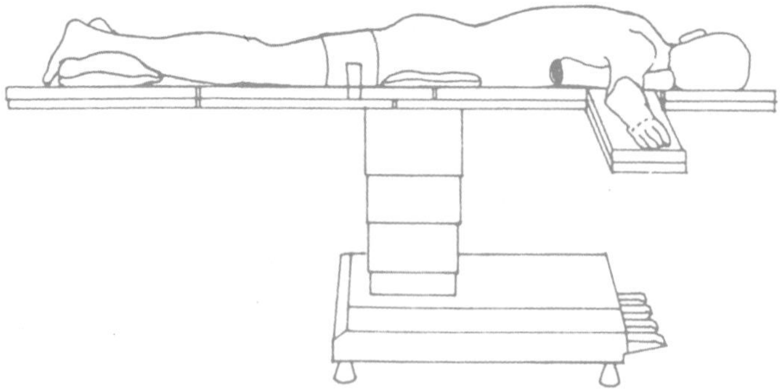

그림 5-8. **복와위**

안전벨트는 대퇴부 후면, 슬와부의 5cm 상부에 해주되 표층부의 정맥 환류를 방해하지 않아야 한다. 머리 밑에 베개를 대어주어 환자의 목과 척추 높이가 동일하도록 하며 고개를 옆으로 돌려놓는다. 환자의 발가락이 수술침대와 닿는 것을 막기 위해 발목 관절 아래에 베개를 놓아 발위치가 약간 올라가게 한다.

마취 상태에서 환자를 앙와위에서 복와위로 변경시킬 때 기관내 튜브, 정맥 수액선과 각종 감시 장치 라인이 빠질 수 있으므로 주의한다. 수술 종료 후 복와위에서 앙와위로 체위를 변경할 때 역시 4명의 인력이 필요하다. 마취 관련자는 환자의 머리를 지지하고, 두 번째 사람은 수술 침대쪽에, 세 번째 사람은 이동 카트 쪽에, 네 번째 사람은 발을 지지하고 하나, 둘, 셋 하면서 동시에 수술 침대에서 이동 카트 쪽으로 통나무 굴리듯이 이동시킨다. 앙와위로 변경된 상태에서 침상과 접촉했던 무릎, 흉부, 가슴 및 남성의 성기에 압박 증상이 있는가를 관찰한다. 복와위 취하기 전, 복와위 상태에서 그리고 복와위에서 앙와위로 이동시킨 후 하지의 원위부에서 맥박을 측정한다.

8) 측와위(lateral position)

측와위란 비수술부를 아래로 하고 옆으로 누워있는 것으로 우측 또는 좌측 어느 한 부위가 아래로 위치하는 체위(그림 5-9)로 대개 신장, 흉부 및 요관 상부의 수술에서 이용한다. 좌측와위란 좌측이 침대 바닥에 접하며, 우측와위란 우측이 침대바닥에 접하게 된다. 앙와위에서 마취도입을 한 후 체위 변경에 대한 마취과 의사의 동의가 있으면 앙와위에서 측와위로 서서히 체위 변경을 하되 앙와위에서 마취유도를 한 후 4명이 협조하여 측와위로 변경시킨다.

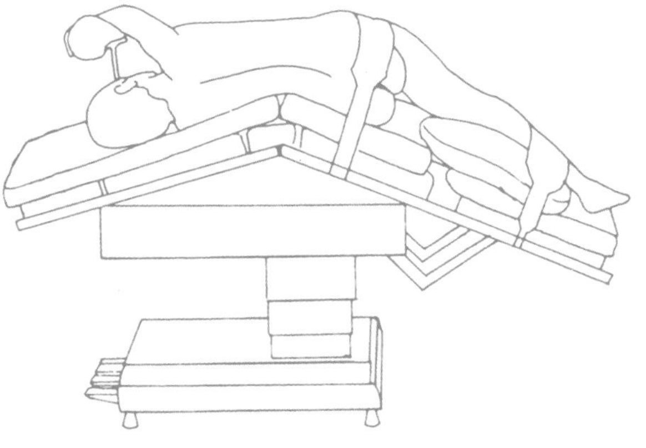

그림 5-9. **측와위**

머리아래에 베개를 놓아 경추와 흉추가 정상적 배열을 이루도록 지지해 주고 완신경총에 대한 긴장을 최소화한다. 하방의 침상 바닥에 접하는 다리는 무릎과 고관절을 약간 굴곡 시키고 상방의 다리는 길게 펴거나 또는 약간 구부려주며 다리 사이에 베개를 길이로 끼워 놓는다. 하측의 다리는 패딩을 하여 비골두의 표층부에 위치하는 비골신경이 압박받는 것을 예방해야 한다(그림 5-9).

뼈돌출부를 패딩 해주며, 상부에 위치한 다리의 발목과 발을 지지해주어 footdrop이 되는 것을 방지한다. 패딩한 안전벨트로 둔부를 고정시키며 하측 상지의 울혈을 막기 위해 흉부 외측과 액와 사이에 베개를 놓는다.

몸체는 베개, sandbag 또는 roll blanket으로 지지하고, 어깨, 둔부와 다리는 테이프를 이용하여 수술침대에 고정하여 낙상을 예방한다. 상측의 팔은 팔걸이(elevated arm-board) 또는 베개 위에 올려놓으며 하측의 팔은 약간 굴곡시켜 팔걸이에 놓는다. 하측의 어깨는 약간 전방으로 위치시키고 조그만 베개로 액와부 후방을 지지하여 흉곽의 확장을 용이하게 함은 물론 완신경총을 따라 위치하는 신경과 혈관에 대한 압박을 막아 줄 수 있다. 팔의 순환 상태를 확인하기 위해 요골동맥에서 맥박을 촉진해 보며, 맥박산소 계측기로 혈액 관류를 확인한다.

측와위에서는 흉부 하부에 대한 체중부하로 흉곽의 움직임에 제한을 받아 호흡기능이 저하된다. 측와위를 취하기 전, 측와위를 취하는 중 그리고 측와위에서 앙와위로 변경한 후 하지의 원위부에서 맥박을 측정하여 혈액순환 정도를 사정한다. 상측 다리가 하측 다리에 가하는 압박을 피하고 비골신경에 대한 압박을 방지하기 위해 상측 다리와 하측 다리 사이에 2개의 베개를 놓으며 하측 다리에 비해 상측 다리를 더 굴곡 시킨다(그림 5-9).

혈압은 하부측 상지에 비해 상부측 상지에서 낮게 측정되는데 혈압 측정은 하부에 위치한 상지에서 측정한다. 또한 하부에 위치한 폐는 중력으로 상부에 위치한 폐에 비해 심장으로부터 보다 많은 혈액을 받아 폐포조직의 정맥 관류가 증가하나 종격동의 압박과 횡격막에 대한 복강내 장기의 압박으로 폐포내의 잔기량(residual air)은 상대적으로 감소한다.

9) 잭크나이프 체위(Jack-knife or kraske position)

수술 침대를 90°로 굴곡시키고, 둔부를 올려주고 머리와 몸체를 내려주는 체위로 치핵절제술 또는 모소낭 수술(pilonidal procedure)에 이용한다(그림 5-10).

수술 침대 허리 부위에 베개를 대주고 머리, 흉부와 발을 지지해 준다. 양쪽 어깨 밑으로 방포를 말아 넣어주면 쇄골이 상완신경총에 가하는 압력을 완화시킬 수 있다. 발등 아래에 베개를 대주어 발가락의 압박을 막아주고 대퇴부 후면에 폭 5cm 정도의 안전벨트를 적용해 준다.

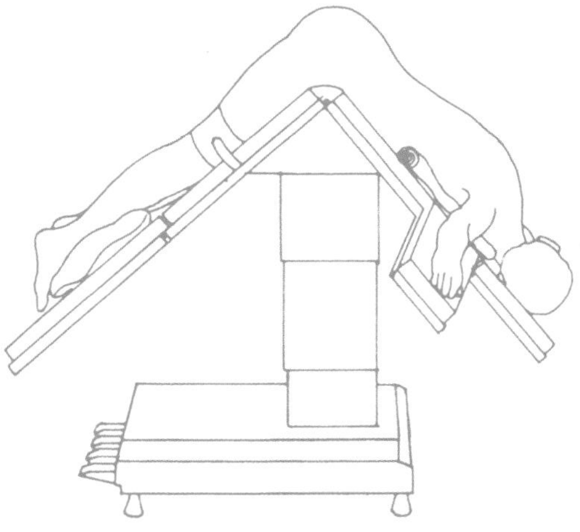

그림 5-10. **잭크 나이프 체위**

Jackknife 체위는 머리와 하지가 모두 하부에 위치하여 머리와 하지의 정맥에 혈액 저류를 초래하여 정맥성 혈전증의 위험이 있다. 정맥 환류를 도와주고 정맥성 혈전증을 예방하기 위해 하지에 탄력 스타킹을 착용한다. 수술이 종료되면 수술 침대를 서서이 수평으로 해주어 복와위를 취해준 후 4명의 의료 인력이 통나무 굴리기 방법으로 이동 침상으로 옮기면서 앙와위를 취해준다. 제크나이프 체위를 취하기 전, 취하고 있는 중, 제크나이프로부터 앙와위로 돌아온 후에는 하지의 원위부에서 맥박을 측정한다.

10) Knee-chest position

Knee-chest 체위는 재크 나이프 체위의 변경으로 S자경 검사 또는 요추부의 추간판 절제술에 주로 이용한다(그림 5-11). 복와위 상태에서 둔부와 무릎부위 사이를 90°로 꺽고, 발판에 무릎 아래의 하지를 올려놓는데 마치 발판에 무릎을 꿇고 있는 듯 하다. 수술 침대는 머리쪽으로 약간 기울어져 있어 골반의 후방 즉 둔부 위쪽의 노출이 용이하며, 안전벨트는 대퇴부 후방에 적용하고, 팔은 팔꿈치를 굴곡시킨 채로 머리 근처의 팔걸이에 고정시킨다. Knee-chest 체위에서는 흉곽 전방, 장골능 전방, 비골부 전방, 발가락의 전방, 복사뼈의 전방부 그리고 특히 무릎에 대한 압박이 심하므로 패딩을 해주고 지지해 준다. 복와위에서와 마찬가지로 호흡 및 순환기능 장애의 위험이 있음은 물론 무릎을 굴곡시키는 자세 때문에 하지의 정맥 환류가 저하되므로 탄력 스타킹을 착용하여 정맥성 혈전을 예방한다.

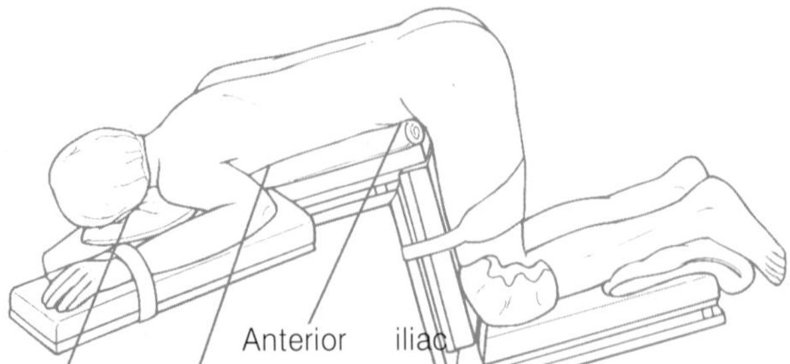

그림 5-11. **Knee-chest position**

11) 이동 및 체위 관련 간호중재

체위관련 간호중재는 간호대상자의 개인적 상황을 고려하여 체위유지에 따른 상해를 예방하고, 수술에 대한 접근이 용이하며, 편안감을 최대화시킬 수 있어야 한다. 수술 중 적절한 체위유지는 마취제의 투여가 용이하고, 수술부위의 접근을 용이하게 하며 환자의 안전을 극대화시킬 수 있다.

체위관련 간호중재 전략은 다음과 같다.

① 정서적 지지

· 수술체위에 대해 설명해 준다.
· 물리적, 정서적으로 편안하도록 배려한다.
· 간호대상자가 존중받고 있는 것으로 느끼도록 배려한다.
· 보온시켜 주고 프라이버시를 지켜준다.
· 마취 후 체위 유지에 따른 움직임이나 이동을 최소화하기 위해 마취 전에 수술 체위를 취해준다.

② 낙상예방

운반차로부터 수술 침대로의 이동이나 체위를 취해주는 동안 낙상사고의 위험성이 높다.

· 수술 침대와 운반차의 잠금장치를 작동시키고 서로 바짝 근접시킨다.
· 2명이 수술 침대와 운반차를 사이에 두고 마주보고 서있는 상태에서 수술 침대 쪽의 사람은 운반차에 있는 환자를 수술 침대 쪽으로 잡아당기고, 운반차쪽의 사람은 환자를 수술침대 쪽으로 밀되 동시에 환자를 살짝 들어 이동시킨다. 물론 환자도 수술침대 쪽으로 이동하려는 움직임으로 의료인력을 도와준다.

· 수술환자의 도움을 받을 수 없다면 운반차로 부터 수술 침대로 환자를 이동시키는 데에 4명의 인력이 필요하다.
· 환자 이동과 체위를 취해주는 동안 낙상 사고의 위험이 높으며, 운반차로부터 수술침대로 이동시키는 동안 운반차와 수술침대의 잠금장치를 작동시킨다.
· 수술침대 위에서 환자가 깨어 있을 때는 물론 마취 상태에서 낙상 위험성이 높다. 의식이 있는 환자는 수술 침대가 좁다는 것을 알지 못한 상태에서 좌우로 이동하면서 낙상할 수 있다.
· 경한 마취 상태에서는 환자가 움직일 수 있으므로 마취유도는 물론 각성시에 낙상 사고가 발생할 수 있다. 경한 마취에서 환자가 움직이는 경우 움직임의 강도가 강해 안전벨트만으로 낙상을 예방하기가 어렵다.
· 마취 유도를 하거나 각성시킬 때에는 수술 침대 가까이에 신속하게 대처할 수 있는 사람이 서 있어야 한다. 안전벨트를 사용하거나 cusioned siderail을 사용하여 안전사고를 예방 할 수 있다.

③ 눈보호

· 환자가 이동 동안에 눈을 반드시 보호해 준다.
· 마취 중 수술 환자의 각막 반사가 소실되므로 눈을 뜨고 있는 경우 sheet, pillow, 수술의료 인력의 손이나 의류 등이 눈에 찰과상을 입힐 수 있다. 따라서 수술 중 테입으로 안검을 닫아 고정시키거나 안대 또는 shield를 대주어 눈을 보호해 준다.
· 머리는 옆으로 돌려주며, 눈이 압박을 받지 않는 범위에서 머리 지지대로 고정해 둔다.

④ 압박 예방 및 혈액순환유지

· 수술침대에 일단 환자를 눕힌 후에는 무릎 위 5cm 지점에 안전벨트를 대어주며 안전벨트가 신경을 압박하거나 정맥 환류를 방해하지 않도록 2개의 손가락이 들어갈 정도의 여유를 둔다.
· 다리를 꼬게 되면 발목 주위의 신경이나 혈관은 물론 피부가 압박을 받으므로 주의한다. 의식 상태에서 대부분의 환자가 누워있는 동안 다리를 꼬는 경우가 많다.
· 환자의 이동은 천천히 그리고 부드럽게 하며 신체 전체를 지지해 준다. 지나치게 급하게 환자를 이동할 경우 타박상, 찰과상, 골절 또는 낙상의 위험요인에 노출시킬 뿐만 아니라 근골격계에 상해를 입힐 수 있다.
· 운반차에서 수술 침대로 환자를 이동시킬 때 체위에 관계없이 환자를 잡아 당기거나 끌지 않으며 살짝 들어올려 이동시킨다. 수술 체위가 취해진 이후에는 어떠한 방향으로도 수술침대를 움직이지 않는다.
· 안전벨트가 뼈 돌출부를 압박하지 않도록 한다.

· 신체의 특정 부위가 중력을 보다 많이 받는가를 점검한다. 예를 들면 베개를 무릎 아래에 두면 발뒤꿈치는 보다 많은 압력을 받는다. 따라서 발뒤꿈치에 가해지는 중력을 분산시키기 위해 발뒤꿈치를 패딩 해준다.
· 수술이 끝나면 뼈 돌출부에 피부손상이 있는가를 점검한다. 피부손상이 있는 경우 기록해 두며 의사에게 구두로 확인시켜 더 이상의 피부손상을 받지 않도록 한다.

4. 수술 전 피부준비

1) 수술절개 부위

외과의는 수술부위를 최대한 노출시키고, 수술 후 수술절개부위를 지지해 주고, 수술 후 불편감을 최소화시키며 수술 후의 미용 및 수술 종류를 고려하여 수술절개부위를 선택한다. 흔히 사용되는 복부 절개선 중(그림 5-12) 담낭 및 담도계 수술에서는 right subcostal 절개, 비장수술에서는 left subcostal 절개, 위·십이지장 및 췌장 수술에서는 median upper abdominal 절개와 right upper paramedian 절개, 그리고 골반 및 결장 수술에서는 left lower paramedian 절개를 한다.

또한 자궁 및 부속기와 방광수술에서는 median lower abdominal 절개, 충수돌기 절제술에서는 McBurney 절개, 좌측 서혜부 탈장 복원수술에서는 left obilique inguinal 절개 그리고 자궁 및 난소 · 난관수술에서는 lower transverse (or pfannesteil) 절개를 한다. 복부조직은 위에서부터 피부, 피하조직, 근막, 근육과 복막의 5개 조직으로 이루어져 있다(그림 5-13 참조).

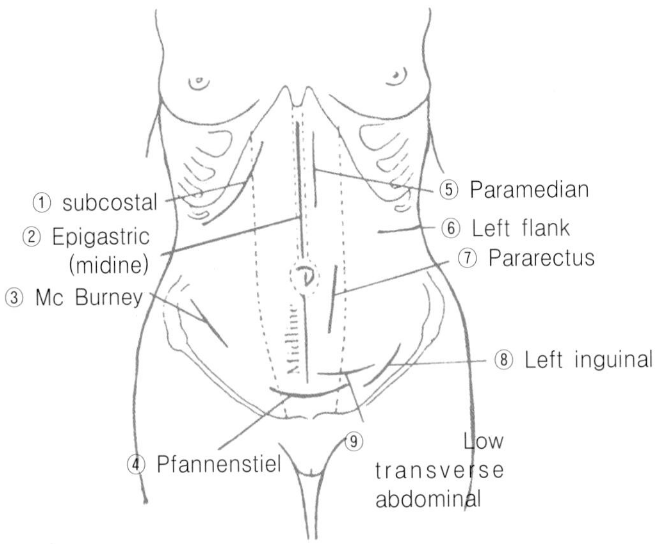

그림 5-12. **복부절개선**

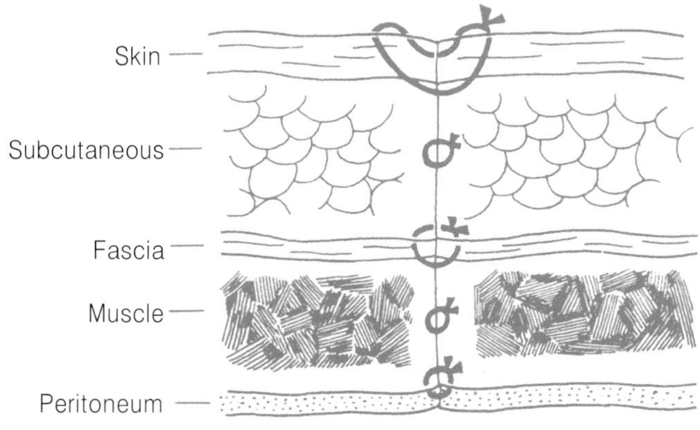

그림 5-13. **복부조직**

2) 수술 전 피부 준비

수술 전 피부 준비(preoperative skin preparation)란 피부에 서식하는 미생물이 수술 절개부위를 오염시키는 것을 최소화하기 위해 수술절개부위 및 주변의 피부를 청결히게 하고 소독하는 것을 의미한다. 수술 전 피부 준비의 목적은 피부의 먼지와 일과성 미생물을 제거하고, 상주성 미생물을 최소화하고, 미생물의 성장을 억제하여 수술 후 감염증을 예방하는데에 있다. 수술 전 피부 준비는 기계적 청결(mechanical cleaning), 체모 제거(hair removal), 피지 제거와 소독 등으로 구성되어 있다.

기계적 청결은 샤워 또는 목욕으로 피부에 상주하는 미생물을 최소화하는 것으로 povidone-iodine는 상주 미생물의 수를 1.3~1.9배 정도 저하시키며 chlorhexidine gluconate 용액의 반복 적용은 항박테리아 효과가 있다.[10] 그러나 povidone-iodine이 cholorohexidine과 비교하여 수술절개부위 감염증 예방에 보다 효과적이다.[7]

수술부위의 체모 제거는 clipping(가위 또는 바리깡 이용), 제모제 또는 면도(wet shaving)의 3가지가 있다. 수술 전 24시간 이내에 수술 전 피부준비로 면도를 하는 경우 체모를 제거하지 않거나, clipper 또는 제모제를 이용한 경우와 비교하여 수술부위 감염증이 높다.[7] 수술 전 24시간에 면도를 한 경우 수술부위 감염증의 발생 위험이 높은 이유는 면도과정 중 피부가 긁히거나, 베이는 등 피부손상을 받으며, 피부 손상부에서 미생물이 증식하기 때문이다. 제모제는 사용 전 미리 알러지 여부를 확인하며, 면도를 해야 할 경우 가능한 수술 직전에 조명이 밝은곳에서 피부에 손상을 입히지 않도록 주의한다. 현재로서는 수술 직전에 clipping하는 것이 가장 간단하고 피부손상이나 자극을 최소화할 수 있는 방법이다.

피지는 isopropyl alcohol이나 acetone 등의 지방 용해제로 제거하는데 특히 피지를 제거하면 electrodes의 부착이 용이하며, skin marker의 선을 선명하게 해주고, 각종 접착 테이프의 부착이 용이해진다. 집도 의사의 선호도에 따라 항생제 용액과 소독제에 적신 스폰지 또는 거즈로 피부를 소독한다. 피부소독 약제는 집도 의사의 선호도, 병원의 방침, 환자의 체질에 따라 선택하나 최근에는 주로 iodophors(povidoneiodine), 알코올 함유 제품과 chlorhexidine gluconate 등을 이용한다.

disinfection skin preparation은 피부절개선을 중심으로 사방 30cm(12인치)까지 하며 2~5분 정도를 할애해야 한다(그림 5-14). 피부소독은 수술부위 중앙에서 원을 그리듯이 시작하여 가장자리 쪽에서 끝내며, 하나의 거즈는 단지 한번만 사용한 후 버린다. 가장자리를 소독한 거즈가 중앙부에 접촉되지 않아야 하며 거즈로 적어도 4번 정도는 닦아내야 한다. 항생용액 및 소독제로 피부 소독을 한 후 건조하고 멸균된 거즈나 방포로 거품이나 물기를 제거한다. 피부소독부위의 아래에는 타올이나 방포를 대주어 피부를 소독하는 동안 타올이나 방포가 흘러내리는 소독용액을 흡수하도록 하며 피부소독이 끝난 후에는 제거한다. 소독용 거즈가 과량의 소독액을 품고 있지 않도록 주의한다. 소독은 중앙에서 시작하여 원모양을 그리며 말초부위에서 끝낸다. 배꼽은 오염된 부위로 간주하여 복부 소독 시에 가장 먼저 소독하는데 배꼽 소독 후 배꼽에 소독액이 남아있지 않도록 마른 거즈로 잘 닦아낸다. 왜냐하면 배꼽에 소독액이 남아 있을 경우 배꼽 주변을 소독하는 동안 배꼽 주위의 다른 소독 부위가 오염될 수 있기 때문이다.

3) 방포하기(draping)

수술 중 멸균 영역을 확보하기 위하여 멸균 방포 및 타올로 수술부위 피부절개선을 제외한 전체, 수술 기계상과 mayo stand 등을 덮는 것을 draping이라고 한다. Draping의 목적은 수술에 필요한 멸균부위를 확보하여 수술절개부위가 오염되는 것을 막아 수술 후 감염증을 예방하는 데에 있다. 방포에는 재사용 방포와 일회용 방포가 있으며 재사용 방포는 면섬유로 이루어진 면방포(woven textile fabrics)가 있으며, 일회용 방포는 플라스틱 방포(self-adhering plastic sheet)와 비섬유성 방포(nonwoven fabric drapes)가 있다.

(1) 방포의 조건

· 미생물 및 용액 등을 차단할 수 있어야 한다.
· 멸균 소독이 가능해야 한다.
· 내구력이 있어야 한다.
· 쉽게 찢어지거나, 구멍이 나거나 뜯기지 않아야 한다.
· 독성이 없어야 한다.

· 솜털이 적어야 한다.
· 비용 대비 이점 효과가 좋아야 한다.

(2) 재사용 방포

톡톡하게 직조된 면섬유 방포(woven textile fabrics)는 미생물의 이동을 방지해 줄 수 있으나 혈액, 조직액과 수술에 사용되는 생리식염수 등으로 쉽게 젖으면서 오염되고 솜털이 많이 날려 airborne bacteria의 이동을 조장한다는 단점이 있지만 재사용 할 수 있어 경제적이다. 최근 면섬유에 화학처리를 하여 용액에도 젖지 않거나 헤지지 않는 면제품이나 면-폴리에스터 섬유 제품도 개발되어 있다. 대개 면섬유 방포는 75~100회 정도의 세탁 및 멸균 과정을 거치면 면방포의 미생물 차단효과가 현저히 저하된다고 한다.[13]

(3) 일회용 방포

Nonwoven fabric drapes는 rayon, nylon 및 polyester등의 합성섬유, 그리고 목재 펄프 제제인 셀룰로스를 이용하여 만든 것으로 비흡수성인 경우도 있고 흡수성인 경우도 있다. 일회용 방포의 장점은 방수 효과가 뛰어나 혈액이나 조직액 등에 의해 방포가 오염되는 것을 막아 감염성 미생물에 의한 오염을 막을 수 있다는 점이다. 또한 면방포에서 문제가 되는 솜털이 없으며, 가볍고 질기며, 쉽게 찢어지지 않으며, 제조업자가 멸균 및 소독하고 포장함으로써 세탁·수선·정리 및 소독 과정이 필요 없어 편리하다.

Plastic sheet에는 incise drape, towel drape, steri-drape or surgical drape이 있는데 이러한 plastic drape은 towel clip을 사용할 필요가 없어 조직 손상을 막아주고, plastic drape 위에서 피부절개가 이루어지므로 피부에 상주하고 있는 미생물이 수술부위를 오염시키는 것을 방지해 주고, 미생물의 통과를 막아주므로써 방포의 기능을 완벽하게 해주나 가격이 비싸다.

Draping을 할 때에는 무균술을 철저히 지키며 젖은 방포는 사용하지 않으며, 소독부위로부터 부소독 부위의 방향으로 방포로 덮는다. 방포를 제 위치에 잘 고정시키기 위해 towel clip 또는 suture를 이용한다. towel clip을 사용할 때 환자의 피부가 towel clip에 물리지 않도록 주의하며 방포가 물려있던 towel clip이 세탁실의 린넨 취급자에게 손상을 줄 수도 있으므로 수술 후 towel clip이 방포에 딸려 나가지 않도록 주의한다. 환자를 덮은 방포를 잡아당기거나 위치를 바꾸면 소독부위 아래로 늘어져 오염되어 있던 방포가 다시 위로 올라오므로 방포를 잡아당기거나 위치를 변경하지 않는다. 즉 일단 방포가 놓여지면 절대로 방포를 위로 올리거나 아래로 잡아당기지 않으며 필요한 경우 덧대어 준다.

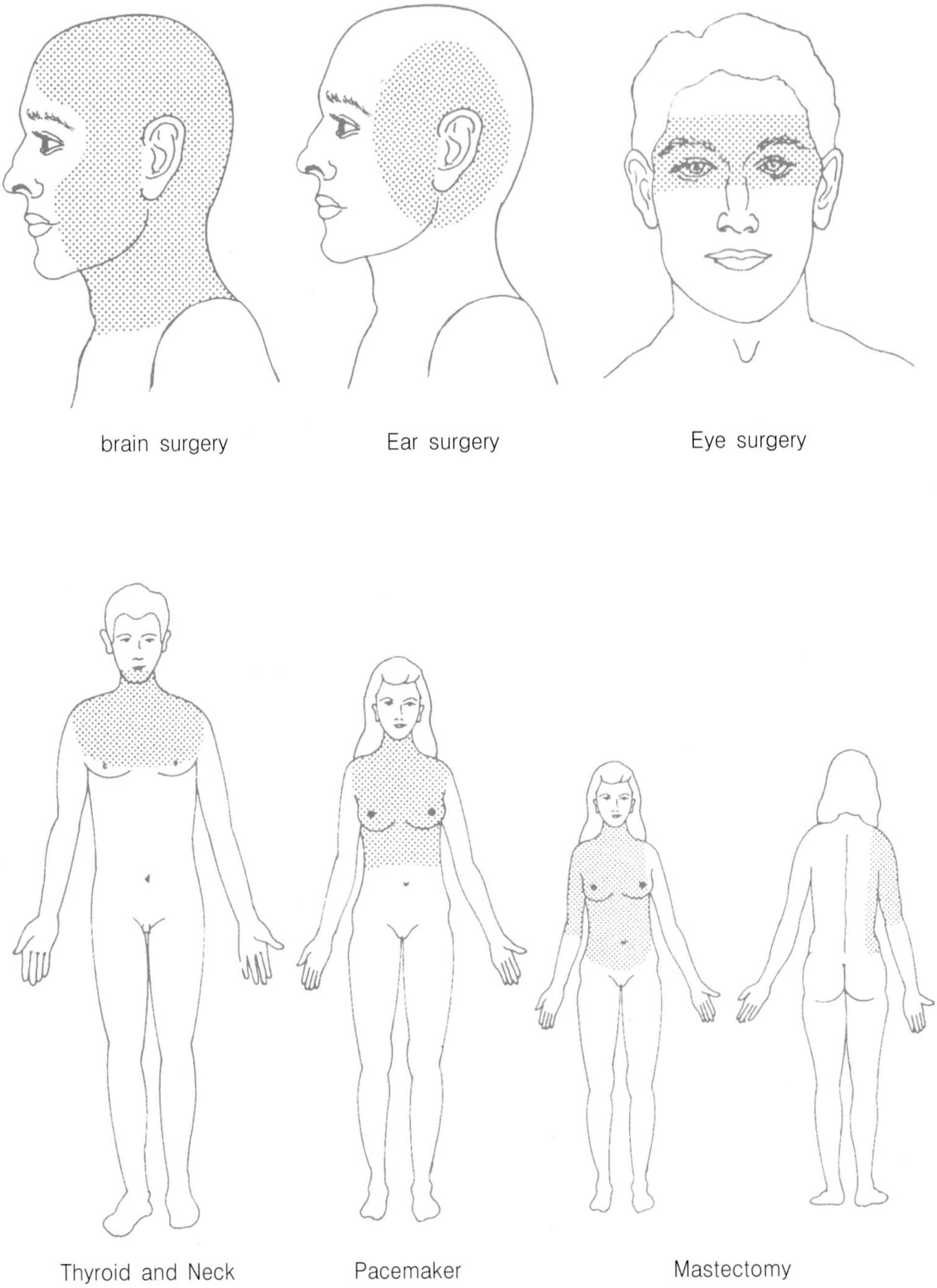

그림 5-14-1. **수술에 따른 소독부위**

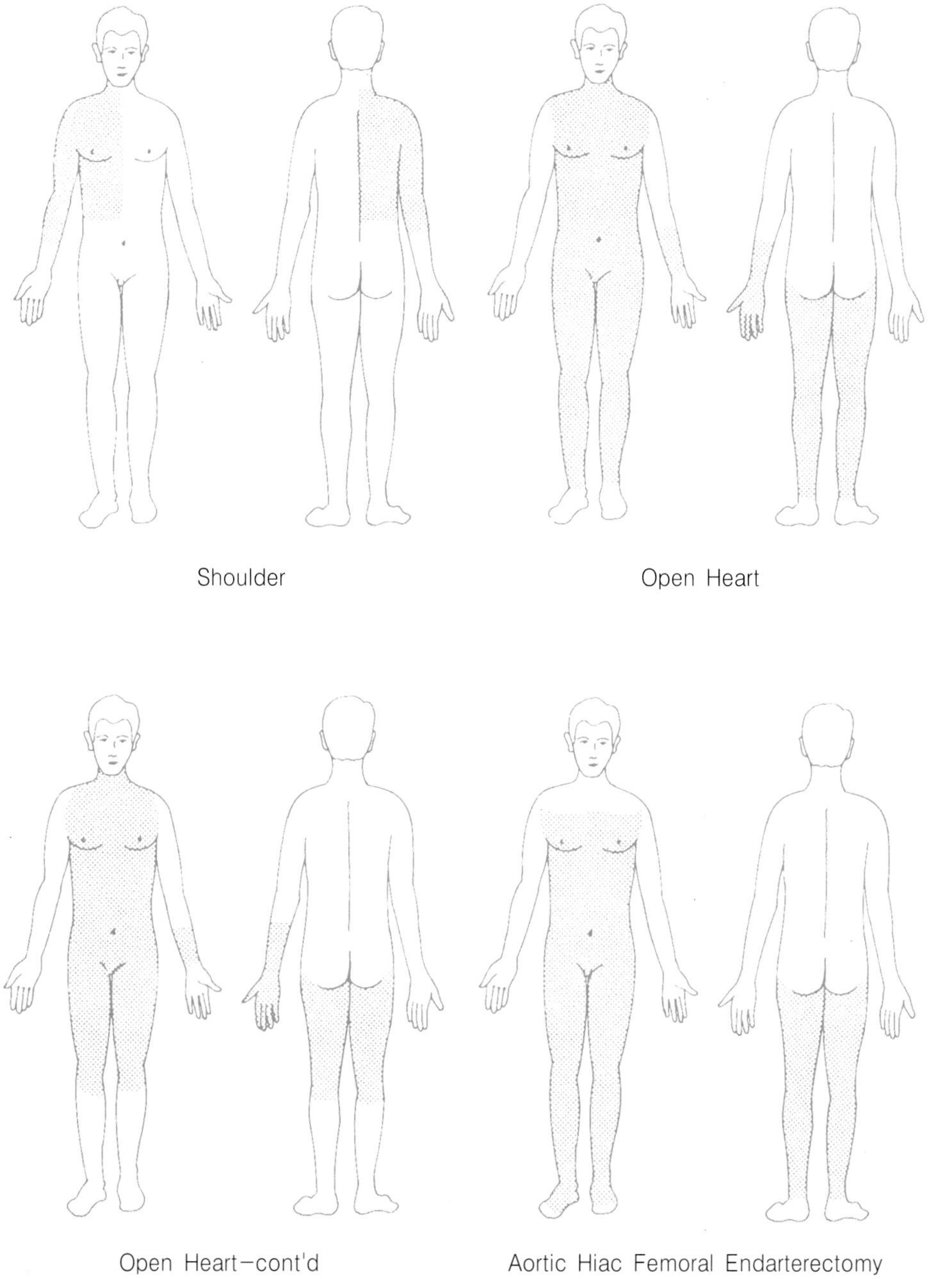

그림 5-14-2. **수술에 따른 소독부위**

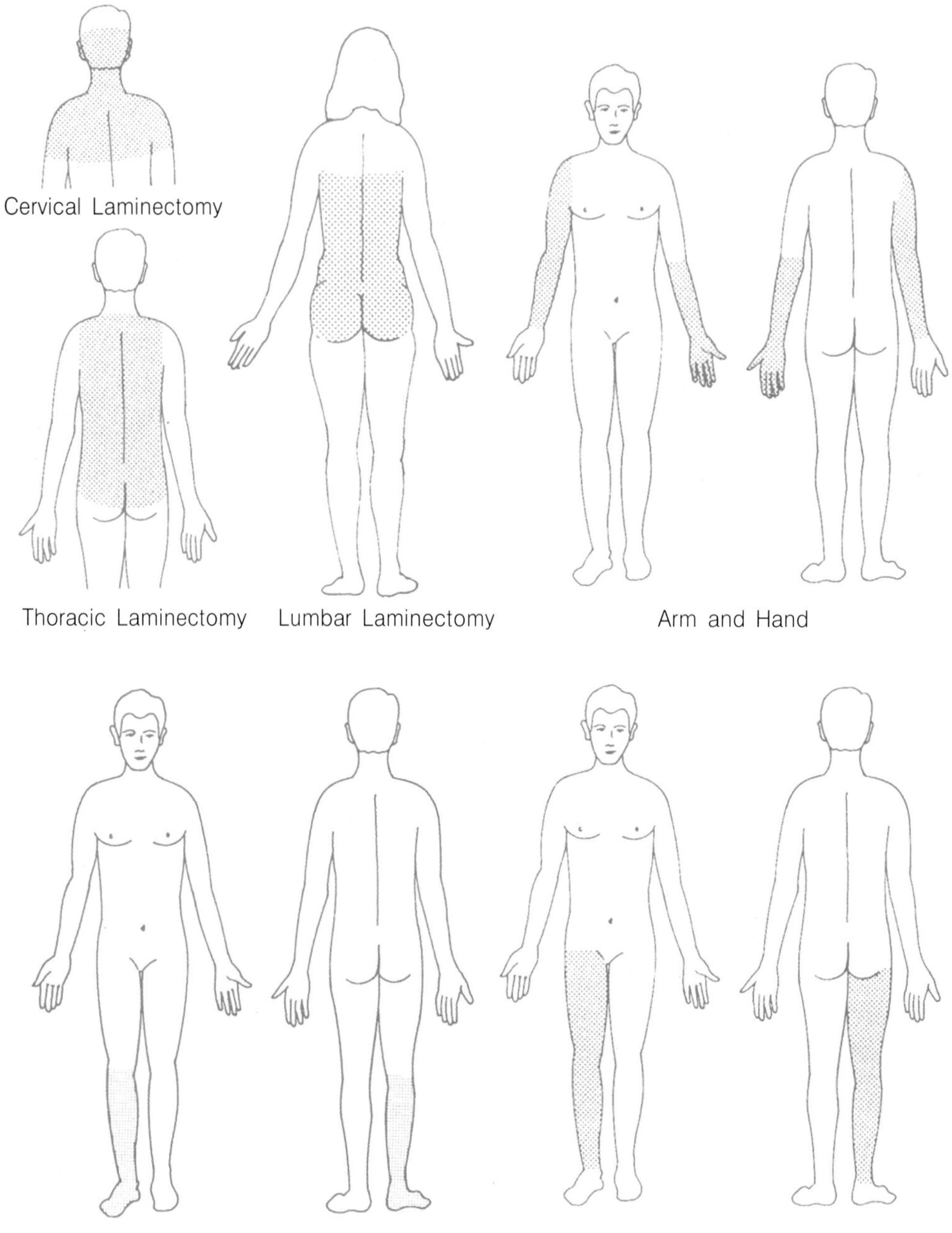

그림 5-14-3. **수술에 따른 소독부위**

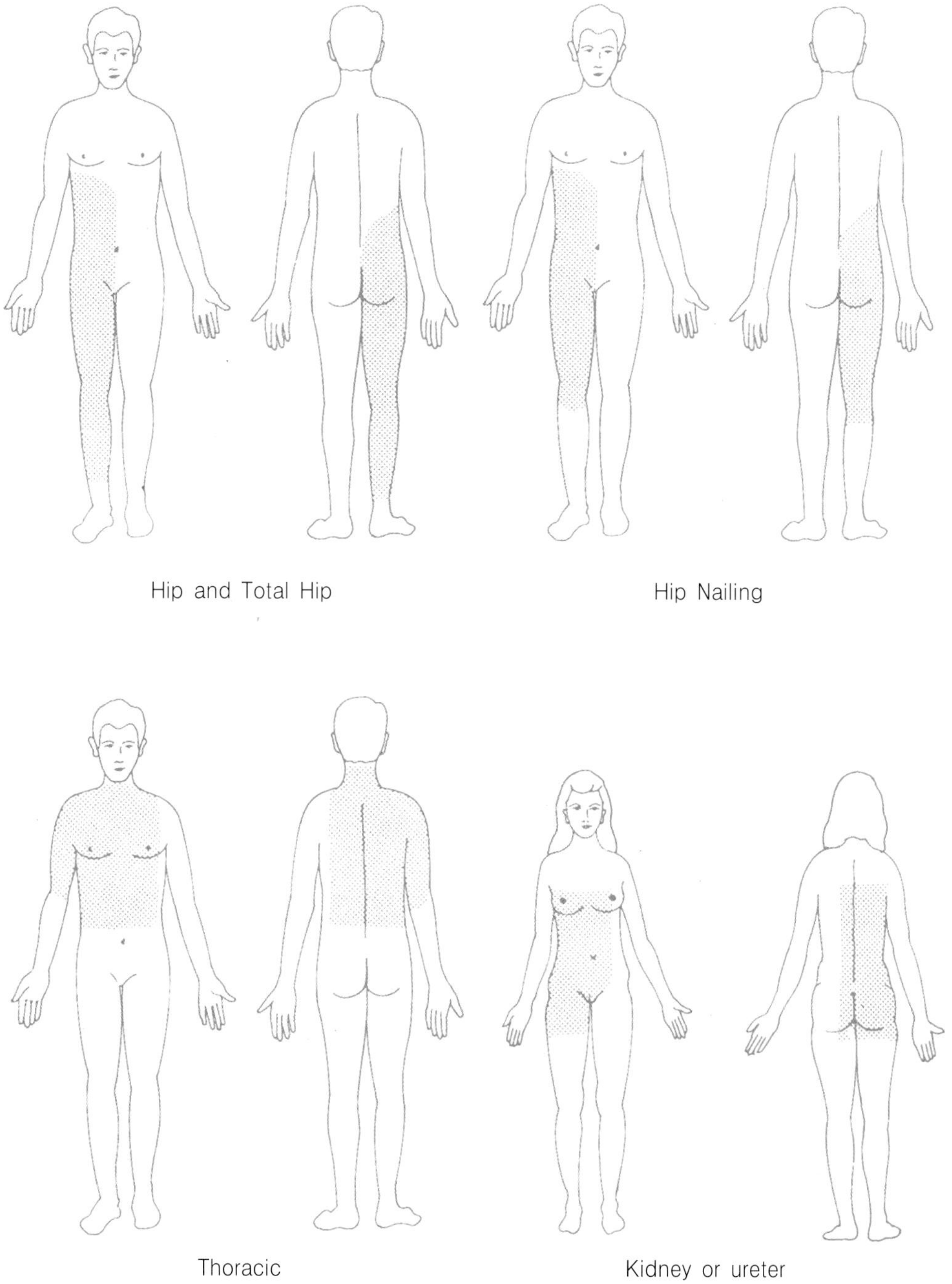

그림 5-14-4. **수술에 따른 소독부위**

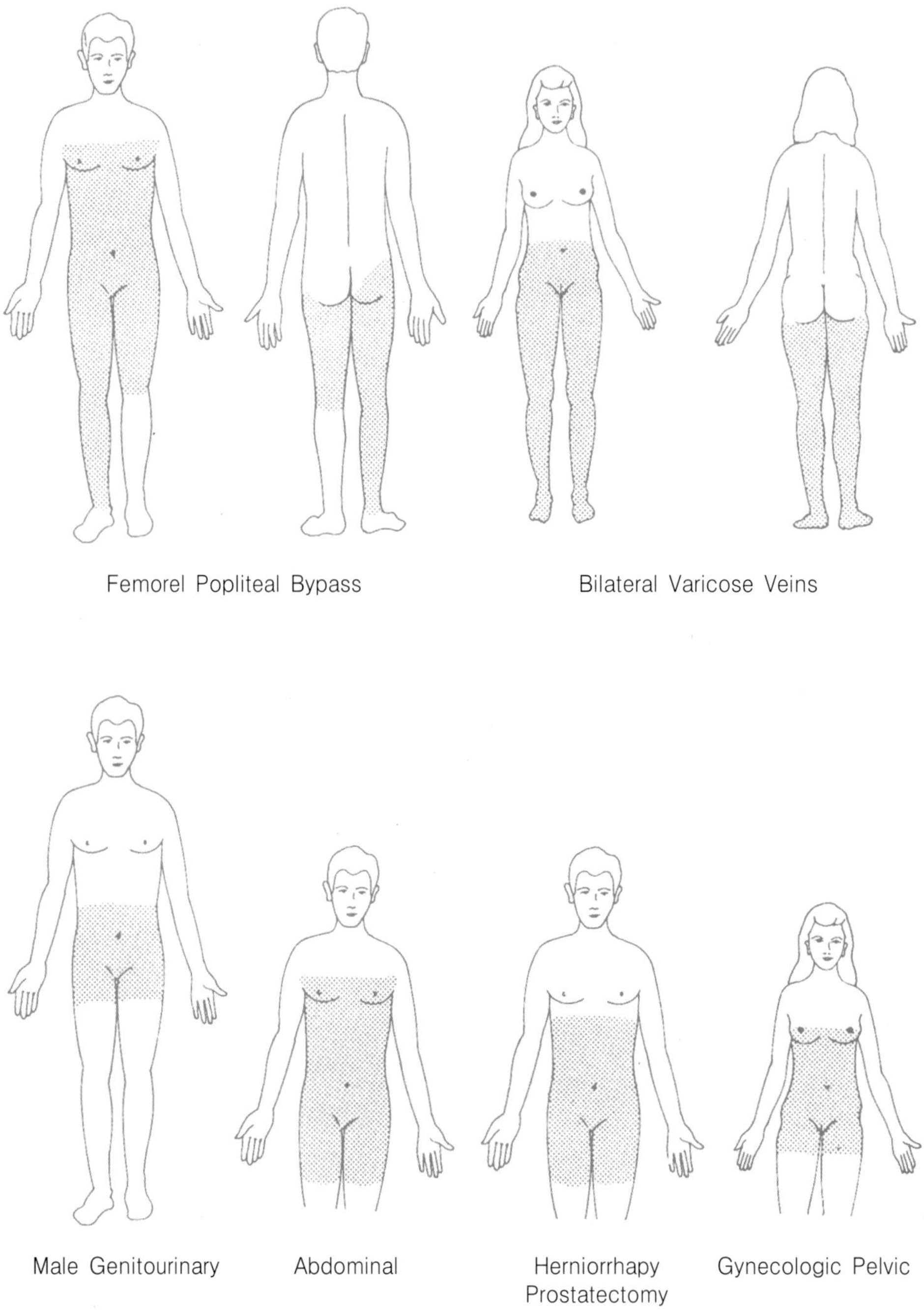

그림 5-14-5. **수술에 따른 소독부위**

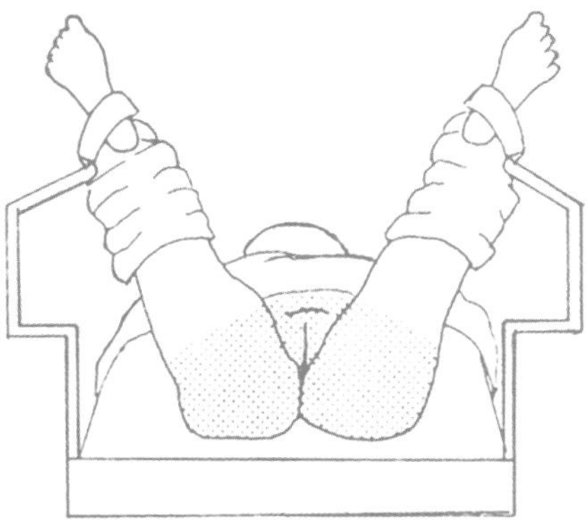

Gynecologic– Vaginal and Perineal

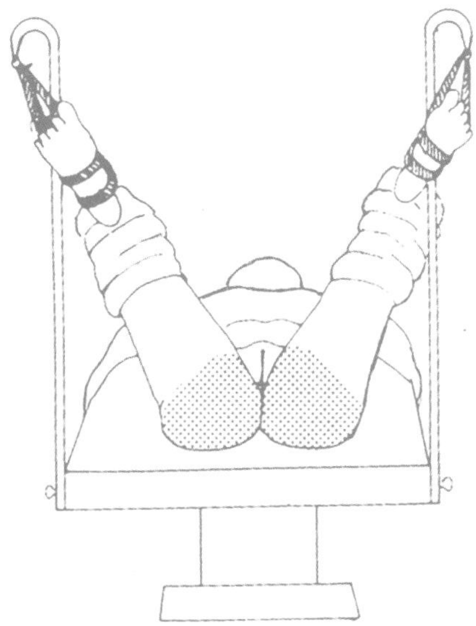

Perianal

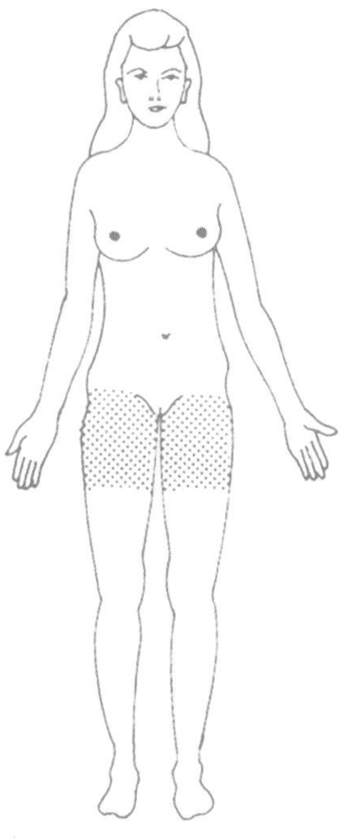

Catheterization

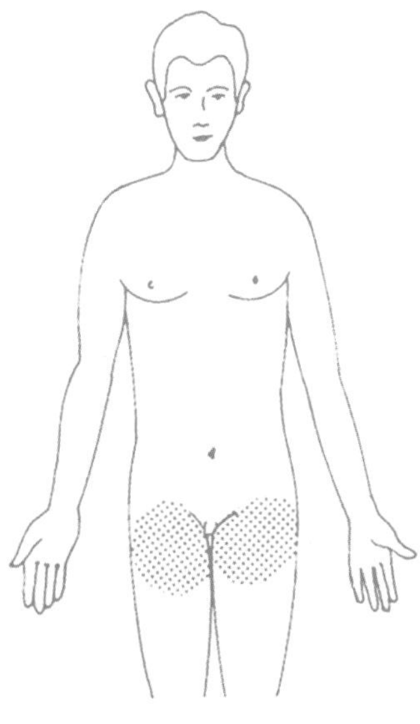

X–ray

그림 5-14-6. **수술에 따른 소독부위**

Rerferences

1. 마취통증의학(2003). 대한마취과학회, 여문각
2. 윤혜상(1997). 수술실 환자간호, 개정 2판, 청구문화사.
3. Aronovitch SA (1999). Intraoperaticely acquired pressure ulcer prevalence: a national study, *JWOCN* 26(3), 130-136.
4. Boyer JD, Vidmar DA (1994). Postoperative alopecia: a case report and literature review, *Cutis* 54, 321-322.
5. Brooks SM (1978). Fudermentals of operating room nursing. Mosby.
6. Calianno C (2000) Assessing and preventing pressure ulcers, *Advances in Skin and Wound Care* 13:244-246.
7. Draft full guideline for consultation (2006). Clinical practice guideline for surgical site infection : *Prevention and treatment of surgical site infection.*
8. Defloor T, De Schuijmer JDS (2000). Preventing pressure ulcers: an evaluation of four operating-table mattresses, *Applied Nursing Research* 13(3), 134-141.
9. Kosiak M (1959) Etiology and pathology of ischemic ulcers, *Physiological Medical Rehabilitation* 40, 60-69.
10. Larson EL, Pearson ML et al (1999). Guideline for prevention of surgical site infection. *Infection Control and Hospital Epidemiology 20*(4), 247-278.
11. Lewicki LJ and others (1997). Patient risk factors for pressure ulcers during cardiac surgery, *AORN Journal* 65, 933-942.
12. MakleburstJ, Sieggreen M(1996). *Pressure ulcers: guidelines for prevention and nursing management*, Springhouse, Pa, 1996, Springhouse.
13. Rothrock JC (2003). Alexander's Care of the Patient in Surgery. 12th Edition, Mosby.
14. Schultz AA and others (1999). Etiology and incidence of pressure ulcers in surgical patients, *AORN Journal* 70(3), 434-449.
15. Stotts NA (1998). Risk and assessment of pressure ulcer development in surgical patients, *Adances in Wound Care* 11 (suppl 9), 7.
16. U.S. Department of Health and Human Sciences (1994), Pubic Health: Clinical practice guideline : *Treatment of pressure ulcers*, Agency for Health Care Policy and Research.
17. Warner MA, et al (1994). Lower extremity motor neuropathy associated with surgery performed on patients in lithotomy position, *Anesthesiology* 81, 6-12.
18. Warner MA, et al (1999). Ulnar neutropathy in surgical patients. *Anesthesiology* 90(1), 54-59.
19. Whittington K (2001). Pressure ulcer management, *Advance for Nurses-Greater Philadelphia* 3(11), 23-24.

6 전신마취

20세기 후반의 마취과학 발달은 현대적 개념의 외과학 발달을 가능하게 했다. 1940년경 마취학회가 발족되고 마취과학에 대한 연구가 활발히 진행되면서 현대적 개념의 외과학을 발달시켜 미세 현미경수술, 심장과 폐수술, 신장이식수술과 각종 장기이식수술도 가능하게 되었다.

원시인들은 통증을 악마의 저주로 생각하고 몸에 부적을 달거나 문신을 새기며 통증에서 벗어나려는 노력을 하기도 했다. BC 2250년 경 바빌로니아인들은 치통에 진흙으로 만든 정제를 처방했으며 로마 시대에는 통증에 포도주와 식초의 혼합물을 이용했으며, 일부 연금술사들은 에테르를 만들기도 했다.

Overton은 마취제가 세포내의 지질에 용해되어 마취작용이 나타나는 것으로 설명했으며(lipoid설), Eyring은 마취제가 세포막의 제 3기 단백구조를 변화시켜 세포막의 미세한 구멍을 통한 양이온 이동으로 세포막의 흥분을 억제시켜 마취작용이 일어나는 것으로 설명했다. 현재 Overton의 lipoid설이 일반적으로 받아들여지고 있는데 methoxyflurane과 같이 지방 용해도가 높은 마취제는 체내 투입 후 배설이 지연되고 각성이 지연된다는 점에서 lipoid설을 확인할 수 있다.

마취는 종류에 따라 전신마취와 국소마취로 분류하는데 전신마취는 제6장에서, 국소마취는 제7장에서 설명하고자 한다.

1. 전신마취의 정의와 작용기전

1) 전신마취의 정의

전신마취란 전신 마취제의 투여로 나타나는 인체의 무통각(analgesia), 근육이완(muscular relaxation), 무의식(unconsciousness)과 함께 반사가 차단되는 것을 의미한다. 전신마취는 마취제가 혈액순환을 통해 뇌조직에 도달하여 중추신경계에 작용하므로써 이루어진다.

2) 전신마취의 기전

혈액순환을 통해 혈액-뇌방벽*을 통과하여 뇌조직에 도달한 마취제는 마취제 용량 및 환자 상태에 따라 대뇌 피질의 고위중추와 하위중추, 시상, 척수를 순서대로 마취시켜 수술에 필요한 마취상태를 가져온다. 그러나 마취심도가 과도할 경우 연수를 억제하여 호흡정지와 순환부전을 초래하여 사망에 이르기도 한다. 마취심도는 환자의 움직임, 호흡 리듬, 안구운동과 근긴장도에 의해 결정되며 제1기~제4기로 분류한다(표 6-1).[1]

혈액-뇌-방벽(blood brain barrier, BBB) : 뇌의 모세혈관에 있는 내피세포로 혈액에 있는 화학물질이 뇌조직으로 유입하는 것을 막아주는 역할을 한다. O_2, CO_2, 에탄올, 스테로이드, 수분, 흡입마취제 그리고 일부 아미노산이 BBB를 통과하나 분자 크기가 500 Da 이상인 물질은 BBB를 통과하지 못한다. 예를 들면 dopamine은 BBB를 통과하지 못하나 dopamine의 선구물질인 Levodopa는 BBB를 통과한다.

표 6-1. **흡입 마취의 심도**[1]

		제 I 기 (무통기)	제 II 기 (흥분기)	제 III 기 (수술기)				제 IV 기 (마비기)
				1상	2상	3상	4상	
의식		각성, 청각은 최후까지 있고, 통각은 둔함. 대뇌피질의 마시 개시	의식(-) 흥분상태, 각종반사, 대뇌피질의 마비 강함	(-)	(-)	(-)	(-)	(-)
				시상 기타 피질하핵 및 척수마비				연수마비 심정지
호흡	흉식 복식	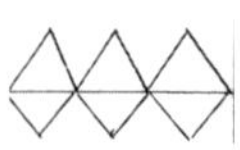	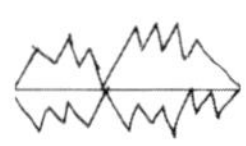	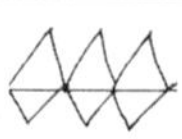	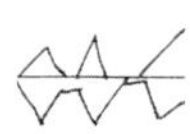	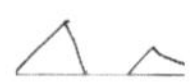		-
		규칙적	불규칙적	규칙적		늑간근 마비	호흡 정지	
안구운동		수의	+++	+	-	-	-	-
동공의 크기		●	•	•	•	●	●	●
		동공산대 (-)	동공산대 (-)	동공산대 (-)				동공산대 (++)
연하반사		+						
근긴장		++	+++	+++	++	+		-

제 1기는 마취도입에서 의식의 소실이 나타날 때까지의 시기로 대뇌 피질의 고위중추 억제와 함께 마비가 시작된다. 이 시기에 건망과 무통각이 나타나나 의식과 청각은 존재하며 소수술과 분만 제2기 진통에 이용할 수 있다. 제 2기는 의식 소실 후 호흡이 불규칙적으로 되고 안검반사가 소실될 때까지의 시기로 대뇌피질의 고위중추는 마비되고 하위중추가 억제되기 시작된다. 잠시 호흡이 멈추어 저산소혈증이 나타날 수도 있으나 인두가 근긴장도를 유지하여 스스로 기도 유지를 할 수 있다. 이때 마취환자는 의식이 없지만 흥분하거나 섬망(delirium)을 경험하며 구토를 할 수 있는데 마취도입 시에 정맥마취제를 사용하면 흥분은 거의 나타나지 않는다. 진통 효과는 있지만 환자가 움직이거나 흥분할 수 있으므로 간단한 수술이라도 피해야 한다.

제 3기는 규칙적인 호흡이 시작된 후부터 호흡정지가 나타날 수 있는 시기로, 이 시기에 수술이 실시되므로 수술기(surgical stage)라고도 한다. 대뇌피질의 하위중추, 시상 그리고 척수의 마비가 나타나 척수반사가 저하되며 골격근 이완이 나타나며, 인두 반사가 소실되면서 스스로 기도 유지를 할 수 없다. 제 3기를 1~4상으로 세분화하는데 제 1상에서 호흡은 규칙적이며 1회 호흡량(tidal volume)이 감소하고 구토반사는 저하되나 근이완이 충분하지는 않다. 제 2상에서 안구운동이 소실되고 늑간근 운동과 흉식호흡이 저하되며 동공산대가 나타나고 후두경련이 점차 소실되며 근이완이 충분해진다. 호흡의 깊이는 얕으나 규칙적이며, 1회 호흡량은 감소되나 생리적 보상작용으로 호흡수는 증가하는 경향이 있다. 제 3상에는 늑간근 운동이 감소되며, 늑간근 마비가 시작되는 시기로 횡격막 이외의 모든 근육이 마비되어 횡격막 운동으로 호흡이 유지된다. 그러나 제 3상을 오래 유지시키는 것은 위험하므로 대개 제 2상이나 3상 초기 정도 수준에서 마취를 유지한다. 제 4상은 늑간근 마비로 호흡이 자연적으로 마비되며 동공은 산대되고 대광반사(reflex of light)가 소실되며 근긴장도가 거의 없다.

제 4기는 중추신경계에 대한 고농도 마취제의 영향으로 연수 기능이 억제되어 호흡정지 및 순환부전이 나타나고 대부분의 반사가 억제되며 동공산대가 온다.

2. 전신마취제

전신마취제는 중추신경계에 작용하여 의식소실, 신경전도차단과 근이완 효과를 가져오는 약물로써 투여 방법에 따라 흡입마취제와 정맥마취제로 분류한다.

1) 흡입 마취제

흡입마취에서는 약물 투약과 약물 차단이 폐환기에 의해 이루어지므로 조절력이 가장 뛰어난 마취 방법이다. 흡입마취제(inhalation anesthetics)의 종류에 따라 인체내 대사에 정도의 차이는 있지만 폐는 흡입마취제의 투약 통로인 동시에 배출 통로로서 기능하고 있다. 휘발성 액체의 마취성 증기 또는 마취 가스가 폐로 흡입되면 폐포막을 통과한 후 혈류를 타고 전신 순환을 통해 뇌조직에 이르게 된다. MAC(Minimum Alveolar Concentration)이란 1기압 하에서 피부절개 등의 유해한 자극을 가했을 때 임상 실험 대상의 50%가 움직이지 않을 때의 폐포내 마취제 농도로써 N_2O의 MAC은 105%, halothane의 MAC은 0.76%, ethrane (enflurane)의 MAC은 1.67%이며 isoflurane의 MAC은 1.2%, sevoflurane의 MAC은 1.2%, desflurane의 MAC은 4.6~6.0이다.[8]

(1) 흡수과정

흡입마취는 폐를 통해 들어온 마취제가 전신순환으로 들어간 후 순환을 통해 뇌조직에 도달할 때 마취제가 폐포, 혈액과 뇌조직의 순서로 이동하므로써 이루어진다. 마취도입 시기에 마취기와 기관내관을 통해 폐포로 들어온 흡입마취제는 폐포의 모세혈관으로 확산된 후 폐순환을 통해 전신순환으로 들어온 후 뇌조직에 도달한다. 흡기 내 마취제 농도가 높거나 폐포 환기량이 클 경우 폐포내 흡입마취제 분압이 상승하여 마취도입이 빠르나, 폐부종 및 폐섬유종에서는 폐포내 모세혈관으로 흡입마취제가 확산되는 속도가 저하되므로 마취도입이 지연된다.

폐정맥을 떠나는 혈액은 폐포내 여러 종류의 가스와 평형을 이루고 있으며, 마취제가 혈액을 통해 폐를 떠나는 속도는 폐혈류와 혈액에 대한 마취제의 용해도에 의해 결정된다. 심장과 폐의 순환은 흡입된 마취제를 폐로부터 전신순환으로 지속적으로 이동시켜 폐포내 마취제 농도가 흡기내 마취제 농도에 도달되는 것을 방해한다. 따라서 심박출량(cardiac output)이 클수록 폐포내 마취제 농도가 흡기내 마취제 농도에 이르기까지 시간이 걸리므로 마취도입은 지연된다. 그러나 쇽이나 울혈성 심부전에서와 같이 심박출량이 적을 경우 폐포로부터 전신순환으로 운반되는 마취제의 양이 적어 폐포내 마취제 농도가 흡기내 마취제 농도에 신속히 이르므로 마취도입은 빨라지게 된다.

(2) 흡입마취제의 배설 및 대사과정

흡입마취제의 배설은 흡수과정과는 반대로 이루어지는데 조직내 마취제는 혈액순환을 따라 폐포로 이동한 후 호기를 통해 체외로 배설된다. 흡입마취제는 지방조직에 대한 용해도가 클수록 배설이 지연되어 각성이 늦으며, N_2O와 같이 지방조직에 대한 용해도와 혈액 용해도가 낮을수록 배설이 용이하므로 각성이 빠르다. 심박출량과 폐포내 환기량이 크면 마취제의 배설이 빠르므로 각성도 빠르나 심박출량과 폐포 환기량이 적으면 마취제의 배설이 지연되어 마취로 부터의 각성이 지연된다.

오랫동안 흡입마취제는 비활성으로 폐에서 호기를 통해 체외로 배설되고 생체내 대사(biotransformation)가 거의 이루어지지 않는다고 생각했다. 그러나 1975년 Van Dyke는 방사선 화합물을 통해 흡입마취제가 CO_2로 변화되고 대사산물이 신장을 통해 배설되는 것을 확인했다. 현재 methoxyflurane의 50%, halothane의 10~20%, enflurane과 isoflurane의 소량이 간에서 대사되는 것으로 알려져 있다. 마취제의 대사산물은 독성이 있어 간세포를 파괴하고 신세뇨관 상피세포의 기능장애를 초래한다.

(3) 흡입마취제의 종류

비점이 12℃ 이상인 흡입마취제를 휘발성 마취제(volatile anesthetics), 비점이 -20℃ 이하인 흡입마취제를 가스 마취제라고 한다. 휘발성 마취제에는 halothane, enflurane, isoflurane, sevoflurane과 desflurane이 있고, 가스 마취제에는 아산화질소가 있다.

① 아산화질소(Nitrous oxide, N_2O)

1776년 영국의 Priestly가 발견했고, 1779년 Davy가 마취 작용을 보고했으며, 1800년대 부터 치과 마취에 사용되기 시작했다. 흡입하면 통증에 무감각해지며 때때로 웃기까지 한다고 해서 소기(웃음가스)라고 불리워진다. 무색, 무취의 무기 화합물로써 50 기압하에서 용기에 액체 상태로 보관하는데 체내로 들어온 소기는 대부분 폐를 통해 배설되므로 생체 독성이 적다.

인화성 및 폭발성이 없어 안전하며 혈액용해도가 낮아 마취의 도입과 각성이 빠르나 MAC이 105% 정도로 높아 단독 마취제로 사용할 수 없다. 수술이 가능한 마취유지에 필요한 소기 농도는 산소결핍증을 가져오므로 enflurane, isoflurane, sevoflurane과 desflurane 등의 흡입마취제 또는 정맥마취제와 병용한다. 마취유지 시에는 소기 50~70%와 무산소증을 피하기 위해 30~50%의 산소를 혼합하여 투여한다. 마취효과가 강력하지는 않지만 진통효과가 강력하며 50% 농도에서 환자의 2/3 정도가 건망증을 경험한다.

심근억제 기능이 있으나 catecholamine의 분비를 자극하여 교감신경계를 활성화 시키므로 동맥압이나 심박수 및 심박출량에는 거의 영향을 미치지 않는다. 그러나 저혈량증이나 관상동맥질환자에게는 심혈관계 기능이 저하되면서 저혈압을 초래한다. 1회 호흡량은 약간 감소하나 호흡수가 증가하므로 호흡기계 기능에 미치는 영향은 거의 없다.

뇌혈류량을 증가시켜 뇌압 상승을 초래하고 뇌의 산소 소모량을 증가시키며, 신장의 혈관저항을 증가시켜 신혈류를 감소시키므로 사구체 여과율은 감소한다. Vit_{12} 대사를 방해하여 말초신경장애 또는 악성 빈혈을 초래할 수 있고 메티오닌 합성을 방해하여 재생불량성 빈혈을 초래할 수도 있다. 마취 종료 후 실내 공기에 노출되면 마취 중 체내에 들어왔던 약 30L의 소기가 혈중에서 폐포내로 확산되어 폐포내 산소농도가 급격히 저하되는 확산성 무산소증(diffusion anoxia)이 발생하여 매우 위험하다. 따라서 마취 종료 후 환자의 호흡기능이 충분하더라도 5분 동안은 100% 산소를 흡입시킨다.

마취 중 소기가 인체내 폐쇄 공기 체강(장, 중이, 흉강 등)으로 이동하여 가스 용적을 증가시켜 급성 장폐색, 폐낭 또는 중이의 압력을 상승시킬 수 있고 공기 색전증 또는 기흉을 초래할 수도 있다. 고막 성형술에서는 N_2O 흡입 마취제의 사용을 금하기도 한다. 또한 기관내관의 기낭으로 N_2O가 지속적으로 유입되어 기낭 압력을 증가시켜 기관 점막에 손상을 주기도 한다.

② Halothane (fluothane, CF_2, CHBrCl)

1956년 Suckling이 처음으로 합성한 halothane은 화학적으로 안정되고 비인화성, 비폭발성이며 MAC이 0.75%에 불과한 강력한 휘발성 마취제이다. 혈액 및 지방용해도가 높아 마취로 부터 각성을 지연시키기도 하며 수술 후 오심, 구토가 적고 기관지확장 작용이 있으나 진통작용은 없다. 1980년대까지 임상에서 많이 이용하였으나 간괴사를 포함한 간기능 장애를 초래하는 부작용이 알려진 후 사용을 기피하고 있다. 현재 간기능이 정상이고 감기에 걸렸거나 기관지 천식이 있는 환자로써 전신마취를 해야하는 경우 선택적으로 halothane을 이용한다.

심근억제로 심장 수축력을 저하시키나 전신 혈관저항에는 영향을 미치지 않는다. 저혈량증에 대한 대동맥궁의 압각 반사를 저하시켜 심박동수 저하 및 혈압강하 등을 초래할 수 있는데 이때 부교감신경 차단제(atropine 0.1~0.3mg)를 정맥내 주사하면 완화된다. 기도자극이 적어 기도내 분비물이 적으나 호흡기계 억제 작용이 심한 편이다. 얕은 마취에서는 호흡억제로 1회 호흡량이 감소되고 호흡수가 증가되나 점차 마취가 깊어지면 1회 호흡량과 호흡수가 모두 감소되므로 halothane 마취 중에는 보조호흡* 또는 조절호흡*이 필요하다. 기관지 확장 효과가 좋으므로 감기 및 기관지 천식 환자의 마취제로 추천되기도 한다. 뇌혈류를 증가시켜 뇌압의 상승을 초래하며, 혈압강하 및 심박출량 감소로 사구체 여과율 및 소변량을 감소시키고, 문맥 혈류를 감소시키고 간동맥 수축으로 간혈류를 저하시킨다. 혈당치 상승작용이 없으므로 당뇨병 환자의 마취에 적당하다. 중추신경 억제 기능으로 미미한 근이완 작용이 있으나 pancuronium 및 vecuronium 같은 curare 근이완제의 근이완력을 강화시킨다.

조절호흡(controlled respiration) : 환자에게 호흡중추 억제 약물이나 근이완제 투여로 수술 환자의 호흡 깊이와 호흡수를 조절하는 것으로 대개 수술시간이 오래 걸리는 수술에 이용한다. 마취과 의사는 수술환자에게 조절호흡을 시키기 전 과환기 또는 호흡 억제제 투여로 무호흡을 유도한다. 조절호흡의 장점은 적절한 환기량을 제공해 주며, 횡격막이 움직이지 않아 흉부 수술을 가능하게 하고 흉부와 상복부 심부의 접근을 용이하게 해주며, 횡격막 바로 아래 부위의 혈관 결찰과 같은 외과적 조작도 가능하게 해준다.

보조호흡(assisted respiration) : 호흡할 때 힘이 들거나 종격동이나 횡격막의 움직임을 최소화시키고 환기를 호전시키기 위해 환자의 호흡을 도와주는 것을 뜻한다. 보조 호흡은 주로 수술이 종료된 후에 이용한다.

저혈압 및 호흡억제와 같은 부작용은 일시적이나 심각한 것은 halothane 마취 후 발생하는 중증의 간기능 장애인데 halothane의 생체 대사율이 20% 정도로 높아 생체대사에 따른 대사 산물이 간기능 장애를 가져오는 것으로 추측된다. 흔히 간기능 장애로 식욕부진, 황달, 미열, 호산구 증가 및 간효소 상승 외에도 마취 후 악성 고열, 근경직 및 미오글로부린혈증이 나타날 수 있다.

마취도입은 정맥 마취제 thiopental(300~400mg, 4mg/kg)을 정맥내 주사하거나 N_2O 4L, 산소 2L와 isoflurane 2%(0.5%에서 시작하여 점진적으로 2%까지 올린다)를 혼합하여 마스크를 통해서 흡입시킨 후 수면에 빠지면 SCC 40mg(1mg/kg)을 투여한 후 기관내관을 삽입한다. 마취 유지는 기관내관을 통해 N_2O 2L와 isoflurane 0.5~1%를 혼합하여 흡입시킨다.

③ Enflurane (ethrane)

1963년 Terrell이 개발한 후 여러가지 단점을 보완하여 1972년부터 본격적으로 사용하기 시작했다. 비인화성, 비폭발성, 방향성인 휘발성 마취제로써 약리 작용은 halothane과 유사하나 MAC이 1.68%로 마취작용은 halothane의 1/2정도 밖에 되지 않는다. 혈액 용해도가 낮아 마취도입과 각성이 빠르며 근이완 작용이 있다.

심근수축력과 전신 혈관저항을 감소시켜 저혈압이 나타나며, 관상동맥 혈류를 저하시키나 심근의 산소 소모량을 저하시키므로 심근의 허혈 가능성은 적다. 기관지 확장 작용이 있으며, 호흡수는 증가하나 1회 호흡량이 크게 감소하여 호흡억제가 심하다. 뇌혈류를 증가시켜 뇌압상승을 초래하며, 사구체 여과율 및 소변량을 감소시키고, 간혈류를 저하시킨다. 접합 후막(postsynaptic membrane)에 대한 아세틸콜린의 반응을 억제하고 종판의 탈분극을 억제하여 근이완 작용이 다소 강하다.

Enflurane의 생체대사율은 2.4%에 불과하나 생체내 대사 과정에서 fluoride ion의 방출이 많으므로 신장 질환이 심한 경우 신중하게 사용한다. 사용은 halothane에 준하며 N_2O와 병용하고 마취도입은 정맥마취제 thiopental을 주사한 후 N_2O 2L/min, 산소 2L/min와 enflurane 1%~4%를 투여하다가 마취유지 시에는 enflurane 2%, N_2O 2L/min와 산소 2L/min를 혼합하여 투여한다. 수술 중에는 보조호흡 또는 조절호흡을 해야 한다.

④ Isoflurane (forane)

1965년 Terrell이 개발하였고, 임상에는 1971년부터 도입하기 시작했다. Enflurane의 이성체로써 마취작용은 halothane의 약 1/2, 약리작용은 enflurane과 유사하다. 혈중 용해도가 낮아 enflurane 보다 마취도입과 각성이 빠르며, 다소 자극적이어 의식이 있는 환자에게 흡입이 어렵다. MAC은 1.3%로 enflurane보다 다소 강력하다.

미미하게 심근수축력을 억제하나 심박수를 증가시키고 심박출량을 증가시켜 심장기능에 거의 영향을 미치지 않으나 전신 혈관저항을 감소시켜 저혈압을 초래한다. 호흡억제는 enflurane과 유사하며 기관지 확장 작용이 있고 근이완 작용과 함께 비탈분극성 근이완제의 작용을 강화시킨다. Isoflurane의 생체내 대사율은 0.2%로 불소 화합물 마취제 중 가장 적으며 수술 후 오심, 구토도 비교적 적다. 뇌혈류 저항의 감소로 뇌혈류량이 증가하여 뇌압이 상승하며, 사구체 여과율 및 소변량을 감소시키고, 간혈류를 저하시킨다. 생체내 대사율이 낮아 간독성이나 신독성이 매우 낮다는 장점이 있으나 가격이 다소 비싸다는 부담이 있다.

마취도입은 thiopental 투여 후 N_2O 2L/min, 산소 2L/min와 isoflurane 0.5~3%를 투여하며, 마취유지는 N_2O 2L/min, 산소 2L/min와 isoflurane 0.5~3%로 혼합하여 흡입시키며 필요하면 소량의 근이완제를 투여한다. 수술 중에는 보조호흡 또는 조절호흡을 해야 한다.

⑤ Sevoflurane

Sevoflurane은 1968년 처음으로 합성하였으나 오랜 연구를 거쳐 1990년부터 본격적으로 임상에 도입되었다. Halogen화 흡입 마취제로 MAC은 2%이며 isoflurane에 비해 혈액 용해도가 낮아 마취유도 및 마취로부터의 각성도 빠르다. 순환계 억제작용은 isoflurane과 유사하고 호흡기계 억제작용은 halothane 보다 훨씬 적지만 장시간 투여하면 신장에 대한 독성이 있어 단시간의 수술에 적절하다.

심근 수축력을 미미하게 감소시키며, 전신 혈관저항 감소로 저혈압을 초래하며 뇌혈류를 증가시켜 뇌압을 상승시킨다. 기관지 확장 효과가 있고, 호흡수가 약간 증가하나 1회 호흡량이 감소하여 다소 호흡이 억제된다. 생체내 대사율은 투여량의 2~5%이며, 신장 질환자에게의 투여는 피하나 건강한 사람의 경우 신장에 크게 영향이 없다. 현재 desflurane과 함께 isoflurane을 대체해가는 주도적 역할을 하고 있다. 심한 저혈량증이나 뇌압이 높은 경우 사용을 피한다.

⑥ Desflurane

Desflurane은 1965년 처음으로 합성된 후 오랜 연구를 거쳐 1992년부터 임상에 본격적으로 도입하였다. Halogen화 흡입 마취제로 혈액 용해도 및 지질용해도가 낮아 마취유도 및 마취로 부터의 각성도 빠르며 생체내 대사가 거의 이루어지지 않아 신독성이 거의 없다. MAC은 6%이며 기도 자극, 기침 및 후두 연축과 같은 부작용이 있어 마취유도제로는 거의 사용하지 않는다.

순환계 억제작용은 isoflurane과 유사하나 호흡기계 억제작용은 halothane 보다 훨씬 적다. 심근 수축력을 미미하게 감소시키며, 전신 혈관저항 감소로 저혈압을 초래하며 뇌혈류를 증가시켜 뇌압을 상승시킨다. 호흡수가 약간 증가하나 1회 호흡량이 감소하여 다소 호흡이 억제된다. 현재 sevoflurane과 함께 isoflurane을 대체해가는 데에 주도적 역할을 하고 있으며 저혈량증이 심하거나 뇌압이 높은 경우 사용을 피한다.

2) 정맥 마취제

1934년 정맥 마취제로 thiopental을 처음 사용하면서 임상적 유용성과 안정성으로 널리 보급되어왔다. 정맥마취제는 정맥을 통해 최면, 진정, 건망과 진통을 가져오는 약물을 주사하여 직접 전신 순환에 이르도록 한다. 요즈음 마취도입에는 대부분 정맥 마취제를 사용하는데 정맥 마취제 사용 시에는 반드시 정맥 확보가 되어 있어야 하고 흡인기 사용, 산소와 근육 이완제 투여, 기관내 삽관과 인공호흡을 할 수 있는 준비가 되어 있어야 한다. 현재 정맥마취제로 barbiturates, benzodiazepines, etomidate, ketamine과 아편유사제 등을 이용하고 있다(표 6-2).[5] 일단 투여된 정맥 마취제는 체외 배설을 쉽게 조절할 수 없는 단점이 있으며 정맥마취 중에는 항상 산소를 투여해야 한다.

표 6-2. **정맥마취제의 종류**

분 류	종 류	용 도	투여경로
barbiturate	thiopental methohexital secobarbital pentobarbital	induction, sedation induction, sedation premedication premedication	IV IV IV, rectal IV, rectal
benzodiazepines	diazepam midazolam lorazepam	induction, sedation, premedication induction, sedation, premedication sedation, premedication	oral,IV IM, IV oral,IM,IV
opioids	morphine meperidine	premedication, intraoperative anesthesia postoperative analgesia	IM, IV
	fentanyl	intraoperative anesthesia postoperative analgesia	IM, IV
	sufentanyl alfentanyl	intraoperative anesthesia	IV
	remifentanyl	intraoperative anesthesia postoperative analgesia	IV
ketamine		induction	IM, IV
etomidate		induction	IV
propofol		induction, sedation	IV
droperidol		sedation, premedication, antiemetic	IM, IV

① Barbiturate

Barbiturate계 정맥 마취제에는 thiopental과 thiamylal이 있으며 간에서 대사되며 대사산물은 신장을 통해 체외로 배설된다. 일부 약물작용은 생체내 대사에 의해 사라지나 대부분의 약물작용은 barbiturate가 뇌조직을 제외한 다른 조직에 재분배될 때 사라진다. 정맥내로 투여된 barbiturate가 혈류를 타고 뇌, 심장, 간 및 신장으로 이동하면 마취제의 혈중 농도는 투여 당시의 혈중 농도와 비교하여 현저히 저하된다. 정맥투여 후 50초 정도가 지나면 barbiturate의 뇌조직 혈중 농도는 급격히 상승하여 최고치에 이르며 환자는 무의식 상태에 이르게 된다.

Barbiturate의 80%는 혈장 단백 albumin과 결합하고 20%가 유리형으로 존재하면서 마취작용을 나타낸다.[8] 따라서 저단백혈증이 나타나는 간질환에서는 유리형 barbiturate가 상대적으로 많아져 약물작용이 매우 강하고 대사 속도가 감소되므로 흔히 각성지연이 나타난다. 정맥 투여 후 50초 정도에 나타났던 barbiturate의 최고 혈중농도는 barbiturate가 뇌, 심장, 간 및 신장 등의 혈류가 많은 기관으로 이행되면서 혈중농도는 급격히 저하된다. 이후 순환에 의해 barbiturate가 근육과 같은 비지방 조직에 분포하다가 최종적으로는 지방조직으로 이행되면서 뇌조직으로부터 사라지며 혈중농도는 감소되기 시작한다. 근육, 피부, 뼈 조직 등의 비지방 조직으로 barbiturate가 흡수되는데 소요되는 시간은 15분~30분이나 지방조직은 수시간이 걸리기도 한다(그림 6-1). 따라서 비만하거나 또는 근육량이 많은 환자에게 마취효과가 잘 나타나지 않는 경우도 있다.

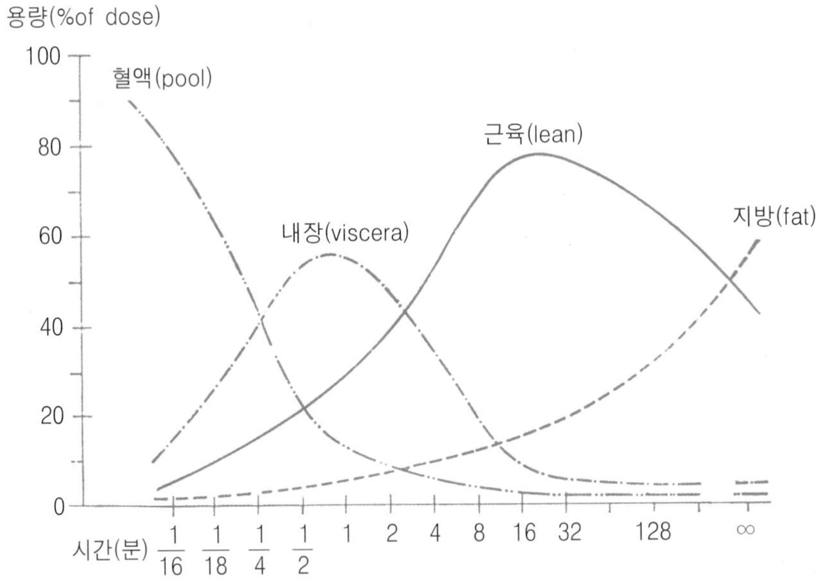

그림 6-1. 조직에 따른 정맥 마취제 thiopental의 흡수 분포도

Barbiturate는 물이나 생리식염수에 잘 용해되며 2.5% 용액을 사용하고 있으며 강한 알카리성(pH 10)으로 정맥외 조직으로 주사하면 조직에 손상을 입힐 수 있다. 특히 동맥으로 주사되면 혈관수축, 혈전 및 조직괴사와 같은 심각한 부작용을 초래한다. barbiturate는 지방용해도가 높고 투여 후 15~30초에 뇌에서 최대 흡수가 되므로 정맥 주사 후 30초 이내에 무의식에 들어간다.[2]

Barbiturate는 뇌간의 망상활성계(reticular activating system)를 억제하고 아세틸콜린을 감소시켜 중추 신경계를 억제하여 경한 진정작용에서부터 혼수에 이르기까지 다양한 증상을 나타낸다. 진통작용 보다는 수면작용이 강하며 얕은 마취에서 오히려 동통의 역치를 저하시키는 항진통 작용이 있다. Barbiturate는 뇌혈관을 수축시키고 뇌혈류를 감소시키며 뇌의 대사율과 산소 소비량을 저하시켜 뇌조직이 저산소증에 빠지는 것을 막고 뇌압을 하강시키므로 뇌압상승 환자에게 barbiturate를 투여한다.

Barbiturate는 호흡중추가 있는 연수와 교부를 억제하여 호흡억제작용이 나타나며, 특히 호흡중추의 CO_2 역치(threshold, 자극으로서의 효력을 나타내는 최소한의 자극)를 상승시킨다. 대개 마취를 유지시키는 용량에서 1회 호흡량은 감소되나 호흡수는 증가된다. 시상하부를 억제하여 심근 수축력을 감소시키나 맥관계에 직접 작용하여 혈관 긴장도를 증가시켜 말초혈관 저항이 증가되므로 심혈관계 기능에 큰 문제를 초래하지는 않는다. 그러나 울혈성 심부전, 저혈량성 쇼 그리고 베타 차단제 투약자에게는 혈압하강이 심하게 나타날 수 있다.

흡입마취에서 나타나는 기관 및 기관지 점막에 대한 자극이 거의 없고, 타액분비도 적고 각성도 빠르고 오심이나 구토도 거의 없다. 뇌압저하의 장점이 있으나 진통 및 근이완 작용이 약한 단점이 있어 진통제 및 근이완제를 병용해야 한다. 혈압저하와 호흡억제 작용, 후두경련과 기관지경련에 의한 기도폐쇄, 각성 지연 등의 합병증이 나타날 수 있으므로 기관지 천식, 급만성 호흡기계 감염증의 환자에게 사용할 경우 주의해야 한다. 주로 전신마취 도입, 단시간의 수술 및 처치에 이용한다.

표 6-3. Barbiturate의 종류 및 투여 목적

종류	투여목적	투여로	농도(%) 용량	용량(mg/kg)
Thiopental	마취유도	IV	2.5	3~6
Thiamylal	진정	IV	2.5	0.5~1.5
Methohexital	마취유도	IV	1	1~2
	진정	IV	1	0.2~0.4
	마취유도	Rectal(소아)	10	25
Secobarbital		oral	5	2~4
Pentobarbital	수술전 투약	IM		2~4
		Rectal suppository		3

② Ketamine (ketalar)

Ketamine은 nonbarbiturate계 정맥 마취제로써 물에 잘 녹으며 1%, 5% 그리고 10% 수용을 사용하고 있다. 정맥으로 투여한 ketamine은 간대사를 거쳐 수용성 대사산물로 변화된 후 신장을 통해 체외로 배설된다. 중추신경계에 작용하여 의식은 있으나 통증을 느끼지 못하는 해리 마취(dissociative anesthesia)가 가능하며 뇌혈류의 증가와 뇌압상승을 일으키며 순환계에 작용하여 심박동수를 증가시키고 혈압상승을 가져오기도 한다. 주로 전신마취 도입, 단시간의 수술 및 처치, 무통분만에 사용하며 혈관이나 조직에 자극이 적고, 진통작용이 강하고 호흡억제가 적고 인두반사가 유지되는 장점이 있다.

Ketamine은 카테콜라민의 분비를 증가시켜 혈압을 상승시키고 심박수를 증가시켜 저혈량증 환자의 마취유도에 유용하나 뇌압상승 및 안압상승의 위험이 있어 고혈압, 뇌압상승 그리고 안구내 수술환자에게는 사용하지 않는다.

정맥내 주사용 ketamine은 주사액 1mL에 ketamine 10mg이 함유되어 있고 근육내 주사용은 1mL에 50mg이 함유되어 있다. 전신마취 도입시 1~2mg/kg을 1분 이상에 걸쳐 서서히 정맥내 주사하면 정맥내 주사 후 20초 이내에 수면에 들어가며 3~10분간의 마취효과를 얻을 수 있고, 정맥내 주사 후 각성은 30분~2시간 후에 이루어진다.[3] 근육내 주사는 50mg/kg을 투여하며 근육내 2~5분 이내에 수면에 들어가 마취는 10~20분간 지속된다.

③ Propofol (Diprivan)

Propofol은 alkylphenol 유도체로써 물에 잘 녹지 않으며 실온에서 안정성이 높으며, 간대사를 거쳐 수용성 대사산물로 변화된 후 신장을 통해 체외로 배설된다. 1% propofol을 포함된 난황 레시틴 유탁액을 사용으로 인한 세균 증식의 문제점으로 사용시 무균조작이 필요하며 개봉 후 6시간 이내에 사용해야 한다.[8]

1.5~3.0mg을 정맥 주사하면 1분 이내에 의식이 소실되며 5~10분 후에 의식이 돌아오며 최면효과 외에도 진정작용과 기억상실을 가져온다.[2] 뇌혈류 양의 감소로 뇌압이 저하되고 뇌의 산소 소비율이 저하되며 안압도 저하되고 오심 및 구토의 빈도도 낮다. 정상인에게는 커다란 문제가 없지만 심장예비력이 저하되거나 저혈량증 환자에게는 혈압 저하가 나타나며, 정맥 주사부위를 자극하여 심한 통증이 동반된다. 손등의 작은 정맥에 주사하는 경우 통증이 동반되므로 보다 큰 정맥에 주사하거나 lidocaine을 혼합하여 주사하여 통증을 완화시킨다.

④ Benzodiazepines

Benzodiazepines계 정맥마취제는 대뇌 피질에 작용하는 신경전달억제 물질의 생산을 촉진하여 진정 및 최면 작용을 나타내며 이외에도 기억상실, 항경련 및 근이완 작용이 있다. thiopental과 비교하여 호흡 및 순환 억제가 적으나 마취도입 및 마취로 부터의 각성이 다소 지연된다. Benzodiazepines계 약물에는 diazepam, lorazepam과 midazolam이 있으며 대항제에는 flumazenil이 있다. Benzodiazepines계 약물을 사용하여 정맥 마취 후 각성을 시키거나 과량 투약으로 부작용이 과도해질 때 flumazenil을 투약한다.

· Diazepam : 진정 및 최면을 위해 투여하며, 물에 녹지 않고 지방에 용해되므로 주사제에는 유기 용매제가 포함되어 있어 주사 부위에 통증을 유발하거나 정맥을 자극한다. 혈장 단백과의 결합율이 98% 정도로 높고 대부분 간에서 대사되므로 노인이나 간경화증 등으로 간기능이 저하된 환자에게의 투여는 신중하게 한다. 특히 cimetidine은 diazepam의 대사를 방해하므로 cimetidine 투약자의 diazepam 투약은 주의한다. 경구 투여시 약물 흡수가 잘되나 근육주사시 약물의 흡수율을 예측하지 못하여 근육주사는 피한다.

  경미한 진정에서 심한 혼수상태 까지 중추신경계를 억제시키며, 근이완 작용과 항경련 작용이 있다. 심혈관계 억제는 미미하나 1회 호흡량을 저하시키는 등의 호흡억제가 심한 편이다. 작용발현 시간이 느리고 호흡억제가 있고, 정맥주사시 통증 및 정맥 자극이 동반됨에도 불구하고 심혈관계에 대한 영향이 적기 때문에 심질환자의 마취 유도제로 사용한다.

· Lorazepam : Diazepam과 마찬가지로 진정 및 최면 목적으로 투여하며, 물에 녹지 않고 지방에 용해되며 주사제에는 유기용매제가 포함되어 있다. 그러나 diazepam보다 이러한 유기 용매제에 의한 주사 부위의 통증이나 정맥 자극이 다소 적다.

  경미한 진정에서 심한 혼수상태 까지 중추신경계를 억제시키며, 근이완 작용과 항경련 작용이 있다. 심혈관계 억제는 미미하나 1회 호흡량을 저하시키는 등의 호흡억제가 심한 편이다. 작용 발현시간이 느리고 작용 지속시간이 길기 때문에 외래환자 마취와 같이 환자를 빨리 각성시켜야 하는 경우에는 적합하지 못하여 요즈음 거의 사용하지 않는다.

· Midazolam : Diazepam 보다 약물효과가 2~4배 정도 강하고 물에 잘 녹고 작용 발현시간도 짧고 작용 지속시간도 짧다. 주사 시 통증이 없으며 경구 투여보다는 정맥 또는 근육주사하며 정맥내 투여 후 3~5분, 근육내 투여 15~30분경에 약물의 최대 효과가 나타난다. 뇌혈류 및 뇌대사율을 저하시키며 용량에 따라 진정, 기억소실 또는 호흡억제가 나타나며 현재 부위 마취시 진정 및 최면 목적으로 사용한다.

⑤ Etomidate

Etomidate는 물에 녹지 않아 주사제에 유기용매제가 포함되어 있어 주사 부위에 통증을 유발하거나 정맥의 자극을 초래함은 물론 용혈을 초래하기도 한다. 혈장단백과의 결합율이 75%이며, 간이나 혈장에서 esterase에 의해 대사된 후 소변을 통해 체외로 배설된다.

정맥주사 1분 이내에 의식소실이 오며 작용시간은 3~12분 정도이다.[3] 뇌혈류를 저하시키고 뇌의 대사율을 감소시키며 뇌압과 안압을 저하시킨다. 심혈관계 또는 호흡기계 억제작용이 거의 없다는 장점이 있다. 주로 심혈관계 질환자나 두개내압이 상승된 환자의 마취유도에 이용한다.

⑥ Droperidol

Droperidol은 butyrophenone 유도체로써 대부분 간에서 대사되어 신장을 통해 체외로 배설되며, 중추신경계를 억제하며 dopamine, norepinephrine 그리고 serotonine 수용체에 작용한다. 정맥내 주사 후 5~8분에 강력한 진정작용과 기억소실이 나타나 60~90분 정도 지속되며 다른 진정제나 마취제의 작용을 강화시키지만 진통효과는 없다.

Droperidol은 dopamine, serotonine 및 histamine 수용체에 작용하여 항구토 작용이 있지만 ondansetrone보다 항구토 효과는 적다. 과다 투여는 중추신경계의 dopamine 수용체를 억제하여 추체외로 현상이 나타나며 추체외로* 현상은 성인보다 소아에게 많이 나타난다. Droperidol은 호흡억제 작용이 있어 호흡수가 감소되나 인체의 생리적 보상작용으로 1회 호흡량은 증가된다.

또한 심근 억제 기능은 거의 없으나 말초혈관 이완(peripheral vasodilatation)과 교감신경 차단(α-adrenergic blockade) 작용으로 혈압하강이 일어나며 근골격계에 대한 작용은 거의 없다.

추체로(pyramidal tract) : 대뇌 피질에서 뇌간의 뇌신경 기시핵과 척수전각의 운동세포에 이르는 신경로를 의미한다. 대뇌 피질에서 뇌간의 뇌신경 기시핵에 이르는 신경로는 두경부의 수의근을 지배하고, 대뇌 피질에서 척수전각의 운동세포에 이르는 신경로는 두경부를 제외한 인체의 모든 수의근을 지배하므로 추체로는 골격근의 운동성을 지배한다고 볼 수 있다. 대표적인 추체로 증상군은 운동실조증(ataxia)이다.

추체외로(extrapyramidal tract) : 대뇌피질에서 기저핵(basal ganglia), 적핵(nucleus ruber)과 올리브핵(nucleus olivaris)을 경유하여 뇌신경 기시핵과 척수전각의 운동세포에 이르는 신경로로써 골격근의 반사적, 무의식적 운동과 긴장도를 지배한다. 대표적인 추체외로 증상군은 Parkinson's disease가 있다.

⑦ opioids

Opioids(아편양 제제)에는 fentanyl, sufentanyl, alfentanyl과 remifentanyl이 있다. Fentanyl은 meperidine (pethidine) 유도체로써 진통작용이 morphine보다 50~100배 정도 강력한 합성 opioids로 histamine 유리작용이 없다. 약물의 작용발현이 빠르고 작용지속시간도 길며 간에서 대부분 대사되며 신장을 통해 체외로 배설된다. 정맥내 주사후 2~3분이면 중추신경계에 작용하여 강력한 진통 작용이 나타나 약 20~45분 정도 지속된다.[3] Fentanyl은 호흡중추를 억제하여 호흡수와 1회 호흡량을 감소시키며 기침반사도 억제한다. 또한 미주신경을 자극하여 서맥과 저혈압을 초래하나 atropine으로 길항되며 골격근 긴장도를 증가시킨다.

Sufentanyl은 진통작용이 fentanyl보다 50~100배 정도 강력하며 histamine 유리작용이 없으며, 심혈관계 억제가 거의 없으며 서맥이 나타난다. 아편 유사제 중 작용시간이 가장 짧고 강도는 fentanyl의 1/4정도로 단시간의 수술에 적합하며 수술 종료 10~20분 전에 투여를 중단한다. Remifentanyl은 반복 투여 또는 장시간 투여에도 축적작용이 없는 진통제로 반감기가 10분 이내이다.

3. 근이완제(muscle relaxant)

수술에는 적절한 근이완이 필수적인데 근이완제가 발견되기 전에는 과도 마취로 근이완을 얻기도 했으나 과도 마취는 심혈관계 기능을 저하시키고 호흡기능을 억제하여 어려움이 많았다. Curare는 아마존강 유역의 인디언들이 오랫동안 화살촉의 독극물로 사용했던 식물성 추출물로 지역별로 curare를 담는 그릇이 달라 대나무통(tube) curare, 항아리(pot) curare로 불리웠다. Griffith는 1942년 curare를 임상마취에 도입하여 마취과학에 커나란 입적을 남겼고, 1953년 King은 대나무통 curare에서 순수한 alkaloid를 분리하여 tubocurarine이라고 명명했다. 근이완제를 설명하기 전에 근육의 기본적 형태, 기능과 신경과의 관계를 설명하고자 한다.

근조직은 형태와 기능에 따라 횡문근, 평활근, 심근으로 분류한다. **횡문근은** 의지에 따라 수축하는 수의근(voluntary muscle)으로 횡문(가로무늬)을 가지고 있으며 주로 골격근(skeletal muscle)을 구성하고 있다. **평활근은** 의지와 관계없이 독립적으로 수축하는 불수의근(involuntary muscle)으로 주로 위, 장, 혈관 및 자궁과 같은 유강 장기를 구성하고 있으며 횡문을 가지고 있지 않은 평활근이다. **심근**은 수의근과 불수의근의 중간형태로 의지와 관계없이 자율적, 주기적으로 수축하나 조직학적으로 횡문이 있다. 보통 근학(myology)에서는 골격근을 다루고 있다.

1) 골격근의 구조와 신경지배

골격근을 구성하는 근섬유는 섬세한 근원섬유(myofibril), 근원섬유를 수용하고 있는 미분화 원형질인 근형질(sarcoplasm), 근원섬유와 근형질을 둘러싸고 있는 근초(sarcolemma)로 구성되어 있으며 근초 밑에는 다수의 핵이 있다(그림 6-2). 골격근이 수축하므로써 뼈와 뼈를 접근시키므로 골격근은 능동적 운동 기관이며 골격은 수동적 운동 기관이 되며 근자체는 어떠한 형태의 운동을 하더라도 수축이 있을 뿐이다. 근형질은 기계적, 전기적 그리고 화학적 자극을 통한 신경계 자극에 반응한다.

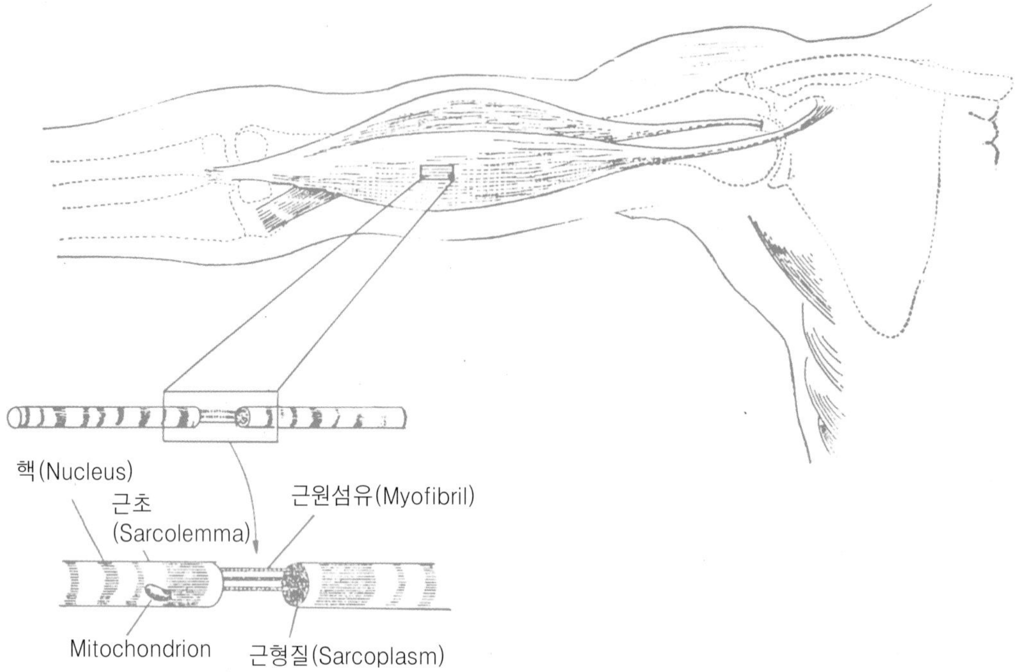

그림 6-2. **골격근의 구조**

신경계의 구성 단위를 뉴우론(neurone)이라고 하며 뉴우론은 1개의 신경세포(nerve cell), 신경세포로부터 나오는 여러 개의 수상돌기(dendrite), 1개의 축색돌기(axon)로 구성되어 있다. 신경세포는 두개골과 척추 안에 있고 축색돌기는 신경섬유(nerve fiber)로 되어 인체의 기관에 분포한다. 전자를 중추신경계 그리고 후자를 말초신경계라고 한다. 뇌와 척추는 중추신경계에 속하고 12쌍의 뇌신경, 31쌍의 척수신경과 자율신경(교감신경과 부교감신경)은 말초신경계에 속하는데 즉 중추신경계의 흥분 전도가 전달되는 통로가 말초 신경계가 된다.

신경섬유로 되어 있는 말초신경계(peripheral nervous system)는 중추신경계와 말초에 위치하는 여러 기관들을 형태적 및 기능적으로 결합시키고 있다. 말초신경계는 기능 면에서 운동이나 감각에 관계하는 신경을 체성신경계, 호흡과 순환 등 의지에 관계없이 활동하는 신경을 자율신경계라고 한다.

모든 근육에는 말초신경계인 운동신경이 분포하여 뇌와 척수의 흥분을 전달한다. 운동신경은 골격근(skeletal muscle)으로 들어오면서 분지되어 운동종판(motor end plate)으로 세분화되며 근섬유에 이르게 된다. 운동종판이란 운동신경과 근섬유가 함께 만나는 부분으로 근신경 접합부(neuromuscular junction, myoneural junction)라고도 한다(그림 6-3, 4).

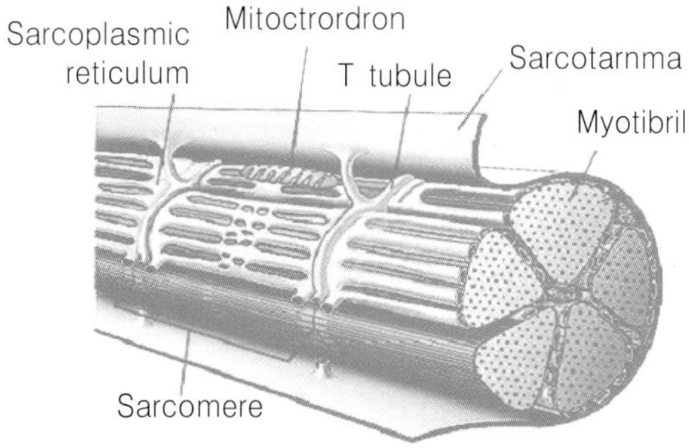

그림 6-3. **골격근의 구조**

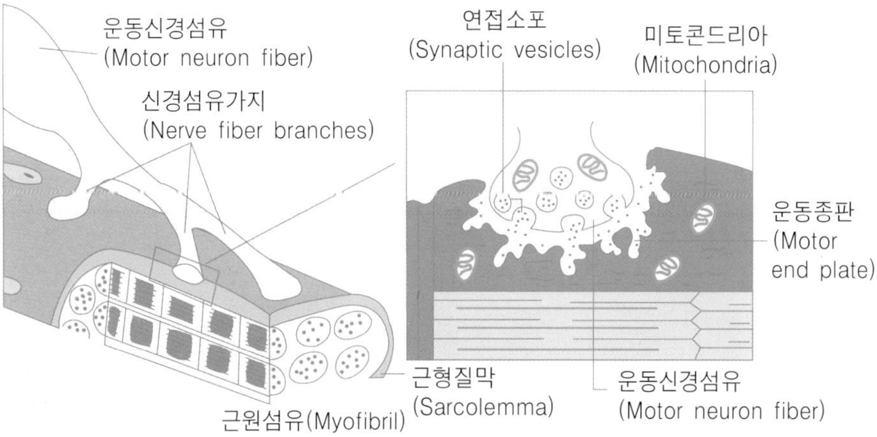

그림 6-4. **신경과 근의 연접부위**

지각신경은 근방추(muscle spindle)로써 운동신경과 함께 근육의 내부로 들어가 분포하며 자극을 받아들이는 기능을 한다. 근방추는 근섬유사이에 위치하며 내부에 근섬유, 신경섬유 및 혈관을 갖고 있는 신경 종말기로써 지각에 관여하고 있다.

2) 근수축 기전과 근이완

근신경 접합부의 소포(synaptic vesicle)에는 acetylcholine이 저장되어 있다. 신경흥분이 근신경 접합부에 도달하면 소포에서 acetylcholine이 유리되어 종막 및 신경하강을 통과하여 접합 후막(postjunctional membrane)의 콜린성 수용체에 결합되면(그림 6-5, 6) 접합 후막의 이온 투과성은 증가된다.

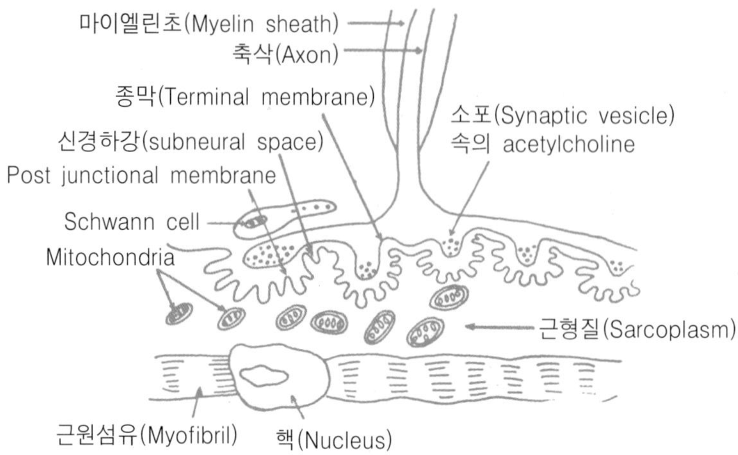

그림 6-5. **소포내의 acetylcholine**

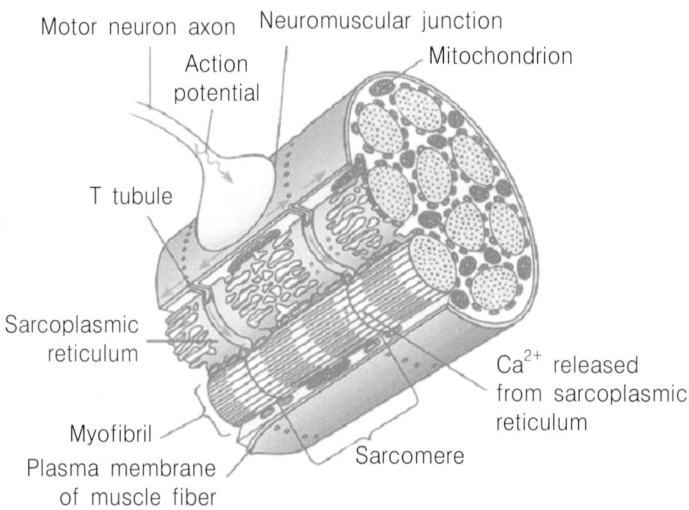

그림 6-6. **골격근과 운동신경**

이후 acetylcholine은 근초(sarcolemma)의 전기적 변화에 의한 탈분극 상태를 이끌고 전기적 변화를 계속 sarcoplasmic reticulum으로 전달시키면, 칼슘 이온이 reticulum myofibril을 둘러싸고 있는 근형질로 방출되어 근수축이 일어나며 근형질 내에 칼슘 이온이 존재하는 한 근수축은 지속된다. 그러나 신경자극이 없어지면 칼슘 이온은 reticulum과 재결합하여 근수축은 사라지며 근이완이 된다.

근이완은 신경근 접합부의 흥분 전도가 차단되어 나타나는 상태로 흥분전도를 차단하는 방법에는 세 가지가 있다.

첫째, acetylcholine의 생성과 방출을 억제하여 근이완을 가져오는 것으로 국소 마취제 및 항생제 투여, 저칼슘혈증(hypocalcemia)과 고마그네슘혈증(hypermagnesemia)에서 근이완이 나타나는 것을 볼 수 있다.

둘째, acetylcholine과 경합하여 접합 후막(postjunctional membrane)의 콜린성 수용체에 결합하여 탈분극을 가져온다. 그러나 탈분극이 과도하게 길어지면서 재분극이 지연되며 다음의 근수축 흥분에 반응하지 못하며 근이완을 유도하는 약물을 탈분극성 근이완제라고 하며 decamethonium (syncurine)과 succinylcholine chloride가 이에 속한다.

셋째, 소포로부터 acetylcholine이 방출되는 것을 방해하거나 acetylcholine과 경합하여 acetylcholine이 종판의 수용체와 결합하는 것을 방해하여 근이완을 유도하는 약물을 비탈분극성 근이완제라고 하며 atracurium, pancuronium (myoblock), rocuronium 및 vecuronium 등이 이에 속한다(표 6-3).

표 6-3. **근이완제의 종류**

작용기전	지속시간	약제명	대사	부작용
비 탈분극성	short acting	mivacurium	신장에서 배설 일부는 담즙에서 배설	미주신경 차단에 의한 빈맥, 심부전 및 신부전에서 약물 작용 연장
	intermediating	atracurium cisatracurium vecuronium rocuronium	신장에서 배설, 일부 담즙으로 배설	히스타민 유리에 의해 기관지경련 및 천식 혈압강하 흡입마취제에 의해 작용 증강
	long acting	dexacurium pancuronium pipecuronium	신장에서 배설	때때로 빈맥이 나타남, 혈압강하는 적은 편임
탈분극성		succinylcholine (Anectine)	혈청	대량에서 Phase Ⅲ block 혈청의 K+상승에 의한 부정맥
		decamethonium (Syncrion)	신장에서 배설	근섬유속연축(fasciculation) 있음 하악근의 긴장이 나타날 때 있음

3) 근이완제의 종류

① succinylcholine

Succinylcholine*은 탈분극성 근이완제로 기관내 삽관에 사용하며 약물의 작용 발현시간은 30~60초이며 작용 지속시간은 7~10분 정도이다.

혈장내 pseudocholinesterase에 의해 succinylmonocholine으로 분해된 후 신장을 통해 배설된다. 약물의 부작용으로 고칼륨혈증, 근육통, 악성 고열 그리고 약물 투약 직후 전신 근육이 동시에 수축하면서 안압이나 두개내압이 상승할 수 있다.

succinylcholine : succinylcholine은 탈분극성 근이완제로 기관내 삽관에 사용하며 약물의 작용 발현시간은 30~60초이며 작용 지속시간은 7~10분 정도이다. 혈장내 pseudocholinesterase에 의해 succinylmonocholine으로 분해된 후 신장을 통해 배설된다. 약물의 부작용으로 고칼륨혈증, 근육통, 악성 고열 그리고 약물 투약 직후 전신 근육이 동시에 수축하면서 안압이나 두개내압이 상승할 수 있다.

② atracurium

atracurium은 비탈분극성 이완제로 기관내 삽관을 위해 0.5mg/kg을 30~60초에 걸쳐 정맥내 주사한다. 수술 중 근이완을 얻기 위해 0.25mg/kg을 투여한 후 10~20분마다 0.1mg/kg을 투여한다. 부작용으로 기관지 연축이 있어 천식환자에게는 투약하지 않으며 과량투약에서 저혈압 및 빈맥이 나타날 수 있다.

③ pancuronium(myoblock)

Pancuronium은 간에서 대사된 후 신장과 담즙으로 배설된다. 약물의 작용 발현시간은 2~3분이며 약물작용 지속시간은 20~40분이다. Pancuronium의 부교감신경 차단 및 교감신경계 자극으로 고혈압, 빈맥 및 부정맥 등의 부작용이 나타날 수 있다.

④ rocuronium

Rocuronium은 대사과정을 거치지 않고 간과 신장을 통해 배설되며 신질환이 약물 작용시간에 크게 영향을 미치지 않으나 간장애가 있는 경우 약물지속시간을 지연시킨다. 또한 노인에게 투약하는 경우에 약물작용시간이 길어진다. 약물 발현시간은 60~90초이며, 약물지속시간은 30~60분 정도로 길다.

⑤ vecuronium

vecuronium은 소량이 간에서 대사된 후 담도와 신장을 통해 배설된다. 신질환이 있는 경우에도 투여할 수 있고 약물지속시간이 30~60분 정도로 길다.

4) 근이완제의 적응과 부작용

근이완제는 기관내 삽관, 개복수술시의 복근이완, 개흉수술, 마취 중 조절호흡, 후두경련 치료, 파상풍의 경련 완화에 이용한다. 부작용은 호흡근 마비로 인한 무호흡, 신경절 차단과 히스타민 유리에 의한 혈압강하 등이 있다. 특히 비탈분극성 근이완제 d-tubocurarine는 히스타민 유리에 의한 후두 경련과 기관지 경련이 있다.

SCC는 부정맥, 빈맥, 서맥, 지속적 탈분극과 근섬유의 속성연축(fasciculation)에 의한 근육통과 미오글로부린뇨증(myoglobinuria) 등의 부작용이 있다. 대부분의 근이완제는 신장을 통해 배설되므로 신장애에서 비탈분극성 근이완제의 약물 지속시간이 길어지므로 주의한다. 특히 중증 근무력증은 비탈분극성 이완제에 민감하게 반응하며, 척수손상 환자나 편마비 환자 또는 전신에 광범위한 화상 후 2개월 이내의 환자에게 탈분극성 이완제를 사용할 경우 고칼륨혈증과 심장마비를 일으킬 수 있다.

4. 마취장비

전신마취기는 산소와 흡입마취제를 공급하는 마취기, 액체 마취제를 기화시키는 기화기, 탄산가스가 제거된 호기와 신선가스를 제공하는 호흡회로와 감시장치로 구성되어 있다(그림 6-7).

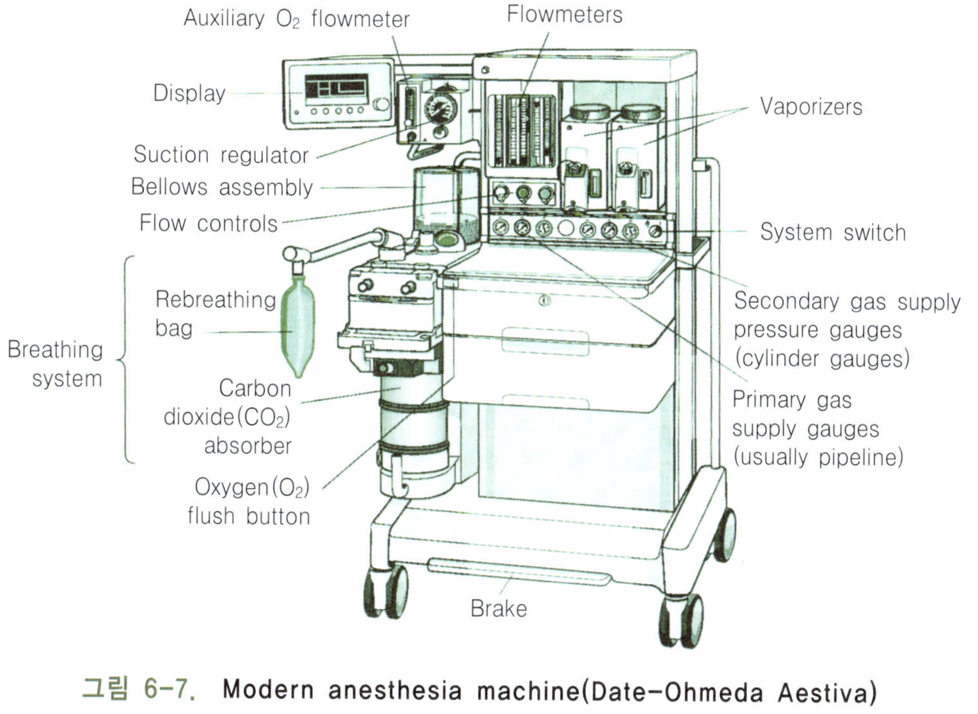

그림 6-7. Modern anesthesia machine(Date-Ohmeda Aestiva)

1) 마취기

마취기란 전신마취에 이용하는 산소와 아산화질소의 가스 유량을 조절하는 장치로 유리관을 통해 하부에서 상부로 흐르는 가스의 압력으로 부표가 뜨며 원하는 가스 유량에 부표를 위치시킨다.

대부분의 병원에서 중앙배관시설을 통해 압축한 산소, 공기와 아산화질소를 마취기로 공급하고 있다. 가스를 이동시키는 회로에서 산소는 초록색, 아산화질소는 청색 그리고 공기는 황색으로 표시하고 있다.

중앙공급원이나 중앙배관시설에서 문제가 발생하는 경우에 대비하여 산소, 아산화질소 또는 공기용의 10L 또는 40L 철제 기통을 비치한다. 100kg/㎠의 압력에서 40L 기통에 들어있는 산소의 전체량은 4,000L(100×40=4,000L)가 되며, 50kg/㎠의 압력에서 40L 기통에 들어있는 산소의 전체량은 2,000L(50×40=2,000L)가 된다.

2) 기화기

기화기는 실온에서 액체로 존재하는 halothane, enflurane, isoflurane과 sevoflurane과 같은 휘발성 마취제를 기화시키는 장치이다. 휘발성 마취제는 실내온도 또는 액체 마취제의 온도가 변화하면 증기압이 변화하므로 기화기는 항상 일정한 온도를 유지해야 한다. 마취제 마다 비등점이나 증기압이 다르므로 각 약제에 따른 전용 기화기가 있으며 해당 마취제의 기화기를 통과한 마취제와 산소 및 아산화질소가 혼합된 후 호흡회로를 통해 환자에게 공급된다.

3) 마취호흡회로

마취호흡회로는 마취기에서 나오는 흡입마취제와 산소를 흡기를 통해 환자의 호흡기계로 공급하고, 또한 호기에 포함되어 있는 이산화탄소를 제거한 후 다시 흡기를 통해 재공급하는 장치이다. 따라서 호흡회로는 환자에게 흡입 마취제와 산소를 공급함은 물론 마취 환자의 체열과 수분 소실을 막고 마취제 사용을 최소화시키는 기능을 한다. 호흡회로는 호흡낭, 호흡도관, 호흡 밸브와 탄산가스 흡입장치로 구성되어있다.

호흡낭(reservoir bag)은 환자의 호흡을 보조하는 가스를 담고 있는 용기로써 대개 1회 호흡량의 6~10배 정도의 크기이다. 호흡도관은 일방통행 밸브와 배기 밸브를 통과하는 마취제 및 산소를 이동시키는 통로 역할을 하며 주름이 있는 파형 도관으로 휘어지거나 꼬임이 없다.

호흡 밸브는 일방통행 밸브와 배기 밸브가 있으며 일방통행 밸브는 가스가 한 방향으로 흐르도록 하는 장치로써 흡기 밸브와 호기 밸브가 있다. 흡기시 흡기 밸브를 통해 흡입

마취제 및 산소가 호흡기계로 들어가고, 호기시 호기 밸브를 통해 들어온 흡입마취제, 산소 및 이산화탄소는 이산화탄소 흡수장치를 통과한다. 흡입마취제, 산소 및 이산화탄소는 이산화탄소 흡수장치를 통과하면서 이산화탄소는 제거되고 남은 흡입마취제 및 산소는 마취기로부터 유입되는 새로운 흡입마취제 및 산소와 합류한 후 흡기밸브를 통해 호흡기계로 들어간다.

환자로부터 나온 호기가스의 일부가 환자의 흡기에 혼합하여 재흡입되는데 탄산가스 흡수장치는 환자의 호기에 포함되어있는 이산화탄소를 제거하는 기능을 한다. 탄산가스 흡수제는 KOH, NaOH, $Ba(OH)_2$와 $Ca(OH)_2$ 등의 성분으로 구성되어 있으며 현재 soda lime과 baralyme이 시판되고 있다. Soda lime은 80%의 $Ca(OH)_2$, 15%의 수분, 4%의 NaOH, 1%의 KOH로 구성되어 있고 입자를 견고히 하고 먼지 발생을 막기 위해 소량의 silica가 포함되어 있다. Baralyme은 20%의 $Ba(OH)_2$, 80%의 $Ca(OH)_2$, 그리고 약간의 KOH로 구성되어 있으며, Soda lime과 비교하여 입자가 견고하고 수분을 보다 많이 포함하고 있어 건조한 환경에서 유용하다.

Soda lime이 흡수한 이산화탄소는 물과 반응하여 탄산이 되며, 탄산은 NaOH와 결합하여 탄산염을 형성하면서 물과 열이 발생한다. Baralyme이 흡수한 이산화탄소는 물과 반응하여 탄산이 되기도 하며 $Ba(OH)_2$가 이산화탄소와 직접 반응하기도 하여 물이 더 많이 발생한다. Soda lime과 baralyme은 이산화탄소를 흡수하면서 점차로 보라 빛으로 변하게 된다.

정상 호흡에서 코와 인두부를 거쳐 흡기내로 들어가는 공기는 정상적 가온 및 가습과정을 거쳐 기관지로 들어간다. 그러나 기관내삽관의 경우 정상적 가온 및 가습과정을 거치지 않은 차갑고 건조한 산소 및 마취제가 직접 기관지로 들어가면 대개 1시간 이내에[3] 호흡기계 상피 세포에 손상을 주고 열손실이 발생하여 체온이 저하된다.

5. 전신 마취의 실제와 간호

1) 마취도입시의 환자 간호

마취도입(induction)은 단시간 작용성 barbiturate 및 전신 마취제의 정맥내 투여 또는 가스 마취제와 O_2를 흡입하여 이루어진다. 흡입마취에서는 기도 및 호흡유지가 중요한데 마취도입 시에 기도유지와 호흡유지가 적절치 못할 경우 흡입마취제의 폐포내 농도가 마취에 필요한 흡기내 농도에 도달하지 못해 마취도입이 지연되기 때문이다.

기도 및 호흡 유지를 어렵게 하는 요인으로는 부적절한 마스크 착용, 호흡억제, 기침, 폐질환, 후두경련, 점액성 기도 분비물과 타액 분비물, 오심과 구토 등이다. 비위관 삽입 환자는 마스크의 적절한 안면 착용을 방해하여 흡입 마취제가 실내 공기와 혼합되어 희석되므로 마취 도입이 지연된다. 그러나 마스크를 지나치게 압박할 경우 안면신경 또는 삼차신경에 손상을 줄 수 있으므로 주의한다.

호흡억제는 마취 전 투약에서 opioids를 사용하거나 마취 도입에 다량의 정맥성 barbiturate를 사용할 때 나타날 수 있다. 기침은 고농도의 흡입마취제가 인두를 자극하여 일어나는 현상으로 기관내관 삽관 후 일시적으로 마취제 농도를 저하시켰다가 서서히 증가시키면 완화될 수 있다. 특히 마취도입시에 올 수 있는 합병증은 후두경련으로 주로 인두, 후두, 말초의 동통성 자극에 의해 나타난다. 기도의 분비물 축적은 기도 폐쇄와 후두경련을 초래하는 요인인데 마취제의 기도 자극이나 전신마취의 신경계 자극이 원인이다. 따라서 할로겐성 마취제 사용 시 마취전 투약으로 atropine 또는 scopolamine을 투여하여 부교감 신경계 활동을 저하시켜 분비물의 생성을 감소시킨다. 기도내 분비물이나 타액 분비물이 많으면 후두경련이나 구토를 초래하므로 흡인하여 제거한다.

마취도입기에는 구토중추가 자극되는데 흔히 opioids계의 마취전 투약, 지속적인 인두흡인, 환자 이동, 통기관 삽입 등이 원인이다. 수술 후 구토는 여성에게 빈번하며 대개 마취 지속시간이 길어지거나 복강 내 수술을 한 후 빈번히 나타나는데 위 내용물이 호흡기계로 흡인되지 않도록 주의한다. 대개 구토는 경한 마취에서 잘 발생되므로 마취도입을 신속히 하면 구토의 가능성은 저하되며 마취로부터 회복기에 구토가 일어나면 측와위로 취해준다.

2) 마취 유지시의 환자 간호

마취유지 후 환자에게 외과적 수술을 통한 자극이 주어지지 않을 경우 혈압은 강하되므로 마취유지 후 지체 없이 수술을 시작한다. 대개 외과적 절개가 이루어질 때 심박동수가 증가하고, 호흡이 깊어지거나 또는 동공이완 등의 반응이 나타난다. 소량의 마취제 투여로 수술 가능한 마취유지를 할 수 있으면 바람직하나 마취제 투여 용량이 너무 적을 경우 수술 가능한 마취상태에의 도달을 지연시키게 된다.

수술이 진행되는 동안 수술부위의 관찰은 근이완과 마취유지에 대한 중요한 자료가 되고 있다. 동맥혈의 색깔은 산소 공급의 지표가 되며, 정맥혈이 지나치게 검으면 조직의 관류가 적절하지 않을 것을 의미하고, 지속적인 삼출은 혈액 응고기전이나 수혈에 문제가 있음을 시사한다. 각성 시에 진전(shivering)이 나타나면 체온 하강이 가장 큰 원인이므로 O_2 투여와 함께 환자를 보온해준다. 근이완제 사용에 따른 근이완 길항제(neostigmine, physostigmine)는 서맥, 기도 분비물 증가, 그리고 장관운동 항진 등의 부작용을 유발시키므로 흔히 atropine 또는 robinul과 함께 병용한다. 대개 neostigmine 1.0~2.5mg과 atropine 0.5~1.5mg을 혼합하여 투여한다. 대부분 자발적인 호흡이 시작된 후 피부 봉합이 시작되는 시기에 투여한다.

3) 전신마취의 실제

마취제의 종류는 다양하지만 현재 주로 많이 이용하고 있는 N_2O와 isoflurane을 중심으로 전신마취 과정을 설명하고자 한다.

- 수술 침대로 환자를 이동시킨 후 환자의 이름과 수술 부위를 확인한다)
- 앙와위에서 상완에 혈압계를 적용하고 EKG monitor를 연결하고 시지에 맥박 산소포화도 측정기(그림 6-7)를 거치한다.
- 혈압 및 심박수를 측정한다.
- "숨 크게 쉬세요" 라고 말하며 4~5mg/kg의 thiopental sodium 또는 propofol 1.5mg/kg을 정맥내 투여한다.
- 환자가 수면에 들어가면 마스크를 통해 100% O_2를 주며 근이완제로 1mg/kg의 rocuronium(esmeron) 또는 SCC 40mg을 정맥내 주사한다.
- 근이완제 투여 후 1분경 기관내관 삽입 후 마취기와 연결한 후 N_2O 4L, O_2 2L 그리고 enflurane 1.5~2%를 투여한다.
- 마취도입 후 15~20분 정도는 N_2O 4L, O_2 2L 그리고 isoflurane 1.5~2%를 투여한다. 혈압 및 심박동수를 관찰한다.
- 마취도입 후 15~20분이 경과되면 N_2O는 2L, 산소는 2L, 그리고 isoflurane을 0.5~1%의 농도로 투여하며 혈압, 맥박, 호흡 및 환자의 일반적 상태를 관찰한다. isoflurane에 의한 마취유지 농도는 2% 정도로 해준다.
- 수술 중 근이완 유지를 위해 1mg/kg의 rocuronium을 투여한다.
- 수술 종료 10~15분 전 isoflurane을 차단하고 N_2O 3.5L, 산소 1.5L를 공급한다.
- 근이완제에 대한 길항제로 neostigmine 1.0~2.5mg과 atropine 0.5~1.5mg을 혼합하여 투여한다. 대개 자발적 호흡이 시작된 후 피부 봉합이 시작될 때 투여한다.

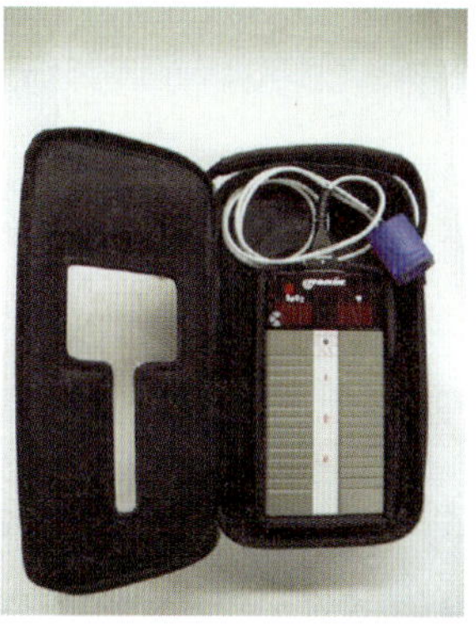

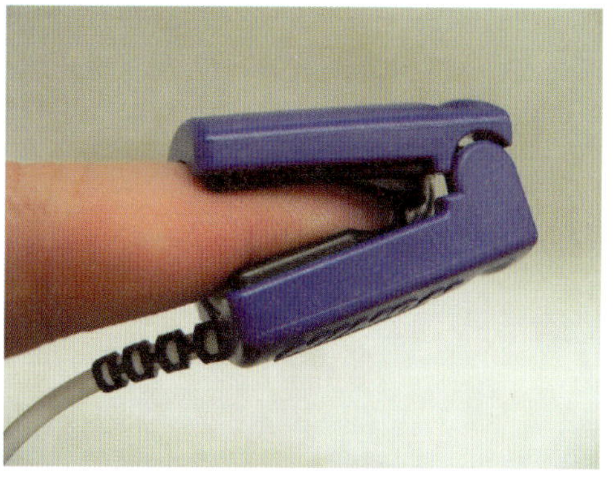

그림 6-7. 산소맥박계측기

- 수술이 종료되면 다른 모든 흡입마취제를 차단하고 4~6L의 O_2를 투여한다. 각성시에 진전(shivering)이 나타나면 O_2 투여와 함께 환자를 보온해준다.
- 기관내관을 통해 기도 분비물을 흡인해낸다.
- 기관내관을 제거하고 embu 마스크로 산소를 공급하며 "눈 떠보세요, 손 잡아 보세요"라고 말한다.
- 이러한 지시에 반응을 하면 운반차로 옮겨 회복실로 이동한다.

4) 제왕절개술환자의 전신마취

모체와 태아를 동시에 마취하는 제왕절개술에서는 마취의 원활한 도입과 충분한 산소 투여가 필수조건이다. 또한 태아에 대한 전신 마취제의 약물 영향을 최소화 하기 위해 마취도입 후 태아만출 까지의 시간(induction delivery time)을 최소화 하고, 신속하게 태아를 만출시켜야 하므로 마취도입과 동시에 수술을 시작한다. N_2O를 사용할 경우 마취도입 후 10~15분 이내에 태아 만출이 이루어져야 태아에 대한 마취제의 영향을 최소화 할 수 있다.

제왕절개술에서의 마취과정은 다음과 같다.

- 수술부위의 소독을 한다.
- 비탈분극성 근이완제 d-tubocurarine* (vecuronium 또는 rocuronium)을 정맥으로 투여한다(precurarization),
- 전신마취제 thiopental sodium을 250mg 정맥내 주사한다.
- SCC를 정맥내 주사하고 기관내관을 삽입한 후 태아 만출이 될 때 까지 N_2O를 흡입시킨다.
- 태아 만출전 3분간은 100% O_2를 주고 태아를 만출시킨다.
- 태아 만출 후 산모에게는 자궁 수축제를 투여한다. 이어서 SCC(또는 d-tubocurarine vecuronium 또는 rocuronium)와 함께 흡입 마취제, 또는 정맥 마취제(dormicum)를 이용하여 마취한다.

curarization : curare로 마취하는 것을 뜻하며, 발성과 운동력은 소실되지만 통각은 남아있다.

Rerferences

1. 곽일용 (1984) 임상마취과학, 고문사
2. 마취과학 (2002). 대한마취과학회, 여문각.
3. 마취통증의학 (2003). 대한마취과학회, 여문각
4. 이태훈 (2007). 의약품집, 가천의과학대학교 길병원.
5. Alex S. Evers AS, Maze M (2003). Anesthetic Pharmacology-Physiologic Principles and Clinical Practice, 1st Edition, Churchill Livingstone.
6. John E. Tetzlaff JE (1999). Clinical Pharmacology of Local Anesthetics, 1th Edition. Butterworth-Heinemann.
7. Longnecker DE, & Murphy FL(1997). Introduction to Anesthesia, W. B. Saunders Company.
8. Morgan GE, Mikhail, MS, Rurray MJ (2006). Clinical anesthesia 4th, Mc Graw Hill
9. Robert K Stoelting RK, Hillier SC (2005). Pharmacology and Physiology in Anesthetic Practice, 4th Edition, Lippincott Williams & Wilkins.
10. Rothrock JC(2003). Alexander's Care of the Patient in Surgery. 12th Edition, Mosby.
11. Stoelting, RK, & Miller RD (2000). Basics of Anesthesia, 4th Edition, Churchill Livingstone.
12. Stern, Yoram, McCall, John E., et al (2000). Spontaneous Respiration Anesthesia for Respiratory Papillomatosis. Annals of Otology, Rhinology, and Laryngology 109: 72-76.

7 국소마취와 부위마취

1. 국소마취와 부위마취

국소마취(local anesthesia)는 지각신경을 억제하여 지각신경이 지배하는 신체의 일부를 마취하는 것을 뜻한다. 국소마취시 환자는 의식이 있으므로 불안을 완화하고 건망을 유도하기 위해 진정제를 투여하기도 한다. 간단하게 실시할 수 있어 편리하나 전신마취 특히 기관내 삽관을 할 수 있는 상태에서 실시하는 것이 안전하다. 부위마취(regional anesthesia)란 전신마취를 적용할 수 없을 때 특정 부위의 지각신경을 주행 도중에 차단하여 통각 전달을 방해하는 방법으로 전달마취라고도 하는데 신경차단(nerve block), 척수마취(spinal anesthesia)와 경막외 마취(epidural anesthesia)가 모두 부위마취에 속한다.

국소마취와 부위마취에 이용되는 대부분의 국소마취제(표 7-1)는 염산염으로 물에 녹아 Cl^- 이온을 형성하여 산성을 띠며 체내 조직 중의 알카리에 의해 중화되며 이때 생성되는 유리 염기(free base)가 신경차단 역할을 한다.

신경 전도는 신경막 내부와 외부에 있는 Na^+ 이온이나 K^+ 이온의 이동으로 일어나는데 신경막의 내부와 외부에 있는 Na^+ 이온이나 K^+ 이온이 이동하는 것을 탈분극(depolarization)이라고 한다. 지질에 용해되는 유기 염기는 신경막에 있는 직경 약 2Å의 구멍을 폐쇄하여 Na^+ 이온이나 K^+ 이온의 투과를 방해하며, Na^+ 이온이나 K^+ 이온의 투과가 억제되면 자극이 전달되어도 신경막이 탈분극하지 않으며 신경의 흥분 전도는 차단된다.

2. 국소마취제

인체 내로 투여된 국소마취제는 시간이 지나면서 순환계로 흡수되는데 우선 혈류가 많은 뇌 · 심장 · 폐 · 신장으로 분포된 후 서서히 근육 및 소화기관 등으로 이행한다. 국소마취제의 혈중 농도가 일정 농도를 소량 초과하는 초기 단계에서는 중추신경계를 자극하지만 대량 초과하면 오히려 중추신경계를 억제하는 현상이 나타난다. 소량 초과에서는 흥분, 불안과 전신 경련이 나타나지만 대량 초과에서는 반사소실, 근이완 및 의식소실 등이 나타난다. 국소마취제는 심근의 흥분성, 자극 전도성과 심근 수축력을 억제하며, 혈관을 이완시키며, 투약 초기에는 호흡기계를 자극하나 점차 호흡기계를 억제한다. 항균작용이 있다고 하나 정확한 항균작용 기전이 밝혀지지는 않았다.

국소마취제는 amide형과 ester형이 있다(표 7-1).

Amide형은 간에서 대사되며, ester형은 간에서 생산한 pseudocholinesterase에 의해 혈장에서 대사된 후 대사산물은 신장을 통해 배설된다. 뇌척수액에는 esterase 효소가 적어 지주막하강으로 주입된 국소마취제의 대사는 모세혈관의 흡수에 의존한다. Amide형은 ester형과 비교하여 대사율이 저하되므로 간기능이 저하되는 간경화증이나 울혈성 심부전에서 약물작용이 강하고 지연될 수 있다.

표 7-1. **국소마취제의 종류**

분 류	종 류	용 도	농도(%)	지속 시간(h)
ester	benzocaine	topical	20	0.5-1
	chloroprocaine	epidural, infiltration, peripheral nerve block	1, 2, 3	0.5-1
	cocaine	topical	4, 10	0.5-1
	procaine	spinal, infiltration, peripheral nerve block	1, 2, 10	0.5-1
	tetracaine	spinal, topical	0.2, 0.5, 1, 2	1.5-6
amide	bupivacaine	epidural, spinal, infiltration, peripheral nerve block		1.5-8
	lidocaine	epidural, spinal, infiltration, peripheral nerve block, topical	0.5, 1, 1.5, 2, 4, 5	0.75-2
	mepivacaine	epidural, spinal, infiltration, peripheral nerve block	1, 1.5, 2, 3	1-2
	prilocaine	peripheral nerve block	4	0.5-1
	ropivacaine	epidural, spinal, infiltration, peripheral nerve block	0.2, 0.5, 0.75, 1	1.5-8

1) amide형 국소 마취제

(1) Lidocaine hydrochloride(xylocaine, lignocaine)

Lidocaine은 1943년부터 임상에 이용된 amide형 국소마취제로 순환 혈장 내에서 가수분해된 후 간에서 대사되므로 간장애 또는 혈류장애가 있는 경우 사용량을 감소시킨다. 마취효과 발현이 빠르고 사용부위에 대한 자극이 없으며 항원으로 작용하지 않는다는 장점이 있다. 침윤마취에는 0.5%, 말초신경차단, 그리고 척수마취 및 경막외마취에 1~2%의 lidocaine을 사용하며 용량은 체중 1kg당 7mg이다. 말초신경 차단이나 경막외 마취에서 epinephrine을 1~2% lidocaine에 1:20만의 비율로 희석하여 병용하며 마취지속시간은 60~90분 정도이다. 항부정맥 및 항경련 효과를 위해 전신마취 시 lidocaine을 정맥내 주사하며, 심장수술과 관련된 심실박동장애, 심장마비 후의 심장 소생술에 이용한다. 과량 사용은 중추신경계를 억제하여 심근 수축력과 순환을 억제한다.

(2) Mepivacaine hydrochloride(carbocaine)

Lidocaine과 유사하나 효과 발현이 빠르고, 혈관이완 효과가 적어 마취 지속시간이 20% 이상이나 길며 표면마취, 침윤마취와 신경차단마취에 주로 이용한다. Mepivacainc 자체가 약물의 지속시간이 길기 때문에 국소마취에 흔히 병용하는 epinephrine은 사용하지 않는다. 태아 또는 신생아에서는 대사속도가 느리므로 산과마취에 사용하지 않는다. 침윤마취에 0.5%~1%, 국부마취에는 1~4%를 사용한다.

(3) Bupivacaine hydrochloride(marcaine, sensorcaine)

Bupivacaine은 1957년에 개발하여 임상에 이용하기 시작하였고 mepivacaine과 구조가 유사하며 마취효과 발현 시간이 지연되고 약물지속시간도 길다. Lidocaine 보다 심장 수축력 억제가 강하고 마취 지속시간은 3배 정도 길며 진통효과는 lidocaine이나 mepivacaine 보다 2~3배 정도 강하다.

저농도에서 운동신경 차단없이 지각신경을 차단하므로 통증 정도에 따라 0.25~0.75%를 사용한다. 마취지속 시간을 지연시키기 침윤마취 및 부위마취에 epinephrine을 병용해 왔으나 최근 bupivacaine에 epinephrine를 혼합할 경우 epinephriner의 혈관수축이나 마취작용시간 지연 효과는 거의 없는 것으로 보고되고 있다. 경막외 마취 및 자궁 관련 산과마취에는 사용하지 않는다.

(4) Ropivacaine hydrochloride(nupercaine, percaine, cinchocaine)

Ropivacaine은 bupivacaine 및 mepivacaine과 구조가 유사하나 운동신경 차단 효과가 더 적고 작용지속 시간이 더 짧다. 체외배설이 빠르고, 심장 독성이 적고 자궁 및 태반의 혈액순환에 대한 영향이 적어 산과 영역에서 이용한다. 통증 정도에 따라 0.2~1%를 사용한다.

2) ester 형 국소마취제

(1) cocaine hydrochloride

Cocaine은 1860년 Coca나무 잎에서 분리한 후 1884년 부터 임상에 도입되기 시작한 천연 국소 마취제이다. 혈관수축 작용과 중추신경계 자극제로써 감각신경 섬유를 일시적으로 마비시키고, 피로와 배고픔을 완화시키고, 맥박과 호흡수를 증가시킨다. 혈관수축작용으로 지혈 효과가 있으며, 울혈된 점막조직을 수축시키므로 비강이나 부비동 수술에 이용하기도 하나 국소마취제에 병용하는 epinephrine은 사용하지 않는다.

국소마취 중 의식 상태에서 환자의 협조를 받으면서 수술할 수 있는 이점이 있으나 약물중독 가능성이 많아 요즈음 거의 사용하지 않는다. 코, 인두, 기관 등의 상기도 마취에 4% 또는 10%용액을 사용한다. 최대 용량은 200mg 또는 4mg/kg이며 소량에서 부작용이 나타날 수 있고. 간대사를 거쳐 신장에서 배설되므로 간장애나 신장애가 있는 경우 주의해야 한다.

(2) procaine hydrochloride

1904년에 개발된 procaine은 cocaine보다 독성이 적고 중독성이 없는 cocaine 대체제로 인공합성된 마취제이다. cocaine과 유사하나 효력이 약하고, 혈장내 pseudocholinestrase에 의해 신속하게 분해되어 약물의 지속시간이 짧다. 침윤마취, 말초신경차단 및 척수마취에 1~2% 용액을 이용하며, 독성이 적고 값이 싸다는 장점이 있고 최대 용량은 1,000mg 또는 14mg/kg이다.

(3) chloroprocaine hydrochloride

chloroprocaine은 procaine과 비교하여 대사 속도가 4배나 빠르며 독성 면에서 보았을 때 가장 안전한 약물이다. 약물발현 및 약물지속 시간이 짧고 중독 반응이 적으며 산모 및 태아에 대한 독성이 적어 산과의 경막외 마취에 사용된다. 수술소요시간 30~60분 정도의 외래 수술에서 사용한다. 침윤마취, 말초신경 차단 및 경막외 마취에 1~3% 용액을 사용한다.

(4) tetracaine hydrochloride

tetracaine은 procaine보다 마취효과가 10배 정도 강하고, 약물 지속시간은 3~4배 정도 길어 국소마취제 중 약물지속시간이 가장 길다. 체내 대사과정이 느려 지속시간이 길고 독성이 크며 구부 인두와 같은 점막의 표면마취 및 척수마취에 0.2~2% 용액을 이용한다.

3. 국소마취

국소마취란 인체의 특정 부위에 국소마취제를 적용하여 의식에 영향을 미치는 것 없이 진통효과를 얻는 것을 의미한다. 현재 임상에서 이용하는 국소마취에는 표면마취, 침윤마취, 전달마취, 척수마취와 경막외 마취 등이 있다.

1) 표면마취(topical or surface anesthesia)

지각신경 말단에서 이루어지는 마취로 주로 구강, 인두 및 요도 등의 점막에 국소마취제 용액을 분무하거나 연고를 도포한다. 마취 작용시간이 짧고 국소마취제와 접촉한 부위에만 마취효과가 나타난다. 표면마취에는 tetracaine이 가장 효과적이며, procaine과 chloroprocaine은 점막을 통과하지 못하여 표면마취에 적절하지 않다.

2) 침윤마취(infiltration anesthesia)

침윤마취는 특정 신경을 차단하는 것 없이 국소 조직에 국소마취제를 주사하여 통증에 대한 지각을 억제하는 마취로 지각신경과 운동신경 말단부 주위를 마취하며, 피부 열상이나 작은 병변의 절제에 이용한다. 대개 lidocaine을 피내 또는 피하주사하며, 수술 후 수 시간 동안 수술부위의 마취가 필요한 경우 bupivacaine 또는 ropivacaine을 이용한다. 국소마취제와 Epinephrine을 200,000 : 1로 병용하면 마취 지속시간이 거의 2배로 되는데 epinephrine을 1:200,000로 희석시키기 위해 생리식염수 20mL 또는 국소마취제 20mL에 0.1% epinephrine 용액 0.1mL을 혼합한다.

3) 전달마취(conduction anesthesia or nerve block)

전달마취는 지각신경을 주행 도중에 차단시켜 마취효과를 얻는 것으로 부위마취라고도 한다. 척수마취 및 경막외 마취도 전달 마취에 포함되나 척수마취와 경막외 마취는 별도로 다루고자 한다. 전달마취는 감각신경, 운동신경, 또는 교감신경의 전달을 방해하며 대개 수술부위와 가까이 위치하기 보다는 멀리 위치한 곳의 신경 주변에 국소 마취제를 투여한다. 상완수술에는 완신경총(brachial plexus)차단, 주관절 이하의 수술에는 상완신경차단, 손목이하의 수술에는 정중신경(medial nerve)차단, 요골신경(radial nerve)차단 또는 척골신경(ulnar nerve)을 차단한다. 대퇴부 수술에는 좌골신경(sciatica nerve) 차단,

하퇴 수술에는 대퇴신경(femoral nerve)차단, 족관절 이하 수술에는 전·후 경골신경(tibial nerve)을 차단한다. 국소 신경을 차단하기 위해서 해당 신경의 통과 부위에 국소마취제를 주사한다.

4) 표면마취 및 침윤마취시의 환자간호

국소마취에서 마취전 투약이 반드시 필요한 것은 아니나 불안이 심한 환자는 마취전 투약을 한다. 국소마취에 사용하는 주사바늘은 대개 25 또는 27 게이지 정도의 짧고 가는 바늘을 사용한다. 국소마취의 지속 시간은 농도가 높을수록 길어지며, adrenaline (epine- phrine)을 혼합하여 사용하면 약 30~60% 정도 지속시간을 길게 할 수 있다. Catecho- lamine*의 일종인 epinephrine은 말초 혈관을 수축시켜 국소마취제의 흡수를 방해하여 마취 지속시간을 길게 함은 물론 지혈 효과를 얻을 수 있다. 그러나 과량 사용은 발한, 심계항진, 빈맥과 혈압상승을 초래할 수 있으므로 주의한다.

catecholamine : dopamine, epinephrine과 norepinephrine등의 신경전달 물질을 총칭한다.

국소마취제와 혼합비율은 epinephrine을 대개 20만~40만 : 1로 희석하여 사용하는데[7] 생리식염수 20mL 또는 국소마취제 20mL에 0.1% epinephrine 용액 0.1mL을 혼합하면 20만 : 1의 비율이 된다. 일반적으로 aderenaline이 첨가된 lidocaine을 사용하는 경우 0.5% lidocaine은 100mL, 1% lidocaine은 50mL, 2% licocaine은 25mL 정도가 최대 투여량이다. 손가락, 발가락 또는 음경 등의 말단부위에 adrenaline을 혼합하여 국소마취를 할 경우 말단조직의 괴사를 일으키므로 금기이다. 또한 cocaine과 mepivacaine (carbo- caine)에는 adrenaline을 병용하지 않는다.

혈관이 풍부한 두부, 안면, 인두와 후두에 국소마취제가 사용될 경우 국소마취제의 흡수가 빠르므로 중독 반응에 주의하며, 국소마취제를 투여하는 동안 혈압과 맥박 등의 활력 징후를 계속적으로 관찰한다. 불안, 흥분 및 호흡곤란 등의 국소마취제 중독 반응을 보이면 thiopental sodium을 투여한다. 특히 국소마취제를 반복적으로 투여할 경우 총 투여량이나 농도에 주의한다.

분무식 국소마취인 경우 사용 전과 사용 후의 용량을 비교하여 어느 정도의 마취제가 사용되었는가를 확인한다. 특히 호흡기계와 관련된 국소마취에서는 진정제와 atropine 등의 마취 전 투약이 중요하다. 타액은 마취제를 희석시키고 마취제와 점막과의 접촉을 방해하여 마취효과를 저하시키므로, 타액분비를 저하시키기 위해 atropine 투약이 필요하다. 또한 atropine은 마취효과가 소실되고 인후두 반사가 회복 될 때까지 인후두의 분비물을 저하시켜 폐흡인를 방지해 준다.

4. 척수마취(spinal anesthesia)

척수마취란 지주막 하강에 국소마취제를 주입하여 척수신경의 전근(anterior root, 운동성 신경)과 후근(posterior root, 지각성 신경)을 마취시키는 방법이며 전달마취 또는 부위 마취의 한 종류에 속한다. 척수마취의 장점은 의식이 있으며, 인후두 반사가 있고, 호흡에 영향을 거의 미치지 않으며 근이완 효과가 우수하다는 점이다. 그러나 하지의 소동맥 이완과 운동신경 마비로 정맥 환류가 감소하여 혈액이 정체되고 순환 억제가 나타날 수 있다는 단점이 있다.

1) 척수의 해부학적 구조

척수는 원주상의 신경조직으로 척수관 내부에 위치하는 중추신경이며, 척수신경은 척수에서 나오는 말초신경으로 척추(vertebral column)의 추간공(intervertebral foramina) 및 천골공(sacral foramina)을 통해 척추 밖으로 나오며 경신경 8짝, 흉신경 12짝, 요신경 5짝, 천골신경 5짝, 미골신경 1짝 등 모두 31짝으로 구성되어 있다.

척수신경은 척수 전각의 운동세포 축삭들이 이루는 전근(anterior root, ventral root)과 척수 신경절에 있는 지각세포의 신경돌기가 척수 후각으로 들어가 이루는 후근(posterior root, dorsal root)으로 구성된다. 전근은 운동신경 섬유와 원심성 교감신경 섬유로 구성되며 후근은 지각신경 섬유와 구심성 교감신경 섬유로 구성된다(그림 7-1).

척수말단은 원추(conus medullaris)를 이루며 성인에서는 제2 요추, 영유아에서는 제3 요추에서 끝나게 되며 경막낭은 제2 천추에서 끝나고 있다(그림 7-2). 수평으로 앙와위를 취하면 제5 흉추는 최저 위치, 제3 요추는 최고 위치에 이르게 되며 양측 장골릉(iliac crest)을 잇는 선은 제3~4 요추 극돌기 사이가 된다. 척수액은 전체 120~150mL 정도이나 척수관내에는 20~30mL가 존재하며 비중은 1.003~1.009, 압력은 측와위에서 100~150㎜ H_2O 정도가 된다.

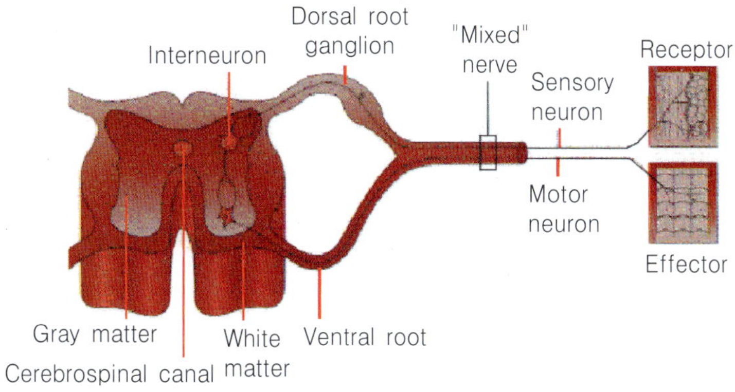

그림 7-1. 지각신경과 운동신경

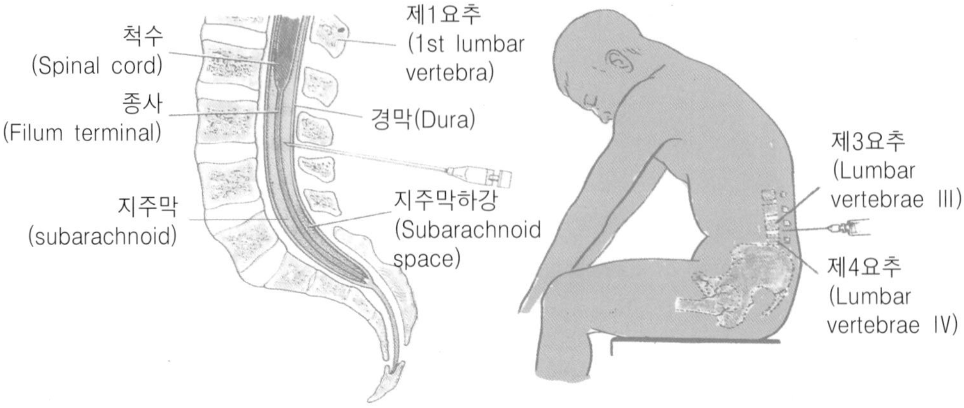

그림 7-2. **요추천자**

2) 적응증 및 작용기전

척수마취 대상자는 하지, 하복부 및 회음부 수술, 간장애, 신장애, 알코올 및 바비튜레이트 중독자, 전신마취 4시간 이내에 음식섭취를 한 자 그리고 기도 확보가 어려운 환자이다. 그러나 중추신경계 종양 또는 감염증, 패혈증, 급성 화농성 중이염, 출혈 경향이 있는 환자 그리고 저혈압 환자에게는 시행하지 않는다. 패혈증이 있는 경우 감염된 혈액이 지주막하강이나 경막외강으로 이동하여 수막염이나 경막외강에 농양을 초래할 수 있기 때문이다.

척수마취란 지주막 하강으로 국소마취제를 투여하여 마취효과를 얻는 것을 뜻한다(그림 7-3). 지주막 하강으로 투여된 국소마취제는 척수신경의 전근과 후근, 척수 표면에 작용하는데, 척수신경의 전근과 후근에 대한 마취가 척수마취에서 중요한 역할을 하고 있다.

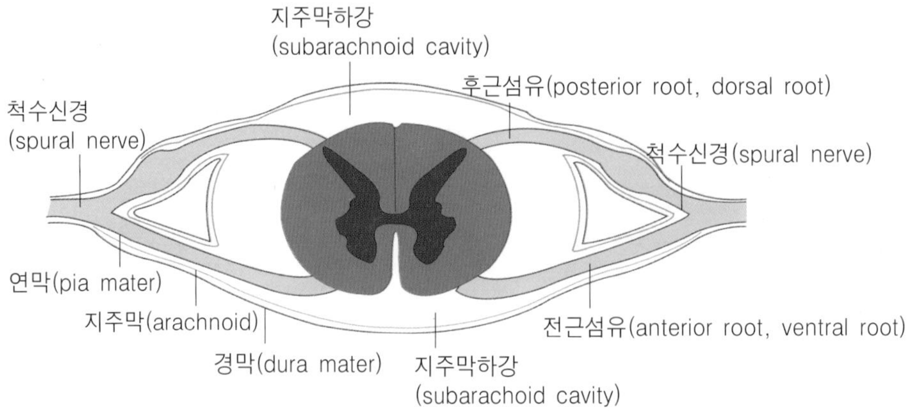

그림 7-3. **지주막과 경막**

국소마취제는 지질에 대한 용해도가 높아 지주막 하강으로 주입된 후 즉시 신경섬유에 흡착되어 마취작용이 나타나는데 표재성 동통(superficial pain), 온도 감각(temperature sensation), 진동과 위치감각(vibratory and position sense), 운동력(motor power) 그리고 접촉 감각이 차례로 소실된다. 지주막 하강으로 투여된 국소마취제는 지주막 융모(arachnoid villi), 신경섬유의 모세혈관 및 임파관으로 흡수된 후 전신 순환으로 이동하면서 마취효과는 점차 소실된다. 전신 순환으로 들어온 국소마취제는 간이나 혈장에서 대사되고 대사산물은 신장을 통해 배설된다.

척수마취 중 척수마취의 교감신경 차단으로 혈압강하가 나타나는데 이러한 혈압강하는 말초혈관 저항 감소, 정맥 환류 저하 및 심박출량 저하가 원인이다. 특히 늑간근 마비가 제 2 흉추 이상에 이르면 호흡곤란이 나타나며, 제3~5경추까지 마비되면 완전한 호흡마비가 오나 소화관, 간, 신장 및 내분비계에 대한 영향은 크게 없다고 한다. 척추마취는 전신마취에 의한 합병증과 사망률을 감소시킬 뿐만 아니라, 수술 후 진통효과가 우수하다는 장점이 있다. 그러나 수술 중 저혈압, 호흡억제 및 호흡정지, 오심, 구토와 전 척추마취, 그리고 수술 후에는 경막천자 후 두통, 요통, 지주막 하강내 감염과 배뇨곤란 등의 합병증이 올 수 있다.

3) 수술 전 간호 및 시술방법

척수마취의 수술 전 간호는 전신마취와 크게 다르지 않다. 환자가 불안해하면 수술 전 투약을 하며, 수술 전 투약으로 아편양 제제를 투여할 경우 천자침 삽입 시 통증 완화에 도움이 된다.

부교감신경 차단제 투약은 척수마취 시 의식이 있는 환자의 구강 건조를 유도하여 불편감을 주므로 필요하지 않으며 척수마취 전 정맥로를 확보해야한다. 척수마취에 실패하여 전신마취를 해야 할 가능성에 대비해 전신마취 장비 및 전신마취제를 준비한다. 척수마취는 제 2~3 요추 추간(고위척수마취) 또는 제 3~4 요추 추간(저위 척수마취) 이하에서 천자한다. 척추 천자침은 경막섬유를 절개하고 지주막 하강으로 진입하는 Quincke-Babcock침과 경막섬유를 벌리고 진입하는 Pencil-Point침이 있으며, Pencil Point침은 Green, Whitacre 및 Sprotte 침으로 분류하고 있다.[6] 현재 우리나라에서는 23~25게이지의 Quincke 척추 천자침과 Whitacre 척추 천자침을 주로 사용하고 있다(그림 7-4).

척수마취 시술방법은 다음과 같다.

· 측와위를 취한다.
· 천자부를 소독한 후 소독포를 덮는다.
· 26G의 1mL 주사기를 이용하여 2% lidocaine으로 천자부에 침윤마취를 한다.

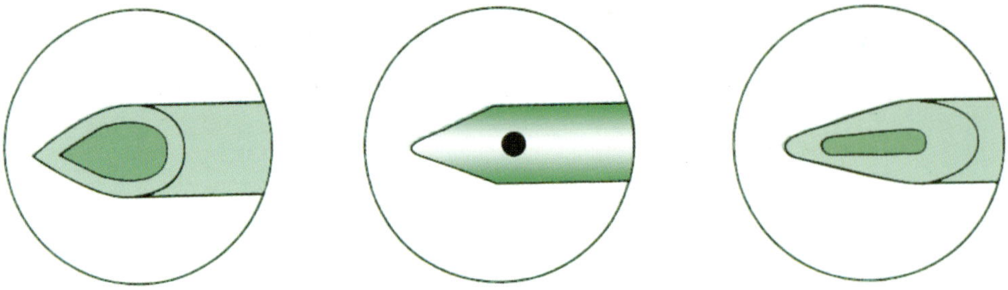

[A] Quincke [B] Whitacre [C] Sprotte

그림 7-4. Spinal needles

· 23G 또는 25G 천자침으로 요추 3~5 추간부를 천자한 후 경막을 통과한 후 지주막하강에 천자침을 거치한다.
· 천자 후 stylet를 뽑아 뇌척수액의 유출을 확인한 후 국소마취제(bupivacaine 2~3mL)를 0.5mL/sec의 속도로 주입한다. 단시간 수술은 lidocaine, 장시간 수술은 ropivacaine 또는 bupivacaine (heavymarcaine)을 투여하며 Lidocaine은 1~3분, ropivacaine은 10~15분에 마취효과가 나타난다. 혈성 뇌척수액이 유출되면 새로운 곳에서 척추 천자를 한다. 수술이 2시간 이상 소요되는 경우 1% tetracaine에 동량의 10% 포도당 용액과 0.1~0.2mg의 epinephrine을 혼합하여 투여한다. 국소마취제 주입이 끝나면 뇌척수액을 뽑아 지주막하강에 국소마취제가 주입되었는가를 재확인한 후 천자침을 뽑는다.
· Pin-Prick test를 한다. pin-prick test는 좌측 쇄골 정중선을 따라 25G 주사침을 이용하여 따끔거리는 감각의 소실 지점을 확인하는 방법이다(마취 범위 확인 ; 피부분절 흉추 4번은 유두, 흉추 6번은 검상돌기, 흉추 8번은 늑골 하연, 흉추 10번은 배꼽에서 확인한다).
· 천자부위에는 거즈를 대고 앙와위를 취해주며 이때 환자가 체위를 급격히 변화시키거나, 앉거나 일어서지 않도록 한다.
· 앙와위를 취한 후 비관을 이용하여 2~3L/min의 O_2 를 공급한다.
· 척수마취 중 5분 간격으로 수축기압 및 이완기압, 심박동수를 관찰하여 기록한다.
국소마취제 주입 후 수축기 혈압이 100mmHg 이하이거나 기준 혈압보다 20%이상 하강한 경우 ephedrine 0.1mg/kg을 정주한다.
· 척수마취시 환자의 수면유도를 위해 midazolamd을 투여한다.
마취 시행 후 정맥 환류를 위해 머리 쪽을 약간 낮추어 주는 체위를 취해준다. 또한 급격한 체위 변경은 혈압 강하를 초래하고 뇌의 국소적 빈혈, 복강 장기에 대한 기계적 자극은 오심과 구토를 초래한다.

4) 척추 마취 합병증과 간호

(1) 혈압저하

척추마취 중 수축기압이 90mmHg 이하로 저하되는 저혈압은 척수마취 환자의 1/3정도에서 발생하며, 혈압하강 정도는 척수마취 수준에 거의 비례하여 나타난다. 혈압하강은 교감신경 차단으로 정맥환류가 저하되면서 심박출량이 저하되고 전신혈관저항이 감소하고, 골격근이 이완되기 때문에 나타난다.

척수마취 중 저혈압이 나타나면 정맥환류를 도와주고 심박출량을 증가시키기 위해 상체를 5~10° 낮추어준다. 충분한 수액공급은 교감신경계 차단에 의한 저혈압을 예방할 수 있으나 수액공급이 과도할 경우 혈액이 희석되어 허혈성 심질환자의 심근에 산소공급이 적절하지 못할 수 있다. 말초혈관저항을 증가시키고 조직의 관류압을 유지하기 위해 혈관수축제(ephedrine, phenylephrine, methoxamine, effortil)를 정맥내 투여하고 O_2 공급을 충분히 한다.

(2) 서 맥

척수마취 환자의 85~90%는 심박동수의 변화가 없으나 10~15%에서 서맥이 나타나는데 저혈압과 함께 척수마취 수준이 올라갈 경우 서맥이 나타날 가능성이 높다. 서맥이 나타나면 atropine 또는 epinephrine을 투여한다.

(3) 경막 천자 후 두통

척추마취 후 나타나는 경막천자 후 두통(postdural puncture headache, PDPH)은 척추마취 환자의 3~11%에서 발생하는데 척추마취 시술시 요추 천자부에서 뇌척수액의 유출 및 수막 자극과 관련이 깊다. 뇌척수액 유출로 뇌척수액압이 하강하면서 뇌기저부의 통증감지조직을 자극하여 발생한다. 주요 증상은 체위성 두통으로 앙와위에서는 두통이 완화되나 머리를 들거나 좌위에서 박동성 두통이 나타난다. 주로 척추 천자 후 12~72시간에 발생된 후 4~5일 내지 1개월 정도 지속되며 후두엽 쪽으로 조이는 듯한 느낌과 경부 강직이 동반된다.[2]

PDPH는 천자침 직경이 클수록, 나이가 어릴수록, 남성보다는 여성에게 발생 빈도가 높고, 천자시 체위, 천자침 방향 및 천자 후 두부거상 정도에 따라 발생 빈도가 달라진다. 척수마취 시 천자침에 의한 경막 손상은 천자 후 24시간 이내에 천자 구멍이 막히면서 회복되고 지주막하강의 뇌척수액압도 회복된다. PDPH 환자의 85~95%는 척수 마취후 1~24시간 이내에 PDPH가 완화된다.[7]

치료는 우선적으로 침상안정을 시키고, 진통제 투약과 함께 뇌척수액의 생산을 증가시키기 위해 1일 3L 이상의 수분섭취를 격려한다. 24~48시간 동안의 이러한 치료에도 불구하고 PDPH가 지속된다면 "blood patch"를 실시한다.[9] Blood patch란 환자 자신의 전박에서 채취한 10~20mL의 혈액을 천자부 경막외강으로 투여하는 방법으로 이때 철저한 무균술을 지켜야한다. 첫 번째 blood pactch에 효과가 없을 경우 두 번째 blood patch를 실시하면 PDPH 환자의 90%에서 통증완화에 효과가 있다.

(4) 저환기

척수마취 중 수면유도제, 교감신경계 차단, 전신 순환으로 흡수된 국소마취제의 호흡중추 억제 및 늑간근 마비로 저환기가 나타날 수 있다. 척수마취 중 발생하는 저환기는 산소맥박 계측기와 같은 감시 장치를 통해 모니터링한다. 호흡억제 및 정지가 나타나면 O_2 마스크나 기관내 삽관을 통해 O_2를 투여하고, 수액을 충분히 공급하고 인공호흡을 실시한다.

(5) 오심 및 구토

척수 마취후 발생하는 오심 및 구토는 저혈압에 의한 연수의 산소 결핍, 수술 중의 복막 및 복부 장기의 자극과 관계가 깊다. 오심과 구토는 O_2 흡입과 저혈압 치료로 완화되며 진토제, atropine, epinephrine을 투여한다.

(6) 전척수 마취

전척수 마취는 척수신경이 모두 차단되어 혈압하강, 의식 상실과 함께 호흡정지가 초래되는 것으로 혈압하강과 호흡억제에 대한 치료가 신속히 따라야 한다. 지각신경 및 운동신경의 과도한 마비로 호흡곤란이나 무호흡과 함께 저산소혈증과 과탄산혈증이 나타나는데 국소마취제의 과량 투약에서 발생할 수 있다. 척수마취 부위 상승과 함께 나타나는 무호흡은 저혈압으로 뇌혈류가 저하되고 연수의 허혈성 마비가 초래한 것을 의미한다. 특히 저혈압과 함께 환자가 심한 오심을 경험하고 흥분하고 격앙되어 있다면 전척수 마취의 가능성이 높다.

전척수 마취의 치료는 호흡 및 순환유지로써 마스크를 통해 양압의 산소를 제공하고 정맥성 수액공급과 함께 교감신경 흥분제를 투여한다. 정맥환류를 증진시키고 국소마취 용액이 뇌척수액으로 확산되는 것을 막기 위해 두경부를 낮추어 주는데, 상체를 높여주면 뇌혈류를 저하시키고 연수의 허혈을 초래하므로 피한다. 기관내 흡인의 가능성이 높은 경우 단시간 작용하는 정맥마취제 투여 후 기관내 삽관을 서두른다.

(7) 요정체

척수마취는 방광근의 긴장도 및 배뇨반사를 저하시키므로 척수마취 중 정맥내로 다량의 수액을 공급하면 요정체 및 방광팽만을 초래할 수 있고, 척수마취 후 방광기능의 회복이 지연되어 요정체가 나타날 수 있다. 따라서 척수마취 하에 수술을 하는 경우 정맥내 수액 공급을 최소화하거나 정체 도뇨관을 삽입하기도 한다.

(8) 신경계 합병증

지주막 하강으로 투여한 국소마취제가 일시적으로 요추신경과 천골신경을 자극하여 다양한 신경계 합병증이 나타날 수 있다. 신경계 합병증은 요통, 양측 하지마비, 뇌신경 장애, 지주막염, 척수염 및 마미 증후군 등으로 다양하다. 마미증후군(cauda equina syndrome)이란 척수마취 후 요폐증, 항문괄약근 마비에 의한 실금, 요추부 이하의 감각 상실 및 근력 감퇴 등이 나타나는 현상이다.

5. 경막외 마취(epidural anesthesia)

경막외 마취란 경막외강에 국소마취제를 주입하여 척수신경과 후근절을 차단하는 것으로(그림 7-5) 요추, 흉추 또는 경추부에서 시행하며 천골부의 경막외 마취를 caudal anesthesia라고 한다. 경막외 마취는 1921년 Fidel Pages가 요추부에서 성공시킨 이래 산과, 하복부 및 하지수술, 또는 수술 후 통증관리에 이용하고 있다. 경막외마취는 전신마취나 척추마취에 비해 호흡억제 및 혈압강하를 최소화할 수 있고, 천자부위나 국소마취제의 주입 양에 의해 분절마취가 가능하며 마취제 농도에 따라 지각 또는 교감신경만을 분리하여 마취할 수 있다는 잇점이 있다.

1) 경막외강의 해부학적 구조

경막외강(epidural space)이란 척추강을 둘러싸는 황인대와 경막 사이의 공간으로 두개골 아래 기저부의 대후두공에서 시작하여 미골에 걸쳐 위치하고 있다. 피부로부터 경막에 도달하기 위해서 피하조직, 극상인대, 극간인대, 황인대와 경막외강을 통과해야한다.

경막외강에는 전근절과 후근절 같은 척수신경은 물론 정맥총, 지방조직과 결합조직이 위치하나 조직액은 존재하지 않는다(그림 7-6). 경막외강의 폭은 5mm 정도, 전체 용적은 50~70mL로 피부로부터 경막외강까지의 거리는 3~5cm 정도이며 약간 음압 상태이다. 척수신경은 추간공과 천골공을 통해 척추관 밖으로 나와 말초조직에 분포하며 추간공과 천골공의 출구까지만 경막에 의해 덮여있다.

2) 적응증 및 작용기전

척수마취의 적응 환자는 모두 경막외 마취가 적용되며, 척수마취가 가능하나 장시간의 수술이 예상되는 경우, 경부·흉부·상지 수술과 무통 분만 등의 산과마취에 경막외 마취를 이용한다.

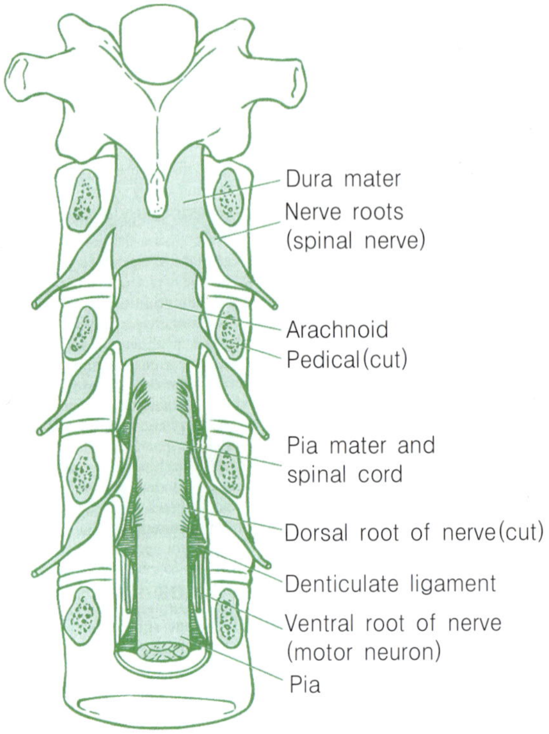

그림 7-5. 척수, 수막 및 척수신경

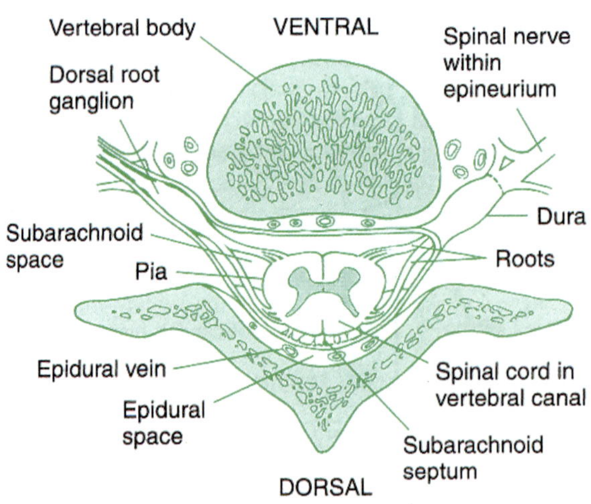

그림 7-6. 지주막 하강과 경막외강

수술이 종료된 후 진통제 투여를 위해 epidural catheter를 3~4일 간 유지시키기도 한다. 그러나 중추신경계의 종양과 감염증, 척수 감염증, 패혈증, 중증 심부전, 급성 화농성 중이염, 출혈 경향의 환자, 저혈압 환자에게는 시행하지 않는다. 패혈증이 있는 경우 감염된 혈액이 경막외강으로 이동하여 경막외강에 농양을 초래할 수 있기 때문이다.

척수마취와 비교하여 경막외 마취의 장점은 혈압강하, 두통 및 신경계 손상이 심하지 않다는 점이다. 단점은 시행상 숙련된 기술이 필요하며, 천골부의 천자부위는 염기성 세균 감염증의 가능성이 있으며, 마취에 요구되는 마취제의 투여량이 많다는 점이다. 경막외강에 투여된 국소마취제는 대부분 추간공을 통해 확산되어 경막에 덮여있지 않은 척수신경과 후근에 작용하는 한편, 경막을 통해 지주막 하강으로 흡수되어 척수신경에도 작용한다. 대부분의 국소마취제는 경막외강 내의 혈관, 수막과 신경의 모세혈관 등으로 흡수된 후 대사산물은 신장을 통해 배설된다. 따라서 adrenaline (epinephrine)과 같은 혈관수축제가 첨가되면 국소마취제가 조직으로 흡수되어 전신순환으로 들어가는 것을 방해하고 국소마취제가 경막외강에 보다 오랫동안 머무를 수 있어 마취 작용시간은 길어진다.

경막외강으로 국소마취제를 주입할 때 급속히 주입하면 뇌척수액의 압력이 일시적으로 상승하므로 서서이 주입한다. 국소마취제의 과량 투여 초기에는 중추신경계가 자극되어 불안, 흥분 및 경련이 나타나나 말기에는 중추신경계가 억제되어 각종 반사가 소실되며 의식도 소실된다. 말초신경계의 차단 순서는 척수마취와 동일하며 심근에 대한 억제 작용이 약간 있으며 교감신경 차단에 의한 혈압하강은 척수마취보다 느리게 온다.

3) 경막외 마취 과정과 수술전 간호

경막외 마취에서의 수술 전 간호는 척수마취와 유사하다. 경막외 마취에서 천자침이 피부, 피하조직, 극상인대, 극간인대 및 황인대를 뚫고 경막외강에 도달하는데 경막외강의 깊이는 척추 위치, 자세 및 개인의 해부학적 구조에 따라 다르다. 경막외 마취는 대부분 요추부에서 시행하는데 요추부에서의 황색인대와 경막까지의 거리는 5~6mm 정도로 천자침이 경막을 천공하는 것을 막기 위해 천자침 끝이 만곡을 이루는 Tuohy 천자침을 사용한다.

경막외마취의 시술방법은 다음과 같다.

- 경막외마취 시의 자세에 대하여 설명 한 후 측와위를 취한다.
- 천자 위치를 확인한다.
- 천자 부위를 betadine 용액으로 소독한다.
- 25~26G 주사침을 이용하여 1% lidocaine으로 침윤마취를 시행한다.
- 18G Tuohy 천자침으로 피부를 천자하고, 천자침이 경막외강에 거치될 때 까지 천천히 밀어준다.

- 저항 소실법으로 경막외강으로의 천자침 거치를 확인한다.
- 뇌척수액의 누출 여부를 확인한 후 뇌척수액의 누출이 없으면 경막외 마취 부위에 따라 0.75% ropivacaine (Naropin) 8~20mL을 주입하고 epidural catheter를 삽입한다. 환자상태에 따라 lidocaine, bupivacain 또는 ropivacaine을 투여한다.
- 앙와위를 취한 후 산소마스크를 이용하여 2~3L의 산소를 공급한다.

경막외 마취에서 요부 및 경부의 천자에서는 측와위, 두부와 상흉부의 천자에서는 좌위, 천골부의 천자에서는 복와위를 취한다. 바늘 끝이 경막외강에 들어가면 경막외강의 음압에 의해 주사기 접속부에 있던 생리식염수가 흡인된다. 생리식염수가 경막외강으로 주입되면서 처음에는 차가운 액체 즉 생리식염수가 역류되다가 곧 정지되나, 따뜻한 액체가 지속적으로 역류되면 이는 척수액이므로 지주막 하강으로 천자된 것으로 간주한다. 생리식염수나 국소마취제가 경막외강에 주입되면 환자 스스로 주입감을 느끼게 되나 지주막 하강에 주입되면 환자는 주입감을 거의 느끼지 못한다. 경막이 파열되어 경막외 마취를 할 수 없는 경우에는 전신마취 또는 척수마취로 변경한다. 수술시간이 길어지거나 수술 후의 동통 제거, 무통분만 등에는 경막외강에 catheter를 삽입하여 유지시킨 후 지속적으로 국소마취제를 투여하여 20~30시간 정도의 마취효과를 얻을 수 있다.

4) 경막외 마취의 합병증과 간호

척추마취는 소량의 국소마취제를 주입하는 반면 경막외마취는 척수마취와 비교하여 다량의 국소마취제를 주입하므로 중독증상이 나타날 위험이 높고, 척추마취보다 굵은 바늘을 사용하므로 경막 천자시 심한 두통 및 전 척추마취의 위험이 크다. 국소마취제 주입 후 30분 정도는 환자를 주의깊게 관찰한다.

① 경막천자(dura punture)

경막외마취에서 발생할 수 있는 합병증으로 천자침으로 부터 따스한 액체가 흘러나온다. 경막천자가 분명한 경우 천자 부위를 이동하여 다른 부위에서 척수마취를 하는데 이런 경우 PDPH이 동반될 가능성이 높다.

② 전신성 국소마취제 중독 및 전척수 마취

호흡억제, 오심, 구토와 두통은 척수마취에 비해 경하게 나타나나 전척수 마취와 국소마취제 중독은 척수마취에 비해 가능성이 높다. 척수마취의 국소마취제 투여량은 3~5mL이나 경막외 마취에서의 국소마취제 투여량은 15~25mL로 경막외마취에서 투여량이 많다.[1] 이와같이 경막외 마취에서 국소마취제 투여량이 많기 때문에 국소마취제가 전신순환으로 들어가거나 경막외 마취 중 천자침이 정맥으로 들어가 국소마취제에 의한 전신 중독증을 일으킬 가능성이 높다. 전신 중독증의 증상으로 심혈관계 허탈, 무호흡, 뇌경련과 무의식 등이 있다.

국소마취제 중독으로 각종 반사가 소실되고, 근이완과 함께 의식이 소실되면 側체위를 취해주고, 혈압 상승제를 투여하며, hartmann 수액을 주며 인공호흡을 시켜야 한다. 기관내관을 삽관하여 위내용물의 기관내 흡인을 예방하고 기도를 확보하여 산소를 공급한다. 전척수 마취로 인한 호흡정지 및 의식상실이 나타나면 호흡과 의식이 회복될 때까지 조절호흡을 시킨다. 뇌경련에는 지체없이 산소를 투여하고 midazolam 0.5mg/kg 또는 thiopental(0.5~2mg/kg)을 정맥내 투여한다.

③ 혈압저하

경막외 마취에서의 혈압저하는 교감신경차단 정도에 비례한다. 혈압강하 시의 치료는 척수마취에서의 저혈압 치료와 동일하여 수액을 충분히 공급하거나 혈압 상승제를 투여한다.

Rerferences

1. 마취과학 (2002). 대한 마취과학회, 군자출판사.
2. 마취통증의학(2003). 대한 마취과학회, 여문각
3. Alex S. Evers AS, Maze M (2003). Anesthetic Pharmacology-Physiologic Principles and Clinical Practice, 1st Edition, Churchill Livingstone.
4. David, J. B. (2003). Ostheimer's manual of obstetric anesthesia. *Koon Ja publishing Inc,* 101.
5. John E. Tetzlaff JE(1999). Clinical Pharmacology of Local Anesthetics, 1th Edition. Butterworth- Heinemann.
6. Lambert, D. H., Hurley, R. J., Hertwing, L., & Datta, S. (1997). Role of Needle Gauge and Tip Configuration in the Production of Lumbar Puncture Headache. *Reg Anesth,* 22(1), 66-72.
7. Morgan GE, Mikhail, MS, Rurray MJ(2006). Clinical anesthesia 4th, Mc Graw Hill
8. Robert K Stoelting RK, Hillier SC (2005). Pharmacology and Physiology in Anesthetic Practice, 4th Edition, Lippincott Williams & Wilkins.
9. Rothrock JC(2003). Alexander's Care of the Patient in Surgery. 12th Edition, Mosby.
10. Stern, Yoram, McCall, John E., et al(2000). Spontaneous Respiration Anesthesia for Respiratory Papillomatosis. Annals of Otology, Rhinology, and Laryngology 109: 72-76.
11. Stoelting, RK, & Miller RD(2000). Basics of Anesthesia, 4th Edition, Churchill Living-stone.
12. Tarkkila, P. J., Heine, H., & Tervo, R. R. (1992). Comparison of Sprotte and Quincke needles with respect to post dural puncture headache and backache. *Reg Anesthe,* 17(5), 283-287.

8 수혈 및 수액과 지혈

1. 체액과 생리적 기전

체중 1kg당 성인 남성은 75mL, 여성은 65mL 그리고 영아는 80mL의 혈량을 가지고 있으며,[1] 혈액의 55%는 혈장 그리고 45%는 혈구로 구성되어 있다. 성인의 경우 전체 혈량이 5~6L 정도이며, 전체 혈량 중 15% 정도(500~700mL)의 출혈은 수축기 혈압에 크게 영향을 미치지 않으나 15~30%(750~1,500mL)의 출혈은 맥압을 저하시키며 빈맥, 빈호흡과 체위성 저혈압을 초래한다. 특히 30%(1,500mL) 이상의 출혈은 쇽을 초래하여 혈압이 저하하고, 요량이 감소하며 피부는 차고 끈적끈적해진다. 인체 조직 및 기관으로의 혈액 관류가 저하되면 산소 및 영양 공급이 저하되어 조직이 괴사하고 기관 장애를 초래하여 생명을 위협한다. 특히 전체 혈액의 45% 정도(2,250ml)의 출혈은 적혈구 감소에 의한 저산소증을 초래하여 심장, 뇌, 간과 신장 등의 중요 기관에 치명적 손상을 가져온다.

쇽(shock)이란 인체 조직 및 기관으로의 혈류가 저하된 상태로써 수축기압이 80~90mmHg 이하로 저하되면서 평균 동맥압이 80mmHg 이하로 저하되는 것으로 정의하며 평균 동맥압(mean arterial pressure, MAP)의 계산법은 다음과 같다.[13]

MAP={Systolic BP+2(Diastolic BP)}/3

ex) 혈압이 120/80mmHg인 사람의 MAP은?
MAP={20+(2×80)}/3=(120+160)/3=93.3mmHg

MAP이 75mmHg 이하로 저하되면 신장의 사구체 여과율이 급격히 저하되고 소변 생산량이 20mL/h 이하로 저하되는 급성 신부전으로 악화되기도 한다. 조직 및 기관의 혈액 관류는 평균 동맥압에 달려 있으며 인체 조직이 생명유지에 필요한 산소 및 영양분을 공급받기위해 80~120mmHg의 평균 동맥압을 유지해야 한다.

출혈량의 산정은 혈액으로 젖은 거즈 및 패드, 흉강과 복강에 저류되어 있거나 또는 흡인병 내의 혈액을 모두 계산한다. 출혈량을 산정하기 위해 혈액으로 젖은 거즈 및 패드의 무게를 측정할 때 1g은 혈액 1mL로 간주한다. 대개 홑겹으로 된 4×4인치 거즈가 혈액으로 완전히 젖으면 10mL, 4×8인치 거즈는 약 20mL 그리고 laparotomy pad는 150mL 정도의 혈액이 손실된 것으로 간주한다.[8,9]

수술 전의 수분 결핍 정도는 수술 전 금식 시간에 비례하며, 인체의 정상적 수분 요구량은 체중에 달려있다. 수술 전 수분 결핍은 수술 전 금식 시간 이외에도 출혈, 구토, 이뇨, 설사, 과호흡, 발열 및 발한 등의 불감성 소실에 의해서도 발생한다. 수액요법은 인체의 수분 요구량을 기준으로 계산하는데 체중 중 첫 10kg은 4mL/kg/h, 그 다음 10kg은 2mL/kg/h, 그리고 20kg을 제외한 나머지 체중은 1mL/kg/h 정도를 기준으로 계산한다(표 8-1).[2]

체중이 25kg인 어린이의 시간당 수분 요구량은 얼마나 될까?
10×4ml/kg/h+10×2ml/kg/h+5×1ml/kg/h=65ml/kg/h

이론상 70kg의 성인이 8시간 금식 후에 필요한 수분 요구량은 얼마나 될까? 물론 금식을 할 경우 인체의 수분 보유를 위한 신장의 재흡수 기전으로 실제 수분 결핍량은 계산량보다 적어진다.

시간당 요구량 : 10×4mL/kg/h+10×2mL/kg/h+50×1mL/kg/h=110mL/kg/h
8시간 요구량 : 110mL×8시간=880mL

수술 환자에 대한 순환 혈량의 적절한 유지는 생명유지에 중요하므로 정맥로를 확보하여 수액 및 수혈요법이 가능해야 한다. 수액 치료는 수술 전의 수분 결핍은 물론 수술 중의 출혈량을 보충하기 위해 이루어진다. 수술 중 수액요법은 수술 중의 출혈 및 체액 상실, 수술 전 수분 결핍 그리고 기본적 수분 요구량을 고려한다. 수술 전의 저혈량 및 탈수 상태는 피부 긴장도, 점막, 맥박, 혈압과 체위 변경에 따른 맥박 및 혈압 변화 등을 고려하여 사정한다. 심장, 간 및 신장 기능이 정상적인 와상 환자의 천골이나 기동력 있는 환자의 눈 주변에 pitting edema가 나타나고 요량이 증가하면 과혈량증을 의심해 볼 수 있다. 과혈량 상태에서는 빈맥, 폐 수포음(pulmonary crackles), 천식음, 청색증 및 혈액성 호흡기계 분비물이 나타난다.

표 8-1. 시간당 수분 요구량 기준치

체중	수분량
첫 10Kg	4mL/kg/h
그 다음 20kg	2mL/kg/h
20kg 이상	1mL/kg/h

저혈량 상태에서는 헤마토크리트 증가, 대사성 산성증, 요비중은 1.010 이상, 요중 Na은 10mEq/L 이상, 요삼투압은 450mOsm/kg 이상 또는 BUN 대 Creatinine 비율이 10 : 1이상으로 증가하는 현상이 나타난다. 중심 정맥압 모니터링은 심폐기능이 비정상적인 경우는 물론 심폐기능이 정상적이라 하여도 마취 중 혈량 상태 파악이 어렵거나 혈량의 급격한 변화가 예상되는 경우에 필요하다. 중심 정맥압의 정상치는 5~10mmHg이지만 5mmHg 이하에서로 저혈량에 관련된 다른 증상이 없는 경우 정상으로 평가할 수 있다. 250mL 정도의 수액요법 후에도 CVP (central venous pressure)가 1~2mmHg 정도 상승에 머무른다면 추가 수액 요법이 필요하다는 것을 의미하나 CVP가 5mmHg 이상 상승하면 수액속도를 저하시키거나 수액량을 재조정해야 한다. 특히 CVP가 12mmHg 이상으로 상승하는 경우 과혈량증, 흉강내압 상승 또는 심외막성 질환을 의심해 볼 수 있다.

2. 수액 요법

영양수액을 대량으로 급속하게 투여하면 전해질의 희석을 가져오고 오심, 구토, 두통과 혈관통 등의 부작용이 나타날 수 있다. 특히 영양수액은 세균에 대한 배양원이 될 수 있으므로 수액 쥬비과정 중 무균술을 지켜야 한다. 혼탁하거나 이물질이 있는 경우 절대로 사용하지 않으며 개봉 후에는 즉시 사용하고, 사용하다가 남은 잔여분은 다시 사용하지 않는다. 수액은 37℃ 정도로 가온시켜 사용한다.

1) 수액요법의 목적과 수액제 종류

수액요법이란 정질성(crystalioids) 또는 교질성(colloids) 용액을 투여하는 것으로 정질성 용액은 포도당 성분의 존재 여부에 관계없이 분자량이 작은 이온이나 염으로 구성된 반면 교질성 용액은 분자량이 큰 단백질이나 포도당 중합체(glucose polymer)로 구성되어 있다. 분자량이 큰 단백질이나 포도당 중합체로 구성된 교질성 용액은 혈장 내에 머무르며 교질 삼투압을 유지해주나 정질성 용액을 정맥내 투여하면 세포외액과 평형을 이루면서 세포외액으로 이동해간다. 혈장량과 심박출량을 정상적으로 유지하기 위해 교질성 용액과 정질성 용액을 모두 사용할 수 있지만 교질성 용액이 보다 효과적이다. 예를 들면 혈장량 상승을 위해 정질성 용액을 사용하는 경우 교질성 용액의 3~4배 정도가 필요하다.[8] 정질성 용액의 투여 속도가 지나치게 빠를 경우 조직의 부종이 심해질 수 있는데 조직 부종은 산소의 이동 및 공급, 조직의 회복 그리고 수술 후 소화기계 기능 회복을 방해한다. 수액요법의 목적은 수분 및 전해질 보충, 영양 공급, 체액의 균형 유지와 혈장의 보충 등인데 수액요법의 목적에 따라 유지수액, 보충수액, 영양수액, 교질수액(혈장대체재) 등을 사용한다.

유지수액은 체액의 균형 유지를 위해 사용하는데 Na, K, Cl 그리고 당질의 1일 필요량이 함유되어 있다. 수술 전, 소수술, 수술 후 합병증이 없는 경우의 수액공급에 사용하며 solita, physiosol, hartmann 등이 있다. 보충수액은 수분 및 전해질의 불균형을 교정하기 위해 사용하는 것으로 세포외액의 보충에는 lactate ringer's solution, 설사와 같은 소화액 상실의 보충에는 생리 식염수와 lactate ringer's solution, 단순한 수분 부족 보충에는 포도당과 maltose 수액을 사용한다.

영양수액은 칼로리 보충을 목적으로 이용하는데 당질만으로는 수술 후 회복기의 칼로리 보충을 만족시킬 수 없으므로 아미노산 제제, 지방 유제와 당질 제제를 공급하여 수술 후 회복을 도와준다. 아미노산 제제에는 아미노푸신, freamine, plasol과 stemin이 있으며 지방제제에는 intralipos가 있다(표 8-2). intralipos는 콩과 난황에서 추출한 레티신과 글리세린 등이 주성분이다. 당질 제제는 dextrose, fructose, maltose와 glucose가 주성분으로 대개 5~10%의 농도로 사용한다.

대용 혈장제는 인공 교질로 된 수액으로 교질 삼투압을 유지하고 혈장량 증대를 위한 수액제이다.

표 8-2. 수액제의 종류[3]

분 류	종 류	성 분	칼로리 (Kcal)
아미노산 함유수액	aminifusin TPN(1000mL)	amino acid, carbohydrate, vitamine, electrolyte	600
	cafsol 10%(500mL)	amino acid, electrolyte	388
	freamine 10%(500mL)	amino acid, electrolyte	194
	fravasol 10%(500mL)	amino acid, electrolyte	170
	hepatamine(500mL)	amino acid, electrolyte	160
	PN-TWIN 3호(1200mL)	amino acid, carbohydrate, electrolyte	1160
	kabivan(2053mL)	amino acid, carbohydrate, electrolyte	1900
	intrafusin 10%(500mL)	amino acid, electrolyte	200
지방산 함유수액	intralipos 10%(500mL)	soybean oil, egg phosohalipids, glycerol	550
	intra MCT 10%(500mL)	soybean oil, medium chain triglycerides	
	lipo MCT10%(500mL)	soybean oil, medium chain triglycerides	
	clinoleic 20%(250mL)	olive oil, soybean oil, glycerol, egg lecithin	500
당질 함유수액	1:4 S/D (500mL)	NaCl, dextrose	
	hartman D(500, 1000mL)	CaCl2, KCl, NaCl, sodium lactate, dextrose	
	D/W 5, 10, 15, 20, 50%	dextrose	
대용 혈장제	hextend(500mL)	hydroxyethyl starch	
	6-HES	hydroxyethyl starch, NaCl	
	salinhes	hydroxyethyl starch, NaCl	
	voluven	hydroxyethyl starch, NaCl	

주로 응급시 순환 혈량을 유지하고, 수혈 부작용을 피하고, 말초혈액 순환을 개선하고, 혈액을 희석하기 위해 사용하지만 대량 투여에 의한 혈액의 희석 효과로 산소의 운반 능력이 저하되고, 출혈 경향이 커지는 단점이 있다.

대용 혈장제는 dextran 70, dextran 40, gelatin, albumine, RMD(reomacrodex) 등이 있는데 dextran은 polysaccharide로써 말초 혈액 순환을 개선하고 체외 순환시 혈액을 희석시키기 위해 이용한다. Albumine은 5%의 인간혈청 albumine으로 쇽, 저단백혈증, 화상 및 신장증(nephrosis) 환자에게 사용한다. gelatin은 소량의 수혈 대용 및 체외 순환시의 혈액 희석에 사용하기도 했지만 알러지 반응으로 최근 사용을 피하고 있다.

2) 정질성 용액

정질성 용액은 출혈성 쇽이나 패혈성 쇽 그리고 화상 환자의 수액 요법에서 우선적으로 고려한다. 수액요법에 사용하는 수액제는 수분 결핍의 원인에 따라 선택한다. 단순한 수분 및 전해질 결핍인 경우 생리 식염수(normal saline), lactated Ringer solution과 plasmalyte를 이용하나 금식에 따른 케톤증(ketosis) 및 저혈당증(hypoglycemia)을 예방하기 위해 포도당 용액을 이용한다. 소아의 경우 4~8시간 금식 후 50mg/dL 이하의 저혈당에 노출될 수 있으며, 여성은 남성과 비교하여 24시간 이상 금식 후 저혈당증에 쉽게 노출될 수 있다.[8]

lactated ringer's solution은 인체내 체액과 유사한 수액제로 lactate는 간에서 bicarbonate로 전환되는데 수술 중 체액상실은 물론 다량의 수액대체 요법에 사용한다. 생리식염수에는 Na^+와 Cl^-이 각각 154mEq나 되는데 혈장내 Cl^- 농도가 증가할수록 bicarbonate의 농도가 감소하므로 생리 식염수의 수액요법과 관련하여 과염소성 산성증(hyperchloremic acidosis)이 나타날 가능성이 있다. 생리식염수는 수혈시 packed RBC를 희석시키기 위해 주로 사용한다.

5% DW(dextorse in water)는 단순한 수분 결핍 및 Na 제한 환자, 3% 생리 식염수는 심한 저나트륨혈증, 3~7.5% 고장성 식염수는 저혈량성 쇽의 인공소생술(resuscitation)에 이용하는데 고장성 식염수의 경우 적혈구 용혈을 초래하므로 중심정맥관을 통해 느린 속도로 주입한다.

3) 교질성 용액

교질성 용액은 고분자량 용액의 삼투압 효과로 혈량 유지에 매우 효율적이다. 정질성 용액의 혈장내 반감기가 20~30분인 반면 교질성 용액의 혈장내 반감기는 3~6시간 정도로 길다. 교질성 용액은 출혈성 쇽과 같은 혈량 결손이 있으나 수혈을 하지 못한 경우,

저알부민혈증이나 화상 환자에게 체액 회복의 목적으로 투여하나 BSA(Body Surface Area)가 30% 이상이거나 이미 18~24시간에 걸쳐 3~4L의 정질성 용액이 수액된 경우에는 투여하지 않는다.[8] 교질성 용액은 혈장 단백질(albumin)이나 glucose polymer 유도체(dextran 또는 hydroxyethyl starch)로 대개 등장성 전해질 용액과 혼합하여 사용한다.

혈액 유도체 교질성 용액에는 5% 알부민, 25% 알부민 그리고 5% plasma protein fraction이 있다. 인간 혈장에서 채취한 알부민과 혈장 단백질은 간염 및 바이러스성 질환의 감염에 대한 위험으로 60℃에서 10시간 정도 가온 처리한다. 혈장 단백질 제재는 알부민 외에도 α와 β globulin를 포함하고 있어 알러지 반응의 위험이 있다. 합성 교질성 용액에는 dextrose starch와 gelatin이 있으나 gelatin은 히스타민 유도성 알러지(histamine mediated allergy) 위험으로 요즈음 거의 사용하고 있지 않다.

Dextran은 dextran 70 (MacroDex)과 dextran 40 (RheoMacroDex)이 있는데 dextran 70의 분자량은 70,000 그리고 dextran 40의 분자량은 40,000 정도이며 모두 항혈소판 기능이 있다. Dextran 70은 dextran 40과 비교하여 혈량 확장의 효과가 우수하고, Dextran 40은 혈액의 점성도를 저하시켜 미세 순환 혈류를 향상시키는 기능이 있다. Dextran을 20mL/kg/day 이상 초과하여 수액하는 경우 출혈 시간을 지연시키거나 신부전을 초래할 위험이 있다.

Hetastarch (hydroxyethyl starch)의 분자량은 450,000으로 아밀라제에 의해 분해되며 6% 용액을 이용한다. Hetastarch는 혈량 확장제로서 효과가 우수하고, 가격이 저렴하며, 아나필락시스 반응이 드물다는 장점이 있으며 pentastarch는 hetastarch에 비해 부작용이 보다 적어 최근 hetastarch를 대체해가고 있다.

3. 수혈요법

1) 수혈요법

수술 중 순환 혈량의 적절한 유지는 생명유지에 중요하다. 혈액제재에는 전혈과 혈액성분 제재 등이 있다. 출혈이 1,500ml(정상 혈량의 1/3) 이상인 경우 전혈(whole blood)을 수혈하나 1,500ml 이하인 경우는 혈액성분 제재를 투여한다.[11] 전혈 및 혈액성분 제재의 보충을 수혈이라고 하며 수혈은 수술과정 및 산정된 혈액 손실량을 고려하여 선택한다. 소량 출혈인 경우 lactated ringer's solution 등의 유지수액을 사용하나 출혈이 심한 경우 혈장량 유지를 위해 정질성 수액 또는 교질성 수액을 이용한다.

대개 헤모글로빈(hemoglobin)은 10g/dL 그리고 헤마토크릿(hematocrit)은 27~30% 이상이 되어야 수술을 할 수 있다. 헤모글로빈이 7g/dL 이하로 저하되면 심장은 정상적으로 인체 조직에 산소를 운반하기 위해 휴식 시에도 심박출량을 증가시키기 시작한다.[1] 성인의 경우 헤모글로빈이 7~8g/dL(헤마토크릿 21~24%)로 저하되면 수혈을 시작하나 노령 그리고 심장 및 폐질환이 있는 경우 헤모글로빈이 10g/dL로 저하되면 수혈을 시작한다. 성인의 경우 적혈구 1unit는 헤모글로빈 1g/dL 또는 헤마토크릿 2~3%를 증가시킬 수 있으며, 체중 1kg 당 10mL의 혈액을 수혈하면 헤모글로빈 3g/dL 또는 헤마토크릿 10%를 증가시킬 수 있다.[8] 수혈의 목적은 혈량 증진, 적혈구 증가, 혈액성분의 보충 등인데 수혈의 목적에 따라 전혈, 혈액 성분제재 또는 혈장을 사용한다.

혈액 제공자는 본인은 물론 혈액 수여자에게 부작용을 초래할 수 있는 건강문제가 있는 경우 혈액을 제공할 수 없다. 타인에게 혈액을 제공하는 경우 헤마토크릿이 37% 그리고 자가수혈인 경우 헤마토크릿이 32% 이상인 경우[8] 혈액을 채취하여 혈액형, 항체, B형 간염과 C형 간염, 매독, human T cell leukemia virus (HTLV), human immunodeficiency virus (HLV)에 대한 검사를 한다. 채취한 혈액에 항응고제 citrate, 완충제 phosphate, 에너지원 dextrose, ATP (adenosine triphosphate) 합성의 선구물질인 adenine을 포함하고 있는 CPDA-1 용액을 첨가한다. CPDA-1*을 첨가한 혈액은 적혈구의 수명은 35일 정도 되나 이후 적혈구의 수명은 급격히 저하된다. 안전한 수혈을 위해 선택적 수술의 경우 대개 수술 전 3~5일에 수혈전 적합성 검사를 한다. 수혈전 ABO적합성 검사*는 ABO-Rh 혈액형 검사, 교차반응*과 항체선별검사*를 모두 포함한다.

선택적 수술에서 출혈 가능성이 높은 경우 자신의 혈액을 채취하여 자가 수혈을 하는데 자가수혈(autologous transfusion)이 암환자 수술에 이용되는 경우에도 생존율에 부정적 영향을 미치지 않는다고 한다. 1unit의 혈액을 채취한 후 인체가 다시 혈액 채취 전의 정상 혈장을 회복하는 데에 72시간 정도가 소요된다. 자가 수혈을 위한 혈액 채취는 수술 4~5주 전에 시작하는데 1회에 1unit의 혈액을 채취하며, 필요에 따라 3~4unit를 채취한다.[8] 혈액 채취 시 적어도 hematocrit는 34% 이상, 그리고 hemoglobin은 11g/dL 이상이어야 하며 혈액 채취 후 철분제제와 erythropoietin (400U/week)를 투여한다.

ABO 적합성 검사(compatibility testing) : ABO 및 Rh type의 적합도를 결정하는 검사
교차반응(crossmatching) : 수혈자 혈청과 공혈자 적혈구, 공혈자 혈청과 수혈자 적혈구간 응집여부를 검사하는 방법
항체선별검사(antibody screening) : 수혈자 혈청과 공혈자 적혈구 사이의 시험 수혈
CPDA-1 : Citrate phosphate Dextrose Adenin-1의 약자

2) 혈액제제

전혈(whole blood)에는 보존혈(preserved blood)과 신선혈(fresh blood)의 두 종류가 있는데 신선혈은 채혈 후 24시간 이내의 혈액을 의미한다. 그러나 혈액은 채혈 후 6시간이 경과하면 혈소판이 파괴하므로 혈소판이 충분한 전혈을 공급하기 위해 채혈한 후 상온

에서 6시간 이상 보관하지 않는다. 신선혈은 말라리아와 매독 등의 감염에 대한 위험성이 높지만 보존혈에 비해 혈소판과 응고 인자가 많아 출혈 경향이 있는 환자에게 효과적이다. 전혈의 수혈은 순환계 혈량을 증가시키므로 대량 출혈로 인한 저혈량성 쇽크(hypovolemic shock) 등에 효과적이다.

1unit의 전혈(320mL)을 원심 분리하면 250mL의 packed red blood cell (hematocrit 70%)를 만들며 1~6℃에 보관할 경우 유효 기간은 35일 정도이나 고장성 glycerol 용액에 냉동처리를 할 경우 유효기간은 10년 정도로 길어진다.[8] Packed red blood cell은 전혈에서 혈장의 80% 정도를 제거하여 hematocrit를 70% 정도로 상승시킨 것으로 만성 빈혈, 울혈성 심질환자, 쇠약 환자, 간장애 환자, 신장애 환자의 빈혈에 주로 사용한다. 수술 중 2~3unit 이상의 수혈을 하는 경우 37℃로 가온하여야 하며 그렇지 않을 경우 저체온에 빠질 우려가 있다.

신선혈에서 혈장을 분리한 fresh frozen plasma (FFP)는 응고 효소를 포함하여 혈장 단백질을 포함하고 있으며 보존기간이 12시간 정도에 불과하지만 FFP를 냉동 처리할 경우 보존기간이 1년이나 된다. FFP는 wafarin 치료의 길항제, 간질환과 관련된 응고장애와 저혈소판증에 의한 자반증에 사용한다. 1unit의 FFP는 성인 기준으로 혈액 응고 요소를 2~3% 이상 상승시킬 수 있다. FFP는 쇽, 화상, 외상시의 혈압유지를 위해 사용하며 10~15mL/kg로 투여하며, 전혈과 마찬가지로 수혈전 ABO 적합성 검사를 하며, 37℃로 가온하여 수혈한다. FFP는 전혈과 마찬가지로 감염설 질환의 전염에 대한 위험도가 높다.

혈소판 수혈의 적응증은 혈소판 감소증, 혈소판 기능부전에 의한 출혈 그리고 급성 백혈병 등이다. platelet rich plasma는 신선혈을 저속 원심 분리하여 혈소판을 다량으로 함유하고 있고, 보존기간은 원심 분리 후 6시간 정도이다. 특히 혈소판이 50,000/mm^3 이하인 경우 수술 중 출혈이 예상되므로 수술 전 예방적으로 혈소판을 수혈하여 적어도 100,000/mm^3 이상으로 증가시켜야 한다. 혈소판의 수가 정상 범위에 들어도 혈소판 기능 장애가 있는 경우 출혈 시간이 길어진다. 혈소판 수혈에서도 ABO 적합성 검사가 필수적인 것은 아니지만 ABO 적합도가 일치하는 경우 1~7일 정도에 불과한 혈소판의 수명이 길어지며, ABO 적합도가 일치하지 않는 경우 용혈 반응이 일어날 수도 있다.[1]

3) 수혈 부작용

수혈시 수혈온도는 인체의 온도인 36.6℃에 가까운 온도가 적당하며 38℃ 이상으로 혈액을 가온하여 수혈할 경우 용혈성 수혈반응이 나타날 수 있다. 수혈 속도는 급성 대출혈인 경우를 제외하고는 125 drops/min을 초과하지 않으며, 고령자나 심질환자는 60 drops/min가 초과되지 않도록 한다. 수혈 중에는 환자를 자세히 관찰하고 이상 반응이 나타날 경우 지체없이 수혈을 중단한 후 외과의와 혈액은행에 즉시 보고한다. 수혈 중 남은 혈액은 다시 혈액은행으로 보내며 환자의 혈액검사 및 소변검사를 위해 혈액 및 소변을 채취하며 활력증후를 측정한다.

수혈의 부작용으로는 용혈성 수혈반응, 비용혈성 수혈반응, 감염성 질환 감염, 과량 수혈에 의한 순환장애, 공기 색전증 등이 있다. 감염은 주로 신선혈의 수혈에서 많이 나타나나 보존혈에서는 매독 및 말라리아에 대한 감염의 위험성은 저하된다. 혈액을 4℃에서 3~4일 정도 보존하면 매독에 대한 감염의 위험성이 없어지며, 4~8일간 보존하면 말라리아에 대한 감염의 위험이 없어지기 때문이다.

(1) 급성 용혈반응

급성 용혈반응은 혈관내에서 수혈자 항체에 의해 공혈자 즉 수혈된 혈액의 적혈구가 파괴되는 현상이지만 드물게는 공혈자 항체에 의해 수혈자의 적혈구가 파괴되기도 한다. 용혈성 수혈반응의 원인으로는 혈액형 부적합, 유효기간이 지난 혈액, 38℃ 이상으로 가온되거나 또는 2℃ 이하로 냉각된 혈액의 수혈 등이 있는데 대부분의 원인은 혈액형 부적합이다. 급성 용혈반응은 수혈 38,000명 당 1회씩 발생하는 것으로 보고되어 있다.[8] 일반적 원인은 환자 및 혈액 확인 과정에서의 오류이며 10만명 당 1명이 급성 용혈반응으로 사망한다고 한다. 용혈반응의 증상으로 의식이 있는 경우 오한, 발열, 오심, 흉통 및 옆구리 통증을 호소하고, 마취 상태의 환자에게는 체온 상승, 빈맥, 저혈압, 혈뇨 및 수술 부위의 oozing 등이 나타난다. 별다른 처치가 없는 경우 의식 또는 무의식 상태에 관계없이 쇽, 신장애로 인한 무뇨 및 핍뇨가 나타나며 급성 용혈반응의 증상 정도는 불일치한 혈액의 수혈량에 달려 있다. 대개 ABO-불일치 혈액이 10~15mL 정도 수혈된 후에도[1] 심한 급성 용혈반응이 나타날 수 있다.

수혈 중 급성 용혈 반응이 나타날 경우의 간호 및 치료는 다음과 같다.

- 용혈반응이 의심되면 지체 없이 수혈을 중단한다.
- 환자 팔찌의 이름 및 등록번호와 혈액백의 이름 및 등록번호를 확인한다.
- 혈액백과 혈액 청구서의 이름, 등록 번호, 혈액형을 확인한다.
- ABO 적합도 검사, 헤모글로빈, 혈소판 및 혈액응고 검사를 위해 혈액을 채취한다.
- 도뇨관을 삽입하고 소변량을 측정하고 소변에서 헤모글로빈 검출유무를 확인한다.
- mannitol과 같은 삼투성 이뇨제와 정맥성 수액제를 투여한다.
- 급성 혈량 상실이 있는 경우 혈소판 제재 또는 fresh frozen plasma를 투여한다.
- 집도의와 혈액은행에 수혈 부작용 발생을 보고한다.
- 남아있는 혈액백과 수혈세트와 환자의 혈액 검사물을 혈액은행으로 보낸다.
- 혈액백의 유효기간, 혈액백의 누출, 파손 여부를 확인한다.
- 소변을 검사실로 보낸다.
- 수혈 부작용을 상세히 기술하고 사고보고서를 작성한다.

· 증상 및 활력 징후를 관찰한다.
· 사용하지 않은 혈액이 10℃ 이상으로 가온되지 않았다면 재사용 할 수 있다.[9]
· 혈액성분제가 30분 이상 실내에 방치된 경우 재사용 할 수 없으며 폐기한다.

(2) 지연 용혈반응

급성 용혈 반응이 혈관내에서 이루어지는 반면 지연성 용혈 반응은 혈관 외에서 Non D-항원*에 의해 이루어지므로 증상이 경하다. ABO 및 Rh 적합성 혈액 수혈자의 1~1.6%에서 나타나며, 수혈 후 2~21일 사이에 전신 쇠약감, 황달 및 고열이 나타난다. 수혈을 하여도 헤마토크릿이 상승하지 않으며, 적혈구가 용혈되면서 혈장내 비결합성 빌리루빈이 증가한다. Coom's test(antiglobulin test)를 통해 지연성 용혈 반응을 진단한다. 대증요법 외에 특별한 치료는 없다.

D 항원 : Rh 항원이라고도 한다.

(3) 비용혈성 면역반응

비용혈성 면역 반응은 공혈자의 백혈구, 혈소판 또는 혈장 단백질에 대한 수혈자의 감작화로 인해 발생한다. 비용혈성 면역 반응에는 발열, 두드러기, 아나필락시스 반응, 수혈후 자반증 등이 있다. 발열 반응은 백혈구 또는 혈소판에 대한 감작화로 나타나는데 용혈 증상없이 체온이 상승하며 수혈자의 1~3%에서 나타난다. 두드러기 증상은 수혈자의 1% 정도에서 발생하며 홍반, 담마진*, 그리고 심한 가려움증이 나타나며 항히스타민제(H_1 또는 H_2 차단제)와 스테로이드로 치료한다.

아나필락시스 반응은 수혈자 15만명 당 1회 정도로 드물게 발생한다. 아나필락시스 반응은 IgA 항체 결핍증 환자에게 IgA가 포함된 수혈을 하는 경우 발생하며 심한 경우 소량의 수혈로도 발생할 수 있다. 아나필락시스 반응은 수액요법, 에피네프린, 코티코스테로이드와 항히스타민제(H_1또는 H_2 차단제)로 치료한다. 수혈 후 자반증(post-transfusion purpura)은 혈소판 동종 항체*가 형성되어 발생한다. 즉 공혈자의 혈소판 항체가 수혈자 혈소판을 파괴하는 것으로 수혈 후 1주일 경에 혈소판의 수가 급격히 감소하는데 혈장반출법*으로 치료한다.

담마진(hive) : 다소 흰색을 띄는 구진

동종항체(alloantibody) : 동종 간에 있어서 한 개체가 생산한 항체가 다른 개체의 항원과 특이적으로 반응하는 항체

혈장반출법(plasmapheresis) : 사혈로 얻은 혈액을 원심분리하여 혈구를 채취하여 세척한 후 다시 정맥내로 투여하는 치료법

(4) 바이러스 및 박테리아성 감염성 질환

미국의 경우 수혈을 통한 바이러스성 간염의 이환율은 7~10% 정도이며 이중 C형 간염이 90%를 차지하고 있다. 수혈로 인한 간염 발생율은 63,000:1~1,600,000: 1정도인데 수혈로 인한 바이러스성 간염의 50%는 만성 간질환으로 그리고 이중 적어도 10~20%는 간경화증으로 악화된다고 한다.[8]

수혈을 통해 AIDS가 전염된다. 1996년 수혈을 통한 AIDS 감염은 수혈자 493,000명 당 1회의 발생률을 보였으나 2000년 이후 공혈자의 혈액에서 HIV(human immuno-deficiency virus)를 추적하는 핵산검사(Nucleic Acid Testing)를 통해 AIDS의 발생을 수혈자 190만명 당 1회로 감소시켰다.

혈소판 수혈 후 패혈증 발생율은 25,000:1, 적혈구 수혈 후 패혈증 발생률은 250,000 : 1로 수혈에 의한 박테리아성 감염성 질환은 HIV 또는 간염 발생률보다 매우 높다. 수혈 중 혈액의 박테리아성 오염을 예방하기 위해 적어도 1unit의 수혈시간이 4시간을 초과하지 않아야 한다.[8] 매독, 브루셀라증과 살모렐라증이 수혈을 통해 전염될 수 있다.

(5) 대량 수혈 합병증

대량 수혈이란 환자 자체 혈량의 1~2배 또는 10~20unit를 수혈하는 것을 의미한다. 이러한 대량 수혈 후 흔히 발생하는 합병증에는 혈액응고장애, 구연산염 중독증, 저체온증, 고칼륨혈증과 과혈량증 등이 있다.

① 혈액응고장애 : 혈액응고장애에 의한 출혈의 원인은 혈소판 감소증으로 치료는 혈소판 및 FFP를 수혈한다.

② 구연산염 중독증 : 구연산염 중독증은 구연산과 칼슘이 결합하여 혈장내 칼슘을 고갈시키므로 저칼슘혈증을 초래한다. 구연산 대사는 간에서 이루어지므로 간기능 저하 및 간질환이 있는 환자에게 대량 수혈을 하는 경우 칼슘을 투여하기도 한다. 이론상 저칼슘혈증은 심기능을 저하시키지만 수혈 속도가 5분 내에 1unit를 초과하지 않는 한 대부분의 수혈 환자에게 심기능 저하는 나타나지 않는다.

③ 저체온증 : 대량 수혈의 합병증으로 저체온증(hypothermia)이 발생하는데 체온이 30℃ 정도로 저하되면 심실 세동이 나타나며 저체온은 심장 소생에도 해롭다. 수혈 및 수액은 수액가온기를 이용하여 37℃로 가온하여 투여한다.

④ 고칼륨혈증 : 고칼륨혈증은 1분당 100mL 이상의 수혈을 할 때 발생할 수 있다.

⑤ 과혈량증 : 과혈량증은 심폐기능이 저하된 환자 또는 고령자에게 과량 수혈이 이루어질 경우 발생 가능성이 높다. 호흡기계 증상으로 호흡곤란 또는 좌위호흡, 혈성

또는 포말성 분비물과 수포음(crackles) 등이 있다. 또한 경정맥 팽대, 빈맥, 청색증, 동맥압 하강, 맥압 감소와 중심정맥압 상승 등의 순환기계 증상이 있다. 수혈 중 과혈량증이 나타나면 즉시 반좌위 또는 직립성 자세를 취해주고, 수혈을 중단한 후 담당 의사에게 알린다. 수액로를 유지하여 정맥내 약물 투여가 가능하도록 하며, 느린 속도로 생리 식염수를 투여하고 기관내 분비물을 흡인해 낸다. 위와 같은 방법으로 과혈랼증의 증상이 완화되지 않는다면 산소요법, 이뇨제, morphine, aminophylline 투약 및 정맥절개술 등을 한다.

4. 저체온

1) 저체온의 정의 및 위험요인

체온은 혈액 관류가 왕성하며 대사율이 높은 심부 기관과 사지 및 피부와 같은 말초 기관의 역동적 균형으로 유지되고 있다. 저체온은 심부 체온이 36℃ 이하로 저하되는 것으로 심부 저체온이 발생하면 자율신경계 반응으로 피부 혈관이 수축되고 말초 혈류가 저하되면서 심부기관에서 말초부위로의 체열 이동을 최소화하며 심부 체온을 유지한다.

수술 중 저체온은 마취유도 후 첫 1시간에서 2시간 이내에 발생하는데 어린이 및 고령, 여성보다는 남성에게, 마른 체형, 수술 중 수액 또는 수혈을 하는 경우, 그리고 수술실의 온도가 22℃ 이하인 경우, 저체중의 신생아, 저혈압, 서맥, 전신마취 하에서 2~3시간 이상의 복부 또는 흉부 수술을 받는 경우, 그리고 전신마취에 비해 경막외 마취에서 저체온이 발생할 가능성이 높다.[4,6]

2) 저체온과 인체대사

저체온 상태 에서는 인체 대사가 저하되므로 대사성 산소 요구량도 저하되어 뇌허혈 또는 심근허혈로 부터 뇌조직과 심장 조직을 보호해 주어 뇌수술이나 심장 수술에 저체온 요법을 이용하고 있다. 그러나 수술 중 저체온은 순환혈 중의 카테콜라민(catecholamine)을 증가시켜 빈맥, 고혈압, 말초혈관 수축, 그리고 심근의 산소 요구량 및 공급량 간에 불균형을 초래한다. 또한 수술 중 저체온은 면역반응을 저하시키고, 산염기 불균형을 초래하고, 혈액응고 효소반응을 저하시켜 수술 중 출혈이 심해지며, 수술 후 회복을 지연시키며, 수술부위 감염증에의 이환율을 높인다. 그외에도 저체온은 신기능 장애, 약물대사 저하, 정신장애와 상처회복지연 등의 해로운 영향을 미친다. 인체는 저체온에 대한 보상기전으로 전율을 이용하여 체열 생산을 시도하나 마취 중에는 전율이 나타나지 않으며 마취로부터 회복된 후 주로 발생된다. 전율이란 1초당 10~20회 정도 골격근이 불수의적으로 수축과 이완을 반복하는 것으로 이때 일어나는 무산소성 대사 과정 중 젖산이 과잉 생산되어 산염기 불균형을 초래하기도 한다. 특히 저체온으로 인한 진전(shivering)은 산소 소비율을 3~4배나 증가시키고[1] 동맥혈 산소 포화도를 저하시키고, 심근 경색증과 협심증에 대한 위험을 증가시킨다.

3) 저체온의 예방 및 치료

수술 후 진전은 meperidine의 정맥 투여로 완화될 수 있지만 가장 좋은 방법은 수술 중 정상 체온을 유지시켜 저체온을 예방하는 방법이다. 수술 중 정상체온유지를 위한 가온요법에는 피부가온요법, 수액가온요법 및 기도내 공기 가온법이 있다. 피부가온요법에는 복사열등, 전기담요, 공기순환담요 및 물순환 담요가 있고 이러한 담요는 사용방법도 용이하고 경제적이다. 담요는 등 아래에 적용하는 것에 비해 복부 및 하지를 덮어주는 것이 효과적이며, 담요로 복부 및 하지를 덮을 경우 1시간당 0.75℃ 정도의 심부 체온을 증가시킬 수 있다. 특히 42℃ 이상의 전기 담요를 등 아래에 깔아주는 경우 화상의 위험성이 있어 전기담요는 38℃ 이하로 유지시킨다.[5]

실온의 수액 1,000mL을 수술 중 정맥 내 투여하면 체온이 0.25℃ 정도 저하되므로 1시간에 2,000mL 이상의 수액 또는 수혈을 하는 경우 수액가온요법이 필요하다.[12] 수액가온 요법은 수액이나 혈액을 37℃로 가온시켜 정맥내 투여한다.

수술환자의 저체온 예방을 위한 간호 중재 전략은 다음과 같다.

- 저체온 위험 요인을 파악한다.
- 체온을 자주 측정한다.
- 수술실의 온도를 23~25℃ 정도를 유지한다.
- 수술 후 가온 담요를 적용해 준다.
- 마취 중 수액세트는 수액 가온기를 통과시켜 따뜻한 수액을 제공한다.

Rerferences

1. 마취통증의학(2003). 대한마취과학회, 여문각
2. 마취과학 (2002). 대한마취과학회, 여문각.
3. 이태훈 (2007). 의약품집, 가천의과학 대학교 길병원
4. Abelha FJ, Castro MA, Neves AM, Landeiro NM, Santos CC (2005). Hypothermia in surgical intensive care unit. *BMC Anesthesiol, 5*(7), 1-10.
5. Crino MH. Nagel EL (1968). Thermal burns caused by warming blankets in the operating room. *Anesthesiology, 29*, 149-151.
6. Flores-Maldonado A, Guzman-Llaney Y, Casteneda-Zarate S, Pech-Colli J, Alvarez -Nemegyei J, Cervera-Saenz M, Canto-Rubio A, Teraazas-Olguin MA (1997). Risk factors for mild intraoperative hypothermia. *Arch Med Res, 28*(4), 587-590.
7. Heinemann. Longnecker DE, & Murphy FL(1997). Introduction to Anesthesia, W. B. Saunders Company.
8. Morgan GE, Mikhail, MS, Rurray MJ(2006). Clinical anesthesia 4th, Mc Graw Hill
9. Rothrock JC(2003). Alexander's Care of the Patient in Surgery. 12th Edition, Mosby.
10. Stoelting, RK, & Miller RD(2000). Basics of Anesthesia, 4th Edition, Churchill Livingstone.
11. Pestana C(2000). Fluid and electrolytes in the surgical patients, 5th Ed. Lippincott, Williams & Wilkins.
12. Sessler DI (1994). Consequencies and treatment of perioperative hypothermia. *Anesthesiol Clin North America, 12*, 425-456.
13. Smeltzer SC, Bare BG (1996). Brunner & Suddarth's Textbook of Medical-Surgical Nursing, 8th Edition, Lippintcott.
14. Smeltzer SC, Bare BG, Hinkle JL, Cheever KU (2008). Brunner & Suddarth's Textbook of Medical-Surgical Nursing, 11th Edition, Lippintcott Williams & Wilkins

9 지혈과 냉온요법

1. 국소적 지혈

1) 지혈 기전

지혈(hemostasis)이란 출혈을 방해 또는 저지하는 것으로 생리적 방어기전과 인위적 방법에 의한 2가지 방법이 있다. 조직 손상 및 수술에 따른 생리적 지혈은 혈관 수축, 혈소판 마개(platelet plug) 형성과 혈액 응고의 3가지 과정에 이해 일어난다 조직 손상 후 혈관 수축과 혈소판 마개 형성은 거의 수 초 이내에 이루어지는 반면 혈액응고는 혈관 손상 후 5분 이내에 이루어진다. 혈소판 마개는 손상된 혈관으로 이동하여 혈관의 손상부를 메꾸어주는 방벽의 역할을 한다.

혈소판이 손상된 혈관 조직을 통과하면서 파괴되면 serotonin과 thromboplastin(제Ⅲ 혈액응고인자)을 방출하며 serotonin은 혈관을 수축시켜 손상 조직으로 들어가는 혈류를 저하시킨다.[6] thromboplastin은 Ca ion과 결합하여 prothrombin(제Ⅱ 혈액응고인자)을 thrombin으로, thrombin은 fibrinogen(제Ⅰ 혈액응고인자)을 fibrin으로 변화시켜 혈괴를 생성하며 이때 생성된 혈괴(blood clot)가 손상 혈관을 막아주는 혈소판 마개로써 지혈작용을 한다.

그러나 수술 중 조직 절개로 나타나는 출혈을 생리적 방어기전에 의한 지혈로 해결 할 수는 없으며 인위적인 국소적 지혈 방법을 이용해야 한다. 국소적 지혈의 목적은 손상 및 절단 혈관의 출혈을 막는 데에 있으며 기계적 방법, 냉온 적용법과 화학적 물질을 이용한 3가지 방법이 있다.

(1) 기계적 방법

① 압 박

압박(manual pressure)이란 출혈부 조직이나 혈관을 손으로 눌러주는 방법으로 지혈감자(hemostatic clamp)와 비교하여 조직이나 혈관에 대한 손상이 거의 없다는 이점이 있다. 특히 출혈부위로 들어오는 동맥혈관을 손으로 압박하면(digital pressure) 대량 출혈은 물론 삼투성 출혈(oozing bleeding)에 대한 지혈을 할 수 있다.

② 지혈 감자

출혈을 막기 위해 출혈 혈관에 일시적으로 사용하는 기구를 지혈감자라고 하며, homostat, kelly와 mosquito 등이 있다. Hemostat 끝에는 횡으로 된 깊은 톱니가 있어 출혈 혈관을 강하게 압박하여 지혈을 유도하는데 지혈감자 사용에 의한 조직의 손상이나 괴사는 거의 없다고 한다. 그러나 조직 손상을 최소화하고 조직 손상 후 나타날 수 있는 혈전증을 예방하기 위해 무손상성 지혈감자를 사용하는 것이 바람직하다. 지혈감자로 출혈점을 잡은 후 이어서 봉합사로 결찰한다.

③ 결찰 및 봉합결찰

지혈감자로 잡은 손상 혈관을 봉합사로 결찰(ligation or kelly tie)을 하지만, 맥박이 느껴지는 동맥 혈관(artery with pulsation)을 단순히 결찰하는 경우 봉합사가 동맥 혈관으로부터 미끌어져 나가 심각한 출혈이 초래할 수 있다. 봉합사가 동맥 혈관의 끝이나 조직으로부터 미끄러져 빠져나가는 것을 막기 위해 봉합사를 결찰하고자 하는 혈관 및 주변 조직을 관통시킨 후 결찰하는 봉합결찰(suture tie) 또는 관통봉합(transfixation ligature)을 적용한다.

④ Digital compression

Digital compression은 출혈부 상부에 위치하는 동맥 혈관을 직접적으로 압박하는 것으로 혈류를 저하시켜 다량의 출혈을 방지할 수 있으나 일시적 사용에 불과하다.

⑤ 지혈대 사용

주로 정형외과에서 사지 수술에 지혈대를 사용하는데 지혈대의 장시간 사용은 조직의 괴사 위험이 있으므로 안전성을 고려한다. 지혈대 적용부의 피부에 면솜 및 거즈(elastic 또는 Ace 붕대) 등을 두툼하게 감아 피부를 보호해주며, 지혈대를 조이기 전 지혈대 적용부위의 하부를 들어올린 상태에서 원위부에서 근위부쪽으로 탄력붕대를 감아 정맥 환류를 시킨 후 지혈대를 적용한다. 특히 마취인력은 지혈대 사용 후 45분 경과시, 그 후에는 15분마다 지혈대의 적용 시간을 외과의에게 알리며, 지혈대 적용 시간이 1시간 30분을 초과하지 않도록 조정한다.

⑥ Bone wax and Ostene

뼈는 많은 모세혈관과 골수를 가지고 있는 혈관성 조직으로 특히 척추 및 흉골은 고도의 혈관성 조직이다. 뼈의 절제 및 절개 중 출혈이 동반되는데 연조직의 지혈에는 전기소작법을 적용하지만 뼈조직의 Harversian canal과 Volkman canal에 위치하는 모세혈관에는 접근이 용이하지 않아 전기소작법을 적용할 수가 없다. 오랫동안 뼈조직의 출혈부위에 밀랍(beeswax)의 일종인 bonewax를 사용해 왔다. Parraffin을 포함하고 있는 bonewax는 기계적으로 Harversian canal과 Volkman canal의 구멍을 막거나 또는 혈응괴 형성을 유도하여 지혈을 가져온다. 뼈조직의 출혈부위에 bonewax를 얇게 도포하면 신속하게 뼈조직의 지혈을 유도할 수 있다. 그러나 bonewax는 일단 적용해주면 적용부에서 제거하기가 어렵고, 새로운 뼈조직의 생성과 뼈조직의 결합을 방해하는 기계적 방벽으로 작용하고 있어 뼈의 결합이 중요한 뼈 융합수술에는 bonewax를 사용하지 않는다. 또한 bonewax를 사용한 경우 감염율이 높은 것으로 알려져 있다.[8]

Bonewax를 사용한 42개의 척추수술 중 6case에서 수술 후 뼈조직의 감염증이 발생하였으나 bonewax를 사용하지 않은 62 case의 수술 중 단지 1case에서 감염증이 발생한 것으로 보고하였다.
Gibbs L, Kakis A, Weinstein P, Conte J(2004).

최근 bonewax가 골아세포의 생성 및 뼈조직의 결합을 방해하며 감염율을 증가시킬 수 있는 이물질로 작용한다는 우려 속에서 bonewax를 대체할 수 있는 수용성 뼈조직 지혈제로 Ostene (alkylene oxide copolymer)이 개발되었다. Ostene은 ethylene 및 propylene oxide 유도체로 불활성이며 체내에서 대사되지 않으며 대사되지 않은 채로 체외로 배설되며 뼈조직의 회복을 방해하거나 감염율에 영향을 미치지 않는다고 한다.[15]

⑦ Ligating clip

Ligating clip이란 혈관 또는 조직의 내강 패쇄에 이용하는 작은 V자형의 staple로 stainless steel, tantalum 또는 titanium 재질이 있다.

ligating clip은 흔히 동맥, 정맥, 신경 및 섬세한 조직에 영구적으로 적용하여 신속하게 결찰 효과를 얻을 수 있다. Stainless steel clip이 경제적이나 CT, MRI (magnetic resonance imaging)이나 방사선상 검사에서 가공물을 보여주어 판독 오류를 초래하는 문제점이 있다. Titanium이나 비흡수성 중합체 clip은 다소 비싸기는 하지만 방사선상 검사에 영향을 거의 미치지 않는다는 장점이 있다. Ligating clip applier에 따라 다양한 size의 ligating clip을 사용한다(그림 9-1).

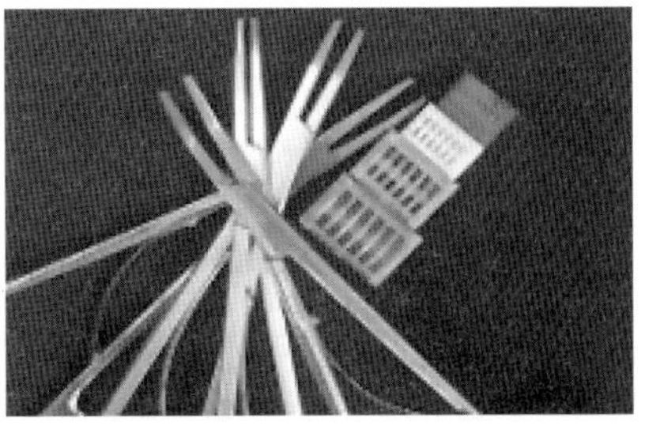

그림 9-1. ligating clip

(2) 냉온에 의한 국소적 지혈

① 냉찜질

냉찜질(cold pack)은 혈관을 수축시키고 혈관내피세포의 밀착을 촉진시켜 혈류를 저하시켜 지혈을 얻을 수 있다. 대개 iced saline을 출혈부에 직접적으로 접촉시키면 혈관 수축으로 신속한 지혈을 얻을 수 있다.

② 저체온

성인의 경우 26℃, 소아의 경우 20℃로 체온을 저하시키면 인체 대사가 저하되면서 조직에서의 산소 요구도가 현저히 감소하며, 조직에서의 산소 요구도 감소는 출혈을 억제한다. 그러나 저체온(hypothermia) 요법은 혈압을 하강시켜 혈액순환을 저하시키고, 혈액의 점성도를 증가시켜 혈액을 농축시키며, 수술부위의 혈액 정체를 초래하여 수술 시야가 선명하지 못하다는 문제가 있다. 전신적 저체온 요법(generalized hypothermia)에 의한 지혈효과를 얻으려면 35℃ 이하로 체온을 유지시켜야 하나 이러한 저체온 상태에서는 진전(shivering)이 심하며 실실 세동(ventricular fibrillation)과 혈소판 감소증 등이 나타날 수 있기 때문에 일반적 수술에서 지혈목적을 위해 전신적 저체온 요법을 선택하지는 않는다. 주로 다량의 출혈이 예상되는 심장, 뇌 및 간과 같은 장기의 수술에서 지체온 요법을 적용한다.

③ 한냉요법

1800년대부터 이용하기 시작한 한냉요법(cryotherapy)은 최근 피부종양, 간종양, 전립선 암과 자궁경부 이형성증의 치료에 적용하고 있으며, 부인과 수술이나 신경외과 수술에서 사용하는 한냉수술(cryogenic surgery)은 -50℃(-20℃에서 -80℃)의 온도를 이용한다. 조직에 직접 접촉되는 배관을 -20℃에서 -80℃로 냉동시킨 후 적용부 조직에 접촉시키면 냉동배관은 조직, 모세혈관, 세동맥과 세정맥 등에 한냉성 괴사를 가져온다. 조직의 한냉성 괴사는 지질 분자의 탈수와 변성(denaturation) 때문에 나타나는 현상으로 알려져 있다. 냉동배관이 조직과 접촉하면 모세혈관에 혈전이 형성되면서 조직이 괴사된다. 그러나 냉동배관이 동맥 혈관에 접촉하면 동맥의 혈관벽은 냉동되나 동맥 혈관내의 혈액은 응고되지 않으므로 냉동된 동맥 혈관이 해빙되면 다시 정상적인 혈액순환이 이루어진다. 한냉요법은 조직에 대한 침해성이 비교적 적고, 출혈이 적으면서 통증도 적고 비용이 적다는 장점이 있다.

④ 전기소작법

온열은 단백질의 응고로 지혈 효과를 가져오는데 A.D. 150년경 Galen이 소개한 소작법(cauterization)을 1928년 Cushing과 Bovie가 미세혈관의 지혈에 사용할 수 있는 전기소작술로 개발하였다. Bovie는 고주파의 교류(alternating current)를 이용하여 조직을 절개하고 조직을 응고시켜 지혈작용을 얻을 수 있는 전기소작기를 개발했고, Cushing이 전기소작기를 신경외과 수술에 이용한 후 여러 수술에 광범위하게 이용되기 시작하였다. Bovie가 전기소작기를 개발하였기 때문에 전기소작기를 Bovie라고도 부르고 있다.

전기소작술(electrosurgery or electrocauterization)은 고주파의 전기 에너지를 조직에 직접 접촉시켜 조직의 절단, 응고, 파괴 및 탈수를 가져오는 방법을 뜻한다. 교류전류로부터 발생된 열은 전기소작기의 끝(electrocautery tip)을 통해 조직으로 전달되어 조직을 응고 시키고 지혈을 유도한다. 전기소작기(그림 9-2)를 사용할 경우 조직의 신속한 응고작용과 지혈작용을 가져올 수 있는 충분한 전류가 이용되어야 하나 인체 조직과 전기소작기 간의 전위차가 클 때 나타날 수 있는 전기 불꽃 즉 전호(arc)를 유발시킬 수 있는 강한 전류의 사용은 피해야 한다.

전기 소작기의 사용으로 인한 피부 화상을 방지하기 위해 접지판(ground plate, bovie plate)을 반드시 사용해야 한다. 가능하면 접지판과 인체의 접촉면을 넓게 해주어 체내로 들어간 에너지가 인체의 넓은 면을 통해 체외로 방출되도록 한다. 접지판의 부착 위치로는 심장으로부터 멀리 떨어져 있고, 근육이 넓게 발달되어 있으며, 뼈 돌출부위나 관절부위를 피하며, 체모나 반흔 조직이 없는 부위를 선택하는데 둔부나 대퇴부위가 적절하다. 만약 전기소작기를 사용하는 도중 접지판이 인체로부터 분리되면 전기소작기를 통해 체내로 들어온 전기 에너지는 심전도 감시를 위해 부착한 electrocardiographic leads와 같은 곳을 출구로 사용하여 체외로 방출된다. 표준 접지판과 비교하여 electrocardiographic leads의 면적이 대단히 좁으므로 electrocardiographic leads와 접한 피부가 화상을 입게 됨은 물론 심장에 전기적 충격을 줄 수 있으므로 위험하다.

전기소작술의 기능에는 응고(coagulation), 순수한 절단(pure cutting), 응고작용이 나타나는 절단(coagulation and cutting)의 3가지가 있다. 전기소작술의 중요한 장점은 신속한 지혈작용으로 수술 소요시간을 단축시킬 수 있다는 점이지만 결찰법(ligature)에 의한 지혈방법과 비교해 볼 때 조직의 괴사가 더 많은 것으로 알려져 있다. 전기소작기 사용시 나타날 수 있는 전호의 위험으로 인화 폭발성이 있는 알코올이나 acetone 제제의 사용을 피해야 한다.

또한 접지판(patient return electrod)과 피부와의 접촉면을 극대화시키기 위해 스테인레스 접지판에 electrojel을 발라주거나 생리식염수에 적신 방포를 환자 피부와 접지판 사이에 놓기도 하지만 스테인레스 접지판은 유연성이 없어 스테인레스 접지판과 피부와의 접촉면을 넓게 해줄 수 없었다. 그 후 고무로 만들어진 접지판이 선을 보인 후 최근에는 종이처럼 유연하고 접착제가 붙어 있는 1회용 접지판이 일반화되고 있다.

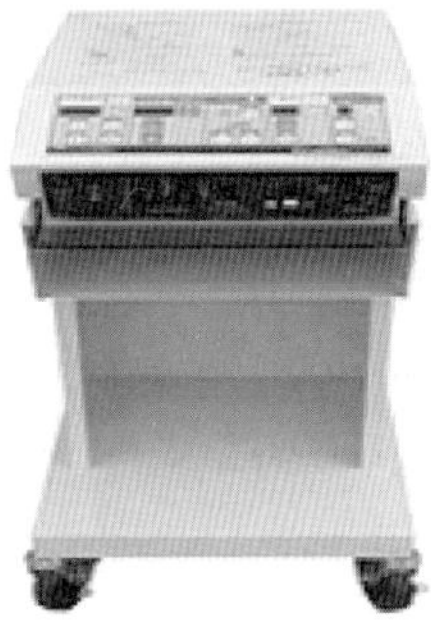

그림 9-2.
electrosurgical unit

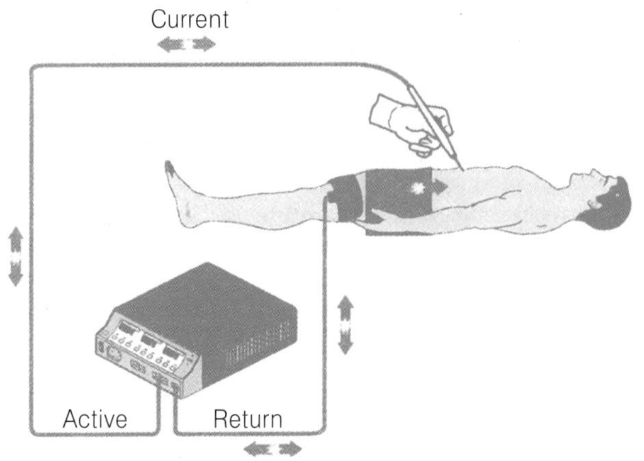

그림 9-3. **Monopolar electrosurgical circuit**

⑤ **Unipolar and bipolar cautery**

Unipolar cautery는 지혈, 절개 및 절제에 사용되는데 파형 변화가 거의 없는 불감쇠된(undamped) 고주파 전류(high-frequency electrical current)가 조직을 통과할 때 전극(electrode)은 출혈을 동반하지 않는 나이프로 기능한다(그림 9-3).

전류가 조직 절개면의 양쪽 가장자리에 있는 세포를 파괴하고, 조직의 절개면은 약간의 열손상을 입으면서 혈전이 생기며 지혈이 된다. 고주파의 교류전류가 조직을 통과할 때 세포는 급격히 탈수가 되며 조직 내의 혈관도 응고되는데 이 과정 중 주변 조직에 광범위한 손상도 초래할 수 있다. 응고가 필요한 부분은 절단된 혈관의 양쪽 끝부분이므로 최저 수준의 강도에서 응고를 얻는 것이 주위 조직의 손상을 최소화할 수 있다. Cutting cautery는 광범위한 절제가 이루어지는 수술이나 피부 또는 근육이 노출되는 수술에서 수술소요시간을 단축하며 혈액손실을 감소시키는 이점이 있다.

Bipolar cautery는 unipolar cautery에 비해 보다 섬세하게 조직에 적용할 수 있고 조직에 대한 손상도 보다 더 국소화 할 수 있으므로(그림 9-4) bipolar instrument는 미세혈관이나 미세신경수술에서 지혈을 위해 많이 사용된다.

⑥ **Hemostatic scalpel**

Hemostatic scalpel은 예리한 나이프의 이점과 가열된 나이프의 기능을 조화시켜 조직의 절개에 이용하고 있다. 적용된 열(heat)은 절단된 혈관의 양쪽 끝을 응고시켜 지혈시킨다.

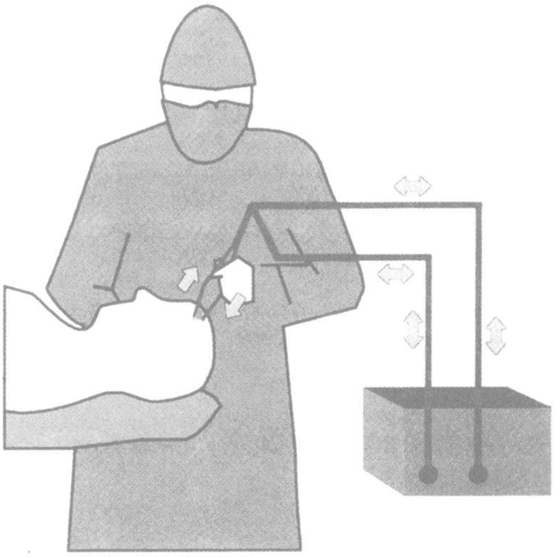

그림 9-4. Bipolar electrosurgical circuit

(3) 화학적 방법에 의한 국소적 지혈

국소적 지혈에 이용하는 화학적 방법에는 혈관수축제, 혈액응고제와 hygroscopic substance가 있다.

① 수렴제

수렴제(styptics)란 혈관의 수축작용으로 지혈 효과를 가져오는 약물로써 편도절제술과 관련한 점막 부위의 삼출성 출혈이나 국소마취의 지혈에 주로 이용된다. 수렴제로 epinephrine과 tannic acid를 이용하는데 epinephrine의 국소적 사용량이 과다할 경우 전신순환으로 들어가 불안, 심계항진, 부정맥 및 심실 세동 등의 부작용이 나타나므로 주의한다. Epinephrine은 대개 20만~40만 : 1로 희석하여 사용하는데[12] 20만:1로 희석할 경우 생리식염수 20mL 또는 국소마취제 20mL에 0.1% epinephrine 용액 0.1mL을 혼합하여 사용한다.

② 혈액응고제

혈액응고제는 혈액응고과정에 관련된 성분으로 트롬빈(thrombin)과 트롬보플라스틴(thromboplastin)이 있다. thromboplastin은 prothrombin을 thrombin으로 변화시키며, thrombin은 fibrinogen을 fibrin으로 변화시키는데 특히 thrombin은 혈액응고 과정을 가속화시켜 모세혈관의 출혈을 억제해 준다. thrombin 분말을 출혈 부위에 뿌리거나 thrombin 용액에 gelfoam을 담갔다가 출혈 부위에 접착시키며 thrombin은 국소적 부위에 적용하며 어떠한 형태로도 주사는 하지 않는다.

③ Hygroscopic substance

1911년 Cushing은 국소적 지혈제를 처음으로 소개한 후 다양한 국소적 지혈제가 생산되었는데 국소적 지혈제는 취급이 간편하며, 흡수가 신속하며, 자극성이 없고 전신적 응고 과정에 영향을 미치지 않아야 한다. Hygroscopic substance는 국소적 지혈제로 주변 조직으로부터 수분을 흡수하여 체적을 증가시킨 후 손상된 혈관을 메꾸는 물질로써 gelatin foam (Gelfoam), oxidized cellulose (Oxycel), oxidized regenerated cellulose (Surgicel) 및 microfibrillar collagen (Avitene) 등이 있다. Hygroscopic substance를 혈관 손상 부위에 접착시키면 주변의 수분을 흡수하면서 손상부위를 눌러주고 손상 부위의 틈을 메꾸어 혈괴의 형성을 도와준다.

gelatine sponge (Gelfoam and Surgifoam)

gelfoam은 gelatin에서 추출한 흰색의 스폰지 형태를 하고 있는 국소적 지혈제로 물에 용해되지 않으며, 혈액응고과정에 직접 관여하기 보다는 출혈부위를 압박하는 물리적 기능을 한다. Gelfoam은 출혈부에서 중량의 45배 정도의 혈액을 흡수한 후 1주내에 액체화된 후 4~6주에 체내로 완전히 흡수된 후 식작용에 의해 조직으로부터 제거된다.[16] Gelfoam을 단독으로 사용하기도 하지만 생리식염수, thrombin 및 epinephrine 용액에 적셔서 사용하는데 조직에 대한 독성이 없고 무자극적이나 상처 회복을 지연시킨다.

모세혈관 출혈부에 gelfoam을 직접 대어주면 gelfoam에 fibrin이 축적되고 gelfoam이 주변으로부터 수분을 흡수하며 팽창하면서 단단한 혈괴를 형성한다. 또한 gelfoam으로 이동한 혈소판이 파괴되면서 thromboplastin이 방출되며 thromboplastin은 Ca ion과 결합하여 복잡한 과정을 거쳐 prothrombin(제Ⅱ 혈액응고인자)을 thrombin으로 변화시킨다. Thrombin은 fibrinogen(제Ⅰ 혈액응고인자)을 fibrin으로 변화시키며 혈괴를 생성하며 이때 생성된 혈괴가 손상 혈관을 막아주어 지혈작용을 한다. 특히 gelfoam을 thrombin과 함께 사용할 경우 gelfoam이 thrombin를 흡수하여 출혈 조직으로 운반하므로써 지혈 효과가 보다 용이해진다.

피부 절개부의 봉합면에 gelfoam을 사용할 경우 봉합부의 창상 회복을 방해하므로 사용하지 않으며, 돼지 콜라겐에 알러지가 있는 경우에도 사용하지 않는다. gelfoam은 멸균상태로 포장하여 공급되며, 포장 개봉 후 사용하지 않을 경우 다시 재소독하여 사용할 수 없다.

Oxidized cellulose (Oxycel과 Surgicel)

Oxycel과 surgicel은 혈액과 화학반응을 일으켜 인공적 혈괴로써 기능할 수 있는 점착성 물질을 만들어 주는 셀루로스성 물질로 비활성이다. Oxycel은 pad 형태로 되어있고 surgicel은 니트 형태로 되어 있는데 건조한 상태로 사용하며 조직에 사용한 후 1~4주 사이에 액체화한 후 조직으로 부터 제거된다.

oxidized cellulose로 출혈부에 덧대어 준 후 봉합을 하며 출혈부위에 oxidized cellulose을 대고 출혈이 멈출 때까지 단단히 눌러준다. Oxidized cellulose가 혈액과 접촉하면 부피가 커지고 혈괴가 만들어지면서 지혈작용을 하게 된다. 모세혈관과 정맥성 출혈에 소량을 이용하여도 지혈의 효과를 얻을 수 있다. 뼈조직에 사용된 oxidized cellulose는 흡수되지 않고 남아있어 뼈조직의 재생을 방해하므로 뼈조직에는 사용하지 않는다. Surgicel은 항균성 작용이 있다.

Microfibrillar collagen (Avitene 또는 Instat)

소의 진피 조직에 있는 콜라겐을 정제하여 만든 것으로 성긴 섬유조직의 형태로 되어 있으며 건조한 상태로 이용한다. 출혈부위에 avitene 또는 instat를 대어주면 혈소판이 avitene으로 모여들고 신속하게 휘브린이 형성된다. avitene은 광범위한 조직의 삼투성 출혈(oozing)에는 물론 뼈조직의 출혈에도 사용할 수 있다.

2. Medical LASER

LASER (Light Amplification by Stimulated Emission of Radiation)란 일종의 빛 방사로 레이저 에너지를 생산하는 장비를 뜻한다. 의료분야의 레이저에 이용하는 방사선은 인체에 노출되어도 세포의 DNA에 영향을 주지 않으며, 인체에 해로운 이온화 방사선을 생산하지 않으므로 임신 여성에게도 사용할 수 있다.

햇볕은 다양한 색상과 다양한 파장으로 구성되어 있으나 레이저 빔은 단일 색과 단일 파장으로 구성되어 있다. 레이저 빔은 절서정연하며 체계적이며 동일한 방향으로 진행하는 접착력이 있으나 햇빛은 질서정연하지 않으며 접착력이 없다. 전등 빛은 평행하게 진행하지 않아 진원지로부터 멀리 나갈수록 빛의 강도를 잃게 되나 레이저 빔은 산란되지 않고 평행하게 진행하여 진원지로부터 멀리 나가도 빛의 강도를 잃지 않으므로 렌즈에 통과시켜 형태를 변화시키면 특정 부위로 에너지를 집중시킬 수 있다.

1) 레이저(LASER) 기술의 이점

수술기법을 발전시킨 의료장비로 인정받고 있는 레이저의 이점은 아래와 같다.

· 소혈관의 응고로 수술 중은 물론 수술 후에도 혈액 손실이 적다

· 임파계 응고로 수술 후 부종을 저하시키고 임파계 악성 암세포의 확산을 저하시킨다.

· 신경 말단부를 봉하여 수술 후 통증을 완화시킨다.

· 레이저 광선에 노출되는 부위에서 생성되는 열로 조직을 멸균한다.

· 흉터 생성을 최소화 시킨다.

· 적용 목표 조직의 손상을 최소화시킨다.

· 수술 및 마취로 부터의 회복시간을 단축시킨다.
· 전신 마취 대신에 국소 마취로 수술이 가능하다.
· 레이저 에너지를 목표조직으로 전달할 때 반사, 산란, 전도와 흡수가 일어난다.

① 반 사

레이저 빔이 인체 조직면과 접촉된 후 반사하여 레이저 빔의 방향이 변화하는 것으로 레이저 빔을 직접 조직 면에 접촉시키기가 어려운 경우 반사경으로 레이저 빔을 반사시켜 목표 조직에 접근시킨다.

② 산 란

레이저 빔이 보다 넓은 조직으로 발산되는 것으로 레이저 빔의 파장이 여러 방향으로 흩어질 때 레이저 빔의 강도가 저하된다. 특히 Nd : YAG 레이저 빔은 내시경의 상부로 역산란되어 시술자와 접하는 내시경의 끝부분과 시술자의 눈에 부담을 줄 수 있다.

③ 투과(transmission)

접촉면에 열손상을 주는 것 없이 레이저 빔이 조직 및 체액을 통과하는 것으로 Argon 빔은 투명한 체액이나 투명 조직을 통과한다. 예를 들면 Argon 빔은 각막, 수정체 및 초자체를 통과한 후 망막에 도달한 후 망막의 출혈점을 지혈시키는 광응고(photocoagulation) 기능을 한다.

④ 흡수(absorption)

레이저 빔이 조직으로 흡수되면서 조직을 가열시키고 심각한 열 손상 없이 조직을 파괴하며 조직에 포함된 색소에 따라 레이저 빔이 선택적으로 흡수되어 조직을 파괴한다.

목표조직의 밀도, 경도, 색깔 또는 수분 함유도와 레이저 빔의 파장이 레이저 빔의 흡수율을 결정하는데 예를 들면 착색 조직은 Argon 레이저의 빛을 흡수한다. CO_2 레이저 빔은 조직 표면으로부터 0.1~0.2mm 정도 깊이까지 흡수되는 반면 Holmium 레이저 빔은 조직 표면으로부터 0.4~0.6mm까지 흡수된다. 또한 Argon 레이저 빔은 착색 조직의 1~2mm 깊이까지 흡수되나 Nd:YAG 레이저 빔은 착색 조직의 3~5mm 깊이까지 흡수된다.[12]

레이저 빔의 온도가 증가하면 레이저 빔의 조직 가온반응이 보다 분명해지며, 레이저 빔이 조직으로 흡수될 때 조직내 수분이 가열되어 조직에 대한 열 효과가 나타난다. 레이저 빔의 온도가 상승하면 세포내 수분이 가열되어 증기화 되면서 세포의 단백질이 파괴된다. 마지막으로 세포내 압력이 상승되면서 세포막이 파열되고, 세포성 괴사물을 가온시키고 조직을 태운다. 레이저 빔은 주변 조직도 함께 가열시켜 열손상을 주며, 주변조직의 열손상 정도는 레이저 빔의 노출 시간에 달려있다.

2) LASER System

최근 의료 분야에는 다양한 파장의 레이저 빔이 이용되고 있다(표 9-1). 레이저 시스템은 레이저 헤드(LASER head), 자극원(excitation source), 냉각장치(ancillary components)와 전달장치(delivery system)로 구성되어 있다(그림 9-5).

① 레이저 헤드

공조 용기로써 이곳에서 레이저 에너지가 만들어지고 증폭되는데 레이저 헤드 내부에 레이저 빛을 발생시키는 광자(photon)를 생산할 수 있는 활성 매체가 담겨져 있다. 활성 매체에는 기체(CO_2 또는 Argon), 고체(Nd:YAG와 같은 단단한 crystal), 그리고 액체(염료) 등이 있다.

② 자극원

레이저 헤드 내부를 채우는 활성 매체를 흥분시키는 에너지원을 공급하는 곳으로 에너지원에는 섬광, 전기, 전파, 배터리와 화학물질이 있다. CO_2 가스 레이저는 전류 또는 전파, Nd:YAG 레이저는 섬광, 그리고 Diode 레이저(gallium arsenide laser)는 전기 에너지에 의해 흥분된다.

표 9-1. LASER의 색상 및 파장

LASER	COLOR	WAVE LENGTH (nm)
Excimer ArF KrCl KrF XeCl XeF	ultraviolet	 193 222 248 308 351
Argon	blue green	488 515
Frequency-doubled YAG(KTP)	green	532
Krypton	green yellow red	531 568 647
Dye	red yellow	632 577-585
Nd-YAG	infrared	1064, 1318
Holmium YAG	infrared	2100
Carbon dioxide	infrared	10600

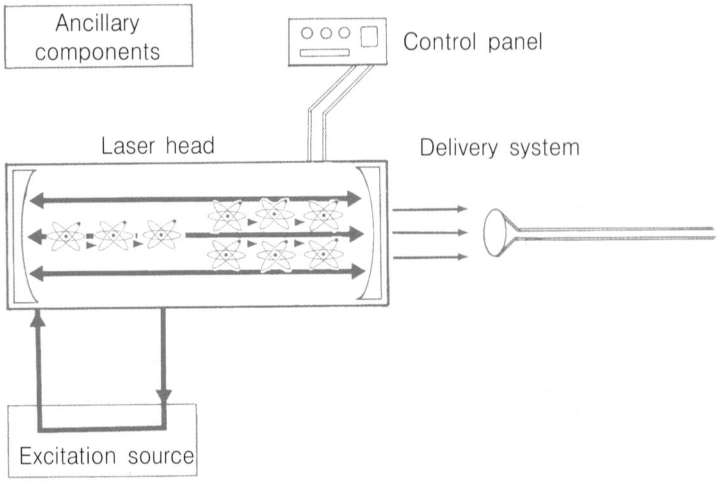

그림 9-5. **LASER system**

③ 냉각장치

레이저 헤드가 과열되는 것을 막고 적절한 온도를 유지하도록 도와준다.

④ 조정판(Control panel)

레이저 에너지의 전달을 조절하는 판으로 레이저 빔의 세팅, 형태 또는 노출시간에 따라 선택할 수 있다. 전산화 조작으로 조정할 수 있어 외과의가 수술 중 직접 레이저 빔을 조절할 수 있다.

⑤ 전달장치

레이저 헤드로부터 목표 부위로 레이저 에너지를 전달하는 장치로 CO_2 레이저는 특수 거울장치, 그리고 Argon, Nd : YAG과 Holmium 레이저는 섬유장치를 통해 레이저 에너지를 조직으로 전달한다.

3) 레이저의 종류

레이저는 장파장의 적외선으로부터 가시광선 그리고 단파장의 자외선에 이르는 다양한 파장을 이용하고 있다.

(1) CO_2 레이저

일반적으로 많이 사용하며 파장은 10600nm로 전기 자기장 스펙트럼 중 적외선 영역에 위치해 있다. CO_2 레이저 빔은 표면으로부터 0.1~0.2mm 정도 깊이에 있는 조직내 수분으로 흡수된다. 조직 반응의 정도는 조직내 수분에서 흡수한 레이저 빔에서 생산된 열의 양에 의해 결정된다. 따라서 CO_2 laser 빔과 조직과의 접촉 시간이 길어질수록 조직 파괴가 많아지면 레이저 빔이 조직으로 깊이 침투한다. CO_2 레이저 빔에 의한 조직 반응은 눈에 보이며 적용 부위의 색깔에는 영향을 미치지 않는다. CO_2 레이저는 자극원으로 전기 또는 전자파를 사용할 수 있다.

(2) YAG (Yttrium-Aluminum-Garnet) 레이저

Erbium-YAG solid crystal 레이저는 2940nm 파장의 레이저 빔을 생성하며 빔의 에너지는 조직의 표층부로 침투하며 조직내 수분이 흡수한다.

Holmium-YAG 레이저는 2100nm 파장의 빔을 생성하며 에너지를 조직으로 신속하게 전달하며 수분으로 흡수된 빔은 표면으로부터 0.4~0.6mm 정도의 깊이까지 침투한다. Holmiun YAG 레이저는 적용 목표 조직까지 에너지를 정확히 침투시켜 목표 조직을 제거한다는 점에서 CO_2 레이저와 유사하다.

Nd-YAG 레이저는 파장 1064nm 정도의 적외선 파장 영역에 속하는 빔을 방출하는 비가시 광선으로 대개 가시광선에 속하는 Helium-Neon beam을 함께 병용한다. Nd-YAG 파장은 투명액이나 투명 조직을 투과하여 어두운 조직으로 흡수되는 경향이 있다. 또한 조직 내에서 산란되면서 거의 5mm까지 열손상을 입힌다.

(3) KTP (Potassium Titanyl Phosphate) 레이저

1064nm 파장의 Nd-YAG 레이저가 KTP 레이저를 통과하면 532nm의 초록색 빔으로 변형되는데 KTP 레이저는 1064nm의 레이저 빔을 532nm의 레이저 빔으로 파장을 짧게 해주는 역할을 한다. 이때 생성된 532nm의 빔은 가시광선에 속하며 532nm 파장의 빔이 조직에 미치는 효과는 Argon 빔과 거의 유사하다. 532nm 빔은 적용 목표조직의 색깔에 의해 선택적으로 흡수되는데 주로 헤모글로빈, 멜라닌 그리고 착색 조직이 흡수하며 투명 액체 및 투명 구조물은 투과시키며, 침투 깊이는 1~2mm 정도이다. 현재 KTP 레이저는 전립선 비대증 치료에 사용하고 있다.

(4) Argon 레이저

Argon 레이저는 안과 및 피부과에서 주로 사용하는데 Argon 빔은 투명 액체 또는 투명 조직을 투과하며 조직의 침투 깊이는 1~2mm 정도이다. Argon 레이저는 파장 488nm와 515nm 정도의 청색과 녹색의 가시광선을 생산하는데 2개의 파장을 동시에 내므로 레이저 빔의 조직 흡수를 완벽하게 해준다.

Argon 에너지는 주로 헤모글로빈, 멜라닌 그리고 착색 조직에서 흡수하며 밝은 색깔의 조직에서는 흡수가 저하된다. 조직으로 흡수된 에너지는 열로 전환되어 조직의 응고 및 비등(vaporization)을 초래한다. 착색 조직의 선택적 흡수력이 좋기 때문에 착색 조직 주변의 밝은 색상 조직에 대한 손상이 적은 편이다.

(5) 가변 색소 레이저(Tunable Dye LASER)

가변 색소 레이저는 가시광선 400~1000nm 범위에서 원하는 파장을 선택할 수 있으므로 염료 또는 다른 조건 등을 변화시켜 파장을 변화시킬 수 있다. 따라서 가변 색소 레이저는 액체 염료를 Argon 레이저 빔과 같은 빔원에 노출시켜 일정 범위의 파장을 갖는 빛으로 변화시킨다. 즉 염료가 레이저 빔을 흡수한 후 광스펙트럼위에서 형광을 발하는 가변색소 레이저는 색소 침착성 피부 질환의 치료에 이용하고 있다. 헤모글로빈은 585nm에서 만들어지는 황색 레이저 빔을 흡수하나 표피의 melanin은 황색 레이저 빔의 흡수율이 저하되므로 피부의 흉터가 적어진다.

(6) Diode 레이저

Diode 레이저의 파장은 750~950nm로 주로 안과 및 요로계의 광응고제로 이용하고 있다.

(7) Excimer 레이저

Excimer 레이저 파장은 자외선 영역에 위치하는 초단파장으로 Argon fluoride (193nm), Krypton fluoride (248nm), Xenon chloride (308nm)와 Xenon fluoride (351nm) 등의 화학물을 이용하나 이러한 화학물이 독성을 가지고 있다는 단점이 있다. Excimer 레이저 빔은 조직 침투력이 1mm 이하이며, 노출부위의 세포 결합력을 저하시키고 목표조직을 제거하는 기능이 탁월하다. 특히 목표 조직에 대한 열 손상 없이 날카롭고 섬세하게 조직을 절개하여 적용부 주변 조직에 대한 손상은 거의 없다. 현재 굴절력 조정을 위한 각막 절개와 동맥 혈관 내 프라그 제거에 주로 이용하고 있다.

4) 레이저 사용시의 안전 관리

(1) 안보호

눈은 레이저 빔에 대해 민감하여 저강도의 레이저 빔이라도 눈에 영구적 손상을 초래할 수 있으므로 레이저 수술을 하는 동안 눈에 대한 각별한 주의가 필요하다. 안손상의 종류 및 정도는 레이저 방사선의 파장에 따라 다르다.

CO_2 레이저 빔은 각막 표면의 세포내 수분에 흡수되면서 각막에 화상을 입힐 수 있는데 각막 손상을 받자마자 즉시 눈에 통증을 느낀다. 반면 Argon과 Nd-YAG 레이저 빔은 투명한 안조직과 액체를 통과하여 망막에 영구적인 손상을 입히나 통증을 거의 느끼지 못하기도 한다. 따라서 수술 중 각성되어 있거나 부분 마취를 하는 수술환자의 망막손상을 예방하기 위해 고글과 같은 안보호 장치를 착용시키며 눈 보호법에 대해 설명한다. 눈에 근접한 부위에 레이저 시술을 하는 경우 안대를 대준다.

(2) 레이저에의 노출 보호

레이저 시술을 하는 수술실 입구에는 레이저 경고 표지판을 부착하고, 물론 레이저 시술이 종료된 후에는 레이저 경고 신호가 필요 없다. 수술실 출입은 레이저 안전 교육을 받은 의료 인력에게만 허용하며, 레이저를 사용하고 있는 방의 창문과 출입구는 적절하게 커버로 덮어 주나 CO_2와 Helmium 레이저 빔의 유해 정도는 미미하므로 차단제는 필요하지 않다. 그러나 Argon 및 Nd-YAG 레이저 빔은 창문 유리를 통하여 전달 될 수 있으므로 창문이나 출입구의 유리를 차단제로 덮어준다. 레이저 key는 레이저 취급에 대한 교육이나 훈련을 받은 의료인력 만이 취급할 수 있으며 레이저 열쇠는 열쇠 잠금장치가 있는 장이나 마약장에 보관한다.

(3) 화재안전관리

레이저 빔의 직접적 노출은 물론 반사도 화재의 원인이 될 수 있으므로 레이저 시술 중에는 멸균된 물이나 생리식염수 또는 내화성 담요를 준비한다. 레이저 수술 중 화재가 발생한 경우 수술팀은 물론 수술환자의 안전을 위해 즉각적으로 대처한다. 레이저기 내부에서 발생한 화재에는 내부 부품에 손상을 주는 잔기물을 생산하지 않는 Halon (halogenated hydrocarbon) 소화기를 이용한다. Halon과 비교했을 때 CO_2 소화기는 소화기에서 자체에서 유출되는 CO_2 가스의 냉온으로 레이저기 내부에 손상을 줄 수 있다. 최근 Halon이 오존층을 파괴하는 것으로 알려져 있어 친환경 소화기의 개발이 필요하다.

레이저 수술 중 레이저 빔에 노출되는 부위는 거즈 및 타올이 점화되지 않도록 젖은 상태로 사용한다. 레이저 수술에는 건조한 거즈 및 방포를 사용하지 않으며, 방포는 방화처리가 되어있어야 한다. 레이저 수술에 이용하는 수술기구는 레이저 빔을 반사시켜 목표 조직 외의 다른 조직에 손상을 주지 않는 비반사성 이어야 한다. 레이저 빔이 기구 표면에서 반사되면 의료진은 물론 수술 환자의 피부 및 눈에 손상을 주고 가연성 물질을 점화시켜 화재의 원인이 될 수 있기 때문이다. 레이저 수술 기구 자체의 반사를 예방하기 위해 검은 색으로 코팅을 하는데 수술 기구의 코팅면이 벗겨지지 않는가를 주기적으로 확인한다. 레이저 빔에 직접 노출시키기 어려운 조직은 Rh (rhodium) 또는 스테인레스 스틸로 된 레이저 반사경을 이용하여 레이저 빔을 목표 조직에 도달시키며 유리 반사경은 레이저 빔에 의해 가열되면 깨지므로 사용하지 않는다.

레이저 수술을 위한 피부 소독에 가연성 소독제는 절대로 사용하지 않는다. 피부 소독제로 알코올을 사용할 경우 알코올이 수술 환자의 등 아래에 고여 있다가 증발되면서 레이저 에너지에 의해 점화되면 화재의 위험성이 높다. Argon이나 Nd-YAG 레이저 수술에서 Iodophor 등의 짙은 색깔의 소독제로 피부 소독을 하는 경우 착색된 피부에서 레이저 에너지를 과도하게 흡수하여 화상을 입을 수 있으므로 레이저 적용 전 피부 소독제에 의한 착색을 깨끗하게 닦아낸다. 메탄가스가 결장으로부터 수술 부위로 이동하여 레이저 빔이 메탄가스에 노출하면 폭발할 수 있으므로 레이저를 직장 수술에 이용하는 경우 젖은 거즈를 이용하여 메탄가스를 흡수하여 제거한다. 이때 사용한 젖은 거즈는 gauze count를 철저히 하여 수술 부위에 남겨지지 않도록 한다. 직장 및 결장에 레이저 수술을 할 경우 메탄가스에 의한 폭발 가능성을 예방하기 위해 수술 전 장처치(bowel preparation)를 철저히 한다.

전신마취 중 PVC (polyvinyl chloride)로 이루어진 기관내관(endotracheal tube)에 고농도의 산소가 흐르고 있을 때 인화성이 높다. 전신 마취시 기관내 삽관이 이루어진 상태에서 구강, 기관 또는 식도에 레이저 수술을 할 경우 레이저 빔에 내구성이 강한 기관내관을 사용하거나 LASER 빔에 영향을 받지 않는 보호성 덮개를 씌운 후 사용한다. 기관내관의 기낭은 멸균 생리식염수로 부풀려 레이저 빔에 의해 기낭이 파열되어도 화재 위험이 없어야 한다. 기관내관의 기낭을 공기로 부풀릴 경우 기낭이 터지면서 화재가 발생할 수 있기 때문이다.

LASER 수술에서의 일반적 화재 예방 지침

- 화재에 대처하기 위해 멸균 증류수, 또는 생리식염수와 방화 담뇨를 준비한다.
- Halon 소화기를 준비해 둔다,
- 레이저 장비 위에 용액을 놓지 않으며, 용액이 튀거나 흐르지 않도록 주의한다.
- 레이저 빔의 노출 주변에는 건조한 연소성 물품을 놓지 않는다.
- 레이저 수술에는 젖은 타올 및 비인화성 물품을 사용하며 타올이나 거즈는 멸균 생리식염수 또는 증류수에 적셔서 사용한다.
- 레이저 수술에는 비반사성 수술기구를 사용하고, 견인기과 같이 큰 기구는 레이저 빔의 반사를 막기 위해 타올 또는 거즈를 씌워 사용한다.
- 수술부위의 피부 소독에는 알코올과 같은 인화성 소독제를 사용하지 않는다.

5) 연기 배기

레이저나 전기소작기(electrosurgical unit, ESU)와 같은 열 생산 장비를 사용할 때 열에 의해 발생되는 연기는 물론 냄새도 제거해야한다. 열 생산 장비가 조직을 절개하고, 절제하고 조직을 응고시킬 때 목표 조직의 세포가 가열되면 조직의 비등으로 세포막이 파열되고 공기 중으로 세포 내용물이 분출되면서 연기를 만든다. 레이저 수술을 하는 동안 생성되는 연기(surgical smoke)는 담배 연기와 같이 호흡기계에 해로운 영향을 미친다.[14]

조직 1g을 CO_2 레이저로 태웠을 때 발생되는 연기는 휠터가 없는 담배 3개피를 태웠을 때 발생되는 연기와 동일하다. 반면 조직 1g을 전기소작기로 태웠을 때 내는 연기는 휠터가 없는 담배 6개피를 태웠을 때 발생되는 연기와 동일하다. 즉 LASER에 의한 연기보다 electrosurgical unit에 의한 연기가 인체에 더 해롭다(Tomita et al, 1981)

열생산 장비가 조직을 파괴할 때 발생하는 연기에는 화학물과 독소가 포함되어 있고 냄새가 난다. 연기에는 benzene, toluene, formaldehyde과 acrolein과 같은 발암물질이 포함되어 있으며, 연기와 호흡기계의 접촉은 호흡기계의 만성적 자극, 기관염 또는 기종과 같은 급만성 호흡기계 질환을 초래할 수 있다. 또한 연기는 눈을 자극하고 오심을 유발하며 병원성 오염 문제를 초래할 수 있으므로 수술실에서 많은 시간을 보내는 간호사와 마취과 의사는 연기에 대한 인체의 노출을 최소화해야 한다.[7] 연기에 포함되어 있는 세포입자의 생명력 여부는 추후 연구를 통해 확인해야 할 부분이다.

"소를 대상으로 한 동물실험에서 CO_2 레이저에 노출된 fibropapilloma virus 조직에서 발생한 연기 속에서 추출한 virus DNA를 다른 부위에 주사한 후 그 부위에서 fibropapilloma virus가 새로이 자라난 것으로 보고한 연구도 있다." "레이저로 condyloma를 치료해온 Norway의 한 외과의는 laryngeal papillomatosis가 생겨 조직 생검을 한 결과 papilloma virus DNA가 condyloma와 일치한 것으로 보고하였다" 복강경 수술 동안 복강내에서 발생되는 연기를 배기시키지 않을 경우 혈중 methemoglobin과 carboxyhemoglobin이 증가하여 오심, 구토 또는 두통 증상과 함께 물론 조직의 회복 속도가 지연되는 것으로 알려져 있다(Garden et al, 1988).

연기 배기장치는 레이저 장비에서 배출하는 연기의 양에 따라 다양하나(in-line smoke evacuation filter나 individual smoke evacuation) 여러 방에서 동시에 레이저 수술이 이루어지는 경우 중앙식 배기 장치가 편리하다. 연기 배기 장치는 제조회사의 제품관리 지침에 따라 필터를 교환하며, 배기관은 연기가 발생하는 조직과 2.5cm 정도의 거리에 근접해 있어야 한다.

마스크는 코와 입을 모두 덮고, 0.1μm의 입자를 여과할 수 있어야 하나 마스크가 연기 배기 장치를 대체할 수 있는 것은 아니다. 수술팀은 가운, 장갑과 마스크 착용으로 레이저 수술에 동반되는 연기와 조직 입자로부터 오염되는 것을 예방할 수 있다.

3. 전기 수술

전기 수술이란 전기소작기(electrocautery unit, ECU ; 또는 electreosurgical unit, ESU)를 조직의 절개, 절단과 응고에 이용하는 것으로 전기 수술 중 안전사고가 발생할 수 있다. 종종 ECU (Electro Cautery Unit)를 ESU와 동일하게 취급하나 ECU는 직류를 이용하고 ESU(electrosurgical unit)는 교류를 이용한다는 점에서 서로 다르다. 레이저 수술과 마찬가지로 전기수술 장치를 사용하는 경우 화재 예방과 연기의 배기가 필요하다.

전기란 전자의 운동으로 얻으며 전자의 운동은 일관성이 있고 예측 가능하다. 전자는 음전하를 띄며 원자 핵의 둘레를 돌고 있으며 전자가 원자의 한 궤도에서 다른 궤도로 이동할때 전류가 만들어진다. 전기는 전류(current), 전압(voltage)과 임피던스(impedence)로 설명한다. 전압이란 전자를 한 원자로부터 다른 원자로 이동시키는 힘이며, 전류란 전자의 흐름으로 Amperes로 측정하며, impedence란 전자의 흐름을 방해하는 힘이며, Ohm으로 측정한다. 전자가 저항을 만나면 열이 생성되며 이 열이 조직에 영향을 미친다. 전류, 전압 및 저항을 인체의 심혈관계에 비교하면 전류는 심박출량, 전압은 심혈관계를 통해 이동하는 혈액의 흐름, 저항은 심혈관의 내부 직경에 비교할 수 있다. 전기는 전자가 흐를 수 있는 회로를 가지고 있어야 하는데 즉 전류가 땅으로부터 만들어지면 전류는 땅으로 흘러들어가 회로를 완성시켜야 한다.

전류에는 직류(direct current)와 교류(alternating current)가 있는데 직류는 전자가 한 방향으로만 흐르고 교류는 극성이 바뀔 때 마다 전자가 앞뒤로 흐른다. ESU (ElectreoSurgical Unit)로 부터 흘러나온 교류 전류는 수술 환자를 회로의 일부분으로 이용한 후 다시 ESU의 전기 에너지원으로 되돌아간다. ECU의 철사에 직류가 흐르면 철사의 저항으로 철사가 가열되며 가열된 철사가 조직과 접촉할 때 조직의 응고가 일어나는데 보통 바텟리로 작동시키며 소혈관 응고가 필요한 안수술에 주로 이용한다.

Frequenty란 1초 동안 나타나는 파형의 수로써 hertz 또는 cycle로 측정하는데 ESU의 Frequenty는 100,000Hz 정도이다. 즉 ESU를 조직에 적용할 때 신경 및 근육 등의 조직에 대한 자극이 1초에 100,000회 정도 중단되는 것을 의미한다. 가정용 전기의 cycle은 1초에 60회 정도인데 ESU generator는 60cycle의 가정용 전류를 받아 200,000Hz 이상으로 증가시켜 신경 및 근육을 자극하며, 신경 및 근육 조직에 전기 자극을 주는 과정에서 전기 자극을 1초에 200,000회 정도 중단시킴으로써 감전과 같은 위험한 자극을 주지않고 수술환자의 인체를 통과할 수 있게 된다.

1) ElectroSurgery Unit (ESU)

ESU는 1920년대부터 수술에 도입되었으며 초기에 개발된 ESU는 활동 전극(active electrode, 조직에 접촉하는 tip)이 발전기로 부터 흘러나온 전기 에너지를 인체 조직에 전달하며, 조직으로 전달된 전기 에너지는 접지판(patient return electrode, PRE)을 통해 다시 ESU로 돌아간다. 접지판은 인체로 들어간 전류를 안전하게 제거하면서 회로를 완성시키는 기능을 하는데 접지판 이외에도 심전도(ECG) pad 또는 IV pole 대를 통해 회로를 완성 시킬 수 있다. 최근 전류가 ESU 발전기로 되돌아오지 않는 경우 ESU의 전원이 꺼지도록 설계하여 안전성을 고려한 제품이 선보이고 있다. 활동성 전극을 통해 인체로 들어간 전류가 피부와 접촉한 접지판을 통해 발전기로 되돌아가므로 피부와 접지판의 접촉 면적이 좁을 경우 접지판과 피부의 접촉면으로 다량의 전류가 통과하면서 피부에 화상을 입힐 수 있다.

접지판은 근육과 같이 혈관 분포가 많은 곳에 부착시키며 체모가 많은 곳이나, 뼈 돌출 부위, 극도로 피부가 건조한 곳이나 또는 지방 조직이 많은 부위는 피한다. 접지판을 부착시킨 후 체위 변경을 할 경우에는 접지판과 피부와의 접촉을 재확인한다. 가로 60×세로 90cm 정도의 유연한 전도성 섬유로 만들어진 대형 접지판은 수술 환자와의 피부 접촉을 유지하기 위한 접착제가 필요 없어 편리하다. 유연한 전도성 섬유로 만들어진 접지판에 보호용 덮개를 씌운 후 수술 침대 위에 놓으며 덮개는 매일 교환한다. 보호용 덮개를 씌운 접지판 위에 면시트를 깔고 수술 환자가 수술 침대 위에 누우면 ESU 적용시에 수술 환자에게 유입된 전기 에너지가 접지판을 통해 ESU 발전기로 되돌아간다.

2) ESU 활동전극의 종류

ESU에는 단극성과 양극성의 2가지가 있으며 절단과 응고기능을 가지고 있다.

단극성 ESU 장비(Monopolar Electrosurgery System)는 발전기로부터 나온 전기 에너지가 활동성 전극을 통해 인체로 흘러간다. 활동성 전극을 통해 전기 에너지가 적용 조직으로 집중되면 조직에서 저항과 함께 열이 생성되면서 조직의 절제 또는 응고가 일어난다. 한편 인체로 유입된 전기에너지는 피부에 접착해 있는 접지판(patient return electrode)을 통과한 후 발전기로 다시 흘러 들어가게 된다.

단극성 ESU (Monopolar ESU)는 인체 자신이 전기 회로를 완성시키므로 접지판이 필수적이나 양극성 ESU (bipolar ESU)는 전기에너지가 양극성 활동 전극의 한쪽에서 다른 한쪽으로 흐르므로 접지판이 필요없다. 즉 전기에너지가 적용 조직과 bipolar forcep을 통해 직접 ESU 발전기로 돌아가 전기회로를 완성하므로 인체 피부에 접촉시키는 접지판이 필요없다.

3) ESU의 기능

ESU의 기능에는 응고, 절개 그리고 응고와 절개의 병행 기능(blend)의 세가지가 있다. 절개형(pure-cut mode)은 전류가 흐르면서 열이 발생하고, 조직내 수분이 증발되고 조직이 파괴되면서 조직이 절개되거나 절단된다. 절개형에서는 지속적으로 조직에 대해 전자충격이 가해지고 열이 발생되면서 조직 세포의 수분은 증발하면서 증기로 변한다.

응고형에서는 주파수는 감소되나 전압이 높으며, 조직의 응고가 이루어지는 동안 간헐적으로 전자가 조직으로 전달된다. 전자가 조직으로 전달되는 동안 조직이 가열되나 전자전달이 중단되고 조직이 식으면서 응고 효과가 나타난다. 혼합형에서는 조직에 대한 절개와 함께 다양한 수준의 응고 효과를 얻을 수 있는데 절개형에 비해 전압을 증가시키고 주파수를 저하시키므로 응고효과를 얻을 수 있다.

ESU의 강도는 조직에 대한 응고 또는 절개 강도를 결정하는데 강도가 높을수록 조직에 대한 효과가 크며, 전류가 흐르는 시간이 길어질수록 조직에 대한 가열효과가 크다. 조직에 대한 전류의 에너지 효과는 적용부 주변으로 퍼져나가므로 적용부 주변 조직에 손상을 줄 수 있다. 활동 전극(ESU tip, active electrode)의 표면적이 작을수록 전기에너지를 집중화 시키고 전기에너지 요구량이 적으나 활동 전극이 클수록 전기 에너지를 분산시키며 전기에너지 요구량이 많아진다.

혈관 분포가 적은 지방조직은 저항이 높아 전기에너지의 전달이 용이하지 않아 보다 많은 전기에너지가 필요하나 혈관 분포가 많은 근육조직은 전기에너지의 전달이 용이하여 그다지 많은 전기에너지가 필요하지 않다. 소가(eschar) 조직은 전기에너지의 전달이 용이하지 않으며, 전자 흐름을 방해하므로 원하는 효과를 얻기 위해서는 보다 높은 강도의 전기에너지가 필요하다. 활동 전극으로부터 조직으로 전류가 용이하게 흐르기 위해서 활동전극 즉 ESU tip에 이물질이 붙어있지 않아야 한다.

4. 아르곤 전기 수술(Argon-Enhanced electrosurgery)

전기수술에 아르곤 가스를 병용하는 경우 전기에너지의 효율성이 향상된다. 아르곤 가스는 공기보다 무겁고, 불활성이며 불연소성으로 활동성 전극으로부터 적용부로 전기에너지가 흐를 수 있도록 도와준다. 또한 아르곤 가스가 흘러가면서 수술 부위의 혈액 및 체액을 제거하여 수술 부위의 시야를 선명하게 해준다. 또한 아르곤 가스는 주변 공기를 몰고가 전기 에너지에 의한 조직의 연소를 방해하며 연기의 생성도 예방한다.

아르곤 전기 수술의 일반적 이점은 다음과 같다.

· 출혈 부위를 신속하게 응고시켜 출혈을 최소화 시킨다.
· 지혈된 조직의 재출혈을 예방한다.
· 활동전극과의 비접촉 부위에서도 조직을 응고시킬 수 있다.
· 전기에너지 적용 시 발생하는 연기를 최소화 시킨다,
· 전기에너지의 침투 깊이를 최소화시켜 적용부 주변의 조직 손상을 최소화 한다.

5. 초음파 수술 장치(Ultrasonic Device Surgery)

초음파의 주파수는 20,000~55,000으로 인체의 정상적 청력으로 들을 수 없으며 초음파 에너지는 조직의 절개 및 응고 기능이 있다. 초음파 에너지를 전달하는 초음파 tip이 조직과 접촉하면 조직의 수소결합을 파괴하여 단백질이 분해되면서 응괴 형태로 되고, 소혈관을 밀착시켜 응고시킨다. 초음파에 의한 조직 파괴과정 중 소량의 증기가 만들어져 증발하므로 초음파 수술에서 적용부의 주변 조직 손상은 최소화 된다.

조직의 응고 및 절제에 초음파를 사용할 때의 이점은 다음과 같다.

· 냄새가 없다.
· 레이저 및 ESU와 비교할 때 주변 조직의 손상이 적다.
· 적용 조직으로 전류가 전달되지 않으므로 전기에 의한 신경 또는 근자극이 없다.
· ESU 또는 레이저 수술에서 나타날 수 있는 stray energy가 없다.
· 조직의 절제와 지혈 등을 보다 정밀하게 할 수 있다.

6. 한냉수술(cryosurgery)

BC 2500년경 조직 동결법을 이용하여 마취를 한 기록이 있으며 1800년 경에는 한냉 치료법을 암치료에 이용하기도 하였다. 최근 한냉 치료법은 작은 피부종양은 물론 간종양, 전립선암 및 자궁 이형성 등의 치료에 이용하고 있다. 한냉수술 기구는 -50℃ 정도에서 조직의 동결과 함께 조직을 파괴할 수 있으며 경우에 따라 -240℃ 이하로 냉각시켜 사용하기도 한다.

한냉 수술에서 냉각에 필요한 에너지는 가스성 또는 액체성 질소로부터 얻는다. 인체 외부 종양조직에는 액체성 질소를 직접 접촉시키며 인체 내부 종양조직은 조직 절개 후 한냉수술 기구의 tip을 통해 액체성 질소를 접촉시킨다. 액체성 질소는 조직의 동결을 국소화시켜 적용부 주변 조직의 손상을 최소화한다. 간종양에서 종양 조직이 한냉요법으로 파괴되면 궁극적으로 주변의 건강한 조직으로 흡수된다. 한냉수술요법은 악성 기저상피 세포종과 악성 편평상피 세포종과 같은 피부 종양과 망막아세포종(retinoblastnoma)의 초기 단계에서 효과적이라고 한다. 또한 광선성 각화증과 자궁 경부의 상피내 신생물의 치료에 효과적이다.

한냉수술은 첫째 한냉수술 탐침(cryoprobe) 삽입에 필요한 소규모의 조직 절개로 조직의 침습 정도가 적으며, 둘째 수술에 동반되는 출혈 및 통증이 적고, 셋째 시술 비용도 저렴하며 회복도 신속하여 입원 기관도 비교적 짧다는 이점이 있다. 그러나 암조직에 대한 한냉수술의 단점은 암조직의 파괴가 완벽하지 않아 치료 효과가 확실치 않을 경우 암조직이 주변으로 퍼져 나갈 수 있다.

Rerferences

1. Alberius P, Klinge B, Sjogren S (1998). "Effects of bone wax on rabbit cranial bone lesions". *J Craniomaxillofac Surg* 15(2), 63-67.
2. Allison RT(1999). "Foreign body reactions and an associated histological artefact due to bone wax". *Br J Biomed Sci* 51, 14-17.
3. Association of Perioperative Registered Nurses (2002)*Standards, Recommended Practices & Guidelines,* Denver, The Association.
4. Bolger W, Tadros, M, Ellenbogen R, Judy K, Grady M (2000). "Endoscopic management of cerebrospinal fluid leak associated with the use of bone wax in skull-base surgery". *Otolaryngol Head Neck Surg* 132, 418-420.
5. Brightmore TG, Hayes P, Humble J, Morgan AD (1998). "Hemostasis and healing following mediansternotomy". *Langenbecks Arch Chir, [Suppl]*: 39-41, 197. Johnson P, Fromm D. "Effects of bone wax on bacterial clearance". *Surgery* 89, 206-209.
6. Brooks SM (1978). Fudermentals of operating room nursing. Mosby.
7. Garden J et al (1988). Papillomavirus in the vapor of carbon dioxide laser-treated verrucae, Journal of the Amrican Medical Association, 259, 1199-1201.
8. Gibbs L, Kakis A, Weinstein P, Conte J (2000). "Bone wax as a risk factor for surgical-site infection following neurospinal surgery". *Infect Control Hosp Epidemiol* 25, 346-348.
9. Ibarrola JL, Bjorenson JE, Austin BP, Gerstein H (1985). "Osseous reactions to three hemostatic agents". *J Endod* 11 (2), 75-83.
10. Patel RB, Kwatler JA, Hodosh RM (2000). "Bone wax as a cause of body granuloma in the cerebellopontine angle: case illustration". *J Neurosurg* 92, 362.
11. Retrieved from "http://en.wikipedia.org/wiki/Bone_wax"
12. Rothrock JC (2003). Alexander's Care of the Patient in Surgery. 12th Edition, Mosby.
13. Schonauer C, Tessitore E, Barbagallo G, Albanese V, Moraci A (2000). "The use of local agents: bone wax, gelatin, collagen, oxidized cellulose". *Eur Spine J* 13, S89-S96,.
14. Tomita et al(1981). Mutagenicity of smoke condensates induced by CO_2 LASER irradiation and electrocauterization. *Mutation Research* 89, 145-149.
15. Wang MY, Armstrong JK, Fisher TC, Meiselman HJ, McComb GJ, Levy ML (2001). "A new, pluronic-based, bone hemostatic agent that does not impair osteogenesis". *Neurosurgery* 49, 962-968.
16. 윤혜상(1997). 수술실 환자간호, 청구문화사.

10 수술 후 환자 간호

1. 회복실에서의 수술 후 간호

회복실(postanesthetic recovery room)은 전신마취 및 수술환자가 수술 후 생리적 불균형으로부터 회복될 때까지 집중적인 간호를 받는 곳으로 마취과 의사와 회복실 간호사가 관리한다. 회복실 설치의 목적은 의료인력과 시설을 집중적, 능률적 그리고 경제적으로 관리하여 수술환자가 수술 및 마취로 부터 신속하게 회복하고 수술 후 합병증을 예방하는 데에 있다. 집중 치료부(intensive care unit ; ICU)는 수술 및 마취 여부에 관계없이 호흡 및 순환 부전 환자를 집중적, 능률적 그리고 경제적으로 장기간 관리하는 곳으로 중환자 간호 훈련을 받은 간호사와 마취과 의사가 관리한다.

전신마취, 척추마취 또는 국소마취를 받은 환자로써 전신상태가 좋지 않은 환자는 회복실 관리를 받게 되나 괴저(gas gangrane), 중증 활동성 결핵 및 간염 환자 등의 전염성 질환자는 회복실의 입실을 원칙적으로 제한한다. 회복실에는 모든 환자를 위한 개별적인 맥박산소 계측기, ECG와 비침해성 혈압 감시기를 갖추고 있어야 하며 저체온에 대비해 전열등이나 보온 담뇨를 비치한다.

1) 수술실로부터 회복실로 환자 이동

수술 환자가 수술실로부터 회복실로 이동하는 동안 발생할 수 있는 마취 합병증에는 고혈압, 저혈압, 구토, 흡인, 기도폐쇄 그리고 저산소혈증 등이 있다. 전신마취는 물론 진정제를 투여받은 부위마취 환자는 수술침대로 부터 운반차로 옮기기 전 그리고 회복실 도착 후 기도유지, 호흡 및 순환 상태를 확인하고 기록한다(표 10-1).

수술환자를 수술실로부터 회복실로 이동시키는 동안 일반적 상태를 관찰하며, 수액 유지침이나 수술절개부의 배액관이 빠지거나 낙상하지 않도록 주의한다. 회복실로 이동하는 동안 정상 환자의 30~50%에서 저산소혈증이 발생하므로 이동 중에도 산소공급이 필요하다는 주장도 있다.[1]

표 10-1. 수술실로부터 회복실 이동 전후 점검내용

내 용
기도 개방성
호흡수 및 깊이
동맥혈 산소포화도(맥박산소계측기)
혈압
심박수, ECG
척수마취 또는 경막외마취 수준
의식수준

회복실로 이동하는 동안 저혈량증이 있는 환자는 머리를 낮추어주고, 폐기능 장애가 있는 경우 상체를 다소 올려준다. 편도 절제술 환자와 같이 수술 후 상기도 출혈의 위험이 있거나 구토 가능성이 있는 경우 측와위를 취해주고, 기도 확보를 위해 턱을 위로 젖히고 구토에 의한 흡인을 막기 위해 얼굴을 옆으로 돌려준다. 마취 및 수술 종료 직후 체위 변경으로 저혈압이 발생할 수 있다. 마취과 의사와 수술실 간호사는 의무기록부, 조직 표본, 혈액, 방사선과 필름과 함께 수술 중의 일반적 상태 및 특이한 상황에 대해 회복실 간호사에게 인계한다.

2) 전신마취 환자의 회복실 간호

수술환자를 인계받은 회복실 간호사는 회복실 도착 후 기도유지, 호흡 및 순환 상태를 확인하고 기록한다(표 10-1). 혈압, 맥박 및 호흡수를 첫 15분 동안 5분마다 또는 안정될 때 까지 5분마다 측정하며 그 후 15분마다 측정한다. 적어도 의식을 회복할 때까지 모든 환자에게 맥박산소 계측기를 적용하여 산소포화도를 측정하며 정상 환자에게도 저산소혈증이 나타날 수 있으므로 완전히 의식 회복이 되기 전까지는 30~40%의 산소를 제공한다.[12] 마취로부터 각성될 때까지 기도가 폐쇄 되지 않도록 기도를 유지하며 토물이 흡인되는 것을 막기 위해 앙와위에서 얼굴을 옆으로 돌려놓고 흡인기를 준비한다. 설침하(tongue swallowing)를 관찰하며 기도 내 분비물을 흡인한다.

호흡의 깊이, 호흡수와 호흡 양상을 관찰하는데 마취로부터 각성이 될 때까지 5분마다, 각성 후에는 15분마다 측정하여 기록한다. 필요에 따라 산소요법(인공호흡기, 마취기, face mask, 산소 tent)을 적용하며 산소요법 시작 시간, 구체적 방법과 흡입량 등을 기록한다. 산소요법 중에는 가습기를 사용하여 기도가 건조해지는 것을 예방하며, 금연을 하며 화재 및 폭발에 대한 위험을 예방한다. 기도가 건조하여 객담의 점성도가 높아지면 객담 배출이 어려워 폐합병증이 나타날 수 있다.

마취로부터 각성 전까지는 5분마다 혈압과 맥박을 측정하여 기록하며 수축기 혈압이

90mmHg 이하 또는 180mmHg 이상, 맥박의 수가 60/min 이하 또는 120/min 이상, 부정맥 등이 있을 때는 의사에게 보고한다. 피부의 청색증, 사지의 냉각과 발한을 관찰하며 언어 지시에 대한 응답 여부, 손의 움직임과 연하 반사를 관찰한다.

수액이나 수혈의 점적 속도와 혈관외 누출을 관찰하고 담마진, 오심 및 발열 등의 수혈 부작용을 관찰하여 기록함은 물론 투약 약물, 투약 시간 및 투약 용량을 정확히 기록한다. 배액관 및 도뇨관으로 부터의 배액 및 출혈을 관찰하여 배액량이나 출혈량이 지나치면 의사에게 보고한다. 동통 호소가 심하면 진통제를 투여하나 대량의 마약성 진통제 투여는 호흡계 및 순환계 부작용이 있으므로 유의한다.

3) 부위마취 환자의 회복실 간호

척수마취 또는 경막외 마취 후 진정제 투약이 함께 이루어진 환자에게 산소요법을 적용해준다. 운동 및 지각 수준을 사정하고 혈압을 측정하고 기록하며, 척수마취 또는 경막외 마취 후 4시간 이상 배뇨를 못하는 경우 도뇨관를 이용해 배뇨시킨다.

4) 통증 간호

수술 전 NSAIDs 투약이 수술 후 마약성 진통제의 요구량을 감소시킬 수 있다. 경증의 통증은 codeine, hydrocodone 또는 oxycodone와 acetaminophen의 구강 투여로 조절할 수 있으며, 중증이나 심한 통증은 마약성 진통제의 정맥내 투여가 필요하다. 전신마취 환자는 마취 후 1시간 이내에 투약되는 마약성 진통제에 과민반응을 보이므로 유의한다. 마약성 진통제로 meperidine, hydromorphone과 morphine 등이 일반적으로 사용되고 있다.

정맥성 마약진통제는 정맥내 투여 4~5분 이내에 진통 효과가 나타나지만 호흡억제 작용은 20~30분 후에 나타난다. 그러나 마약성 진통제의 근육내 주사는 투약 10~20분 후에 진통효과가 나타나며, 호흡억제 부작용도 1시간 후에나 나타난다. 마약성 진통제의 호흡억제 부작용으로 전신마취 후 완전히 각성된 후에 마약성 진통제를 투약하지만 최근 소량의 마약성 진통제를 지속적으로 정맥으로 투여하는 경우 호흡억제 부작용이 적어 마취로부터 각성되기 전에 PCA를 적용하기도 한다.

5) 통증 및 출혈

의식을 회복하기 전의 통증이 종종 안절부절로 나타나기도 하며, 환자가 격앙 상태를 보일 때 저산소혈증, 저혈압, 산성증, 방광 팽만 또는 복강내 출혈 등을 의심해 본다. 특히 격앙(agitation)이 심하면 상해를 받지 않도록 사지 억제대를 적용하며, 어린이의 격앙은 가족이나 보호자의 지지가 도움이 되기도 한다.

부교감신경 차단제, ketamine 또는 phenothiazines 약물의 부작용이나 수술 전 불안 및 공포가 격앙의 원인이 되기도 한다. Atropine이나 scoploalmine과 같은 부교감신경 차단제로 인한 섬망은 1~2mg physostigmine(0.05mg/kg)의 정맥내 투여가 효과적이다. 격앙의 원인이 분명하지 않으면서 지속적으로 격앙증상을 보이는 경우 0.5~1mg의 midazopam을 간헐적으로 정맥내 투여한다.

6) 오심 및 구토

수술 후 오심 및 구토(postoperative nausea and vomiting, PONV)는 전신마취 환자의 20~30%에서 나타나는 전신마취 후 합병증으로 나타나지만 척수마취 및 경막외 마취의 합병증인 저혈압에 동반되기도 한다(표 10-2). PONV의 원인에는 마취제, 수술종류 및 개인적 요인이 있다.[9]

PONV는 마취 중 마약성 진통제 투여, 복강내 수술, 젊은 여성과 생리중인 여성에게 빈번하며 서맥과 함께 발생되기도 한다. 반면 profopol을 이용한 전신마취 및 수술 전 흡연자에서 PONV 발생률이 낮으며, serotonin 길항제(ondansetron, granisetron, dolasetron)가 PONV의 예방에 효과적이다. Ondansetron은 투약 후 즉시 약물효과가 나타나나 dolasetron은 약물효과가 나타나기 까지 15분 정도가 소요된다. Ondansetron 구강투여제는 퇴원 후 가정에서 발생하는 PONV 완화에 효과가 있으나 metoclopramide는 ondansetrone과 비교하여 다소 효과가 떨어진다. Transdermal scopolamine이 PONV 완화에 효과적이기는 하나 안압 상승, 요정체 및 시력조정기능 방해와 같은 부작용을 초래할 수 있다. 그 외 dexamethasone과 droperidol도 PONV 완화에 효과가 있다.

표 10-2. **수술 후 오심 및 구토의 위험 요인**[9]

위험요인의 종류	내 용
환자측 요인	젊은 나이, 여성, 체형이 큰 경우 생리 중, 임신 1기 수술 후 오조증, 차멀미 경험
마취관련 요인	전신마취 마약성 진통제, 휘발성 마취제 약물 투약
수술관련 요인	사시수술, 귀수술, 복강경 수술 고환고정술, 난자 채취(ovum retrieval)
수술 후 요인	수술 후 통증, 저혈압

7) 진전 및 저체온

진전(shivering)은 수술 중 저체온이나 전신마취제에 의해 회복실에서 발생할 수 있으며 분만 직후에도 발생한다. 저체온은 체열이 심부기관으로 부터 말초기관으로 재분포하는 과정 중에 발생하는데 허혈성 심질환이나 부정맥에서 발생한다. 저체온의 원인으로 수술실 실내온도, 수술부위의 장시간 노출, 차가운 수액요법, 가온 및 가습되지 않은 마취제 사용 및 근이완제의 작용 지속시간이 길어질 때 발생한다. 인체는 저체온에 대해 말초혈관을 수축시키며 대처해가나 대부분의 휘발성 마취제는 인체의 말초혈관 수축을 방해하여 저체온을 초래한다.

진전은 저체온과 휘발성 마취제 투여와 관계가 깊고 합병증으로 대사성 산성증과 고열을 동반할 수 있다. 척수마취 및 경막외 마취는 진전의 역치를 낮추고 저체온에 대한 말초혈관 수축반응을 저하시키므로 수술 후 흔히 진전이 발생한다. 강렬한 진전은 신체적 불편감을 초래하고 산소소모량, 이산화탄소 생산 및 심박출량을 증가시켜 심질환 및 폐질환자는 물론 마취 후 회복되지 않은 심혈관계 및 호흡계 기능에 부담을 준다. 저체온이 나타나면 지체없이 공기담뇨, 전기담뇨 및 전열등과 같은 보온 장비를 이용하여 정상 체온을 유지해 주며 진전 완화를 위해 meperidine(10~50mg)을 정맥내 투여한다.

8) 회복실 퇴실 기준

수술직후의 환자평가 지표는 반사능력, 호흡기계 및 순환기계, 의식 및 피부색으로 충분 및 불충분 정도에 따라 마취회복 점수를 평가한다(Post Anesthetic Recovery score, PAR score)(표 10-3).[2]

표 10-3. **마취회복 점수표**[2]

점수 \ 항목	운동능력	호흡	순환	의식	피부색깔
0	언어지시에 모든 사지운동 불능	무호흡	마취전 혈압의 ±50%이상, EKG:심한 변화	무반응	청색
1	언어지시에 2개 사지운동 가능	호흡곤란 또는 호흡운동제한	마취전 혈압의 ±20-50%, EKG:약간의 변화	언어지시에 잠시 눈을 뜸	창백
2	언어지시에 모든 사지운동 가능	심호흡 및 기침 가능	마취전 혈압의 ±20%이내, EKG:정상	완전의식회복	분홍

5개 항목을 합산하여 10점이 되면 완전히 회복된 것으로 간주하며, 7점 이상이면 어느 정도 회복이 된 것으로 간주하나 10점이 되어야 회복실로부터 병실로 전실할 수 있다. 수술직후 인체의 기능은 순환기계, 중추신경계 그리고 호흡기계의 순서로 회복된다.

호흡기능 평가에서 청색증이 없고, 호흡수가 정상이며 흉곽의 움직임이 좌우 균등해야 한다. 청진에서 정상적 폐포음이 좌우 균등하게 들리며 나음(rales)이 없고 타진에서 공명음(reasonance)과 탁음(dullness)이 없어야 한다. 흔히 기침 및 심호흡에 필요한 호흡근의 회복 지표로서 손쥐기(악력, hand grip)와 머리들기(두부 거상, head lift)를 관찰하는데 손을 충분히 꼭 쥘 수 있고, 자신의 힘으로 머리를 5초 이상 들었을 때 호흡 근력이 회복된 것으로 평가한다.[1] 1회 호흡량(tidal volume)이 마취전의 90% 이상이면 역시 호흡기능은 정상적으로 회복되었다고 평가할 수 있다.

2. 수술 후 간호

수술직후 합병증은 호흡기계, 순환기계, 신경계 및 소화기계에 걸쳐 다양하게 나타날 수 있다. 호흡기계 합병증은 기도폐쇄, 무호흡, 폐기종, 호흡억제 및 폐허탈이 있으며 순환기계 합병증에는 혈압하강 및 혈압상승, 쇽, 빈맥 또는 서맥, 부정맥 등이 있다.

1) 호흡기계 합병증 간호

수술 및 마취로 부터의 회복 과정 중 발생하는 호흡기계 합병증은 기도폐쇄, 저환기와 저산소혈증이 있고 대개 흉곽수술과 상복부 수술에서 나타난다.

(1) 기도 폐쇄

무의식 환자의 기도폐색은 수술 후 환자가 사망하는 중요한 요인이며 혀가 후인두로 넘어가거나 후두연축, 성문부종, 기도내 분비물, 혈액 및 토물 등에 의해 발생한다. 부분적 기도폐색에서는 호흡음이 크고 시끄러우며 완전 기도폐색에서는 호흡음이 전혀없거나 흉곽의 역리 운동을 볼 수 있다. 기도폐색 요인을 제거하는 동안 산소를 공급하며, 머리를 뒤로 젖히고 턱을 전상방으로 45° 당기고(jaw-thrust) 머리를 좌측 또는 우측으로 약간 돌려서(head tiltmaneuver) 기도개방이 가장 잘되는 자세로 유지해 준다. 또한 기도를 막고 있는 하인두의 분비물이나 혈액을 흡인해내고 nasal airway 또는 oral airway를 삽입한다.

흉곽 역리 운동(paradoxic chest movement) : 정상적 호흡에서는 흡기시 흉부 및 복부가 올라가나 기도폐색에서는 흡기시에 복부는 올라가고 흉부가 내려가는 현상을 의미한다.

치료 불응성 후두 연축이 나타나면 저산소혈증 또는 폐부종을 예방하기 위해 succinylcholine 투여와 함께 양압 환기를 통해 100%의 산소를 투여하며 경우에 따라 기관내 삽관을 한다. 영아 또는 어린이의 기도폐색이 기도유지 기구 삽입에 따른 성문 부종일 경우 dexamethasone을 정맥내 투여하거나 또는 epinephrine 용액을 분무하여 흡입시키는 것이 효과적이다. 기도폐색을 예방하기 위해 기도 확보, 흡입요법, 기도분비물 제거, 심호흡과 기침, 체위변경 등이 도움이 되며 경우에 다라 응급으로 기관 절개 등이 필요하다. 특히 호흡기계 분비물의 제거를 위한 심호흡과 기침에 대한 교육과 훈련은 수술 전에 시킨다. 심호흡과 기침을 시키기 전에 O_2를 공급하고, 기관지 확장제와 객담 용해제를 투여하거나, 증류수를 분무(nebulization)하면 객담 배출이 용이해진다. 기관 절개는 수술 후 장기간에 걸쳐 기도 확보가 필요하거나 또는 기도 분비물이 많을 때에 응급으로 이루어진다.

(2) 저환기

저환기(hypoventilation)란 $PaCO_2$가 45mmHg 이상인 경우로 대개 전신마취 후에 동반되는데, $PaCO_2$가 60mmHg 이상이거나 동맥혈내 pH가 7.25 이하인 경우 매우 심각하다.[8] 저환기의 원인은 휘발성 마취제 및 마약성 진통제의 중추신경억제, 근이완제 및 척수마취에 의한 늑간근 마비, 고산소혈증에 의한 호흡중추 억제, 수술절개 부위 동통, 복부 및 흉곽 압박, 폐질환, 척추측만증에 의한 흉곽 변형 등이 있다.

저환기가 휘발성 마취제의 잔류 효과에 의해 나타날 경우 수술환자가 상기도 유지 능력이 있으면 자발적으로 각성시키나 마약성 진통제의 잔류효과로 나타나는 경우 naloxone을 정맥내 주사한다. naloxon의 약물작용시간이 45분 이내로 짧지만 고혈압, 폐부종, 심박동장애, 오심 및 구토 등의 부작용을 초래할 수 있다. 저환기의 원인이 근이완제의 잔류효과라면 physostigmine과 같은 anticholinesterase를 투약하거나 기관내 삽관을 한다. 기관내관의 발관 기준은 환자의 의식수준, 동맥혈 가스분석, pH 및 폐활량이 15mL/kg 이상인 경우이다.[12]

(3) 저산소혈증

회복실에서 발생하는 저산소혈증(hypoxemia)의 중요한 원인은 저환기이지만 심박출량 저하 및 진전 등의 산소 소모량 증가는 저산소혈증을 더욱 악화시킨다. 수술 후 저산소혈증의 원인은 노령, 비만, 흡연 및 위 내용물 흡인 등이다. 경한 저산소혈증은 마취로 부터 각성시 특별한 산소보조요법이 따르지 않으면 흔하게 발생한다. 젊고 건강한 환자는 각성시 $PaCO_2$가 50~60mmHg 정도의 저산소혈증에서도 크게 문제가 없다. 전신마취 후 안절부절하거나, 빈맥이나 심장 과민성이 나타나면 저산소혈증의 초기 증상이며 둔마, 서맥, 저혈압 및 심장마비는 저산소혈증의 후기 증상이다. 맥박 산소계측기는 저산소혈증의 초기 발견을 용이하게 해주며 동맥혈 가스 분석은 저산소혈증의 진단과 치료 방향의 결정에 중요한 역할을 한다.[8]

중정도의 저산소혈증에서는 30~60%의 산소를 투여하며 폐질환이 있는 경우 보다 높은 농도의 산소를 투여한다. 기관지 연축이 나타나면 기관지 확장제를 분무 흡입시키며 aminophylline을 정맥내 투여한다. 50% 이상의 산소를 투여해도 저산소혈증이 지속적으로 나타나면 호기말 양압(PEEP) 호흡이 필요하다는 것을 의미한다.[8]

(4) 산소요법

산소요법은 PaO_2가 60mmHg, 맥박산소 계측 지수가 90% 이하일 때 적용된다.[9] 대부분의 수술환자가 수술 후 수술소요시간이나 수술종류에 관계없이 PaO_2가 저하되므로 회복실에서는 산소요법을 거의 routine으로 제공한다.

① 비 캐뉼라

비 캐뉼라는 비공내 1cm 정도의 깊이로 삽입하며 산소흡입농도는 환자의 1회 호흡량, 호흡수, 흡입 기류율과 비인두 용적에 의해 결정된다 비캐뉼라를 통한 1L/min의 산소 투여는 산소흡입 농도를 4% 정도 상승시키지만 6L/min 이상의 산소투여(흡입 산소 농도 44%)는 산소흡입농도를 더 이상 증가시키지 못한다. 산소의 과도한 흡입은 오히려 공기를 마셔 위팽만을 초래할 수 있고, 구강 호흡은 후인두를 통해 들어온 흡기류가 코로부터 들어온 산소에 합류하므로 산소요법의 효율성이 저하된다.

② 안면마스크

산소요법에 이용하는 안면 마스크는 단순형, 부분 재호흡형, 비 재호흡형 그리고 벤투리 마스크가 있다.

단순마스크는 저농도에서 중정도의 산소를 투여하기 위해 사용하며 밸브 또는 산소 저장낭이 없다. 산소 투여는 5~8L/min로 35~60%의 산소흡입 농도로 제공한다. 마스크 옆의 작은 구멍을 통해 대기 중 공기가 들어오고 호기시에 공기가 밖으로 나간다. 5L/min 이하로 산소를 투여할 경우 마스크 내부에 이산화탄소가 축적되므로 적어도 5L/min 이상으로 투여해야 한다.

부분 재호흡형 마스크는 발브는 없으나 산소 저장낭을 가지고 있다. 10L/min 이상의 산소를 투여하며 이때 흡입산소 농도는 50~65%가 된다. 비 재호흡형 마스크는 산소 저장낭과 일방향성 발브를 가지고 있으며 흡입산소 농도를 거의 100%로 증가시킬 수 있다. 그러나 실내 공기가 마스크로 들어오지 못하도록 마스크를 착용자의 안면에 꼭 들어맞게 착용시키기가 어렵다. 비 재호흡형 마스크에서는 산소 저장낭을 가득 채울 수 있을 정도로 산소가 유입되어야 한다. 벤투리 마스크는 2~12L/min의 산소와 실내공기를 혼합하여 흡입 농도 24~40%의 산소를 투여할 때 이용한다.

2) 순환기계 합병증 간호

수술 후 순환기계 장애는 심장수술이나 노령자 수술에서 흔히 나타나며 저혈압, 고혈압과 부정맥 등이 있다. 순환기계 합병증에 대한 중재를 하기 전 우선 호흡기계 문제를 해결해야 한다.

(1) 저혈압

수술 후 회복실에서 발생하는 저혈압의 주요 원인에는 저혈량증, 마취제의 잔류 효과, 진통제 투약에 의한 통증 완화, 좌심실 기능부전, 패혈증 및 폐색전증 등이 있다. 저혈량증의 주요 원인은 출혈이며, 마취제의 잔류효과에 의한 저혈압은 척수마취 또는 경막외 마취에서 심하다.

마취로부터 회복 과정 중 발생하는 경한 저혈압은 마취제에 의한 교감신경계 반응 저하로 나타나는데 별다른 치료가 없어도 된다. 그러나 혈압이 평소 혈압의 20~30% 이상 저하될 경우 수액요법을 시도하는데 250~500mL의 crystalloid 또는 100~250mL의 colloid 수액 요법으로도 저혈압에 대한 교정 효과가 있다. 저혈압이 더욱 심한 경우 dopamine이나 epinephrine을 투여하여 동맥압을 상승시킨다.[8,12]

마취 및 수술 종료에 의한 혈압 하강에는 O_2 흡입, 혈압 상승제 투여와 수액을 공급하며, 체위변경을 급격히 하면 순환 혈액량 감소와 심박출량의 일시적 저하로 체위성 저혈압이 나타나므로 체위변경은 서서히 한다. 색전 형성에 의한 혈압하강일 경우는 O_2 투여, papaverine과 같은 혈관 확장제, 항응고제와 혈압 상승제를 투여하며, 공기색전증(air embolism)의 경우 좌측와위를 취해주며 머리를 낮추어 준다.

(2) 고혈압

수술 후 발생하는 고혈압은 대개 수술 종료 후 1시간 이내에 발생하여 수술 종료 후 4시간 이내에 사라진다. 고혈압의 원인에는 과다 수액, 저산소혈증, 과탄산혈증, 대사성 산성증, 수술절개부 통증, 뇌압상승, 방광팽만 및 기관내 삽관 등이 있다. 또한 수술 전 고혈압 유병자는 수술 후 고혈압이 발생할 가능성이 높다.

평소 혈압의 20% 이내에서 혈압이 상승하는 경한 고혈압은 별다른 치료가 필요 없지만 20~30% 이상 혈압이 상승하면 수술부위의 출혈, 심근 허혈, 심장애 또는 두개내 출혈을 촉발할 수 있다. 고혈압의 치료는 우선 원인을 찾는 것이 중요하다. 혈압 상승의 원인이 수혈이나 수액의 과잉이면 furosemide (lasix)를 투여하여 수분의 체외 배설을 돕고, 머리를 높여준다. 특별한 원인 없이 혈압이 20~30% 이상 상승한 경우 베타 차단제(labetalol, propranolol), 칼슘채널 차단제(nicardipine), nitroprusside 및 nitroglycerin을 투약한다.

(3) 부정맥

수술직 후 나타나는 동성 빈맥의 원인은 동맥혈 저산소혈증, 저혈량증과 통증이다. 동성 서맥의 원인은 동맥혈 저산소증, 저체온 그리고 근이완제에 대한 대항제 anticholinesterase 투약 등이다. 심실조기수축은 동맥혈 저산소증, 심근허혈, 전해질 불균형 또는 호흡성 산성증 등이 원인이다. 회복실에서 일시적으로 발생하는 동성빈맥이나 동성서맥은 특별한 치료를 필요로 하지 않는다.

심박동 장애가 나타날 경우 심박동 장애 유형에 관계없이 기도의 개방성을 확인하고 산소를 투여한다. 심박동수를 증가시키기 위해 atropine, 심박동수를 감소시키기 위해 verapamil, 심실조기수축을 완화시키기 위해 lidocaine을 투여한다.

3. 수술 후 통증간호

수술 후 통증 관리는 신체적 고통을 완화시키고 생리적 기능을 회복시키고 수술 후 합병증을 예방할 수 있는 이점이 있다. 최근 관심을 끌고 있는 선행 진통법(preemptive analgesia)은 외과적 자극이 주어지기 전에 수술 후 통증 관리를 시작해야 한다는 개념에 기초하고 있다. 경막외 마취는 흉부 및 상복부 수술의 호흡기능을 향상시키고 조기 이상을 격려하는 이점이 있다. 수술 후 동통이 심할 것으로 예상되는 경우 epidural catheter를 삽입 후 국소마취제를 투여하는 경막외 마취로 통증관리를 할 수도 있다.

1) 통증의 생리적 기전

수술 후 통증은 외과적 자극으로 통각 수용체에서 발생된 통각파동이 C 섬유와 A-delta 섬유를 따라 척수 후각으로 전달되고, 1차 구심성 섬유 말단에서 분비되는 substance P와 glutamate와 같은 흥분성 아미노산이 2차 신경섬유를 활성화시켜 통각파동이 시상 및 대뇌피질에 전달되어 발생한다. 구심성 통각자극이 반복적으로 척수 후각에 전달되면 동일한 강도의 자극에 보다 크게 반응하는 통각 과민이 나타난다. 동일한 강도의 자극에 보다 크게 반응하는 통각 과민을 wind-up 현상이라고 하며 wind-up 현상에 의한 통각과민을 예방하기 위해 통증은 발생 초기에 관리하는 것이 중요하다.[16]

수술 절개부 통증의 정도 및 빈도는 성별, 나이, 수술부위 및 사용된 마취제 등의 영향을 받는다. 영아 및 노인은 중년 성인에 비해 통증을 적게 느끼며, 신경증적 성격 소유자는 수술 후 통증이 심하며 흉부, 복부 및 정형외과 수술환자들의 수술 후 통증이 심하다고 한다. 동통은 불안 및 공포, 불면증, 호흡곤란과 객담배출 곤란, 흉강 내 통증과 빈맥 등이 동반할 때 보다 심해진다. 또한 오심, 구토, 복부 팽만, 요정체, 장시간 동일 체위 및 전신 권태감 등은 수술 후 동통을 더욱 악화시킨다. 특히 상복부 수술이나 개흉수술로 인한 수술 후 통증은 폐활량을 저하시키고 객담배출을 어렵게 하여 폐염이나 기관지염과 같은 호흡기계 합병증의 원인이 된다.

따라서 환자가 동통을 호소하는 초기에 진통제를 투여하는 것이 통증완화에 효과적이다. 왜냐하면 동통이 심해진 후 진통제를 투여하면 진통제 투여량이 증가하며 진통제 투여량 증가에 따른 부작용도 심해지기 때문이다. 다량의 진통제를 1회에 투여하는 것보다는 소량을 분할하여 투여하는 것이 안전하고 효과적이다. 수술 후 통증은 수술부의 외과적 자극이외에도 흥분, 출혈, 방광 팽만, 배액관 폐쇄, 불편한 체위 및 붕대나 cast 압박 등에 의해서도 초래하므로 진통제 투여 전에 통증 유발 요인을 사정한다.

2) 통증 관리 방법

시각적 상사척도(Visual Analogue Scale, VAS)에 의한 통증이 7점 이상이면 심한 통증, 3점 이하이면 만족스런 진통 상태로써[3] 4점 이상에서는 통증관리가 필요하다(그림 10-1). 특히 수술 후 1~6일 이내 중증도 이상의 통증에서는 비경구 진통제 또는 신경차단 등의 통증관리가 필요하며, 구강 섭취가 가능하고 통증 강도가 저하되면 경구용 진통제로 전환한다. 비경구 진통제에는 NSAIDs(ketoroloc), 아편양 제제 및 ketamine 등이 있으며 ketoroloc은 근육 또는 정맥내 투여하는 반면 아편양 제제는 피하, 근육, 정맥 또는 척수강 내로 투여한다.

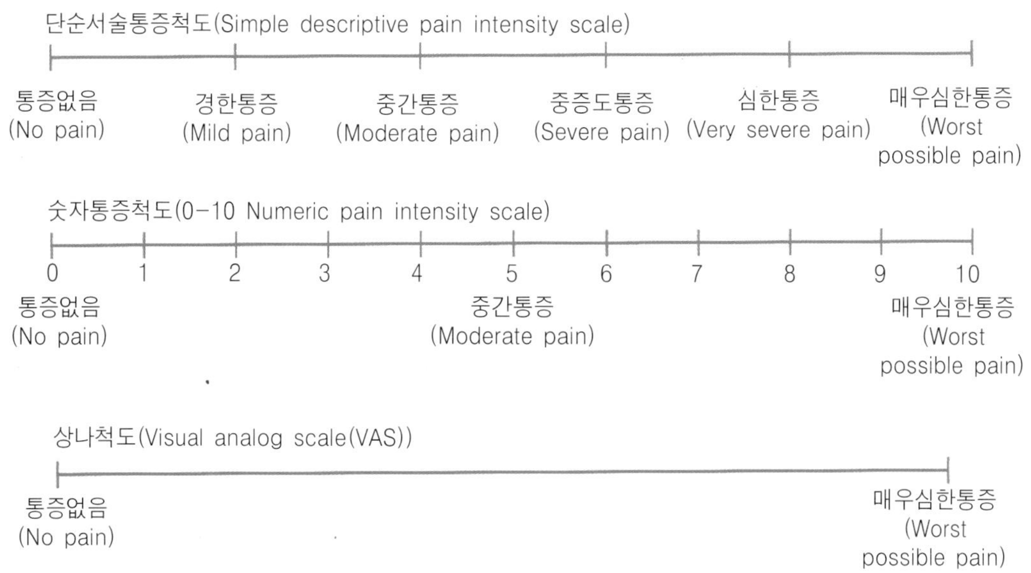

그림 10-1. **통증 척도(pain intensity scales)**

(1) 경구 및 비경구 진통제

① 비스테로이드성 소염 진통제(NSAID)

NSAID는 prostaglandin의 합성을 방해하여 통증수용체의 역치를 낮추며 진통, 소염, 해열 작용을 하며 아편 유사제와 병용하면 아편유사제의 투여량을 감소시킬 수 있다. NSAID는 호흡억제를 일으키지 않으며 천장효과가 있어 용량을 증가시켜도 추가적 통증 완화를 일으키지 않는다. 종류로는 aspirin, indomethacin, ketrolac (tarasyn), diclofenac (Valentac), ibuprofen, acetaminophen (tylenol) 등이 있다(표 10-4).

NSAID의 부작용으로는 위산 분비촉진으로 인한 위궤양, 십이지장궤양, 위장관염증, 위장관 출혈 및 위장관 천공 등이 있으며, 신질환이 있거나 혈류량이 감소된 경우 장기간 복용하면 심각한 신손상을 일으킬 수 있다. Aspirin은 혈소판 응집을 억제하여 수술 후 출혈 가능성을 높일 수 있으나 acetaminophen은 혈소판 응집에 영향이 없다.

표 10-4. NSAIDs 진통제

투약로	약물명	성인 용량	소아 용량
경구	acetaminophen	650~975mg q4hr	10~15mg/kg/q4hr
	aspirin	650~975mg q4hr	10~15mg/kg/q4hr
	choline magnesium trisalicylate (Trisilate)	1000~1500mg bid	25mg/kg/q 12hr
	ibuprofen (Motrin)	400mg q4-6hr	10mg/kg/q6-8hr
	salsalate (Disalcid)	500mg q4hr	
비경구	ketorolac	첫회 30~60mg 투약 후 15~30mg q6hr	

② 아편 유사제

아편 유사제는 뇌와 척수에 존재하는 아편 수용체에 결합하여 진통효과를 나타내며, 혈관의 평활근에 직접 작용하거나 히스타민을 분비하여 혈관을 이완시켜 체위성 저혈압을 일으키기도 한다. 히스타민 분비로 인해 국소적 또는 전신적 가려움이 유발될 수 있으며 아편 유사제의 길항제는 naloxone이다. Morphine은 근육, 정맥, 피하, 경구, 경막외강 및 척수강에 투여하며 아편 유사제의 비교시 표준이 되는 약제로 지방용해도가 낮으며 신장 장애가 있을 때 체내에 축적되므로 진통 효과가 연장된다(표 10-5). Meperidine은 근육, 정맥, 피하, 경구, 경막외강 및 척수강에 투여하며 저체온에 의한 전율 치료에 이용하기도 한다.

표 10-5. **아편 유사제**

약물명	성인(체중 50kg 이상 성인)		아동 및 체중 50kg 이하 성인	
	경구 용량	비경구 용량	경구 용량	비경구 용량
morphine	30mg q3-4hr	10mg q3-4hr	0.3mg/kg q3-4hr	0.1mg/kg q3-4hr
codeine	60mg q3-4hr	60mg q2hr	1mg/kg q3-4hr	-
hydromorphone	6mg q3-4hr	1.5mg q3-4hr	0.06mg/kg q3-4hr	0.015mg/kg q3-4hr
meperidine	-	100mg q3hr	-	0.75mg/kg q2-3hr
methadone	20mg q6-8hr	10mg q6-8hr	0.2mg/kg q6-8hr	0.1mg/kg q6-8hr
oxycodone	10mg q3-4hr	-	0.2mg/kg q3-4hr	-
oxymorphone	-	1mg q3-4hr	-	-

아편 유사제의 피하 또는 근육 내 투여는 흡수율이 일정하지 않아 혈중 농도를 예측할 수 없고 주사 시에 조직을 자극하여 통증이 심하므로 바람직하지는 않다. 피하 및 근육 내 투여의 약물작용은 진정효과가 먼저 나타난 후 진통효과가 나타났다가 점차로 진통 효과가 사라진다. 반면 소량의 아편양 제제(morphine 1~2mg)를 간헐적으로 정맥 내 투여해도 진통 및 진정 효과가 적절하게 나타나지만 호흡억제의 부작용 때문에 주의 깊게 관찰한다. 수술 후 농통은 3일 정도 지속되나 수술 후 24시간~48시간에 가장 심하므로 이 시기에는 마약성 진통제의 투여가 필요하다. 마약성 진통제는 소화기계 기능을 억제하여 가스의 배출을 지연시키므로 수술 3일째 이후의 동통은 비마약성 진통제로 전환한다.

(2) 자가통증 조절법(Patient-Controlled Analgesia, PCA)

전통적으로 수술후 통증은 3~6시간 간격으로 아편 유사제를 근육으로 주사해왔으니 근육 내 투여는 흡수율이 일정하지 않아 혈중 농도를 예측할 수 없고 주사 시 조직을 자극하여 통증이 심하므로 바람직하지는 않다. 최근 일정한 속도로 지속적으로 정맥내로 약물을 투약하여 일정한 혈중 농도를 유지할 수 있는 자가통증 조절법이 일반화되고 있다. 자가 통증 조절법은 자가 통증 조절기를 통해 환자 스스로 필요에 따라 투여량을 조절할 수 있는 통증 조절법으로 시술이 간편하고 관리가 용이하며, 진통제의 혈중 농도를 일정하게 유지시키며, 의료인력의 업무 부담도 최소화하고, 과량 투여의 위험을 예방할 수 있는 이점이 있다. 그러나 정신기능이 저하되는 경우 자가 조절 능력이 없으며 가끔 자가통증 조절기가 오작동을 하는 경우도 있으므로 통증 정도를 확인한다.

자가 통증 조절법에는 morphine, pethidine과 fentanyl 등의 아편양 제제와 비스테로이드성 소염진통제(NSAIDs)를 사용하고 있다. 아편양 제제는 대뇌나 척수의 아편 수용체에 결합하여 진통효과를 나타내고, NSAIDs는 prostaglandin의 생성을 저하시켜 말초 침해 수용체 감작을 억제하여 진통효과를 나타낸다. 한편 아편양 제제를 단독으로 사용하기 보다는 NSAIDs와 혼합 투여할 경우 아편양제제의 투여량을 20~46% 감소시키며 호흡억제와 같은 아편양 제제의 부작용을 예방할 수 있는 이점이 있다. 현재 자가통증조절은 morphine(30㎍/kg), ketorolac(25㎍/kg), dexamethason 4mg, ondansetron 4mg와 생리식염수 혼합액 100mL를 자가통증 조절기를 사용하여 2.0mL/h로 지속적으로 정맥내 투여한다. 잠금시간은 15분이며 일시 투여량은 0.5mL/회로 총 투여량이 4.0mL/h를 초과하지 않으며, 2.0mL/h로 지속적으로 정맥내 투여할 경우 최대 50시간 정도 투여한다.[9]

(3) 선행 진통법

선행 진통법(preemptive analgesia)은 외과적 자극을 주기 전 제통 요법을 통해 통증에 대한 기억을 방해하거나 통증 인지를 저하시키는 것으로 정의한다. 따라서 외과적 자극에 대한 중추의 통증 기억을 예방하거나 외과적 자극 시 통증 인지를 저하시키면 수술 후 통증 인지가 낮아지고 수술 후 진통제 요구량이 저하될 것이라는 가설을 토대로 하고 있다. 외과적 자극으로 과도한 통각 파동이 생성되면 통각 파동 억제에 보다 많은 양의 진통제가 필요하다. 현재 선행 진통법으로 조직절개 전 아편양 제제, 국소마취제, NMDA 수용체 길항제(ketamine) 또는 비스테로이드성 항염증성 진통제(ketoroloc) 등을 투여하는 방법을 시도하고 있으나 추후 보다 많은 연구가 이루어져야 한다.

3) 자가통증 조절법(Patient-Controlled Analgesia, PCA)

전통적으로 수술 후 통증은 3~6시간 간격으로 아편 유사제를 근육으로 주사해왔다. 그러나 근육 내 투여는 흡수율이 일정하지 않아 혈중 농도를 예측할 수 없고 주사 시 조직을 자극하여 통증이 심하므로 바람직하지는 않다. 최근 일정한 속도로 지속적으로 정맥내로 약물을 투약하여 일정한 혈중 농도를 유지할 수 있는 자가통증 조절법이 일반화되고 있다. 자가 통증 조절법은 자가 통증 조절기를 통해 환자 스스로 필요에 따라 투여량을 조절할 수 있는 통증 조절법으로 시술이 간편하고 관리가 용이하며, 진통제의 혈중 농도를 일정하게 유지시키며, 의료인력의 업무 부담도 최소화하고, 과량 투여의 위험을 예방할 수 있는 이점이 있다. 그러나 정신기능이 저하되는 경우 자가 조절 능력이 없으며 가끔 자가통증 조절기가 오작동을 하여 약물 투약이 잘 되지 않는 경우가 있으므로 통증 정도를 확인해야 한다.

자가 통증 조절법에는 morphine, pethidine과 fentanyl 등의 아편양 제제와 비스테로이드성 소염진통제(NSAIDs)를 사용하고 있다. 아편양 제제는 대뇌나 척수의 아편 수용체에 결합하여 진통효과를 나타내고, NSAIDs는 prostaglandin의 생성을 저하시켜 말초 침해 수용체 감작을 억제하여 진통효과를 나타낸다. 한편 통증완화를 위해 아편양 제제를 단독으로 사용하기 보다는 NSAIDs와 혼합 투여할 경우 아편양제제의 투여량을 20~46%

감소시키며 호흡억제와 같은 아편양 제제의 부작용을 예방할 수 있는 이점이 있다.

현재 자가통증조절은 morphine(30㎍/kg), ketorolac(25㎍/kg), dexamethason 4mg, ondansetron 4mg와 생리식염수 혼합액 100mL를 자가통증 조절기를 사용하여 2.0mL/h로 지속적으로 정맥내 투여한다. 잠금시간은 15분이며 일시 투여량은 0.5mL/회로 총 투여량이 4.0mL/h를 초과하지 않으며, 2.0mL/h로 지속적으로 정맥내 투여할 경우 최대 50시간 정도 투여한다.

4) 선행 진통법

선행 진통법(preemptive analgesia)은 외과적 자극을 주기 전 제통 요법을 통해 통증에 대한 기억을 방해하거나 통증 인지를 저하시키는 것으로 정의한다. 따라서 외과적 자극에 대한 중추의 통증 기억을 예방하거나 외과적 자극 시 통증 인지를 저하시키면 수술 후 통증 인지가 낮아지고 수술 후 진통제 요구량이 저하될 것이라는 가설을 토대로 하고 있다. 외과적 자극으로 과도한 통각 파동이 생성되면 통각 파동 억제에 보다 많은 양의 진통제가 필요하다. 현재 선행 진통법으로 조직절개 전 아편양 제제, 국소마취제, NMDA 수용체 길항제(ketamine) 또는 비스테로이드성 항염증성 진통제(ketoroloc) 등을 투여하는 방법을 시도하고 있으나 추후 보다 많은 연구가 이루어져야 한다.

4. 수술 후 창상간호

1) 염증반응

염증반응(inflammatory process)이란 인체조직이 물리적, 화학적, 생물학적 요인에 의해 손상받은 세포에 활발한 국소적 반응을 보이는 것을 의미한다. 염증반응에는 혈관성 반응, 액성 삼출과 세포성 삼출 반응의 3가지가 있다. 혈관성 반응이란 조직 손상부에서 방출되는 histamine 또는 kinin과 같은 화학적 물질 모세혈관을 이완시키고, 손상부를 통과하는 혈류의 양이 증가하는 충혈(hyperemia) 현상이 나타나는 것으로 손상부는 모세혈관의 이완과 충혈로 발적(redness)과 열감(heat)이 나타난다.

인체조직은 손상 후 첫 24시간 동안에 이완된 모세혈관으로부터 세포간질 부위로 체액이 이동하는 액성 삼출(fluid exudation)이 시작되는데 이때 세포간질 내로 체액이 축적되는 부종(edema)이 동반된다. 이어서 손상부의 이완된 모세혈관 벽을 통해 백혈구가 모여드는 세포성 삼출(cellular exudation)이 나타난다. 순환 백혈구의 60%를 차지하는 호중구는 대개 조직 손상 후 수 시간 이내에 손상된 조직으로 모여들어 세균과 괴사조직에 대한 식균작용을 시작한다. 식균작용 과정 중 죽은 호중구(neutrophils) 및 세균, 그리고 괴사된 세포가 모여 농을 이룬다.

2) 수술창상회복기전

상처 회복(wound healing)은 인체의 기본적인 생물학적 방어 기전으로 4단계 과정으로 이루어져있다.

1단계 과정은 수술 후 1~3일 사이에 이루어지는 염증 반응으로 혈액 및 임파 등의 삼출물이 혈괴를 형성하여 상처 부위를 메꾸고, 혈괴 하부의 상처 부위에 상피세포가 자리를 잡고 섬유질망이 형성된다. 혈장이 상처 표면으로 스며 올라와 건조되면서 방어 표피를 형성하면서 체액 손실과 감염을 방지한다. 섬유질망 사이로 미세혈관 조직이 재생되고 절개조직은 섬유질과 응고된 혈액에 의해 딱지(crust)가 형성된다. 상처부위의 혈액 공급이 한층 활발해지고 백혈구가 상처부위로 이동하여 식균작용과 함께 손상 조직이나 괴사조직을 제거한다.

2단계 과정은 수술 후 4~14일 사이에 이루어지며 상처부를 채우고 있던 삼출물이 흡수되며 섬유질망 사이에 콜라겐이 축적되고 상피화작용(epithelization)이 완성되면서 새로운 조직을 형성한다. 혈관을 많이 포함하고 있는, 새로이 형성된 조직을 육아조직(granulation)이라고 한다.

3단계 과정은 2단계 과정 후 3주 동안에 콜라겐이 부가적으로 축적되고 축적된 콜라겐이 새로이 형성된 혈관의 혈류를 차단하며 점차 상방으로 돌출된 반흔조직(scar)을 남기게 된다. 4단계 과정은 3단계 과정 후 수개월에 걸쳐 진행된다.

4단계 과정에서 상방으로 돌출된 반흔 조직의 퇴축과 수축이 일어나며 반흔 조직은 탈색되며 퇴축된다. 반흔 조직은 햇볕아래서도 그을지 않고 체모가 없으며, 정상 피부로 기능하지 못하는 무세포성 및 무혈관성 결체조직이다.

3) 상처 회복의 영향요인

상처 회복에 영향을 미치는 요인에는 나이, 영양상태, 비만, 체액 및 전해질의 균형, 혈액순환, 호르몬과 이물질 여부 등이 있다. 청장년은 노인과 비교하여 상처 회복이 빠르며, 아미노산은 콜라겐 형성에 필수적 요소로 단백질 결핍은 상처 회복을 지연시킨다. Vitamin C는 콜라겐 형성에 필수적 요소임은 물론 모세혈관 벽의 기능 유지를 도와주어 상처회복을 도와준다. 스테로이드 약물의 장기적 투약은 섬유증식과정과 콜라겐 형성을 방해하여 상처회복을 방해한다. 지방조직에는 혈관 분포가 적어 감염과 손상에 민감하며, 적혈구 부족은 조직으로의 산소 공급이 원활치 못해 콜라겐 형성과 상피화 작용을 방해하며 헤마토크릿이 낮을 경우 세포의 재생을 방해하여 상처회복을 지연시킨다. 따라서 혈액공급이 적절치 못할 경우 염증반응을 저하시키고, 섬유아세포의 공급을 저하시켜 콜라겐 축적을 방해하고, 괴사 조직 및 노폐물의 축적을 방치하여 상처 회복을 지연시킨다.

조직절개부의 상처회복을 증진시키기 위해 조직 절개부는 봉합으로 가까이 근접시키고, 상처부의 오염을 방지하고 상처에 외상을 주지 않으며, 사강(dead space)을 최소화시켜야 한다. 관절부의 절개 조직은 부목으로 지지해주며, 흉부와 복부의 절개부위는 기침과 같은 복압 상승 행위를 할 때 지지해 준다. 특히 수술 창상부를 덮고 있는 혈괴 및 딱지 등은 감염 증상이 없는 한 자연적으로 떨어질 때까지 놓아둔다.

4) 수술 후 창상 감염 간호

수술 후 창상 감염증(postoperative wound infection)은 의료인력의 부주의에 의한 의원성 병원감염의 한 형태이다. 의원성 감염(iatrogenic infection)은 수술 창상부, 기관절개술, 유치 도뇨관, 호흡기계와 각종 보조기구의 사용에서 흔히 나타난다. 수술 후 창상 감염은 창상부의 국소적 염증, 조직의 광범위한 손상, 그리고 패혈증(septicemia)으로 악화되기도 하며 창상의 유합을 방해하여 창상의 회복을 지연시킨다. 창상이 감염되면 창상의 유합이 어렵고, 조직의 화농과 괴사 등으로 악화되며, 외상성 창상 감염은 전신적 감염으로 진행되기도 한다.

국소 감염의 일반적 증상은 발적, 종창, 열감, 동통 및 압통(tenderness) 그리고 해당 부위의 기능상실이다. 염증부의 충혈은 피부의 발적과 열감을 가져오며 기능의 상실은 동통에 의한 수의적 부동과 반사작용에 의해 나타난다. 예를 들면 손가락에 건초염(tendon sheath)이 있는 경우 손가락의 굴곡이 일어나며, 복막염에서는 복막염의 확산을 방해하기 위해 복근이 긴장성 수축을 하여 허리를 구부리게 된다. 패혈증과 같은 전신적 감염에서는 고열, 오한과 빈맥이 나타난다.

국소적 감염은 손상조직이나 괴사성 조직의 변연절제(debridement), 배농, 이물질 제거와 항생제 치료를 하며, 침상안정, 염증부의 부동화(immobilization), 정맥성 및 임파성 배액 증진, 부종 및 동통 완화 등이 도움이 된다. 오염된 창상을 봉합하면 오히려 창상의 염증 및 이개(dehiscence)를 초래하고 수술창상의 회복을 방해한다. 오염된 창상을 봉합할 경우에는 예방적 차원에서 전신적인 항생제 투약을 하며, 괴사 조직은 제거하거나 절제해야한다. 삽입된 보조기구는 세척하거나 제거하는데 세척은 오염된 창상의 오염수준을 비오염 수준으로 감소시키는 데에 효과적이다.

수술 창상을 덮는 멸균 드레씽은 수술 후 3~4일 까지는 교환하지 않는데 수술 후 3~4일까지 멸균 상태를 유지하면서 염증 여부를 관찰한다. 염증이 있거나 괴사 조직이 있는 창상은 변연절제를 한후 창상을 봉합하지 않은 상태에서 드레씽을 한다. 창상의 봉합 여부는 창상 부위의 균배양을 통해 결정하는데 조직 1g당 세균의 수가 10^5개를 초과하면 창상 부위의 감염율은 100%이다. 비만한 환자는 창상 봉합을 꼼꼼하게 봉합하며 조직 자극성이 적은 nylon, polypropylene 또는 polydioxanone과 같은 봉합사로 봉합한다.

창상부의 부동화는 임프계 순환을 저하시켜 미생물의 확산을 최소화하며, 창상부의 거상은 세포간질에 조직액의 축적을 막아 부종을 예방해준다. 부종은 창상 회복을 방해하므로 창상부는 심장보다 올려준다. 습열은 국소적 혈액 공급을 증진시키고 삼출을 용이하게 하며 부육의 형성을 촉진시키는 효과가 있다.

감염증에서 항생제 투여 효과는 혈액 순환에 달려 있으며 봉와직염, 패혈증 및 복막염과 같은 급성 염증에서 효과적이다. 그러나 항생제는 형성된 농양에 대한 효과는 없으므로 절개 및 배액요법(incision & drainage)을 통해 농양을 제거한다. 급성 염증에 대한 항생제 치료에서 대개 약물 사용 후 24~48시간 이내에 임상적 증상이 완화되며, 항생제의 선택은 균배양 검사와 감응성 검사의 결과를 근거로 해야 한다.

5. 배액관 및 드레씽

1) 배액관의 사용목적 및 적용법

배액관의 사용 목적은 수술창상으로부터 공기, 농, 혈액 또는 조직액을 제거하는 데에 있다. 특히 복강의 배액관 사용 목적은 농이나 장내용물의 배출 통로로 제공하고 예방적 차원에서 담즙 및 췌장액 등을 제거하여 합병증을 예방하는 데에 있다. 그러나 복강 내에 배액관을 삽입할 경우 대망이나 소장이 배액관을 둘러싸 배액관의 기능을 방해하기도 한다.

대개 배액관을 수술절개부로 직접 삽입하거나 수술절개부 근처에 작은 상처를 내고 삽입하기도 한다. 피부 밖으로 나와 있는 penrose drain이나 tube drain 끝에는 안전핀을 꽂아 배액관이 창상 깊숙히 들어가는 것을 방지한다. 안전핀이 피부를 자극하지 않고 거즈 드레씽이 분비물을 충분히 흡수할 수 있도록 배액관과 피부사이에는 넓고 두툼한 거즈 드레씽을 대준다. 분비물이 피부를 자극하지 않도록 물과 비누로 피부의 분비물을 닦아낸다.

2) 배액관 종류

배액관은 예상되는 분비물의 양과 점도를 고려하여 선택한다. 보통 감염에 대한 예방적 차원에서는 폐쇄성 흡인 배액관(closed suction drainage)을 사용하며, 분비액의 양이 많을 때 치료 목적으로 sump 배액관을 사용한다. 배액관은 단단하면서 유연하고, 조직에 손상을 주지 않아야 하며, 자극성이 없고, 적용 부위에 정확히 유지시킬 수 있고 제거도 간단해야 한다. Penrose drain과 tube drain은 드레씽 거즈로 직접 분비물을 배액시키나 T-tube와 유치 도뇨관은 중력 배액 장치 또는 흡인장치가 부착되어 있는 plastic 용기로 분비물을 배액시킨다.

(1) Penrose drain

penrose drain은 부드럽고 유연한 라텍스 고무제품으로 직경은 1/4~1inch 정도이며 보통 체강으로부터 농성 분비물, 혈액과 혈장을 배액시키기 위해 사용한다. 복강 내에 배액관을 유지시켜야 할 경우 수술 창상부 외의 다른 부위에 stab wound를 새로이 만들어 배액관을 삽입한다. 수술창상 봉합부를 통해 배액관을 삽입할 경우 수술창상 봉합부의 감염 가능성이 높고, 수술창상 봉합부에서 복부 탈장(ventral hernia)이 발생될 수 있으므로 피하는 것이 좋다. 또한 비흡수성 봉합사로 피부에 드레인을 고정한 후 피부 밖으로 나와 있는 드레인에 멸균된 안전핀을 꽂아두어 드레인이 복강 내부로 빨려들어 가는 것을 예방한다. Penrose drain의 유지 기간은 배액관의 삽입 목적, 이물질의 존재 여부, 환자 상태에 따라 달라진다.

(2) Closed suction drain

패쇄성 흡인 배액관은 조직에 직접 삽입시키는 배액관으로 plastic tube와 plastic 용기로 구성되어 있으며 Hemo vac과 Baro vac이 있다. 재질은 PVC (PolyVinyl Chloride)이나 silicone이며 단단하고 배액관 끝부분에 여러 개의 구멍이 있으며, silicone 배액관은 부드럽고 조직에 대한 자극성이 적으며 염증발생이 적다고 한다. 폐쇄성 흡인 배액관은 목이나 유방 등의 대규모 조직 절제술에 주로 사용하며, 배액관 자체에 의한 2차적 감염 예방에 효과적이므로 수술부에 이물질이 삽입된 경우 반드시 사용한다.

패쇄 흡인 배액관 사용시 주의해야 할 사항은 다음과 같다.

- 용기를 압축하여 용기 내부가 음압 상태를 유지하도록 한다.
- 용기에 분비액이 2/3 이상 고이지 않도록 한다. 2/3 이상 고이면 음압이 소실되면서 배액 기능도 소실되므로 용기를 자주 비워준다.
- 자연 배액(natural drainage)시 용기는 배액관 삽입부 보다 아래에 위치시킨다.
- 보행 및 이동시 안전핀이나 집게를 사용하여 환의에 고정합니다.
- 선홍색의 혈액이 배액될 경우 의사에게 알린다.
- 배액량 측정 시 배액관을 kelly나 hemostat 등의 감자로 분비물을 눈금 용기에 넣어 측정하고, 배액량이 적을 때에는 주사기로 측정한다.
- 배액량 측정 후 용기가 음압을 유지할 수 있도록 용기를 누른 상태에서 뚜껑을 닫고 감자를 제거한다.
- 배액량 측정 전후에 손을 닦는다.
- 배액관은 분비물 양이 줄어든 후, 배액관 적용 후 24~72시간 내에 분비물이 감소하면 제거한다.
- 패쇄 흡인 배액관 제거 후 단순 거즈 드레싱을 한 후 oozing 정도를 관찰한다.

(3) Sump drain

Sump 드레인은 세척이나 흡인이 가능한 2~3개의 구멍을 가지고 있으며, 배액관내의 압력은 대기압 수준으로 유지되므로 조직이 배액관을 패쇄할 가능성은 거의 없다. 대개 다량의 배액이 예상되는 경우에 유용하다.

3) Wound dressing

(1) 드레씽의 목적 및 관리

수술창상 부위의 신속한 회복을 도와주기 위해 조직절개 부위를 봉합한 후 상처부위의 오염을 방지하고 외상을 주지 않기 위해 수술창상 부위에 드레씽을 한다. 드레씽의 목적은 외상, 침구류 등과의 접촉 자극과 감염으로부터 창상을 보호하고, 창상부위의 배액을 흡수하며, 창상부위의 지지 및 고정 등에 있다.

수술 창상부에 드레씽을 하는 목적은 다음과 같다.

- 창상부를 외상 및 감염으로부터 보호한다.
- 분비물을 흡수한다.
- 창상부의 괴사 조직을 제거한다.
- 창상부를 지지하고 부동화 시킨다.
- 압박 드레씽은 창상부의 지혈을 도와주고 부종을 방지한다.
- 신체적 안위 및 미용 효과가 있다.
- 창상부의 습기를 유지해 주고 탈수를 방지한다.
- 약물을 도포한다.

대개 dressing은 "dry sterile gauze"를 이용하며 dressing 제거 시에 창상 부위에 재생된 약한 상피세포가 손상받는 것을 막아주기 위해 간혹 항균성 연고를 도포하는 경우도 있다. 창상이 오염되지 않고 dressing을 자주 교환할 필요가 없는 경우 단순한 "dry dressing"을 한다. Dry dressing의 교환은 창상 부위의 괴사조직을 제거하는 데에 효과적이지만 재생된 상피조직도 동시에 제거하므로 창상으로부터의 출혈이나 분비물이 없는 "clean wound"의 드레씽을 자주 교환할 필요는 없다. 창상으로 부터의 분비액이 미미하다면 수술 부위의 dressing은 보통 7일 정도 유지시켜 준다.

분비물이 있거나 염증이 있는 상처에는 삼출물을 흡수하고 변연절제술(debridement) 후에도 남아있는 괴사된 조직을 제거하기 위해 드레씽이 필요하다. 거즈가 건조되면서 기계적인 debridement을 얻을 수 있지만 재생된 표피 세포도 함께 제거될 수 있기 때문에 주의가 필요하다. 거즈가 축축하거나 젖어있게 되면 드레씽 제거가 용이하며 삼출물을 희석시켜 줄 수 있으나 debridement 효과 및 드레씽의 흡수 효과도 저하된다. 괴사된 죽은 조직을 부드럽게 하기 위해 생리식염수, 항박테리아성 용액 또는 방부제 등을 사용하기도 하나 방부제 사용은 상처를 자극하여 상처의 회복 과정을 지연시키기도 한다.

(2) 드레씽의 종류

조직절개부위의 dressing에는 4×4인치 거즈, 4×8인치 거즈 드레씽이 많이 사용되며 피부찰상(demarcation) 부위와 피부이식 수용 부위(recipient graft site)는 Furacin gauze와 Telfa dressing을 적용한다(표 10-6). 그러나 드레씽을 청결하게 유지할 수 없는 창상에는 드레씽을 하지 않는다. Clean wound는 상피화 과정이 완료되는 창상 회복의 초기 단계 동안(수술 후 48시간 정도) dry dressing으로 덮어주는데 드레씽을 두껍게 할 경우 조직의 산소 이용도를 감소시키지만 수분 유지를 향상시킨다.

Opsite, Tegaderm 등과 같은 합성 드레씽은 dry dressing에 비해 몇 가지의 장점이 있다. Opsite는 O_2, CO_2와 증기가 자유로이 통과하나 세균이 상처부위로 들어오는 것을 막아주며, 투명하여 상처의 관찰이 용이하며, 창상부에 드레씽을 적용한 채로 평상시의 활동을 할 수 있다.

표 10-6. 드레씽의 종류

종 류	장 점	단 점	적 용
· 거즈	· 가격 저렴, 습기 제거 · 기계적 괴사조직 제거	· 솜털을 남김 · 지나친 건조	· 괴사조직 제거를 위한 wet-to-dry드레씽에 이용
· 비접착 거즈 비함침성:Telfa, 함침성:Vaseline 거즈	· 외상을 최소화함	· 조직액 흡수 불량 · 조직 짓무름 초래	· 피부이식 및 피부제공부
· 투명 필림 Bioclusive, Opsite, Tegaderm	· 전단 및 마찰 최소화 · 불규칙 상처에 용이 · 관찰 용이 · 드레씽 교환 자주 필요없음	· 삼출물이 흡수되지 않아 조직이 짓무름	· 약한 피부에 적용 시 주의
· Hydrocolloids Comfeel, Sorbex, DuoDERM, Tegasorb	· 절연 및 완충 역할 · 크기 및 형태가 다양 · 상처회복 전 과정에 적용 · 습기 유지	· 상처에 잔유물 남김 · 적용부 가장자리에 주름 형성 · 불규칙면에 접착불량	· 감염부에 적용 금지 · 상처중심으로 1~2인치 외곽을 포함하여 적용
· Hydrogel Carrasyn, Tegagel SoloSite gel	· 표층부의 성처 및 강을 충전 · 상처의 냉각 및 진정으로 통증완화	· 상처의 짓무름 유발	· 표층부 상처에 적용 · 약물 및 항생제 전달
· 삼출물 흡수제 Iodoflex pad hyCure film	· 흡수작용 강력 · 다량의 삼출물 상처에 적용 · 습기 유지 가능	· 작열감 유발 · 적용부 이탈 초래	· 건조된 경우 생리식염수에 적신 후 제거
· Foams TIELLE, PolyMem Allevyn	· 흡수작용 강력 · 삼출물 흡수 · 7일 이상 적용 가능	· 건성상처에 적용금기 · 방수거즈로 덮지 않으면 누출이 됨	· 상처중심으로 2~3cm 외곽 포함하여 적용 · 심층부 상처는 패킹 후 적용

Rerferences

1. 마취통증의학(2003). 대한마취과학회, 여문각
2. 마취과학 (2002). 대한마취과학회, 여문각.
3. Aubrun F, Langeron O, Quesnel C, Coriat P, Riou B (2003). Relationships between measurement of pain using visual analog score and morphine requirements during postoperative intravenous morphine titration. *Anesthesiology, 98*(6), 1415-1521.
4. Filos KS, Vagianos CM(1999). Pre-emptive analgesia: How important is it in clinical reality?. *Eur Surg Res, 31*(2), 122-132.
5. Grass JA (2005). Patient-controlled analgesia. A*nesth Analg, 101*(5S), 44-61.
6. Hagle ME, Lehr VT, Brubakken K, Shippee A (2004). Respiratory depression in adult patients with intravenous patient-controlled analgesia. *Orthopaedic Nurs, 23*(1), 18-27.
7. Kissin I. (2000). Preemptive analgesia. *Anesthesiology, 93*(4), 1138-1143.
8. Longnecker DE, & Murphy FL(1997). Introduction to Anesthesia, W. B. Saunders Company.
9. Morgan, GE, Mikhail, MS, & Murray M.J.(2006). Clinical Anesthesiology 4th Edition, McGraw Hill
10. Rang HP, Dail MM, Rirrer JM, Moore EE (2003). *Pharmacology(5th ed).* Churchill Livingstone.
11. Rothrock JC(2003). Alexander's Care of the Patient in Surgery. 12th Edition, Mosby.
12. Stoelting, RK, & Miller RD(2000). Basics of Anesthesia, 4th Edition, Churchill Livingstone.
13. Varrassi G, Panella L, Piroli A, Marinangeli F, Varrassi S, Wolman I, Niv D(1994). The effects of perioperative ketorolac infusion on postoperative pain and endocrinemetabolic response. *Anesth Analg, 78(3),* 514-519.
14. Wall PD (1988). The prevention of postoperatve pain. *Pain, 33,* 289-290.
15. White PF(2005). The changing role of non-opioid analgesic techniques in the management of postoperative pain. A*nesth Analg, 101*(5S), S5-S22
16. Woolf CJ, Chong MS(1993). Preemptive analgesia-treating postoperative pain by preventing the eatablishment of central sensitization. A*nesth Analg, 77,* 362- 379.

11 복강경 수술

1. 복강경 수술의 이해

1901년 Kelling은 살아있는 개에게 여과시킨 공기로 기복시킨 후 개의 복강 내부를 관찰하였고, 1910년 Jacobaeus는 인체내 복강에 기복없이 방광경을 삽입하여 복강내부를 관찰한 후 laparoscopy 라는 용어를 사용하였다. 1937년 Hope는 laparoscope를 이용하여 난관 임신을 진단하였고, Anderson은 난관 불임술을 시술하였다.

1941년 Power와 Barne은 난관협부의 조직응고로 난관불임술을 성공시킨 후 인구조절 및 가족계획이라는 세계적 관심하에 복강경을 이용한 난관불임술에 주목하게 되었다. 복강경을 이용한 난관불임술은 시술비도 적절하고 외래에서 시술할 수 있다는 장점으로 1972년 미국에서 활발하게 진행되기 시작했다.

1987년부터 1997년까지 복강경을 통한 진단 및 수술이 본격화되면서 복강경 시술에 필요한 기본기계, 기본장치, 광원, 내시경적 사진 촬영술과 videomonitor 등을 개발하면서 더욱 발전하였다.

1) 복강경 수술의 기본적 기계 및 장비

복강경 수술의 필수적 장비는 2~3개의 forcep, suction-irrigator probe, bipolar electrocoagulator와 CO_2 laser 등이다. 또한 videolaparoscopy를 통해 수술과정을 관찰할 수 있고 CO_2 laser는 조직절개 및 소혈관 지혈에 이용하며, bipolar electrocoagulator는 보다 큰 혈관의 지혈에 이용한다.

다음은 복강경 수술에 이용하는 기본적 기구이다(그림 11-1).

- laparoscope, telescope : 복강 및 골반강 내부를 볼 수 있다.
- Verres needle : CO_2 공기 주입기와 연결하여 기복을 이루는 데에 사용한다.
- trocar : 복벽의 소규모 절개에 이용하며 1회용으로 사용한다.
  - 직경 10mm 정도의 제1 trocar에 의한 절개부는 복강경을 삽입하며,
  - 직경 5mm 정도의 제2 trocar에 의한 절개부는 clamp와 절제 도구가 출입한다.

· grasping forcep : 조직을 정확하게 잡는 데에 이용한다.
· scissor : 조직의 절개 및 절제에 이용한다.
· coagulation instrument : 조직의 응고 및 지혈에 이용하며 monopolar tip과 bipolar forcep의 2가지가 있다.
· 직침기(needle holder) : 봉합침을 잡고 조직 봉합에 이용한다.
· 세절기(morcellator) : 절제조직을 작은 크기로 파쇄시켜 복강 외부로 절제조직을 이동 시킨다.
· CO_2 gas insufflator : CO_2 공기 주입기로 기복을 이루는데 이용한다.
· irrigation and suction unit : 복강내 체액 및 혈액을 제거하고 세척하여 수술시야를 확보하기 위하여 사용한다.

2) 적응증 및 금기증

복강경 수술은 단순 복막염, 충수돌기, 위십이지장 천공과 자궁외 임신에 의한 복강 내 출혈의 신속한 진단 및 혈액학적 불안정 치료에 도움이 된다. 복강경 시술 중 기복은 복압을 상승시켜 복강 내 출혈을 저하시키고 조직의 손상을 최소화 하면서 출혈점에 대한 지혈을 할 수 있다. 최근의 복강경 의료기술 및 의료기구의 발전에도 불구하고 비만, 장기유착, 악성종양, 복부 탈장, 임신, 저혈량성 쇽, 미만성 복막염 또는 복막염에 의한 장천공은 복강경 수술의 금기이다. 미만성 복막염(generalized peritonitis)에서는 장이 엉켜 있거나 복벽 유착이 있으며, 장폐색과 장팽만이 있는 경우 복강경 시술 중 장천공의 위험성이 높기 때문이다.

복강경 시술이 개복술에 비해 침습 정도가 적지만 복강경 수술에도 합병증이 따르며, 진단적 복강경이나 복강경 난관 불임술과 비교하여 수술과정이 복잡한 경우 합병증 발생이 높다. 진단적 복강경이나 복강경 소수술에서는 1,000명당 0.5~1.7명 그리고 복강경 대수술에서는 1,000명당 3.8~8.9명에게 합병증이 발생하며 복강경 수술 중 개복술이 필요한 상황도 있다. 복강경 수술 중의 합병증에는 소장, 대장, 방광, 요관 및 혈관 손상이 있고, 수술 후 합병증으로 방광염, 일과성 고열(transient high fever), 복벽 반상 출혈, 폐렴 및 기관지염 등이 있다. 심질환자에게 장시간의 트랜드랜버그 체위 유지는 부정맥 및 심장애 등의 위험을 초래할 가능성이 많다.

진단을 위한 복강경 수술 중 사망률은 10만명 중 2명이며 치료를 위한 복강경 수술 중 사망률은 10만명 당 3~4명 정도이다. 복강경 수술과 관련한 사망률을 최소화하기 위해 전신마취와 함께 기관내 삽관을 하며, 전기 소작기의 안전한 사용, 그리고 verres needle과 trocar 삽입시 주의가 필요하다.

3) 복강경 수술의 수술 중 합병증

(1) verres needle 삽입시 합병증

verres Needle은 기복(pneumoperitoneum)을 위해 복강내에 위치시키는 needle로써 선행 복강경 수술력이 있는 경우, 체질량 지수가 30 이상인 경우 그리고 마른 체격에서 verres needle 및 천자침 삽입 시 천공의 위험성이 높다. verres needle 삽입 후 CO_2를 복부에 주입하는 중 verres needle이 특정 조직이나 장기에 삽입될 경우 심각한 합병증을 초래할 수 있으며 장천공 가능성이 있는 경우 장처치(bowel preperation)를 한다.

verres needle이 장기를 천공한 경우 천공 장기로부터 분비물이나 혈액이 유출될 수 있으므로 흡인을 해보며, 복강경 수술을 통해 verres needle에 의한 손상부를 치료할 수도 있으나 개복술이 필요한 경우도 있다. 복부 팽만이 비대칭적이거나, 트림을 하면 verres needle이 위 또는 장으로 삽입되어 소화기계로의 가스 주입을 의심해 볼 수 있으며 위 또는 장으로의 가스 주입이 되면 당연히 가스를 제거해야 한다. verres needle이 혈관에 삽입되어 CO_2 gas가 혈관내로 주입될 경우 가스 색전증이 발생하여 서맥 및 부정맥과 함께 심장 및 호흡 장애로 사망할 수 있다. 가스 색전증에서는 좌측와위(left lateral position)를 취해준 후 심친자를 통해 가스를 제거한다.

verres needle 삽입과 관련된 합병증은 CO_2 충전압 상승, 피하성 염발음(subcutaneous crepitation), 트름, 비대칭성 복부 팽만, 정체 도뇨관을 통한 혈뇨, 소변내 공기방울, 급격한 혈압저하, 빈맥, 심장마비 또는 폐환기의 어려움 등이 있다.

(2) 피하기종

피하기종이란 피부 아래로 CO_2 기포가 나타나는 것으로 1,000명당 0.4~2회 정도로 발생하며, 흉부 전방벽, 목 및 얼굴 등에 나타날 수 있다. 피하기종이 복강경 수술의 심각한 합병증은 아니지만 CO_2로 복막 전방부를 채우면 수술 공간을 감소시켜 복강내 장기의 노출을 방해하고 수술 후 통증을 초래하거나 수술 후 회복을 지연시킬 수 있다. 피하기종의 원인은 CO_2 가스의 복막 전방부 주입 외에도 복강경 수술소요시간이 200분을 초과할 때 그리고 기복시 충천압이 높을 때 등이다.

(3) 제 1 trocar 삽입시 합병증

trocar 직경이 10~12mm 정도이므로 trocar 삽입에 의한 골반강 조직의 천공이나 열상은 심각한 위험을 초래할 수 있다. verres needle의 삽입으로 적절한 기복상태를 확보하면 trocar 삽입 시에 복벽과 골반내 장기 간에 안전거리를 확보해 주지만 trocar 삽입이 적절하지 못하거나 골반 내 장기가 유착되어 있는 경우 trocar 삽입시 장기에 손상을 줄 수 있다. Troca 삽입과 관련된 합병증에는 복벽 출혈, 장기 천공, 혈관 열상, 간 및 비장 손상 등이 있는데 복강경 시술 1,000건 당 1회로 발생된다고 한다. 기복 전 trocar 삽입을 하는 경우 수술소요시간도 단축되고 CO_2 가스에 노출되는 시간은 물론 마취시간도 단축되는 이점이 있다. 기복 전의 trocar 삽입은 기복 후의 trocar 삽입과 비교하여 가스 색전증의 위험이 적으며, trocar 삽입에 따른 혈관 손상을 신속히 확인할 수 있다. 체질량 지수에 따라 trocar의 삽입 각도가 달라지는데 비만한 환자는 천골갑각, 혈관 및 복부와의 거리가 넓으므로 trocar를 복부에 대해 수직으로 삽입한다. 반면 마른 환자의 경우 천골갑각과 복벽과의 거리가 좁으므로 trocar를 복부 피부에 대해 하복부 쪽 45° 이하로 삽입한다.

(4) 제 2 trocar 삽입시 합병증

제 1 trocar 삽입 후 복강경이 삽입된 상태에서 제 2 trocar를 삽입하므로 제 2 trocar 삽입 중 장기 손상의 가능성은 적지만 위장하부, 방광, 자궁 또는 장조직에 손상을 줄 수 있다. 혈관이 손상을 받은 경우 출혈이 되거나 복벽 아래로 혈종이 형성된다. 제 2 trocar 삽입부를 통해 각종 clamp와 절제 도구를 넣었다 뺐다 하는 과정 중 복벽 및 장기에 위치하는 혈관이 손상을 받을 수 있다.

장골 혈관에 대한 손상은 출혈이 심하거나 후복막에 혈종을 형성하므로 개복술을 통해 혈관 손상부를 지혈시키며, 자궁 열상은 지혈이 용이하여 생명을 위협하지는 않는다.

(5) 복강경 수술이 마취에 미치는 영향

복강경 수술은 기복에 의한 복압 증가, CO_2 가스의 체내 흡수 또는 트랜드렌버그 체위 등으로 마취에 영향을 미칠 수 있다. CO_2 가스 흡수에 의한 부정맥과 미주신경 자극은 수술 전 atropine 투약으로 예방할 수 있다. 가파른 트렌드렌버그 체위, 복압 상승 및 비만 등이 마취 중 폐환기를 방해 할 수 있다.

복강경 수술에서 crystalloid 제재의 복강내 세척은 폐부종을 초래할 수 있으므로 고분자량 수액의 복강내 주입량과 배액량을 정확하게 기록한다. 다량의 실온 수액으로 복강내 세척을 할 경우 저체온이 나타날 수 있으므로 수액을 가온하거나 보온 담뇨를 적용하여 저체온을 예방한다.

(6) 전기소작기 관련 합병증

복강경 수술에 사용하는 bipolar forceps은 출혈점 주변 조직에 화상을 입힐 수 있다. 전기 소작기의 강도가 기대에 미치지 못할 때 과도하게 강도를 증가시키지 않으며 unipolar current를 사용하는 경우 반드시 접지판을 사용해야 한다.

(7) 출 혈

소정맥 손상은 별다른 치료없이 자발적으로 회복되나 동맥 손상은 자연적인 회복이 불가능하다. 복강경 수술 중 출혈점의 지혈에 실패하면 응급으로 개복술을 하는데 흔히 유착부위 절제, LASER에 의한 조직의 절제 및 박리 과정 중 예기치 못한 출혈이 초래될 수 있다. 복강경 수술 후 복강내압이 정상으로 회복될 때 후복막에서 출혈이 시작되면서 혈종을 형성하거나 저혈량성 쇽이 나타나기도 한다.

복강경 수술 종료 후 복압을 저하시키고 앙와위에서 복강내 혈관을 관찰하고, 골반 내 혈액 응고물을 완전히 제거하고 지혈을 완벽하게 마무리 한다. 복강경 수술 중 발생하는 출혈에는 unipolar electrocoagulation, bipolar electrocoagulation, vasopressin, clip 및 봉합 등을 다양하게 이용한다.

(8) 자궁 및 방광 손상

복강경 수술 중 자궁경부의 열상 또는 자궁 천공 등이 발생할 수 있으며 자궁경부 열상에서는 봉합을 하거나 출혈부위를 압박하고, 자궁천공인 경우는 bipolar electrocoagulation으로 지혈한다. 주로 trocar 및 수술기구들이 방광에 열상을 입힐 수 있으며 전기소작기와 LASER 등은 화상을 입힐 수 있다.

복강경 수술에서 방광이 팽만된 경우 요로계 손상 가능성이 높은데 verres needle에 의한 요로계 천공은 별다른 치료가 필요없다. Verres needle 및 제 2 trocar 삽입 시 방광 천공의 위험이 있으므로 수술 전 정체 도뇨관을 삽입하여 방광을 비워야 한다. 복강경 수술 시작에 앞서 복강경으로 방광의 위치를 확인하며, 방광의 경계면이 분명하지 않을 경우 방광에 350mL 정도의 생리 식염수를 주입하여 방광의 위치를 정확히 파악한다. 복강경 수술 중 방광 열상이나 천공이 발생하는 경우 도뇨관이나 도뇨백에 기포가 보이거나 혈뇨가 나타나며 trocar 삽입 부위로부터 소변이 배액된다. 또한 수술 중 도뇨관을 통해 배액되는 뇨량이 예상보다 적으며, 치골 상부에 자반이나 복부에 부종이 나타난다.

방광의 미세 천공부는 저절로 회복되나 trocar에 의한 방광 손상은 5~7일 정도 정체 도뇨관을 삽입한다. 정체 도뇨관을 통한 소변 배액은 방광 손상부의 회복을 증진시키고, 자연적인 상처 봉합에 도움이 된다. 방광 열상이 다소 클 경우 복강경이나 개복술을 통해 봉합해야한다. 방광은 흡수성 봉합사 polyglycolic suture로 결절 봉합을 하며 7~14일 정도 정체 도뇨관을 삽입한다. 2cm 이하의 방광 손상이 있는 경우 12~15일 정도 도뇨관을 삽입하는 것으로 치료가 되지만 2cm 이상의 경우 외과적 봉합이 필요하다. 수술 중 방광 천공을 발견하면 trocar를 방광 내에 그대로 둔 채 minilaparotomy를 한 후 쌈지봉합(purse string)을 하거나 복강경 시술을 통해 봉합하기도 한다. 복강경 수술 중 방광 천공을 초래하면 적어도 1년 정도 follow up을 한다.

(9) 요로계 손상

복강경 수술 중의 요관 손상을 예방하기 위해 복강경 수술 시작 전 요관의 위치를 정확히 파악하는 것이 중요하다. 50~100mL의 lactated Ringer's solution을 요관을 따라 주사하면 수액이 LASER 에너지를 흡수하여 요관에 대해 열 손상을 저하시킨다.

복강경 수술 중 요로계 손상은 주로 난소 박리 및 자궁 혈관 응고 과정 중에 발생한다. 요관천공은 육안으로 잘 보이지 않는 경우가 많으므로 수술 중 요로계 천공이 의심되면 indigocarmine이나 methylene blue dye를 정맥주사하고 수분 지난 후 복강내에서 이러한 염료가 나타나는지를 관찰한다. 수술과정 중 요로계 손상을 발견하지 못한 경우 요로계 손상으로 수술 후 48~72시간에 복통, 옆구리 통증, 복부 팽만, 복막염, 백혈구 증가증 및 고열이 나타난다.

특히 수술 중 electrocauterization시 bipolar coagulation이 monopolar coagulation보다 비교적 안전한데 bipolar forcep은 적용 장기에 forcep의 끝을 정확히 위치시킬 수 있기 때문이다. electrocautery의 적용 시간을 지연시키면 적용 조직에 화상을 입히고 적용 조직주변에 조직 괴사를 초래할 수 있으므로 주의한다. electrocautery를 사용하기 전 기능은 물론 energy unit를 정확히 확인해야 한다.

(10) 소장 손상

복강경 수술 중 소장은 trocars, 가위, LASER 및 전기 소작기에 의해 손상 가능성이 있으며 조직간 유착이 심할수록 손상 가능성이 높다. Trocar로 장에 열상을 주는 경우 장간막에 혈종이 생기거나 장내용물이 유출된다. 소장 손상 후 3~4일 경에 하복부 통증, 고열, 오심 및 식욕부진이 나타나며 5~6일경 복통이 심해지고 오심, 구토, 고열과 함께 백혈구가 증가한다. 복부 방사선 촬영(radiograms)에서 공기 및 수분 축적 부위가 다발성으로 나타나고 횡격막 아래에 공기가 축적된다.

복강경 수술에 의한 소장 손상은 출혈이 없거나 분비물 유출이 없는 5mm 미만의 작은 천공이나 표면의 열상은 별다른 치료없이 회복된다. 그러나 장분비물이 천공부를 통해 흘러나온다면 열상부를 봉합하고 봉합 후에는 복강 내부를 세척한다. 소장 열상이 있는 경우 비위관을 삽입한 후 분비물이 감소하면 비위관을 제거한다. 장분비물이 감소한다는 것은 장기능의 회복을 의미하며 가스 배출이 되지 않는 한 구강 음식섭취를 금한다. 수술 후 장열상의 가능성이 있는 경우 구강 섭취를 금하고, 수액요법을 제공하며, 백혈구 증가를 관찰하고 6시간마다 신체사정을 한다. 고열, 심한 복부 통증, 오심, 구토, 변비 또는 복막염이 나타나고 임상증상이 악화되면 지체없이 개복술을 한다.

장천공에 의한 복막염의 일반적 치료 원칙은 다음과 같다.

· 수술 전 수액 및 전해질을 공급하고 비위관 내용물을 흡인한다.

· 실험적 개복술을 통해 소장 손상부를 repair하거나 절제한다.
· 모든 괴사조직을 절제해 낸다.
· 생리식염수로 복강을 세척한다.
· 폐쇄 배액관을 이용하여 질을 통해 골반 내 분비물을 배액시킨다.
· 항생제 요법을 제공한다.
· Heparin에 의한 항응고 요법(5,000u tid)을 시행한다.

(11) 결장 손상

복강경 수술 중 bowel preparation을 하지 않은 경우 결장 관련 합병증의 가능성이 높고 verres needle에 의한 작은 천공도 수술 후 감염증과 농양 형성을 초래할 수 있다. 복강경 시술 중의 결장 손상은 기복이 부적절한 경우, 수술 기구가 예리하고 위팽만이 있는 경우 위험성이 높다. 위팽만에 의한 결장 손상은 수술 전 비위관을 삽입하여 예방할 수 있다.

verres needle 삽입시 갈색 분비물이 나오거나 분변 냄새가 나는 경우 결장 천공이 분명하므로 오염된 verres needle을 제거하고 새로운 verres needle을 삽입한다. 결장은 박테리아 오염도가 높으므로 복막강으로 소량의 결장 내용물이 흘러 들이와도 심각한 오염원이 될 수 있다. 결장 손상이 있는 경우 수술 후 3~4일 경에 하복부 통증, 미열, 오심 및 식욕부진이 나타나며, 5~6일 경에는 이러한 증상이 악화되어 고열, 심한 복통, 오심 및 구토, 심한 변비, 그리고 백혈구 증가증과 함께 복막염으로 악화된다.

소규모의 결장 손상이라도 지체없이 손상부를 봉합하며 경우에 따라 개복술을 하기도 한다. 복강 세척, broad spectum 항생제 투여와 함께 복강내에 배액관을 유치시켜 분비물의 배액을 유도한다.

(12) CO_2 공기 색전증

복강경 수술 중 정맥성 CO_2 공기 색전증은 6,300~7,500명당 1회로 발생되며 공기 색전증 발생 후 공기를 유출시키지 못할 경우 생명을 위협 할 수 있다.

공기 색전증의 임상적 증상은 혈압 하강, 빈맥, 부정맥 및 중심정맥압 상승 등이나 이러한 증상이 늦게 나타나므로 경고 증상으로 활용하기가 용이하지 않다. 공기색전증이 나타나는 즉시 저산소혈증을 예방하기 위해 100% 산소를 공급하며, 복강 내 CO_2 공기를 배출시키며 trendelenburg position을 취해준다. 가스를 제거하기 위해 내측 경정맥을 통해 우측심방에 catheter를 삽입하며 이러한 가스제거 및 치료가 지체되면 생명이 위험하다.

4) 복강경 수술의 수술 후 간호

(1) 수술 후 통증

복강경 수술은 개복술과 비교하여 수술 후 통증이 적지만 전혀 통증이 없는 것은 아니다. 복강경 수술 후 복부 절개부위 또는 어깨 부위에서 통증이 있을 수 있는데 어깨 부위의 통증은 기복에 이용하는 CO_2 가스가 횡격막을 자극하기 때문에 나타난다. 수술 후의 통증을 완화하기 위해 비마약성 진통제 tramadol hydrochloride를 투약한다. 수술 후 진통제를 투약하는 동안에는 알코올을 피하며 복강경 수술 후 통증은 대개 수일이내 모두 완화되어야 한다.

(2) 수술 절개부 드레씽

수술 후 첫 수일 동안 절개부에서 물성분이 많고 투명하고 엷은 붉은 색의 분비물이 소량 분비되는 것은 정상이나 분비물의 양이 많고 통증과 함께 분비물이 녹색을 보이는 경우 지체없이 의사에게 알려야 한다. 또한 수술절개부에 부종이나 미미한 출혈이 있을 수 있으며, 절개부가 회복되면서 조그만 흉터를 남긴다. 흉터는 초기에 붉은 색을 보이나 수개월 지난 후에는 본래의 피부색으로 돌아간다.

수술 후 절개부는 멸균 드레씽으로 덮어놓는데 적어도 첫 24시간 동안에는 절대로 드레씽을 제거하지 않는다. 물론 혈액이나 분비물로 젖으면 드레씽을 교환해주며 48시간이 지나면 드레씽을 제거할 수도 있다. 수술 절개부에 별다른 문제가 없으면 수술 후 48시간 이후 shower를 할 수 있지만 수술 후 1주일 이내에 통목욕을 하거나 수영장에 갈 경우 수술 절개부의 감염 가능성이 높아진다.

복강경 수술 후 감염증의 증상은 고열 및 전신 불쾌감으로 수술 후 4일~1주일 이후에 나타나며 대개 복부 절개부 주변에 발적이나 압통을 동반한다. 감염의 증상이 있으면 지체없이 의사에게 알리며 적절한 항생제 요법으로 치료한다. 수술 후 고열, 오한, 구토, 복부 팽만, 배뇨장애 또는 절개부 발적이 있거나 절개부로 부터의 분비물이나 통증이 점차로 악화되는 경우 복강경 수술 후 합병증의 가능성이 높으므로 의사에게 지체없이 알려야 한다.

(3) 식이 및 장기능

수술 후 첫 12시간 동안에는 쥬스, 차 또는 미음 등의 liqiud diet을 주며, 12시간 경과 후에는 정상 식이를 줄 수 있다. 처음에는 5~15분 동안 30mL의 수분을 sipping하며 복부 팽만감, 통증 및 구토가 있으면 즉시 중단한다. 물론 정상 식이를 준 후 오심, 구토, 복부 경련 및 복부 팽만 등이 없어야 한다. 수술 후 생리적 기능 및 식이의 변화로 변비 또는 설사를 경험할 수 있지만 일시적 현상이며 48시간 이후에는 사라진다. 수술 후 3~4

일 이후에도 변비가 심하면 관장을 하며 설사를 하는 경우 탈수가 되지 않도록 수분 섭취를 충분히 한다. 트림을 자주한다면 공기를 많이 마신 것이 원인일 수도 있는데 빨대의 사용을 피하며 탄산 음료를 피하며 껌을 씹다가 삼키는 경우 트림을 더욱 악화시키거나 소화기계 폐쇄를 가져올 수 있으므로 껌을 피한다.

(4) 일상활동 및 운동

마취에서 회복 되는대로 많이 움직이도록 격려한다. 움직임은 복강에 일부 남아있던 가스를 제거하여 폐렴, 혈전성 색전증 및 유착 등의 수술 후 합병증을 저하시키는데 도움이 된다. 수술 후 1주 동안에는 적어도 12시간 정도 매 시간마다 10회의 심호흡, 2회의 기침을 하여 수술 후 호흡기계 합병증을 예방해야 한다. 수술 후 첫 2~4주 동안에는 적어도 4.5kg(10pound) 이상의 무거운 물체를 드는 것을 피하며, 기침을 할 때에는 복압이 복부 절개부에 직접적으로 영향을 미치는 것을 막아주기 위해 베게로 복부 절개부를 지지해 준다.[4,5]

장운동의 회복을 도와주므로 퇴원 후 집으로 돌아오는 대로 진통제를 투약하고 많이 움직인다. 수술 후 2주 정도 열심히 걷는 것은 좋은 운동이 되지만 수술 후 4주 정도 수영이나 상처를 물속에 적시는 모든 운동은 피한다. 크게 어려움이 없으면 계단을 천천히 오르내릴 수 있지만 여러 층의 계단을 한꺼번에 오르내리는 것은 피한다. 처음 시삭할 때에는 옆에서 지지해줄 사람이 필요하며 어지럽다면 지체없이 앉거나 눕도록 한다.

운동 강도는 서서히 증가시키는데 처음에는 10분 정도 걷는 것부터 시작하여 수일마다 1분 정도씩 증가시키며, 2주후에는 가벼운 유산소 운동을 시작한다. 적어도 수술 후 2주 이내에는 무거운 물체를 들거나 복부에 힘을 주거나 강렬한 운동은 피해야 한다.

자동차 운전은 수술 후 첫 번째 follow up 후 또는 응급 상황시 안전하게 대처할 수 있을 때 하는데 예를 들면 수술부위의 통증이 없거나 tylenol보다 강력한 진통제를 먹지 않을 때 가능하다. 수술 후 수일 내 사무 업무를 시작할 수 있지만 그 이외의 신체적 힘을 사용하는 업무라면 적어도 수술 후 2주 후에 시작하는 것이 좋다.

2. 복강경 수술 과정

1) 복강경 담낭 절제술(laparoscopic cholecystectomy)

(1) 적응증 및 수술 전 간호

개복 담낭절제술의 적응증이 되는 경우는 복강경 담낭 절제술의 적응증이 된다. 그러나 복막염, 소장폐쇄, 혈액응고장애 또는 횡격막 탈장이 있는 경우에는 하지 않는다.

수술 전 혈액검사, 간기능 검사를 하며 담즙에서 병원균의 검출이 예상되는 경우 예방적 항생요법을 실시한다.

(2) 수술과정(그림 11-2)

① 수술 준비

· EKG monitor, blood pressure, pulse oximetry, bipolar bovie plate를 적용한다.
· 기관내 삽관과 함께 전신마취를 한다.
· mild trendelenburg 체위를 취해주고 방포를 한다.
· bipolar line, suction-irrigation handle line, CO_2 line을 내리면 순환간호사는 bovie 본체, suction기, CO_2 insufflator와 연결한다.
· senisleeve*로 camera cable과 light source cable을 씌운다.
· camera와 light source를 endoscope와 연결 후 camera의 white balance*를 조정한다.
· bipolar ESU 및 suction irrigation handle의 작동 여부를 확인한다.
· scope의 camera와 컴퓨터와의 호환 상태를 점검한다(촬영한 사진이 컴퓨터에 저장되는지를 확인한다).

senisleeve : 수술에 사용하는 기구 및 각종 라인의 멸균상태를 유지하기 위해 이용하는 비닐
white balance : 색상의 채도를 조정하는 것을 의미한다.

② 기 복

· 15번 knife로 subumbilical area를 incision한 후 assistant와 함께 kelly 2개로 배꼽 아래의 피부 및 피하조직을 잡고 countertraction 하면서 bovie로 근막과 근육을 박리한다.
· senn vein으로 견인하고, kocher 2개로 peritonium을 들어올려 verres needle을 삽입한 후 10cc syringe에 saline을 주입하여 puncture 확인한다.
· verres needle과 CO_2 line을 연결하여 CO_2 insufflation을 시작한다.
· 초기에는 1L/min로 CO_2 가스를 주입하다가 3L 정도가 유입되면 Hi-flo를 누른다.
· 3~4L 정도의 CO_2는 복강을 모두 채우며, 복압은 12~14mmHg가 되면 verres needle을 제거한다.

CO_2 gas 주입시 초기에는 1L/min로 가스를 주입하면서 verres needle이 복강내로 천자가 되었는지 확인한다. CO_2 gas 주입으로 복강내 압력 상승이 되면 high flow로 CO_2 gas를 주입한다. 간혹 verres needel이 subcutaneous로 삽입되면 emphysema가 발생한다.

③ trocar 삽입

· 배꼽 양쪽을 towel clip으로 잡아 들어올리면서 verres needle 제거부로 10mm

trocar를 삽입한다. 10mm trocar는 laparoscope이 들어갈 수 있는 공간을 확보하여 수술시야를 확보할 수 있다. trocar 삽입 전 미리 trendelenhurg position을 취하면 trocar 삽입시의 복강내 장기 손상을 예방할 수 있다.

· 수술실 소등 후 복벽에 광원을 비추며 혈관을 확인하여 제2, 제3 trocar 삽입시 혈관이 손상받지 않도록 한다.
· 10mm port를 통해 telescope, camera, light cable을 연결 후 복강 내 GB의 위치를 확인한다.
· 우측 subxiphoid에 12mm trocar, 우측 전액와선과 늑골 하단에 5mm trocar를 삽입한다. 10mm port는 dissector, 5mm port는 bipolar, scissor, forcep 및 grasper가 출입한다.

④ gallbladder 박리 및 절제

· grasper로 GB를 잡아 들어올린다. dissector로 GB 아래 부분을 traction하면서 박리한다.
· rt angle로 cystic duct와 artery 박리하여 endoclip으로 결찰한다.
· hook bovie를 이용하여 liver로부터 GB를 박리한 후 절제한다.
· 절제된 GB를 babcock으로 잡고 12mm port를 통과시켜 복강 밖으로 이동시킨다 (biopsy).
· 복강 내부를 irrigation하고 bleeding control한다. GB주변의 박리조직에 Gauardix* (유착방지제)를 도포한다.

가딕스(gauardix) : 수술 후 점막유착을 억제하는 유착방지제를 주요 성분은 sodium hyaluronate로 적용부에 가딕스를 도포해 준다. 혈액응고제 투약환자. 임파선 질환자, 자가면역질환자, 면역장애, 중증간장애 및 신장애 질환자에게는 투여하지 않는다.

⑤ 기복제거 및 봉합

· 수술부위의 출혈유무를 확인하고, 복강내부를 세척한 후 복강내 가스를 제거한다.
· 10mm port의 telescope을 12mm trocar로 옮긴 후 10mm port의 기구를 제거한다.
· senn vein을 걸고 2개의 kocher로 peritoneum을 잡고 polysorb 2-0로 suture한다.
· gauze count를 한다.
· telescope을 빼면서 bleeding을 확인한다.
· skin는 nylon 3-0로 suture 하고 aquacel로 dressing한다.

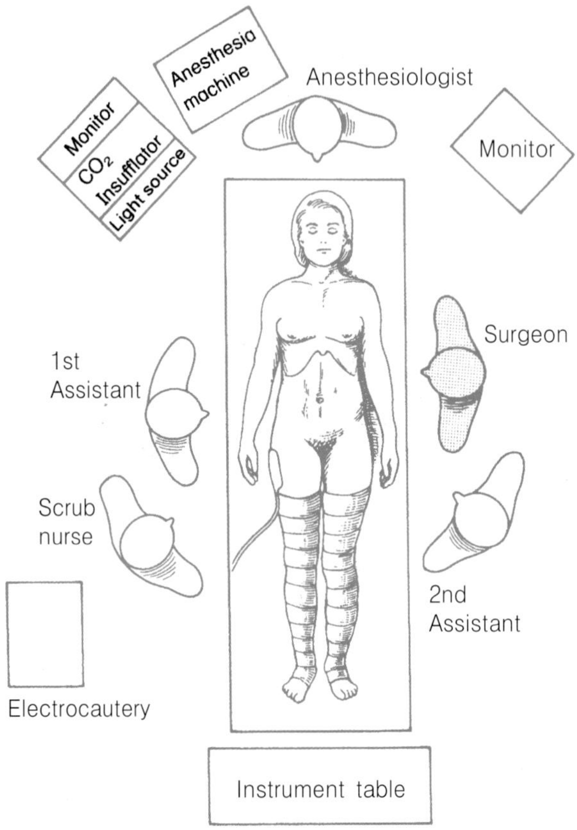

[A] 복강경 수술장비 배치도

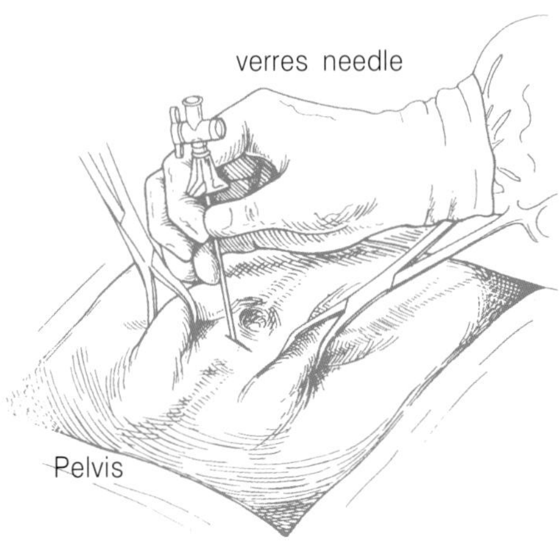

[B] verres needle 삽입 및 기복

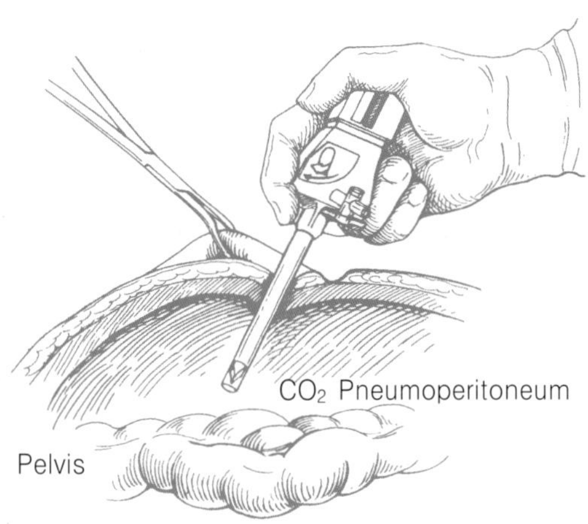

[C] 제1 trocar 삽입

그림 11-2-1. 복강경 담낭 절제술

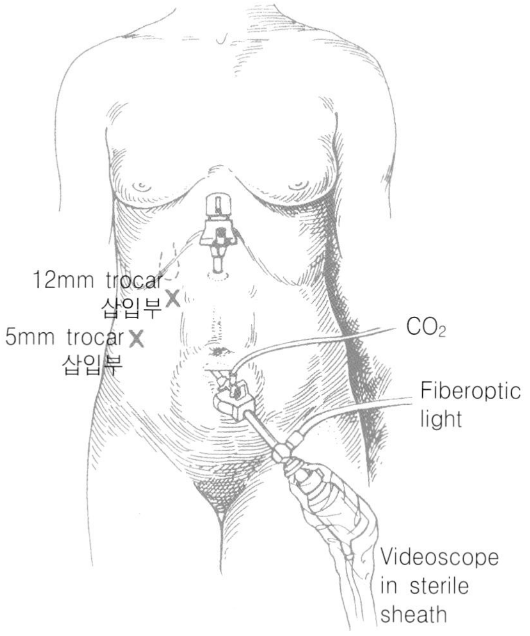

[D]

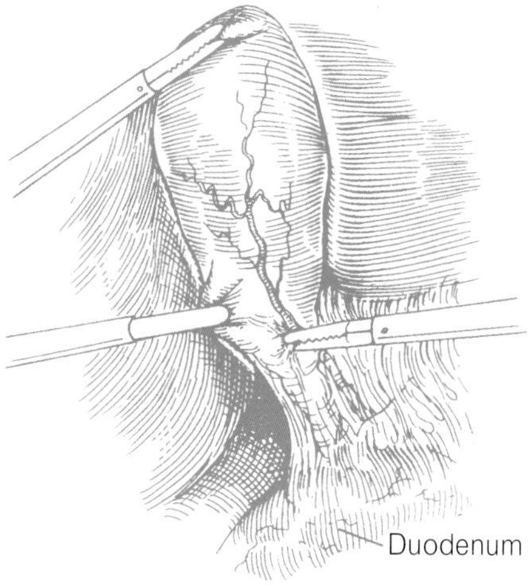

[E] 담낭주변 조직 박리

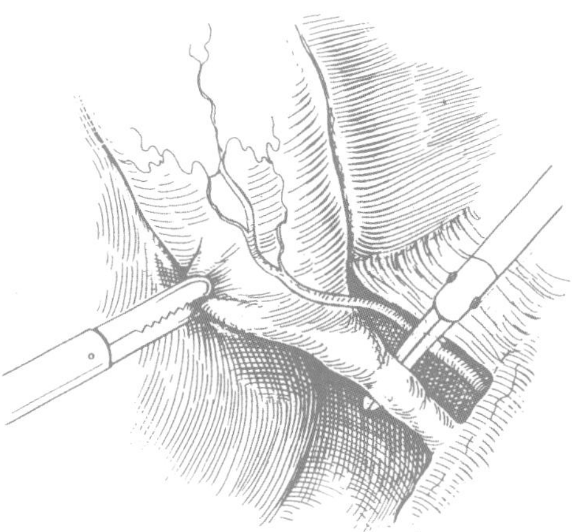

[F] 담낭관 노출

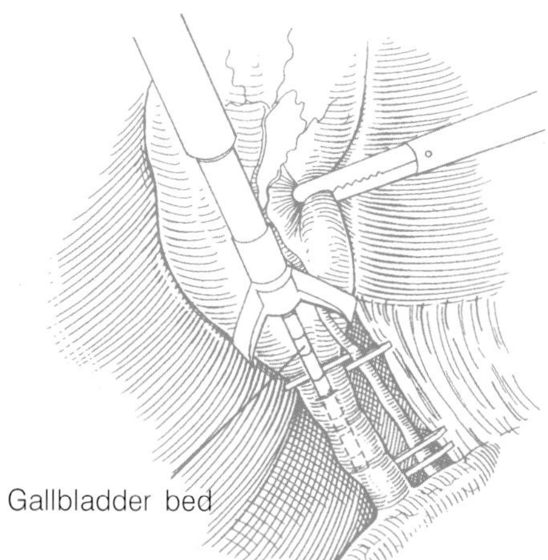

[G] 담낭 주변 혈관 절제

그림 11-2-2. **복강경 담낭 절제술**

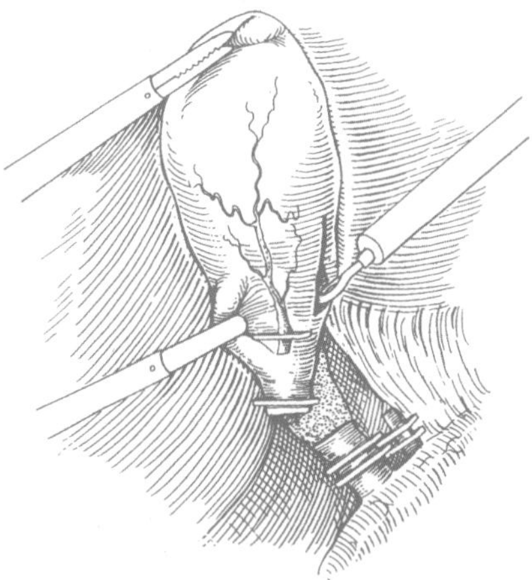

[H] 담낭 절제

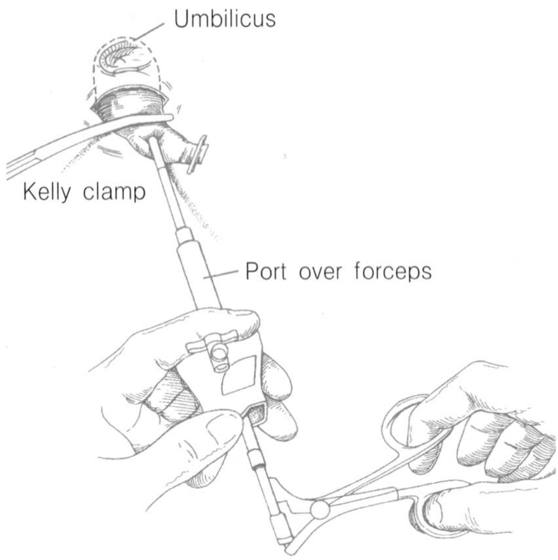

[I] 절제한 담낭 복강밖으로 이동

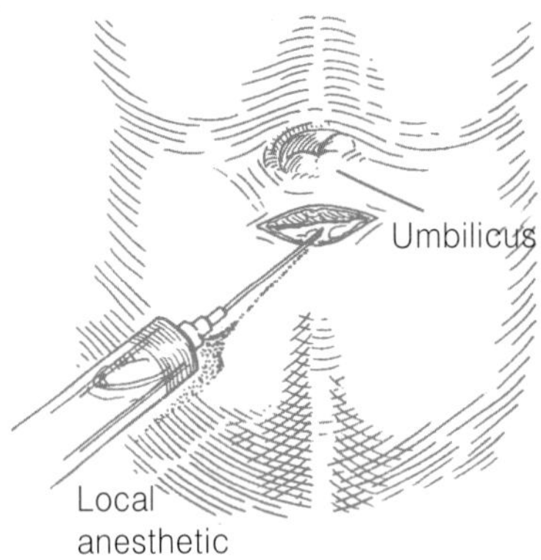

[J] 기복제거 및 봉합

그림 11-2-3. 복강경 담낭 절제술

(3) 수술 후 간호

마취로 부터 각성되기 직전에 위관을 제거한다. 수술 후 통증은 구강 진통제로 완화되며, 경미한 오심이 잇을 수 있으나 대개 수술 후 6~8시간에 구강섭취가 가능하고 수술 후 1일에 퇴원할 수 있다. 수술 후 새로운 통증이 나타나거나 통증이 오래 지속되면 즉시 보고하도록 한다.

2) 복강경 충수돌기절제술(laparoscopic appendectomy)

(1) 적응증 및 수술 전 간호

급성 충수돌기염에서 행하며 특히 비만한 사람, 가임기의 여성에게 적절하다. 복강경을 통해 충수돌기를 직접 관찰함은 물론 복강내 및 골반내 장기를 관찰할 수 있다. 임신 1기의 산모에게 안전하나 태아에게는 마취 및 수술과정에 의한 위험 부담이 따른다. 임신 3기의 경우 기복을 할 수 있는 공간이 적어 기구 조작을 할 수 있는 여유 공간이 없다. 복강경 충수돌기 절제술의 이점은 개복술에 비해 절개선이 작아 수술 후 통증이 적고, 회복이 빠르며 미용효과도 있다. 기관내 삽관과 함께 전신마취를 하며, 마취 직 후 구위관을 삽입한 후 각성 직전에 제거하거나 수술 후에도 위관의 유지가 필요한 경우 비위관을 삽입한다. 수술 전 유치 도뇨관을 삽입한다.

(2) 수술과정(그림 11-3)

① 수술 준비

- EKG monitor, blood pressure, pulse oximetry, bipolar용 bovie plate를 적용한다.
- 기관내 삽관과 함께 전신마취를 한다.
- mild trendelenburg 체위를 취해주고 방포를 한다.
- bipolar line, suction-irrigation handle line, CO_2 line을 내리면 순환간호사는 bovie 본체, suction기, CO_2 insufflator와 연결한다.
- senisleeve로 camera cable과 light source cable을 씌운다.
- camera와 light source를 endoscope과 연결 후 camera의 white balance를 맞춘다.
- bipolar ESU 및 suction irrigation handle의 작동 여부를 확인한다.
- scope의 카메라와 컴퓨터의 호환 상태를 점검한다(촬영한 사진이 컴퓨터에 저장되는지를 확인한다).

② 기 복

- umbilicus, left lower quadrant와 lower midline에 trocar를 삽입한다.
- 15번 knife로 subumbilical area를 incision한 후 assistant와 함께 kelly 2개로 배꼽 아래의 피부 및 피하조직을 잡고 countertraction하면서 bovie로 근막과 근육을 박리한다.
- senn vein으로 견인하고, kocher 2개로 peritoneum을 들어올려 verres needle을 삽입한 후 10cc syringe에 saline을 주입하여 puncture 확인한다.
- verres needle과 CO_2 line을 연결하여 CO_2 insufflation을 시작한다.
- 초기에는 1L/min로 CO_2 가스를 주입하다가 3L 정도가 유입되면 Hi-flo를 누른다.

· 3~4L 정도의 CO_2는 복강을 모두 채우며, 복압은 12~14mmHg가 되며 verres needle을 제거한다.

③ trocar 삽입

· 배꼽 양쪽을 towel clip으로 잡아 들어올리면서 verres needle 제거부로 10mm trocar를 삽입한다. 10mm trocar는 laparoscope이 들어갈 수 있는 공간을 확보하여 수술시야를 확보할 수 있다. trocar를 삽입하기 전 미리 trendelenhurg position을 취하면 trocar 삽입시의 복강내 장기 손상을 예방할 수 있다.

· 수술실 소등 후 복벽에 광원을 비추며 혈관을 확인하여 제2, 제3 trocar 삽입시 혈관이 손상받지 않도록 한다.

· 10mm port를 통해 telescope를 삽입하며, camera 및 light cable 연결 후 복강 내 충수돌기의 위치 및 상태를 관찰한다.

· left lower quadrant와 lower midline에 5mm trocar를 삽입한다. 10mm port는 dissector, 5mm port는 bipolar, scissor, forcep 및 grasper가 출입한다.

④ 충수돌기 박리 및 절제

· 충수돌기 하단부에 loop suture를 한 후 봉합사를 cutting한다.

· grasper로 충수돌기 하단의 장간막을 잡고 넓게 편다. 특히 충수돌기에 염증이 있는 경우 충수돌기 자체를 grasper로 잡으면 파열되므로 주의한다.

· dissector로 충수돌기 상단부의 장간막을 박리한 후 vascular catridge stapler로 장간막을 절제한다.

· loop suture 끝을 grasper로 잡고, 맹장 아래 충수돌기 상단부를 GIA catridge stapler로 잡고 절제한다.

· 절제된 충수돌기는 10mm port를 통해 들어간 plastic bag*에 넣은 후 복강 외부로 이동시킨다.

plastic bag (lap bag) : 조직을 복강외로 꺼낼 때 사용하는 poly bag으로 poly bag 이용시 수술실의 조명을 밝게 하고 bag의 가장자리를 3~4개의 kelly로 벌린 후 조직을 꺼낸다.

· 충수돌기 절제부 및 장간막 절제부의 출혈 여부를 관찰하고 bleeding control한다.

· 복강 내부를 irrigation하고 bleeding control한다. 충수돌기 절단부 주변에 Guardix 또는 Hilon(유착방지제)를 도포한다.

⑤ 기복제거 및 봉합

· 수술부위의 출혈유무를 확인하고, 복강내부를 세척한 후 복강내 가스를 제거한다.

· 10mm port에 들어간 telescope으로 복강 내부를 관찰하면서 5mm port를 통해 들어간 grasper 및 coagulation 기구를 제거한다.

- gauze count를 한다.
- 10mm port에 senn vein을 걸고 2개의 kocher로 복막을 잡고 polysorb 2-0로 suture한다. 근막이나 피하 지방은 봉합하지 않는다.
- telescope을 빼면서 bleeding을 확인한다.
- skin은 nylon 3-0로 suture하고 aquacel로 dressing한다.

(3) 수술 후 간호

마취로 부터 각성되기 직전에 구위관을 제거하고 배뇨 능력이 회복되는대로 유치도뇨관을 제거한다. port site에는 장시간 작용하는 국소마취제를 적용하고, 수술 후 통증은 구강 진통제로 완화되며, 경미한 오심이 있을 수 있으나 대개 수술 후 24시간에 구강섭취가 가능하다. 수일간 항생제 치료요법을 하며 수술 후 1~2일에 퇴원할 수 있다.

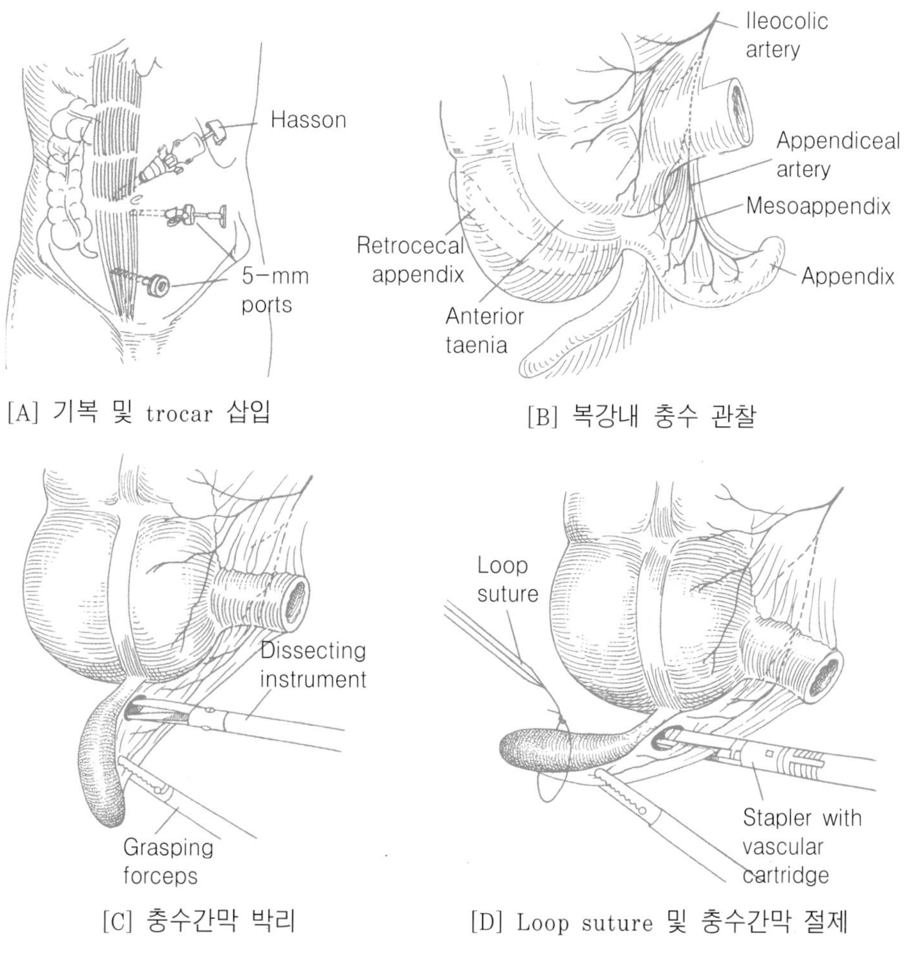

그림 11-3-1. 복강경 충수돌기절제술

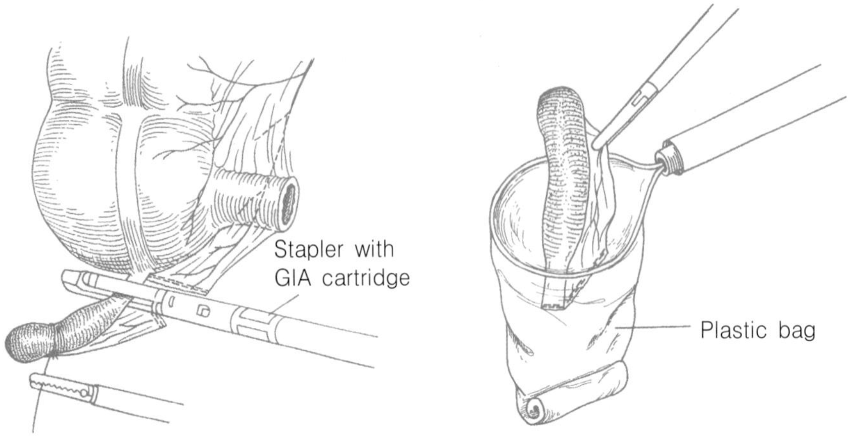

[E] GIA stapler 이용하여 충수절제　　[F] 절제된 충수를 복강 외부로 이동

그림 11-3-2. **복강경 충수돌기절제술**

3. 복강경 난소 낭종 절제술 (Laparascopic ovarian cystectomy)

1) 적응증 및 수술 전 간호

마취 전 준비는 일반 수술과 동일하나 경막외 마취를 할 경우 마취 전 500mL의 정도의 정질수액(Hartmman's solution 또는 Normal saline)을 주입한다.

2) 수술과정

(1) 일반적 준비

· EKG monitor, blood pressure, pulse oximetry, bipolar bovie plate를 적용한다.
· epidural anesthesia를 한 후 lithotomy(stirrup 아래에 패딩)를 취해준다.
· lithotomy position에서 대공포로 drapping한다
· 양쪽 다리에 기구꽂이를 towel clip으로 고정하고 기구꽂이에 기구들을 꽂아 나열한다.
· bipolar line, suction-irrigation handle line을 내리면 순환 간호사는 bovie 본체와 suction기에 연결한다.
· senisleeve로 camera cable과 light source cable을 씌운다.

· camera와 light source를 pelviscope에 연결한 후 camera의 white balance(색상의 채도)를 조정한다.
· bipolar 기계 및 suction irrigation handle의 작동 여부를 확인한다.
· scope의 camera와 computer와의 호환 상태를 점검한다(촬영한 사진이 computer에 저장되는지를 확인한다).

(2) 회음부의 uterine manipulator 및 자궁 거상기 삽입

· lithotomy position에서 상하복부와 회음부를 소독한다.
· surgical speculum으로 vagina를 고정한다.
· tenaculum forcep으로 자궁 경부를 밑으로 약간 당긴 후 hegar로 dilation한다.
· sound를 이용하여 깊이를 측정한다.
· hegar*(hegar's dilatator) 5, 6, 7 및 8번로 순서대로 넣어가며 자궁경부 입구를 넓힌다.
· 자궁경부가 넓혀지면 manipulator를 삽입하고 cuff 내로 7mL의 공기를 주입하여 고정한다.
· 자궁거상기*(elevator) 또는 Humi를 삽입한다.

hegar : 자궁경부를 확장하는 기구로 1번부터 10번까지 있음. 작은 번호일수록 가늘다.

자궁거상기 : 복강경하 난소절제술에서 자궁을 움직여 수술 시야를 확보하기 위해 이용하는 기구, 자궁경부에 자궁 거상기를 삽입한 후 외부에서 복강 화면을 보면서 자궁을 움직임, 자궁 거상기에는 elevator, humi, rumi가 있으며 사용 용도는 다음과 같다.
- Elevator ; laparoscopic ovary cystectomy, electopic preg, diagnostic laparascopy, laparascopin tubaligation
- Humi ; laparoscopic tubal reanastomosis
- Rumi ; subtotal laparoscopic hysterectomy, total laparoscopic hysterectomy

(3) 기 복

· subumbilical area에 11번 knife로 incision을 넣은 후 assistant와 함께 배꼽 아래의 피부 및 피하조직을 잡고 countertraction하면서 verres needle을 삽입한다.
· verres needle과 CO_2 line을 연결하여 CO_2 insufflation을 시작한다.
· 초기에는 1L/min로 CO_2 가스를 주입하면서 verres needle이 복강내로 안전하게 천자가 되었는지 확인한다.
· CO_2 가스가 3L 정도 유입되면 Hi-flo를 누른다(집도자 요구에 따라 바꾸어 주면 된다). 간혹 verres needel이 subcutaneous로 삽입되면 emphysema가 발생한다.
· 3~4L 정도의 CO_2는 복강을 모두 채우며, 복압이 12~14mmHg가 되면 verres needle을 제거한다.[17]

(4) trocar 삽입

- 복압은 12~14 mmHg가 되며 verres needle을 제거하고 trocar를 삽입한다.
- 배꼽 양쪽을 towel clip으로 잡아 들어올리면서 verres needle 제거부로 10mm trocar를 삽입한다. 10mm trocar는 laparoscope이 들어갈 수 있는 공간을 확보하여 수술시야를 확보할 수 있다. trocar 삽입 전 미리 trendelenhurg position을 취하면 trocar 삽입시의 복강내 장기 손상을 예방할 수 있다.
- 소등 후 복벽에 광원을 비추며 혈관을 확인하여 trocar 삽입시 손상받지 않도록 한다.
- Rt and Lt Paramedian incision 후 5mm trocar를 좌우에 각각 1개씩 삽입한다. 10 mm port는 dissector, 5mm port는 bipolar, scissor, forcep 및 grasper가 출입한다.
- lower median incision 후 12mm trocar를 삽입하여 세절기를 넣는 공간을 확보한다. morcellator(세절기)란 specimen을 여러 조각으로 나누어 복강외로 배출시키는 기능을 한다.

(5) ovarian cyst 박리 및 절제

- laparoscope으로 ovairan cyst를 관찰한다.
- 2nd assistant는 uterine manipulator를 이용하여 집도자가 원하는 방향으로 자궁을 움직인다.
- bipolar, monopolar 및 metzenbaum을 이용하여 ovairan cyst를 박리한다.
- atraumatic grasping force으로 uteroovarian ligament를 잡고 cyst가 액성을 띄거나 양성 종양인 경우 흡인해 내기도 한다.
- ovarian cortex의 cystic capsule을 박리해낸다. 박리과정 중 출혈이 있는 경우 bipolar를 이용하여 bleeding control하며 irrigation을 한다.
- 복강내 출혈이나 조직편을 세척하고 흡인하여 시야를 확보한다. 작은 cannula를 통해 큰 조직을 제거하기 어려운 경우 절제 장기를 여러 개의 조각으로 분할하여 제거하거나 Lap bag*을 이용하기도 한다.

lap bag : 조직을 복강외로 꺼낼 때 사용하는 poly bag으로 poly bag 이용시 수술실의 조명을 밝게 한다. 복강외부로 나온 lap bag으로부터 조직을 꺼낼 때에는 bag의 가장자리를 3~4개의 kelly로 벌린 후 조직을 꺼낸다.

(6) 기복제거 및 봉합

- 수술부위의 출혈유무를 확인하고, 복강내부를 세척한 후 복강내 가스를 제거한다.
- 근막은 surgisorb 3-0로 결절 봉합 후 피부는 Steri-strip 또는 medifoam*을 덮어준다.

mediform : 접촉층 , 흡수층 , 방수층의 3중 구조로 되어 있으며 흡수층은 20~2,000㎛의 수많은 구멍이 상처의 exudate를 흡수함

4. 복강경 자궁조종 절제술(Laparoscopic myomectomy)

1) 적응증 및 수술 전 간호

2) 수술과정

(1) 일반적 준비

- EKG monitor, blood pressure, pulse oximetry, bipolar용 bovie plate를 적용한다.
- epidural anesthesia를 한 후 lithotomy 체위(stirrup 아래에 패딩)를 취해준다.
- lithotomy position에서 대공포로 drapping한다.
- 양쪽 다리에 기구꽂이를 towel clip으로 고정하고 기구들을 꽂아 나열한다.
- 소독간호사가 bipolar line, suction-irrigation handle line을 내리면 순환 간호사는 bovie 본체와 suction기에 연결한다.
- senisleeve*로 camera cable과 light source cable을 씌운다.
- camera와 light source를 pelviscope에 연결한 후 camera의 white balance*(채도)를 조정한다.
- bipolar 기계 및 suction irrigation handle의 작동 여부를 확인한다.
- scope의 camera와 computer와의 호환 상태를 점검한다(촬영한 사진이 computer 저장되는지를 확인한다).

senisleeve : 수술에 사용하는 기구 및 각종 라인의 멸균상태를 유지하기 위해 이용하는 비닐을 뜻한다.
white balance : 색상의 채도를 조정하는 것을 의미한다.

(2) 회음부의 uterine manipulator 및 자궁 거상기 삽입

- lithotomy position에서 상하복부와 회음부를 소독한다.
- Sakurai's speculum으로 vagina를 고정한다.
- tenaculum forcep으로 자궁 경부를 밑으로 약간 당긴 후 hegar로 dilation한다.
- sound를 이용하여 깊이를 측정한다.
- hegar(hegar's dilatator) 5, 6, 7 및 8번로 순서대로 넣어가며 자궁경부 입구를 넓힌다.

· 자궁경부가 넓혀지면 manipulator를 삽입하고 cuff 내로 7mL의 공기를 주입하여 고정한다.
· 자궁거상기(elevator) 또는 Rumi(air 7cc 정도)를 삽입한다.
· Sakurari' s speculum은 제거한다.

(3) 기 복

· subumbilical area에 11번 knife로 incision을 넣은 후 assistant와 함께 배꼽 아래의 피부 및 피하조직을 잡고 countertraction 하면서 verres needle을 삽입한다.
· verres needle과 CO_2 line을 연결하여 CO_2 insufflation을 시작한다.
· 초기에는 1L/min로 CO_2 가스를 주입하면서 verres needle이 복강내로 바르게 천자가 되었는지 확인한다.
· CO_2 가스가 3L 정도 유입되면 Hi-flo를 누른다(집도자 요구에 따라 바꾸어 준다). 간혹 verres needel이 subcutaneous로 삽입되면 emphysema가 발생한다.
· 3~4L 정도의 CO_2는 복강을 모두 채우며, 복압은 12~14mmHg가 되면 verres needle을 제거한다.

(4) trocar 삽입

· 복압이 12~14mmHg가 되면 verres needle을 제거하고 trocar를 삽입한다. 미리 trendelenhurg position을 취하면 내부장기의 손상을 줄일 수 있다. 복압은 12 mmHg 이상으로 유지시켜야 한다.
· 배꼽 양쪽을 towel clip으로 잡아 들어올리면서 verres needle 제거부로 10mm trocar를 삽입한다. 10mm trocar는 laparoscope이 들어갈 수 있는 공간을 확보하여 수술시야를 확보할 수 있다. trocar 삽입 전 미리 trendelenhurg position을 취하면 trocar 삽입시의 복강내 장기 손상을 예방할 수 있다.
· 소등 후 복벽에 광원을 비추며 혈관을 확인하여 trocar 삽입시 손상받지 않도록 한다.
· Rt and Lt Paramedian incision 후 5mm trocar를 좌우에 각각 1개씩 삽입한다.
· lower median incisian하여 trocar를 삽입하는 trocar에 고무줄을 감아 삽입속도를 조절한다. 5mm trocar에 고무줄을 감아서 사용함).
· 10mm port는 dissector, 5mm port는 bipolar, scissor, forcep 및 grasper가 출입한다.
· lower median incision 후 12mm trocar를 삽입하여 세절기를 넣는 공간을 확보한다.

(5) 자궁근종 절제

· laparoscope로 myoma를 관찰한다. 2nd assist는 uterine manipulator 이용하여 집도의가 원하는 방향으로 자궁을 움직인다.
· 확인한 myoma에 vasopressin*을 주입한다.
· monopolar로 myoma를 incision한다.
· assitant는 atraumatic grasping forcep 또는 allis forcep으로 myoma flap을 잡고 uterus에서 myoma를 박리할 수 있도록 도와준다.
· myoma drill(screw)로 countertraction 시킨다.
· bipolar 사용하며 남아있는 uterus 조직의 bleeding control을 한다.
· malyland grasping forcep와 needle holder로 surgisorb 1-0로 uterus를 봉합한다. hook scissor로 봉합사를 cutting한다.
· myoma 조직은 morcellator로 세절한 후 crow forcep을 이용해 꺼낸다. morcellator를 삽입하기 전에 5mm troca를 꺼내고 knife로 incision을 더 넣는다. 2nd assitant는 조직을 꺼낼 때 morcellator가 빠지지 않도록 잡아준다(morcellator 삽입 후 cut 방향으로 돌려준 후 날이 나왔는지 확인한 후 사용한다).
· morcellator를 제거한 후 12mm troca를 삽입한다.

vasopressin : 뇌하수체 후엽에서 분비하는 호르몬으로 신장에서 수분재흡수를 증가시키고 약한 혈관 수축작용이 있다. 정맥, 근육 및 피하주사가 가능하며 지혈효과를 얻기 위해 자궁내로 vasopressin을 주사한다.

(6) 기복제거 및 봉합

· 수술부위의 출혈유무를 확인하고, 복강내부를 세척한 후 복강내 가스를 제거한다.
· 근막은 surgisorb 3-0로 결절 봉합한다.
· subcutaneus tissue는 vicryl 3-0 또는 rapide 3-0로 연속 봉합한다.
· 피부는 Steri-strip 또는 medifoam*을 덮어준다.

mediform : 접촉층, 흡수층, 방수층의 3중 구조로 되어 있고 흡수층은 20~2,000㎛의 수많은 구멍이 상처의 exudate를 흡수함

5. 복강경 난관 문합술(Laparoscopic tubal reanastomosis)

1) 정 의

난관재문합술은 난관 불임술을 받은 여성이 임신을 원할 때, 난관의 결찰부를 제거하고

양쪽 난관을 연결해 주는 수술을 뜻한다. 난관 재문합술의 적응증은 배우자의 수정 능력이 있는 경우, 그리고 수술대상자의 난관길이가 3~4mm 이상인 경우이다.

2) 수술과정

(1) 회음부의 uterine manipulator 및 자궁 거상기 삽입

- lithotomy position에서 상하복부와 회음부를 소독한다.
- Sakurai' s speculum으로 vagina를 고정한다.
- tenaculum forcep으로 자궁 경부를 밑으로 약간 당긴 후 hegar로 dilation한다.
- sound를 이용하여 깊이를 측정한다.
- hegar(hegar's dilatator) 5, 6, 7 및 8번의 순서대로 넣어가며 자궁경부 입구를 넓힌다.
- 자궁경부가 넓혀지면 manipulator를 삽입하고 cuff 내로 7mL의 공기를 주입하여 고정한다.
- 자궁거상기(elevator) 또는 Humi(air 7cc 정도)를 삽입한다.
- Sakurari speculum는 제거한다.

(3) 기 복

- subumbilical area에 11번 knife로 incision을 넣은 후 assistant와 함께 배꼽 아래의 피부 및 피하조직을 잡고 countertraction 하면서 verres needle을 삽입한다.
- verres needle과 CO_2 line을 연결하여 CO_2 insufflation을 시작한다.
- 초기에는 1L/min로 CO_2 가스를 주입하면서 verres needle이 복강내로 바르게 천자가 되었는지 확인한다.
- CO_2 가스가 3L 정도 유입되면 Hi-flo를 누른다(집도자 요구에 따라 바꾸어 주면 된다). 간혹 verres needel이 subcutaneous로 삽입되면 emphysema가 발생한다.
- 3~4L 정도의 CO_2는 복강을 모두 채우며, 복압은 12~14mmHg가 되면 verres needle을 제거하고 trocar를 삽입한다.
- 복압이 12~14mmHg가 되면 verres needle을 제거하고 trocar를 삽입한다. 미리 trendelenhurg position을 취하면 내부장기의 손상을 줄일 수 있다. 복압은 12 mmHg 이상으로 유지시켜야 한다.
- 배꼽 양쪽을 towel clip으로 잡아 들어올리면서 verres needle 제거부로 10mm trocar를 삽입한다. 10mm trocar는 laparoscope이 들어갈 수 있는 공간을 확보하여 수술시야를 확보할 수 있다. trocar 삽입 전 미리 trendelenhurg position을 취하면 trocar 삽입시의 복강내 장기 손상을 예방할 수 있다.

· 소등 후 복벽에 광원을 비추며 혈관을 확인하여 trocar 삽입시 손상받지 않도록 한다.
· Rt and Lt Paramedian incision 후 5mm trocar를 좌우에 각각 1개씩 삽입한다(lower median에 5mm troca에 고무줄을 감아서 사용함).
· 10mm port는 dissector, 5mm port는 bipor, scissor, forcep 및 grasper가 출입한다.
· lower median incision 후 12mm trocar를 삽입하여 세절기를 넣는 공간을 확보한다.

(5) 난관문합

· laparoscope으로 난관의 폐쇄 여부를 관찰한다. 2nd Assist는 uterine manipulator를 이용하여 집도자가 원하는 방향으로 자궁을 움직인다.
· 절제할 부위에 vasopressin(소동맥 및 모세혈관 수축)을 주입한다. 긴 needle을 이용하여 uterus의 겉면에 vasoprresin 희석액을 주입하여 수술시 bleeding control에 사용한다.
· grasping forcep과 mono scissor로 난관에 ring이 있는 부위를 절제하고 monopolar와 bipolar를 이용하여 난관 및 난관 점막의 출혈점을 지혈한다.
· 카르민*을 주입하여 tube의 폐쇄 여부를 확인한다. Nylon 1-0으로 난관의 개방성을 확인할 수도 있다.
· 난관점막은 3mm forcep과 needle holder를 이용하여 12, 3, 6, 9시 방향으로 PDS II 7-0로 봉합하며 mono scissor로 cutting 한다.
· 난관장막은 PDS II 6-0로 봉합한다.
· 카르민을 주입해서 난관쪽으로 나오는지를 확인한다(Rt 및 Lt 양쪽 모두 동일한 방법으로 확인한다).

카르민(carmin) : indigocarmin이 주성분으로 어두운 청색의 검사용 시약

(6) 기복제거 및 봉합

· 수술부위의 출혈 유무를 확인하고, 복강내부를 세척한 후 복강내 가스를 제거한다.
· 근막은 surgisorb 3-0로 결절 봉합한다.
· subcutaneouse tissue는 vicryl 3-0(또는 rapide)로 연속 봉합한다.
· 피부는 Steri-strip 또는 medifoam을 덮어준다.

6. 복강경 난관 성형술(Laparoscopic tuboPlasty)

1) 정의 및 수술 전 준비

불임증의 원인이 난관폐쇄라는 것이 확실하고 배우자가 수정능력이 있을 때, 복강경을

이용하여 난관성형술의 가능여부를 진단한 후에 실시한다. 난관염, 난관채포경, 난관채 폐쇄, 난관수종증 등으로 난관이 막혀 불임이 된 경우에, 폐쇄된 부분을 떼어내고 복원해 주는 수술이다.

2) 수술과정

수술과정은 난관복원술과 동일하다.

- 카르민을 주입해서 난관쪽으로 나오는지를 확인한다.
- 카르민으로 난관채 폐쇄 부위를 확인한 후 폐쇄 부위를 열어서 PDS II 6-0, vicly 4-0로 고정해준다(위의 방법으로 Rt, Lt 똑같은 방법으로 시행한다).
- irrigation 후 CO_2 가스 제거하고 종료한다.

7. 자궁경 검사(Hysteroscopy)

1) 정 의

자궁경검사는 자궁경을 통해 자궁강을 내시경으로 보는 것을 말하며 자궁내 병변의 진단과 치료 목적으로 사용한다. 자궁경검사의 합병증으로 자궁천공, 과다출혈, 열에 의한 손상, 감염 및 자궁 확장 매체에 의한 합병증이 올 수 있다.

진단적 자궁경 검사는 폐경 전후에 원인불명의 비정상 자궁출혈로 자궁내막 생검을 하거나 소파술을 시행하였으나 진단이 확실치 않을 때 또는 출혈이 계속될 때 자궁경으로 내막을 관찰하고 의심되는 부분은 자궁경 조준하에 생검을 할 수 있다. 치료적 자궁경 검사는 자궁중격의 분리, 자궁근종과 폴립의 절제, 피임기구 등의 이물질 제거, 자궁내막의 출혈 병변이나 유착부 절제 등의 치료에 이용된다.

2) 수술과정

- lithotomy position에서 상하복부와 회음부를 소독한다.
- surgical speculum으로 vagina를 fixation한다.
- sound를 이용하여 깊이를 측정한다.
- tenaculum forcep으로 자궁 경부를 밑으로 약간 당겨 hegar로 dilation을 한다.
- hegar(hegar's dilatator) 5, 6, 7 및 8번로 순서대로 넣어가며 자궁경부 입구를 넓힌다.
- 조립한 hysteroscope을 삽입한다.
- 생검 조직이 나오면 거즈에 받아서 검사실로 내린다.

· 수술이 끝나면 vaginal dressing을 하고 거즈 한 장을 넣어준다(거즈는 회복실에서 환자가 나가기 전에 빼준다).

8. 진단적 복강경검사(Diagnostic laparascopy)

검사과정

· lithotomy position에서 상하복부와 회음부를 소독한다.
· surgical speculum으로 vaginal를 fixation한다.
· sound를 이용하여 깊이를 측정한 후 elevater를 삽입한다.
· subumblical area에 11번 knife로 incision 넣은 후 보조자와 함께 배꼽 아래의 피부와 subcutaneous tissue를 움켜쥐고 countertraction하면서 verres needle를 삽입한다.
· 복압이 8~12mmHg 정도 되면 trocar를 삽입한다. 미리 trendelenburg position을 취하면 내부장기의 손상을 줄일 수 있다. 복압은 12mmHg로 유지되도록 한다.
· 카르민을 쏠 때에는 elevater를 밑으로 내리고 tenaculum을 잡아 당기면서 shooting 한다.
· 나팔관 상태와 자궁상태, 난소상태를 확인하면 검사는 끝난다.
· vaginal dressing을 하고 거즈를 넣어주고 거즈는 회복실에서 병실로 가기 전에 빼준다.
· 수술부위의 출혈 유무를 확인하고, 복강내부를 세척한 후 복강내 가스를 제거한다.
· 근막은 surgisorb 3-0로 결절 봉합한다.
· subcutaneouse tissue는 vicryl 3-0(rapide)로 연속 봉합한다.
· 피부는 Steri-strip 또는 medifoam을 덮어준다.

9. 복강경 기구

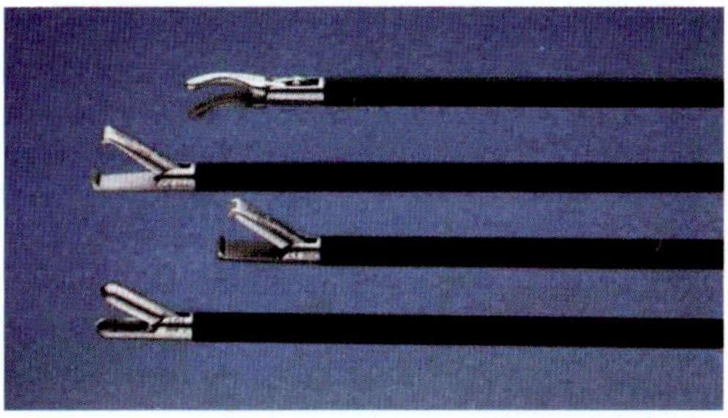

FORCEPS grasping forceps/biopsy forcep

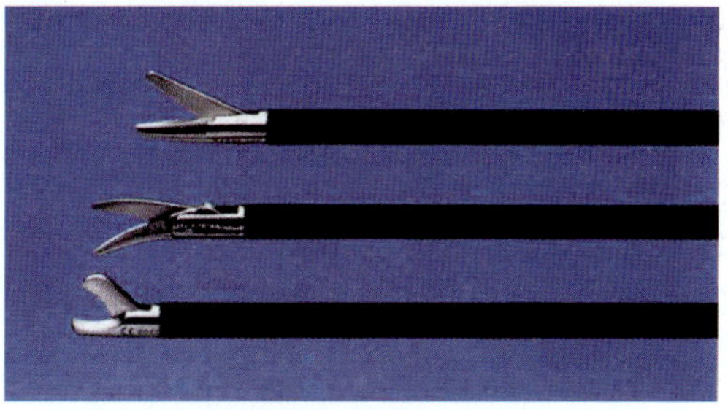

SCISSORS/straight, curved

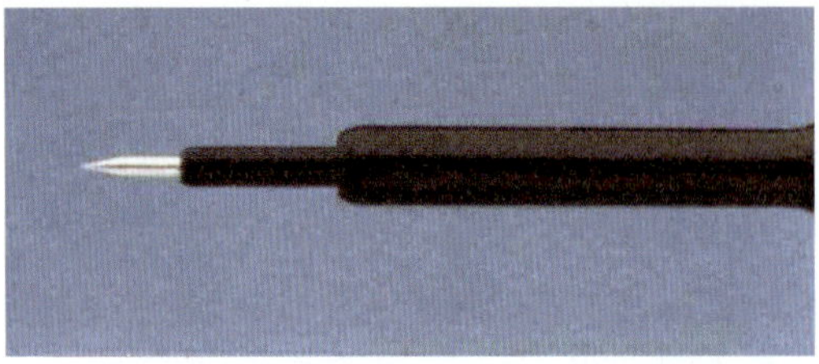

ELECTROSURGICAL Monopoar tip

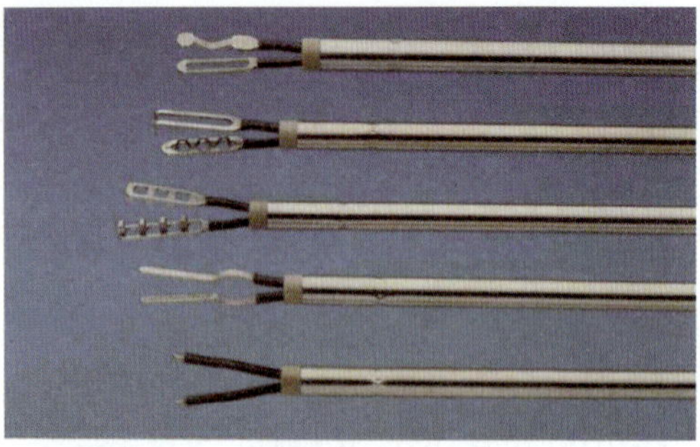

ELECTROSURGICAL bipolar forceps

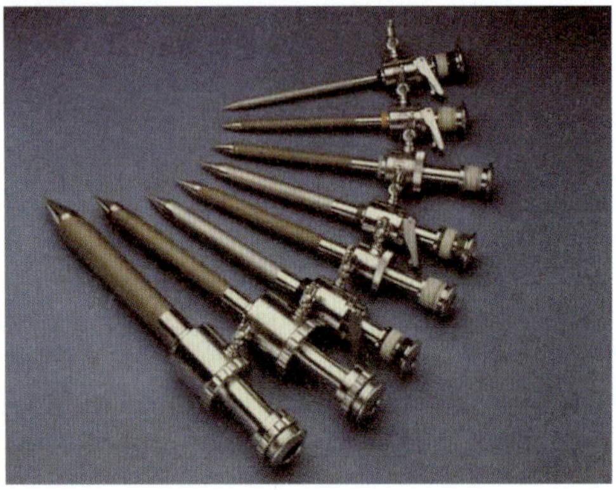

TROCARS

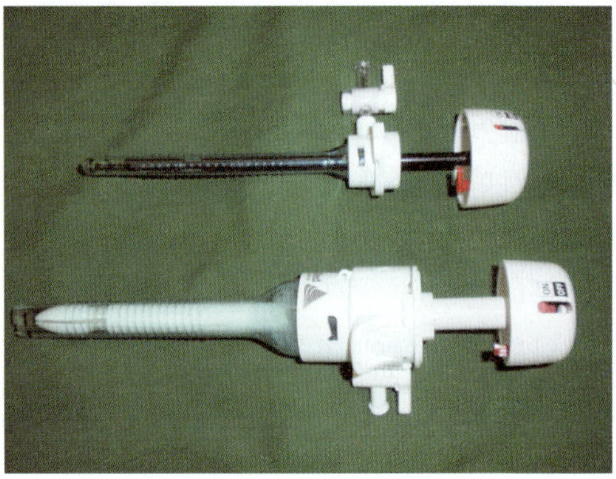

trocar 5mm, 11mm 내관 삽입된 상태

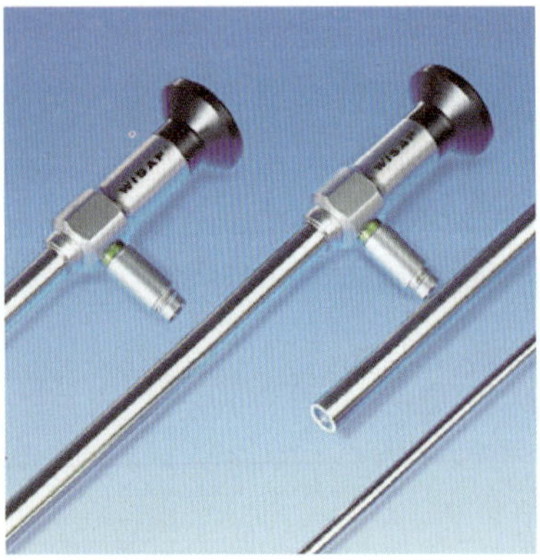

LAPAROSCOPE

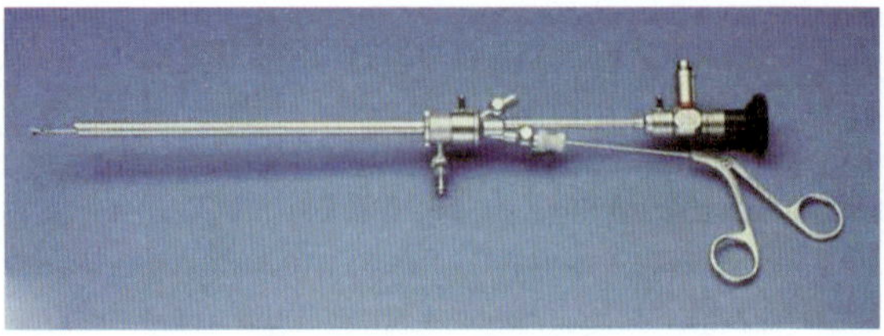

HYSTEROSCOPE

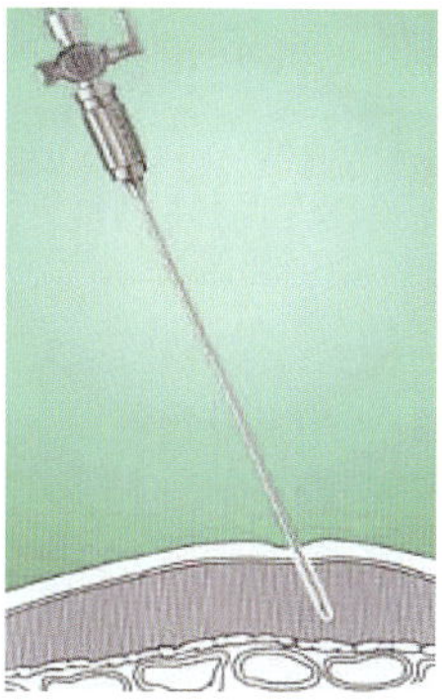

VERRES NEEDLE

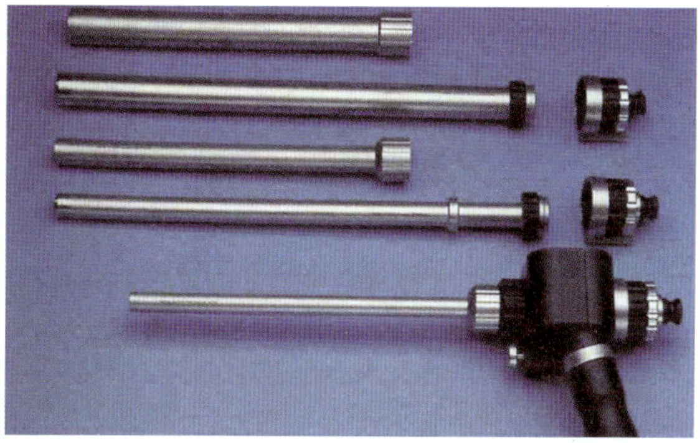

MORCELLATOR

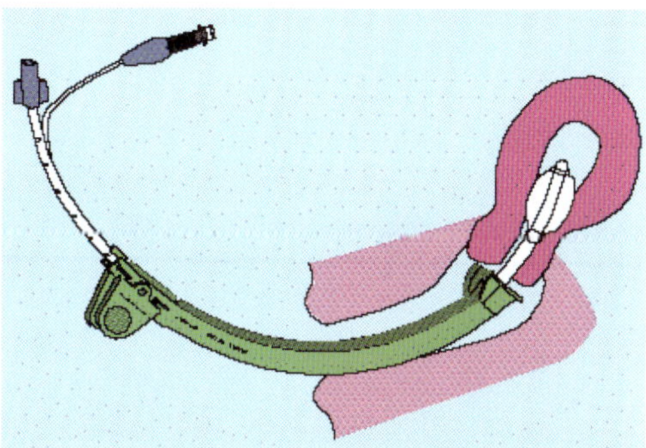

UTERINE MANIPULATOR/Humi

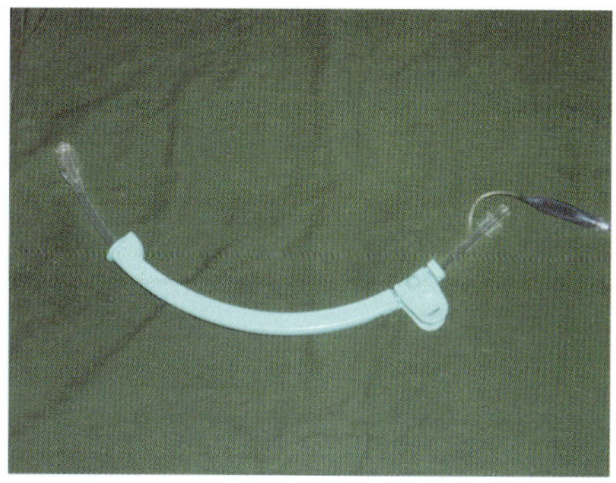

Humi-자궁거상기

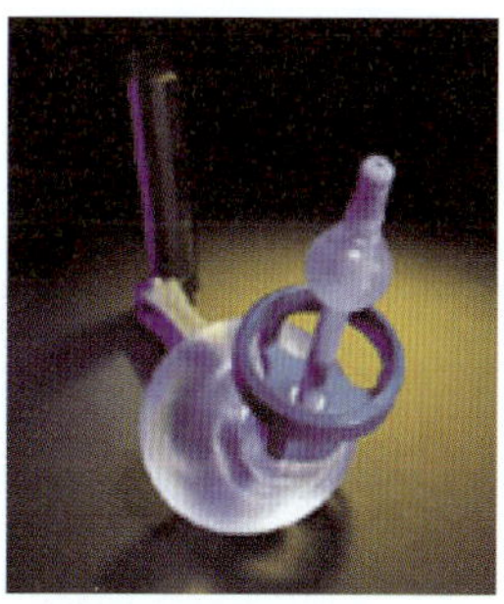

UTERINE MANIPULATOR/Rumi

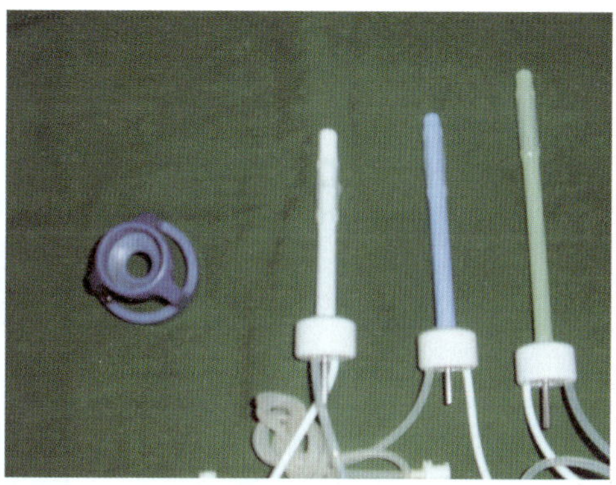

cocup과 rumi (6,8,10cm)

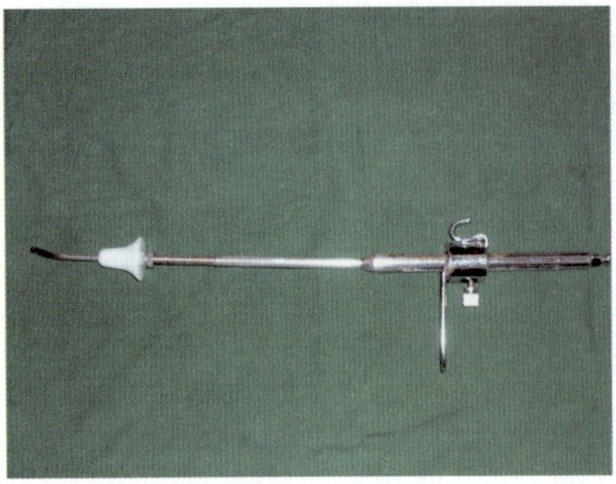

elevator-자궁거상기

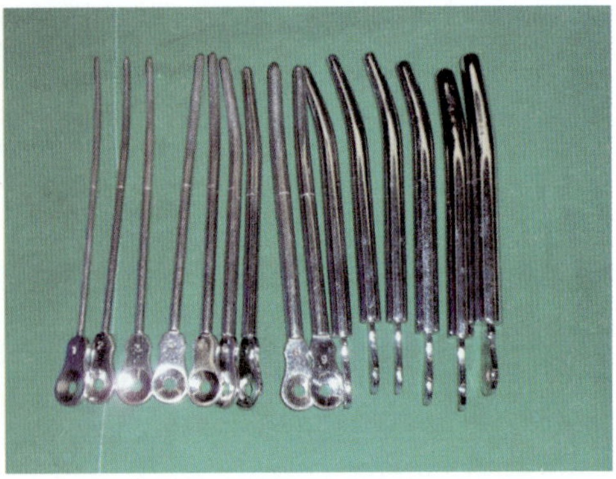

Hegar's dilatator

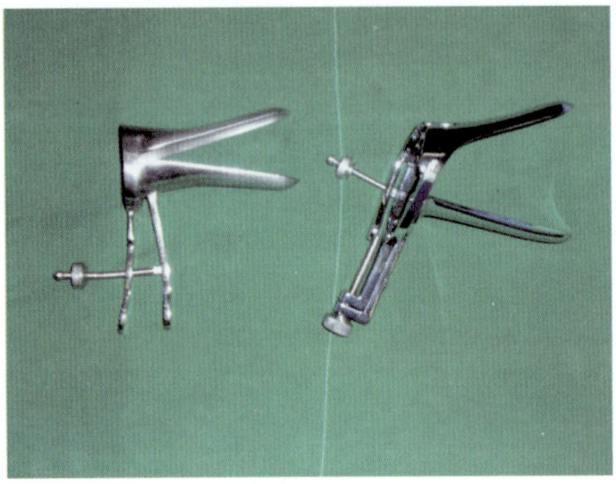

vaginal speculum과 sakuralis

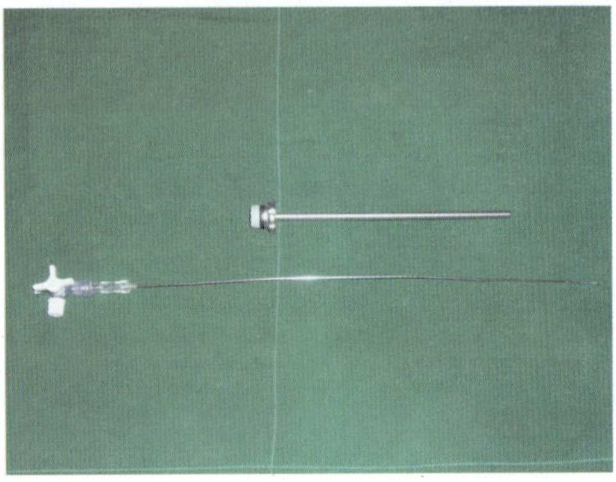

vasopressin needle과 sleeve(guidance)

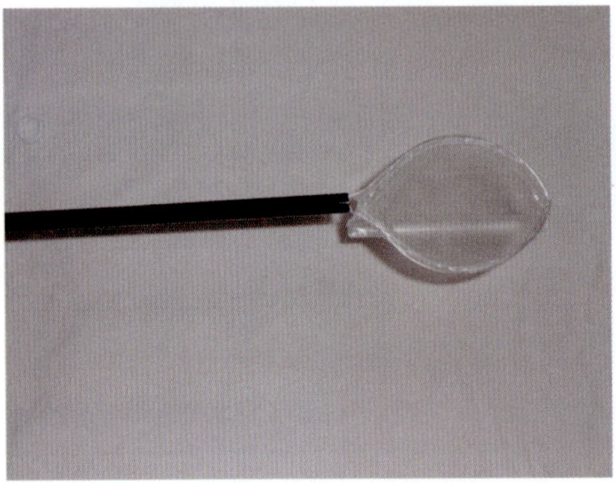

lap bag (poly bag)

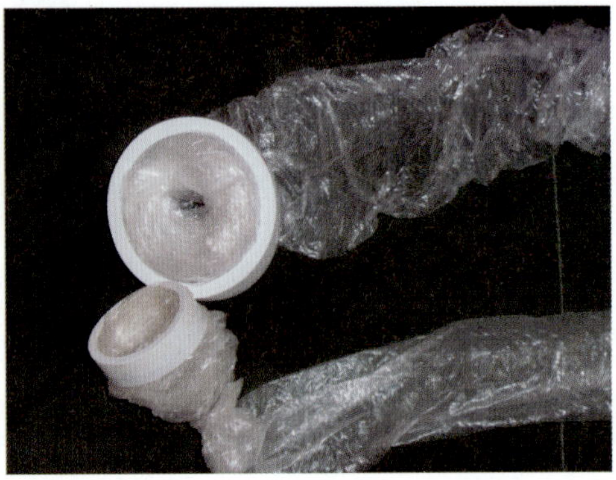

seni sleeve

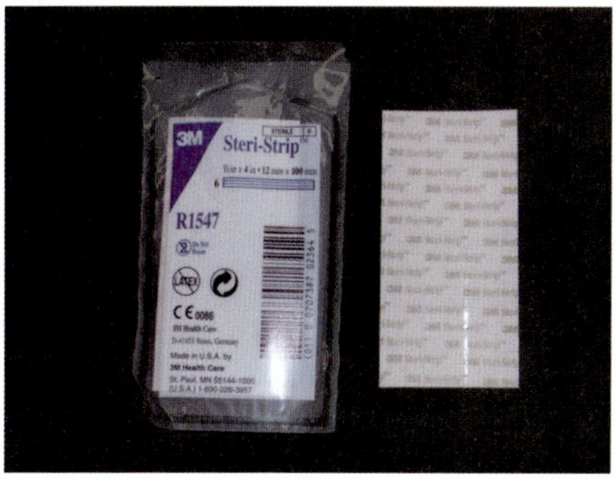

steristrip

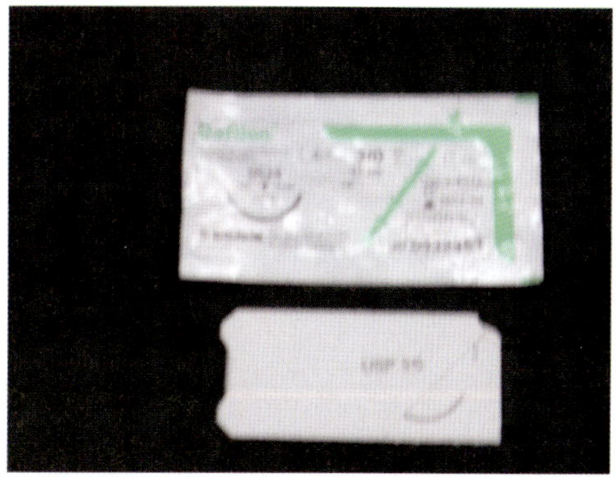

surgisorb 1-0

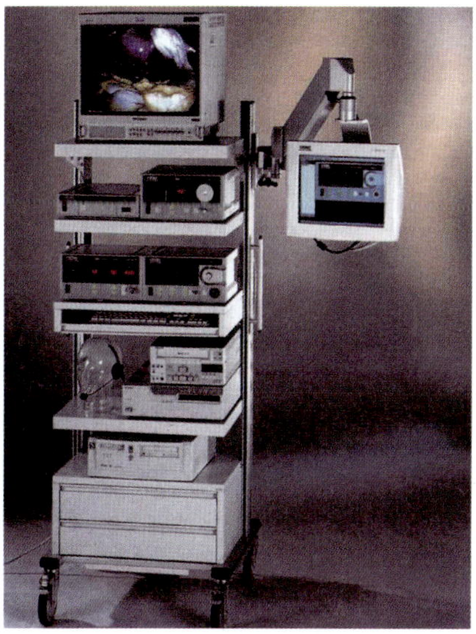

EUIPMENTBOX

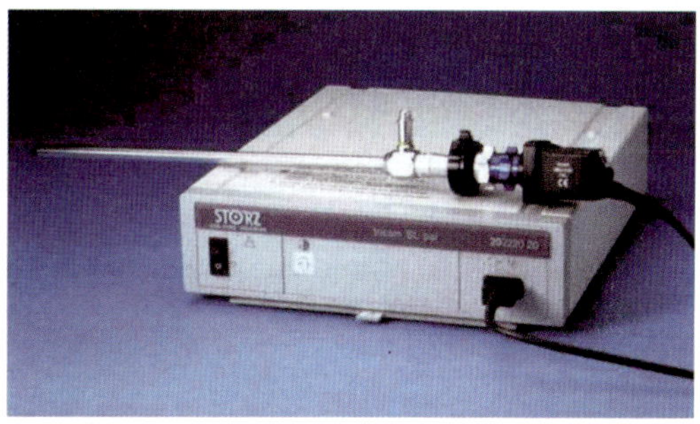

CAMERA & MONITOR

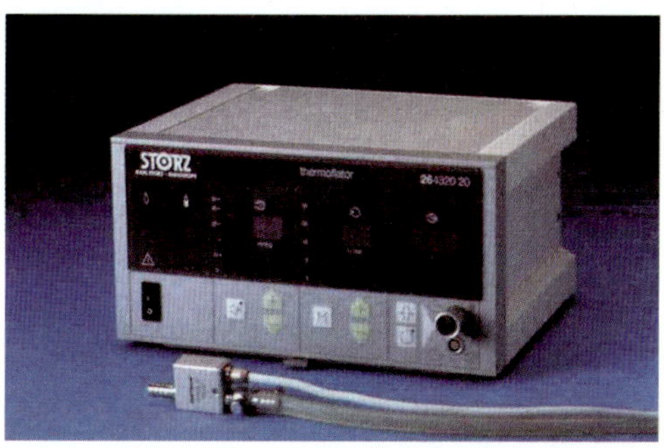

CO_2 INSUFFLATOR

Rerferences

1. American Society for Gastrointestinal Endoscopy (ASGE): www.asge.com
2. American Society for Laser Medicine and Surgery (ASLMS): www.aslms.org
3. American Society of Perianesthesia Nurses (ASPEN): www.aspan.org
4. Horgan S (2007). University of California in San Diego Medical Center: www.health.ucsd.edu/specialities/lapband/postop.
5. Mishra RK(2008). Laparoscopy hospital in India : www.laparoscopyhospital.com/postop
6. AORN Recommended Practices for Sponge, Sharp and Instrument counts. In *AORN standards, recommended practices & guidelines*, Denver, 2001, The Association.
7. Association of peri Operative Registered Nurses: *Standards, Recommended Practices & Guidelines*, Denver, 2002, The Association.
8. Ball KA (1997). Endoscopic surgery, 1997. Mosby.
9. ECRI(2000). Electrosugery using capacitively coupled return electrodes, Health devices 29(12), 448.
10. Garden J et al (1988). Papillomavirus in the vapor of carbon dioxide laser treated verrucae. Journal of the American Medical Association, 259, 1199-1202.
11. Hallmo P, Naeso O (1991). Laryngeal papillomatosis with human papilloavirus DNA contracted by a laser surgeon, European Archives of Otorhinolaryngology, 248(7), 425-427.
12. Hoglan M (1995). Potential hazards from electrosurgical plume, canadian Operating Room Nursing Journal, 13, 10-16.
13. Jones DB (2004). Laparoscopic Surgery: Principles and Procedures, 2nd Edition, Informa Healthcare.
14. Ott D (1991). Smoke production and smoke reduction in endoscopic surgery, Endoscopic Surgery and Allied Technologies, 1, 230-232.
15. Rothrock JC (2003). Alexander's Care of the Patient in Surgery. 12th Edition, Mosby.
16. Smalley P (1997). Update on the regulation of surgical smoke and its management, Surgical Services Management, 393), 31-35.
17. Zollinger RM Jr, Zollinger RM Sr (2003). Zollinger's Atlas of Surgical Operations 8th Edition. McGraw-Hill.

12 소화기계, 내분비, 유방수술

1. 부분적 위 절제술(subtotal gastrectomy)

1) 적응증 및 수술 전 간호

악성 위암, 무산증, 악성빈혈, 3주간의 집중적 치료에도 위궤양이 호전되지 않을 때 부분적 위절제술을 한다.

수술 전 빈혈과 vitamin 결핍 등을 치료하고 궤양 크기를 감소시키기 위해 cimetidine을 투약하기도 한다. 수술 후 영양섭취 제한을 받으므로 고단백, 고탄수화물, 고비타민 식이를 주고 수혈 및 TPN을 통해 빈혈 및 저단백혈증을 교정한다. 수술 전 1,000~2,000 mL의 전혈을 준비한다. 비위관을 삽입하며 비위관을 삽입하는 목적은 위의 감압, 수술 후 나타날 수 있는 장마비(ileus)와 위봉합선의 출혈을 파악하기 위해서이다.

2) 수술방법(그림 12-1)

(1) 피부절개

- midline incision (xiphoid process 왼쪽에서 배꼽 우측까지) line으로 20번 knife로 피부를 절개한다.
- mosquito와 bovie 등으로 지혈하며 knife, mayo scissor로 계속해서 subcutaneous tissue, fascia를 절개하며 kelly로 bleeding point를 잡은 후 bovie로 처리하거나 3호 silk로 tie한다.
- 2저(two prong retractor), Army navy로 견인한다.

(2) 복막절개

- 복막이 보이면 toothed forcep 2개로 상층 복막의 중앙부를 살짝 들어올려 20번 knife로 약간 절개한다.
- kelly 2개로 절개된 복막 양쪽을 잡은 후 mayo scissor(또는 bovie)로 복막을 열고 richardson retractor로 견인한 후 kelly는 풀어 놓는다.

· 복막 절개 후부터 wet gauze (4×8 gauze)를 사용하며 4×4 gauze 등의 dressing gauze는 복강으로 남겨질 가능성이 있으므로 절대로 사용하지 않는다.

(3) 대장과 장간막 박리

· 십이지장쪽 위의 장간막(mesentery)과 대망(omentum)을 박리한다.
· bovie나 metzenbaum으로 장간막을 cutting하면서 박리한다.
· mosquito, right angle, kelly로 출혈점을 잡은 후 3호 또는 4호 silk로 tie하거나 bovie로 coagulation 시킨다.
· 대망은 주로 kelly로 잡고 metzenbaum으로 cutting한 후 4~5호 silk로 tie한다.

(4) 십이지장 절단

· 위의 십이지장쪽 장간막과 대망을 박리한 후 십이지장쪽 위를 TA55-3.8과 long kelly로 잡는다.
· TA55-3.8 long kelly 사이의 위조직을 mayo scissor로 cutting 후 위 조직을 0.1% hygine으로 소독하고, 3호 silk로 interrupted suture하여 십이지장 절단부(duodenal sump)를 처리한다.
· 위조직 절개에 사용된 기계는 모두 불결된 것으로 간주하며 절제면의 조직은 frozen section 검사를 할 수 있다.

(5) 위 후방박리

· 위후방(posterior stomach)의 혈관과 임파절을 박리하는데 right angle로 잡고 metzenbaum으로 cutting 한 후 4~5호 silk tie (stick tie)한다.
· 위후방 부위는 깊으므로 tie는 약간 길게 준비한다.
· operator로부터 받은 lymph node는 번호가 매겨진 biopsy can에 번호대로 보관하며 때에 따라 frozen section을 하기도 한다.

(6) 위절제

· 위가 주위조직으로 부터 완전히 박리되면 대만곡(great curvature)의 식도쪽은 TA90-4.8으로, 위쪽은 long kelly로 clamp한다.
· TA와 long kelly사이의 위조직을 mayo scissor로 cutting하면 위는 완전히 절제된다.
· 잘라낸 위의 점막은 0.1% hygine으로 소독한다.
· specimen(절제된 stomach)을 방포에 받아 순환 간호사에게 건네준다.

(7) 위 절단부 봉합

절제된 위의 대만곡쪽을 small allen으로 잡고, small allen으로 잡지 않은 소만곡(lesser curvature)쪽을 3호 silk로 결절봉합하여 gastric stump를 처리한다.

(8) 위 공장 문합(gastrojejunostomy)

· 장간막(messentery)에 구멍을 낸 후 구멍 사이로 공장(jejunum)을 끌어올린 후 long forcep으로 공장을 잡아 올린다.
· 들어올린 공장을 장감자로 잡고 위를 clamp하고 있는 allen과 나란히 하여 장막(serosa)을 3-0 black silk로 continuous suture한다.
· allen으로 잡은 위부분을 장감자로 바꾸어 잡은 후 bovie나 metzenbaum으로 절제면을 떼어낸 후(biopsy) 0.1% hygine으로 닦아낸다.
· 위과 함께 봉합된 jejunum 부위에 suture된 만큼 15번 knife로 절개부위를 표시한 다음 metzenbaum으로 완전히 절개하고 0.1% hygine으로 mucosa를 닦아낸다.
· 2-0 dexon으로 jejunum과 stomach의 mucosa끼리 continuous suture를 한다.
· dexon suture가 끝난 후 장감자를 풀고 공장과 위의 장막을 3호 silk로 interrupted suture하면 위공장개구술(gastrojejunostomy)이 끝나게 된다.

(9) 봉 합

· Warm saline 2,000mL 정도로 복강을 세척한 후 gauze, pad, needle, instrument count를 한다.
· count가 끝난 후 복막은 1-0 dexon이나 vicryl로 continuous suture하고, fascia는 5호 silk로 interrupted suture하며, skin은 3호 silk로 interrupted suture한다.

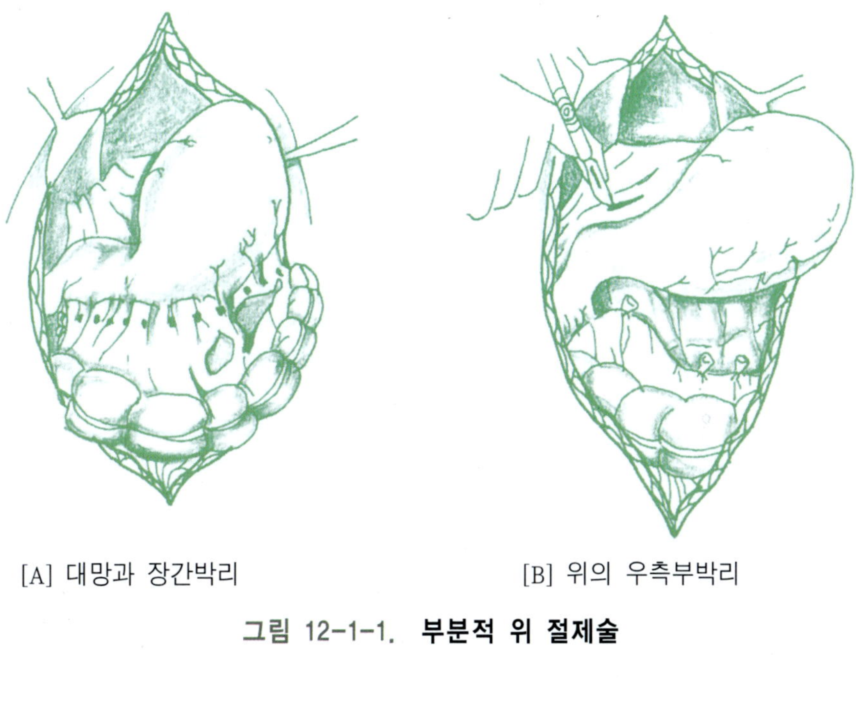

[A] 대망과 장간박리　　　　[B] 위의 우측부박리

그림 12-1-1. 부분적 위 절제술

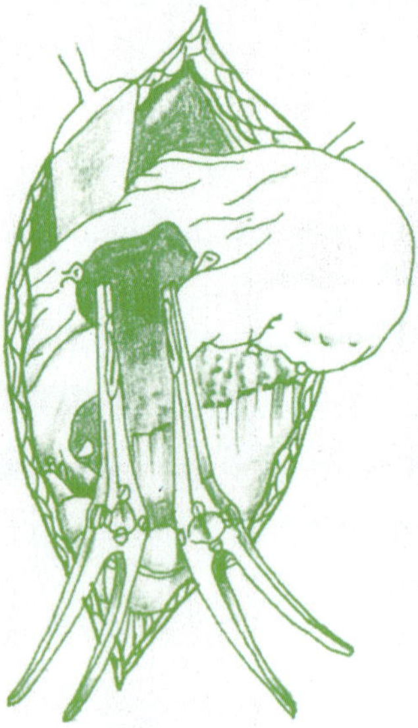

[C] 십이지장부 절단

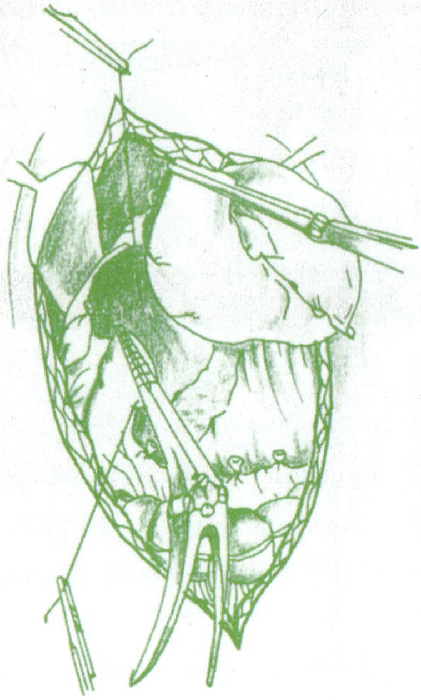

[D] 십이지장 절단부 봉합

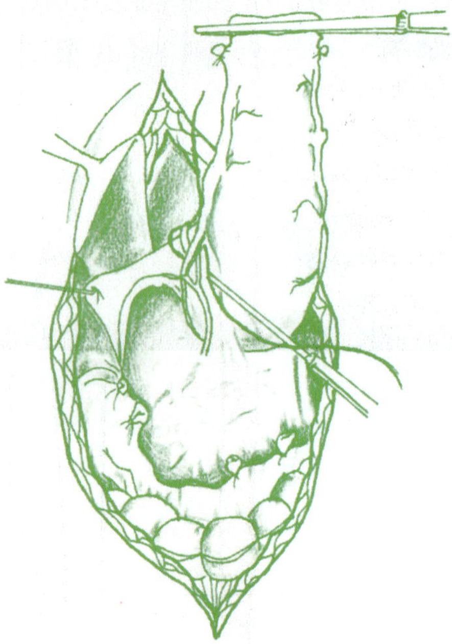

[E] 위의 후방박리

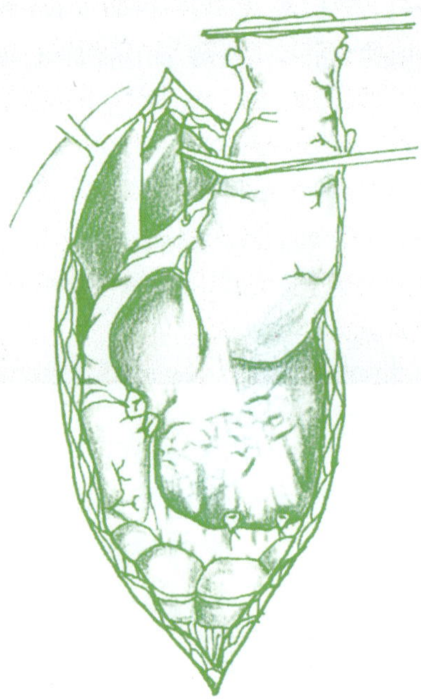

[F] 위 절제

그림 12-1-2. 부분적 위 절제술

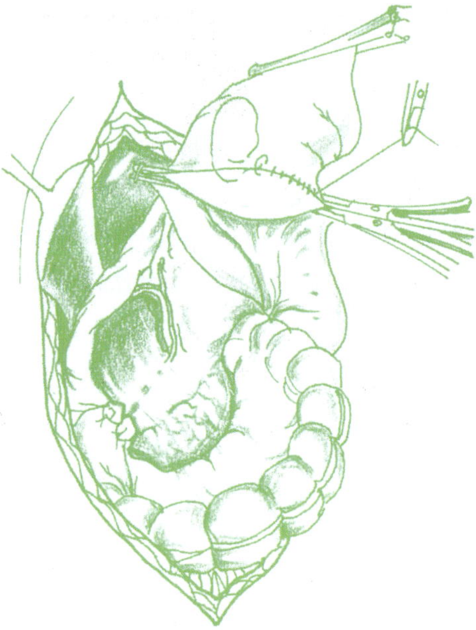

[E] 위공장문합

그림 12-1-3. 부분적 위 절제술

3) 수술 후 간호

의식이 회복되면 semi-Fowler 체위를 취해주며 1일 2,000mL의 수액(Ringer's lactate solution)을 공급하며, I/O와 체중을 측정하여 기록한다. 수술 중 실혈 정도에 따라 수혈을 하고 무염산증의 경우 복막염 예방을 위해 항생제를 투여한다. 호흡기계 합병증을 예방하기 위해 심호흡과 기침을 격려하여 직립자세로 앉도록 격려한다. 수술 후 2시간마다 환자의 체위를 바꾸어 줌으로써 비위관과 위점막의 유착방지에 도움이 된다.

수술 후 첫 12시간 동안 비위관으로부터 혈액이 섞인 분비물이 나오거나 붉은 선홍색의 다량 출혈은 외과의에게 보고한다. 수술 후 24시간이 지나면 water in sips를 하며 수술 후 3~4일 정도 삽입된 비위관을 통해 위내용물을 흡인한다. 12시간 이상 비위관을 clamp한 후 위팽만이 없거나 또는 연동운동이 시작되면 제거하는데 대개 수술후 3~7일이 지나면 제거한다.

비위관이 제거된 후 12~24시간 동안은 구강을 통한 수분섭취도 제한하다가 그 후 소량의 물부터 시작하여 점차 부드러운 음식 등을 양과 횟수를 늘려 1일 6회 정도의 식사를 한다. 과일 쥬스는 1/2로 희석시키며, 카페인, 과도한 설탕 및 탄산음료는 피하며 체중이 만족스러운 수준으로 돌아오기 까지 금연한다. 수술 후 1년 동안 식이 섭취 및 체중관리를 한다.

2. 완전 위 절제술(total gastrectomy)

1) 적응증 및 수술 전 간호

위 전체를 절제하고 식도와 소장을 문합하는 수술로(그림 12-2) 위의 전체에 걸쳐 악성암이 퍼져있을 때 해당되지만 간에 전이된 경우에는 하지 않는다. 수술 전 혈량을 충분히 유지해주고 무염산증인 경우 예방적 차원에서 항생제를 투약한다. 수술 중 4~6unit의 전혈을 준비하며 폐기능 검사를 한다.

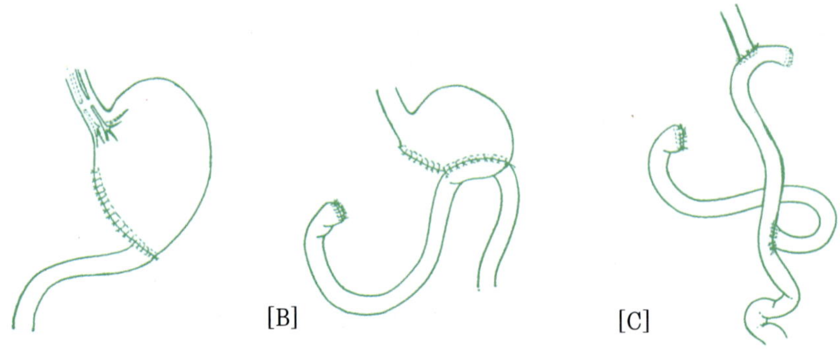

[A] [B] [C]

그림 12-2. 위절제술의 종류

[A] Gastroduodenostomy(Billroth Ⅰ), 미주신경절단술과 동절제술
[B] Gastrojuejunostomy(Billroth Ⅱ)
[C] Esophagojejunostomy(Total gastrectomy)

2) 수술방법

피부절개에서 위 십이지장 절단, 십이지장 봉합은 subtotal gastrectomy와 동일하다(subtotal gastrectomy (1)~(5)를 참고한다).

(6) 위 후방박리

- 위 십이지장 절단부위에서 위부문(cardia)에 이르는 위의 후방(posterior stomach)을 박리해간다.
- 혈관이나 임파절은 long kelly, long right angle로 clamp한 후 long metzenbaum으로 cutting하고 4~5호 silk로 kelly tie를 한다.
- 위후방 부위는 매우 깊으므로 kelly tie(또는 stick tie)는 길게 준비한다.

(7) 위절제

- 위가 주변 조직으로부터 모두 박리되면 purse string clamp로 식도 부위를 잡고, purse-string clamp에 있는 두 개의 구멍사이로 2-0 prolene 직침을 넣는다.
- 2개의 직침이 식도의 anterior와 posterior 부위를 나란히 통과하도록 한 후 mosquito와 allis로 식도를 통과하여 나온 prolene을 tagging해둔다.
- stomach의 식도부위를 wertheim's clamp로 잡고 purse string clamp와 wertheim's clamp 사이를 mayo scissors로 cutting하여 위를 절제한다(specimen).
- 식도의 절제된 면은 0.1% hygine sponge로 닦아낸다.
- 식도에 적용했던 purse string clamp를 풀고, long forcep으로 식도의 단면을 dilatation 시킨다.
- long rt. angle에 물려 anvil을 stump안으로 삽입한 후 tagging해 두었던 prolene을 tie한다.

(8) 식도공장 문합(esophagojejunostomy)

- Jejunum을 20cm 하방에서 Kocher로 잡은 후, proximal 쪽을 mayo로 자르고, 절제면을 4개의 mosquito로 잡아 dilatation 시킨다.
- mosquito로 dilatation 시킨 부위를 통해 EEA body를 삽입하고, jejunum 밖으로 EEA의 trocar가 나오면 이 부분을 3호 silk로 purse string suture한 후, kelly로 trocar를 뽑아낸다.
- 식도에 삽입된 anvil과 jejunum을 통해 나간 trocar를 합체시키고, EEA body에 찍힌 anvil을 jejunum의 절단면을 통해 다시 끌어낸다.
- Anvil이 통과해 나온 jejunum의 절단면은 TA55-3.8 또는 Proximate 60-3.8로 다시 찍은 후, 3호 silk로 suture하여 정리한다.
- Jejunum의 distal 쪽은 kocher로 잡은 아래쪽을 장감자로 잡고, kocher로 clamping 했던 부분은 mayo로 잘라낸다

(9) 브라운씨 문합(Brawn anastomosis, jejunojejunostomy)

브라운씨 문합이란 위절제술의 합병증으로 나타나는 dumping syndrome을 막기위해 jejunojejunostomy를 하는 것을 뜻한다.

- 장감자로 공장을 잡고, 또 다른 부분의 공장부위를 다른 장감자로 잡은 후 2개의 장감자를 가지런히 맞춘다.
- 3-0 black silk로 공장의 serosa을 봉합하여 공장을 연결한다.
- 연결시킨 공장의 윗 부분을 15번 knife로 금을 긋고 metzenbaum으로 자른 후 0.1% hygine sponge로 닦아낸 다음 3-0 dexon으로 mucosa를 continuous suture 한다.

· 그 후 다시 윗부분의 serosa를 빙돌아가며 3호 silk로 interrupted suture하면 jejunojunostomy가 완성된다.

(10) 봉 합

방법은 부분적 위 절제술과 같으며, 완전 위전제술의 경우 배액관을 routine으로 삽입한다.

3) 수술 후 간호

삽입한 비위관을 통해 분비물을 흡인해지만 분비물이 고여 있을 만한 공간이 없기 때문에 분비물이 적거나 거의 없다. 수술 후 1일부터 보행을 시작하며 점차로 강도를 높이도록 격려한다. 영양유지를 위해 정맥내 수액 및 비타민을 공급하며 연동운동이 시작되면 비위관을 제거하고 2~3일 정도 1시간마다 물을 조금씩 준다.

문합부위의 누출이 없다는 것이 확실시되면 소량의 식사를 하루에 6번 정도 준다. 체온상승이 있거나 호흡곤란증이 나타나면 문합부위로부터 장내용물의 누출이 의심되므로 즉시 구강을 통한 음식투여를 중지하고 주치의에게 보고한다. 생애 전기간을 통해 매달 1회 Vit_{12}의 투여가 필수적이며, 구강 철분제제와 각종 비타민 투여도 필요하다. 6개월~1년마다 영량 섭취 상태를 사정한다. 정상적인 식사가 어렵고 소화능력과 흡수능력이 저하되므로 영양불량의 가능성이 많다.

3. 미주신경 절단술(vagotomy)(그림 12-4)

1) 적응증 및 수술 전 간호

식도와 위 접합부로부터 상부쪽으로 6~7cm 지점에서 미주신경*(그림 12-3)을 절단하는 것으로 소화성 궤양의 외과적 치료방법으로 동절제술(antrectomy) 또는 유문성형술(pyloroplasty)과 함께 행한다. 미주신경 절단술의 목적은 위운동을 저하시키고 위액분비를 감소시켜 위산에 의한 소화성 궤양을 방지하는 데에 있다.

미주신경 : 자율신경계는 내장, 혈관과 선 등의 불수의성 장기에 분포하며 호흡, 소화, 순환, 흡수, 분비와 생식 등의 생명유지에 필요한 작용을 무의식적, 반사적으로 조절하고 있다. 자율신경계에는 교감신경계와 부교감신경계가 있으며 서로 길항적 관계에 있다. 교감신경계의 절전신경은 척수절의 흉추신경과 요추신경(T1~L2-3)에서 나오므로 후요부(tho-racolumbar division)라고 부르고, 부교감신경의 절전신경은 뇌의 Ⅲ(동안신경), Ⅶ(안면신경), Ⅸ(설인신경)과 Ⅹ(미주신경) 신경과 천골신경(S2-4)에서 나오므로 뇌천부(craniosacral division)이라고도 부른다.
미주신경은 경부, 흉부 및 복부의 내장에 위치하여 소화기계의 운동과 분비를 조절하는 신경으로 미주신경이 자극되면 소화액의 분비가 많아진다. 미주신경은 뇌신경중 가장 길고 분포범위가 넓고 복잡하며 좌우 대칭적 분포가 아니기 때문에 미주(wandering)이라는 이름이 붙게 되었다.

2) 수술과정

(1) 피부절개

· high midline incision(xiphoid process 위에서 배꼽까지) line으로 20번 knife로 피부를 절개한다.
· mosquito와 bovie 등으로 지혈하며 knife, mayo scissor로 계속해서 subcutaneous tissue, fascia를 절개하며 kelly로 bleeding point를 잡은 후 bovie로 처리하거나 3호 silk로 tie한다.
· 2저(two prong retractor), Army navy로 견인한다.

(2) 좌측 간엽 가동화

· 집도자의 손과 long curved scissor를 이용하여 간주변의 인대를 박리해간다.
· mosquito, right angle, kelly로 bleeding point를 잡은 후 3호 또는 4호 silk로 tie하거나 bovie로 coagulation시키며 좌측 간엽을 가동화(mobilization) 시킨다.
· 축축한 warm lab pad를 liver 위에 올려놓고 S retractor를 삽입하여 견인한다.

(3) 복막 절개 및 식도 노출

· 집도자 손으로 식도를 잡고, toothed forcep으로 식도를 덮고 있는 복막이 보이면 toothed forcep 2개로 복막을 살짝 들어올리고 metzenbaum으로 살짝 절개한 후 위저부 방향으로 복막을 절개하여 식도를 노출시킨다.
· 손가락과 curved scissors로 식도로부터 복막을 계속 박리한 후 식도를 완전히 노출시키다.
· 식도 측 복막 끝부분을 3호 silk로 tagging해 둔다.
· metzenbaum으로 hepatogastric ligament를 cutting한다.

(4) 미주신경 노출 및 절단

· 집도자가 손가락으로 blunt dissection과 curved scissors를 이용하여 left vagus nerve를 6cm 정도를 박리하여 노출시킨다.
· blunt nerve hook으로 노출된 left vagus nerve를 들어올리고 silver 또는 titanium clip으로 잡고 curved scissor로 cutting한다. 위저부측의 미주신경 절단면은 출혈이 없는 경우 ligation할 필요는 없다.
· right vagus nerve를 찾아 left vagus nerve 노출과 동일한 방법으로 6cm 정도를 박리하여 노출시킨다.

· blunt nerve hook으로 righr vagus nerve를 들어올리고 silver 또는 titanium clip 으로 잡고 curved scissors로 cutting한다.
· 횡격막 절개면을 No 1 silk로 interrupted suture 한다.

(5) 봉합

부분적 위 절제술이나 전위전제술과 거의 동일하다.

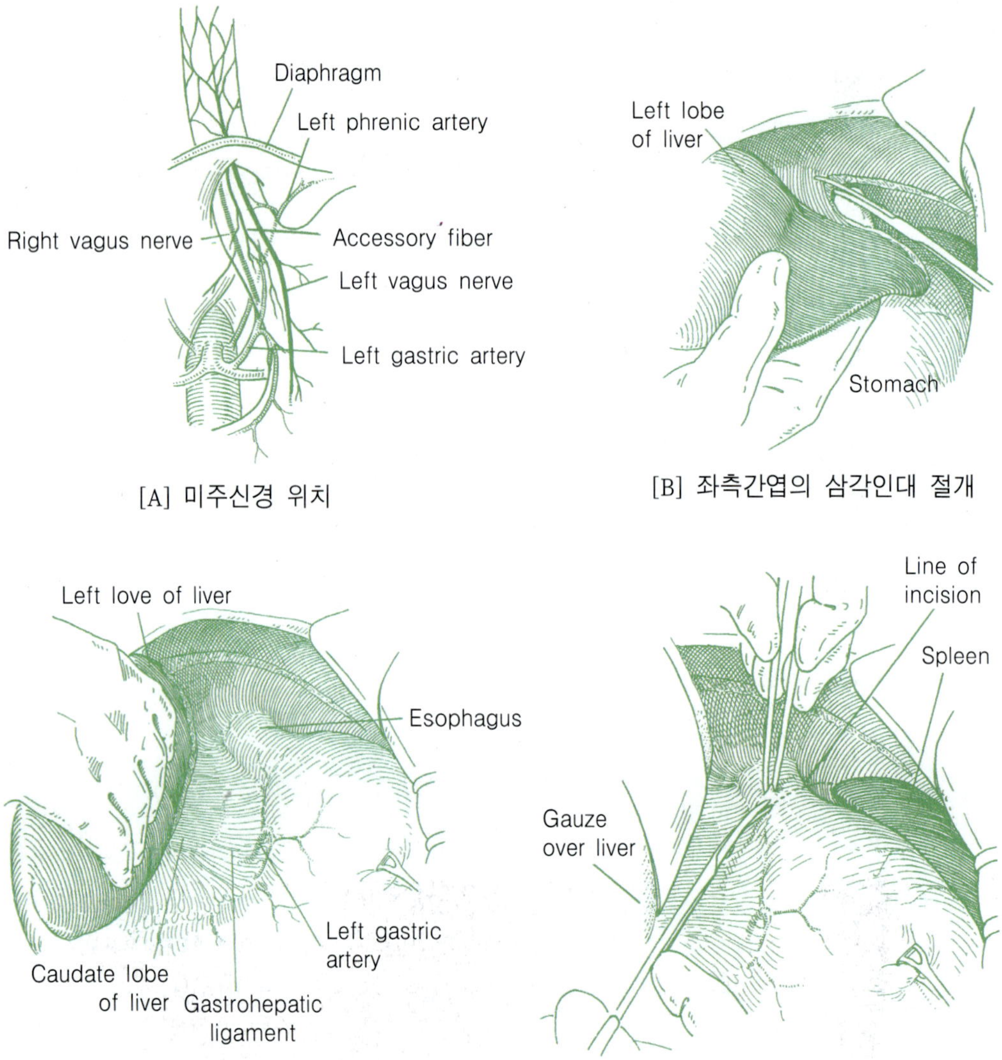

[A] 미주신경 위치
[B] 좌측간엽의 삼각인대 절개
[C] 좌측간엽의 삼각인대 박리
[D] 식도부위의 복막 절개

그림 12-3-1. 미주신경 절단술

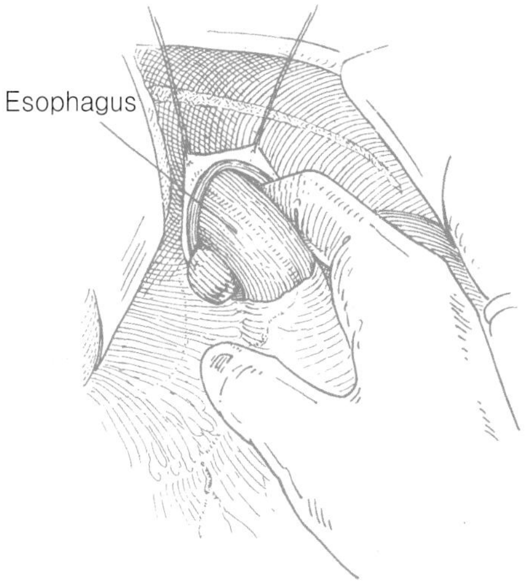

[E] 식도 노출

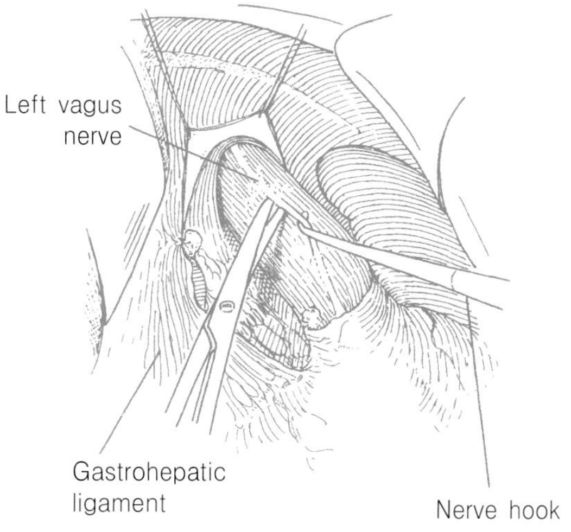

[F] 좌측 미주신경 주변조직 박리

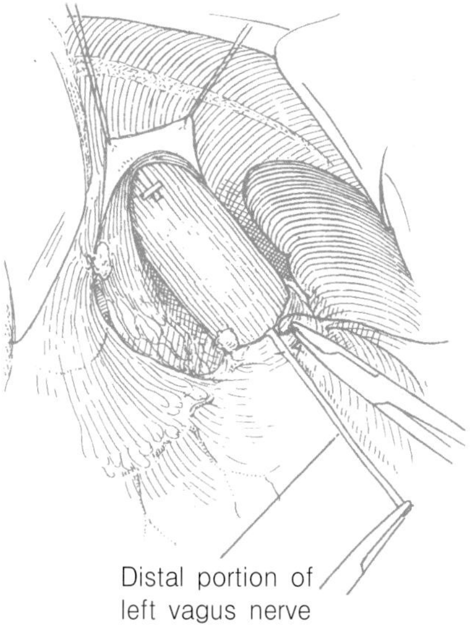

[G] 좌측 미주신경 절단

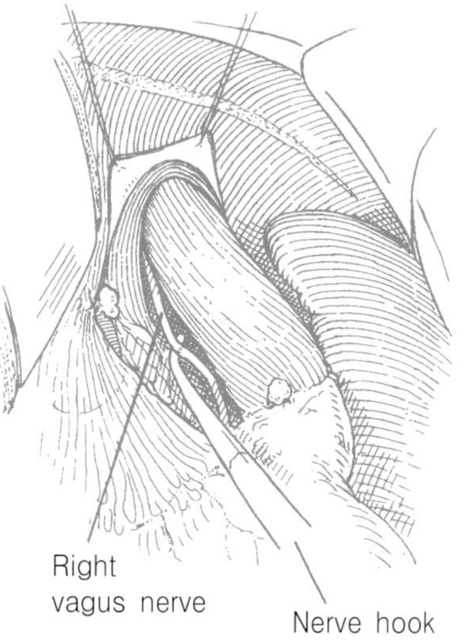

[H] 우측 미주신경 절단

그림 12-3-2. **미주신경 절단술**

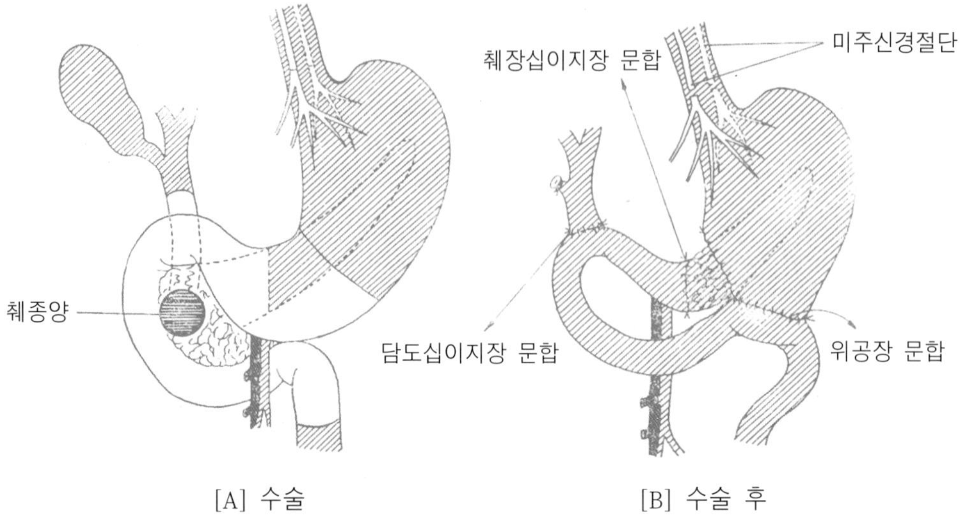

그림 12-4. **미주신경 절단술**

3) 수술 후 간호

위가 위내용물을 만족스럽게 비울 수 있을 때 까지 분비물을 흡인해내며 수술 후 수일 동안 위의 분문부가 일시적으로 연축하여 고형 음식을 삼키기가 어려울 수 있다. 소량의 식사를 하루에 6번 정도 주며 특히 아침 식사로 당도가 높은 음료, 지나치게 뜨겁거나 차가운 음료는 피한다. 증상이 완화되고 정상 체중에 도달할 때까지 흡연 및 커피 음료는 최소화한다.

4. 복강내 세척(peritoneal irrigation)

1) 적응증 및 수술 전 간호

복강내 세척의 목적은 복막염으로부터 복강 장기를 보호하고, 장운동을 회복시키고 상실된 수분과 전해질을 보충하는데에 있다. 복막염 진단이 내려지는 대로 비위관을 삽입하여 지속적으로 흡인을 하며, 동시에 정맥내 수액 요법을 통해 normal saline을 공급한다. 구강섭취는 중지하며 통증 완화를 위해 narcotics나 sedative를 투여한다.

전신적 항생요법으로 ampicilin과 gentamicin을 6시간마다 투여하고, 위관을 삽입하고 rectal tube도 삽입한다. semifowler's position을 취해주어 하복부나 골반에 농이 고이도록 하는데 semifowler's position에서 통증을 덜 느끼며 심호흡을 할 수 있다. 수술 전 방광을 비우고, 수술 후 배뇨량을 측정하기 위해 도뇨관을 삽입한다.

2) 수술방법

(1) 피부절개에서 복막절개까지는 부분적 위 절제술과 동일하다.
(2) 복막염의 원인 파악과 처리
- 복강내 장기를 관찰하여 복막염의 원인을 찾는다.
- 충수돌기 절제술(appendectomy) 또는 장천공부를 봉합해준다.

(3) 복강내 세척(peritoneal irrigation)
- warm saline 5,000~10,000mL로 복강을 세척한 후 배액관(hemovac, tube drain or penrose drain)을 삽입한다.
- 15번 knife로 조직을 절개한 후 straight hemostat를 피부에서 복강쪽으로 넣은 후 복강 내부에 넣은 배액관을 피부 밖으로 뽑아내어 배액관을 삽입한다.

(4) 봉합
- 상처회복이 어려운 경우 유치봉합을 한다.
- 유치봉합은 nylon No.1으로 복막에서 피부까지를 one layer로 suture한 후 IV-set 줄을 적당한 길이로 잘라 suture한 nylon에 끼워 매듭 처리를 한다.

3) 수술 후 간호

수술 후 장마비가 사라질 때까지 정맥내 수액요법과 비위관을 계속하여 흡인해 내며 복부에 삽입한 배액관은 수술 후 5~8일 사이에 제거한다. 정맥성 혈전증과 색전증이 간혹 발생할 수 있으므로 피하조직으로 소량의 heparin을 투여하기도 한다. 폐합병증 등의 감염증이 발생하는 경우 미생물의 배양 및 항생제 민감도에 따라 항생제를 선택한다.

5. 담낭 절제술(cholecystectomy)(그림 12-5)

1) 적응증 및 수술 전 간호

담낭내 담석증 및 담낭염(cholecystitis)이 발생되어 간이나 췌장에 영향을 미칠 우려가 있을 때 담낭절제를 한다. 담낭염 및 기타 합병증의 발생 우려가 없을 경우 담낭절개술(cholecystotomy)을 한 후 담석(gall stone)을 제거해 낸다. 비만환자는 수술 진행이 어렵고 수술 후 합병증의 발생 가능성이 높으므로 수술 전 체중 조절이 필요하다.

피임제제(contraceptive pill) 투약자는 정맥성 혈전증의 발생 가능성이 높으므로 적어도 수술 6주 전부터 피임약 복용을 중지한다. prothrombin 저하 환자는 수술 후의 출혈 위험성을 예방하기 위해 수술 전 vitamin K를 투여한다.

2) 방 법

(1) 복부피부절개

- 20번 knife를 이용하여 right subcostal incision 또는 right paramedian incision으로 skin incision을 한다.
- 이어서 subcutaneous tissue와 fascia를 incision하고 mosquito로 bleeding point를 잡은 후 3호 silk로 tie하거나 bovie로 coagulation하여 bleeding control한다.

(2) 복막절개

- toothed forcep 2개로 복막을 살짝 들어 올린 후 20번 knife로 약간 incision한다.
- medium kelly 2개로 절개된 복막의 양쪽을 잡은 후 mayo scissor로 길게 incision한다. 복막의 bleeding point는 kelly로 잡은 후 3호 silk로 kelly tie하거나 bovie로 coagulation한다.

(3) 담낭박리

- 복강이 노출되면 wet pad (또는 4×8 wet gauze)로 intestine을 싸준 후 gall bladder clamp로 담낭을 잡고 common bile duct와 hepatic duct의 병변을 관찰한다.
- 담낭주위 조직은 right angle로 clamp하고 metzenbaum으로 cutting한 후 4~5호 silk로 kelly tie한다.
- 30cc syringe에 22G needle을 끼워 담낭으로부터 담즙을 흡인하여 culture tube에 담는다.
- 담결석(gall stone)만 제거할 때는 7번 knife handle에 끼운 15번 knife로 담낭을 incision한 후 stone forcep으로 stone을 꺼낸다.
- 담낭의 절개부위는 3-0 chromic catgut 또는 3-0 black silk로 봉합한다.

(4) 담낭 십이지장 인대박리

- 담낭절제가 필요한 경우 담관(cystic duct)과 common bile duct를 노출시킨 후 gall bladder clamp로 담낭 저부(gall bladder fundus)를 잡아들어 올린다.
- 담낭 십이지장 인대를 hemostat로 잡아 위로 올린 후 metzenbaum으로 cutting한다.

(5) 담관결찰

- 담관은 right angle 2개로 총담관 접합부위(common bile duct junction)로부터 1/4 지점을 clamp하고 담낭 쪽의 담관부위를 5호 silk로 tie한다.

· 담관 동맥은 right angle 2개로 gall bladder 근처에서 clamp한 후 4~5호 silk로 stick tie한다.

(6) 담낭절제

· 7번 knife handle에 끼운 15번 knife로 절제부를 표시한 후 metzenbaum으로 cutting하여 담낭을 절제한다(cholecystectomy).

(7) 담관촬영(cholangiogram)

· right angle로 잡아놓았던 담관을 찾아 mosquito 2개로 opening을 벌린 후 담배관(cystic cannula)을 삽입한다.

· 50cc syringe에 saline을 담아 extension tube를 끼운 후 extension tube를 cystic cannula에 연결하여 irrigation한다.

· cystic cannula를 통해 50cc의 dye를 투입하고 x-ray를 촬영한 후 막힌 곳이 없으면 cystic cannula를 제거한 후 담관을 3~4호 silk로 stick tie 또는 suture tie를 한다.

· 담낭이 제거 부위의 담낭 주변 지지조직은 3 0 black silk로 suture한다.

(8) T-tube 삽입과 총담관 봉합

· 총담관에 결석이 있는 경우는 총담관을 절개하여 결석을 제거한 후 T-tube 를 삽입한다. T-tube는 CBD 절개로 인한 부종이 가라앉고 담즙이 십이지장으로 배액될 때까지 삽입해 두며 대개 수술이 끝난 후 10일~14일 정도에 제거한다.

· 3호 장침에 3호 silk를 끼워 CBD 양쪽을 tagging한 후 15번 knife로 CBD를 절개한 후 stone forcep으로 결석을 꺼낸다.

· 총담관 확장기(CBD dilator)를 3번부터 차례로 넣어본 후 T-tube를 총담관 안에 넣은 후 3-0 black silk로 CBD를 suture한 후 T-tube 에 saline을 넣고 누출 여부를 확인한다.

· dye 10cc에 saline 30cc를 희석한 후 syringe에 담아 T-tube 안으로 주입시킨 후 X-ray 촬영을 한다.

· 막힌 곳이 없으며 복부절개부 밑에 15번 knife로 약간 절개를 넣어 T-tube 끝과 배액관(penrose drain)을 함께 피부 밖으로 꺼내 놓는다.

(9) 복강세척

· Warm saline으로 복강내를 irrigation한 후 bleeding 부위가 있으면 bovie로 coagulation하거나 suture tie로 bleeding control 한다.

(10) 복부봉합

- 복막은 vicryl이나 dexon 1-0로 continuous suture하고 근막은 5호 silk로 interrupted suture한다.
- skin은 3호 silk 또는 2-0 nylon으로 interrupted suture한다.
- 복부절개부에 main wound dressing gauze를 덮고 T-tube와 penrose drain 부위에는 Y-dressing gauze를 대주고 위에 medress를 덮는다.

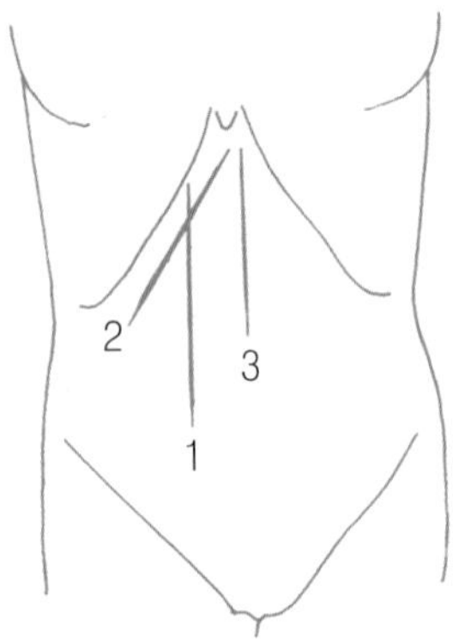

[A] 피부절개

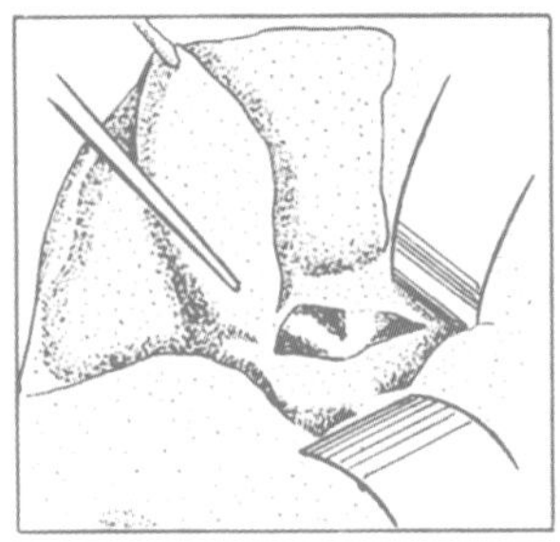

[B] 담낭결찰 및 담낭박리

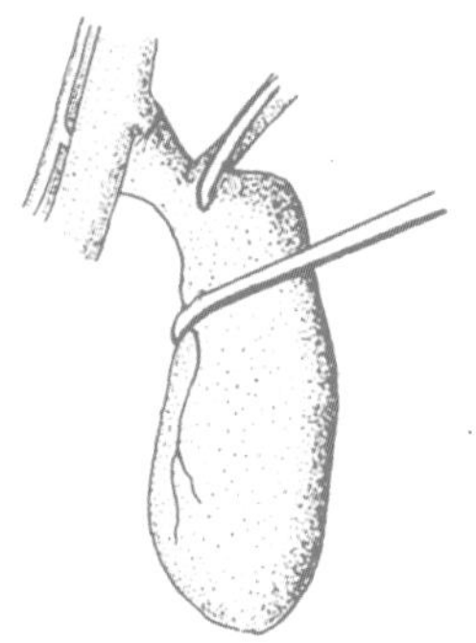

[C] 담관과 담동맥 절제 및 결찰

1 : right epigastric paramedian incision
2 : kocher's right subcostal incision
3 : mid line incision

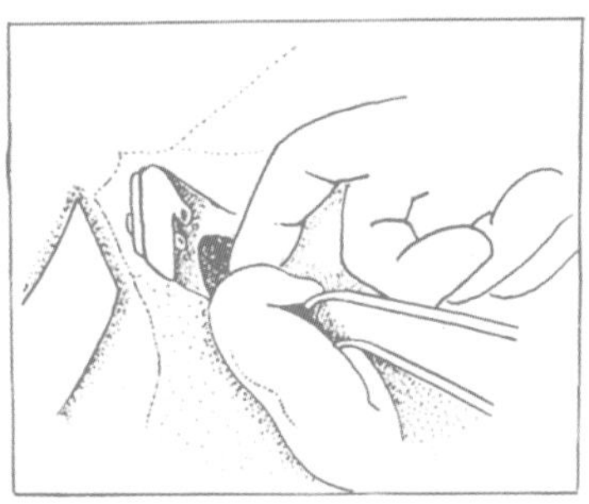

[D] 담낭절제

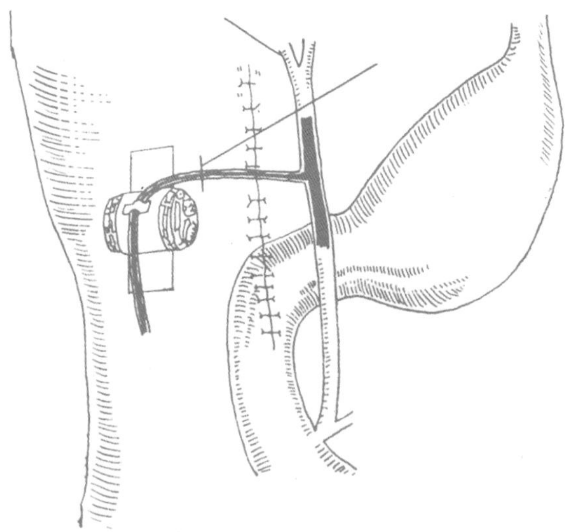

[E] 완성된 T-tube 삽입

그림 12-5. 담낭 절제술

3) 수술 후 간호

정상적인 구강섭취가 이루어질 때까지 수분 및 전해질 균형을 위해 2,000mL/일의 정맥내 수액요법을 하며 출혈 경향과 함께 황달이 잇는 경우 vit K를 주사하기도 한다. 수술 후 24~48시간 정도 지속적으로 위 내용물을 흡인해 낸다. 수술 후 오심, 구토, 어깨 동통, 빈맥, 저혈압 또는 딸국질 증상이 완화되면 위관을 제거한 후 1시간에 30mL 정도의 수분을 구강으로 섭취한다.

수술부의 배액관은 수술 후 24~48시간에 제거하며 수술환자는 수술 후 24시간 후에 침상 으로부터 일어나 침상 밖으로 나올 수 있다.

T 튜브는 수술 후 24시간 동안 대개 500mL 정도의 담즙이 분비되며, 수술 전 투여했던 항생제는 T-tube를 통한 담즙의 균배양 검사에서 양성반응이 없을 때에도 적어도 수술 후 5일간은 투여한다. 수술 후 5일간은 식후 1시간동안 T-tube를 잠가 놓으며 그 외의 시간에는 밖으로 배액되도록 한다. 그 후 매일 1시간씩 증가시키며 T-tube를 잠가놓다가 수술후 10일째가 되면 하루종일 T-tube를 잠가 놓는다. 대개 수술 후 10~14일 경에 cholangiogram을 한 후 T-tube를 제거하는데 피부와 T-tube의 봉합 부위를 분리시킨 후 T-tube를 제거해낸다 간혹 T-tube가 쉽게 빠져나오지 않으면 0.5kg 정도의 무게를 T-tube 끝에 매달아 견인시키면 빠져나오게 된다. T-tube 제거 부위로부터 담즙이 지속적으로 흘러나올 수도 있으나 대개 T-tube 제거 후 24~48시간이 지나면 배액이 중지된다.

6. 복부 회음부를 통한 직장절제술(Mile′s operation)

1) 적응증 및 수술 전 간호

Mile's operation이란 직장 및 S자상 결장부위의 악성암에서 복부와 회음부 절개를 통해 윈위부 결장, S자상 결장, 직장을 절제하는 것으로(그림 12-6) 이때 회장루 수술 또는 결장루수술(그림 12-7) 등이 함께 이루어진다. 직장, S자상 결장부위의 악성암인 경우는 물론 양성암이라 할지라도 직장 전부위에 걸쳐 광범위하게 발생한 경우, Hirschsprung's disease나 후천성 megacolon에서 S자상 결장과 직장이 심하게 이완되어 있는 경우, 궤양성 대장염이나 Crohn's disease와 같은 염증성 장염인 경우, 직장패쇄증(rectal atresia)과 같은 선천성 질환인 경우에 직장 절제술을 행한다.

수술 전 빈혈, 단백질 결핍증, 전해질 불균형을 모두 교정한다. 수술 전 2일 동안 유동식을 준다. 수술 전날 저녁 하제와 비흡수성 항생제로 장내청결 처치를 한다. 수술직전 전신적 항생요법을 시작한다.

2) 방 법

(1) 피부 및 복막 절개

피부절개와 지혈방법은 개복술(laparotomy)과 동일하며 median suprapubic incision 또는 left paramedian suprapubic incision을 한다.

(2) 직장과 S자상 결장 접합부의 좌측 장간막 박리

· 복강이 노출되면 abdominal self retaining retractor를 걸고 S자상 직장의 왼쪽 장간막을 박리한다.
· pott's forcep과 right angle로 clamp하고 metzenbaum으로 cutting한 후 5호 silk로 tie한다. 이때 주위의 정삭(left spermatic cord), 난소혈관, 요관에 손상을 입히지 않도록 주의한다. 특히 좌측 요관은 직장 및 S자상(rectosigmoid) 결장 부위의 장간막과 밀착되어 있기 때문에 주의해야 한다.

(3) 직장과 S자상 결장 접합부의 우측 장간막 박리

· 우측 장간막도 좌측 장간막과 동일한 방법으로 박리해 간다.
· 직장 뒤쪽의 맹낭(culdesac), 천미골(sacrococcygeal junction)부위의 복막과 직장의 연결 부위를 계속 박리한다. right angle과 metzenbaum을 이용하여 clamping과 cutting하고 5호 silk로 tie한다.

(4) 직장 박리

· 방광과 자궁을 위로 들어올려 견인한 후 직장의 Dougla's pouch(culdesac)쪽 복막을 박리하며 현수인대(suspensory ligament)를 right angle로 잡고 5호 silk로 tie한다.
· 주위의 동맥은 right angle로 clamping하고 metzenbaum으로 cutting하고 5호 silk로 tie한다.

(5) 직장 결장부 절제

· 직장 박리가 끝나면 lower rectosigmoid 부분을 kocher과 long kelly로 잡고 20번 knife로 cutting한다.
· long kelly로 clamping한 결장은 7호 silk로 tie하고 직장 끝부분을 gauze로 싸서 복강내로 장 내용물이 들어가지 않도록 주의한다.
· kocher로 clamp한 결장은 0.1% hygine 또는 betadine sponge로 소독한 후 4×8 wet gauze로 잘 싸놓는다.

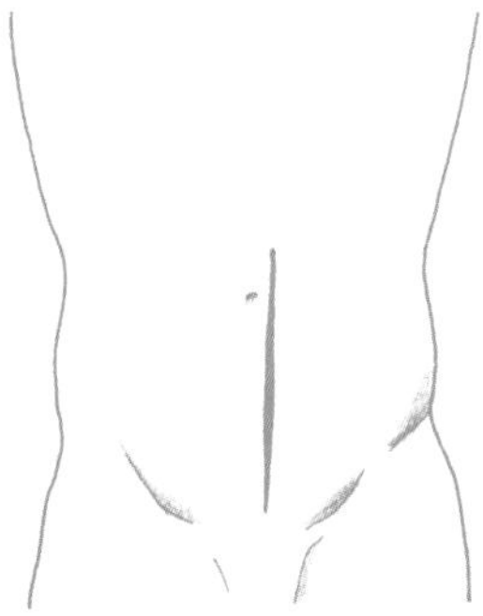

[A] 피부 절개

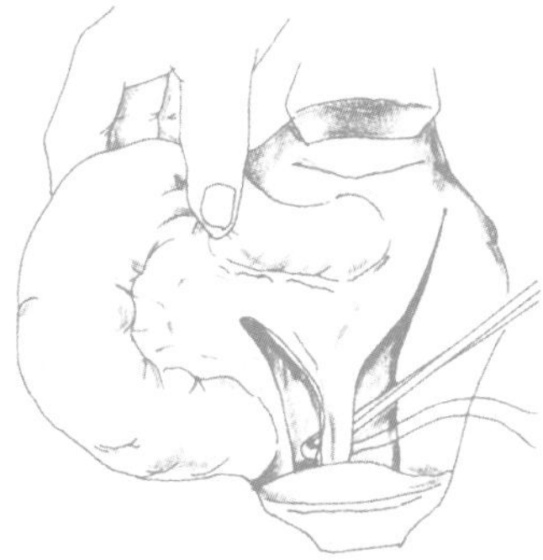

[B] 직장과 S자상결장 접합부의 좌측 장간막 박리

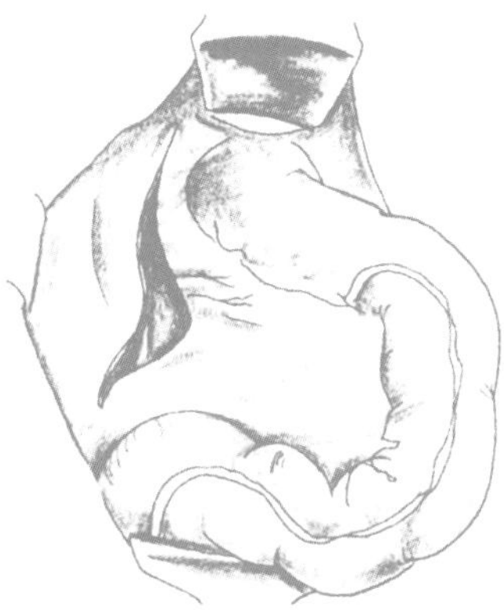

[C] 직장과 S자상결장 접합부와 우측 장간막 박리

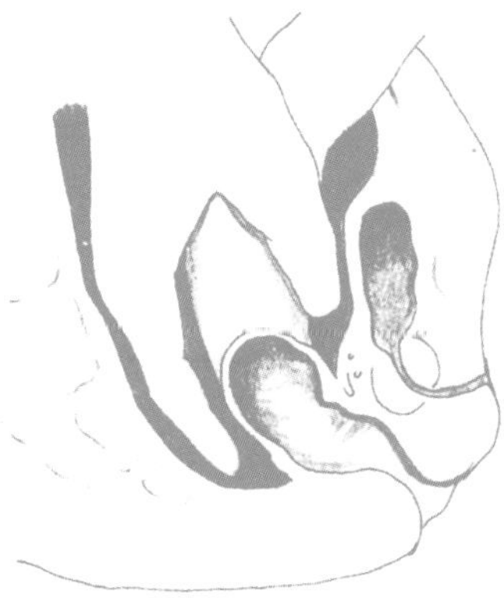

[D] 직장 박리

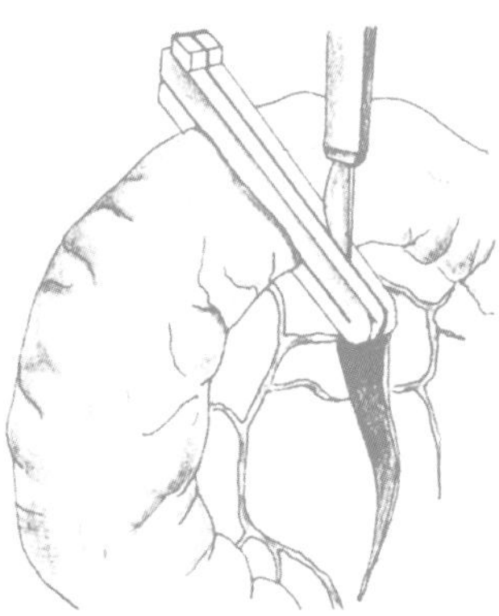

[E] 직장 결장부 절제

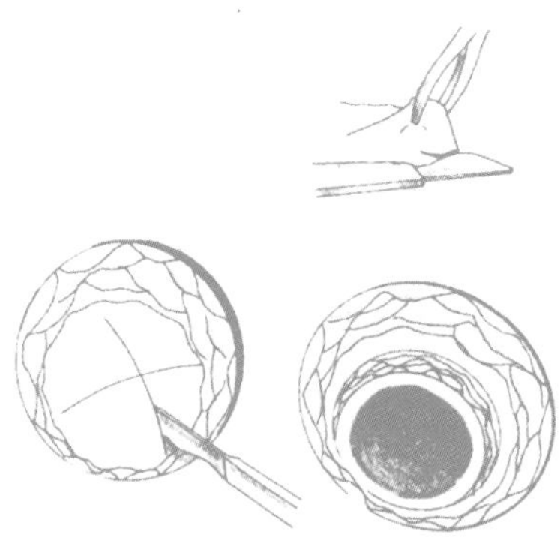

[F] 결장루 형성을 위한 피부 절제

그림 12-6-1. **복부 회음부를 통한 직장절제술**

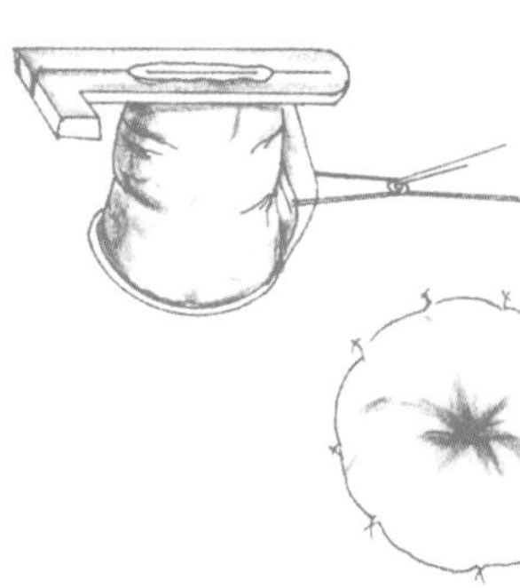

[G] 완성된 결장루

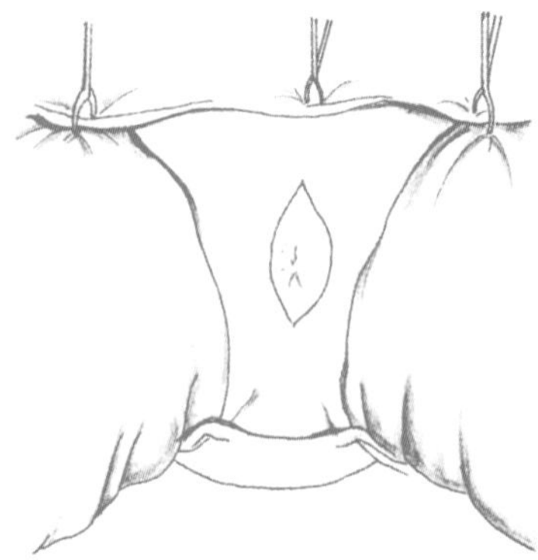

[H] 회음부 절개

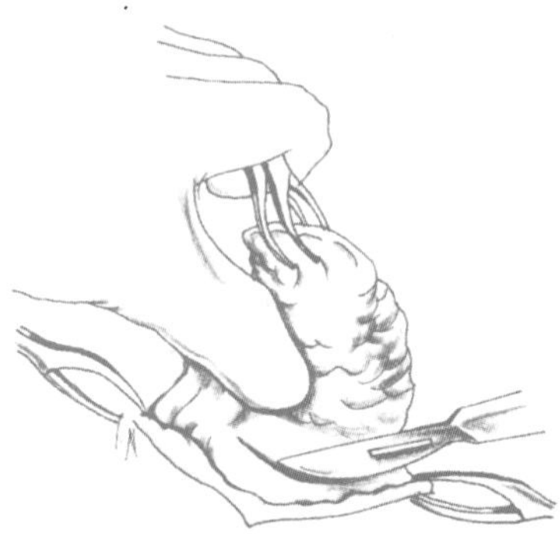

[I] 미골로부터 항문직장 부위 박리

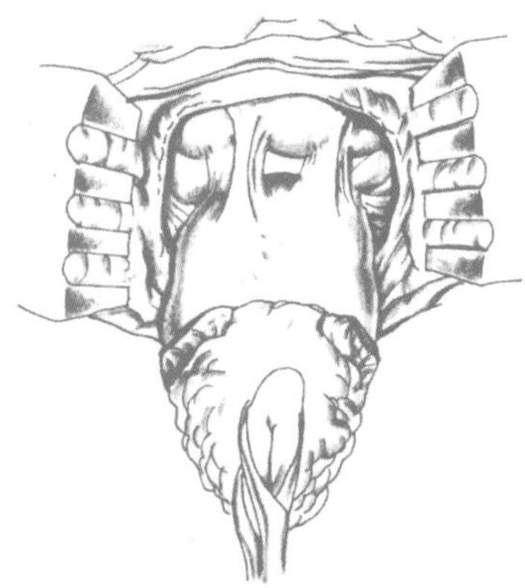

[J] 골반 근막 박리

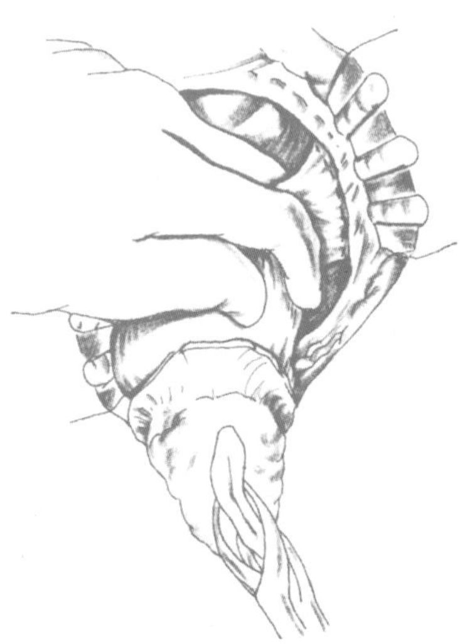

[K] 직장직출

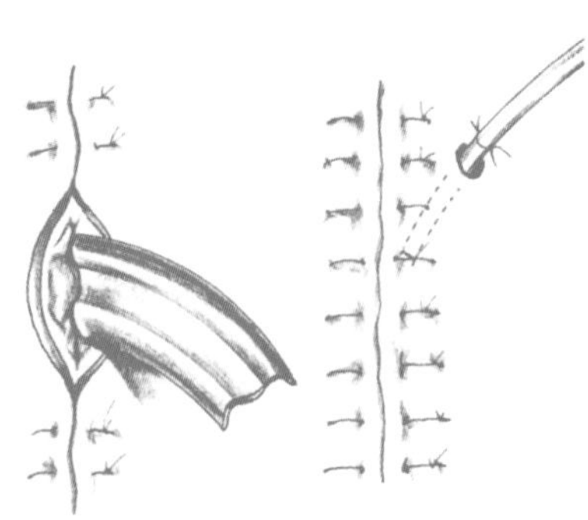

[L] 회음부 봉합방법

그림 12-6-2. 복부 회음부를 통한 직장절제술

(6) 결장루 수술(colostomy)(그림 12-7)

- ·왼쪽 복부 피부에 15번 knife로 동그랗게 incision을 넣은 후 중앙 부위의 피부를 mosquito로 잡는다.
- mosquito로 잡은 skin을 절제한 후 scissor와 bovie를 이용하여 계속 피하조직, 근육, 근막, 복막까지 cutting하면서 절제하면 동그란 구멍이 만들어진다.
- 동그란 구멍으로 병실로 물려갈 kocher를 집어넣어 kocher로 clamp되어 있는 결장 아래를 다시 clamp한 후 구멍을 통해 결장을 skin 밖으로 4~6cm 정도 끌어올린다.
- 결장의 장막(serosa)과 구멍낸 곳의 복막에서 subcutaneous tissue까지를 3-0 vicryl CR로 interrupted suture하고 mosquito로 tagging 해둔다. 이때 suture silk의 needle을 잘라내지 않고 needle이 달린 채로 mosquito로 tagging 해둔다.
- suture가 끝나면 tagging되어 있는 mosquito를 풀고 needle holder에 needle을 물려 장막을 피부에 고정시켜 결장루 수술을 끝낸다. 때로 결장루 수술 대신에 회장루 수술(ileostomy) 을 행하기도 한다.
- 환자가 병실로 올라가서 24~48시간이 지난 후 Kocher를 풀고 결장루수술 부위를 외반(eversıon)시켜 둔다.

(7) 회음부 절개

항문 부분을 betadine으로 소독한 후 3-0 black silk로 항문 주위 피부를 쌈지봉합(purse string suture)한 후 tagging하고 15번 knife 또는 bovie를 이용하여 회음부에 절개를 넣는다.

(8) 항문 직장절제

- 항문의 직장정맥총(plexus venosurectalis), 항문 거근(levatoani muscle), 구해면체근(bulbocavernosus muscle)을 right angle 및 kelly로 clamp 하고 metzenbaum, bovie로 cutting 한 후 silk 3~5호로 stick tie 한다.
- 회음부쪽 박리가 완전히 끝나고 직장을 잡아당기면 직장이 제거된다.

(9) 회음부 봉합

- 회음절개 부위는 warm saline으로 세척하고 배액관 silastic drain을 삽입한 다음 2-0 vicryl로 levatoani muscle과 subcutaneous tissue를 continuous suture 한다.
- skin은 3-0 nylon으로 interrupted suture하고 drain이 삽입된 부위는 3-0 nylon으로 suture하여 고정시킨다.

(10) 복부봉합

· Warm saline으로 복강을 세척한 후 pad, gauze, instrument 및 needle count를 한 후 suture한다.

· 복막은 1-0 Dexon으로 continuous suture, 근막은 1-0 PDS II로 continuous suture 하면서 stitch 3개당 1-0 polysorb으로 interrupted suture를 한다.

· Skin은 2-0 nylon으로 interrupted suture한 후 dressing gauze로 덮어준다.

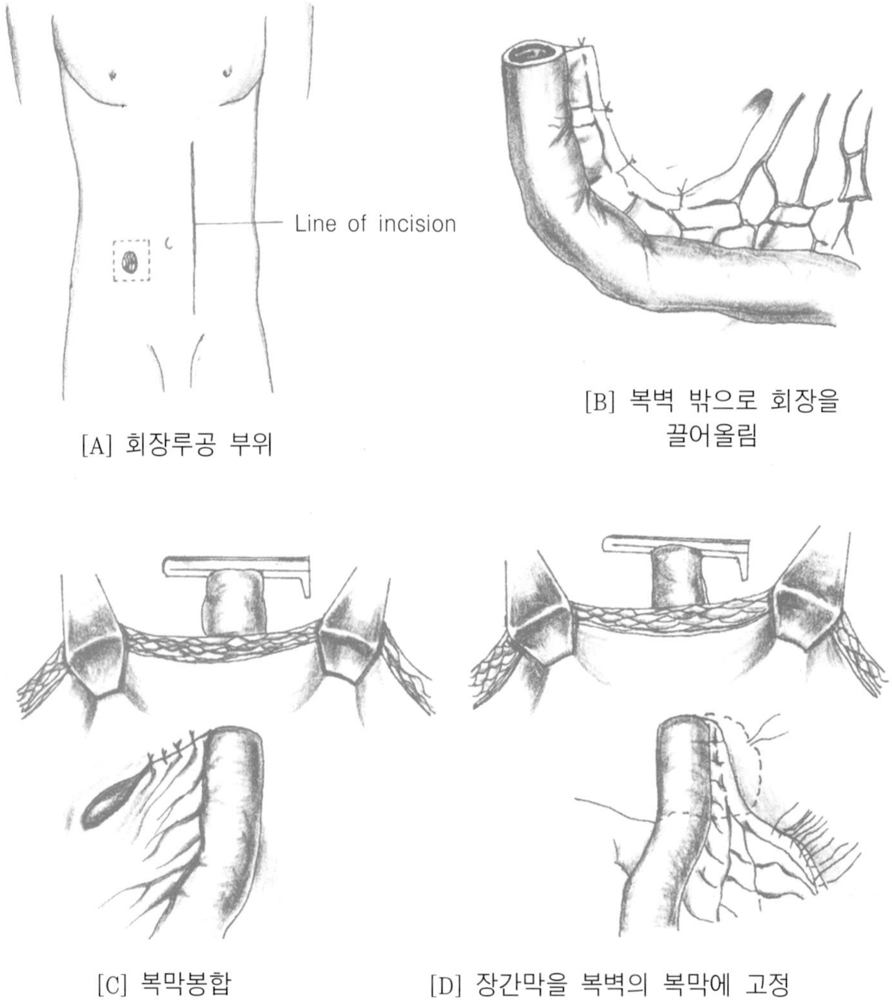

[A] 회장루공 부위

[B] 복벽 밖으로 회장을 끌어올림

[C] 복막봉합

[D] 장간막을 복벽의 복막에 고정

그림 12-7. **결장절제술후의 회장루술**

3) 수술 후 간호

비위관(nasogastric tube)은 복부팽만감(flatus)이 완화되는 대로 제거하며 수술후 2~3일 동안은 구강섭취를 제한하고 정맥을 통해 수분공급을 한다. 수술 중의 실혈은 수술 중에는 물론 수술 후에라도 보충해주는데 Ringer's lactate solution을 정맥내 투여하고 시간당 소변량을 측정하며 수술 후 5~7일 정도 항생제를 투여한다. 유치 도뇨관을 5~7일 정도 유지해 두며 남성들의 경우 수술 후 방광 긴장도가 저하되는 경우가 있으므로 배뇨기능을 자주 평가한다.

유치 도뇨관 제거 전 수시간 동안 clamp를 적용하여 배뇨감각 회복을 사정하며 도뇨관은 수술 후 5일이 지나면 제거하는데 가능한한 도뇨관 제거는 아침 일찍하여 환자의 배뇨능력을 낮동안에 관찰할 수 있도록 한다. 수분 섭취 상태를 고려하여 방광 팽만이 되지 않도록 4~6시간마다 도뇨를 하며 잔뇨를 평가한다. 밤동안의 방광 팽만을 막기 위해 저녁 식사 이후에는 커피 및 녹차와 같은 이뇨성 음료를 주지 않는다. 소량씩 자주 배뇨를 하는 것은 요정체를 의미하므로 다시 수일동안 정체도뇨관을 다시 삽입해야 한다.

7. 췌장십이지장 절제술 (pancreaticoduodenectomy, Whipple's operation)

1) 정의 및 수술 전 간호

위의 원위부, 총담관, 담낭, 십이지장 및 췌장을 절제하는 수술로(그림 12-8) 췌장, ampulla of vater, 총담관과 십이지장의 악성암에서 시행한다.

수술과정 자체의 소요시간이 길고 인체에 부담이 많은 수술이므로 수술 전 간호가 중요하다. 수술 후 신장기능저하 및 저혈압의 가능성을 최소화하기 위해 수술 전 혈량을 충분히 유지시킨다. 수술 전과정을 통해 수축기압이 100mmHg 이상을 유지해야한다.

수술 중 소변량을 측정할 수 있도록 도뇨관을 삽입하며 수술직전 전신적 항생요법을 시작하여 수술 후 나타날 수 있는 패혈증을 예방한다. 수술 전에는 수액을 통해 영양공급을 하고 당뇨가 있다면 insulin을 투여하여 당뇨 조절을 한다. 황달이 있는 경우 Vit K를 투여하여 수술 중 출혈을 방지하며 수술 중 그리고 수술직 후 mannitol을 투여하여 신장애의 위험을 막아줄 수 있다.

2) 방 법

(1) 피부절개

· 복부의 upper midline(또는 right paramedian) 부위에 20번 knife로 incision을 넣는다.
· 피하조직, 근막, 복막의 절개는 다른 개복수술(laparatomy)과 동일하다.

(2) 췌장생검

· 복막 절개 후 십이지장을 babcock으로 잡아 올린 후 췌장을 찾는다.
· 췌장의 종양 부위에서 조직을 떼내어 frozen section을 내보낸다. frozen section에서 악성으로 나타나면 pancreaticoduodenectomy를 한다.

(3) 위박리

· 위장의 1/2 정도를 절제하는 hemigastrectomy 과정은 부분적 위 절제술(subtotal gastrectomy)과 동일하다.
· 큰 allen으로 잡은 곳은 2-0 dexon으로 suture 하여 stump 처리하고, 작은 allen으로 잡은 곳은 그대로 두었다가 후에 공장과 문합(anastomosis)한다.

(4) 췌장 박리

· 췌장 주변의 여러 동맥(common hepatic artery, gastroduodenal artery)과 문맥(portal vein)에 손상을 주지 않도록 주의하며 췌장 머리쪽을 박리한다.
· 췌장 머리쪽을 long kelly, 몸체 쪽은 straight intestinal clamp로 잡은 후 15번 knife 또는 bovie로 췌장을 cutting한다.

(5) polyethylene tube 삽입

Mosquito로 췌관(pancreatic duct) 끝을 잡아 벌린 후 3cm 정도의 polyethylene tube를 췌관내로 삽입시킨 후 3호 silk를 끼운 3호 장침으로 tube가 빠지지 않도록 suture 해둔다.

(6) 총담관 박리와 위 십이지장 총담관 췌장두부 절제

· hemostat(or kocker) 2개로 총담관을 잡고 metzenbaum으로 자르고 십이지장 끝을 satinsky와 long kelly로 잡아 15번 knife로 절개부위를 표시한다.
· 표시한 절개부위를 metzenbaum으로 cutting하면 위장의 일부, 십이지장, 총담관하부, 췌장두부(head of pencrea) 모두가 절제된다(specimen).

(7) 공장과 췌장문합(pancreaticojejunostomy)

- 장간막을 천공하여 공장을 끌어 올린 후 공장과 췌장을 문합한다.
- 공장을 끌어 올려 3호 silk로 suture 한 후 2개의 mosquito로 tagging한다.
- tagging되어 있는 2개의 mosquito를 나란히 수평으로 들어올려 bovie로 공장에 구멍을 낸다.
- 공장의 구멍낸 부분과 췌관을 마주보게 한 후 pancreaticojejunal anastomosis를 한다. 5-0 black silk로 췌관에 박은 polyethylene의 위치가 이동하지 않도록 주의하며 interrupted suture한다.

(8) 총담관과 공장문합(choledochojejunostomy)

- kocher나 straight hemostat로 잡고 있는 총담관(common bile duct)을 satinsky로 바꾸어 clamp한다.
- 문합하고자 하는 공장을 satinsky로 잡은 후 15번 knife로 open한 후 0.1% hygine이나 0.05% chlorhexidine으로 소독한다.
- 문합하고자 하는 공장 부분을 3호 silk(또는 3-0 dexon, 3-0 chromic catgut)로 continuous suture 한다(choledochojejunal anastomosis, 총담관 끝과 공장측부).

(9) 위공장 문합술(gastrojejunostomy)

- 위장과 공장 문합 방법은 위절제술에서와 동일하다.
- gastrojejunal anastomosis가 끝나면 공장을 끌어 올리기 위해 천자했던 장간막 중 비어있는 공간이 남아 있으면 3호 silk로 interrupted suture한다.

(10) 담당 절제술(chelecystectomy)

대개 담낭이 확장되어 있어 담석을 만들 우려가 있으므로 담낭절제술(cholecystectomy)을 한다. 수술방법은 앞서 설명한 cholecystectomy와 동일하다.

(11) 절제부위 봉합

- 수술절개부위 깊숙히 penrose drain을 삽입한다.
- peritoneum은 1-0 dexon으로 continuous suture, fascia는 5호 silk로 interrupted suture, skin은 3호 silk로 interrupted suture한다.
- 수술절개부위는 gauze로 dressing을 하고 drain 부위는 Y-gauze로 dressing 한다.

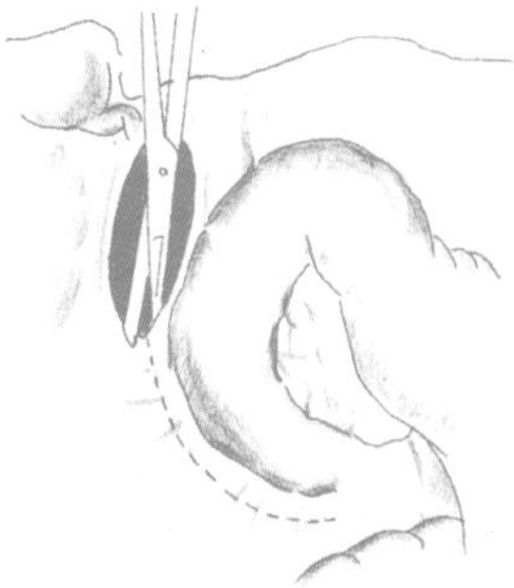

[A] 십이지장 박리

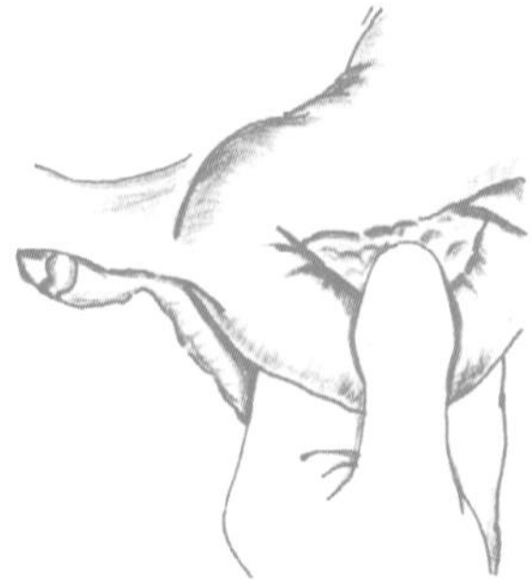

[B] 췌장두부 관찰

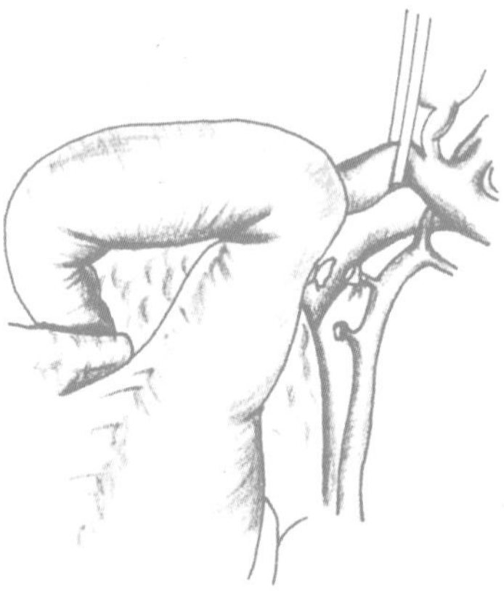

[C] 총담관 tagging과 우측 위동맥 및 위십이지장 동맥결찰

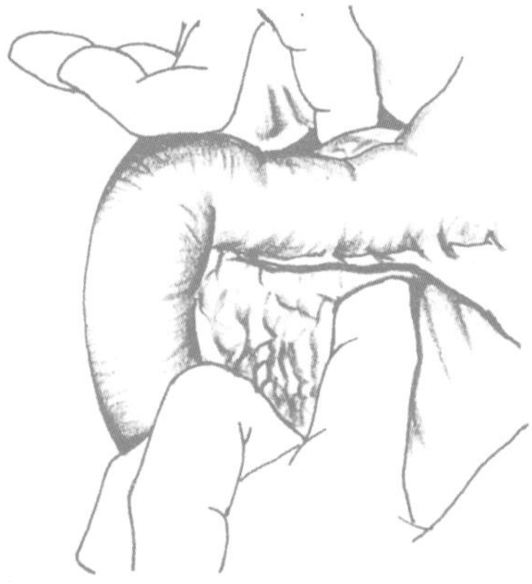

[D] 췌장과 문맥박리

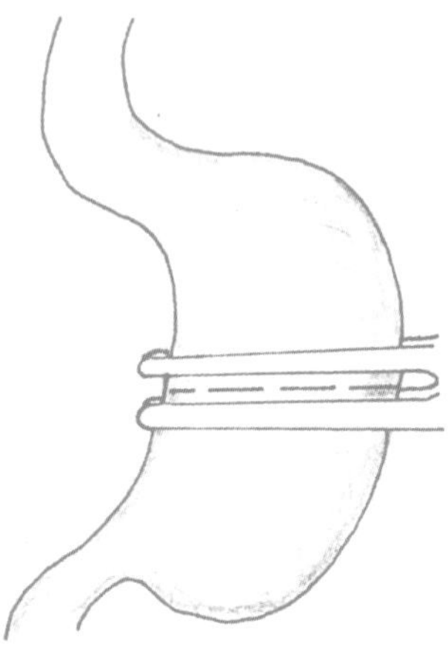

[E] 위 절제

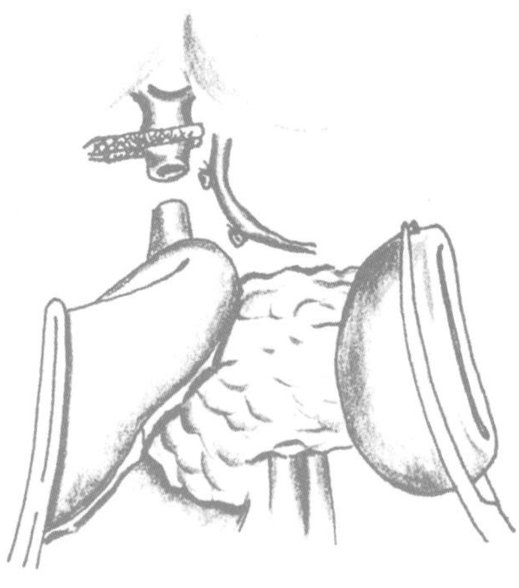

[F] 총담관 절제

그림 12-8-1. **췌십이지장 절제술**

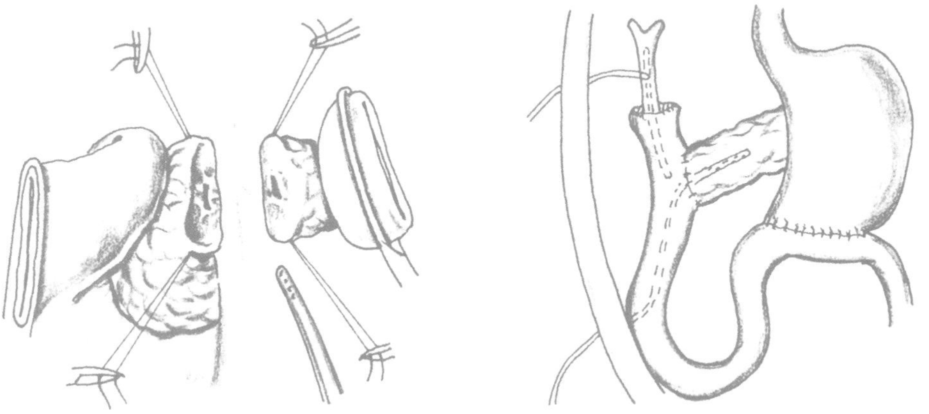

[G] 췌장 절제

[H] 완성된 췌십이지장 문합, 담관공장 문합, 위 공장문합

그림 12-8-2. **췌십이지장 절제술**

3) 수술 후 간호

수술 후 24시간 까지는 중심정맥압 측정을 근거로 수액요법을 하며 5% Ringer's solution과 Vit C 및 Vit K로 수분균형을 이루어준다. 황달이 있는 경우 혈량을 충분히 유지시켜 저혈압이 발생하지 않도록 하며, 소변량은 시간당 30~40mL, 1일 1,000mL 이상이 되어야 한다.

혈당 및 amylase를 측정하며 배액관은 수술 후 5일이 지난 후에 제거하며 수술 후 10일이 지나면 cholangiogram과 pancreatogram을 통해 담즙과 췌액이 공장으로 배액되고 있는 것을 확인한 후 T-tube와 pancreatic tube를 제거한다.

T-tube과 pancreatic tube를 제거한 후 약간의 담즙과 췌액이 tube 제거 부위를 통해 흘러나올 수 있지만 곧 자연적으로 닫히므로 별도의 치료는 필요없다.

8. 충수돌기 절제술(appendectomy)

1) 정의 및 수술 전 간호

급성 충수돌기염에서 충수돌기 절제술을 한다(그림 12-9). 정상적 배뇨량을 이룰 수 있도록 수액요법 등을 통해 수분공급을 충분히 한다. 구강섭취를 한 경우 적어도 4시간이 경과 후 수술을 시작할 수 있다. 복막염의 증상이 있거나 구토가 심한 경우에는 배위관을 통해 위내용물을 제거해 주고 정맥을 통한 수액공급을 시작한다. 위장을 감압시키고 마취 유도시에 구토를 예방하기 위해 비위관을 삽입한다.

2) 방 법

(1) 복부절개

McBurney's incision으로 skin, subutaneous tissue, fascia, peritoneum을 절개하며 방법은 다른 개복술과 동일하다.

(2) 충수 간막 박리

- 충수를 babcock으로 들어 올린 후 right angle로 mesoappendix를 잡고 metzen-baum으로 cutting한 후 3~5호 silk로 tie하며 박리해간다.
- bleeding point는 mosquito나 right angle로 잡은 후 bovie coagulation 또는 silk tie하여 bleeding control한다.
- appendix 아래부분(맹장과 접촉되어 있는 부분)의 mesoappendix를 모두 박리한 후 맹장쪽의 mesoappendix를 right angle로 잡고 5호 silk로 tie한다.

(3) 충수절제

- appendix의 아래 부분을 right angle로 잡고 5호 silk로 tie한 다음 tie한 끝부분을 mosquito로 tagging해 놓는다.
- 3호 silk를 끼운 3호 장침으로 맹장 위를 purse string suture하여 tie하지 않은 채로 mosquito로 tagging해 놓고 5호 silk로 tie된 appendix 바로 위를 hemostat로 잡는다.
- 10번 knife로 충수의 tie한 곳과 hemostat로 clamp된 사이를 cutting 한다.
- 충수 절단부는 0.1% hygine 또는 betadine sponge로 소독한다.
- 절제된 appendix는 specimen이 되므로 순환간호사에게 건네준다.
- 충수 절제에 사용했던 기계는 모두 불결된 것으로 간주한다.

(4) 충수절단부 봉합

- 충수절단부 부위는 0.1% hygine cotton ball로 소독한 후 충수를 tie하고 tagging해 놓았던 5호 silk는 매듭 아래를 잘라낸다.
- straight mosquito로 appendix stump를 맹장속으로 밀어 넣으면서 동시에 purse string suture한 silk를 잡아당기면 appendix stump는 안으로 들어가게 된다.

(5) 복부 절개부위 봉합

- bleeding 여부를 확인하고 gauze, needle 및 instrument를 count한다.
- 복막은 2-0 dexon으로 continuous suture, 근막은 1-0 polysorb으로 interrupted suture한다. 피부는 3-0 nylon으로 interrupted suture한 후 수술절개부위를 dressing gauze로 덮어준다.

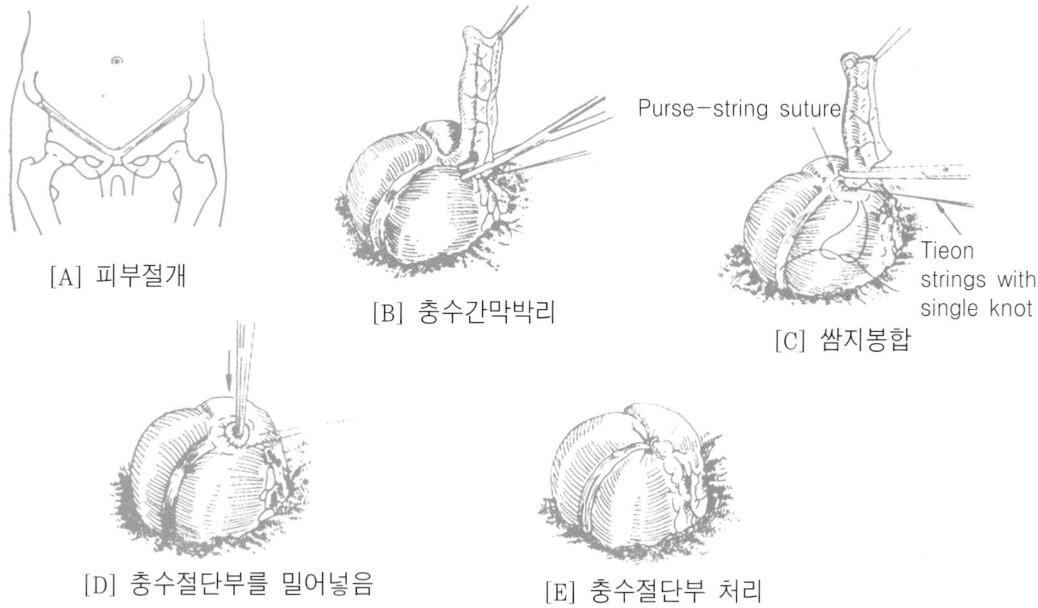

그림 12-9. **충수돌기 절제술**

3) 수술 후 간호

수액요법으로 Ringer's lactate solution을 정맥내 투여하며 수술 후 1일에 보행을 시작할 수 있다. 수술 후 진통제와 최토제를 주며 장기능이 정상적으로 돌아올 때 까지 구강섭취를 금하나 장기능이 돌아오고 오심, 구토가 사라지면 구강섭취를 시작한다. 오심이 완화되면 sips of water를 시작한 후 점차로 식사량을 증가시킨다.

복막염의 가능성이 있으면 항생제를 투여하며, 복막염이나 위 팽만의 증상이 사라질 때까지 지속적으로 비위관을 통해 위 흡인을 하며 수분 섭취 및 배설을 정확히 기록한다. 수술 후 반좌위를 취하면 골반내 pus를 국소화하는 데에 도움이 된다.

9. 근치유방 절제술(radical mastectomy)

1) 적응증 및 수술 전 간호

악성 유방암에서 유방 흉근(pectoralis major and minor muscles), 임파절(subclavicular, apical pectoral and axillary lymph nodes)을 모두 절제해 내는 수술이다(그림 12-10).

전기면도기 또는 제모제를 이용하고 베타딘 등으로 수술 전 피부 준비를 한다.

2) 수술방법

(1) 생 검

병변 부위를 3cm 정도 절개하여 생검한 후 frozen section을 내보내 악성 여부를 확인한다.

(2) 피부절개와 내측 및 외측 피판 형성

· mosquito로 bleeding vessel을 clamp한 후 silk로 tie 또는 bovie coagulation하여 bleeding control한다.
· breast forcep으로 skin을 clamp한 후 위로 잡아당겨 견인하면서 박리하여 피판(skin flap)을 만든다.
· bleeding point는 stick tie, bovie로 coagulation하여 bleeding control한다.

(3) 흉근 박리

· 대흉근(pectoralis major)을 박리한 후 상부정맥(cephalic vein)이 나오면 mixter clamp와 mosquito로 vessel을 잡고 scissor로 자른 후 3호 silk로 kelly tie한다.
· 계속 pectoralis minor를 박리하며 혈관이 나오면 역시 3호 silk로 tie하여 bleeding control한다.

(4) 액와부 박리

· 흉근을 retractor로 견인시켜 액와(axilla)를 노출시키다.
· 액와정맥과 액와동맥, 상완신경총(brachial plexus), 흉배신경과 흉배혈관(thoracodorsal nerve and vessel)등에 손상이 가지 않도록 주의하며 right angle과 metzenbaum을 사용하여 vessel, nerve, lymph node 등을 박리해 간다.

(5) 유방절제

· 대흉근(pectoralis major)의 기시부를 박리해가면 유방은 완전히 절제된다.
· 유방이 절제되면 피판 내강을 멸균 증류수로 세척한 후 bleeding point를 잡아 bleeding control한다. 사용된 gauze가 조직 사이에 들어가 있지 않도록 주의한다.

(6) 상처봉합

· 배액관(Hemovac)을 breast resection 부위에 박는다.
· 절개부의 피부를 towel clip이나 kelly로 잡아당긴 후 skin을 적당히 맞춘 후 subcutaneous tissue는 3-0 vicryl로 suture한다.
· stapler를 이용하여 skin을 마무리한다.

(7) Dressing

· Hemovac 삽입부에 Y-gauze로 dressing을 하고 피부절개 부위는 4×4 gauze로 dressing 한다.
· 드레씽 위를 Burn gauze로 덮고 surgical bra로 감아 compression 해준다.

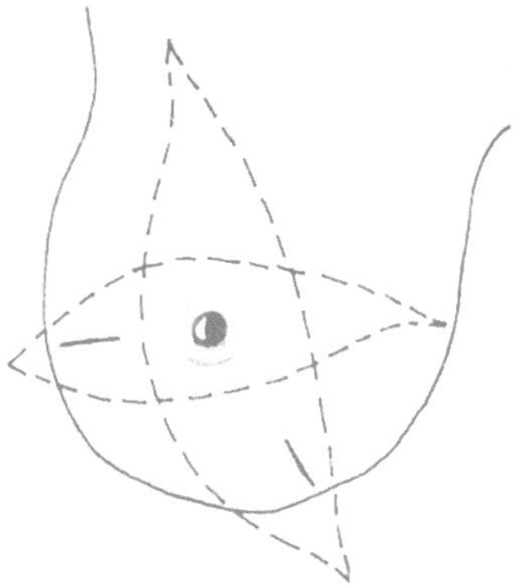

[A] 생검 및 피부 절개선의 종류

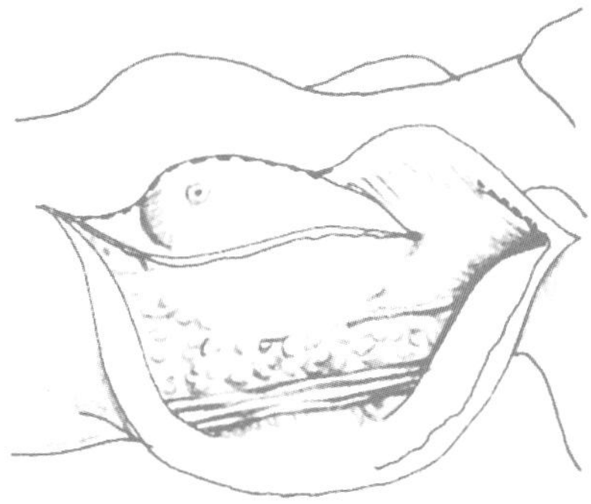

[B] 내측피판과 위측피판 형싱

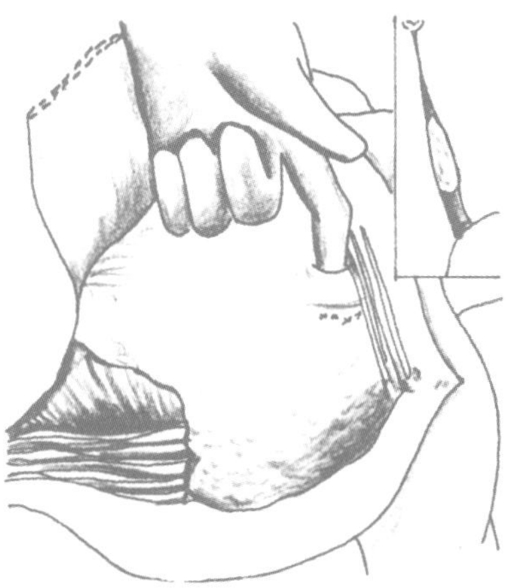

[C] 대흉근과 소흉근 박리

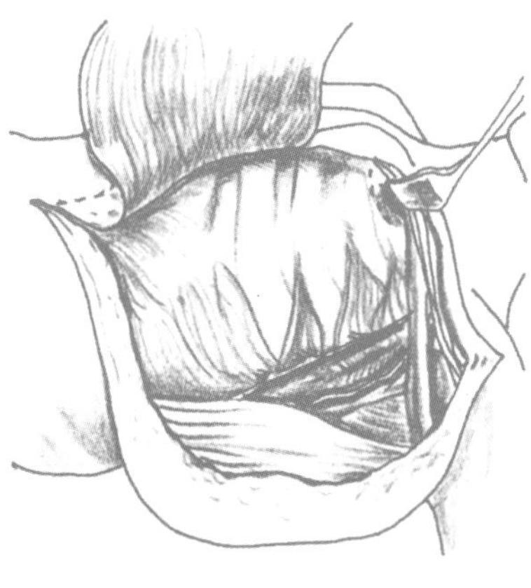

[D] 외측 흉벽박리

그림 12-10-1. **근치유방 절제술**

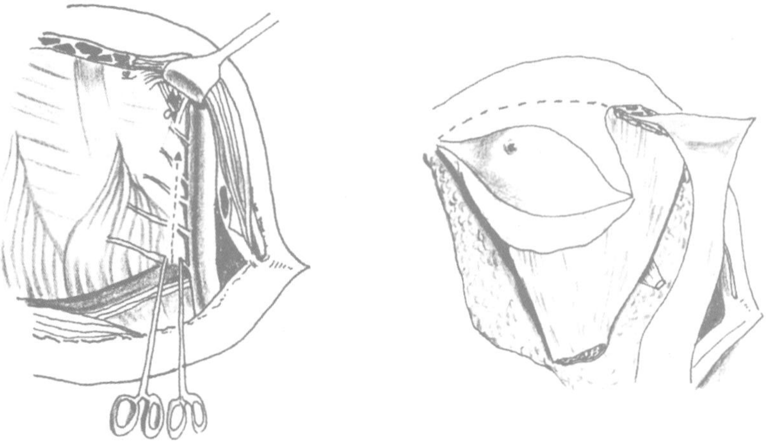

[F] 내측 피판완성

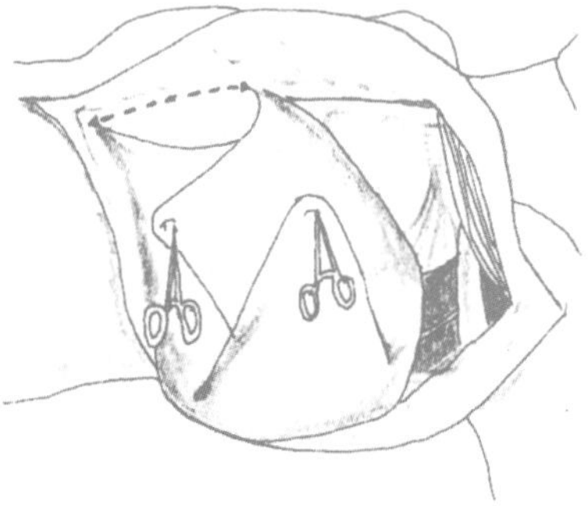

[G] 유방절제

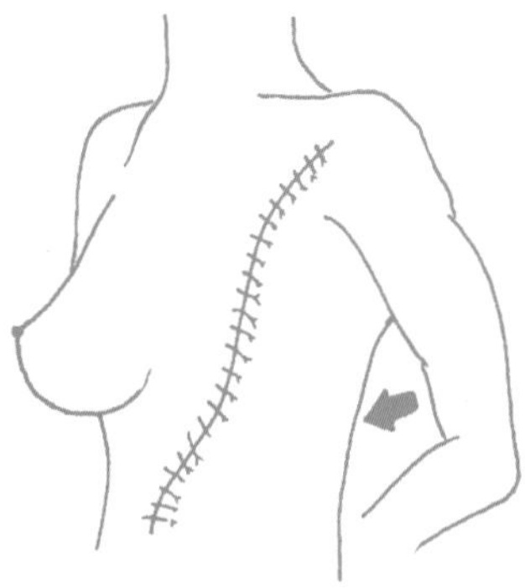

[H] 봉 합

그림 12-10-2. **근치유방 절제술**

3) 수술 후 간호

수술 부위를 심장부위보다 높이 위치시키면 부종은 물론 통증 완화에 도움이 되며 최근 PCA를 이용한 통증관리가 일반화되고 있다. 수술 직 후 분비물은 혈액 성분이 많으나 수술 후 1~2일 경에 혈장 성분이 많아지며 점차로 분비량이 적어진다. 배액량이 1일 30mL 이하로 저하되면 수술 후 2~5일 사이에 배액관을 제거하며 피부 봉합은 수술 후 3~5일 사이에 제거한다. 수술부위는 수술 후 5일까지, 피부이식 제공부위는 수술 후 10일까지 dressing을 해주며 수술 중 지혈처리가 불완전하여 혈장이 옆구리 부위에 고이면 무균술을 지키며 배액해 낸다.

수술 후 1주 동안 어깨의 정상적 ROM을 격려하며, 수술 후 2주 경과 후 정상적 ROM에 어려움이 있는 경우 물리치료를 시작한다. 수술 부 팔을 베이거나 손상을 받으면 임파선염이 급속도로 퍼질 수 있으므로 상처가 나지 않도록 주의하며 감염증을 초래할 수 있는 손상을 받는 즉시 의사에게 알리도록 한다.

10. 갑상선 절제술(thyroidectomy)(그림 12-11)

1) 적응증 및 수술 전 간호

원발성 갑상선 중독증과 2차적 갑상선 중독증에서 시행하며, 수술 목적은 인체의 기초대사율을 정상적으로 저하시키기 위함이다. 단순종(simple goiter)인 경우 기관 압박 증상 완화, 악성 종양으로의 변화 가능성을 고려하여 시행한다. 수술 6주 전부터 carbimazole이나 propylthiouracil을 투여하며 수술 2주 전부터 Lugol's iodine을 함께 투여하다가 수술 1주 전에는 propylthiouracil을 중단하고 수술 전까지 Lugol's iodine만 준다.

이러한 약물의 투여는 인체의 기초대사율을 저하시키고 갑상선을 무혈관성 선으로 만들어 줄 수 있다. 경한 갑상선 중독증이나 갑상선 종에서는 Lugol's solution*만 투여한다.

Lugol's solution : 요오드화 칼륨 10%, 요오드 5%, 물 85%로 구성된 갈색의 용액으로 lugol's iodine이라고도 한다.

2) 방 법

(1) 목의 피부절개와 피판 형성

- 15번 knife로 목에 transverse skin incision을 한 후 bovie로 coagulation하여 bleeding control한다.
- allis tissue forcep으로 피하조직을 잡아 올려 skin flap을 아래 위로 만든다.

(2) 흉쇄유돌근 박리

- 흉쇄유돌근(sternocleidomastoid muscle)의 전방 가장자리를 따라 경부 근막을 절개한다.
- 신경에 손상이 가지 않도록 주의하여 흉갑상근(sternothyroid muscle)을 박리한다.

(3) 갑상선 동맥 결찰

- 갑상선 주위의 동맥 및 신경에 손상이 가지 않도록 주의하며 3~5호 silk로 tie하거나 bovie로 coagulation하여 bleeding control 한다.

· 후두신경 손상에 유의하면서 하갑상 동맥(inferior thyroid artery)을 mosquito 2개로 잡고 metzenbaum으로 cutting한 후 3호 silk로 stick tie한다.
· 주로 harmonic scalpel을 이용하여 vessel을 coagulation하는 동시에 cutting하는 방법으로 tie하는 횟수를 줄이고 있다.

(4) 갑상선 절제

· thyroid gland의 박리가 끝나면 thyroid gland가 절제된다.
· bleeding point는 bovie로 coagulation 하거나 3호 silk로 tie하여 bleeding control 한다.

(5) 상처봉합

· saline으로 수술절개부 내부를 irrigation 한 후 vertical incision한 근육은 4-0 vicryl로 continuous suture하고 배액관(penrose 또는 hemovac)을 삽입한다.
· subcutaneous tissue는 4-0 vicryl로 suture하며, skin은 steri-strip을 붙여 마무리한다.
· 수술절개부위에 dressing gauze를 놓고 penrose drain에는 Y-gauze를 놓는다.
· dressing gauze 위에 4×4 gauze를 풀어서 뭉친 것을 놓고 소방포로 덮은 후 plastar로 고정시킨다.

3) 수술 후 간호

수술 후 반좌위를 취해주고, 목이 과신전 되지 않도록 주의하며 4~5L/min의 산소를 투여하며 응급으로 기관 절개술을 할 수 있도록 기관절개술 set를 준비해둔다. 구강 음식 투여가 가능할 때까지 정맥내 수액공급을 하며 배액관은 대개 수술 후 24시간, 그리고 봉합부의 suture는 수술 후 2~3일 경에 제거한다.

수술 후 1주일 이상 Lugol's iodine을 계속해서 투여하며, 환자 상태에 따라 sodium iodine, calcium gluconate를 보충해주며 마약성 진통제 또는 진정제를 투약한다. 수술 후 초기 합병증으로는 수술부로부터의 출혈, 애성, 일시적 무성증, 성대마비, postoperative thyroid storm 등이 있으며 가장 중요한 것은 수술부의 출혈이다. 수술부 출혈이 있는 즉시 봉합을 제거하고 혈액을 제거하고 출혈 혈관을 찾아 지혈을 한다.

postoperative thyroid storm의 증상에는 고열, 빈맥, 극도의 안절부절함, 과도 발한, 불면증, 구토 및 설사와 섬망 등이 있다. Postoperative thyroid storm인 경우 ice cap 및 저온 담뇨를 적용해주고 진정제를 투여하며 고열량 정맥내 수액요법을 시작한다. Sodium iodine 1g과 corticoids 100mg을 투여한 후 지속적으로 시간당 15mg의 corticoids를 지속적으로 정맥내 투여한다. 빈맥이 있는 경우 propranolol을 투약하며 해열제, 산소요법과 복합 비타민을 투여한다. 수술 후 부갑상선 기능 저하증이 나타나는 경우 10% calcium gluconate를 정맥내 투여한다.[9]

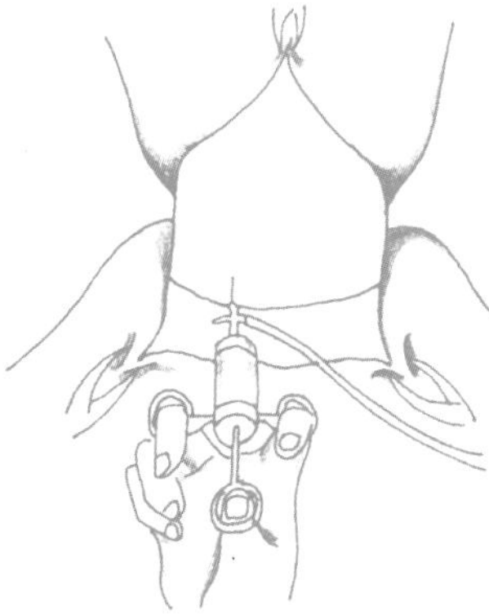

[A] 피부절개

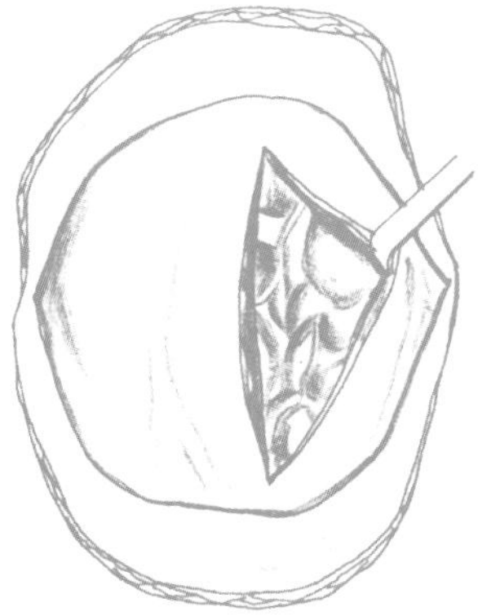

[B] 피판형성과 근막절개

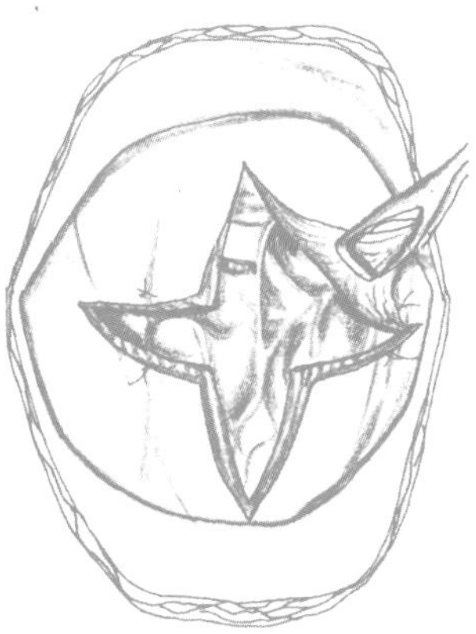

[C] 흉쇄유돌근 박리와 갑상선 노출

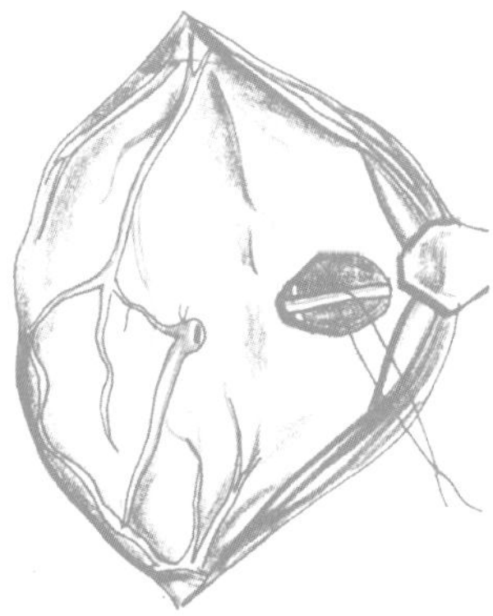

[D] 갑상선 동맥결찰

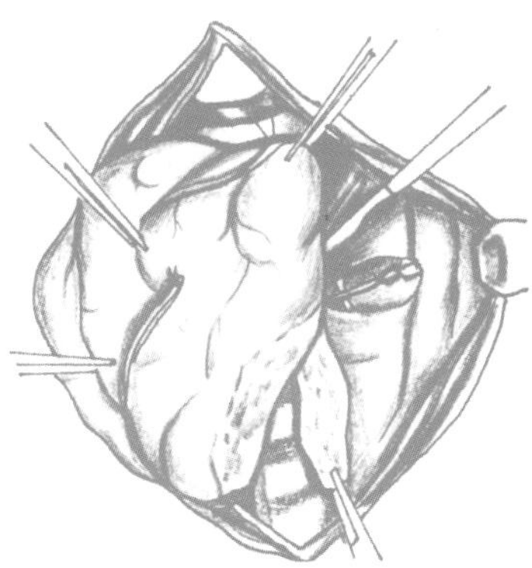

[E] 갑상선 절제

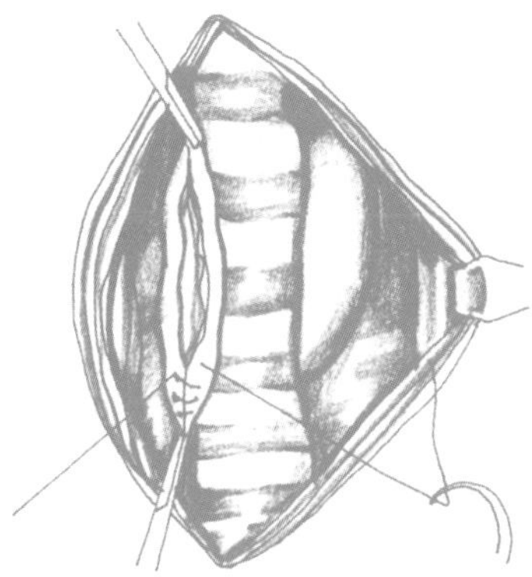

[F] 남겨진 갑상선 봉합

그림 12-11. **부분적 갑상선 절제술**

11. 서혜부 탈장 봉합(herniorrhaphy)

1) 적응증 및 수술 전 간호

탈장은 복강내 지방, 위, 방광, 장내용물의 일부가 본래의 자기 위치를 이탈하여 돌출되는 현상으로 서혜부 탈장(inguinal hernia), 제탈장(umbilical hernia), 대퇴부탈장(femoral hernia), 수술 후 탈장(postoperative hernia) 등이 있다. 탈장봉합술은 본래 위치를 이탈한 장기를 복강내로 환원시키고 근막 또는 근육의 이상부위를 봉합하는 것으로 본문에서는 서혜부 탈장을 설명하고자 한다(그림 12-12).

생후 3개월 이내의 어린이에게 감돈*(incarceration)의 발생이 높으므로 서혜부 탈장에 대한 보존 치료보다는 외과적 수술을 한다. 미숙아로 출생한 어린이들에게 발생 위험이 높고, 한쪽에 서혜부 탈장이 나타난 경우 반대쪽에도 서혜부 탈장이 나타날 가능성이 높다. 우측 서혜부에 탈장이 있는 어린이의 33%, 좌측 서혜부 탈장이 있는 어린이의 66%가 반대쪽에 서혜부 탈장이 나타난다고 한다. 비만한 어린이의 경우 수술전 체중 조절을 통해 이상적 체중의 10%를 초과하지 않아야 한다. 수술 전 피부 질환이나 상기도 감염증 등을 치료하며, 가벼운 하제를 이용하여 결장을 비워야 한다.

감돈 : 환원이 불가능한(irreducible) 탈장 상태를 뜻한다.

2) 수술방법

(1) 복부의 피부절개

- 15번 knife로 복부의 oblique inguinal incision 부위에 2~3cm의 skin incision을 넣는다.
- incision을 다소 깊이하여 subcutaneous, fascia 및 muscle까지 open한다.
- mosquito나 kelly로 bleeding point를 잡고 3호 silk로 tie를 하거나 bovie로 coagulation하면서 bleeding control 한다.

(2) 헤르니아낭 절개

- 외사근(external oblique muscle)을 절개하고 kelly로 벌려 장골서혜신경(ilioinguinal nerve)을 노출시킨다.
- 서혜부내 정삭(spermatic cord)을 박리하고 u-tape으로 tagging해 놓고 거고근(cremasteric muscle)을 박리한다.
- 헤르니아낭을 toothed forcep으로 잡고 15번 knife로 incision하여 open시켜 놓는다.

(3) 헤르니아낭 절제

· hernia sac 주위를 mosquito로 몇 군데 잡아 벌리고 시지를 hernia sac 내부로 집어넣고 hernia sac 절제시 수정관(vas deference)과 혈관이 손상받지 않도록 박리해 둔다.

· 수정관과 혈관이 박리되면 hernia sac 내부에 들어있는 복강 내용물을 원위치로 밀어 넣는다.

· 5호 silk로 hernia neck 주위를 쌈지 봉합(purse string suture)하여 tie한 다음 metzenbaum으로 sac을 절제한다.

(4) 절개부위 봉합

· 복건막(aponeurosis), 복횡 근막(transversalis fascia)을 5호 silk로 interrupted suture한다.

· skin은 2-0 nylon으로 interrupted suture하고 봉합부위를 dressing gauze로 덮는다.

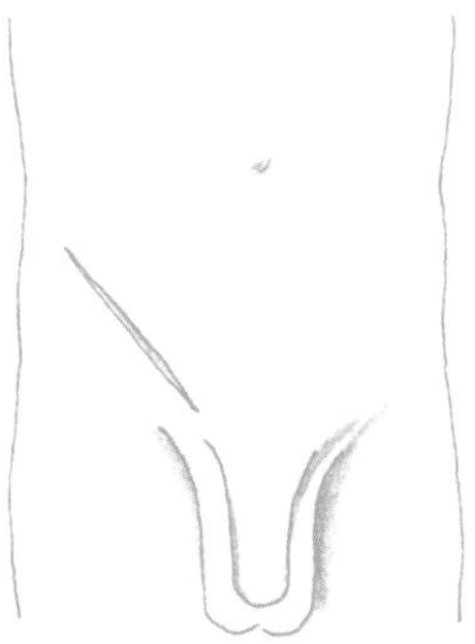

[A] 피부절개

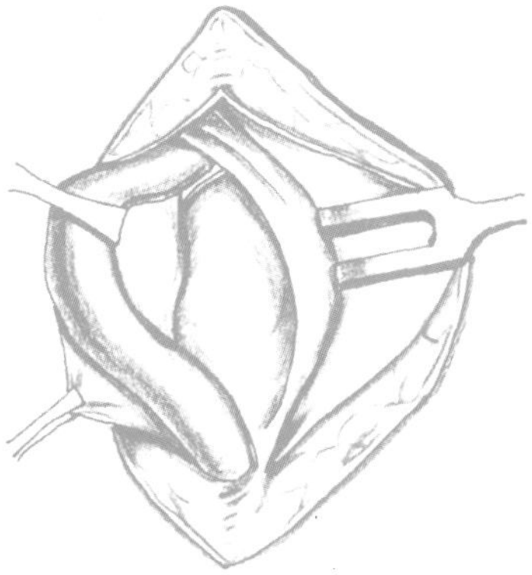

[B] 헤르니아낭 노출

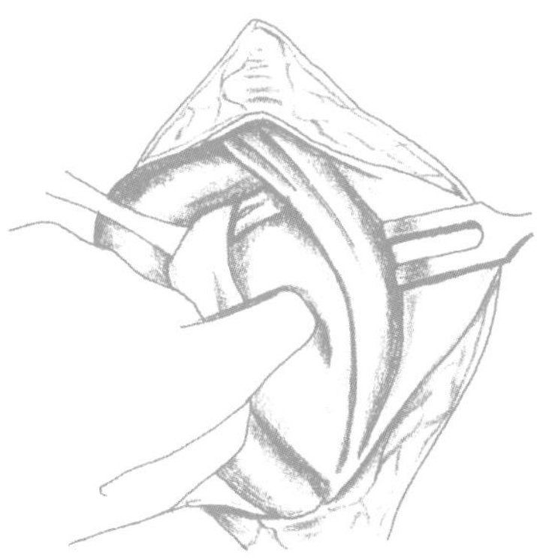

[C] 헤르니아낭 내의 장

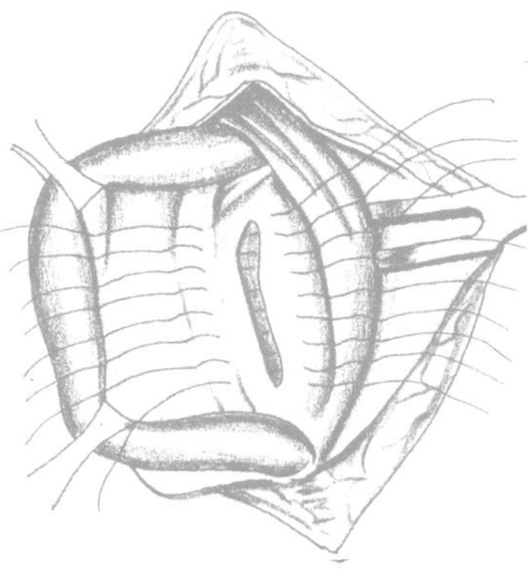

[D] 헤르니아낭 절제와 봉합

그림 12-12. **서혜부 탈장 봉합술**

3) 수술 후 간호

수술 후 구강으로 진통제를 투여하며, 수술부위에 얼음찜질을 한다. 수술후 24시간 정도는 화장실 출입을 제외하고 침상 안정하며, 신체적 활동은 3~4일 정도 제한하며 수술 7~10일 이후 일상적 활동을 하며, 수술 후 4주 정도 과격한 스포츠 운동을 피한다. 탈장봉합술을 받은 후 음낭과 정관부위에 종창이 있거나 잠복고환(undescended testis)이 나타나는 경우가 있다.

12. 치핵절제술(hemorrhoidectomy)(그림 12-13)

1) 적응증 및 수술 전 간호

치핵(hemorrhoids, piles)을 절제해 내는 수술로써 주로 치핵의 만성적 출혈로 빈혈이 심하며 내과적 치료에 실패 했을때 행한다.

수술 전 항생제의 투여가 반드시 필요하지는 않다. 수술 24시간 전에 paraffin emulsion 같은 경한 하제를 투여한 후 수술 4시간 전에 2개의 glycerine suppository를 삽입하여 관장을 해준다.

2) 수술방법

(1) 치핵관찰

- boric ointment나 surgical lubricant를 항문 내부와 치핵에 골고루 도포한다.
- 항문경(anal scope) 으로 항문 내부를 살펴본다.

(2) 치핵절제

- 먼저 epinephrine 0.1mL와 N/S 20cc를 혼합한 약물을 치핵 부분에 주입한다.
- 2-0 chromic catgut으로 치핵 양쪽을 suture하여 tagging해 놓는다.
- straight mosquito로 치핵을 잡은 후 15번 knife로 절개부위를 표시하고 metzenbaum으로 절제해 내고 절제된 치핵은 specimen이므로 보관한다.

(3) 점막봉합

치핵이 절제된 부위의 점막은 2-0 chromic catgut으로 suture하고, suture 후에도 bleeding이 있으면 curved mosquito로 잡아 3호 silk로 tie한다.

(4) 드레싱

· 치핵 절제 과정을 여러 번 반복하여 치핵을 모두 절제한다.

· epinephrine과 N/S 혼합 약물로 적신 4×4 dressing gauze를 항문에 삽입한 뒤, bandage, plastar를 이용하여 dressing을 고정시킨다.

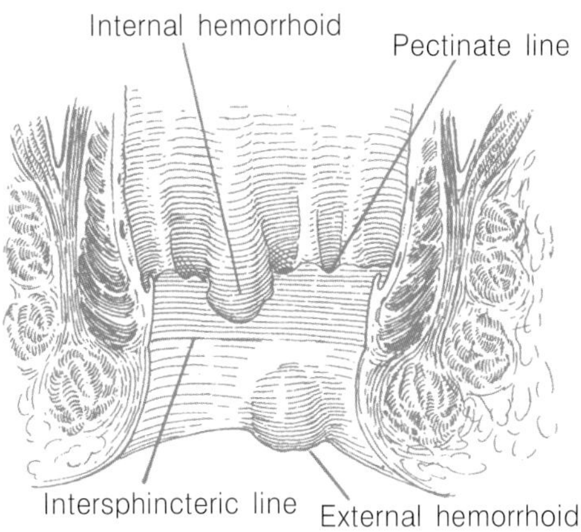

[A] 지핵

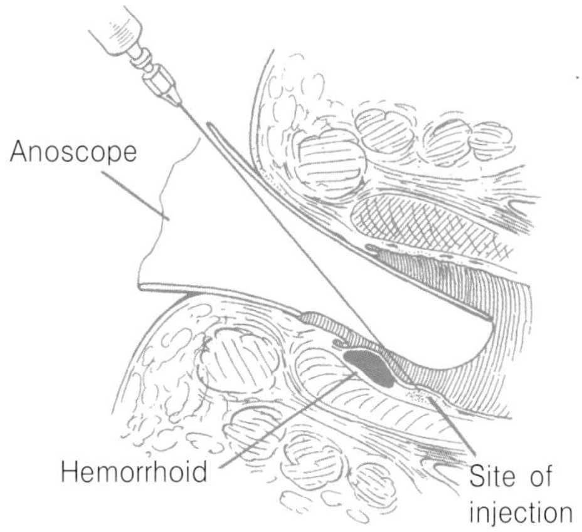

[B] epinephrine 및 생리식염수 혼합액 주사

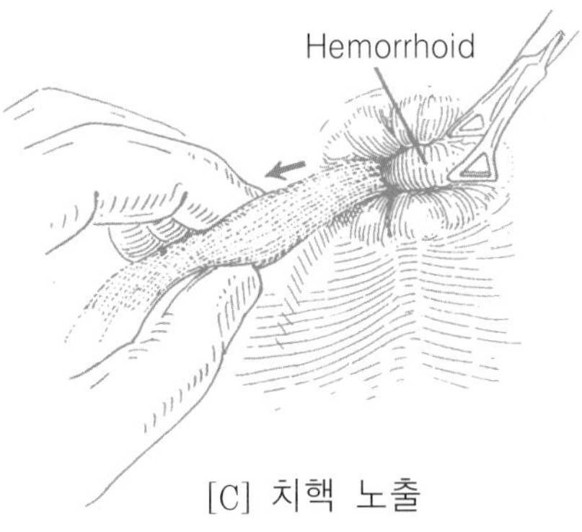

[C] 치핵 노출

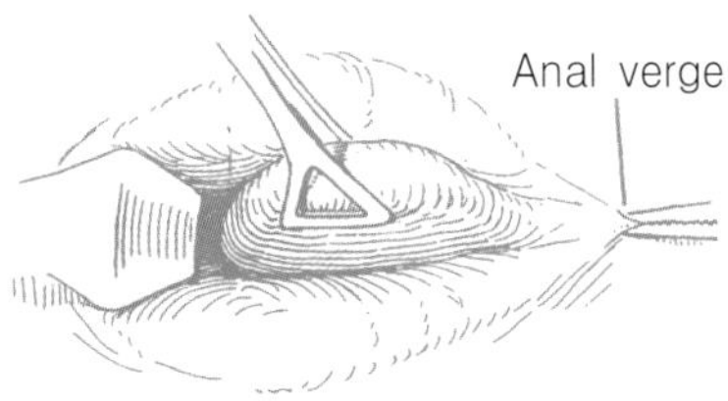

[D] hemorrhoid 감자로 치핵 견인

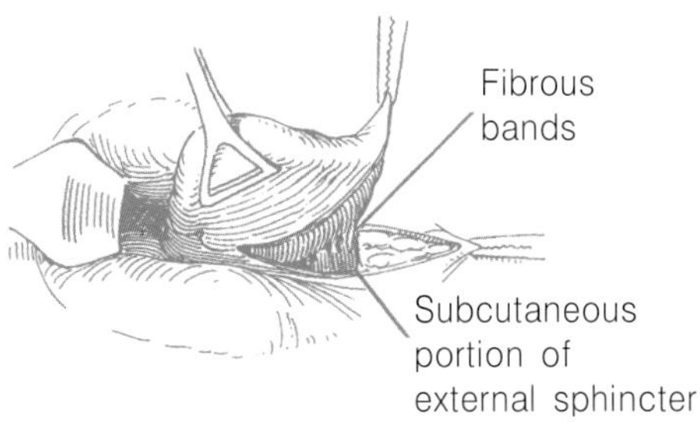

[E] 치핵 절개 시작

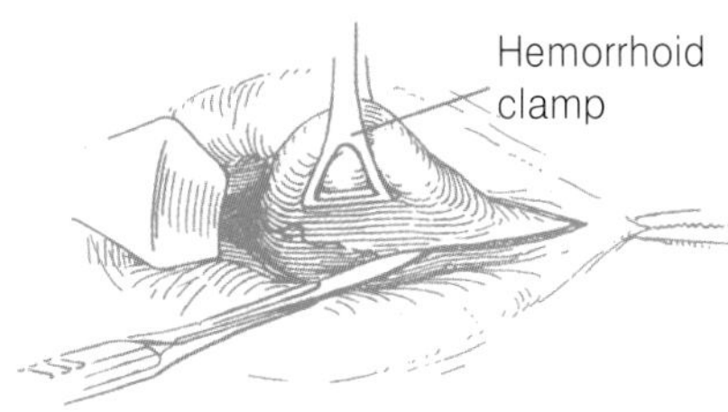

[F] 치핵부 절제

그림 12-13-1. **치핵절제술**

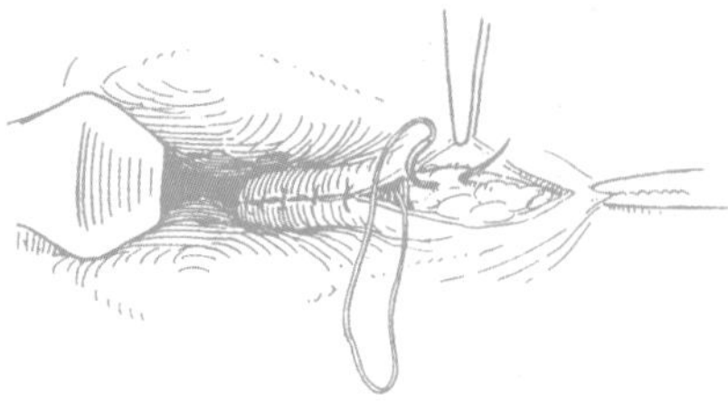

[G] 점막 봉합

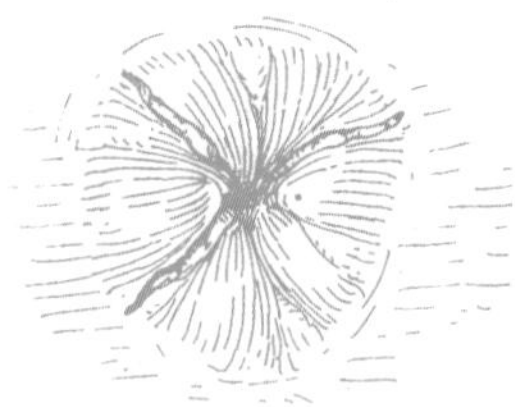

[H] 피부 봉합

그림 12-13-2. **치핵절제술**

3) 수술 후 간호

수술 후 항문부위의 압력을 저하시켜 주기 위해 복와위를 취해주며 수술부위의 통증이 심하면 pethidine 같은 진통제를 주나 morphine은 수술 후 변비 및 방광 팽만을 초래하므로 사용하지 않는다. 수술 후 통증 완화를 위해 하루에 2번 정도 warm sitz bath를 하며, 수술 후 첫 24시간 동안 활력증후를 철저히 관찰한다. 수술부의 출혈이 심하면 foley catheter를 직장으로 삽입하고 ballon을 부풀리면 지혈을 할 수 있다.

수술 후 2~3일 정도 음식물의 구강 섭취를 제한하나 3일째부터 정상 식이를 제공하며, 30mL 정도의 mineral oil를 구강 섭취한다. 수술 후 섬유질이 많은 음식을 섭취하고 수분섭취를 많이 하여 변비가 발생하지 않도록 주의한다.

13. 정맥류 절제술(stripping of varicose vein)(그림 12-14)

1) 정의 및 수술 전 간호

정맥류는 정맥의 판막기능장애로 정맥이 이완되는 것으로 주로 하지 특히 복재정맥(saphenous vein)에서 빈번하게 발생하는 것으로 알려져 있다. 임신 및 복부 종양 등에서 하복부의 정맥이 압력을 받으면 정맥 환류가 방해되어 정맥류가 발생한다. 정맥류에 대한 가장 간단한 검사는 trendelenburg test*이다.

trendelenburg test : trendelenburg position에서 다리를 높이 올려 하지의 정맥 혈관을 거의 비은 후 급히 일어서서 정맥혈관이 혈액에 의해 채워지는 모습을 관찰한다. 정상적인 정맥혈관은 아래에서부터 혈액이 혈관을 채우게 되나 정맥류에서는 혈액이 아래로 역류하여 위에서부터 혈관을 채우게 된다.

2) 수술방법

(1) 수술부위준비

각침으로 skin과 방포를 함께 suture하여 고정시키거나 surgical drape을 부착시킨다.

(2) 피부절개

· stripper가 통과할 수 있는 길이만큼의 정맥류가 있는 양끝의 skin을 incision한다.
· metzenbaum, iris scissor, smooth adson forcep과 mosquito를 이용하여 정맥류 혈관을 박리해가며 출혈점은 3호 silk로 kelly tie한다.

(3) stripper 삽입

· right angle로 한쪽 혈관을 5호 silk로 tie하여 tagging한 후 stripper가 들어갈 만큼 혈관를 절개한다.
· 혈관의 절개부위를 통해 근위부에서 원위부로 stripper를 삽입한다.

(4) 정맥류 절제

5호 silk로 stripper와 vessel을 함께 묶어 놓은 후 stripper가 나온 반대쪽으로 잡아 빼면 정맥류가 뒤집혀서 절제되어 나온다. 절제되어 나온 정맥류는 specimen이 된다.

(5) 피부봉합

· subcutaneous tissue는 3-0 dexon, skin은 3-0 nylon으로 suture한다.
· dressing gauze를 대고 elastic bandandage로 감아준다.

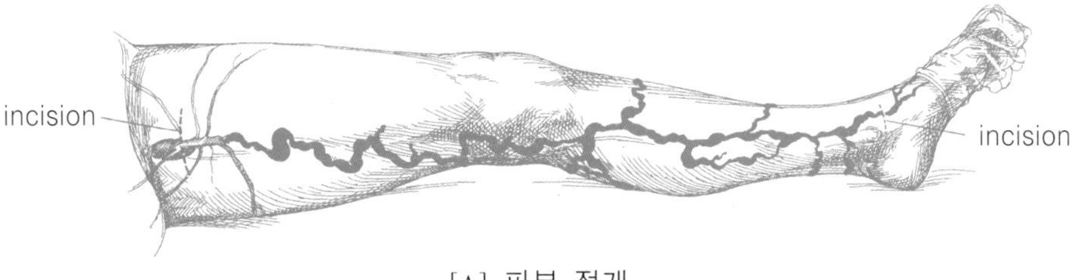

[A] 피부 절개

그림 12-14-1. **정맥류 절제술**

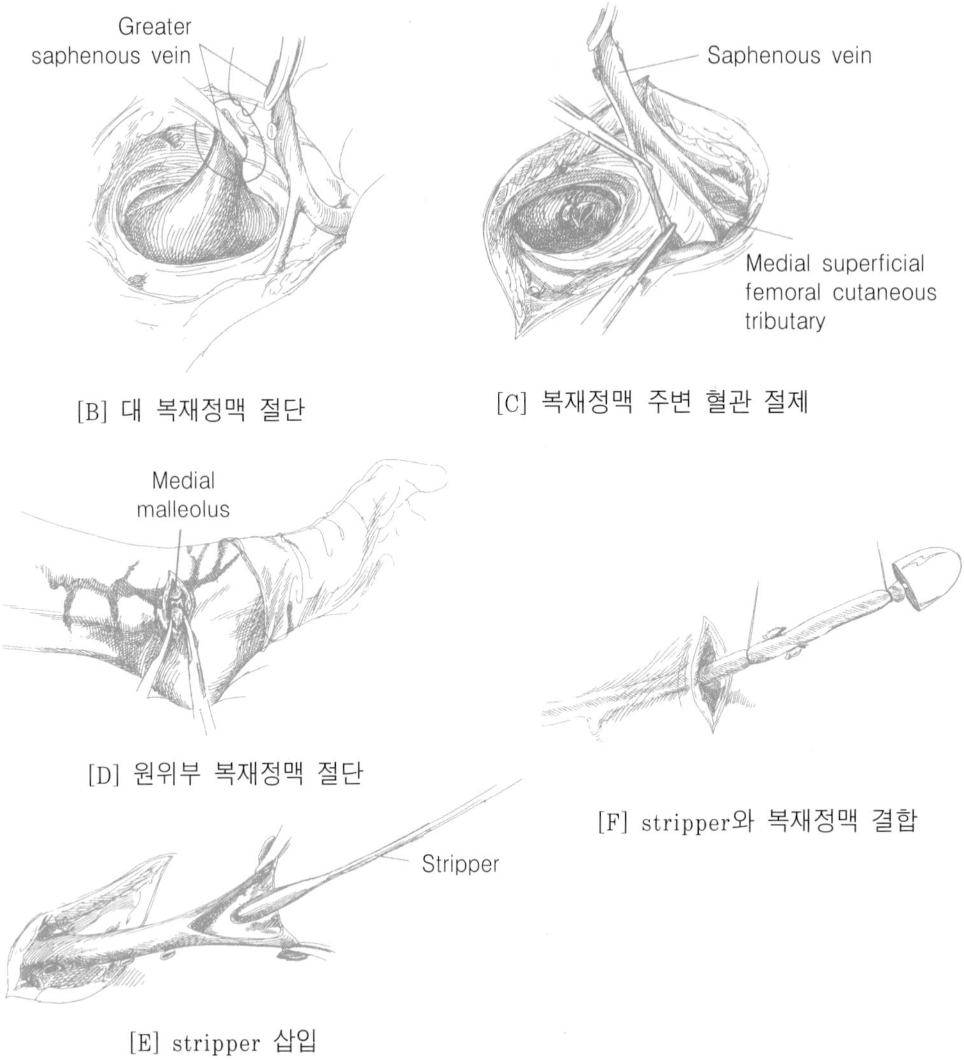

[B] 대 복재정맥 절단

[C] 복재정맥 주변 혈관 절제

[D] 원위부 복재정맥 절단

[F] stripper와 복재정맥 결합

[E] stripper 삽입

그림 12-14-2. **정맥류 절제술**

3) 수술 후 간호

수술 후 첫 24시간 동안에는 침상 안정을 취하고, 정맥환류를 도와주기 위해 하지를 올려주며 진통제는 수술후 24~48시간 동안 투여한다. 수술 후 24시간이 지나면 매 2시간마다 5~10분 정도 걷도록 격려하며, 수술 후 1주일 정도 탄력 스타킹을 착용한다. 탄력 스타킹 착용은 표층부 정맥 혈류량을 저하시키고 심부 정맥으로의 혈량을 증가시켜 심부 혈전증 예방에 도움이 된다. 수술 후 다리를 자주 움직이고 운동하는 것은 물론 하지를 올려주는 것이 모두 필요하며 오래 서있거나 앉아 있는 것은 피해야 한다. 수술 후 진통제 투여는 하지 운동에 도움이 된다. 수술부위의 드레씽을 관찰하여 출혈 여부를 관찰한다.

수술 중 부정맥이나 폐색전증이 나타난 경우 헤파린 요법을 시작해야 한다. 헤파린 요법을 통해 수술부위에서 혈전이 형성되는 것을 예방함은 물론 원위부에서 혈전증이 확산되는 것을 막을 수 있다. 항응고 요법은 수술부위의 통증, 압통 및 부종이 모두 사라질 때 까지 대개 수술 후 7~10정도 동안 하게 된다. 그 후 수개월 동안 구강 항응고제를 투약하며 또한 탄력 스타킹을 착용하여 혈전증을 예방해야 한다.

Rerferences

1. Black JM, Hawks JH, Keene AM (2001). Medical-Surgical Nursing, 6th Edition, Saunders.
2. Brunicardi FC, Andersen DK., Billiar TR., Dunn DL, Hunter JG, Pollock RE (2004). Principles of Surgery, 8th Edition, McGraw-Hill.
3. Hugh dudley, operative surgery, abdomon Ed. 3th, Butterworths, 1979.
4. Hugh dudley, operative surgery, Colon, Rectum and Anus, Ed. 3th, Butterworths, 1979.
5. Hugh dudley, operative surgery, General principles, Breast and Hernia, Ed, 3th. Butter-worths. 1979.
6. Rothrock JC (2003). Alexander's Care of the Patient in Surgery. 12th Edition, Mosby.
7. Phipps Monahan Sands Marek Neighbors (2003). Medical-Surgical Nursing, 7th Edition, Mosby.
8. Townsend CM, Beauchamp RD, Evers BM, Mattox K(2004). Sabiston Textbook of Surgery, 17th Edition, WB Sounders.
9. Zollinger RM Jr & Zollinger RM Sr(2003). Zollinger's Atlas of surgical operation, 8th Edition, McGraw-Hill

13 심장, 폐 및 맥관계 수술

1. 개심술(Open heart surgery)

1) 정의 및 수술 전 간호

폐동맥 협착(pulmonary stenosis), 심방중격 결손(atrial septal defect), 심실중격 결손(ventricular septal defect), 활로씨 증후군(tetralogy of Fallot), 대동맥 전위(transposition of great arteries), 승모판 협착증과 부전증(mitral stenosis & insufficiency), 대동맥 판막 협착증과 부전증(aortic stenosis & insufficiency), 삼천판 협착증과 부전증(tricuspid stenosis & insufficiency) 등을 교정하기 위해 심장을 절개하는 수술이다.

수술 전 정확한 손상정도를 파악하기 위해 심도자법(cardiac catheterization)과 혈관조영술(angiography), 심전도(electrocardiography) 등의 검사를 한다.

2) 수술 과정

(1) 피부 및 흉골 절개

- 20번 knife로 흉골의 중앙부로 길게 skin, subcutaneous tissue를 절개한다.
- bleeding control하며 흉골을 싸고 있는 골외막(periosteum)을 박리해 낸다.
- Stryker saw(electric sternotome) 또는 Lebsche knife로 sternum을 절개하고 bone wax와 bovie로 coagulation시키며 bleeding control 한다.

(2) 심낭박리

- metzenbaum으로 흉골 후면과 심낭을 완전히 분리시킨다.
- empty needle로 심낭을 살짝 들어올린 후 10번 knife로 살짝 절개한다.
- metzenbaum으로 길게 절개를 넣고 chest self retaining retrator를 건다.

(3) 대정맥관과 대동맥관 삽입 준비

· 상대정맥(superior vena cava)과 하대정맥(inferior vena cava)을 찾아 u-tape으로 tagging 해둔다.
· arterial infusion을 위해 ascending aorta에 double purse string suture를 하고 봉합사 끝은 mosquito로 물려 놓는다.
· venous return을 위해 우심방 두 곳을 purse string suture하고 봉합사 끝은 mosquito로 물려 놓는다.
· 폐동맥 협착과 심방 중격 결손을 제외한 대부분의 수술에서는 대동맥의 purse string suture 아래에 또 다른 purse string suture를 하여 cardioplegic solution(ice solution)의 주입 통로로 이용한다.
· 우심방에 heparin을 주입한다.

(4) 대동맥관과 대정맥관 삽입

· 11번 knife, metzenbaum, satinsky vena cava clamp를 이용하여 대동맥의 purse string suture 부위에 aortic cannula를 삽입하고 7호 black silk로 고정시킨 후 체외 순환기와 연결시킨다(aortic cannulation).
· 11번 knife, metzenbaum을 이용하여 우심방의 purse string suture 부위에 cannula를 삽입하고 7호 black silk로 고정한 후 체외 순환기와 연결시킨다(venous canulaton).

(5) 체외순환(extracorporation)

· 체외 순환기를 "on"시켜 놓은 후 대정맥에 tagging해 놓았던 u-tape를 잡아당겨 vena cava를 clamp시킨다.
· vena cava를 clamp시킴과 동시에 체내의 혈액은 심장, 폐를 통과하지 않고 체외순환기를 통해 대동맥으로 들어온다(total cardiopulmonary bypass).

(6) Vent 삽입

· 4-0 prolene으로 좌심실 첨(apex of left ventricle)을 suture하여 tagging한 후 11번 knife와 mosquito를 이용하여 vent를 삽입해 둔다.
· vent는 수술 중 수술부의 혈액을 제거하고 수술 후 좌심실에 남아있는 air를 제거하는 역할을 한다.

(7) Ice saline 주입

· ascending aorta를 clamp하고 ice saline(cardioplegic solution)을 주입하여 heart의 온도를 낮추어 준다.

(8) 각 심장질환에 의한 수술은 별도로 뒤에서 설명한다.

(9) 대동맥관, 대정맥관, vent제거

· aortic clamp를 off하고 vent를 뽑고 4-0 prolene 또는 ethibond로 suture한다.
· 체외 순환기를 "off" 시킨 후 상대정맥, 하대정맥, 대동맥에 삽입해있던 cannula를 차례로 뽑아낸다.
· 삽입해있던 cannula를 차례로 뽑아낸 후 purse string suture를 잡아당겨 봉합한다.
· bleeding point는 4-0 prolene 또는 5-0 prolene으로 suture하여 bleeding control 한다.

(10) 심낭 봉합

· 3-0 또는 4-0 prolene(또는 ethibond)으로 심낭(pericardium)을 suture한다.
· 10번 knife와 hemostat를 이용하여 chest tube를 삽입하고 7호 black silk로 suture tie하여 고정시킨다.

(11) 피부와 흉골 절개부위 봉합

· 흉골은 steel-wire, 흉골 아래는 5호 silk로 interrupted suture한다.
· 흉골외막(periosteum)은 1-0 vicryl, 피하조직은 3-0 vicryl, skin은 4-0 dexon로 suture한 후 dressing gauze로 덮고 chest-tube는 Y-gauze로 덮는다.

3) 수술 후 간호

수술 후 혈압, 심박수와 중심정맥압, 좌심방 및 폐동맥압을 지속적으로 관찰하며 심박출량이 저하되는 즉시 의사에게 알려야 한다. 빈번한 심박동 장애로는 서맥, 빈맥 및 기외 수축 등이 있다. 심장기능은 신장 특히 사구체 여과 기능과 밀접한 관계가 있으므로 소변양을 정확히 기록하여 평가해야 한다. 시간당 소변양이 30mL 이하로 감소되는 경우 심박출량의 저하를 의미하며 특히 20mL 이하로 저하되는 경우 저혈량증이 원인인 경우가 많다. 소변 및 혈장의 전해질은 물론 BUN과 혈장내 creatinine을 사정한다.[4,7]

적절한 가스 교환이 이루어지지 위해 우선 기관내관의 개방성을 확보해야 하며, 천식음이나 수포음이 있는 경우 호흡기 분비물을 흡인해 낸다. 호흡기 분비물 흡인 과정 중에 나타나는 저산소혈증을 예방하기 위해 흡인 전후에 ambu bag을 이용하여 100% 산소를 공급한다. 체위변경은 폐의 환기는 물론 폐조직의 관류를 증진시키므로 1~2시간마다 체위 변경을 해준다. Cough-gag reflex가 회복되고 활력징후가 안정되고 머리를 5초 이상 들어올릴 수 있거나 주먹을 꼭 쥘 수 있을 때 기관내관의 제거가 가능하다.

수분 및 전해질 균형을 유지하기 위해 수분 섭취량과 배설량을 정확히 기록한다. 혈장 내 전해질의 사정이 필요하며 저칼륨혈증, 고칼륨혈증, 저나트륨혈증과 저칼슘혈증의 증상이 나타나는 가를 주의깊게 관찰한다. 탈수, 과혈량 및 전해질 불균형 증상이 나타나는 즉시 의사에게 보고한다.

말초부에서의 맥박 촉진을 통해 동맥혈관의 폐쇄 여부를 사정하는데 도관 삽입을 했던 부위의 말초부에서는 맥박이 촉진되지 않을 수 있으나 맥박 촉진이 되지 않는 부위가 새로이 발생할 경우 의사에게 즉시 보고한다. 정맥 정체로 인한 혈전 및 색전을 예방하기 위해 하지에 탄력 스타킹을 착용하고, 다리를 꼬지 않으며, 무릎 아래에 베게 등을 놓지 않는다. 또한 하지의 능동적 운동은 물론 수동적 운동을 통해 혈액순환을 증진시키고 근긴장도를 유지해준다. 복부 또는 등의 중앙에 통증이 있거나, 말초부가 차겁거나 통증, 맥박 소실과 무감각이 나타나면 색전을 의심해 볼 수 있다. 폐색전증이나 심근경색증에서는 흉통과 함께 호흡장애가 나타나며 CVA에서는 one-sided weakness와 통증의 변화가 나타난다.

수술 후 모든 환자들이 저체온 상태에 있게 되는데 환자 자신의 대사 과정에 의해 정상 체온에 이르도록 도와주되 가온 담뇨, 호흡기를 통한 가온 공기 또는 heat lamp를 적용해준다. 저체온 상태에서는 혈액응고 과정이 방해를 받고, 조직으로의 산소공급이 저하된다.

2. 심장질환에 따른 수술과정

1) 심방 중격 결손(atrial septal defect, ASD, 그림 13-1)

(1) 우심방 절개

우심방을 4-0 prolene로 suture하여 tagging해 놓은 후 11번 knife와 metzenbaum을 이용하여 절개한다.

(2) 심방 중격 결손부위 확인 및 봉합

· cooley atrial retractor를 걸고 right angle로 ASD를 확인한다.
· 3-0 또는 4-0 prolene으로 심방중격 결손 부위를 continuous suture하며 필요한 경우 ASD patch를 대고 닫아준다.
· 우심방은 5-0 또는 4-0 prolene로 suture한다.

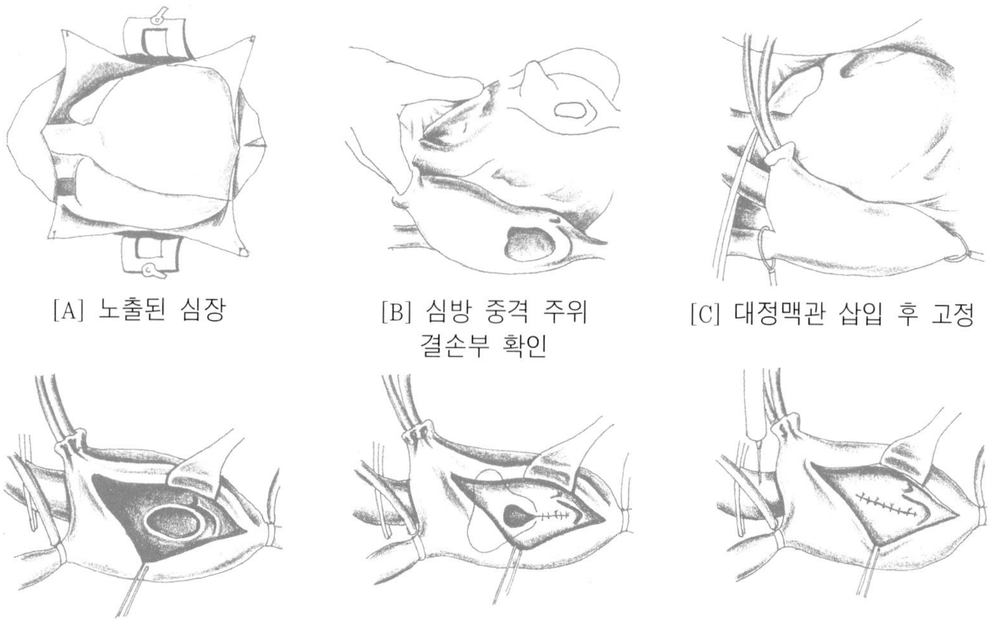

[A] 노출된 심장　[B] 심방 중격 주위 결손부 확인　[C] 대정맥관 삽입 후 고정

[D] 우심방 절개와 심방 중격 결손부 노출　[E] 심방주위 결손부 봉합 추기　[F] 심방 중격 결손부 봉합 완성

그림 13-1. **심방 중격 결손부 봉합**

2) 심실 중격 결손(ventricular septal defect, VSD, 그림 13-2)

(1) 우심실 절개

4-0 prolene 2개로 우심실을 suture하여 tagging해 놓은 후 10번 knife와 metzenbaum으로 open시킨다.

(2) 심실 중격 결손 확인 및 봉합

· VSD를 확인한 후 4-0 prolene 또는 ethibond로 suture한다.
· 필요한 경우 VSD patch를 대고 4-0 prolene과 ethibond를 이용하여 mattress interrupted suture하여 닫아준다.

(3) 우심실 봉합

· 4-0 prolene로 절개된 우심실을 continuous suture한다.

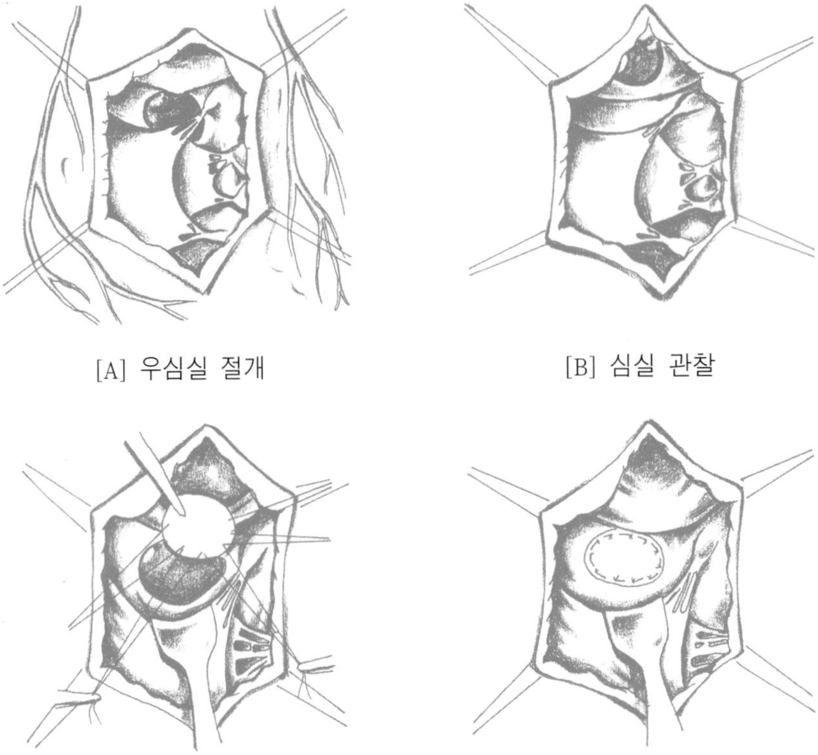

[A] 우심실 절개 [B] 심실 관찰

[C] 심실 중격 결손부 봉합 [D] 심실 중격 결손부위 봉합

그림 13-2. **심실 중격 결손부위 봉합**

3) 활로씨 증후군(Fallot's syndrome, Tetralogy of Fallot)

(1) 우심실 절개

4-0 prolene 2개로 우심실을 suture하여 tagging해 놓은 후 10번 knife와 metzenbaum을 이용하여 절개한 후 cardiac retractor로 벌려둔다.

(2) 심실 중격 결손부위 봉합

Teflon patch를 심실 중격 결손부에 놓고 4-0 prolene로 interrupted suture해 준다.

(3) 폐동맥판 확장 및 비후화한 심근 절제

- Hegar's dilator로 폐동맥판을 넓혀 폐동맥 협착(pulmonary stenosis)을 교정한다.
- 15번 knife와 metzenbaum으로 right ventricular outflow tract를 침식하고 있는 비후화된 심근을 절제한다(누두 절제술, infundibulectomy).

(4) 우심실 절개부위 봉합

4-0 prolene로 continuous suture한다.

4) 폐동맥판 협착증(pulmonary stenosis, 그림 13-3)

(1) 폐동맥절개

4-0 prolene과 Teflon patch 조각으로 폐동맥을 suture하여 tagging해 놓고 15번 knife(또는 11번)와 metzenbaum을 이용하여 open한다.

(2) 폐동맥관 확장 및 봉합

- 11번 knife와 nerve hook를 이용하여 폐동맥판을 절개하고 Hegar's dilator로 넓혀 준다.
- 5-0 또는 4-0 prolene으로 절개된 폐동맥을 봉합한다.

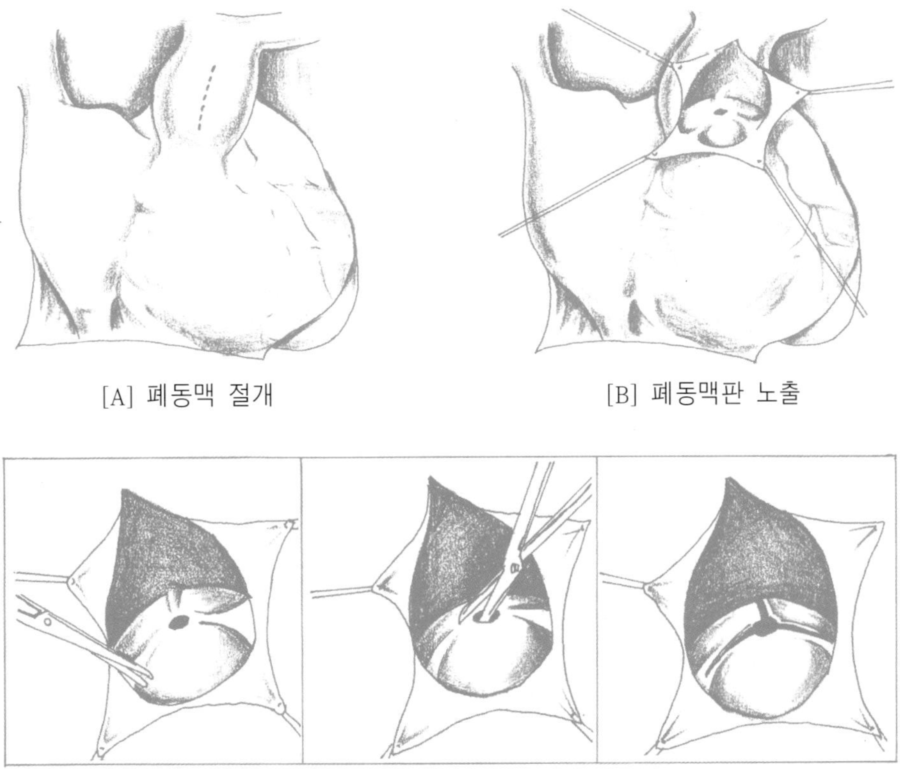

[A] 폐동맥 절개 [B] 폐동맥판 노출

[C] 폐동맥판박리 [D] 협착된 폐동맥관 [E] 완성된 폐동맥관 절개

그림 13-3. **폐동맥관 확장술**

5) 승모판 협착증 및 부전증 (stenosis and insufficiency of mitral valve, 그림 13-4)

(1) 좌심방 절개 및 승모판 절제

- 4-0 prolene로 좌심방을 suture하여 tagging한 후 11번 knife와 metzenbaum으로 open한다.
- cooley atrial retractor를 걸어 좌심방을 벌리면 승모판이 노출된다.
- mitral valve hook과 11번 knife를 이용하여 승모판을 절제해 내고 절제해 낸 valve와 동일한 size의 인공판막을 준비한다.

(2) 인공 승모판 고정

인공판막을 승모판 절제부위에 놓고 2-0 ti-cron(silicone으로 만든 봉합사), prolene, ethibond로 suture하여 고정시킨다.

(3) 좌심방 봉합

- 3-0 또는 4-0 prolene(또는 ethibond)으로 좌심방 절개부위를 continuous suture하여 닫아준다. 좌심방 절개 대신에 우심방과 심방중격 절개를 통해 인공승모판을 고정하기도 한다.
- 심방중격 절개부위는 3-0 prolene으로 continuous suture, 우심방 절개부위는 4-0 또는 5-0 prolene으로 continuous suture한다.

6) 삼첨판 협착증 및 부전증(stenosis and insufficiency of tricuspid valve)

(1) 우심방 절개 및 삼점판 절개

- 4-0 prolene과 Teflon patch 조각으로 우심방을 suture하여 tagging해 두며 11번 knife와 metzenbaum으로 우심방을 open한다.
- valve hook과 11번 knife를 이용하여 삼첨판을 절제하고(valvectomy) 절제한 판막과 동일한 size의 인공판막을 준비한다.

(2) 인공판막 고정

삼첨판 절제부위에 인공판막을 놓고 2-0 ti-cron, prolene, ethibond로 suture하여 고정한다.

(3) 우심방 봉합

5-0 또는 4-0 prolene로 우심방 절개부위를 suture한다.

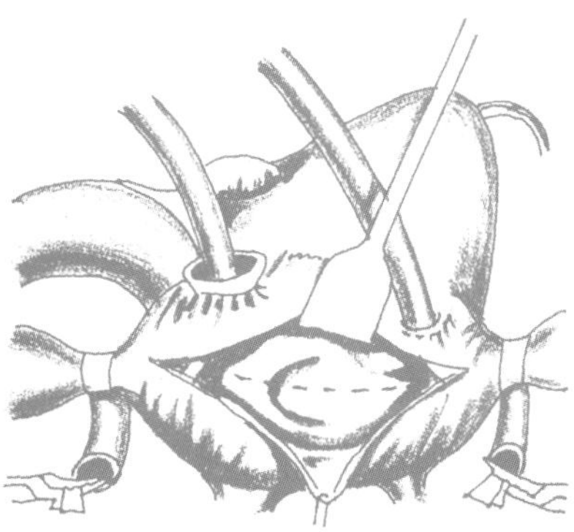

[A] 좌심방 절개

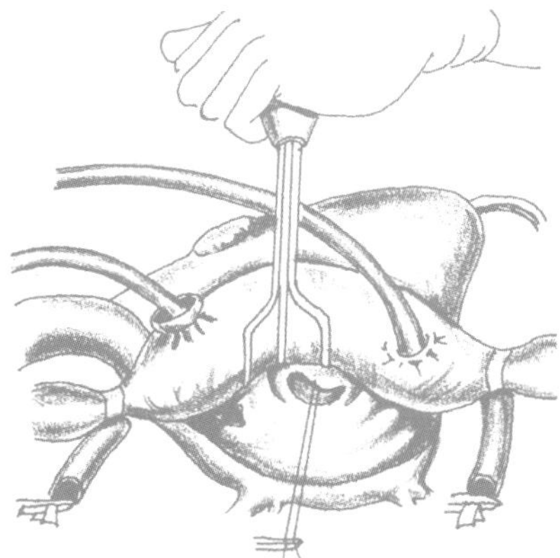

[B] 승모판 노출

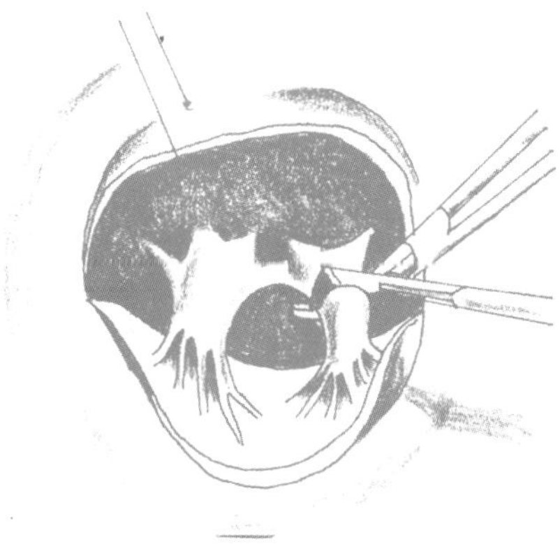

[C] 승모판 박리

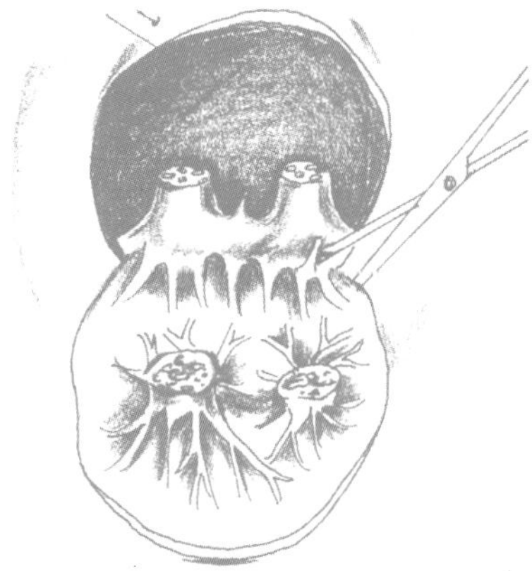

[D] 승모판 절제

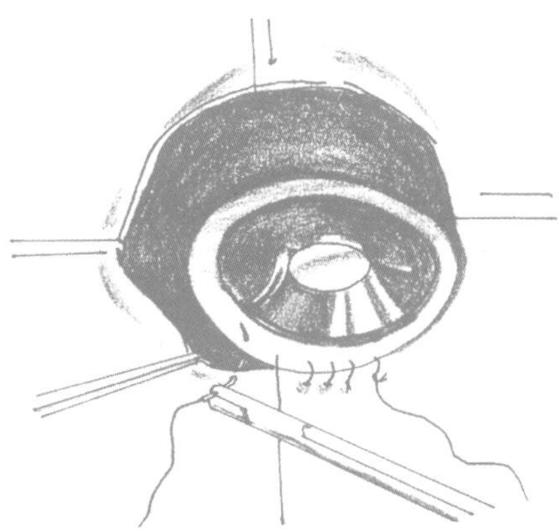

[E] 인공 승모판 봉합

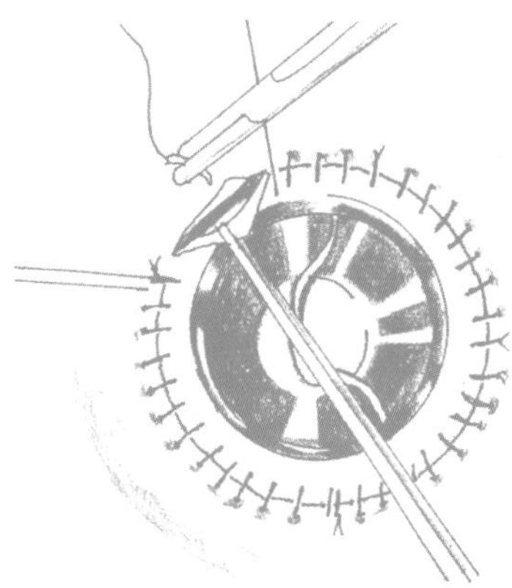

[F] 인공 승모판 고정

그림 13-4. **인공 승모판 고정술**

7) 대동맥판 협착증 및 부전증(aortic stenosis and insufficiency)

(1) 대동맥 및 대동맥 판막 절개

- 4-0 prolene과 Teflon patch 조각으로 대동맥을 suture하고 tagging한다.
- 11번 knife와 metzenbaum을 이용하여 대동맥을 절개한다.
- metzenbaum과 valve hook을 이용하여 대동맥 판막을 절제하고 동일한 size의 인공 판막을 준비한다.

(2) 인공판막 고정 :

대동맥 판막 절제부위에 대동맥 인공판막을 놓고 2-0 ti-cron, ethibond, prolene으로 suture하여 고정시킨다.

(3) 대동맥 봉합

대동맥에 tagging해 놓은 4-0 prolene과 Teflon patch 조각로 continuous suture한다.

3. 동맥관 개존부위 결찰술

1) 정의 및 수술 전 간호

출생 6개월 후에도 동맥관(ductus arteriosus, 폐동맥과 대동맥이 교류되는 혈관)이 닫히지 않고 열려있는 동맥관 개존증(patent ductus arteriosus)인 경우 폐동맥과 대동맥의 교류혈관을 결찰해주는 수술이다(그림 13-5). 수술 전 세균성 질환에 대한 검사 후 수술 전 prophylactic antibiotics를 투여한다. 혈액검사는 물론 수혈 준비도 하며 세균성 심내막염이 있는 경우 6주~3개월 동안 치료를 받은 후 수술을 하는 것이 안전하다.

2) 방 법

(1) 피부절개 및 근육절개

피부 절개는 제3~4늑간골을 통해 절개하는(left posterolateral thoracotomy) 폐엽 절제술과 동일하다.

(2) 흉강노출

- chest self retaining retractor를 걸어 흉강을 벌리고 3호 silk로 종격 흉막(mediastinal pleura)을 suture하여 tagging한다.
- 11번 knife와 metzenbaum으로 흉막에 Y-자형의 절개를 넣는다.

(3) 대동맥초 박리

· metzenbaum과 right angle을 이용하여 대동맥초(aortic sheath)를 박리한다.
· 대동맥이 나타나면 u-tape으로 tagging해 놓는다.

(4) 동맥관 노출

· 1-0 black silk로 심낭(pericardium)을 suture하여 tagging한다.
· 15번 knife와 metzenbaum을 이용하여 박리하면 동맥관이 노출된다.

(5) 동맥관 결찰

· metzenbaum, right angle을 이용하여 동맥관을 박리한다.
· 동맥관의 2군데를 7호 silk로 kelly tie하고 다시 5호 silk로 suture tie한다.

(6) 흉막봉합과 늑골근봉합

· 흉막은 3-0 vicryl로 interrupted suture한다.
· 흉강내 bleeding point는 3호 silk로 tie하거나 bovie로 coagulation한다.
· chest tube를 삽입하고 gauze, needle, instrument count를 한 후 rib approximator를 이용하여 chest wall을 근접시킨다.

(7) 절개부위 봉합

폐엽 절제술과 동일하다.

3) 수술 후 간호

저체온을 예방하기 위해 neutral thermal environment를 확보하며, 혈압저하가 나타나는 경우 혈압 상승제를 투약하며, 심박출량이 정상으로 될 때 까지 소변양을 측정하고 기록한다. 수술 후 chest tube를 가지고 있는 경우 저산소혈증이 나타날 수 있으므로 endotracheal tube 흡인을 하지 않으며, 무기폐 또는 pneumothorax가 나타나는 가를 관찰한다. 스트레스 홀몬이 당대사를 변화시킬 수 있으므로 혈당을 확인하며, 통증, stress 및 agitation은 혈관 반응성을 예민하게 하므로 수술 후 적어도 첫 48~72시간 동안 진통제를 투약한다. 수술부위에서의 출혈이 있는가를 관찰하며 수술 후 24시간이 지나면 드레씽을 제거하며 수술 후 7일이 지나면 수술 봉합부의 staple을 제거한다. 호흡 보조를 해주며, 유미흉증이 나타나는가를 관찰하는데 좌측 폐에서 호흡음이 저하되는 경우 유미흉증*을 의심해 본다.

유미흉증(chylous ascites) : 흉강내로 우유빛의 림파액이 고이는 것을 뜻한다.

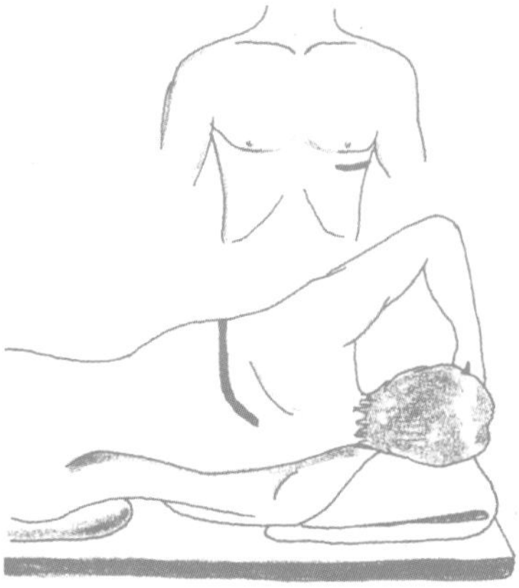

[A] 피부절개

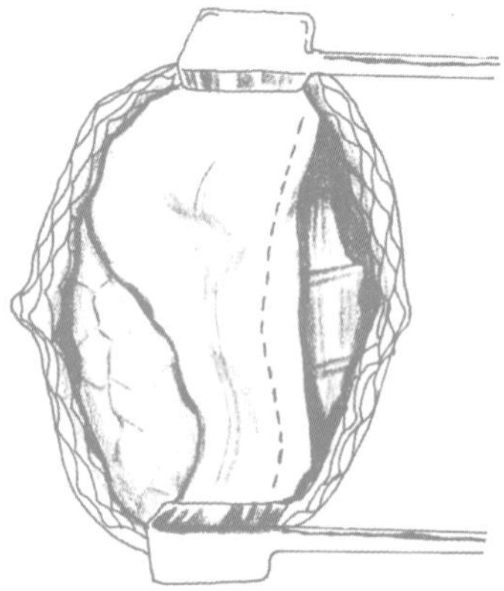

[B] 대동맥초 절개

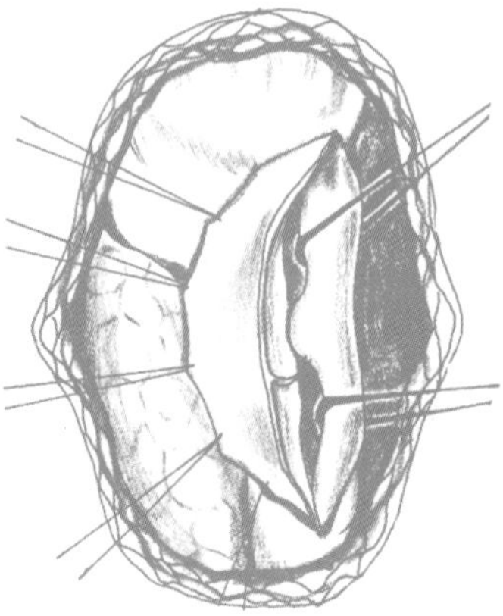

[C] 대동맥초 박리 및 tagging

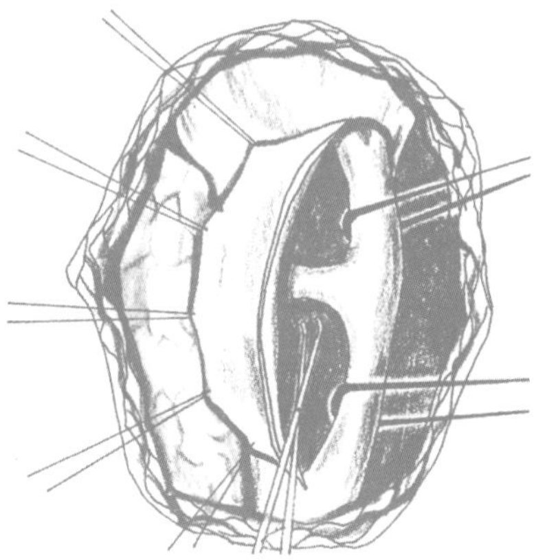

[D] 동맥관 노출

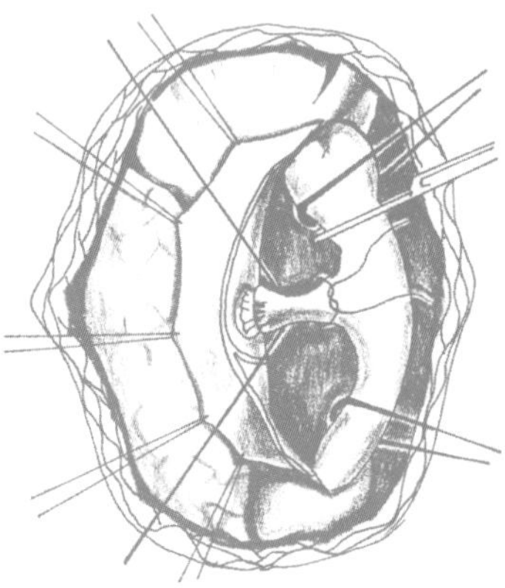

[E] 동맥관 결찰

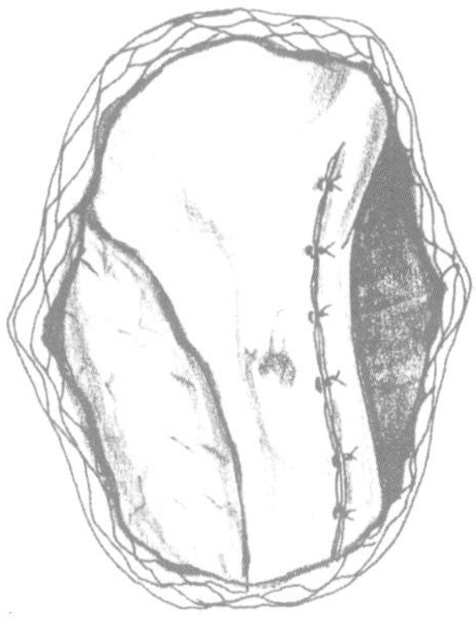

[F] 대동맥초 봉합

그림 13-5. **동맥관 개존부위 결찰술**

4. 심낭 절제술(pericardiectomy)

1) 정의 및 수술 전 간호

바이러스성 염증, 박테리아성 염증, 외상, 심근경색증에 의한 심낭염(pericarditis)으로 심낭에 삼출물(pericardial effusion)이 고여 심장 기능이 저하될 때 심낭의 손상받은 조직을 절제해 주는 수술이다.

정맥압이 증가되며 심낭의 삼출물을 흡인하는데 흡인 후 다시 삼출물이 고이면 심낭절제술을 시행한다. 수술 전 수분 정체가 일어나면 이뇨제를 투여하며 심낭 삼출물을 흡인해낸다. 수술 후 호흡운동을 일찍 시작할수록 수술 후 폐기능의 회복이 신속하므로 수술 전에 호흡운동을 교육한다.

2) 방 법

(1) 피부절개

제4늑간골 부위에서 전외측 피부절개를 하며 흉골절개는 개심술과 동일하다.

(2) 심낭박리

metzenbaum과 right angle로 흉골 후면과 심낭을 분리시키고 흉막과 심낭을 완전히 박리해간다.

(3) 심낭절제

· 좌심실의 비후화된 심낭은 1-0 black silk로 suture하여 tagging해 놓는다.
· 15번 knife와 metzenbaum로 비후화된 심낭을 절제해낸다
· 절제한 심낭은 specimen 이므로 보관한다.

(4) 피부 및 흉골 봉합술

· 흉골은 steel-wire, 흉골 아래는 5호 silk로 interrupted suture한다.
· 흉골외막(periosteum)은 1-0 vicryl, 피하조직은 3-0 vicryl, skin은 4-0 Dexon로 suture한 후 dressing gauze로 덮고 chest-tube는 Y-gauze로 덮는다.

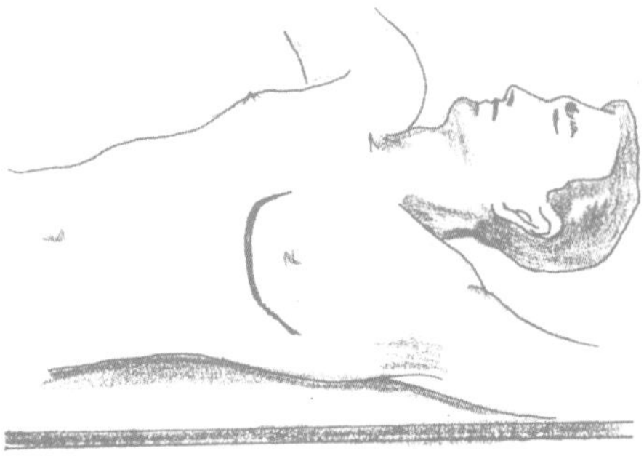

[A] 피부절개

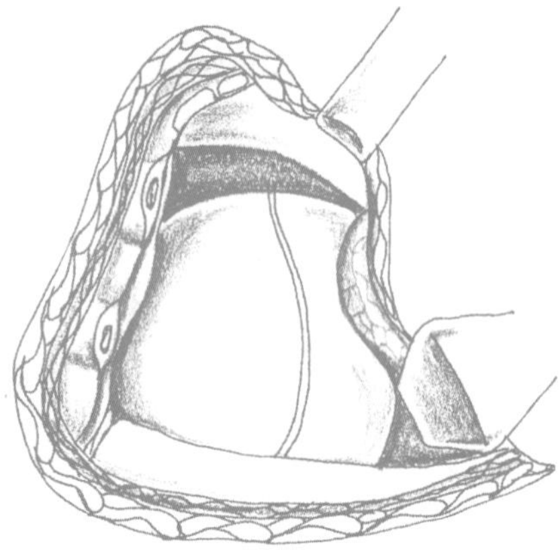

[B] 흉강노출

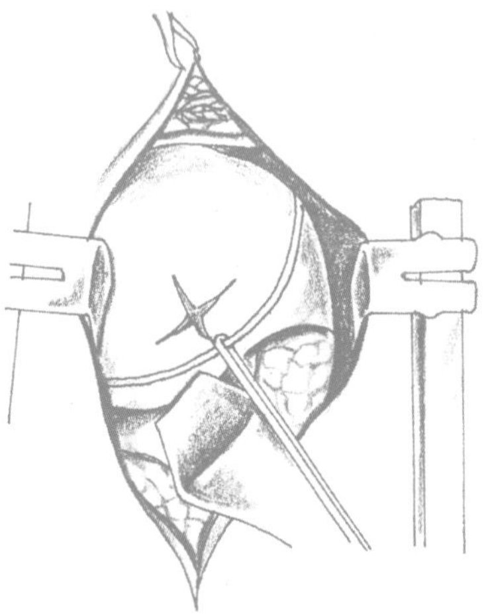

[C] 심외막 절개와 횡격막 신경 tagging

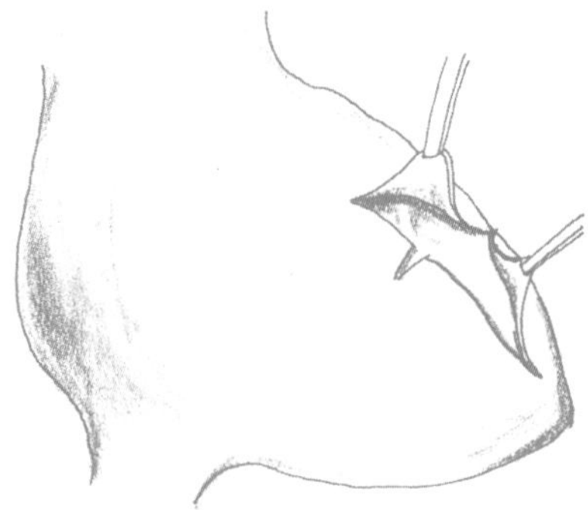

[D] 심외막 절제

그림 13-6. **심외막 절제술**

3) 수술 후 간호

수술 후 O_2 투여하며 수술 후 24시간에 폐확장이 충분히 이루어지면 intercostal tube는 제거한다. 빈맥 및 세동(auricular fibrillation)이 일어나면 digitalis를 투여한다. 의식이 들면 호흡운동(breathing exercise)을 격려하며 morphine을 투약할 경우 호흡기계 합병증 발생을 관찰한다.

5. 폐엽 절제술(pulmonary lobectomy)

1) 정의 및 수술 전 간호

폐농양(lung abscess), 결핵, 진균 감염, 양성 종양, 기종성 수포(emphysematous blebs), 기관지 확장증(bronchiectasis), 기관지성 암(bronchogenic carcinoma)인 경우에 폐엽을 절제해 내는 수술이다.

(1) 근육절개

- surgical pen을 이용하여 절개할 5번째 늑골을 확인하여 표시한다.
- 10번 knife로 skin에 incision을 넣은 후, bovie를 이용하여 활배근(latissimus dorsi muscle)을 횡단하여 절개하며 승모근(trapezius muscle)을 박리한다.
- sponge stick 및 bovie를 이용하여 5번째 늑골위의 전방거근(serratus anterior muscle), 능형근(rhomboideus major muscle)을 박리해간다.

(2) 흉막박리

- 10번 knife와 metzenbaum으로 제 5, 6늑골의 골외막을 절개하여 박리한다.
- 늑골 후면의 근막과 벽측 흉막을 metzenbaum으로 박리한다.

(3) 흉강노출과 흉막절개

- chest self retaining retractor를 걸어 흉강을 충분히 벌려둔다.
- 흉막은 toothed forcep으로 들어올리고 10번 knife로 살짝 절개한 후 metzenbaum으로 길게 절개한다.

(4) 혈관 결찰 및 혈관박리

- 폐문(hilus) 근처의 흉막을 scissor로 박리한다.
- right angle과 metzenbaum을 이용하여 폐동맥의 분지 혈관을 cutting하고 5호 silk로 결찰한다. 결찰할 때는 신체에 남는 쪽 혈관은 double tie하고, 나가는 쪽 혈관은 한번만 tie한다. 최근에는 자동봉합기구를 이용하여 혈관결찰을 한다.
- vessel을 박리하고 rt angle과 vascular sling을 이용하여 vessel을 다른 조직과 구분되도록 vessel에 sling을 걸어 mosquito로 tagging한다.
- Endo-GIA 45-2.5(white)를 이용하여 vessel을 절제하면서 동시에 stapling한다.

(5) 폐엽 간 fissure 박리와 절단

폐엽 간 fissure를 cutting 하기 위해 자동봉합기 ILA52-3.8 또는 GIA60-3.8을 이용

한다. 자동봉합기의 사이즈와 사용 갯수는 fissure의 크기에 따라 결정하며 절단된 fissure 부위는 3-0 prolene을 이용하여 매끄럽게 정돈해 준다.

(6) 기관지 절단과 봉합

· 폐엽으로 들어가는 엽기관지(lobar bronchus)를 확인하기 위해 u-tape으로 엽기관지를 걸어 mosquito로 tagging한다.
· TA30-4.8 또는 PI33-4.8로 엽기관지를 잡고, 나가는 쪽 엽기관지를 15번 knife로 cutting후(specimen) 기관지 절단면에서 frozen bx를 보내 margin의 병소 잔존 여부를 확인한다.
· 기관지를 cutting하면 specimen이 나온다.
· bronchus reinforcement를 위해 pericardial fat의 일부를 bovie를 이용하여 떼어낸다.
· stapling 된 기관지 바깥면에 떼어낸 pericardial fat을 덮고, 4-0 vicryl을 이용하여 pericardial fat과 bronchus를 함께 reinforcement suture 해준다.

(7) 절개부 봉합

· 능형근(rhomboideus muscle), 전거근(serratus anterior muscle), 승모근(trapezius muscle)은 No 1. polysorb을 이용하여 interrupted suture한다.
· 활배근(latissimus dorsi muscle)과 근막(fascia)은 1-0 vicyled continuous suture하며 피하조직은 2-0 vicyl로 suture하고, 피부는 steri-strip을 붙여 마무리한다.
· 봉합부위는 dressing gauze를 덮고 chest-tube 부위에는 Y-gauze를 덮은 후 chest-tube와 chest bottle을 연결시킨다.

2) 수술 후 간호

폐 전제술과 동일하다.

6. 폐절제술(pneumonectomy)

1) 정의 및 수술 전 간호

기관지성 악성암(bronchogenic carcinoma), 결핵, 농양, 기관지 확장증(bronchiectasis)의 내과적 치료에 실패했을 때 폐를 절제해내는 수술이다(그림 13-7).

수술 준비기간으로 대개 2주 정도가 필요한데 이 기간 동안 환자의 전신적 건강상태를 증진시키고, 호흡기 분비물의 양을 감소시키며 수술 전 교육을 시켜 환자의 수술 후 회복을 도와준다. 금연은 수술 후 호흡기 분비물을 감소시키고 수술 후 호흡기 감염증도 감소시켜 줄 수 있다. 환자의 호흡기계 감염원을 제거하기 위해 항생제를 투여한다. 수술 전 심호흡과 기침 방법에 대해 교육한다.

2) 방 법

(1) 피부절개

(2) 근육절개

(3) 흉막박리

(4) 흉강 노출은 폐엽 절제술과 동일하다.

(5) 혈관박리 및 혈관 결찰

· 폐동맥과 폐정맥의 분지혈관은 right angle과 metzenbaum을 이용하여 절단한 후 3호 silk로 kelly tie 또는 suture tie한다.

· 폐동맥은 자동봉합기 Endo-GIA 45-2.5(white)를 이용하여 auto stapling과 동시에 절단한다.

· 상폐정맥(superior pulmonary vein)과 하폐정맥(inferior pulmonary vein) 주위의 인대는 rt angle과 metzenbaum으로 박리하고 절단한 후 5호 silk와 3호 silk로 kelly tie와 suture tie한다. 또는 surgical auto clip을 이용하여 처리한다.

(6) 기관지 절단 및 봉합

bronchus를 TA55-4.8 또는 PI55-4.8로 잡은 후 나가는 bronchus 쪽을 15번 knife로 절단하면 폐가 절제된다(specimen이므로 보관한다).

(7) 늑골 근접

(8) 절개부위봉합은 폐엽절제술과 동일하다.

3) 수술 후 간호

수술직 후 앙와위 상태에서 하지를 10~15° 올려주어 기관지 분비물의 배액 및 하지의 정맥 환류를 증진시킨다. chest tube를 제거하기 전까지 앙와위나 수술부위가 하부로 내려오는 측와위를 취해주는데 수술받은 쪽의 폐가 상부에 위치하고 건강한 상태의 수술받지 않은 쪽의 폐가 하부에 위치하면 수술받지 않은 쪽의 건강한 폐가 수술부 폐에서 형성된 분비물에 의해 잠기거나 압박을 받아 폐확장이 방해되기 때문이다.

nasal catheter를 통해 6~8ℓ /min의 O_2를 투여하며 수술 후 2시간 동안에는 15분마다, 그 후에는 1시간 간격으로 vital sign을 측정한다. 수술 후 24~36시간까지는 혈압의 변화가 있으므로 주의깊은 관찰이 필요하다.

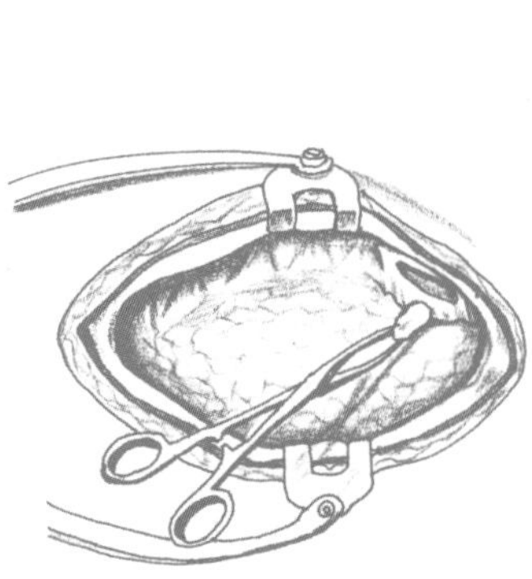

[A] 폐노출 및 유착된 흉막절제

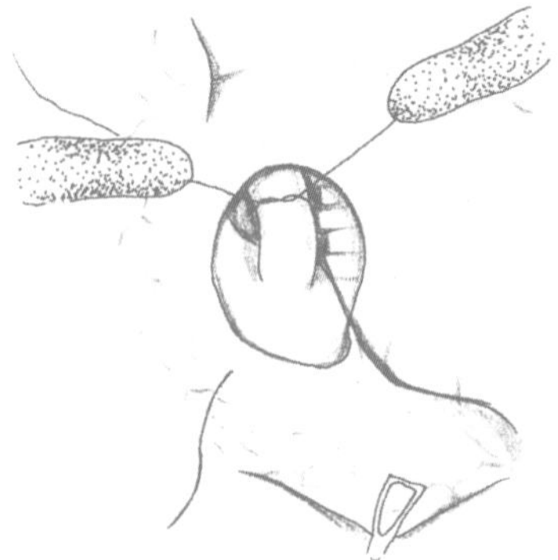

[B] 폐동맥 결찰

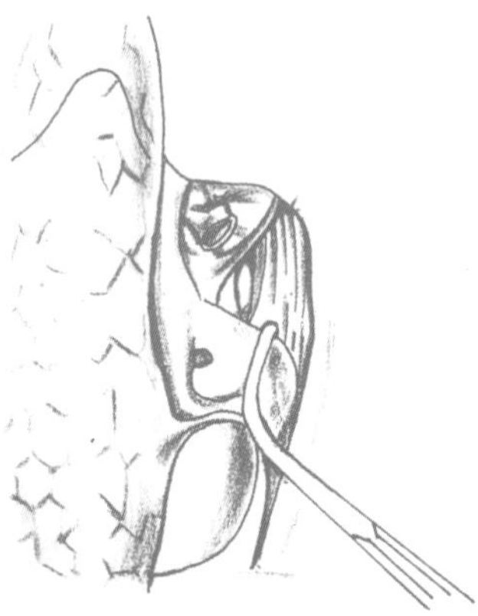

[C] 하폐정맥 결찰

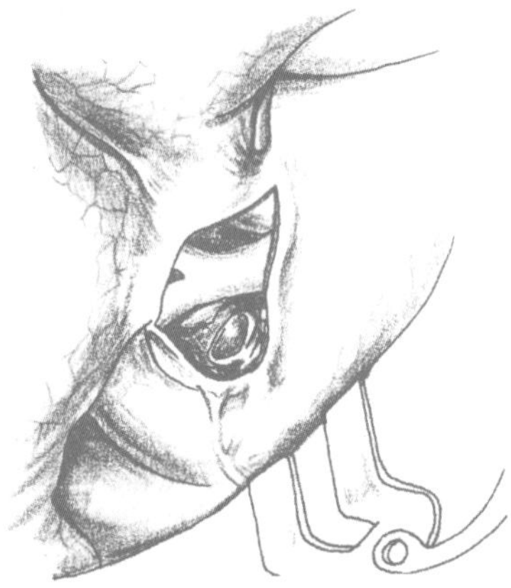

[D] 상폐정맥 노출과 결찰

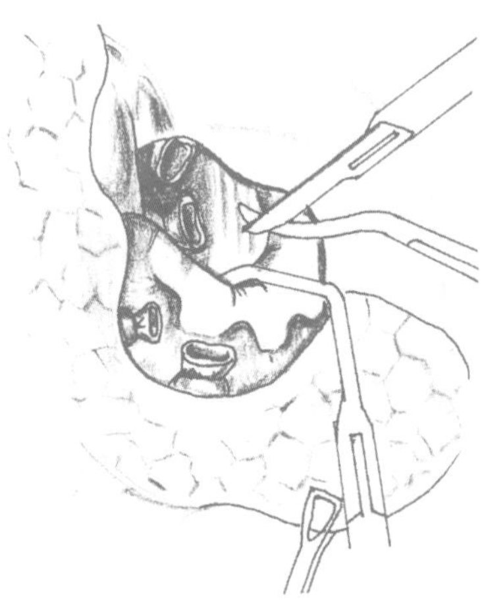

[E] 기관지 절단

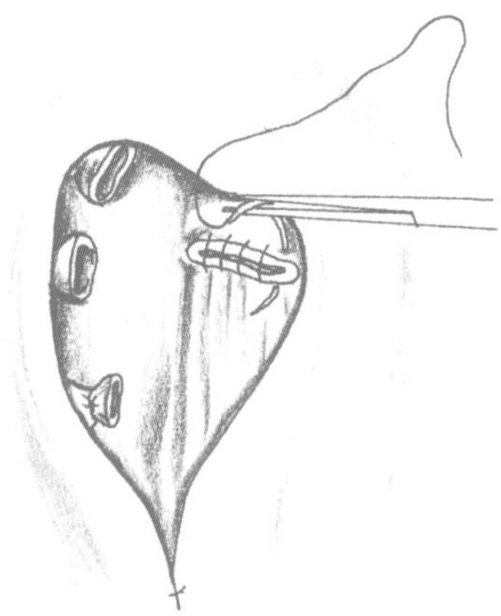

[F] 기관지 절단부 봉합

그림 13-7. **좌측 폐 절제술**

환자가 외부 자극에 대해 반응하면 체위를 semi-fowler's position을 취해주고 머리와 목밑에 베개를 넣어주면 호흡이 용이해진다. 의식이 돌아오는 대로 기침을 격려하는데, 기침은 기도유지를 해주며, 무기폐를 예방해주고 폐확장을 도와주므로 chest sound가 깨끗해질 때까지 기침을 격려한다. 수술 후 첫 24시간까지는 1시간마다, 그 후에는 2~4시간 간격으로 기침을 하도록 한다. 기침은 환자의 회복에 필수적인 요소이므로 환자가 잠이 들었어도 깨워서 기침을 시킨다. 진통제를 투여 후 20~30분간 효율적으로, 통증을 덜 느끼며 기침을 할 수 있다.

동통조절을 위해 morphine이나 meperidine hydrochloride를 수술 후 2~3일까지는 3~4시간 간격으로 투여한다. passive arm exercise를 수술 전 날 밤부터 시작하여 수술 후 팔의 관절 운동이 제한되는 것을 막아줄 수 있다. 수술 후 폐확장은 48~72시간 내에 이루어지는데 water-seal drainage bottle의 물기둥 표면의 움직임이 거의 없으면 배액관의 제거가 가능하다. 배액관 삽입 부위의 염증 가능성 때문에 적어도 수술 후 5~7일 사이에 chest-tube를 제거해야 하며 chest-tube 제거 후에는 수술받지 않은 쪽의 폐가 하부에 위치하는 측와위를 취할 수 있다.

7. 늑막박피술(decortication)

1) 정의 및 수술 전 간호

농흉(empyema), 혈흉(hemothorax), 결핵(tuberculosis) 등으로 늑막이 섬유화되었을 때 장기측 늑막(visceral pleura)의 섬유성 부분(fibrinous peel)을 절제해내는 수술이다.

섬유성 부분을 절제하면 폐의 운동이 자유로와지며 흉강 내부에 축농(empyema)이 있는 경우 수술 전에 반복하여 흡인하며 항생제를 투여한다.

2) 방 법

(1) 피부절개

측위에서 10번 knife로 lateral thoracotomy incision을 넣어 피부, 피하조직, 근막을 절개해가며 bleeding point는 bovie로 coagulation하여 처리한다.

(2) 근육절개

· 활배근(latissimus dorsi muscle), 승모근(trapezius muscle), 전방거근(serratus anterior muscle), 능형근(rhomboideus major muscle)은 bovie로 cutting하여 절개한다.

· 10번 knife, metzenbaum, bovie로 제 5~6 늑골사이에 있는 외측 늑골근과 내측 늑골근도 절개한다.

(3) 흉강노출

· 흉막은 toothed forcep으로 잡고 10번 knife로 살짝 incision하고 metzenbaum으로 절개한다.
· 10번 knife와 periosteal elevator로 5번째와 6번째 늑골외막을 박리한다.
· rib spreader를 걸어 rib을 벌리고 chest self retaining retractor를 걸어둔다.

(4) 흉막절제

· 흉막유착 부위는 peanut이나 sponge stick으로 박리한다.
· 비후화된 흉막은 kocher로 잡고 15번 knife와 metzenbaum을 이용하여 절제해낸다(specimen이므로 보관한다).

(5) 늑골근접

· 흉강은 saline으로 irrigation하고 chest-tube를 삽입한다.
· gauze, needle, instrument count를 한후 rib approximator로 늑골을 근접시킨다.

(6) 절개부위 봉합

· 능형근(rhomboideus major muscle), 전거근(serratus anterior muscle), 승모근(trapezius muscle), 활배근(latissimus dorsi muscle)은 No.1 polysorb으로 interrupted suture하고 1-0 vicryl로 continuous suture하여 마무리한다.
· 근막은 1-0 vicryl, 피하조직은 2-0 vicryl, skin은 steri-strip을 붙여 마무리한다.
· 피부봉합 부위에는 dressing gauze, chest tube에는 Y-gauze를 덮고 chest tube와 chest bottle을 연결시킨다.

3) 수술 후 간호

수술 후 충분히 폐확장이 될 수 있도록 chest tube로부터의 배액을 증진시킨다. 환자는 수술받지 않은 쪽으로 눕혀주며 조기이상과 활발한 호흡을 격려해준다. chest tube는 대개 1주일 이내에 제거해 낸다.

8. 색전 절제술(embolectomy)

1) 정 의

색전(embolus)이 동맥이나 정맥을 갑자기 폐쇄할 경우 색전을 제거해 주는 수술이다. 혈액순환이 완전히 폐쇄되고 측부 순환도 적절하지 못하면 혈관이완성 약물을 투여하며 저산소증과 호흡곤란증을 완화시키기 위해 O_2를 투여한다. 더 이상의 혈전 형성을 막기 위해 heparin을 투여한다.

2) 수술과정

(1) 피부절개

- 양쪽 서혜부인대(inguinal ligament, poupart's ligament)에서 대퇴동맥에 이르는 6~7cm 정도의 skin incision 후 피하조직까지 절개한다.
- bleeding point는 bovie로 coagulation시킨다.

(2) 대퇴동맥노출

- mastoid self retaining retractor를 걸고 대퇴동맥 주위의 조직을 박리한다.
- 양쪽의 대퇴동맥이 완전히 노출되면 대퇴동맥 위, 아래 2군데를 u-tape으로 tagging 해 두고 대퇴동맥에서 분지하는 동맥은 u-tape으로 tie한다.

(3) 대퇴동맥 절개와 Fogarty catheter 삽입

- tagging 해놓은 u-tape 부위를 arterial clamp로 잡은 후 clamp 되어 있는 대퇴동맥을 5-0 또는 6-0 prolene 2개로 suture하여 tagging 해둔다.
- tagging 해놓은 사이를 11번 knife로 1cm가량 vertical incision 한다.
- 위쪽의 clamp를 풀고 대퇴동맥내로 fogarty catheter를 삽입하되 catheter 끝이 배꼽부위에 이르도록 한다.

(4) 색전제거

- saline으로 fogarty catheter의 ballon을 부풀린 후 fogarty catheter를 당겨주면 fogarty tube 끝에 색전이 흡착되면서 색전을 제거할 수 있다.
- 색전이 밖으로 빠져나오면서 동맥성 출혈이 함께 동반된다. 동맥성 출혈없이 색전만 제거되면 아직도 색전이 남아 있다는 증거이므로 fogarty catheter 삽입을 계속 시도한다.

· fogarty catheter를 동맥에 삽입하기 전에는 heparin saline(heparin 1cc+saline 500cc)에 세척하여야 한다.
· 동맥의 절개된 부위 위쪽을 clamp하고 아래쪽 clamp를 풀고 대퇴동맥하부로 fogarty catheter를 삽입하고 색전이 있으면 제거해낸다.

(5) 동맥 봉합

동맥절개부위는 tagging해 두었던 5-0 또는6-0 prolene으로 continuous suture한다.

(6) 피부 봉합

근막은 1-0 black silk, subcutaneous tissue는 3-0 vicryl, skin은 3-0 nylon으로 봉합하고 dressing gauze를 대준다.

3) 수술 후 간호

혈압의 급격한 변화는 혈전형성을 촉진시키므로 수술 후 24~48시간까지는 혈압을 철저히 측정한다. 하지의 혈액순환을 촉진하고 혈액이 정체되는 것을 예방하기 위해 하지를 많이 움직이도록 격려한다. 수술부위는 물론 손상부 동맥혈관에서의 혈전 형성을 예방하기 위해 항응고제를 투약한다. 항응고제의 투약으로 수술부위에서 출혈이 있을 수 있으므로 주의 깊은 관찰이 필요하다.

9. 종격경 검사(mediastinoscopy)

1) 정의 및 수술 전 간호

폐암의 확실한 진단, 기관주위의 종양이나 림프결절 제거, 기관지성 낭종(bronchogenic cyst)이나 기관지 주위의 림프결절을 제거하기 위해 종격경을 통해 종격동 내부를 검사하는 방법이다(그림 13-8).

2) 방 법

(1) 피부절개

· 전신마취 상태에서 앙와위를 취해주되 목부분을 신전시킨다.
· 흉골상 절흔(suprasternal notch)을 잇는 중앙에 15번 knife를 이용하여 횡으로 15cm 정도의 피부와 기관 전방에 있는 근막을 절개하고 근육을 벌려준다. 근막을 견인기로 벌리면 기관이 노출된다.

(2) 종격동 박리

forcep이나 손가락, sponge stick을 절개부위로 넣어 기관주위조직을 박리한 후 손가락을 넣어 촉진해본다.

(3) 생 검

· mediastinoscope을 넣어 관찰하면서 임파절을 떼어내며 떼어낸 임파절은 specimen 이므로 보관한다.
· bleeding point는 4×4 gauze로 닦아내며 지혈하며 bleeding이 많을 경우 clip applying forcep을 이용하여 clipping한다.

(4) 봉 합

근육은 2-0 vicryl으로 continuous suture, 피하조직은 3-0 vicryl, skin은 steri-strip을 붙인 후 dressing gauze를 덮어준다.

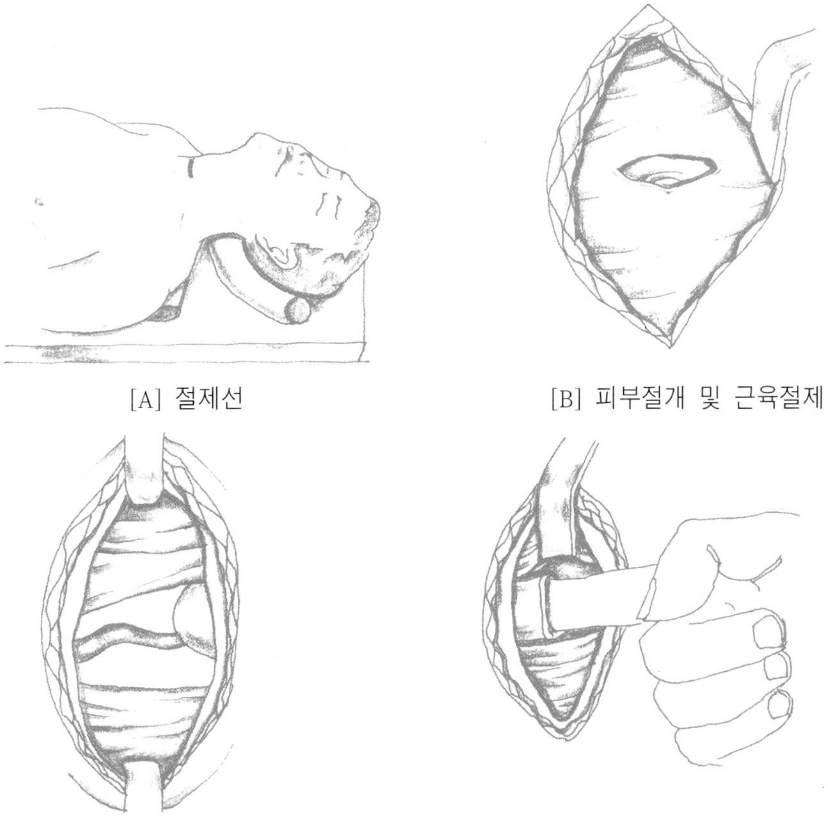

[A] 절제선 [B] 피부절개 및 근육절제
[C] 기관노출 [D] 종격박리 및 촉진

그림 13-8-1. **종격경 검사**

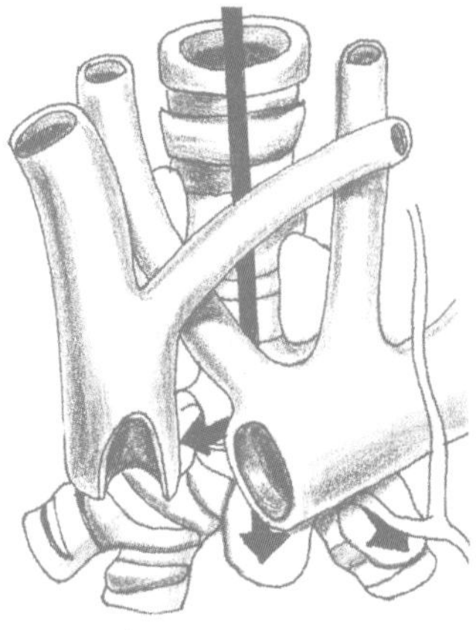

[E] 종격경이 들어가는 부위

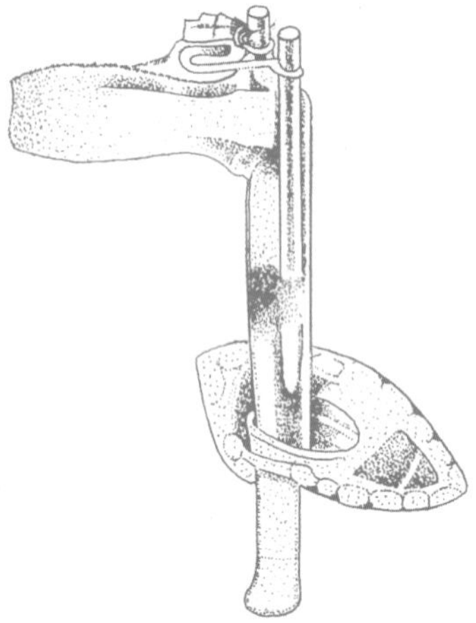

[F] 종격관찰 및 생검

그림 13-8-2. **종격경 검사**

Rerferences

1. 윤혜상 (1997). 수술실 환자간호, 개정 2판, 청구문화사.
2. University of Arkansas for Medical Sciences Medical Center(2007). Procedures for the nursing care of undergoing a PDA ligation. www.uams.edu/nursingmanual/procedures
3. Black JM, Hawks JH, Keene AM (2001). Medical-Surgical Nursing, 6th Edition, Saunders.
4. Brunicardi FC, Andersen DK., Billiar TR., Dunn DL, Hunter JG, Pollock RE (2004). Principles of Surgery, 8th Edition, McGraw-Hill.
5. Hugh dudley, Operative surgery, Cardiothoracic surgery, 3th Edition, Butterworths, 1979.
6. Hugh dudley, Operative surgery, Vascular surgery, 3th Edition, Butterworths, 1979.
7. Phipps Monahan Sands Marek Neighbors (2003). Medical-Surgical Nursing, 7th Edition, Mosby.
8. Rothrock JC (2003). Alexander's Care of the Patient in Surgery. 12th Edition, Mosby.
9. Townsend CM, Beauchamp RD, Evers BM, Mattox K(2004). Sabiston Textbook of Surgery, 17th Edition,, WB Sounders.
10. Zollinger RM Jr & Zollinger RM Sr(2003). Zollinger's Atlas of surgical operation, 8th Edition, McGraw-Hill

14 신경계 수술

1. 두개골 절개술(craniotomy)

1) 정의 및 수술 전 간호

두개골 내의 선천성 기형, 농양, 종양, 혈관손상 및 두개골 외상인 경우에 기형을 교정하거나 병소를 제거하기 위해 두개골을 절개하는 수술이다(그림 14-1).

2) 수술과정

(1) 두피절개 및 피판형성

· 20번 knife로 두피에 skin incision을 하고 mosquito로 절개부위의 모상돌기(galea)를 잡아 bleeding control 한다.
· 절개된 두피를 박리하여 scalp flap을 만든 후 scalp flap는 위로 젖혀서 올려준다.

(2) 두개골 노출 및 절개

· bleeding point를 clip으로 잡아 bleeding control하고 골외막(periosteum)을 20번 knife로 incision하고 raspatory로 젖히면 skull이 노출된다.
· Anspach drill burr 7번을 이용하여 skull 위에 3개의 hole을 만든다.
· anspach saw를 이용하여 3개 hole을 중심으로 구멍과 구멍사이를 anspach saw로 skull을 절개한다.
· skull bone이 모두 cut되면 raspatory 2개와 penfield No.1을 hole에 넣은 후 bone flap을 떼어낸다.
· 절개되어 분리된 bone flap은 wet gauze로 쌓아둔다. 수술 종료 시에 skull 봉합에 사용해야 하므로 sterile한 field에 잘 보관한다.

(3) 경막절개

- 경막을 saline으로 irrigation한 후 bipolar forcep으로 incision할 부위의 경막을 살짝 coagulation 시킨다.
- blunt hook으로 경막을 들어 올린 후 15번 knife로 incision한다.
- 4-0 black silk로 dura를 suture하고 mosquito로 tagging한 후 metzenbaum scissor로 dura를 길게 incision한다.
- 경막의 bleeding은 bipolar forcep으로 coagulation하여 bleeding control한다.

(4) 병변부위 처리

- brain retractor로 병변부위를 찾는다.
- 병변에 따라 혈종, 동맥류 등을 제거하고 종양인 경우는 microscope를 통해 pituitary forcep이나 biopsy forcep으로 tumor를 떼어낸다.
- gelfoam, surgicel 또는 avetene을 bleeding부위에 놓아 bleeding control하고 bleeding이 심한 경우 tissucol* 또는 green-plast 등의 hemostatic agent를 사용한다.

tissucol : fibrinogen, aprotinin, thrombin과 염화칼슘으로 구성되어 있고 생화학적 혈액응고 반응을 하는 조직 접착제이다.

(5) 경막 및 골외막 봉합

- dura는 4-0 black silk로 suture한다.
- wet gauze로 보관하였던 bone flap을 깨끗이 세척한 후 mini-plate와 screw 또는 cranio-fix를 이용하여 원래 위치에 고정한다.
- 뇌조직의 부종이 심할 것으로 예상되는 경우 bone flap을 아예 제거하고, 부종이 가라앉으면 이후에 재수술을 통해 bone flap을 다시 원위치 시켜준다.
- 골외막은 No. 1 vicryl, 피하조직은 2-0 vicryl, skin은 skin stapler로 마무리하고 dressing gauze를 덮은 후 elastic bandage로 감아준다.

3) 수술 후 간호

수술 후 뇌압 상승, 활력징후, LOC 및 운동 기능을 사정하며 안절부절함과 같은 행동 변화는 뇌압 상승 또는 수술 부위의 출혈을 뜻하는 것으로 즉각적인 치료가 필요하므로 지체없이 의사에게 보고한다. 기침 및 구토는 뇌압 상승을 초래하여 예방해야 하므로 기관 흡인은 기침이나 저산소혈증을 초래하지 않을 정도로 짧게 그리고 깊이 들어가지 않아야 한다. 수술 후 경련을 예방하기 위해 항경련제를 투약하며 항경련제의 혈중 농도를 자주 확인하며 confused하거나 agitated한 환자가 신체에 부착된 도관, ICP 감시기 또는 드레씽을 뽑지 않도록 억제대를 해준다.

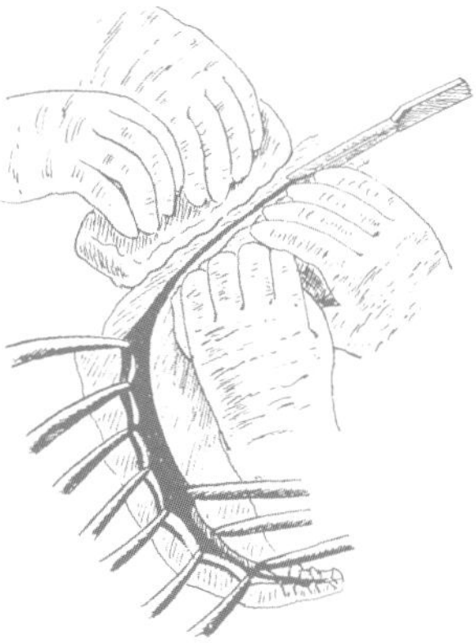

[A] 피부절개와 피판형성

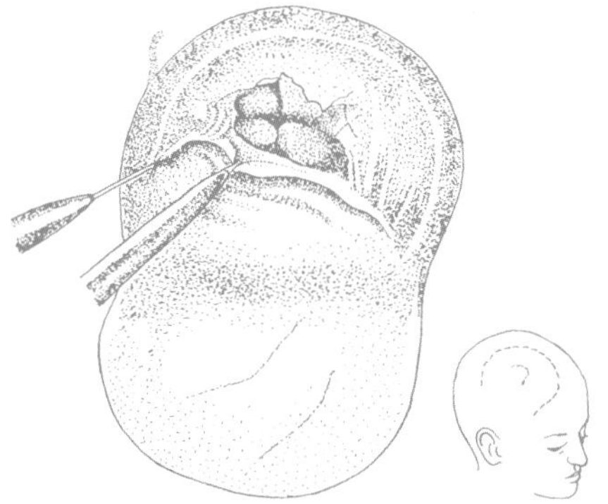

[B] 골외막박리

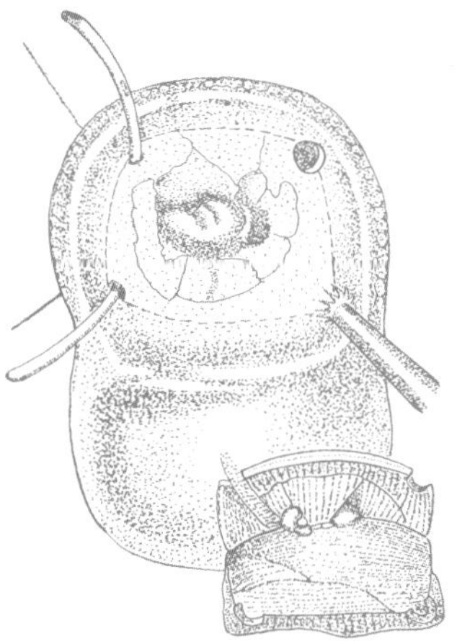

[C] 두개골로 anspach saw 삽입

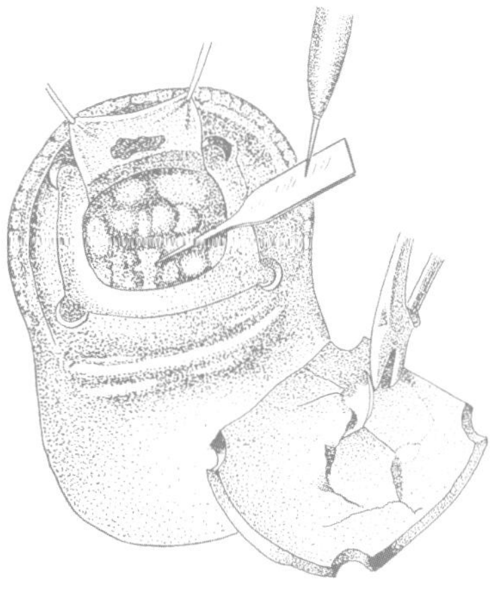

[D] 뇌혈관 손상부 지혈

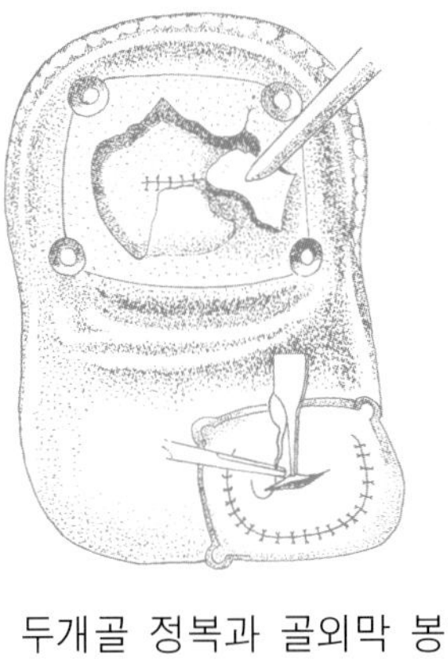

[E] 골절 두개골 정복과 골외막 봉합

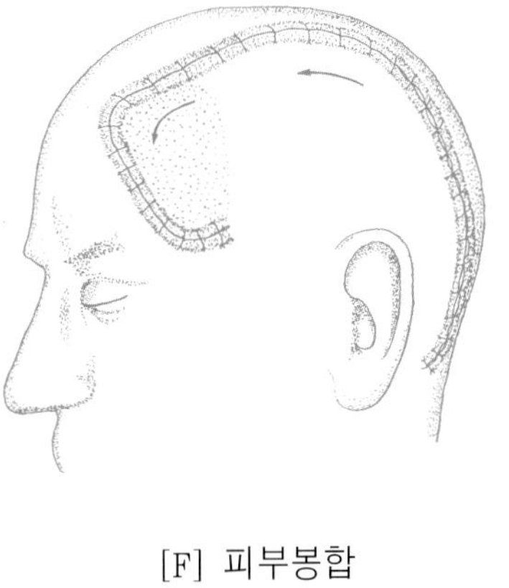

[F] 피부봉합

그림 14-1. **함몰골절의 두개골 절개술**

수술절개부의 드레씽이나 분비물의 색깔과 양을 관찰하여 정확히 기록하며 누런색의 분비액은 뇌척수액을 의미하므로 의사에게 즉시 보고한다. 드레씽은 수술 후 3일 정도에 제거한 후 절개부를 공기 중에 노출시키며, 봉합사 및 staple은 수술 후 7일 정도에 제거한다.

수분 섭취량 및 수분 배설량은 정확히 기록하며, 구강으로 1일 2,000~2,500mL 정도의 수분 섭취가 가능할 때까지 정맥내 수액요법을 한다. 폐흡인 없이 마실 수 있을 정도의 기침, 연하 및 구토 반사가 회복되는 대로 구강으로 수분 섭취를 할 수 있고, 오심 및 구토가 없으면 음식 섭취도 가능하다. 1일에 2회 정도 소변량을 측정하며, 요붕증이 뇌하수체 수술 후에 주로 나타나지만 뇌손상 및 뇌수술 후에도 나타날 수 있으므로 1일 2회 정도 요비중을 측정한다. 뇌압 상승을 방지하기 위해 변비를 예방한다.

2. 두개골 성형술(cranioplasty)

1) 정의 및 수술 전 간호

두개골의 종양, 기형, 경화증 등이 있는 두개골의 일부를 제거한 후 보철(prothesis)을 넣어 두개골을 새로이 만들어주는 수술이다.

2) 수술과정

(1) 두피 및 골막 절개

- 20번 knife로 skin을 절개한 후 mosquito로 절개 부위를 중심으로 아래 위의 모상을 잡는다.
- 절개된 피부를 박리하여 scalp flap을 만든 후 scalp flap을 위로 젖혀 올린다.
- 20번 knife로 골막을 incision하고 raspatory로 젖히면 두개골이 노출된다.

(2) 두개골 절개

- anspach drill burr 7번을 이용하여 skull 위에 3개의 hole을 만든다.
- anspach saw를 이용하여 3개 hole을 중심으로 구멍과 구멍사이를 saw를 이용하여 skull을 절개한다.
- bone이 모두 cutting되면 raspatory 2개와 penfield No.1을 hole에 넣은 후 bone flap을 떼어낸다.
- skull의 bleeding point는 bone wax로 bleeding control한다.

(3) 두개골 모형 형성

· glove의 파우더를 닦아낸 후 절제된 두개골 부위의 경막 위에 대준다.
· bone cement를 그릇에 넣고 설압자로 잘 섞어준 후, 경막 위에 놓은 glove 위에 부어 두개골 모형을 만들어준다.

(4) 두개골 모형 고정

· 모형의 bone flap을 두개골 제거 부위에 대어보고 두개골 모형이 두개골 절제 부위에 잘 맞도록 rongeur, anspach drill burr 7번 또는 diamond drill burr로 두개골 모형을 다듬어간다.
· 두개골 절제 부위에 두개골 모형이 잘 들어가면 mini-plate와 screw 또는 cranio-fix를 이용하여 두개골 모형을 두개골에 고정시킨다.

(5) 절개부위 봉합

· 골외막은 No.1 vicryl, subcutaneous tissue는 2-0 vicryl, skin은 skin stapler로 마무리하고, dressing gauze를 덮고 elastic bandage로 감아준다.

3) 수술후 간호

두개골 절개술의 수술 후 간호를 참조한다.

3. 척추궁 절제술(laminectomy)

1) 정의 및 수술 전 간호

추간원판(intervertebral disc)은 내부의 수핵(nucleus pulposus)와 외부의 섬유륜(anulus fibrosus)으로 구성되어 있으며 충격을 흡수하는 기능을 한 이 추간원판이 탈출하여 척수를 압박하는 경우(그림 14-2) 탈출된 추가원판을 제거하며(discectomy) 추간원판 제거는 척추의 극상돌기(spinous process) 및 박막(lamina)를 제거해야 하므로 laminectomy라고 한다.

2) 수술과정

(1) 피부절개

· prone position에서 20번 knife로 HIVD가 나타난 부위를 중심으로 skin, subcutaneoue tissue를 절개하고 bovie로 bleeding point를 coagulation한다.

· mastoid retractor를 건 후 bayonet forcep으로 bleeding point를 잡고 bovie로 coagulation시킨다.

(2) 척추 근육박리

· 극상돌기 아래의 조직을 knife로 cut하고 raspatory로 척추 양쪽의 근육(paravertebral muscle)을 박리한다.
· mastoid retractor를 빼고 beckman's retractor를 걸어주고 double action rongeur로 주위의 근육을 떼어낸다.

(3) 극돌기와 박막절제

hook로 황인대(ligament flavum)를 들어 올린 후 15번 knife로 절제해내고 punch로 극돌기와 박막(lamina)을 절제한다.

(4) 후방인대 절제

· dorico nerve root retractor로 nerve root를 견인시켜 놓는다.
· 15번 knife로 posterior longitudinal ligament를 절제한다.

(5) 수핵절제

· pituitary forcep으로 탈출한 수핵(nucleus pulposus)을 떼어낸다(specimen).
· saline으로 irrigation 한 후 bleeding point에 gelfoam을 놓는다.

(6) 절개부위 봉합

근육은 No.1 vicryl, 피하조직은 2-0 vicryl, 피부는 skin stapler로 마무리 한 후 dressing guaze로 덮어준다.

3) 수술후 간호

추간판 탈출증 수술과 관련하여 혈관 손상이 있을 수 있으므로 수술부위의 드레싱을 관찰하여 출혈 유무를 사정하며 활력징후를 측정한다. 수술 중 nerve root 손상으로 인해 수술 후 신경 결손이 나타날 수 있으므로 일정 시간마다 발가락이나 하지 운동 및 감각, 피부색 및 체온을 사정하며 요정체가 나타나는 경우 신경 결손의 증상이 될 수 있다.

수술 당일 화장실 출입을 할 수 있으나 좌위로 앉는 것은 피한다. 앙와위에서 머리 아래에 베개를 대어주며 무릎은 약간 굴곡시킨 채로 올려주나 측와위에서 무릎이 지나치게 굴곡되는 것을 피한다. 앙와위에서 측위로 체위변경 시 허리를 비틀지 않고 통나무 굴리듯이 몸체가 동시에 움직이도록 한다.

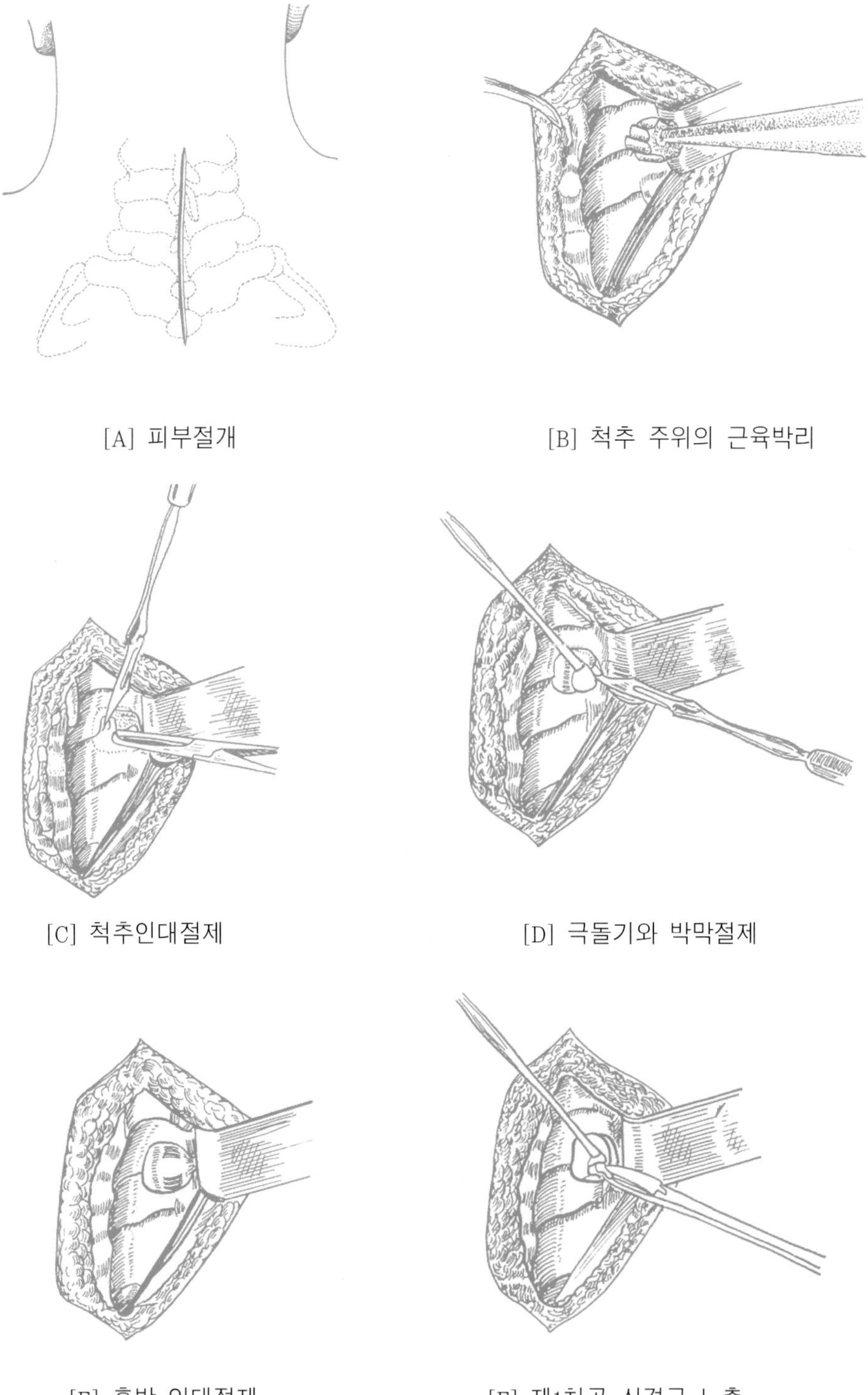

[A] 피부절개 [B] 척추 주위의 근육박리

[C] 척추인대절제 [D] 극돌기와 박막절제

[E] 후방 인대절제 [F] 제1천골 신경근 노출

그림 14-2. **제6요추와 제1천추의 추간원판 탈출증 척추궁 절제술**

4. 뇌하수체 절제술(excision of pituitary)

1) 정의 및 수술 전 간호

뇌하수체가 접형골내에 위치하므로 뇌하수체 종양인 경우에 접형골(sphenoid bone)을 통해 종양을 제거해 주는 수술이다.

2) 수술과정

(1) 접형골 개구

비점막 절개를 통해 sphenoid bone을 노출시키고 karrison punch를 이용하여 접형골(sphenoid bone)을 뜯어내어 구멍을 만든다.

(2) 뇌하수체 종양 절제

· 현미경으로 접형골 개구부를 보면서 pituitary forcep과 tumor forcep으로 tumor를 떼어낸다.

· bleeding point는 bipolar forcep으로 잡고 bovie로 coagulation하여 bleeding control 한다.

(3) 비점막 봉합

· 접형골 개구시에 절제했던 접형골 조각, medpor*를 이용하여 접형골의 개구부를 막아준 후 tissucol*을 뿌려 연결된 bone 조각 및 medpor를 단단하게 굳혀 고정시킨다.

· 비점막을 4-0 vicryl로 suture하고 teramycin ointment를 묻힌 gauze로 비강내를 packing 해준다.

medpor : 다공성 폴리에틸렌 성분의 인조뼈로 불리우는 물질로 여러 작은 구멍이 서로 연결되어 있어 구멍을 통해 주위 조직이 자라 들어온다.

tissucol : fibrinogen, aprotinin, thrombin과 염화칼슘으로 구성되어 있고 생화학적 혈액응고 반응을 하는 조직 접착제이다.

3) 수술 후 간호

수술 후 합병증으로 출혈, 뇌척수액 누출 및 시력장애가 있으므로 주의깊게 관찰한다. 수일에서 수주 정도 나타나는 일과성 요붕증은 가장 흔한 합병증이며 영구성 요붕증은 드문데 요붕증으로 인해 저나트륨혈증이 나타날 수 있다.

5. 뇌실심방 측로술(ventriculoatrial shunt)

1) 정의 및 수술 전 간호

맥락막총 유두종(papilloma of choroid plexus)으로 뇌척수액 과잉 생성, 뇌척수로 폐쇄, 지주막 융모(arachnoidal villi)를 통한 뇌척수액의 흡수가 잘 안되어 나타나는 뇌수종(hydrocephalus)에서 행한다. 뇌실과 심방 또는 뇌실과 복막 사이에 silicone 또는 rubber tube를 연결하여 뇌척수액이 심방이나 복강(ventriculoperitoneal shunt)으로 흐르도록 하는 수술이다(그림 14-3).

2) 수술과정

(1) 두피절개

· 본문에서는 뇌실 복막 측로술(ventriculoperitoneal shunt)을 설명하고자 한다.
· 좌측 두피를 20번 knife로 작고 둥그렇게 skin incision하고 galea를 mosquito로 잡아 bleeding control한다.

(2) 두개골 천공 및 경막절개

· anspach drill burr 7번을 이용하여 skull에 구멍 한 개를 뚫은 후, bone wax로 bleeding control한다.
· dura가 보이면 hook로 경막을 살짝 들어올린 후 15번 knife로 약간 절개한 후 metzenbaum으로 열십자형 절개를 넣는다.

(3) 뇌실 및 복막강 도관 삽입

· 좌측 뇌실에 brain needle을 넣고 CSF의 유출을 확인하고 CSF가 나오면 뇌실로 catheter를 삽입한다.
· 밖으로 나와 있는 catheter 끝은 mosquito로 잡아둔다.
· 20번 knife로 복부의 피부, 피하조직, 근막을 open하고 복막이 나오면 catheter를 복막 안에 집어넣고 7호 silk로 tie한다.

(4) 피하턴넬 형성

· 흉골 위의 피부를 약간 절개한 후 shunt passer로 피하 턴넬을 만든다.
· shunt passer 내부의 구멍으로 catheter 끝을 집어 넣어 잡아뺀다.
· 목 부위에 약간의 skin incision을 넣은 후 계속 catheter 끝을 skin 밑으로 잡아빼고 계속하여 catheter 끝을 머리의 incision 부위로 잡아뺀다.

(5) pumping bag 연결

뇌실로 들어가 있는 catheter와 peritoneum으로 들어가 있는 catheter 끝을 subcutaneous tissue에 있는 pumping bag으로 연결하고 3호 silk로 pumping bag과 dura를 봉합하여 고정시킨다.

(6) 복부 봉합

- 복막은 No.1 vicryl으로 continuous suture, 근막은 2-0 vicryl로 interrupted suture, 피부는 3-0 nylon으로 interrupted suture한다.
- 머리 절개 부위는 dressing gauze로 덮고 elastic bandage로 감아준다.

3) 수술 후 간호

지주막 혈종, 정신기능 상태 및 뇌척수액의 과도 배액을 자주 평가한다. 직립자세 또는 좌위에서 두통을 호소한다면 뇌척수액의 과도 배액을 의미한다. 뇌척수액에는 혈액이 섞여 있지 않아야 하며 절개부의 드레씽은 수술 후 4~7일 정도에 제거한 후 공기 중에 노출시킨다.

도관이 삽입된 복막 부위에 장마비가 종종 나타나므로 장마비 증상을 관찰하며 수술 후 1일 까지는 구강 섭취를 제한하며 그 이후 clear liquids부터 시작하며 장운동이 시작되고 장음을 확인한 후 정상 식이를 준다.

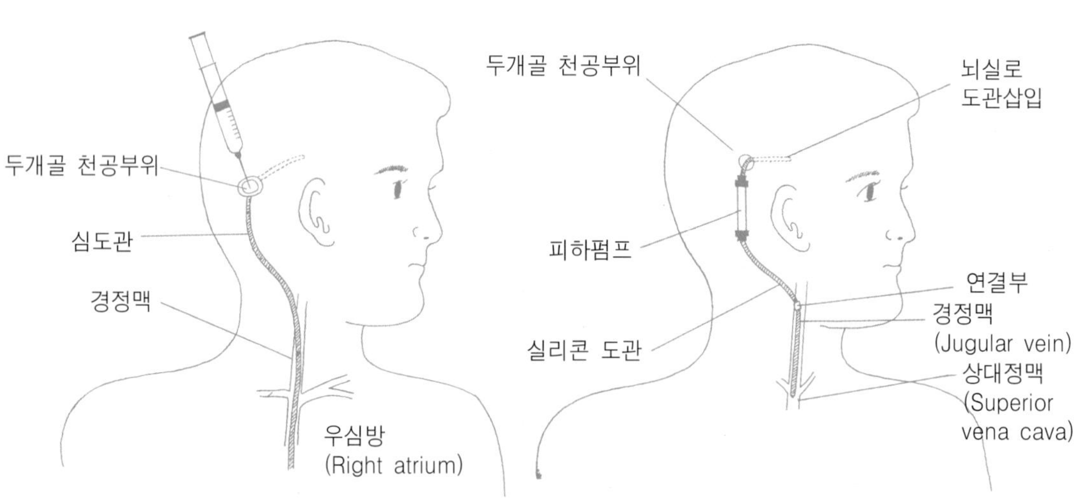

그림 14-3. **뇌실 심방 측로술**

6. 신경봉합술(neurorrhaphy)

1) 정의 및 수술 전 간호

외상으로 인해 신경이 절단되었을 때 절단된 신경을 봉합하여 신경 축삭돌기의 재생을 도와주는 수술로 주로 사지의 신경봉합이 많다.

2) 방 법

(1) 피부절개

- 사지에 stockinette를 씌우고 말단부를 들어올린 후 말단부에서 중앙부 쪽으로 elastic bandage를 감은 후 tourniquet을 작동한다.
- elastic bandage를 풀고 피부절개 할 부위의 stockinette를 가위로 절개한다.
- 절개된 stockinette을 통해 20번 knife로 피부 및 피하조직을 절개한다.
- bayonet forcep으로 bleeding point를 잡아 bovie로 coagulation하고 senn retractor를 걸어준다.

(2) 손상된 신경 봉합

- 손상된 신경을 찾아 주위의 muscle를 metzenbaum으로 박리한 후 U-tape으로 tagging 해둔다.
- 설압자 위에 손상된 신경을 놓고 손상된 신경의 아래위를 면도칼 또는 11번 blade로 cut하며 절제된 nerve는 specimen이므로 wet gauze로 싸서 보관한다.
- microscope를 통해 보면서 Jeweller's forcep로 신경초(epineurium, nerve sheath)를 잡고 6-0 prolene으로 봉합해준다.

(3) 절개부위 봉합

근육은 No 1. vicryl, 피하조직은 2-0 vicryl, 피부는 3-0 nylon으로 interrupted suture 또는 skin stapler로 마무리한 후 dressing gauze로 덮어준다.

3) 수술 후 간호

수술 후 2주 정도 부목을 대주거나 cast를 하며 부목이나 cast를 제거한 후 passive ROM을 시작한다. 수술 후 2주 이후부터 서서히 passive ROM을 시작하여 수술 후 6주까지 약 4주에 걸쳐 full ROM으로 이동해간다. 신경기능이 돌아오지 않은 사지는 신경기능이 돌아올 때 까지 부목에 패딩을 해주거나 다양한 보호 용구를 이용하여 지지하거나 보호해주어 상해를 받지 않도록 해준다. 신경 기능을 100% 완벽하게 회복할 수는 없어도 일상생활을 할 수 있는 정도의 기능 회복에 목표를 둔다.

Rerferences

1. 윤혜상 (1997). 수술실 환자간호, 개정 2판, 청구문화사.
2. Black JM, Hawks JH, Keene AM (2001). Medical-Surgical Nursing, 6th Edition, Saunders.
3. Brunicardi FC, Andersen DK., Billiar TR., Dunn DL, Hunter JG, Pollock RE (2004). Principles of Surgery, 8th Edition, McGraw-Hill.
4. Charles Rob. Operative Surgery, Neurosurgery, Eyes, Ear, Nose and Throat, F. A. Davis company, 1957.
5. Hugh dudley, operative surgery, Neurosurgery, 3th Edition, Butterworths, 1979.
6. Lovisetto F, Zonta S, Rota E, Mazzilli M, Bardone M, Bottero, L, Faillace G, Longoni M(2007). Use of Human Fibrin Glue (Tissucol) Versus Staples for Mesh Fixation in Laparoscopic Transabdominal reperitoneal Hernioplasty A Prospective, Randomized Study. Ann Surg 245(2): 222-231.
7. Phipps Monahan Sands Marek Neighbors (2003). Medical-Surgical Nursing, 7th Edition, Mosby.
8. Rothrock JC (2003). Alexander's Care of the Patient in Surgery. 12th Edition, Mosby.
9. Smeltzer SC, Bare BG, Hinkle JL, Cheever KH (2008). Brunner and Suddarth's Textbook of Medical Surgical Nursing. Eleventh Edition, Lippincott Williams & Wilkins.
10. Townsend CM, Beauchamp RD, Evers BM, Mattox K (2004). Sabiston Textbook of Surgery, 17th Edition, WB Sounders.
11. Zollinger RM Jr & Zollinger RM Sr(2003). Zollinger's Atlas of surgical operation, 8th Edition, McGraw-Hill
12. www.porexsurgical.com/english/surgical/smedpor.asp

15 근 골격계 수술

1. 척추 융합술(spinal fusion)

1) 정의 및 수술 전 간호

척추의 선천성 기형, 척추측만증, 퇴행성 병변, 외상, 결핵이 있는 경우 병변이 있는 척추를 제거하고 장골로 뼈이식을 해주는 수술로(그림 15-1) 필요한 경우 보조기구를 삽입하기도 한다(그림 15-2).

2) 수술과정

(1) 장골부위의 피부절개

- Steri drape(접착성 방포)을 사용한다.
- 장골능의 피부, 피하조직을 20번 knife로 절개하며 adson's forcep으로 bleeding point를 잡고 bovie로 coagulation하며 근육도 절개한다.

(2) 이식할 뼈 절제

- cobb's elevator로 장골능을 노출시킨 후 osteotome으로 뼈를 절제한다.
- bone graft에 필요한 양의 bone을 충분히 떼어낸다.
- 절제한 뼈는 kidney basin에 모아두고 bone wax를 bone bleeding 부위에 발라준다.
- 장골능의 절제 부분은 bone cement로 채워주기도 하고 drain을 넣어준다.
- 근육은 vicryl No. 1로 contineous suture하고 피하조직은 2-0 vicryl, skin은 3-0 nylon으로 suture하여 장골능의 절개 부위를 봉합해 준다.

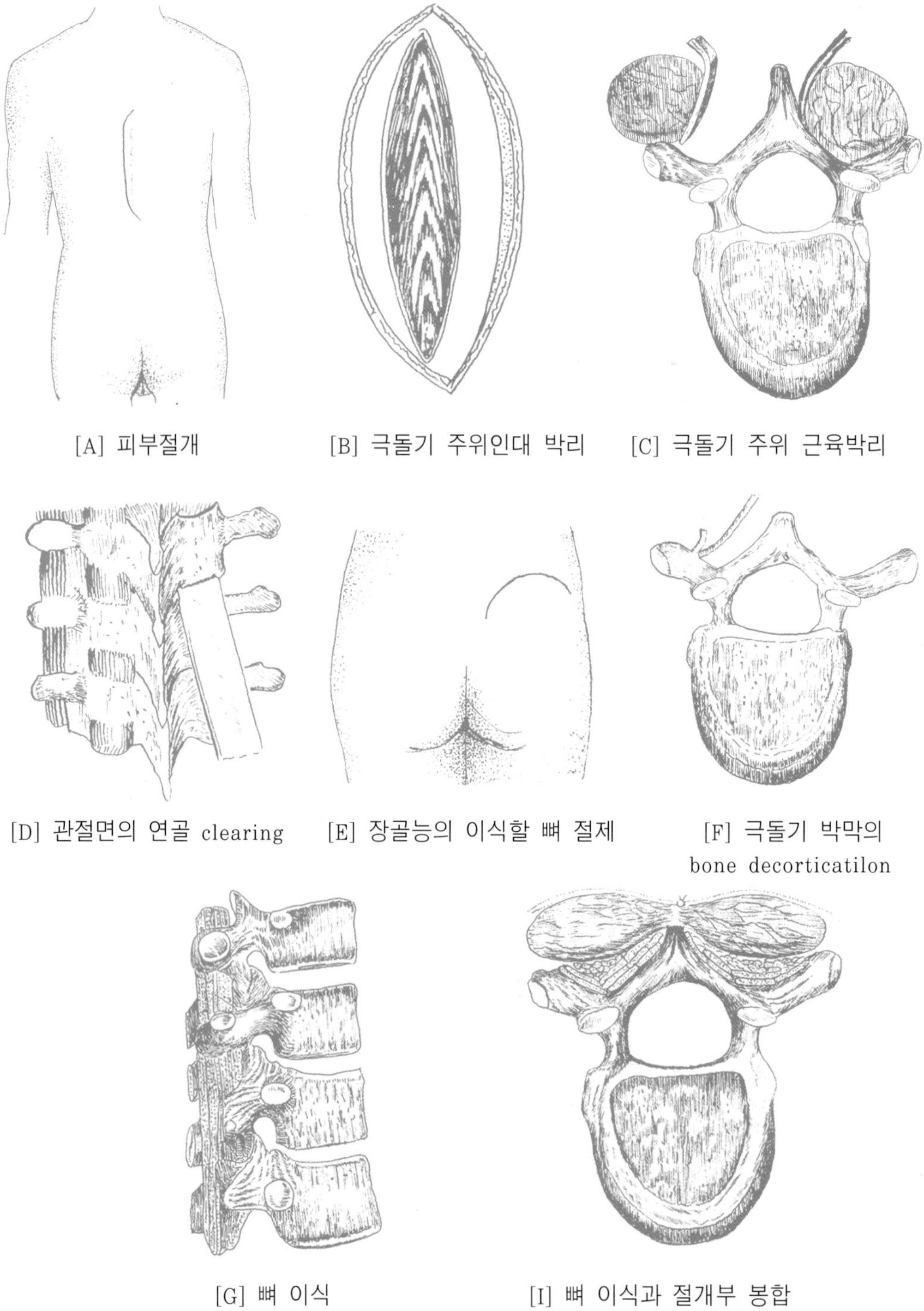

[A] 피부절개 [B] 극돌기 주위인대 박리 [C] 극돌기 주위 근육박리

[D] 관절면의 연골 clearing [E] 장골능의 이식할 뼈 절제 [F] 극돌기 박막의 bone decorticatilon

[G] 뼈 이식 [I] 뼈 이식과 절개부 봉합

그림 15-1. **상부 요추의 척추 융합술**

(3) 척추의 피부절개

· 20번 knife로 병변부의 척추 극상돌기(spinous process)를 따라 피부, 피하조직을 절개한다.
· bleeding point는 adson's forcep으로 잡고 bovie로 coagulation시킨다.

(4) 척추 근육과 뼈 부착물 박리

· cutting bovie tip으로 supra spinous ligament를 절개한다.
· 15번 knife로 lamina와 spinous process에 부착되어 있는 paravertebral muscle을 벗겨낸다.
· cobb's elevator로 관절 피막과 transverse process에 있는 뼈 부착물 등을 박리해가며 bone wax과 gelfoam으로 bleeding control한다.

(5) 척추보조기구의 삽입 위치 결정

· 척추보조기구는 과거에 Harrington's instrument를 많이 사용했으나 요즈음 Luque instrument, Cotrel/Doubo set, A/O Schantz set와 Diapason instrument를 주로 사용하고 있다.
· Hook와 inserter를 아래 위로 각각 집어넣어 instrument(rob and hook)를 넣어줄 위치를 결정하고 bone cutter와 osteotome을 이용하여 instrument가 위치하게 되는 극돌기를 docortication한다. dicortication은 뼈 융합(bone fusion)을 용이하게 해준다.

(6) 척추보조기구 삽입 및 뼈 이식

· hook가 걸리게 될 부분의 ligament를 15번 knife로 cutting한 후 punch로 박막을 넓혀준다.
· instrument의 hook와 rod를 삽입해 주고 rod 주위에 bone graft를 위해 준비한 bone을 넣어둔다(그림 15-2).

(8) 절개부위 봉합

근육은 1-0 vicryl, 피하조직은 2-0 vicryl, skin은 3-0 nylon으로 suture한 후 dressing gauze로 덮어준다.

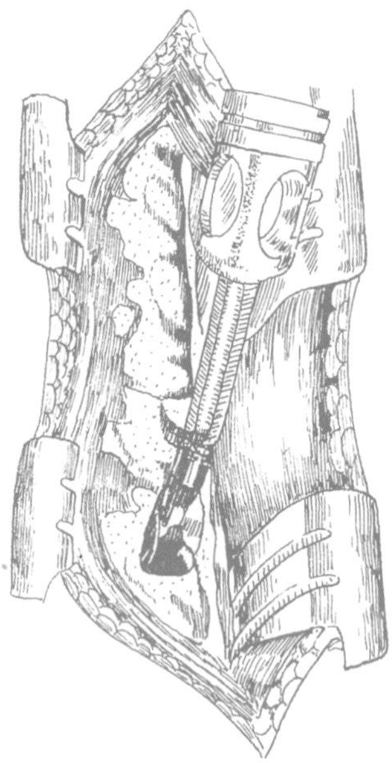

[A] 극돌기 천공

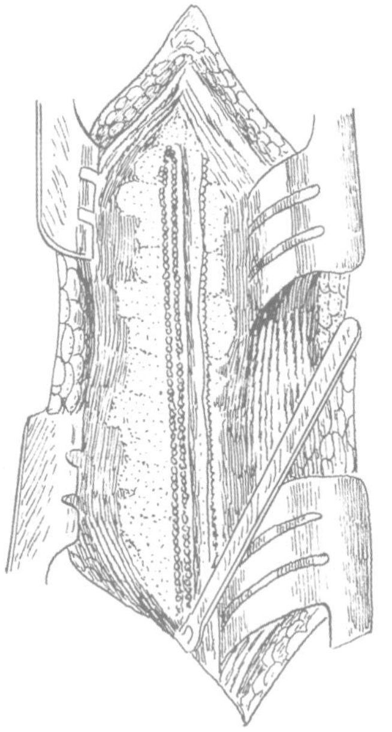

[B] 기구삽입

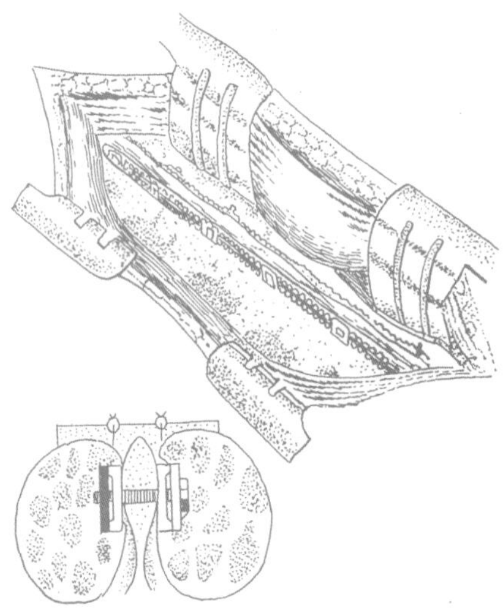

[C] 기구조정

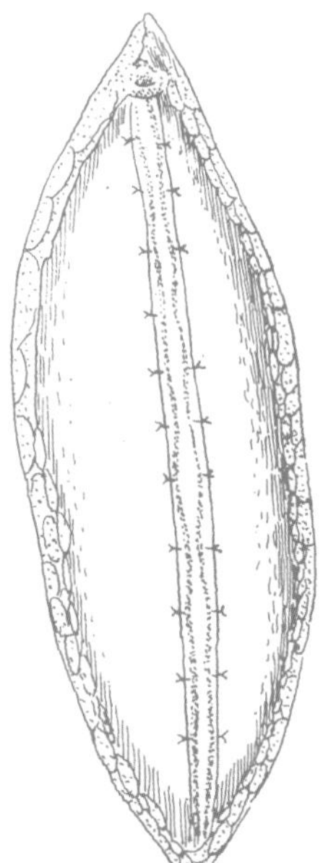

[D] 봉합

그림 15-2. **기구 삽입을 통한 척추융합**

3) 수술 후 간호

척추수술 후 심부정맥 혈전증과 폐색전증을 예방하기 위해 항응고제를 투약하며 탄력스타킹이나 pneumatic sleeves를 착용한다. 앙와위에서 측위로 체위변경을 자주하며 체위변경은 통나무 굴리기 방법을 이용한다. 의식이 돌아오는 대로 매 시간마다 isometric exercise를 시키고 수술 후 8시간이 지나도록 배뇨하지 못하는 경우 도뇨를 한다. 신체상태가 허락하는 대로 걷기를 시작하며 2.25kg 이상의 무거운 물체를 들어올리지 않는다.

수술 중 출혈이 많은 편이므로 수술 후에는 헤모글로빈과 헤마토크릿을 사정하고, 혈종의 발생을 관찰한다. 드레씽 부위는 출혈 및 감염 증상을 관찰하며 누런 투명한 액체는 뇌척수액이므로 의사에게 즉시 보고한다. 수술 후 첫 8시간에 20~250mL의 분비물이 배액되나 12시간 지나면 분비물의 양이 현저히 줄고 대개 24~36시간에 배액관을 제거한다.

2. 전 고관절 치환술(total hip replacement arthroplasty)

1) 정의 및 수술 전 간호

골절 등의 외상이나 염증으로 대퇴골 및 관골구에 퇴행성 병변이 올 때 병변이 있는 관골구(acetabulum)와 대퇴골두(head of femur)를 제거한 후 금속 또는 plastic prosthesis로 대치시키는 수술이다(그림 15-3).

2) 방 법

(1) 피부절개

- draping과정에서 sterile drape(접착성 방포)을 사용하고 20번 knife로 상전장골극(anterior superior iliac spine)에서 대전자(greater trochanter), 대퇴골간 후면을 잇는 15~20cm 정도의 skin incision을 한다.
- subcutaneous tissue를 절개하며 mosquito와 adson's forcep으로 bleeding point를 잡은 후 bovie로 coagulation을 한다.

(2) 근막절개

- 20번 knife와 mayo scissor로 대퇴 근막장근(tensorfascial latae), 둔근(glutaeus) 사이를 박리한 후 대둔근 하낭(gluteal bursa)을 절개한다.

(3) 대퇴골경 절제

· 고관절낭을 절제하고 관골구로부터 대퇴골두를 탈골시킨다(dislocation of hip).
· 대퇴골경과 대퇴골간이 45°의 각도를 유지하도록 한 후 osteotome으로 절단부에 표시를 후 oscillating saw를 이용하여 대퇴골경을 절단한다.

(4) 대퇴골두 제거

· Cock screw를 femoral head에 넣어 (3)에서 대퇴골경과 분리된 대퇴골두를 뽑아낸다.
· 뽑아낸 대퇴골두는 Bone Bank에 -70℃로 보관하고 culture 결과가 정상이면 다른 환자의 bone graft시 사용한다.

(5) 관골구 노출

· acetabulum의 앞쪽으로는 cobra retractor를 걸고 아래쪽과 옆쪽으로는 hohmann으로 걸어 acetabulum을 확실하게 노출시킨다.
· bovie long tip으로 주변을 정리하고 rongeur로 osteophyte를 뜯고 kocher와 bovie로 debridement을 한다.
· 남아있는 avascular sclerotic bone과 cartilage를 제거하고 acetabulum component를 고정시키기 위해 subchondral plate를 reaming한다.
· reamer는 abduction에서 45° 각도를 유지하고 anteversion의 15~20°로 진입하면서 templating해온 cup size에서 2~3 치수 아래의 cutting reamer로 시작한다.
· 보통 작은 size부터 갈아낸다. 예를 들어 size를 50으로 측정한 경우 44부터 환자의 acetabulum cup size에 맞게 한 두 차례 치수를 올려가며 reaming한다(Trilogy zimmer system의 경우 implant cup size에서 2mm정도 under reaming 한다).
· 건강한 bone이 나올 때까지 reaming하는 중간 중간 spoid irrigation하고 long kelly에 gauze를 물려서 reaming point의 찌꺼기를 긁어낸다.

(6) 관골구내로 보조기구 삽입

· reamer로 cup이 acetabulum에 positioning되는지를 사정한 후 알맞은 cup의 크기를 정하고 implant를 impactor와 setting한다.
· abduction에서 45° 각도를 유지하고 anteversion의 15~20°로 acetabulum에 cup implant를 삽입한다.
· 삽입된 cup implant를 acetabulum에 6.5 cancellous screw로 고정한다.
· 3.2mm drill bit로 acetabulum에 hole을 만들며 원활한 drilling을 위해 drill guide와 결합하여 사용한다.

· hole의 깊이를 depth gauge로 측정한 후 screw의 치수를 결정하여 screw를 1~2개 정도 삽입하여 cup을 고정한다.
· screw 삽입 후 insert trial을 한다(Trilogy의 경우-insert trial은 hood가 0도와 10도인 두 종류가 있으며 head coverage에 따라 적당한 liner를 선택한다).
· insert holer를 이용하여 insert trial을 cup에 impactor로 삽입해두고 stem이 준비될 때까지 betadine 4*8 gauze를 packing을 해둔다.

(7) 대퇴골 내강 확장

· prosthesis 근위부와 같은 크기의 box osteotome으로 cancellous bone을 제거한다.
· femur canal을 확장시키고 stem size를 결정하기 위해 가장 작은 size부터 rasping 한다. 예를 들어 templating 해 온 stem의 치수가 #12 이었다면 가장 작은 #9 distal rasp를 시작으로 #10 distal rasp, #10 proximal rasp, #11 distal rasp, #11 proximal rasp, #12 distal rasp, #12 proximal rasp 순으로 rasping하면 된다.
· femur canal을 확장시켰으면 마지막으로 rasping한 rasp을 삽입한 상태로 provision해 본다. provisional size는 마지막 rasp과 operator가 pre op x-ray views를 보고 head neck size를 결정하여 trial을 삽입한다.

(8) 대퇴골 내강내로 보조기구 삽입

· femoral head trial은 short, medium, long의 3가지가 있고 head는 x-ray를 보고 결정한 size를 rasp에 끼워서 provision한 후 결정한다.
· hip reduction한 후 ROM(flexion, abduction, internal rotation)을 확인하고 femur의 fracture가 없고 canal에 rasp size가 적합한가를 potable x-ray로 확인한다.
· 위의 과정이 모두 끝나고 x-ray 상 모든 size가 결정되면 모든 prosthesis(liner, stem, head neck implant)를 final implantation 한다.
· 우선 cup과 insert trial에 packing한 4*8 betadine gauze를 제거한 후 betadine irrigation과 saline irrigation을 한다.
· saline gauze로 cup을 닦고서 implant liner를 holder로 잡아서 삽입한다.
· femur preparation해 둔 canal를 betadine과 saline irrigation한 후 stem implant를 삽입한다.
· impactor와 anteversion guide를 걸어두고 조심스럽게 femur fracture의 발생 여부를 관찰하고 양쪽의 다리 길이가 동일한가를 보면서 삽입한다. 알맞은 head neck을 stem에 끼우고 head impactor로 삽입한다.
· acetabulum cup과 stem을 결합시키고 hip joint를 원래대로 reduction한다.

· hip reduction한 후 재차 ROM(flexion, abduction, internal rotation)을 확인하고 femur의 fracture가 없는지 stability, 양쪽 다리의 길이를 재사정한다.

(9) 절개부 봉합

· 고관절 주위조직에 hemovac을 삽입한다.

· 근육은 1-0 vicryl, 피하조직은 2-0 vicryl, 피부는 skin stalper로 마무리 한다. dressing gauze를 대준 후 elastic bandage로 compression dressing한다.

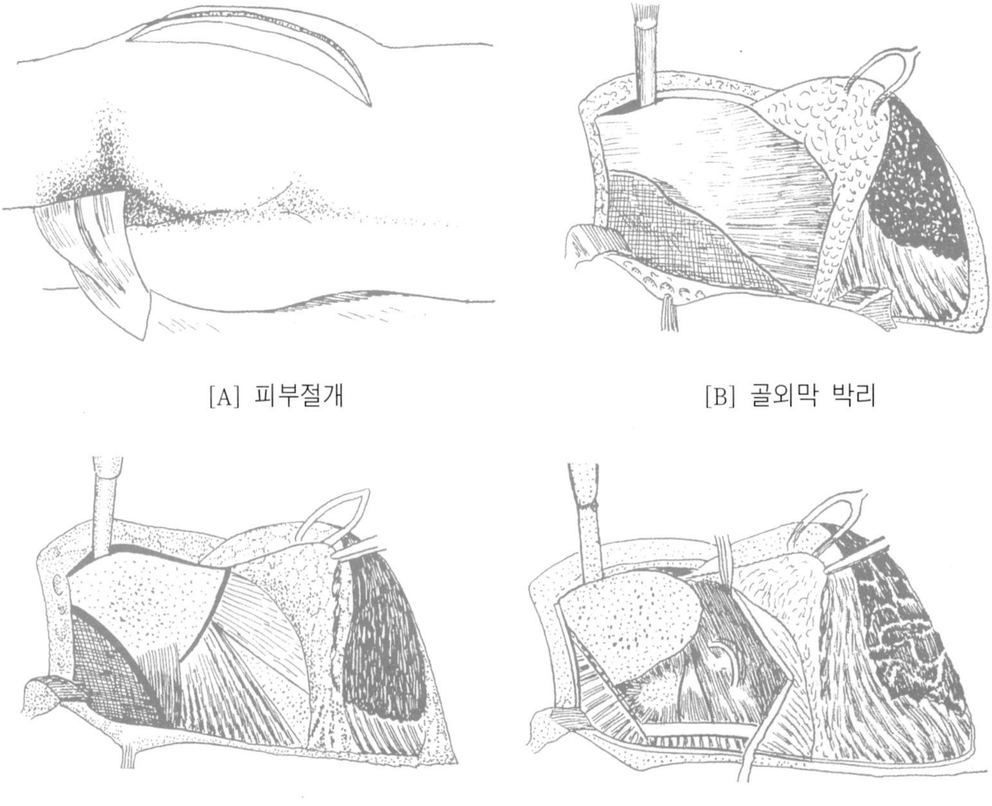

[A] 피부절개 [B] 골외막 박리

[C] 대둔근 하낭절개 [D] 대퇴골경 노출

그림 15-3-1. **완전 고관절 복위 성형술**

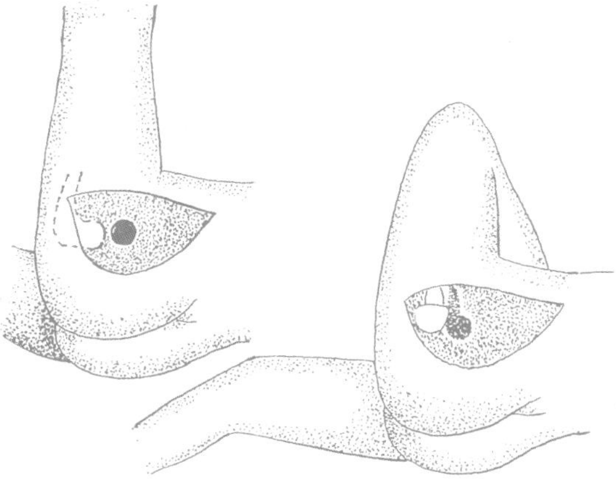

[E] 대퇴골구 탈골

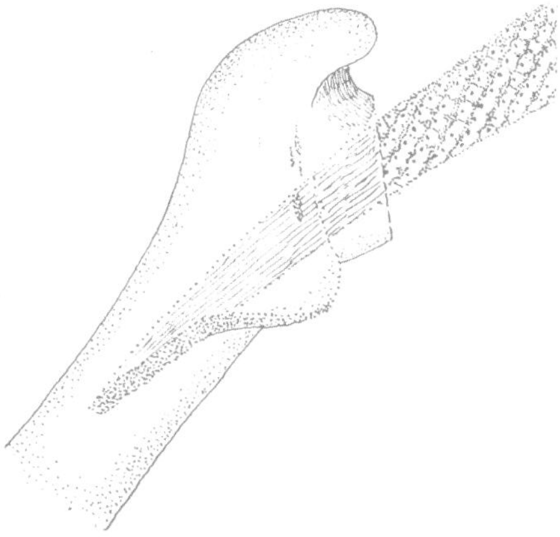

[F] 대퇴골경 절제와 대퇴골 내강확장

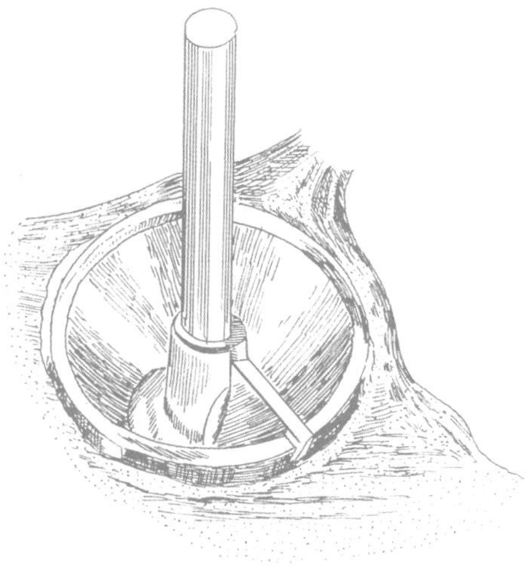

[G] 관골구 확장

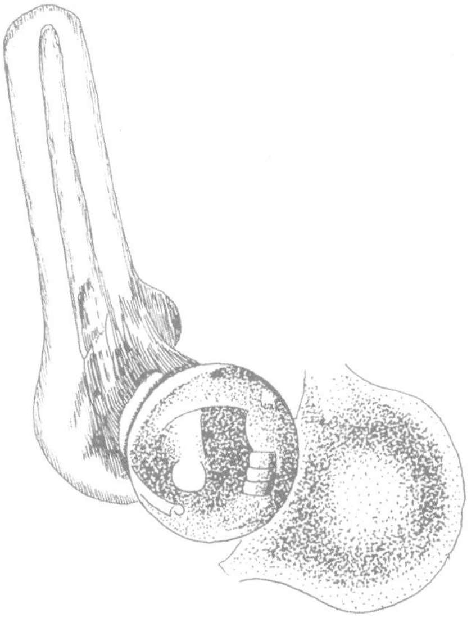

[H] 보조기구 삽입

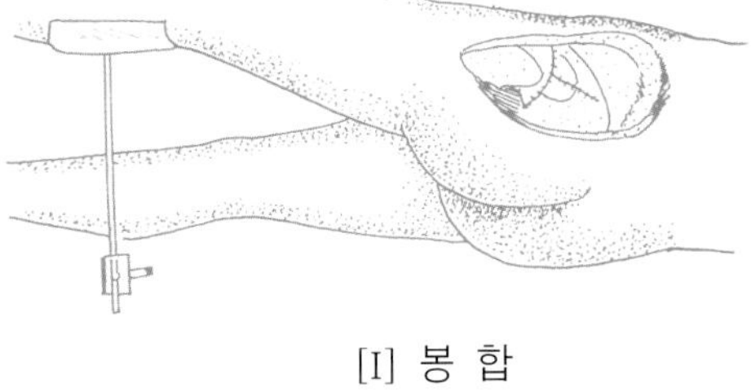

[I] 봉 합

그림 15-3-2. **완전 고관절 복위 성형술**

3) 수술 후 간호

나선형으로 감은 붕대(spica)는 수술 후 4일 정도에 제거하며 수술후 15일 정도에 stitch out하며 적어도 수술 후 1주일 동안 항생제를 투여하며 혈전증을 예방하기 위해 탄력 stocking을 착용한다. 수술 후 2일이 되면 quadriceps muscle과 gluteal muscle의 운동과 함께 무릎 운동을 시작하며 환자는 똑바로 누웠다가 앉아있는 것을 반복하도록 해준다.

수술 후 3주간은 다리를 약간 외전시키며, hip hoint가 45~60° 이상으로 굴곡시키지 않으며 수술부위가 아래로 간 상태에서 수면을 취하지 않으며 다리를 꼬지 않는다. 수술 후 3주가 지나면 traction도 제거하고 active exercises를 시작하며 수술 후 5주가 지나면 crutch에 의지하여 걷는 것을 시도해 본다.

3. 슬건근 이동술(transfer of hamstrings muscle)

1) 정 의

무릎의 굴곡력이 약화되었을 때 슬건근(hamstring muscle)을 이루는 대퇴이두근(biceps femoris), 반건양근(semitendinosus), 반양막근(semimembranosus)의 기시부를 본래 위치에서 다른 곳으로 이동시키는 수술이다(그림 15-4).

2) 수술과정

(1) 피부절개

· elastic bandage를 발끝에서 대퇴부 쪽으로 감은 후 tourniquet를 작동시킨다.
· mayo scissor로 stockinette를 절개하고 20번 knife로 대퇴 중간부에서 비골경에 15cm의 lateral skin incision을 한다.
· bleeding point는 adson's forcep으로 잡은 후 bovie로 coagulation하여 bleeding control한다.

(2) 대퇴이두근 박리

· 장경인대(iliotibial ligament)를 15번 knife로 절개한 후 외측 광근(vastus lateralis muscle)을 4저로 견인시킨다.
· mayo scissor와 toothed forcep으로 대퇴 이두근을 주위조직으로부터 박리하며 비골경의 건을 박리한다.

(3) 반건양근 박리

· 대퇴 중간부에서 무릎 관절까지 10번 knife로 medial skin incision한다.
· bleeding point는 adson's forcep으로 잡고 bovie로 coagulation 시킨다.
· 15번 knife로 fascia를 절개한 후 mayo scissor로 semitendinous muscle을 박리하여 insertion부위로부터 분리시켜 놓는다.

(4) 슬개골 위로 피하터넬 형성

· 슬개골(patella) 위에 10번 knife로 skin incision을 한다.
· skin incision부위에서 피부 밑으로 lateral incision과 medial incision이 통할 수 있도록 tunnel을 만든다. tunnel을 통해 hamstring muscle을 transter한다.

(5) 인대이동

· osteotome으로 슬개골 위에 tunnel을 만들고 위에서 분리시켜 놓은 tendon을 transfer시키고(반건양근은 대퇴이두근의 기시부로, 대퇴이두근은 반건양근의 기시부로) retention용 black silk 또는 7호 silk로 suture한다.
· 외측광근(vastus lateralis muscle)을 biceps muscle 아래로 당기고 5호 silk로 suture한다.

(7) 피부절개부위 봉합

· 근육은 1-0 vicryl, subcutaneous tissue는 2-0 vicryl, skin은 3-0 nylon으로 suture하고 dressing gauze를 덮는다.
· cotton roll을 장골까지 감은 후 cast를 하고 tourniquet를 off한다.

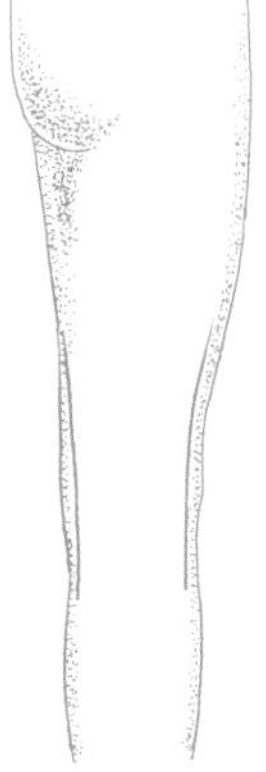

[A] 피부절개

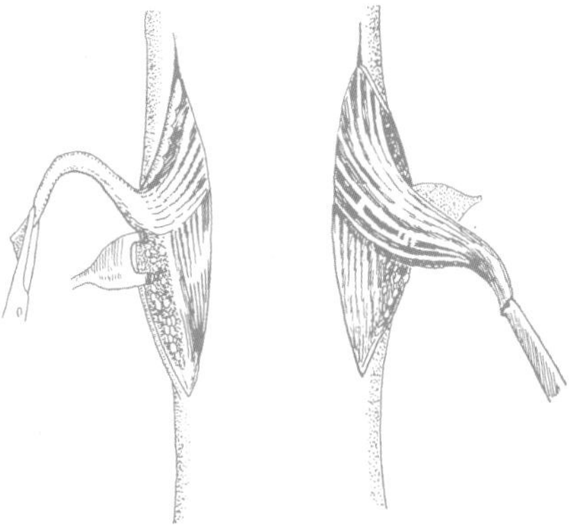

[B] 반건양근과 대퇴이두근 박리

그림 15-4-1. 슬건근 이동

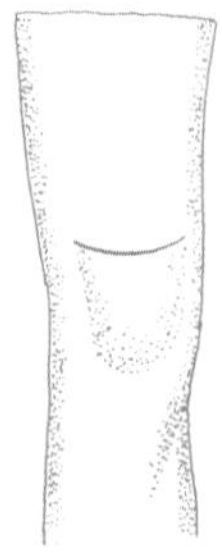

[C] 슬개골 위로 피부절개

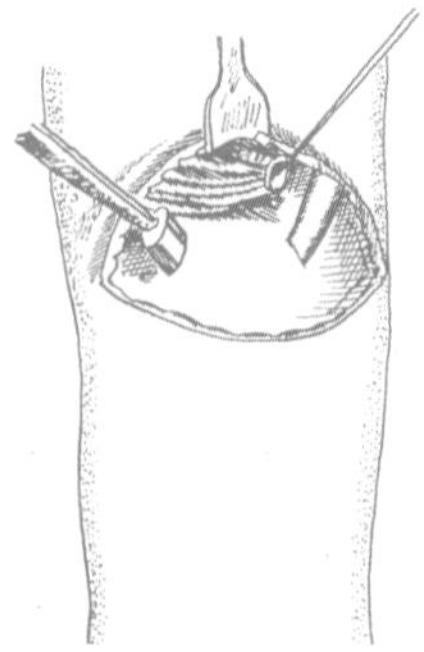

[D] 건 고정

그림 15-4-2. **슬건근 이동**

4. 반월연골 절제술(meniscectomy)

1) 정 의

반월연골이 손상을 받았거나 원판모양(discoid)으로 될 때 반월연골을 절제해 내는 수술이다(그림 15-5).

2) 방 법

(1) 피부절개

- 발끝에서 대퇴부쪽으로 elastic bandage를 감은 후 tourniquet를 작동시킨다.
- mayo scissor로 stockinette를 절개해 놓고 10번 knife로 lateral joint 앞에서 뒤쪽으로 patella tendon을 가로질러 skin incision을 한다(슬개골에서 downward & medial skin incision).
- 외측 대퇴골와(lateral femoral condyle)에서 비골의 근위단(proximal fibula)에 이르는 부위를 절개한다.
- bleeding point는 toothed adson's forcep으로 잡고 bovie로 coagulation한다.
- subcutaneous를 절개후 2조 또는 4조로 견인하여 벌려놓는다.

(2) 장경골 인대박리 및 반월 연골절제(meniscectomy)

- 장경골 인대(iliotibial ligament)가 나오면 metzenbaum으로 인대를 절개한 후 deep cushing retractor를 걸어준다.
- 15번 knife와 metzenbaum으로 활막(synovium)을 절개하여 외측 반월연골(lateral

meniscus)을 노출시킨다.

· clamp나 kocher로 meniscus를 잡고 15번 knife나 meniscectomy knife로 meniscus를 절제해낸다(specimen).

(4) 절개부위 봉합

· 무릎을 굴곡시킨 채로, subcutaneous tissue는 2-0 vicryl, skin은 3-0 nylon으로 suture한다.

· dressing gauze를 덮고 솜을 장골까지 감고 elastic bandage로 compressive dressing을 하고 tourniquet을 off한다.

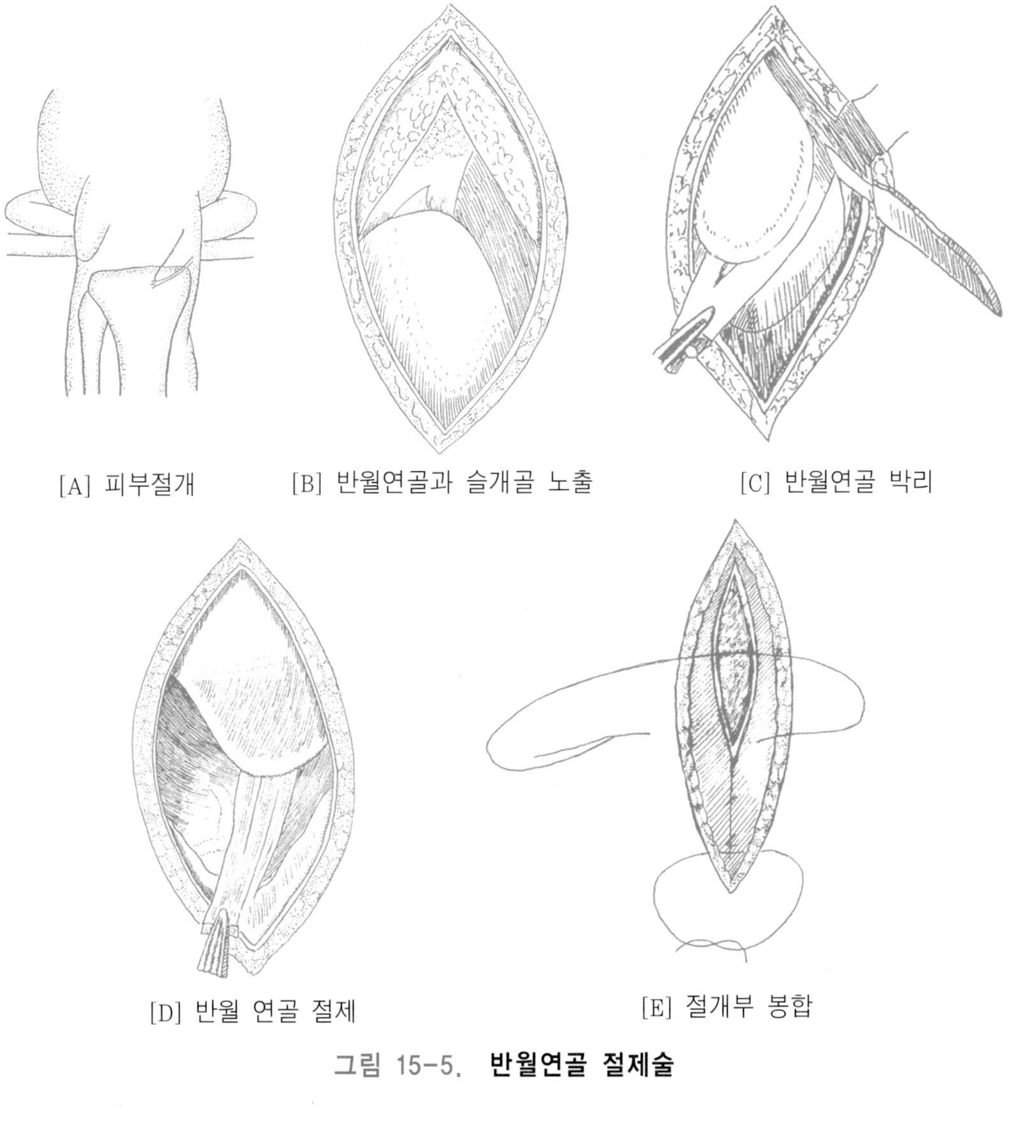

[A] 피부절개 [B] 반월연골과 슬개골 노출 [C] 반월연골 박리

[D] 반월 연골 절제 [E] 절개부 봉합

그림 15-5. 반월연골 절제술

5. 아킬레스건 신장수술(elongation of tendo achilles)

1) 정 의

잔재성 회백수염, 뇌성마비에 의한 achilles tendon 수축으로 인한 첨족(equinus)에서 achilles tendon을 길게 해주어 배굴(dorsiflexion)이 가능하게 해주는 수술이다(그림 15-6).

2) 수술과정

(1) 피부절개

· 발끝에서 대퇴부쪽으로 탄력붕대를 감아 준 후 tourniquet를 작동시킨다.
· 10번 knife로 achilles tendon의 중앙부를 따라 skin incision을 하고 15번 knife로 fascia를 절개한다.
· adson's forcep으로 bleeding point를 잡고 bovie로 coagulation시킨다.

(2) achilles 건 피판형성 및 봉합

· 10번 knife로 achilles tendon을 옆면에서 세로 절개를 넣어 인대관(tendon flap)을 만든 후 tendon을 가로로 cutting한다.
· ankle을 dorsiflexion시킨 상태에서 5호 silk로 tendon flap을 suture해준다.

(4) 피부절개부 봉합

· subcutaneous tissue는 2-0 vicryl, skin은 3-0 nylon으로 suture하고 dressing gauze로 덮어준다.
· 솜을 발에서 대퇴부까지 감은 다음 cast를 하고 touniquet를 off해준다.

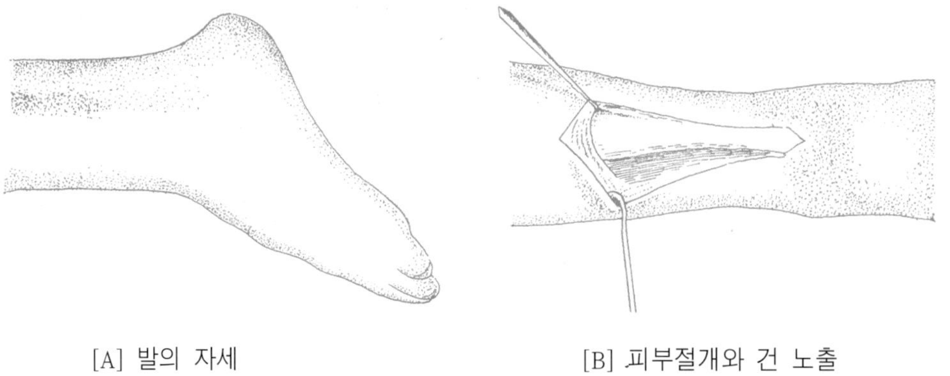

[A] 발의 자세　　[B] 피부절개와 건 노출

그림 15-6-1. **아킬레스건 신장술**

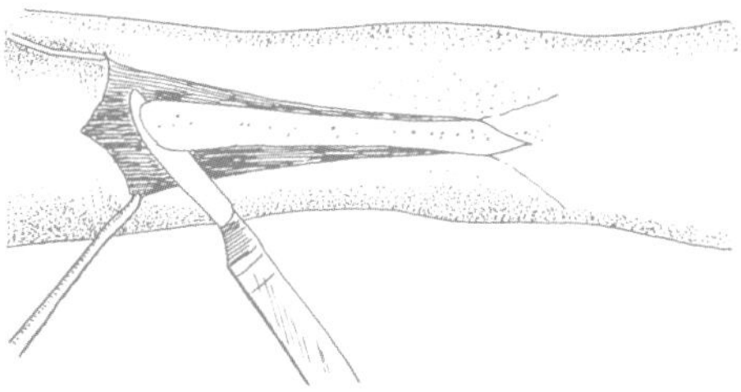

[C] 건을 1/2두께로 나눔

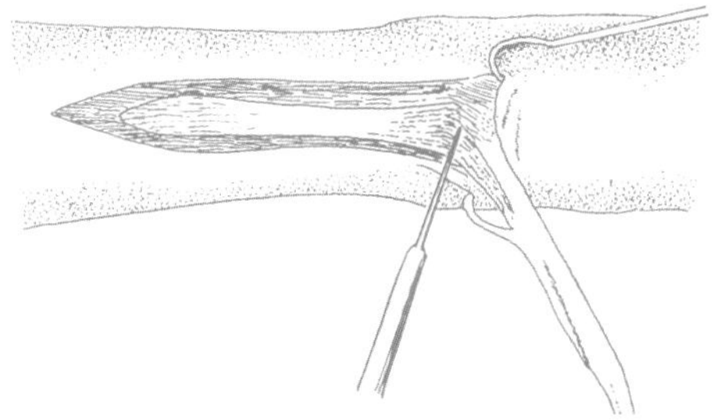

[D] 완성된 건 피판

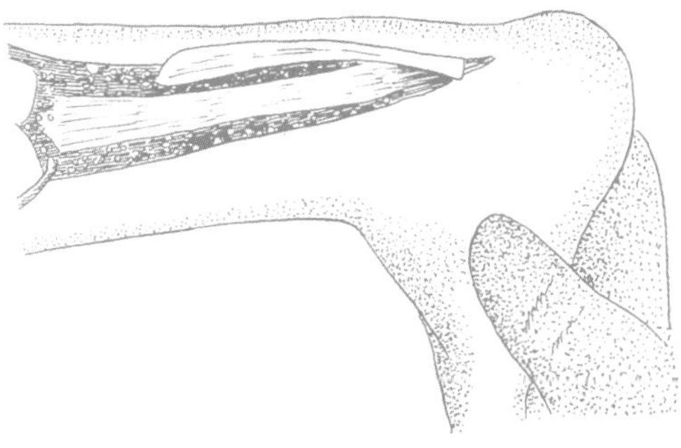

[E] 건 피판 길이 조정

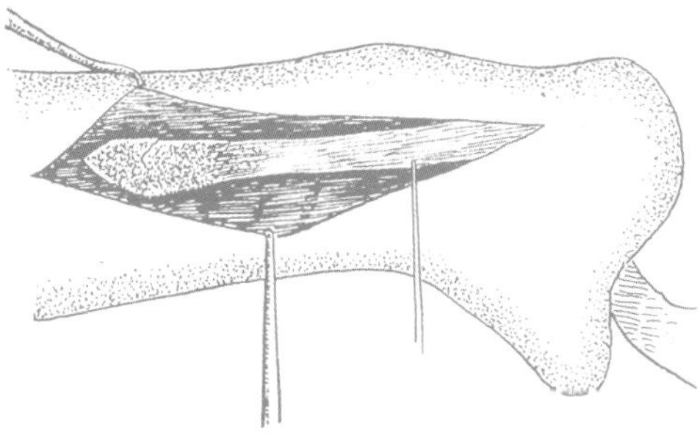

[F] 건 봉합

그림 15-6-2. **아킬레스건 신장술**

6. 삼중 관절 고정술(triple arthrodesis)

1) 정의 및 수술 전 간호

잔재성 회백수염(residual poliomyelitis), 뇌성마비(cerebral palsy)로 인한 요척족(talipes cavus)에서 거종골 관절(talocacaneal joint), 거주상골 관절(talonavicular joint), 종설상골 관절(calcaneocuboid joint)의 기형을 고정한 후 steinman's pin이나 staple pin으로 관절을 고정시켜 주는 수술이다(그림 15-7).

삼중 관절 고정술을 통해 족근골의 통증, 불안정과 기형을 해결해 줄 수 있다. 수술시기는 3~4세가 적당하다.

2) 수술과정

(1) 피부절개

· 발을 들어 올린 후 발끝에서 대퇴부쪽으로 elastic bandage을 감은 후 tourniquet를 작동시킨다.
· mayo scissor로 씌어놓은 stockinnete를 cutting한 후 10번 knife로 비골(fibula)의 끝부분에서 거골두(talus head) 옆으로 skin incision을 한다.
· toothed adson's forcep으로 bleeding point를 잡고 bovie로 coagulation한다.

(2) 거골경 주위조직 박리

· 15번 knife와 adson's tooth forcep으로 족근동(tarsal sinus)의 adipose tissue를 박리하면 거골(talus)이 노출된다.
· 15번 knife와 mayo scissor로 talus의 soft tissue를 박리시킨다.

(3) 거골 절제

· periosteal elevator로 거종골 관절(talocalcaneal joint)을 젖히고 osteotome으로 거골의 중간부분을 cutting하면 거골경 및 거골두가 떨어져 나온다.
· osteotome으로 종설상골 관절(calcaneocuboid joint)의 기형 부분을 절제한다.
· 거골 아래 관절면(subtalar articular surface)과 연골을 제거한 후 rongeur와 bone cutter로 거골두의 모양을 새로이 만들어 거종골 관절(talocalcaneal joint)로 넣어준다.

(4) 거골 정리 및 관절고정(arthrodesis)

· 떨어져 나온 거골(talus)의 관절면과, 연골을 제거한 후 rongeur와 bone cutter로 거두골의 모양을 새로이 만들어 다시 거종골 관절(talocalcaneal joint)로 넣어준다.
· 거종골 관절(talocalcaneal joint), 주상골 관절(talonavicular joint), 종설상골 관절(calcaneocuboid joint)에 steinmann's pin 또는 staple pin을 삽입한다.
· skin 밖으로 나온 pin은 pin cutter로 cutting 한다. skin으로 조금 나와 있는 pin은 hammer를 이용해 skin 안으로 밀어 넣는다.

(5) 절개부위 봉합

피하조직은 2-0 vicryl, 피부는 3-0 nylon으로 suture한 후 dressing gauze로 덮는다. 발끝에서 장골까지 cotton roll을 감고 cast한 후 tourniquet를 풀어준다.

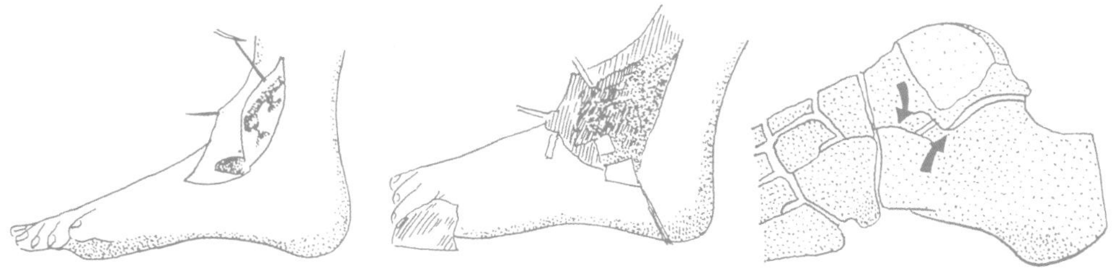

[A] 피부와 피하조직 절개　　[B] 중족관절 노출　[C] 거골, 종골, 주상골, 설상골 노출

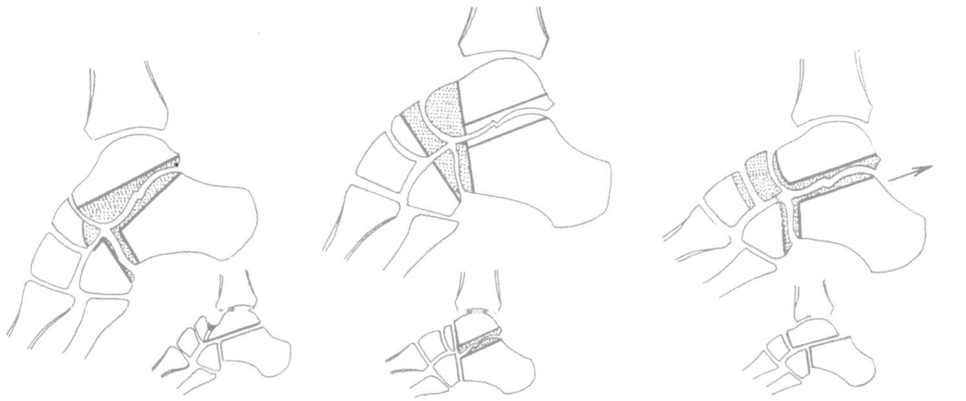

D[1] Dunn's arthrodesis for equinus　　D[2] Dorsal wedge tarsectomy for pes cavus　　D[3] Lambrinudis operation for full equinus or foot drop

[D] 기형부분(점선부분)은 절제 해냄

그림 12-7-2. **삼중 관절 고정술**

7. 사지 절단술(amputation)(그림 15-8)

1) 정의 및 수술 전 간호

말초성 혈관장애, 뼈의 악성 종양과 염증, 당뇨성 합병증, 손상이 있을 때 사지 중의 어느 한 부분을 절제해 내는 수술이다. 절단 부위에 따라 무릎아래(below knee, B/K), 무릎위(above knee, A/K), 팔꿈치 아래(below elbow, B/E), 팔꿈치 위(above elbow, A/E)가 있다. 어느 수준에서 사지의 amputation이 이루어 질 것인가를 설명하고 anger 또는 fear를 표현할 기회를 준다. 재활에 중요한 근육의 힘을 길러주기 위한 exercise를 수술 전에 시작한다. 수술 후의 crutch walking을 위해 biceps muscle과 triceps muscle 강화훈련을 수술 전에 시작한다.

2) 수술과정

(1) 피부절개

대퇴 근위부(proximal theigh)에 감은 tourniquet를 작동시키고, amputation 부위를 결정하고 10번 knife로 skin, subcutaneous tissue를 incision한다.

(2) 근육절개 및 대퇴골 노출

15번 knife와 mayo scissor로 muscle을 cutting하고 large vessel은 kelly로 잡은 후 7호 silk로 ligation한다.

(3) 뼈절단

cobb's periosteal elevator로 periosteum을 박리한 후 절단부위의 골조직을 주로 sagital saw로 절단해 간다(specimen). Rongeur와 bone file로 뼈의 절단면을 다듬는다.

(4) 절단부 처리

· tourniquet off한 후 mosquito로 bleeding point를 잡은 후 bovie로 coagulation한다.

· saline irrigation(with antibiotics)하고 penrose drain(또는 hemovac)을 삽입한 후 fascia는 1-0 vicryl, subcutaneous tissue는 2-0 vicryl, skin은 3-0 nylon으로 suture한다.

· dressing gauze를 덮은 후 drain 부위에는 Y-gauze를 대고 솜을 감고 elastic bandage로 compressive dressing 해준다.

3) 수술 후 간호

정맥환류를 향상하고 부종을 예방하기 위해 수술 후 24시간 정도 stump를 elevation시키나 수술 후 48시간 이후에는 hip flexion contracture를 예방하기 위해 stump를 내려준다. stump는 2~3회/day 정도 짧게 extended position을 취해주나 고관절의 외전, 외회전 및 flexion는 피한다.

통증 완화를 위해 마약성 진통제를 투약하고 stump의 hematoma를 완화시킨다. 국소마취제, β-blocker(dull, burning discomfort 완화), anticonvulsant(stabbing & cramping pain 완화), tricyclic antidepressants(mood와 coping ability 향상)를 투약한다. 수술 후 contracture 기형 발생을 예방하기 위해 수술 1~2일 후 ROM부터 시작하며, crutch-walking을 위해 biceps muscle(전완 flexion, 체위변경시 overheadtrapeze 사용) 및 triceps muscle(전완 extension, push up exercise) 강화 훈련을 시킨다.

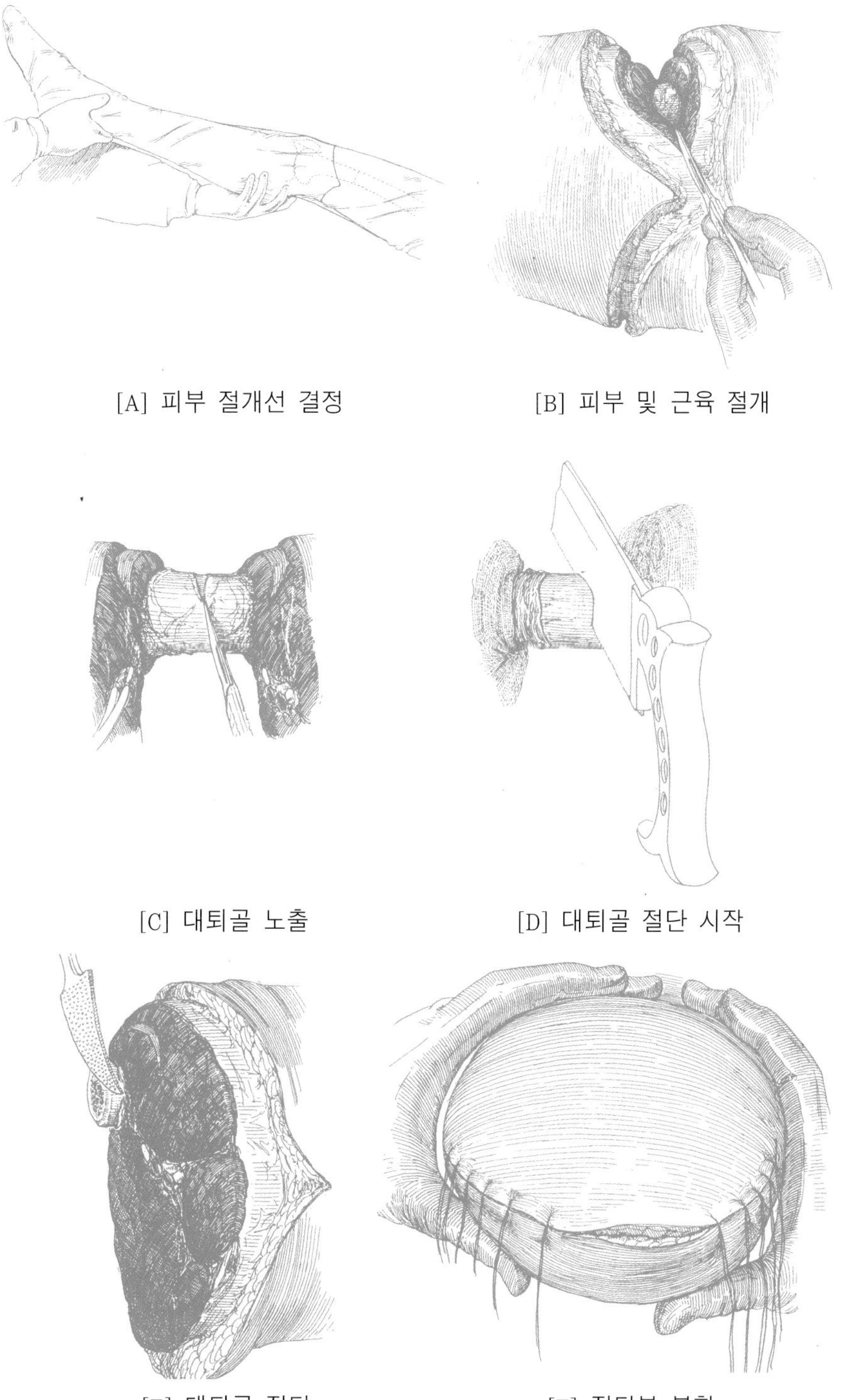

[A] 피부 절개선 결정

[B] 피부 및 근육 절개

[C] 대퇴골 노출

[D] 대퇴골 절단 시작

[E] 대퇴골 절단

[F] 절단부 봉합

그림 15-8. **대퇴골 절단술**

Rerferences

1. Black JM, Hawks JH, Keene AM (2001). Medical-Surgical Nursing, 6th Edition, Saunders.
2. Brunicardi FC, Andersen DK., Billiar TR., Dunn DL, Hunter JG, Pollock RE (2004). Principles of Surgery, 8th Edition, McGraw-Hill.
3. Charles Rob. Operative Surgery, Orthopaedic surgery, F. A. Davis company, 1957.
4. Hugh dudley (1979).Operative surgery, Orthopaedic surgery, 3th Edition, Butterworths.
5. Lovisetto F, Zonta S, Rota E, Mazzilli M, Bardone M, Bottero, L, Faillace G, Longoni M(2007). Use of Human Fibrin Glue (Tissucol) Versus Staples for Mesh Fixation in Laparoscopic Transabdominal reperitoneal Hernioplasty A Prospective, Randomized Study. Ann Surg 245(2): 222-231.
6. Phipps Monahan Sands Marek Neighbors (2003). Medical-Surgical Nursing, 7th Edition, Mosby.
7. Rothrock JC (2003). Alexander's Care of the Patient in Surgery. 12th Edition, Mosby.
8. Townsend CM, Beauchamp RD, Evers BM, Mattox K(2004). Sabiston Textbook of Surgery, 17th Edition, WB Sounders.
9. Smeltzer SC, Bare BG, Hinkle JL, Cheever KH (2008). Brunner and Suddarth's Textbook of Medical Surgical Nursing. Eleventh Edition, Lippincott Williams & Wilkins.
10. Zollinger RM Jr & Zollinger RM Sr(2003). Zollinger's Atlas of surgical operation, 8th Edition, McGraw-Hill
11. www.porexsurgical.com/english/surgical/smedpor.asp

16 비뇨기계 및 남성생식기계 수술

1. 방광근치 절제술

1) 정의 및 수술 전 간호

방광 절제술(radical cystectomy, Bricker's operation)은 방광암, 결핵이나 염증 질환으로 방광 퇴축이 나타난 경우에 하며 특히 방광삼각근(trigone)과 방광경부(neck of bladder)의 침윤성 암질환인 경우는 방사선 치료를 한 후 방광근치 절제술을 한다. 방광근치 절제술과 함께 요로전환수술(urinary diversion)이 행해지므로 수술 전 구강을 통한 항생제 투여로 장내세균을 제거해야 한다.

수술 전 24시간 동안 subclavian catheter를 통해 고열량성 수액요법을 하며, 회장누공술이 이루어질 부위는 미리 복부 위에 표시를 해둔다.

2) 수술과정

(1) 복부절개

- lower median incision으로 피부, 피하조직, 근막을 절개한다.
- 복막이 나오면 toothed forcep 2개로 복막을 살짝 들어 올린 후 20번 knife로 약간 절개를 넣은 후 mayo scissor로 길게 절개한다.
- 복강이 노출되면 wet pad로 intestine을 싸서 상복부 쪽으로 밀어올린 후 self retaining retractor를 건다.

(2) 요관 절단과 임파선절제

- right angle을 이용하여 요관을 찾아 U-tape으로 tagging한 후 요관을 주위조직으로부터 박리한다.
- 방광의 근위부 요관을 2개의 right angle로 잡고 metzenbaum으로 cutting한 후 근위부 요관은 hemo lok 또는 medium hemo cilp, 원위부 요관은 hemo lok 또는 large hemocilp로 잡고 metzenbaum으로 cutting한 후 cut된 요관을 frozen section한다.

· 다른 요관도 같은 방법으로 처리한다. 아울러 주위의 임파선을 절제한다.

(3) 방광 박리 및 절제

· 방광 주위조직을 right angle로 잡아 metzenbaum으로 cut한 후 5호 silk로 tie하거나 hemoclip을 사용하여 bleeding control한다.
· 방광을 주위조직으로부터 박리해 간다.
· 방광 박리가 되면 2개의 kidney pedicle clamp로 방광 경부를 잡고 7호 silk로 tie하여 방광을 절제해낸다(specimen이므로 보관한다).
· 이어서 충수돌기 절제술을 하기도 한다.

(4) 회장 절제 및 회장 문합술

· 요관과 연결할 회장을 찾아 절제할 부분을 3-0 black silk CR로 표시해 둔다.
· Gauze로 회장을 잡은 후 장간막(mesentery)을 mosquito로 잡고 metzenbaum으로 cutting하며 장간막을 박리해간다.
· 장감자로 회장을 잡고 3호 silk로 표시한 절제부위를 20번 knife나 metzenbaum으로 cutting한(ileectomy) 후 절제해 낸 회장은 0.05% chlorohexidine 또는 0.1% hygine으로 소독해 둔다.
· 한쪽 끝은 3-0 black silk로 continuous suture, 3-0 black silk CR로 interrupted suture하여 stump를 처리하고 또 한쪽 끝은 장감자로 clamp 한다.
· 절제하고 남아있는 회장의 끝은 서로 3-0 black silk로 continuous suture, 3-0 black silk CR로 interrupted suture하여 stump를 문합해 준다(ileoileostomy).

(5) 요관회장 조구술(ureteroileostomy)

· 장감자로 clamp 되어 있는 절제된 회장의 장감자를 풀고 warm saline으로 irrigation 하고 요관과 문합할 회장부위를 mosquito로 잡고 metzenbaum으로 cutting 하여 구멍을 낸다.
· 구멍과 요관 끝을 4-0 vicryl으로 봉합하여 문합해준다(ureteroileostomy, ureter의 end와 ileum의 side).

(6) 회장누술(ileostomy)

· 복부에 stoma를 형성 하고자 하는 부위에 20번 knife로 skin에 동그랗게 incision을 넣은 후 bovie로 skin, subcutaneous tissue, fascia, muscle, peritoneum을 동그랗게 절제해내어 구멍을 만든다.
· babcock을 피부 쪽에서 복막 안으로 넣어 회장의 끝을 잡아 밖으로 뽑아낸다.

· 2-0 vicryl로 피부 쪽으로 나와있는 회장의 끝과 피부 및 피하조직을 interrupted suture하고 복막과 회장은 3-0 vicryl으로 봉합하여 고정시킨다.
· stoma를 통해 회장을 세척하고 23~24 fr의 foley cather를 stoma 안으로 삽입시켜 둔다.

(7) 복부절개부 봉합

· cystectomy를 한 부위의 출혈유무를 확인하고 hemovac을 삽입한 후 복막은 1-0 vicryl 또는 1-0 dexon으로 continuous suture한다.
· fascia는 3-0 vicryl로 interrupted suture, skin은 3-0 nylon로 interrupted suture 한다.
· 봉합부는 dressing gauze로 덮어주고 Y-gauze는 hemovac drain 부위에 덮어준다.

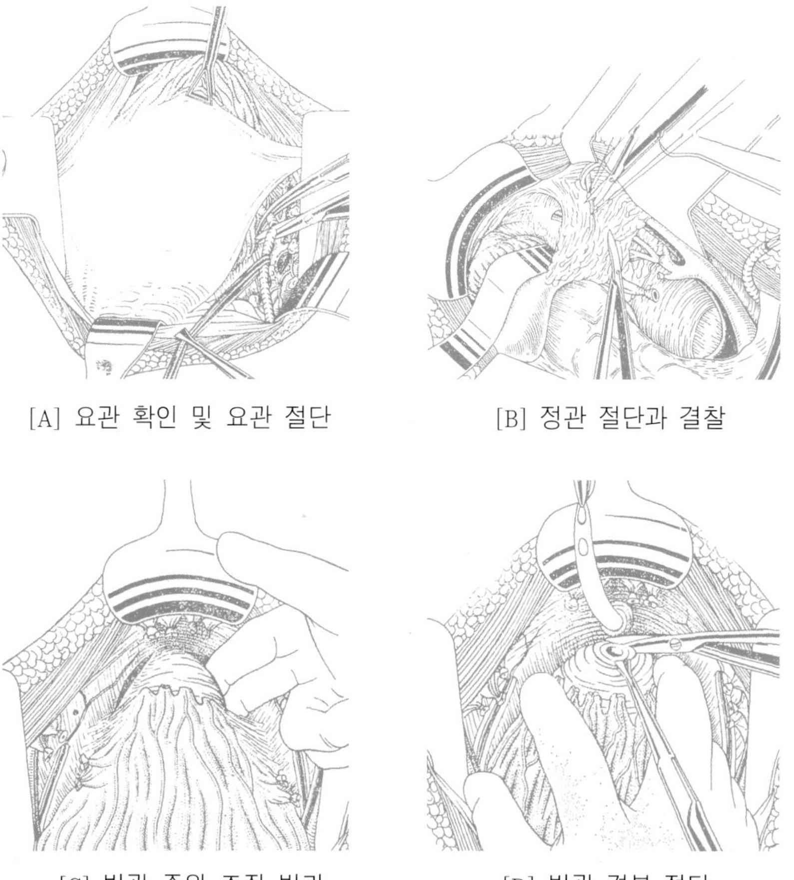

[A] 요관 확인 및 요관 절단　　[B] 정관 절단과 결찰

[C] 방광 주위 조직 박리　　[D] 방광 경부 절단

그림 16-1-1. 방광근치 절제술

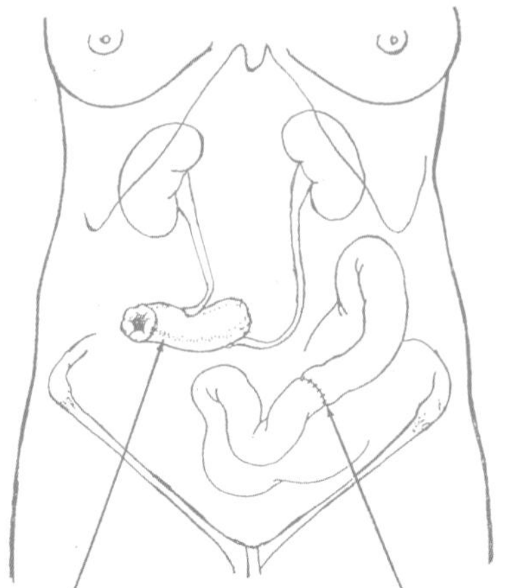

[E] 요관회장 문합과 회장누술

그림 16-1-2. **방광근치 절제술**

3) 수술 후 간호

수술 후 간호는 폐환기, 적절한 배뇨, 출혈 예방, 배액관 및 드레싱 관찰에 초점을 두어야 한다. 요도 및 방광에 배액관과 배뇨관을 삽입한 채로 수술실에서 돌아오므로 배액관 및 배뇨관이 폐쇄되지 않도록 주의한다. 방광 용적이 매우 작으므로 요도로부터 도뇨관을 제거하자마자 거의 20분 마다 배뇨를 하게되나 시간이 흐르면 방광 용적은 점차로 증가한다.

1일 3,000mL의 수분 섭취를 격려하나 한번에 다량을 주는 것이 아니라 소량씩 나누어준다. stent는 수술 후 7-10일 정도 배뇨를 도와주기 위해 유지시킨다. 1시간 당 소변량이 30mL이하가 되면 의사에게 보고한다. stoma 또는 요도 문합부의 부종으로 소변 배액이 되지 않을 경우 복강내에 새로이 형성시킨 소변 저장소가 팽만되어 봉합선이 터지거나 hydronephrosis를 초래하므로 주의한다.

장운동이 돌아올 때 까지 비위관을 유지시키며 구강 음식 투여가 가능하기 전까지는 정맥으로 수액공급을 한다. 소변량의 감소는 탈수, 요관 폐쇄, 신기능 저하 등의 원인으로 나타난다.

2. 신장 절제술(nephrectomy)(그림 16-2)

1) 정 의

보존치료의 실패로 신조직 손상이 심한 경우에 절제할 신장의 신기능 반대쪽 신장의 기능을 평가한 후 행해지게 되는데 병변이 있는 신장의 기능이 10% 미만이며 반대쪽 신장 기능이 정상인 경우에 행한다. 수술 전 수혈에 대한 준비가 완벽해야 한다.

2) 수술과정

(1) 피부절개

- 측와위에서 12번째 늑골 부위에 20번 knife로 절개한 후 이어서 subcutaneous tissue를 절개한다.
- mosquito로 bleeding point를 잡은 후 3호 silk tie와 bovie로 coagulation하여 bleeding control한다.

(2) 늑골절제(costectomy)

- 20번 knife로 골막(periosteum)을 절개하고 raspatory로 골막을 박리시킨다.
- periosteal elevator를 rib 밑으로 넣어 골막을 계속 박리한 후 doyen rib elevator로 늑골을 들어 올린 후 rib cutter로 늑골을 cutting 한다.
- cutting된 rib를 kocher로 잡은 후 mayo scissor로 rib에 붙어있는 anterior muscle을 절제한다.
- rongeur로 늑연골(costal cartilage)을 절제해 낸 후 bone file로 매끄럽게 갈아준다(rib cutting은 환자 또는 집도자에 달라지며 여성은 rib cutting을 하지 않음).

(3) 근막절개

- muscle을 계속 open한 후 횡근막(transversalis fascia)을 15번 knife로 약간 절개한다.
- allis로 절개된 fascia 양쪽을 잡고 metzenbaum으로 길게 절개한 후 sponge stick으로 근막과 복막을 분리시킨다.

(4) 신장노출

- 신근막(gerotas fascia)을 열고 large sponge stick 등으로 신장주위 지방조직(paranephrotic fat)을 박리하면 신장이 노출된다.
- right angle과 metzenbaum을 이용하여 계속 신장주위조직을 박리해가면 요관이 노출된다.

(5) 요관 및 혈관 절단

· Right angle 2개로 요관을 잡고 metzenbaum으로 cut한 후 hemo cilp으로 잡으면 신장은 절제된다(specimen이므로 보관한다).

· 신동맥과 신정맥은 hemo lok large로 2회, 그리고 hemocilp large로 1회 묻다.

(6) 절개부 봉합

· 절개부위의 bleeding 유무를 확인한다.

· 신장 절제부에 hemo vac을 박고 피부 밖으로 drain 끝을 빼내고 3-0 nylon으로 고정시킨다.

· 신근막(gerotas fascia)은 3-0 vicryl, 근육은 1-0 vicryl로 continuous suture하고 skin은 3-0 nylon으로 interrupted suture한다.

· 봉합부에는 dressing gauze를 덮고 배액관 부위에는 Y-gauze를 덮는다.

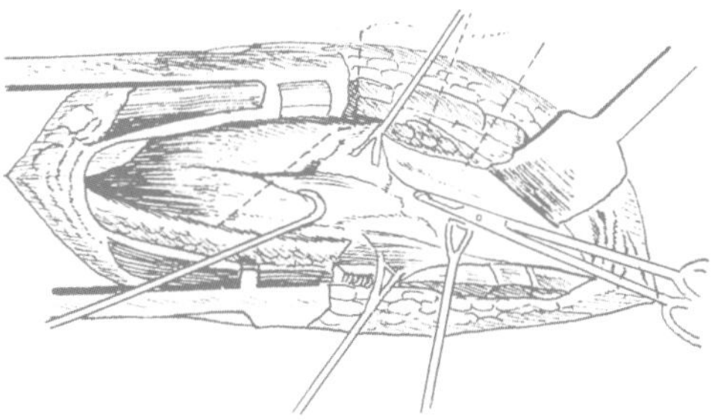

[A] 지방에 싸여 있는 신장

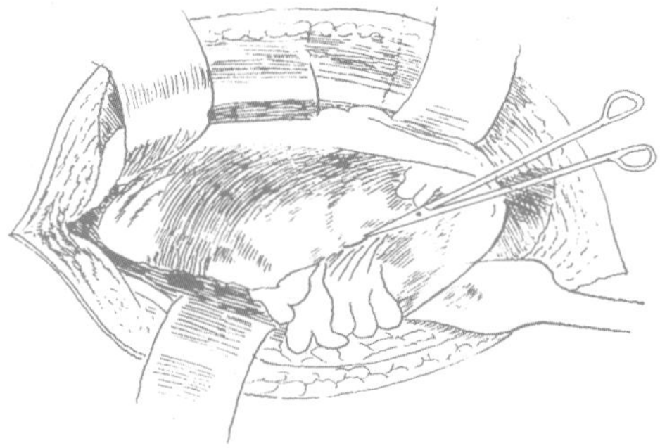

[B] 지방박리와 신장 노출

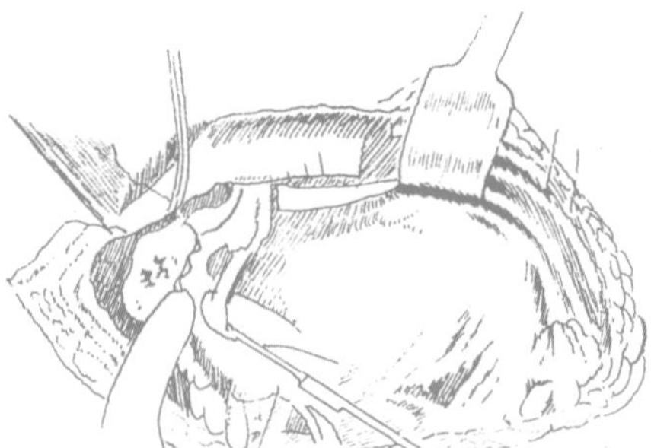

[C] 신장박리

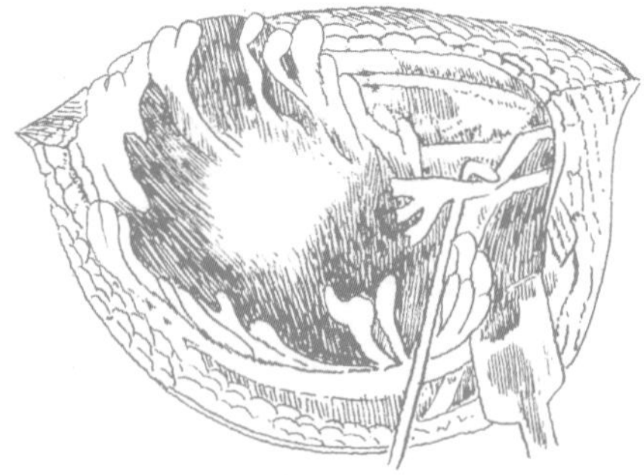

[D] 신동맥 및 신정맥 노출

그림 16-2-1. **신장 절제술**

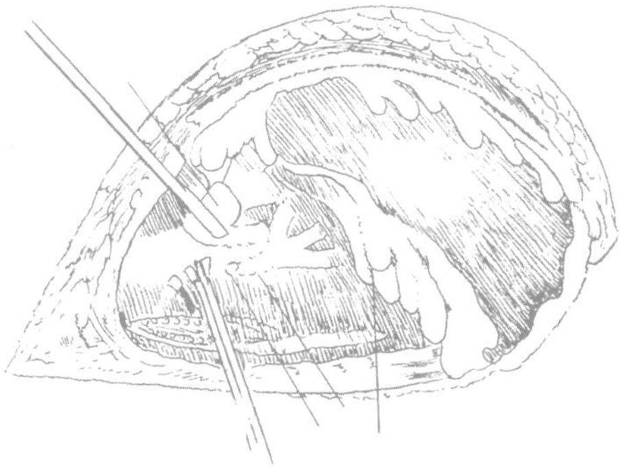

[E] 신동맥 및 신정맥 절단

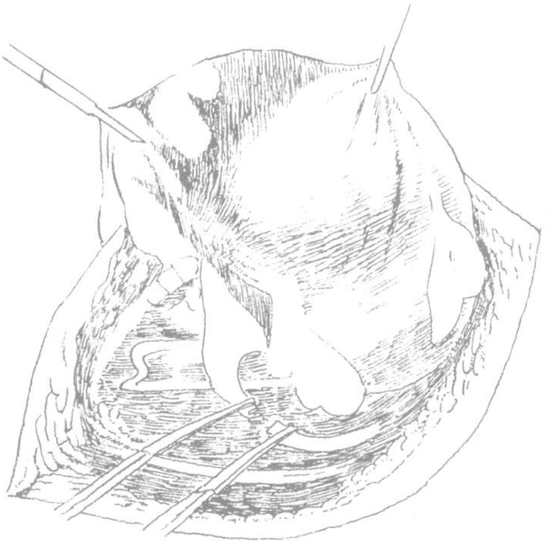

[F] 요관절제 및 신장적출

그림 16-2-2. **신장 절제술**

3) 수술 후 간호

활력징후 측정과 함께 내출혈 및 수술절개부 출혈이 있는가를 관찰한다. 신장절제술 후에는 기흉, 무기폐, 고창증 및 마비성 장폐색(paralytic ileus) 등의 합병증이 잘 나타난다. 수술 후 2~3일 지나면 장운동이 정상으로 돌아오며, 소변량은 0.5mL/kg/h 정도는 되어야 한다. 심호흡 및 기침은 수술 절개부의 통증을 유발하므로 진통제 투여 후 심호흡이나 기침을 하도록 격려하며, 기침을 할 때 베게 등으로 가슴을 지지해준다.

특히 비만증 환자의 후복막 절개를 통한 수술 후에는 장운동이 이루어질 때까지 구강을 통한 음식 투여를 금하며 정맥을 통한 수액과 전해질 투여를 한다. 진통제, 편안한 wound dressing으로 환자의 조기 이상을 도와주고 심호흡을 격려하여 atelectasis를 막아주어야 한다.

3. 신절석술(nephrolithotomy)

1) 정의 및 수술 전 간호

직경 0.5cm 이하의 신결석이 이동성이 있으면 자발적으로 요관을 통과하여 체외로 빠져나올 수 있으므로 외과적 절제술이 필요없다. 그러나 직경이 0.5cm 이상이거나 각이 진 결석은 외과적 수술을 통해 제거한다. 말초 신배에 위치하여 이동을 하지 않는 결석은 외과적 제거를 필요로 하지 않는 경우도 있다. 신결석 제거의 목적은 결석 이동에 따른 통증을 막아주고, 요로감염을 예방하며, 결석에 의한 신장 폐쇄로 신장의 기능이 저하되는 것을 예방하는 데에 있다. 결석 위치에 따라 신우절석술, 신절석술 또는 요관절석술을 한다.

신배(calyces)의 결석은 신실질조직(parenchyma)의 절개로 제거가 가능하나 신장에는 혈관 분포가 많으므로 신실질조직의 절개가 심각한 출혈을 초래할 수도 있다.

2) 방 법

(1) 피부절개, (2) 늑골절제, (3) 근막절개, (4) 신장 주변조직박리는 신장절제술과 동일하다.

(5) 요관 확인 및 신장절개

· 신장이 보이면 신장 주위 조직을 박리하고 요관을 찾아 U-tape으로 tagging 해둔다.

· 결석이 있는 부위를 15번 knife로 절개한 후 stone forcep, pott's forcep을 이용하여 stone을 꺼낸다.

· 결석 부스러기는 50cc sylinge로 irrigation하여 제거하며 kidney, ureter, bladder의 x-ray 촬영으로 결석 유무를 확인한다.

(6) 신장봉합(nephrorrhaphy)

· parenchyma는 4-0~6-0 vicryl으로 continuous suture를 한다.

· 신장의 피질부위는 3-0 vicryl으로 continuous suture, 신장낭(renal capsule)은 4-0 vicryl으로 continuous suture한다.

(7) 신근막, 근육층, 근막, 피부의 봉합은 신장절제술의 절개부 봉합과 동일하다.

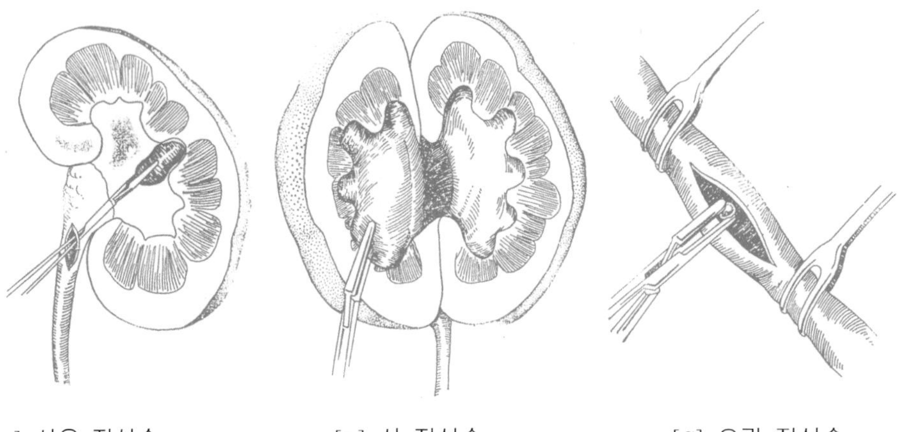

[A] 신우 절석술 [B] 신 절석술 [C] 요관 절석술

그림 16-3. **비뇨기계 결석 제거술의 종류**

3) 수술 후 간호

신기능이 정상이라면 수술 후 1일 3,000~4,000mL 정도의 수액(주로 saline)을 주며 소변량은 0.5mL/kg/h 정도는 되어야 한다. 출혈, 결석 형성, 요정체 및 감염의 합병증이 나타나는 가를 관찰한다. 혈전증과 색전증 및 폐합병증을 예방하기 위해 수술 다음날부터는 침상에서 일어나 움직이도록 한다.

4. 요관 절석술(ureterolithotomy)

1) 정의 및 수술 전 간호

요관내 결석을 초기에 외과적 방법으로 제거할 필요는 없다. 대부분의 조그만 결석은 시간이 흐르면 자발적으로 흘러 내려가기 때문에 합병증만 없으면 시간적 여유를 두고 결석이 자발적으로 제거되도록 한다. 결석이 커서 요관의 통과가 어렵고 요관 확장, 신기능 저하 또는 반복적인 요로감염증이 있는 경우 요관 절석술을 한다.

2) 수술방법

피부절개, 늑골절제, 근막절개, 신장 주변조직 박리는 신장절제술과 동일하다.

(1) 요관 박리 및 절개

· 후복막 주위의 fat를 박리하면 요관이 보인다.
· right angle과 metzenbaum으로 요관을 박리한 후 결석이 위치한 요관의 위와 아래를 babcock으로 잡는다.
· 15번 knife로 ureter를 open한 후 pott's forcep으로 결석을 잡아 꺼낸다.

(2) 요관봉합

· ureteal catheter를 요관에 삽입하여 요관의 폐쇄 여부를 확인한다.
· 요관이 폐쇄되어 있지 않을 경우 catheter를 삽입한 채로 4-0 vicryl으로 요관의 절개부위를 suture한다.
· 요관을 완전히 봉합하기 직전 catheter를 제거하고 봉합을 완성한다.

(4) 절개부위 봉합

penrose drain을 요관 근처의 절개부위에 넣고 배요근막(lumbodorsal fascia)은 3-0 vicryl, 근육은 1-0 vicryl로 continuous suture한다.

3) 수술 후 간호

요관에 삽입한 배액관으로부터 적어도 0.25mL/kg/h 이상의 소변이 배출되어야 하므로 수술 후 첫 24시간 동안에는 1시간 단위로 소변량을 측정하여 기록해둔다.[2] 신우의 용적은 5mL의 소변을 저장할 수 있는 공간 밖에 되지 않으므로 배액관이 항상 열려있어야 하며 절대로 clamping 하지 않는다.

배액관으로부터 15분 이상 소변이 나오지 않거나 소변이 0.25mL/kg/h 이하로 나오면 지체없이 의사에게 보고한다. 배액관이 막혀 irrigation이 필요한 경우 3~5mL의 멸균 생리 식염수로 부드럽게 세척한다.[2] 배액관은 수술후 4~5일에 제거하며 요관절석술은 요로결석의 일시적 치료방법일 뿐이므로 결석을 면밀하게 분석하여 재발의 위험을 막아주는 것이 필요하다.

5. 요관 방광 조구술(ureteroneocystostomy)

1) 정 의

소변이 역류되거나 요관이 폐쇄되어 요관에서 방광으로 소변이 흘러나가지 못할 때 요관을 박리하여 요관 끝을 방광의 다른 부위와 연결시켜주는 방법이다(그림 16-4).

2) 수술과정

(1) 복부절개

· 20번 knife로 suprapubic incision으로 skin, subcutaneous tissue를 절개한다.
· bleeding point는 mosquito로 잡은 후 3호 silk로 tie하거나 bovie로 coagulation하여 bleeding control한다.
· 직근막(rectus fascia)이 보이면 15번 knife로 약간 절개한 후 절개된 근막 양쪽을 allis tissue clamp로 잡은 후 metzenbaum scissor로 길게 절개한다.
· large sponge stick, metzenbaum scissor로 fascia와 muscle을 박리시킨 후 rectus muscle을 small richardson retractor로 견인하여 벌려 놓는다.

(2) 방광 노출 및 요관박리

· 복막이 보이면 복막을 위로 올리고 fat tissue를 박리하면 bladder가 보인다.
· 박리과정 중 노출되는 blood vessel은 3호 silk로 kelly tie하거나 suture tie한다.
· 15번 knife로 bladder를 절개한 후 병변부의 요관구(ureter orifice)를 찾는다.
· 요관구에 nelaton을 삽입한 후 4-0 or 5-0 vicryl으로 suture하여 고정시킨 후 nelaton을 들어 올리면서 bovie와 metzenbaum으로 요관을 박리해간다.

(3) 점막하 터넬형성

· 15번 knife로 방광 점막에 opening을 만든 후 점막 아래로 터넬을 만든다(sub-mucosal tunnel).
· right angle로 요관을 잡아 submucosal tunnel을 통해 빼낸 후 요관 끝과 방광점막을 4-0 vicryl으로 interrupted suture한다(ureteroneocystostomy).

(4) 절개부 봉합

· gauze, needle, instrument count를 한다.
· 방광의 점막층은 2-0 rapid vicryl로 continuous suture, 근육층은 1-0 vicryl로 interrupted suture한다.
· 봉합이 모두 이루어지기 직전에 피부 절개부위 근처에 skin incision을 넣은 후 방광 내에 삽입된 foley catheter의 끝부분을 skin incision 부위를 통해 밖으로 뺀다(cystostomy tube).
· 절개부에 penrose drain을 박은 후 muscle은 1-0 vicryl, 근막은 3-0 vicryl, skin은 3-0 nylon으로 각각 interrupted suture 한다.
· 봉합부위는 dressing gauze로 덮어주고 drain 부위에는 Y-gauze로 dressing 한다.

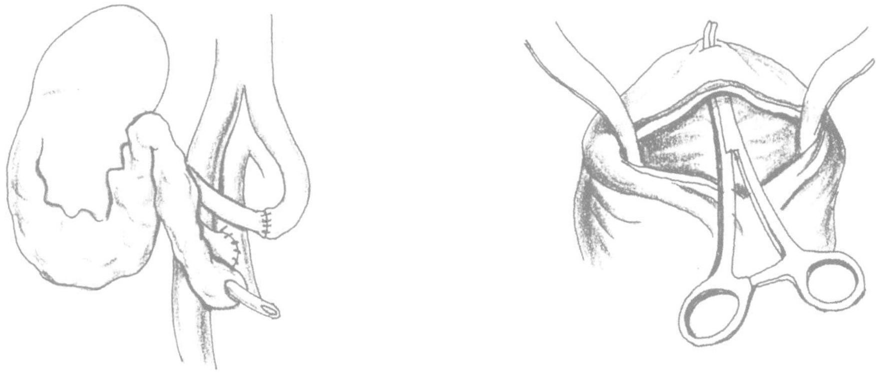

[A] 절단된 요관　　　　[B] 방광 노출

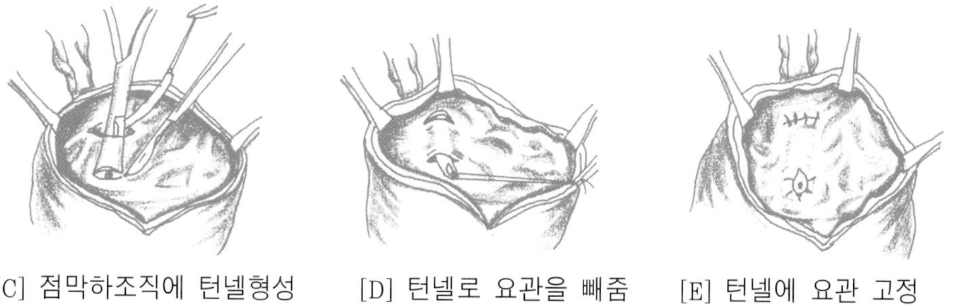

[C] 점막하조직에 턴넬형성　[D] 턴넬로 요관을 빼줌　[E] 턴넬에 요관 고정

그림 16-4. 요관방광 조구술

6. 전립선 절제술(prostatectomy)

1) 정 의

전립선 비대(hypertrophy of the prostate)에서 전립선을 절제해주는 수술이다(그림 16-5).

2) 방 법

(1) 피부절개

- 치골결합(symphysis pubis) 위에서 transverse incision으로 피부, 피하조직을 20번 knife로 절개한다.
- bleeding point는 mosquito로 잡은 후 3호 silk로 tie하거나 bovie로 coagulation하여 bleeding control 한다.
- 직근막(rectus fascia)은 mayo scissor로 약간 절개한 후 절개된 근막 양쪽을 allis tissue clamp로 잡은 후 metzenbaum scissor로 근막을 길게 절개한다.
- large sponge stick, wet gauze, metzenbaum scissor로 근막과 근육을 박리한다.
- rectus muscle을 small richarson retractor로 견인하여 벌려 놓는다.

(2) 방광절개

- 복막이 보이면 복막을 위로 밀어 올린 후 fat tissue를 박리해가면 방광이 보인다.
- 박리과정 중 노출되는 blood vessel은 3호 black silk로 kelly tie 또는 suture tie 한다.
- metzenbaum scissor로 bladder에 구멍을 내고 suction tip을 bladder에 넣고 suction을 한다.
- 구멍난 방광의 양쪽을 allis tissue forcep으로 잡은 다음 metzenbaum scissor로 bladder를 절개한다.

(3) 전립선 적출

- metzenbaum scissor나 bovie로 방광경 점막을 절개하고 방광 안으로 손을 넣어 전립선낭(prostate capsule)은 남겨놓고 전립선을 떼어낸다.
- bleeding이 있으면 1-0 vicryl로 suture하거나 hemo cilp을 사용하고 bovie로 coagulation하여 bleeding control 한다.

(4) 배뇨관 삽입 및 방광봉합

· silastic foley catheter를 요도로 통하여 삽입하고 prostate fossa에 ballon을 놓으면 compression 작용으로 지혈효과를 얻게 된다.

· gauze, needle, instrument count를 한다.

· 절개된 방광의 점막은 4-0 vicryl로 continuous suture, 근육은 2-0 vicryl으로 interrupted suture한다.

· 봉합이 모두 이루어지기 전 피부절개부 근처에 skin incision을 넣은 후 foley catheter를 방광내에 삽입한다(cystostomy tube).

(5) 방광세척

· 요도로 삽입된 foley cather를 통해 spoid로 방광 내부를 irrigation 한다.

· foley catheter의 한쪽에 수액 set을 연결하여 cold saline을 주입하고 다른 한쪽에는 urine bag을 연결하여 bladder를 irrigation 한다.

(6) 절개부 봉합

· 수술절개 부위에 penrose drain을 삽입한다.

· 다시 한 번 gauze, needle, instrument count를 한다.

· 근육은 1-0 vicryl, 근막은 3-0 vicryl로 suture하고, skin은 3-0 nylon로 interrupted suture한다.

3) 수술 후 간호

배뇨관의 폐쇄가 의심될 경우 blood clot이나 debris를 제거하기 위해 60mL 정도의 용액으로 세척하는데 용액이 들어갈 때 강한 저항을 느끼거나 들어간 용액이 배출되지 않을 경우 세척에 압력을 가하지 않고 의사에게 알린다.[2] 세척으로 배뇨관의 개방성을 확보하지 못할 경우 새로운 배뇨관으로 교환해야 한다.

정상적으로 수술 후 수일 동안 혈뇨가 나타나는데 수술 후 24시간 동안에는 동맥성 또는 정맥성 출혈이 올 수 있으므로 주의깊게 관찰한다. 동맥성 출혈은 선홍색이며 많은 clot이 있으며 점도가 높으며 동맥성 출혈로 혈압이 저하되면 응급 수술이 필요하다. 정맥성 출혈일 경우 24시간 정도 prostatic fossa에 위치시키는 ballon에 용액을 추가로 주입하여 압력을 증가시키거나 ballon을 잡아당겨 ballon이 prostatic fossa에 tight하게 머물며 ballon이 fossa를 압박하도록 한다.[2]

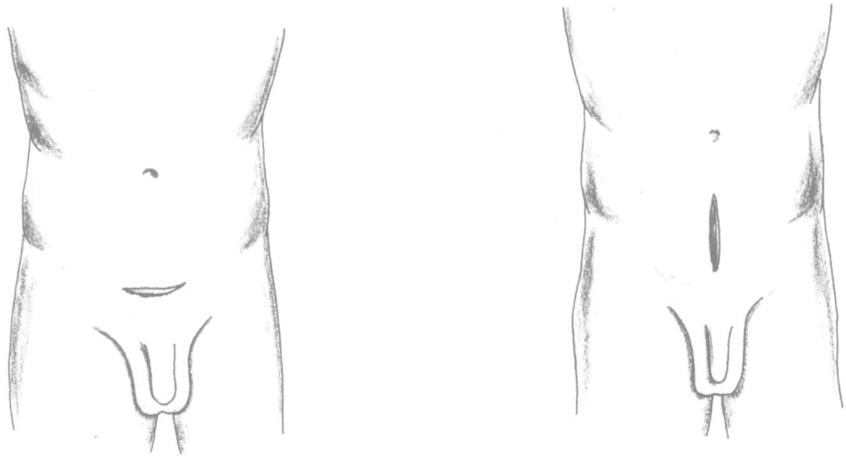

[A] 피부절개

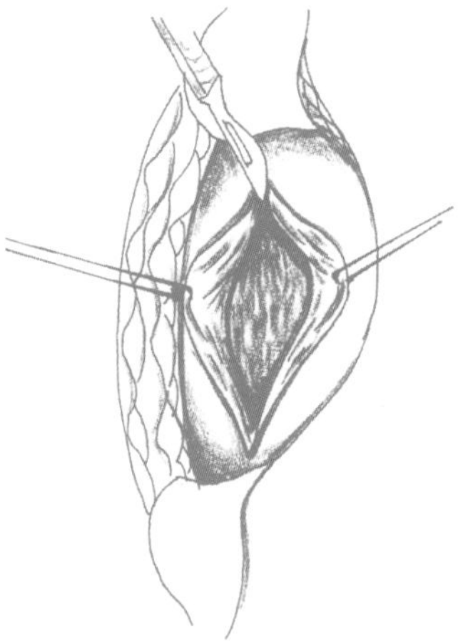

[B] 방광 절개

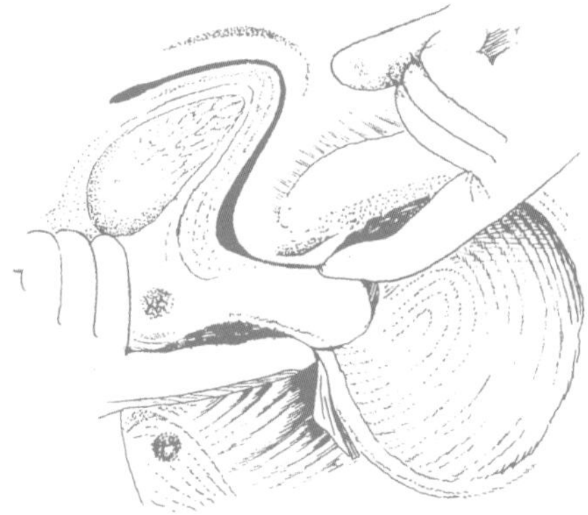

[C] 전립선 촉지 및 적출

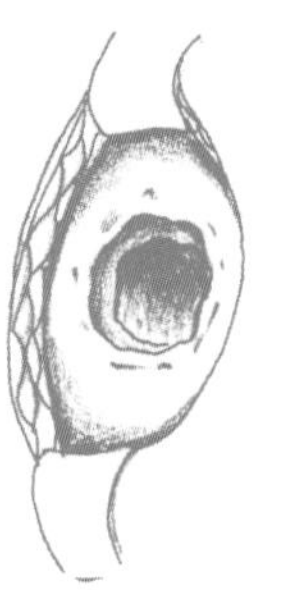

[D] 방광 절개부 봉합

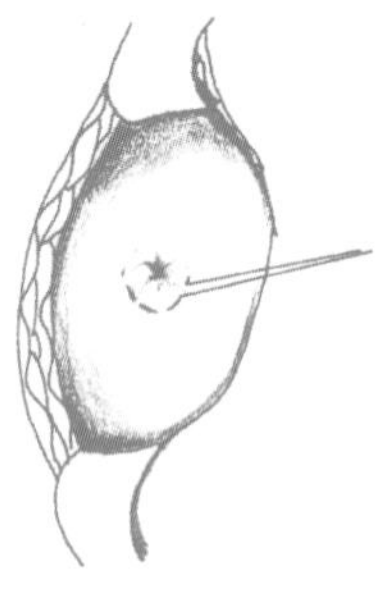

[E] 방광 봉합 완성

그림 16-5. **전립선 절제술**

7. 정계 정맥류 절제술(varicocelectomy)

1) 정 의

정삭(spermatic cord)에 위치하는 정맥이 이완된 정계 정맥류를 절제하는 수술이다.

2) 수술과정

(1) 피부절개

· 15번 knife로 정맥류 부위에 inguinal incision을 하여 skin, subcutaneous tissue를 절개한다.

· bleeding point는 mosquito로 clamp하고 bovie로 coagulation 하거나 3호 silk로 tie한다.

· 근막이 나타나면 15번 knife로 약간 절개한 후 절개된 근막 양쪽을 allis로 잡고 metzenbaum으로 길게 incision한다.

(2) 정삭 노출 및 정맥류 절제

· 근육을 젖히면 spermatic cord가 보이며 정삭은 right angle을 이용하여 u-tape으로 tagging해 놓는다.

· 이완된 정맥의 양끝을 mosquito나 right angle로 잡고 metzenbaum으로 cutting한 후 4호 black silk로 kelly tie한다. 절제된 정맥류는 specimen이므로 보관한다.

(3) 절개부위 봉합

fascia는 4-0 vicryl로 suture하고 skin은 3-0 nylon로 interrupted suture한다.

8. 정관문합술(vasovasostomy)

1) 정 의

정관절제술(vasectomy)을 한 부분을 절제하고 정관(vasdeferens)을 다시 문합해 주는 수술로써 정관염(vasitis)으로 인한 불임에도 해당된다.

2) 방 법

(1) 피부절개

· 정관절제술로 인해 형성된 결절(vas nodule)을 음낭밖에서 촉진하여 찾아낸 후 small allis로 잡는다.
· vas nodule 부위의 피부를 절개하고 mosquito로 근막을 박리한다.
· mosquito로 bleeding point를 clamp한 후 4-0 vicryl 또는 4-0 black silk로 tie하거나 bovie로 coagulation하여 bleeding control한다.

(2) Vas nodule 절제 및 정관문합

· vas nodule이 나오면 vas nodule 양쪽을 mosquito로 잡은 후 nodule을 절제해낸다.
· mosquito로 잡은 양쪽의 vas deference 주위의 fascia를 4-0 black silk로 suture하여 근접시킨 후 mosquito로 tagging해 둔다.
· 현미경 하에서 절단된 vas deferens의 양쪽을 접근시킨 후 장막근층(seromuscular layer)은 9-0 nylon 또는 10-0 nylon으로 interrupted suture한다.
· 다른 한쪽도 동일한 방법으로 처리한다.
· 정관 옆의 근막에 tagging해 놓았던 4-0 black silk는 tie한 다음 근막을 suture 한다.
· 반대쪽 정관 옆의 근막도 동일한 방법으로 봉합한다.

(4) 절개부위 봉합

· 근막은 4-0 vicryl로 interrupted suture한다.
· skin은 3-0 nylon으로 interrupted suture하고 dressing gauze로 덮어준다.
· foley catheter를 삽입시킨다.

9. 고환 고정술(orchiopexy)

1) 정 의

잠복 고환(undescended testicle)인 경우 고환을 음낭 내부로 내리고 음낭에 고정시켜 주는 수술이다(그림 16-6).

고환이 음낭으로 내려오지 못하고 서혜관이나 복강에 머무르는 것을 잠복 고환증이라고 하는데 잠복고환은 생후 서서히 내려와 음낭에 자리를 잡을 수도 있으므로 영아기에 수술을 할 필요는 없다. 정확한 진단이 내려지면 7~8세에 행해지는 것이 보통이며 적어도 사춘기가 되기 전에 수술을 해야 정자형성에 지장을 가져오지 않는다.

2) 방 법

(1) 피부절개

· 15번 knife로 inguinal incision하여 skin, subcutaneous tissue, fascia를 절개하면 서혜관에 이르게 된다.

(2) 고환 박리

· 서혜관내의 정삭(spermatic cord)을 노출시킨 후 정삭주위 조직을 박리해가며 고환을 노출시킨다.
· inguinal canal내의 고환이 음낭으로 내려올 수 있도록 정삭 주위 조직을 박리한다.
· 고환을 3-0 vicryl으로 suture한 후 mosquito로 tagging해 놓는다.

(3) 음낭절개 및 고환고정

· 음낭을 절개하여 육양근(subdartos) 아래에 mosquito로 낭(pouch)을 만들어 놓는다.
· 음낭에서 육양근쪽으로 hemostat를 넣은 후 고환을 suture하여 tagging에 놓았던 3-0 vicryl을 잡아당겨 이미 만들어 놓은 육양근 아래의 주머니(subdartos pouch)에 고환을 놓는다.
· 고환을 tagging 하고 있는 3-0 vicryl을 empty needle에 꿰어 음낭 피부 밑으로 suture한 후 절개된 skin은 4-0 vicryl로 interrupted suture한다.

(4) 절개부위 봉합

· inguinal incision 부위의 muscle은 1-0 vicryl로 continuous suture한다.
· fascia는 3-0 vicryl, skin은 3-0 nylon으로 interrupted suture한 후 dressing gauze로 덮어준다.

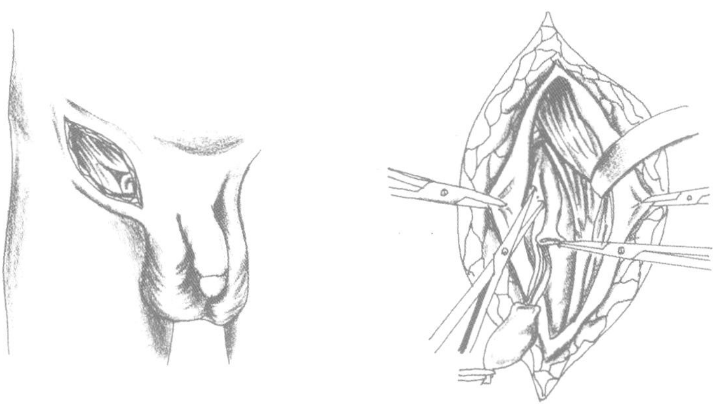

[A] 서혜부 절개　　　　[B] 고환 박리

그림 16-6-1. **고환고정술**

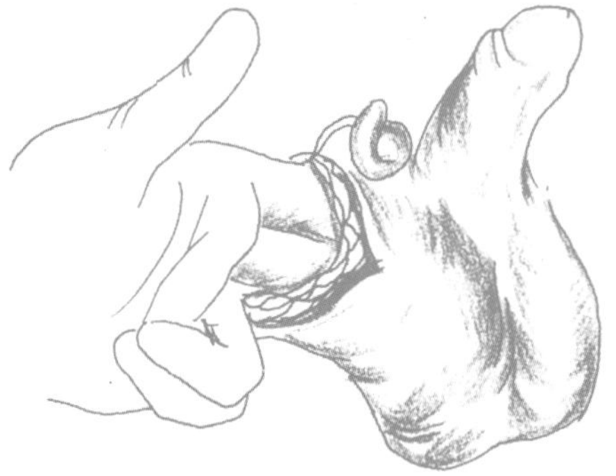

[C] 고환 고정을 위한 통로 형성

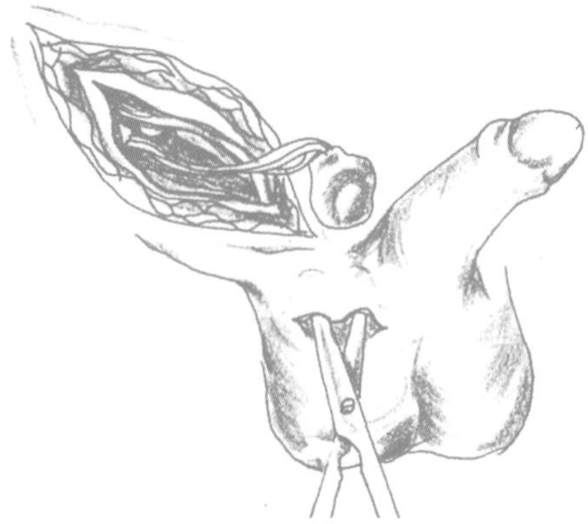

[D] 음낭 절개

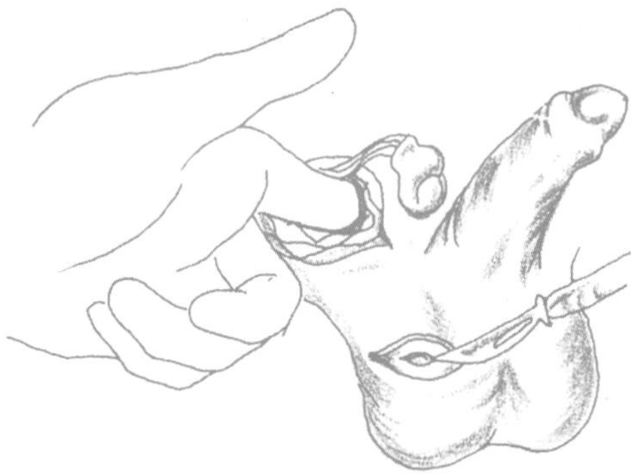

[E] 근막아래 고환이 위치할 낭형성

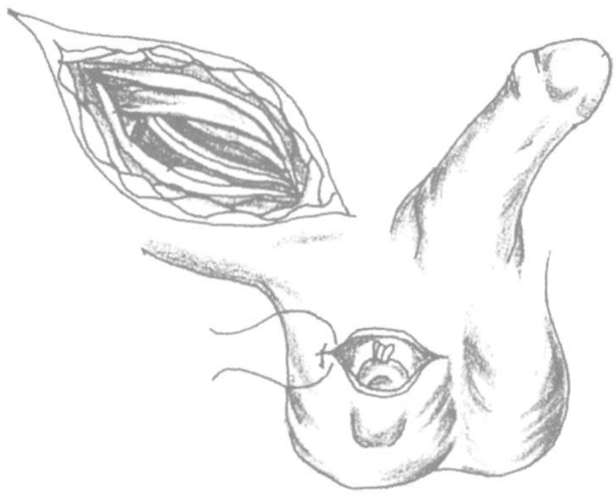

[F] 고환고정

그림 16-6-2. **고환고정술**

10. 요도 성형술(urethroplasty)

1) 정 의

음경 배면(dorsal surface)이 닫히지 않은 요도상열증(epispadias) 또는 음경 복면(ventral surface)이 닫히지 않은 요도하열증(hypospadias) 등의 선천성 기형(그림 16-7)이 있는 경우 요도구(urethral opening)를 귀두 끝으로 형성해주는 수술이다(그림 16-8).

2) 수술과정

(1) 피판(skin flap) 형성

· 요도구(meatus)에서 귀두 끝까지의 피부에 절개선을 표시한다.

· 15번 knife로 절개선을 따라 절개를 한 후 iris scissor와 pott's forcep을 이용하여 skin flap을 만든다.

(2) skin flap 봉합

skin flap이 박리되면 skin flap을 위로 젖히고 5-0 vicryl으로 continuous suture하면 요도관(tubular urethra)이 만들어진다.

(3) 절개부위 봉합

· 피하조직은 4-0 또는 5-0 vicryl로 interrupted suture한다.
· skin은 5-0 vicryl로 interrupted suture 한다. catheter를 요도성형부위에 넣어두고 dressing gauze를 덮어주고 catheter는 9일 정도 후에 제거한다.

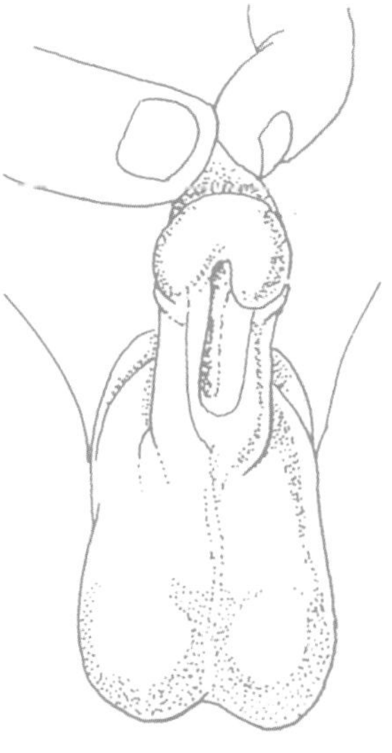

[A] 요도하열증

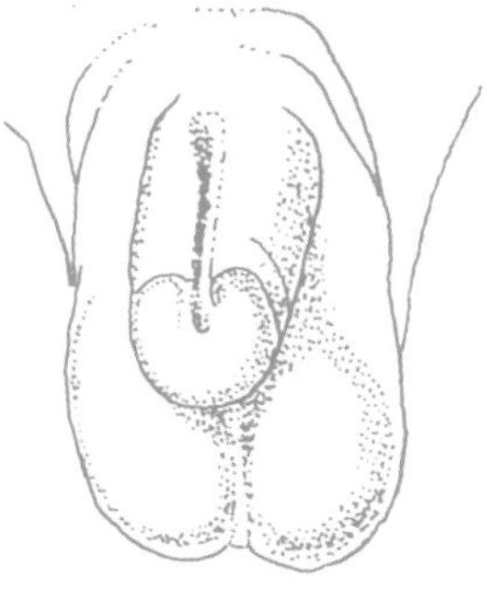

[B] 요도상열증

그림 16-7. **요도하열증과 요도상열증**

3) 수술 후 간호

부종이 보통 나타나나 걱정할 필요는 없고 혈종이 나타나면 제거해 준다. 진통제의 사용과 조기배뇨 격려로 배뇨곤란증이 나타나지 않도록 한다.

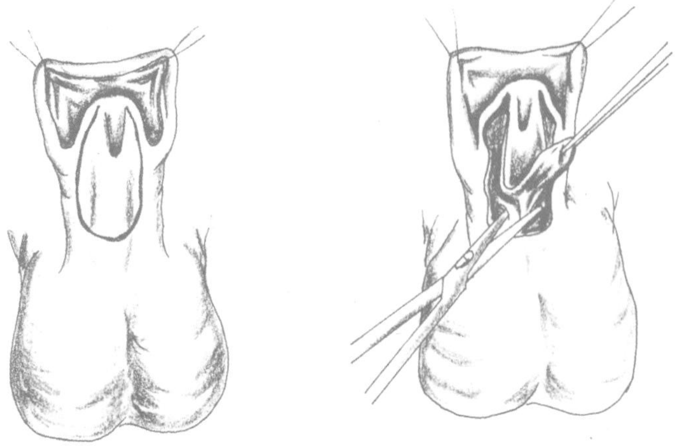

[A] 피부절개

[B] 피부 flap 형성

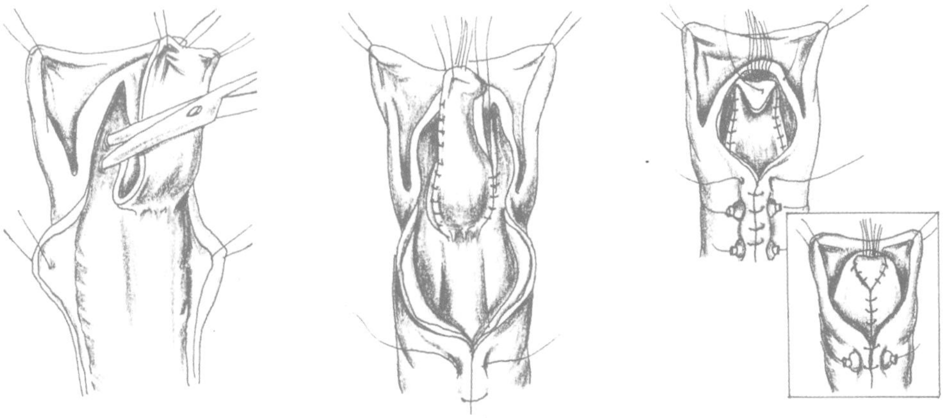

[C] 피부 flap을 위로 젖힘

[D] 피부 flap 봉합

[E] 피부 절개부 봉합

그림 16-8. **요도하열증의 요도 성형술**

Rerferences

1. 윤혜상 (1997). 수술실 환자간호, 개정 2판, 청구문화사.
2. Black JM, Hawks JH, Keene AM (2001). Medical-Surgical Nursing, 6th Edition, Saunders.
3. Brunicardi FC, Andersen DK., Billiar TR., Dunn DL, Hunter JG, Pollock RE (2004). Principles of Surgery, 8th Edition, McGraw-Hill.
4. Hugh dudley, Operative surgery, Urology, 3th Edition, Butterworths, 1979.
5. Lovisetto F, Zonta S, Rota E, Mazzilli M, Bardone M, Bottero, L, Faillace G, Longoni M(2007). Use of Human Fibrin Glue (Tissucol) Versus Staples for Mesh Fixation in Laparoscopic Transabdominal reperitoneal Hernioplasty A Prospective, Randomized Study. Ann Surg 245(2): 222-231.
6. Phipps Monahan Sands Marek Neighbors (2003). Medical-Surgical Nursing, 7th Edition, Mosby.
7. Rothrock JC (2003). Alexander's Care of the Patient in Surgery. 12th Edition, Mosby.
8. Smeltzer SC, Bare BG, Hinkle JL, Cheever KH (2008). Brunner and Suddarth's Textbook of Medical Surgical Nursing. Eleventh Edition, Lippincott Williams & Wilkins.
9. Townsend CM, Beauchamp RD, Evers BM, Mattox K(2004). Sabiston Textbook of Surgery, 17th Edition, WB Sounders.
10. Zollinger RM Jr & Zollinger RM Sr(2003). Zollinger's Atlas of surgical operation, 8th Edition, McGraw-Hill
11. www.porexsurgical.com/english/surgical/smedpor.asp

17 여성생식기계 수술

1. 복식 전 자궁절제술(total abdominal hysterectomy, TAH)

1) 정의 및 수술 전 간호

만성 골반내 염증(chronic pelvic inflammatory disease), 자궁근종(myoma uteri), 악성 난소종양(malignant ovarian tumor), 자궁내막증(endometriosis) 등이 있을 때 자궁체 및 자궁경관(corpus and cervicis uteri)를 모두 절제해내는 수술이다(그림 17-1).

그러나 임상적으로 자궁경부의 악성임인 경우에는 해당되지 않는다. 수술 전 환자의 hemoglobin이 적어도 10g/dl 이상은 되어야 하며 질 내부의 세균배양 검사를 통해 항생제를 선택하여 투여한다.[12] 도뇨관을 이용하여 방광을 비워주며 질 내부는 antiseptic solution으로 세척한다.

2) 수술과정

(1) 복부절개

- 20번 knife로 하복부에 longitudinal incision 또는 transverse incision을 한 후 subcutaneous tissue를 incision 한다.
- mosquito나 kelly로 bleeding point를 잡은 후 bovie로 coagulation 하고 5호 silk로 kelly tie하여 bleeding control 한다.

(2) 근막 및 복막절개

- 20번 knife로 fascia에 약간 incision을 넣는다.
- kelly나 kocher로 절개된 fascia 양쪽을 잡아 벌린 후 mayo scissor로 길게 절개하여 army navy retractor로 견인한다.
- toothed forcep 2개로 peritoneum을 살짝 들어 올린 후 20번 knife로 incision을 조금 넣어 kelly로 복막을 잡고 mayo scissor로 계속 복막을 절개한다.

(3) 복강 노출

· 절개된 복막은 모두 kelly로 잡아두고 소방포 2개를 절개된 복막 양쪽에 대고 복막과 소방포를 함께 kelly로 잡고 abdominal self retaining retractor를 걸어 operative field를 넓혀준다.
· 소장은 wet pad와 dry pad로 2번 싸서 상복부 쪽으로 밀어올리고 scapula retractor를 걸어준다.
· 아래로는 방광구를 걸어 방광을 아래로 견인시킨 후 각침에 7호 silk를 꿰어 소방과 복막(peritoneum)을 몇군데 interrupted suture 해둔다.

(4) 원인대 박리

· kocher's clamp 2개로 uterus 양쪽을 잡은 후 wet 4×4 gauze로 kocher 2개의 손잡이를 함께 묶는다.
· 원인대(round ligament)를 7호 silk로 suture하여 tagging하고 다시 한번 7호 silk로 suture하여 매듭 끝은 잘라낸다.
· suture한 양쪽의 원인대를 kelly로 잡은 후 mayo scissor로 cutting한다.
· 반대쪽 원인대도 같은 방법으로 박리해간다.

(5) 골반누두인대 박리

· kelly 2개로 infundibulopevic ligament를 잡은 후 mayo scissor로 cutting한다.
· 안쪽의 ligament는 7호 silk로 suture tie하여 tagging 하고 uterus 쪽 ligament는 7호 silk로 kelly tie하여 매듭 끝은 cutting하지 않고 남겨둔다.
· uterus쪽의 kelly tie하고 남겨둔 7호 silk와 round ligament를 tie하고 남겨둔 7호 silk를 서로 tie한 후 uterus를 잡은 kocher에 붙들어 매며 uterus의 반대편 ligament도 동일한 방법으로 처리한다.

(6) 광인대, 자궁 천골인대, 기본인대 박리

· 광인대(broad ligament)는 mayo scissor로 cutting하고 7호 silk로 tie하여 박리해가고 large stick sponge 등으로 bladder을 박리해간다.
· heaney's clamp와 long kelly로 uterosacral ligament를 clamp하고 mayo scissor로 cutting한 다음 heaney's clamp와 long kelly로 잡아 cutting된 ligament 양쪽을 7호 silk로 suture한다.
· heaney's clmap로 cardinal ligament를 잡고 20번 knife로 cutting한 다음 7호 silk로 suture하는 과정을 2~3회 반복하여 cardinal ligament가 완전히 박리되며 반대쪽 cardinal ligament도 동일한 방법으로 처리한다.

(7) 자궁 절제

· 2개의 allis tissue clamp로 cervix 전면의 중앙부를 잡고 20번(#3 long knife handle) knife로 incision한다.
· betadine 또는 0.1% hygine을 묻힌 4×4 gauze와 dry 4×4 gauze를 uterine packing forcep로 잡아 절개된 cervix를 통해 질 내부로 차례로 packing한다.
· mayo scissor로 cervix stump를 cutting하면 자궁을 비롯한 주위 기관이 모두 절제된다(specimen이므로 보관한다).

(8) 경관 절단부 및 후복막 봉합

· cervix stump는 1-0 chromic cutgut으로 interrupted suture, 1-0 vicryl로 continuous suture하며 bleeding point는 5호 silk로 kelly tie하거나 suture tie한다.
· gauze, needle, instrument count를 한다.
· tagging해 두었던 원인대(round ligament)쪽 7호 silk와 골반누두 인대(infundibulo pelvic ligament)쪽 7호 silk를 서로 묶은 후 2-0 vicryl 또는 2-0 dexon으로 continuous suture하여 후복막을 닫는다.
· 난소절제(oophorectomy)를 하는 경우 babcock으로 난소를 잡은 후 20번 knife로 절제한 후 2-0 vicryl로 연속봉합한다. 필요한 경우 충수돌기 절제술(appendectomy)을 하기도 한다.

(9) 복부 절개부 봉합

· 복막을 봉합하기 전에 gauze, needle, instrument count를 다시 한다.
· abdominal self retaining retractor를 제거하고 복강 내 bleeding 유무를 확인한다.
· 복막을 몇 개의 kelly로 잡아 나란히 놓고 1-0 dexon으로 연속 봉합한다.
· 근막은 5호 silk로 결절봉합, 피하조직은 2-0 vicryl로 결절 봉합한다. 피부의 세로절개(longitudinal incision)인 경우 2-0 nylon로 결절봉합하나 가로절개(transverse incision)인 경우에는 3-0 nylon으로 함몰봉합(buried suture)한다.

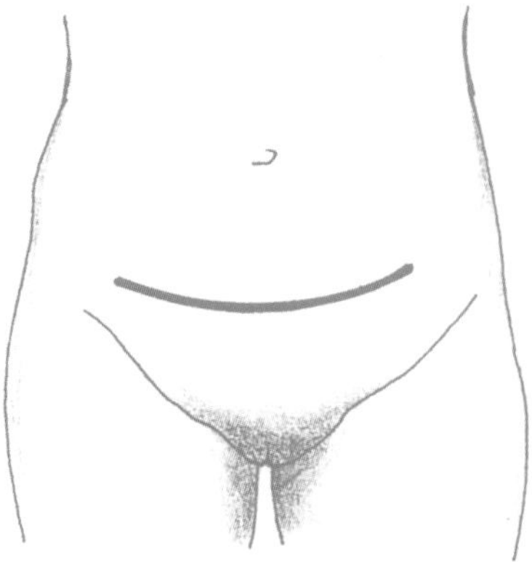

[A] 피부절개

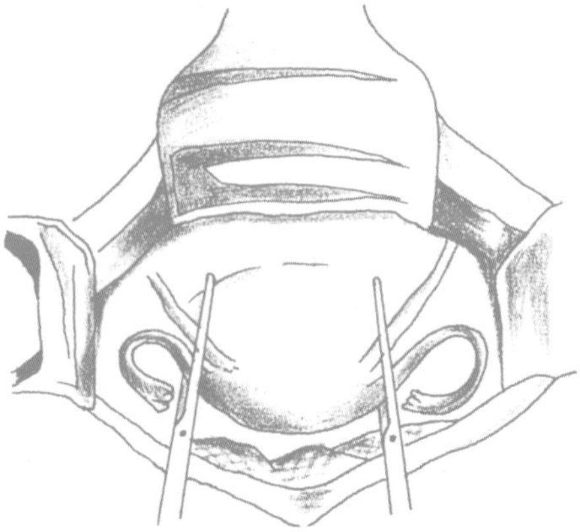

[B] 자궁 견인

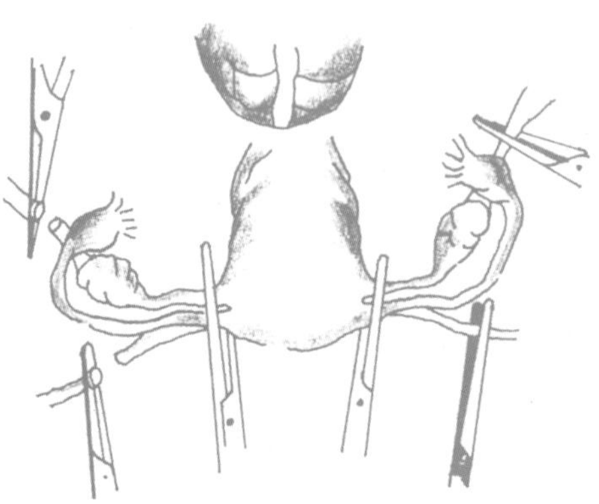

[C] 원인대와 골반누두 인대박리

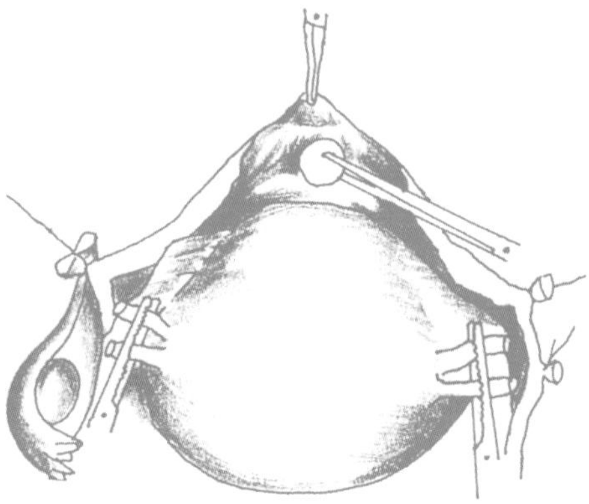

[D] 광인대와 방광박리

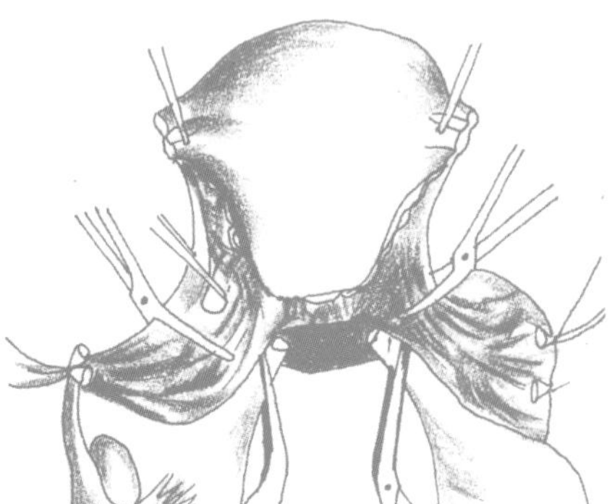

[E] 자궁천골인대 및 기본인대 박리

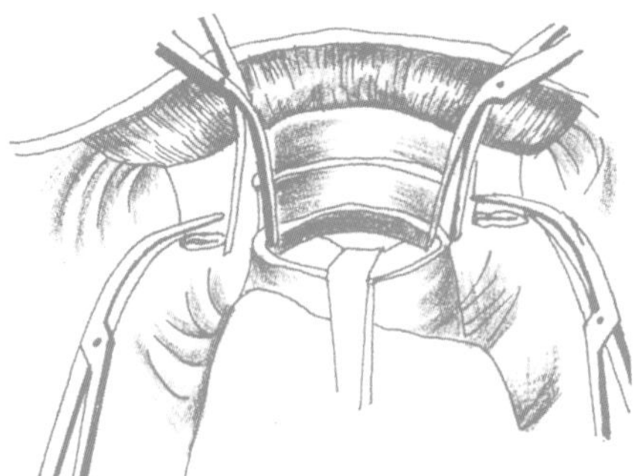

[F] 질절단

그림 17-1-1. **복식자궁 절제술**

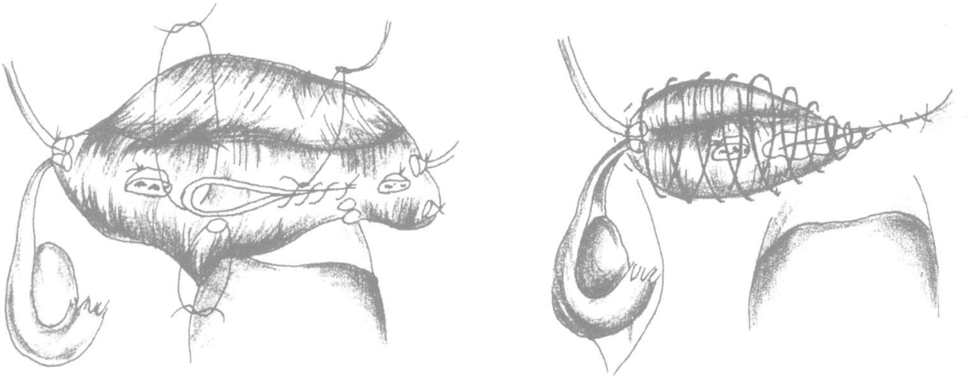

[G] 질 절단부 봉합 [H] 후복막 봉합

그림 17-1-2. **복식자궁 절제술**

3) 수술 후 간호

수술직 후 수시간 동안 질 절단면에서 출혈이 될 수 있으므로 주의 깊게 관찰한다. 유치 도뇨관을 삽입하고 있는 동안 1일 2,000~4,000mL의 수분 섭취를 격려하며 소변 백은 방광 위치보다 낮게 두어야 한다. 도뇨관 제거 후 소량의 소변을 자주 배뇨하거나 배뇨를 하지 못하고 방광 팽만 또는 혈뇨가 나타나면 의사에게 보고한다.

자궁절제술 후에는 장기능의 회복이 다소 지연되는 경향이 있으나 조기 이상은 장기능의 회복 시간을 단축시킨다. 장팽만으로 변비가 나타날 수 있는데 장연동 운동을 유도하고 변비를 예방하기 위해 소량의 관장액으로 관장을 하기도 한다. 따스한 액체의 구강 섭취는 연동 운동의 회복을 도와준다. 수술 48시간 이후 수술절개창상이나 골반내 혈종의 회복과정에서 고열이 나타날 수 있다.

2. 복식 전 자궁 근치 절제술 (radical abdominal hysterectomy, Wertheim's operation)

1) 정의 및 수술 전 간호

자궁경부암 Ⅰ,Ⅱ stage에서 행하는 수술로써 total abdominal hysterectomy에서 절제되는 자궁, 자궁경부 외에도 양쪽 난소, 난관, 질, 임파선(lymph node: 요도, 장골동맥, 원인대와 광인대 주변의 임파선)을 모두 절제한다(그림 17-2).

수술 전 또는 수술 후에 방사선 치료 후에 행할 수 있다. 방광에의 전이 여부를 확인하기 위해 수술 전에 방광경 검사를 한다.

2) 수술과정

(1) 복부절개

TAH와 동일하다

(2) 원인대와 골반누두인대의 절제

· kocher's clamp 2개로 양쪽의 난관, 난소인대와 원인대를 각각 잡은 후 kocher's clamp의 손잡이를 4×4 gauze로 묶어둔다.

· heaney's clmap와 kelly로 원인대와 골반누두 인대를 잡고 mayo scissor로 자른다음 7호 silk로 각각 suture한 다음 hemostat로 tagging해 놓는다.

(3) 방광 박리

· mayo scissor로 광인대의 전막(anterior leaf of broad ligament)을 박리하여 전면 복막판(anterior peritoneal flap)을 형성한 후 7호 silk로 suture하고 tagging 해둔다.

· large stick sponge로 bladder를 박리시킨다.

(4) 요관 확인과 난관동맥 절제

· right angle로 요관를 찾아 U-tape으로 tagging해 놓는다.

· 다시 난관동맥을 찾아 right angle 2개로 잡고 metzenbaum으로 cutting한 후 5호 또는 7호 silk로 kelly tie한다.

(5) 골반 임파선, 요관 천골 인대, 기본인대 절제

· long kelly로 임파선을 잡고 large stick sponge로 박리한 후 임파선을 떼어내며 절제된 임파선은 biopsy can에 받아두며 오른쪽, 왼쪽이 바뀌지 않도록 주의한다.

· heaney's clamp와 long kelly로 요관 천골 인대를 잡고 scissor로 cutting한 다음 7호 silk로 suture한다.

· heaney's clamp와 long kelly로 cardinal ligament를 잡고 scissor로 cutting한 후 7호 silk로 suture한다.

(6) 요관노출, 자궁 및 질 주위 결합조직 절제

· metzenbaum, pott's forcep, right angle을 사용하여 자궁방 결합조직으로부터 요관을 박리하고 bleeding point는 3~5호 silk로 kelly tie한다.

· heaney's clamp와 kelly로 parametrium과 paracolpium을 잡고 scissor로 cutting한 후 5~7호 silk로 suture를 하거나 kelly tie를 한다.

(7) 질 절단

· wertheim's clamp로 외 자궁구(external os)에서 3cm 아래의 질을 잡는다.

· bovie를 이용해 횡으로 절개해 가면서 long allis tissue forcep로 절개된 질(vagina)을 잡는다.

· 곧 0.1% hygine을 적신 4×4 gauze 1장과 dry 4×4 gauze 1장을 uterine packing forcep으로 잡아 차례로 질내부로 packing한다.

· scissor로 나머지 질을 횡으로 절제하면서 allis로 질 절단부를 잡아두며 이때 자궁 및 자궁주위기관이 함께 절제된다(specimen이므로 보관한다).

(8) 질 및 후복막 봉합

· 1-0 chromic catgut으로 결절봉합(interrupted suture), 1-0 vicryl로 연속봉합(continuous suture)을 한다.

· 후복막(retroperitoneum)에 hemovac을 삽입하고 5호 silk로 suture하여 고정시킨다.

· gauze, needle, instrument count를 한다.

· tagging 해두었던 원인대(round ligament)의 7호 silk와 골반누두인대(infundibulo-pelvic ligament)의 7호 silk를 서로 결찰한 뒤 2-0 vicryl로 continuous suture하여 후복막을 닫는다.

(9) 복부절개부 봉합

· 복막 봉합을 시작전 gauze, needle, instrument count를 한다.

· abdominal self retaining retractor를 제거하고 복강내 출혈 유무를 확인한다.

· 복막을 몇 개의 kelly로 잡아 나란히 놓고 1-0 dexon 으로 연속 봉합한다.

· 근막은 5호 silk로 결절 봉합, 피하조직은 2-0 vicryl 로 결절 봉합한다.

· 피부봉합은 세로절개(longitudinal incision)인 경우는 2-0 nylon로 결절 봉합하고, 가로 절개인 경우에는 3-0 nylon으로 buried suture하다.

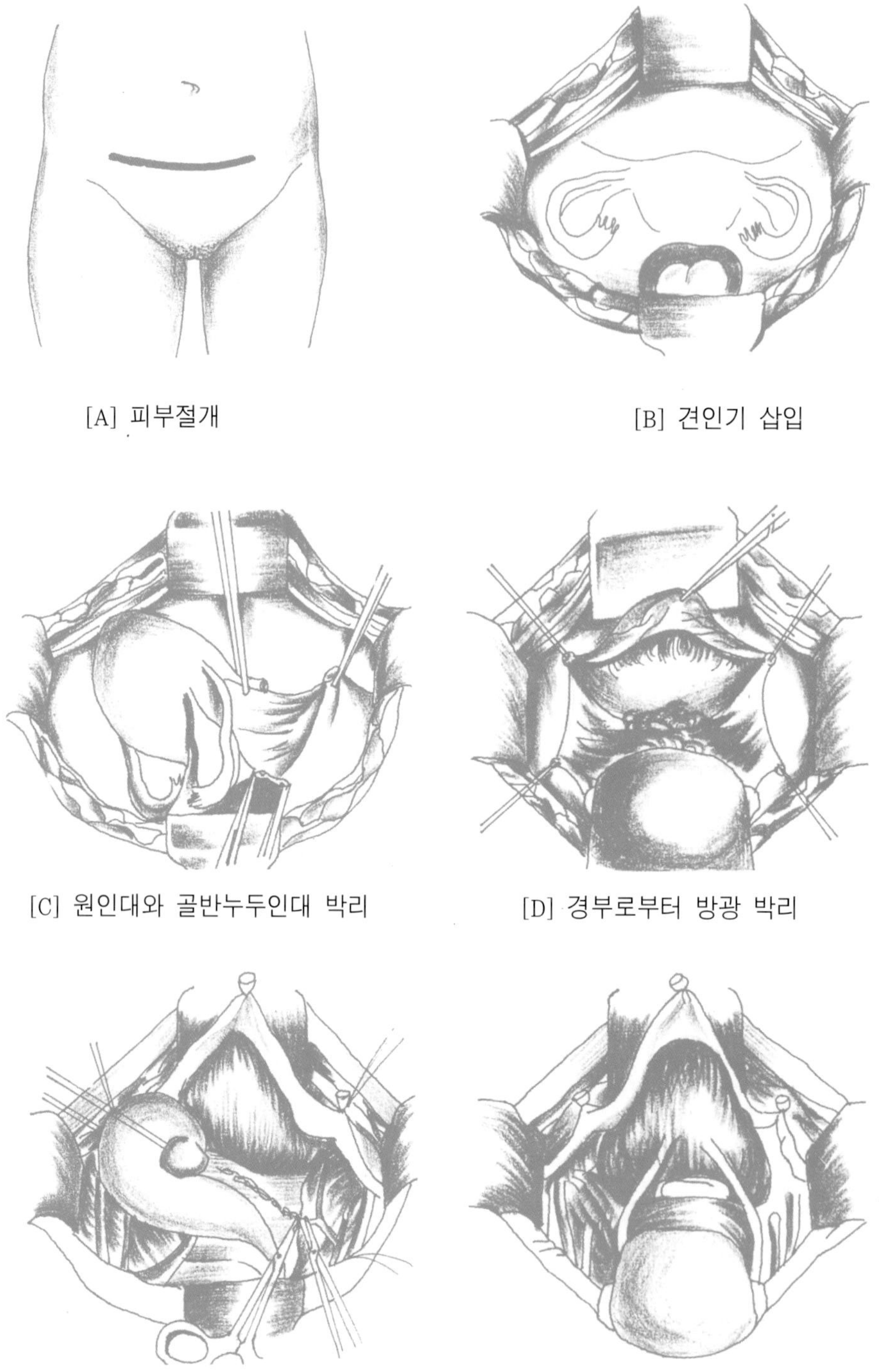

[A] 피부절개 [B] 견인기 삽입

[C] 원인대와 골반누두인대 박리 [D] 경부로부터 방광 박리

[E] 난관 동맥절제 및 결찰 [F] 요관노출

그림 17-2-1. **Wertheim's radical abdominal hysterectomy**

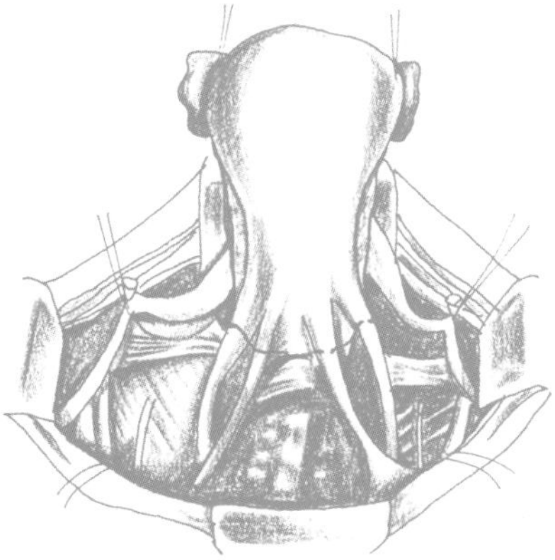

[G] 후복막 절개

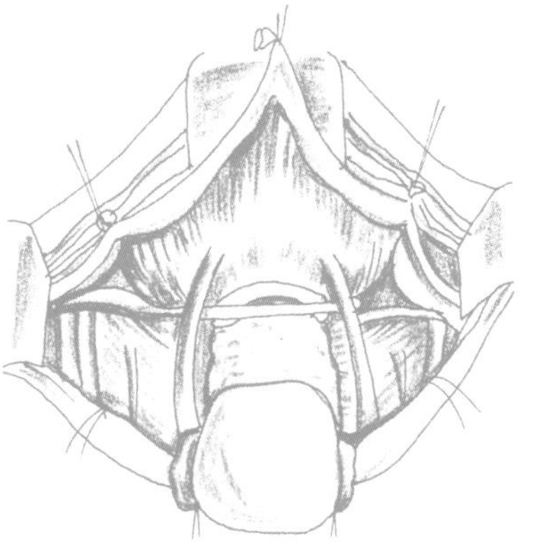

[H] 질 절단

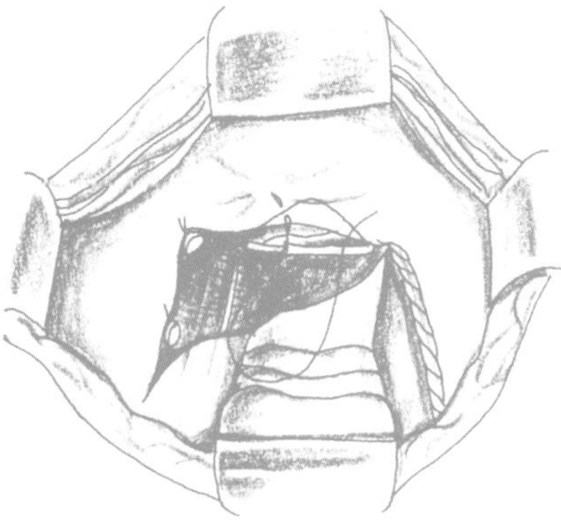

[I] 자궁 천골인대 절단 및 결찰

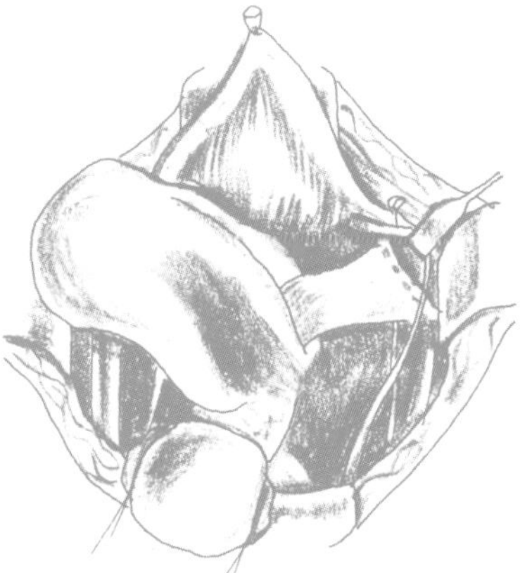

[J] 기본인대 절제 및 자궁적출

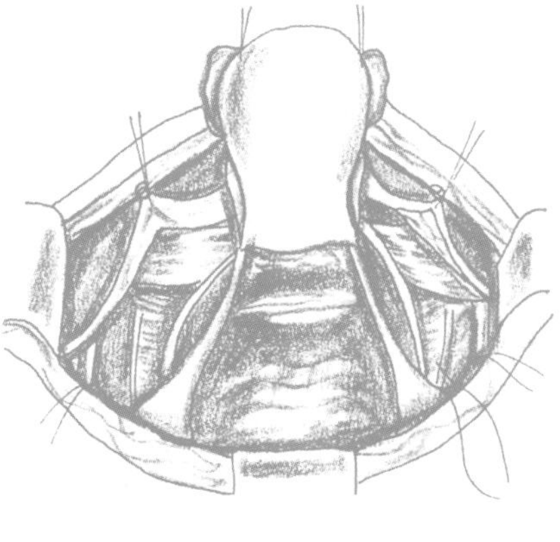

[K] 질 절단부 및 후복막 봉합

그림 17-2-2. **Wertheim's radical abdominal hysterectomy**

3) 수술 후 간호

구강 섭취가 가능할 때까지 lactated Ringer's solution과 포도당 용액을 정맥내 투여하며 지속적인 위 흡인을 해야 하는 경우 saline 이나 potassium을 보충해 준다. 수술 중 실혈량이 700mL 이상으로 혈역학적으로 불안정한 경우 수혈을 하지만 빈혈 상태를 견딜 수 있는 경우 침상안정, 산소요법 및 Hespan 수액 요법으로 지지해 준다.

수술 후 조기 이상(early ambulation)을 격려하며 환자 상태에 따라 다르지만 수술 후 10일 정도 유치 도뇨관의 삽입이 필요한 경우도 있다. 방광기능의 회복이 지연되면서 도뇨관 삽입을 반복적으로 해야 하는 경우 잔뇨를 측정하고 기록을 명확히 한다. 수술 후 배뇨조절에 대한 두려움이 따르지만 대개 서서히 회복된다. 배액관은 수술 후 24시간 지나면 제거하고 정맥염의 발병 경험이 있거나 정맥류가 있는 경우 탄력 스타킹을 착용한다.

3. 질식 전 자궁절제술(Vaginal Total Hysterectomy, VTH)

1) 정의 및 수술 전 간호

직장류(rectocele), 탈장(enterocele), 요실금과 함께 자궁탈출(uterineprolapse)이 있는 경우 질을 통해 자궁을 절제하는 수술이다(그림 17-3). 단순히 자궁의 기능부전이나 자궁탈출인 경우에 해당되나 난소병변이나 종양이 의심될 때는 해당되지 않는다. 최근 저출산으로 인해 질식 전자궁절제술의 대상 환자가 드문 편이다.

수술 전 질의 궤양이나 위축성 질염(atrophic vaginitis) 등을 치료하기 위해 구강으로 estrogen을 투여하거나 estrogen cream 등을 질부위에 도포한다.

2) 수술방법

(1) 수술부위 준비

· lithotomy position에서 회음부를 draping한다. 회음부의 skin과 방포를 7호 silk로 함께 suture하여 draping이 유지되도록 한다.
· 대음순을 옆으로 젖혀 옆의 피부와 함께 7호 silk로 suture해 놓는다.
· 요도구를 찾아 확인한 후 teneculum 2개로 자궁경관을 잡고 anterior retractor와 simon's retractor로 질을 견인시킨다.

(2) 질 절개 및 방광박리

· 질 전방벽을 20번 knife로 절개한 후 방광과 경관 사이의 조직을 allis tissue

forcep 2개로 잡는다.

· metzenbaum과 large sponge stick으로 방광과 경관사이의 조직을 박리하여 조직을 heaney's clamp와 kelly로 잡고 그 사이를 mayo scissor로 cutting하여 7호 silk로 suture한 후 tagging해 놓는다.

(3) 직장박리

· 질 후방벽을 20번 knife로 절개하고 metzenbaum과 large sponge stick으로 직장과 경관 사이를 박리한다.

· 직장과 경관 사이의 조직을 heaney's clamp와 kelly로 잡고 mayo scissor로 자른 후 7호 silk로 suture한 후 tagging 해둔다.

(4) 자궁 천골 인대 및 기본인대 절단

· heaney's clamp와 long kelly로 자궁천골 인대를 clamp하고 mayo scissor로 cutting 한다.

· 다음 heaney's clamp와 kelly 사이의 cutting된 ligament 양쪽을 7호 silk로 suture 하고 tagging한다.

· 복막을 절개한 후 기본인대를 heaney's clamp와 kelly로 잡고 mayo scissor로 cutting한 후 7호 silk로 suture하고 tagging 해둔다.

(5) 원인대 및 난소인대 절단, 자궁절제

· 복막 전면부를 열고 heaney's clamp와 kelly로 원인대와 난소인대를 잡는다.

· mayo scissor로 cutting한 후 7호 silk로 suture하고 tagging 해둔다.

· 외자궁구(external os) 부분을 20번 knife로 incision하고 allis로 잡는다.

· mayo scissor로 경관을 cutting해 가면 자궁이 절제된다(specimen이므로 방포에 받아서 순환간호사에게 넘겨준다).

(6) 복막 및 질절단부 봉합

· 1-0 vicryl으로 tagging 해두었던 복막을 continuous suture한다.

· tagging해 두었던 round ligament와 uterosacral ligament를 1-0 vicryl로 continuous suture한다.

· 질의 전방벽은 1-0 vicryl 또는 chromic catgut으로 interrupted suture한다.

· vaginal stump는 1-0 vicryl로 interrupted suture한다.

· 질의 후방 벽은 2-0 vicryl로 continuous suture한다.

· furasin gauze로 mold를 만들어 질 내로 넣은 후 foley catheter를 넣는다.

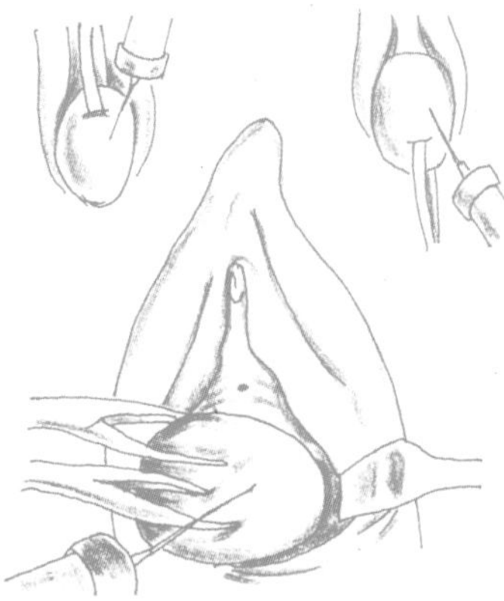

[A] 자궁이 탈출된 모습

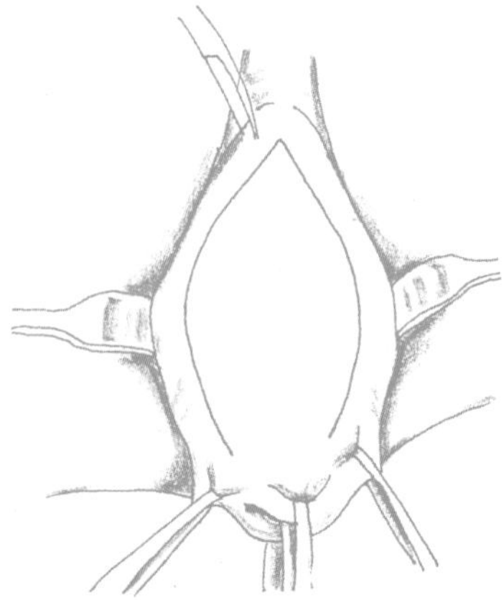

[B] 질 절개

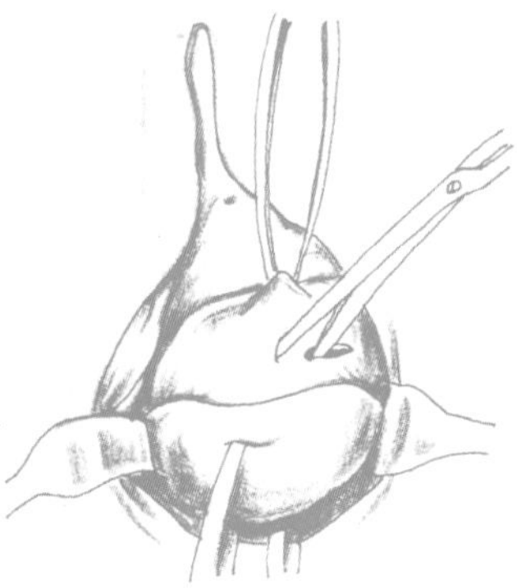

[C] 방광과 자궁 경부 박리

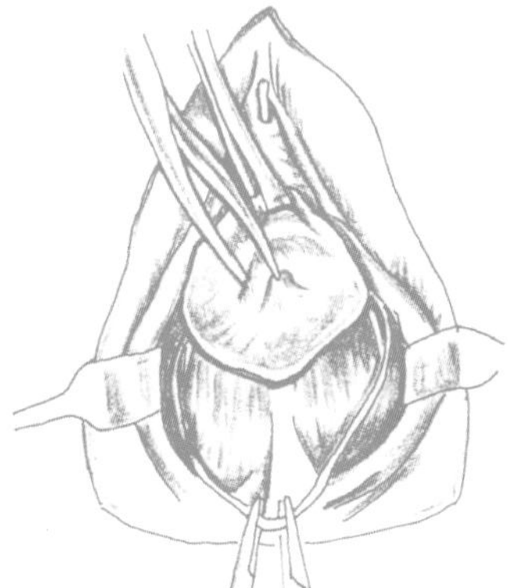

[D] 직장과 자궁 경부 박리

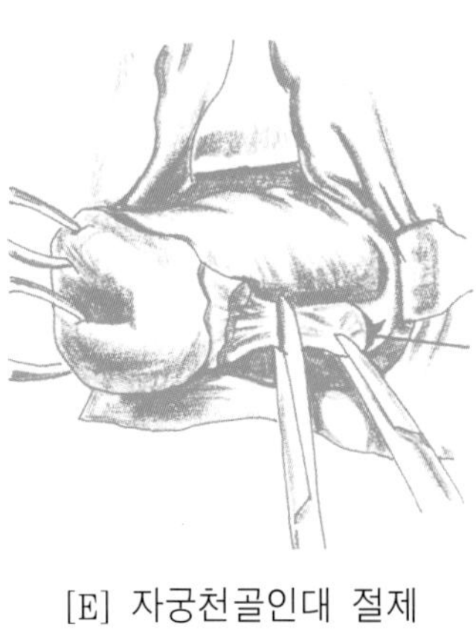

[E] 자궁천골인대 절제

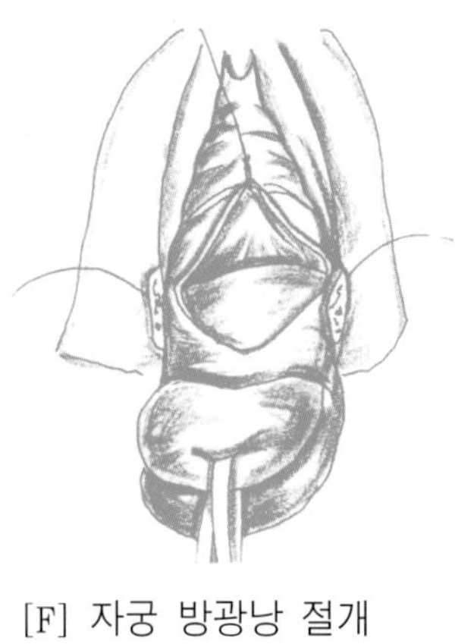

[F] 자궁 방광낭 절개

그림 17-3-1. **질식 완전 자궁 절제술**

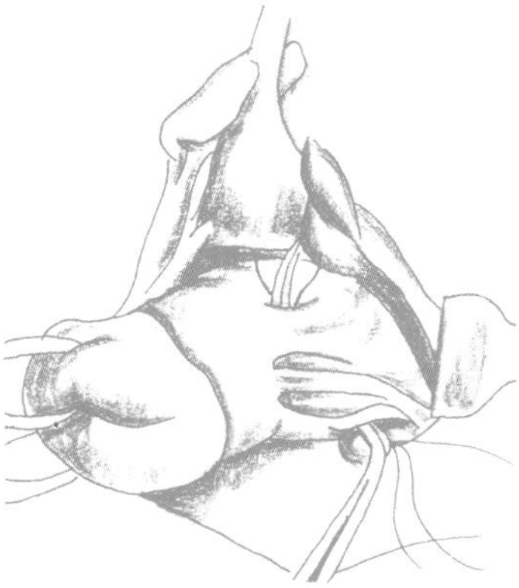

[G] 기본인대 절제

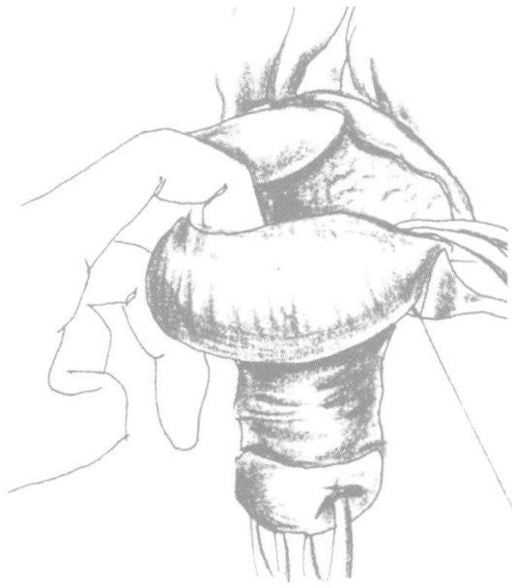

[H] 난관, 원인대 난소인대 clamp

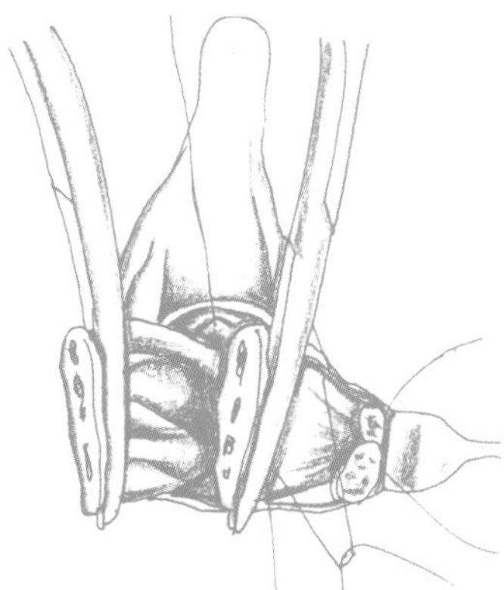

[I] 난관, 원인대

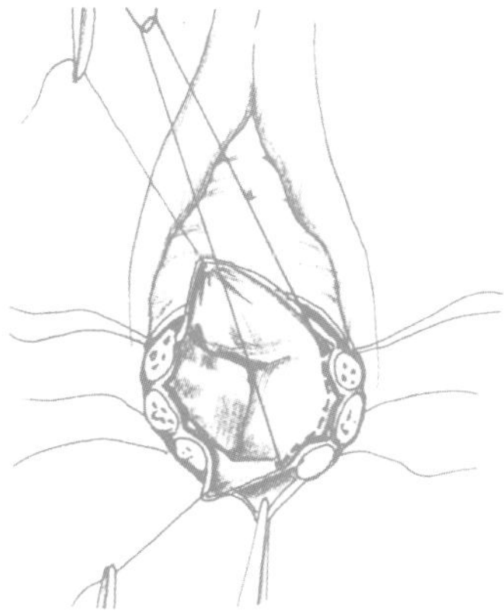

[J] 복막 봉합

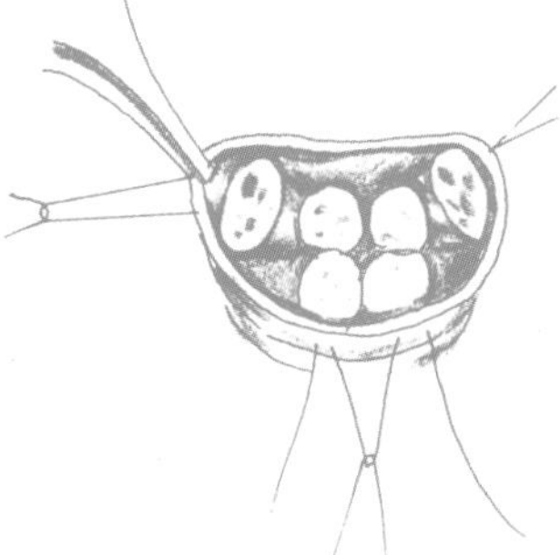

[K] vault

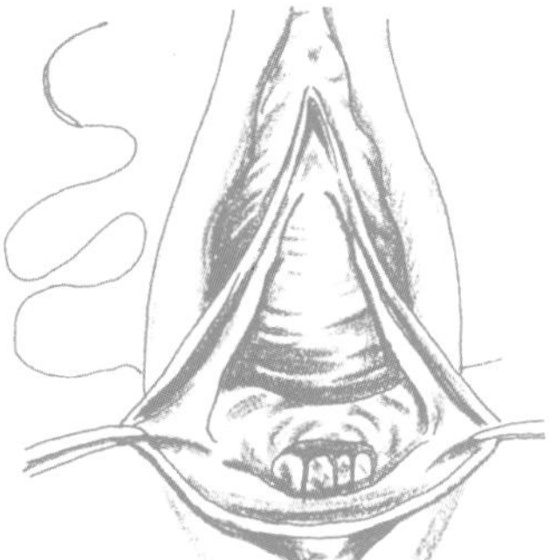

[L] 질 절단부 봉합

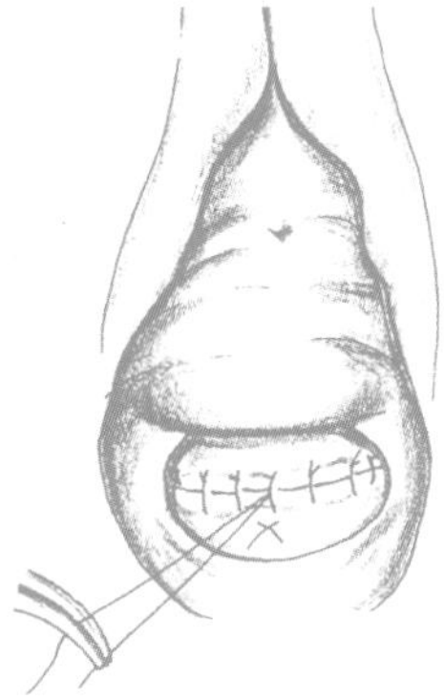

[M] 질 전방벽 봉합

그림 17-3-2. **질식 완전 자궁 절제술**

3) 수술 후 간호

수술 다음날부터 침상에서 일어나 걷도록 격려하며 샤워는 가능한 한 빨리 한다. 소변 정체를 관찰하며 요로 감염증과 vault 부위에서 혈종 등의 합병증이 나타날 수 있고 요로 감염증의 경우 고열이 심하다.

4. 제왕절개술(caesarean section, c/s)

1) 정의 및 수술 전 간호

아두골반 불균형(cephalopelvic disproportion), 안면위(face presentation), 전액위(brow presentation) 등의 이상 태위, 자간증(eclampsia), 전치태반(placenta previa), 태반 조기박리(abruptio placenta), 태아이상 상태, 심한 임신중독증(toxemia)등으로 정상 질 분만이 어려운 경우 복부절개를 통해 분만을 하는 방법이다(그림 17-4).
도뇨로 방광을 비워주며 수술 중 유치 도뇨관을 유지시킨다. 수술 전 투약으로 atropine을 주며 가끔 진토제(antiemetic)를 함께 투약할 수도 있다.

2) 수술과정

(1) 복부절개

20번 knife로 lower transverse incision 또는 mid line incision line에서 skin, subcutaneous, fascia를 절개하는데 transverse incision보다는 mid line incision이 기술상으로 보다 용이하다.

(2) 복강 노출 및 자궁절개

· toothed forcep 2개로 복막을 살짝 들어올린 후 20번 knife로 살짝 incision한다.
· metzenbaum으로 복막을 길게 incision한 후 방광구(bladder retractor)로 방광을 아래로 견인시킨다.
· 자궁을 절개한 후 절개부 양쪽을 시지(forefinger)로 벌려주어 태아 머리가 잘 나올 수 있도록 한다.

(3) 태아 분만 및 태반박리

· toothed forcep으로 양막(amniotic membrane)을 파열시킨다.
· 손을 자궁강 안으로 집어넣어 태아머리 후방을 잡아 들어올리며 이때 자궁저부를 눌러주면 태아분만이 더 용이해진다.

· 태아 분만이 되면 자궁수축제 oxytocin 또는 ergometrine을 정맥내 주사한다.
· 자궁내번(uterine inversion)이 되지 않도록 주의하며 제대를 잡아당겨 태반을 박리한다. 자궁수축이 미약할 경우 직접 자궁조직으로 자궁수축제를 주사하기도 한다.

(6) 자궁 및 복부 절개부 봉합

· gauze, needle, pad count를 한후 자궁근육층(myometrium)은 1-0 monosyn, 장막층(serosa)은 2-0 monosyn로 continuous suture 한다.
· gauze, needle, pad count를 한 후 복막은 1-0 dexon으로 continuous suture, 근막은 5호 silk로 interrupted suture, 피하조직은 2-0 vicryl로 interrupted suture 한다.
· 피부는 mid line incision인 경우 2-0 nylon으로 interrupted suture, transverse incision인 경우에는 3-0 nylon으로 subcuticular suture를 한 후 dressing gauze로 덮어준다.

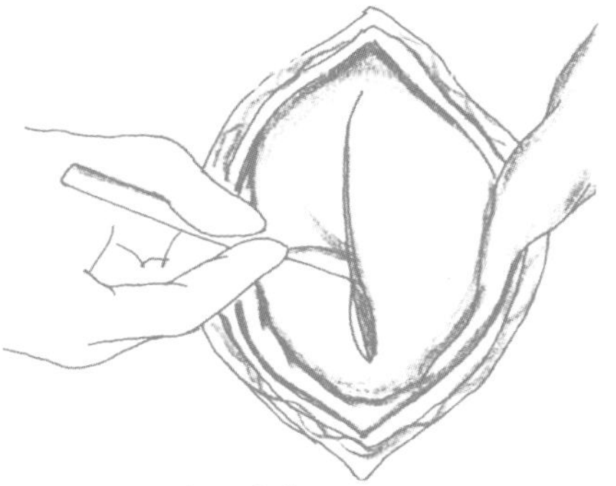

[A] 자궁절개(paramedian incison over the upper part of uterus)

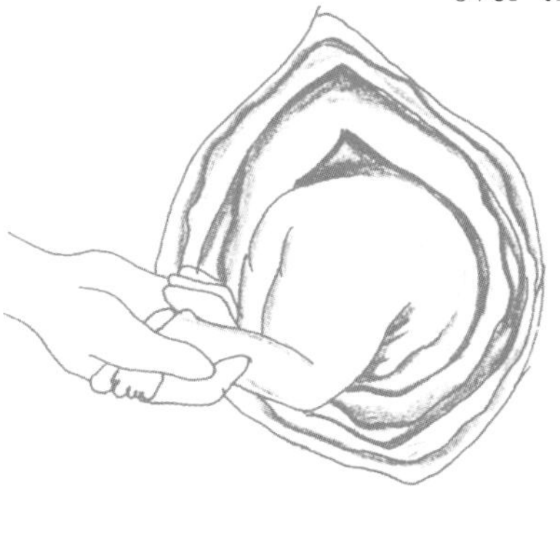

[B] 태아만출

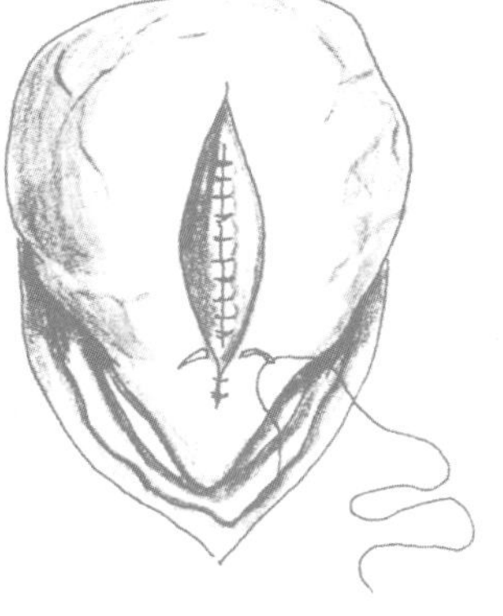

[C] 자궁 및 복막봉합

그림 17-4. 제왕절개술, Classial Caesarean section

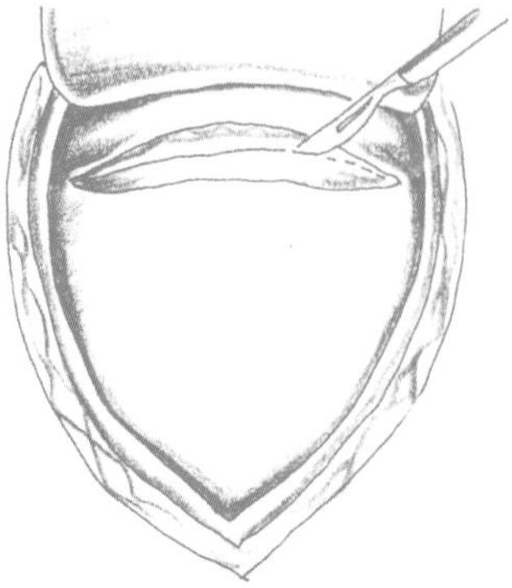

[A] 복부절개

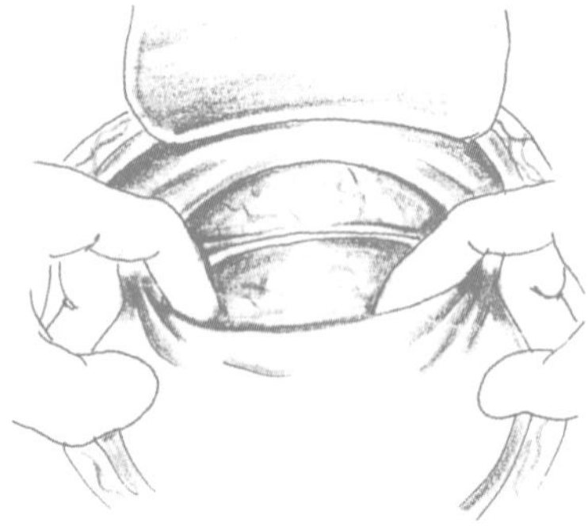

[B] 자궁절개

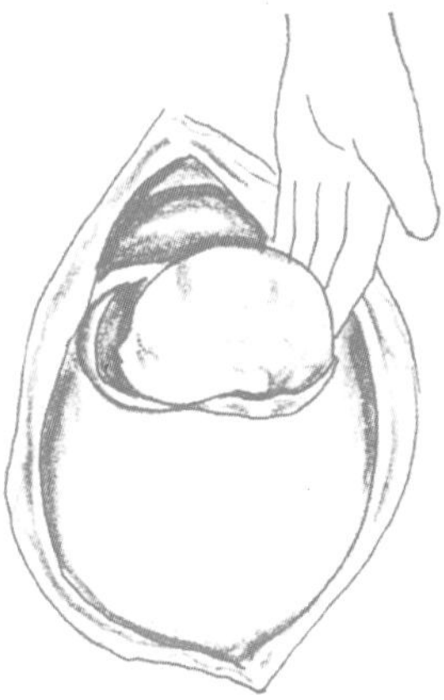

[C] 태아분만

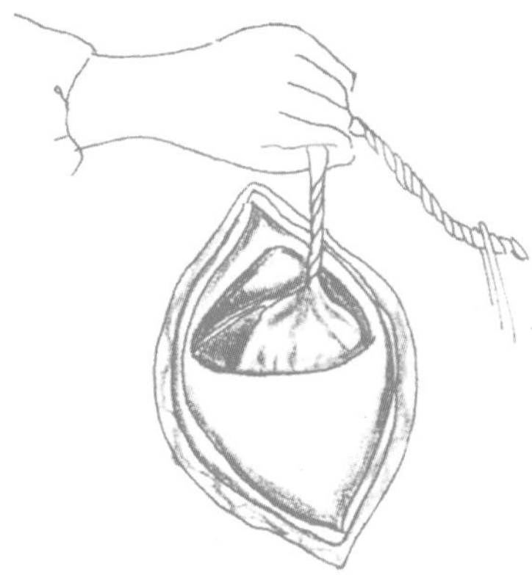

[D] 태반박리

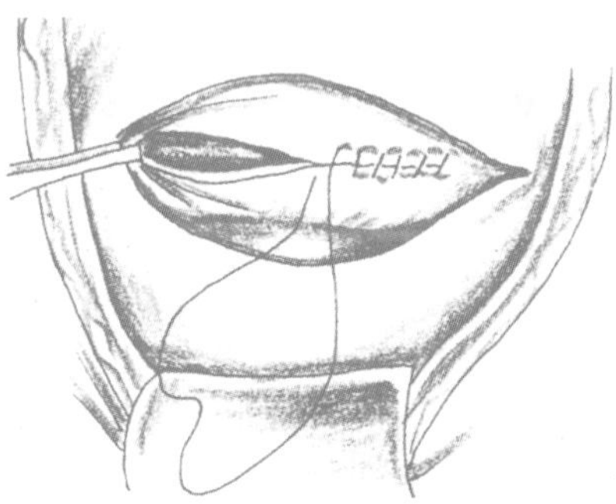

[E] 자궁봉합

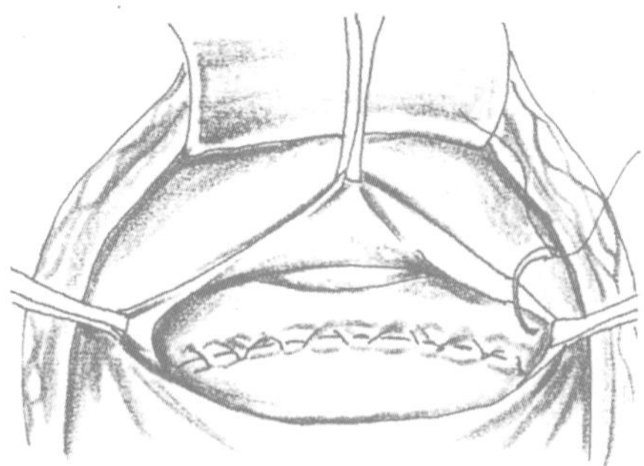

[F] 복막봉합

그림 17-5. **제왕절개술, lower segment Caeserean sectin**

3) 수술 후 간호

각성되고, 자궁 수축이 되며, 혈압 및 맥박이 안정되고, 과도 출혈이 없고 소변량이 시간 당 30mL 이상인 경우 병실로 전실한다. 정상 분만을 한 산모가 경험하는 회음부 불편감은 없지만 수술 후 1일에는 복부 절개부 통증이 심하므로 경막외 진통법이나 PCA 또는 진통제를 투약한다. 호흡기능 회복을 위해 심호흡 및 기침을 격려하고 가능하면 걷기를 격려하며, 정맥내 수액 요법은 24~48시간 까지 하거나 구강 음식 투여가 가능할 때 까지 한다. 수술전 삽입한 유치 도뇨관은 환자 상태에 따라 수술 후 1일에 제거할 수 있으며, 유치 도뇨관 제거 후 4~6시간 이내에 자가 배뇨를 할 수 있어야 한다.[9]

복부 절개부에 발적, 부종 또는 oozing이 나타나면 의사에게 보고한다. 복부 절개부, 자궁 염증 등은 균배양 검사 등을 통해 broad-spectrum antibiotics을 투여해야 한다. 자궁절개 부위의 염증과 상처회복 지연은 자궁절개 부위의 scar 조직을 약화시켜 추후 임신시 분만과정 중 자궁 파열의 원인이 될 수 있다.

5. 난관 성형술(tuboplasty)

1) 정의 및 수술 전 간호

난관염, 난관채 포경(phimosis of fimbriae), 난관채 폐쇄, 난관 수종증(hydrosalpinx) 등으로 난관이 막혀 불임이 된 경우 폐쇄부분을 절제해 내고 repair해주는 수술이다(그림 17-6). 그러나 최근 복강경 수술을 많이 하는 편이다.

수술 전 환자와 배우자는 불임에 대한 다른 원인이 없는지 정밀검사를 한다. 적어도 수술 전 3개월 동안 골반내 염증이 없어야 하며 수술 전 혈액검사에서 ESR과 WBC가 정상이어야 한다. 환자와 배우자에게 난관성형술의 결과가 성공적이지 못할 수가 있고 수술 후 자궁외 임신의 가능성이 있다는 것을 설명해야 한다.

복강경 검사 2~3주 경과 후 복막이 회복될 여유를 준 후 난관 성형술을 한다. 수술 전 난관염이 있는 경우 수술 후 적어도 2주정도 항생제를 투여한다.

수술 1~2일전에 steroid를 투여하면 유착을 예방할 수 있다는 의견이 지배적이지만 문합부위의 상처회복이 지연되어 문합부위가 분리될 수도 있다. 보통 수술 후 장의 유착을 방지하기 위해 reomacrodex로 irrigation을 하기도 한다.

2) 수술과정

(1) 복부절개

· TAH와 동일하며 복막이 open되면 abdominal self retaining retractor를 건다.

· 복강내 장기를 wet pad, dry pad로 싸서 위로 젖힌 후 spatula retractor를 걸어준다.

(2) 난관의 폐쇄여부 확인 및 폐쇄부 절제

· cervix clamp로 경관을 잡고 angiocatheter를 자궁체에 삽입한 후 extension tube를 연결하고 30cc syringe로 dye를 주입하여 폐쇄여부를 확인한다.
· 난관 폐쇄부는 pott's forcep으로 잡고 knife나 bovie를 이용하여 cutting한다.
· 폐쇄부를 절제한 후 양쪽 끝을 6-0 dexon 또는 vicryl으로 문합한다. 특히 난관에서 자궁체 쪽으로 폐쇄가 되었을 경우 폐쇄부위를 절제한 후 자궁체와 난관 내에 polyethylene tube를 삽입하여 자궁강 내에 이르게 한후 4-0 dexon으로 난관을 interrupted suture하여 문합시킨다. 일부 의사들은 수술 후 6주 정도 polyethylene tube를 난관 내에 두는 경우도 있지만 문합이 끝나자마자 polyethylene tube를 제거하는 것이 바람직하다는 의견이 지배적이다.

(3) 복부절개부 봉합

· warm saline으로 복강을 irrigation하고 gauze, pad, needle, instrument count를 한다.
· 복막은 1-0 dexon 으로 continuous suture, 근막은 5호 silk로 interrupted suture, 피하조직은 2-0 vicryl 또는 chromic catgut으로 interrupted suture한다.
· 피부는 3호 silk로 interrupted suture하거나 3-0 nylon으로 subcuticular suture 한다.

3) 수술 후 간호

steroids는 조직간의 유착을 방지해주므로 salpingolysis와 salpingostomy에서는 효과적이나 난관 재문합술(reanastomosis)에서는 사용하지 않는다. 수술 1~2일 전부터 투여했던 steroids는 수술 후 6~7일까지 용량을 감소시키며 투여한다. 난관성형술을 받은 환자가 골반내 염증의 재발을 빈번히 가져오므로 과거 골반내 염증을 경험했던 환자는 항생제를 수술 후 2~4주 동안 투약한다. 부부관계는 난관의 운동성(motility)과 이동성(mobility)을 촉진시켜 자궁외 임신을 예방할 수 있으므로 수술후 환자가 신체적으로 건강하게 느끼는 대로 부부관계를 할 수 있다.

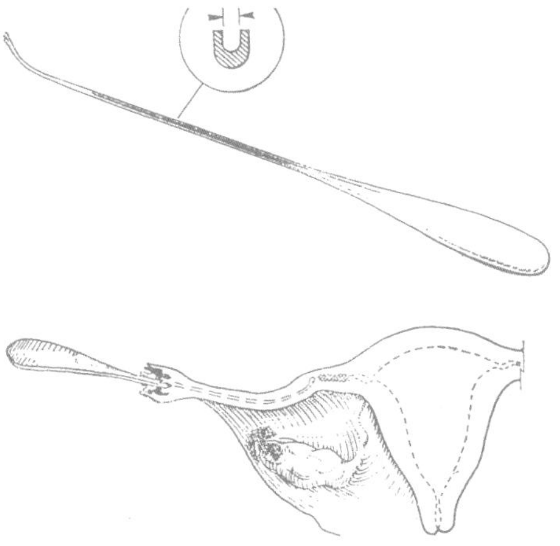

[A] 난관 폐쇄부 확인

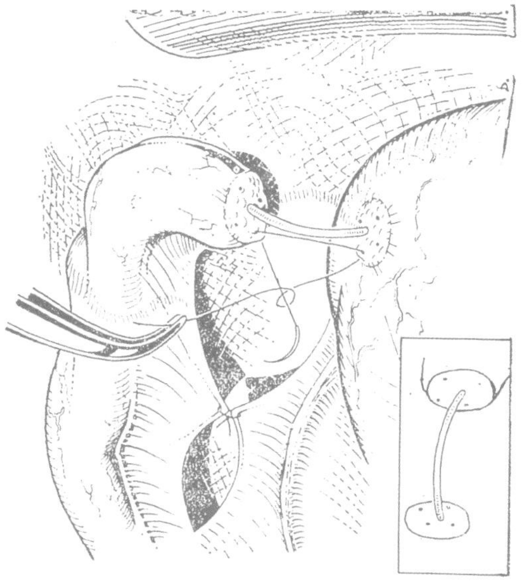

[D] 난관문합

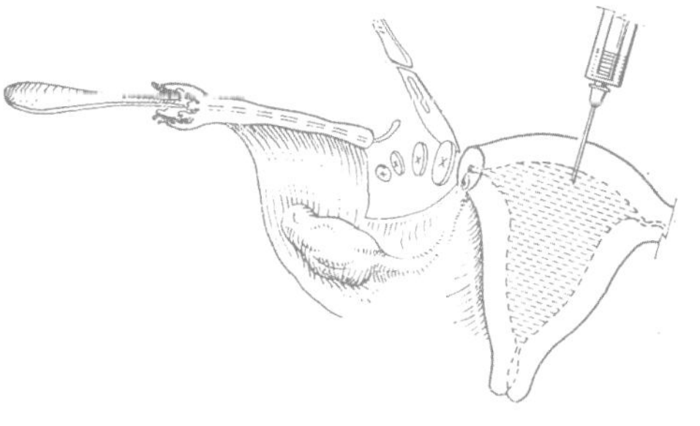

[B] 난관 폐쇄부위 절제

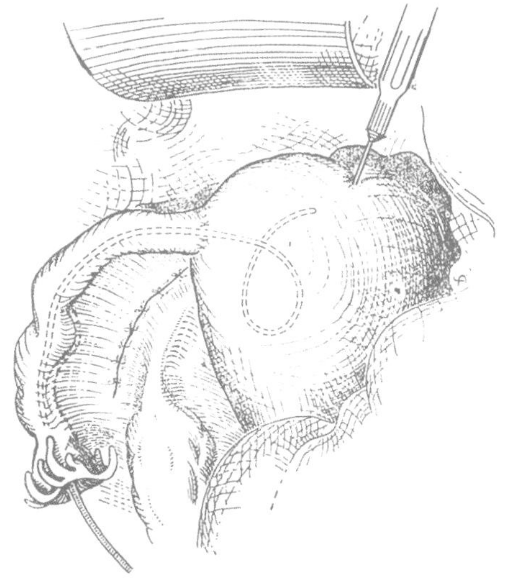

[E] 난관문합 및 난관간막 봉합

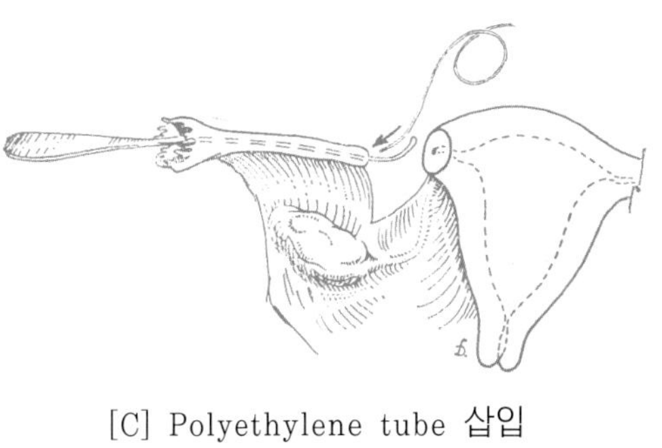

[C] Polyethylene tube 삽입

그림 17-6. **난관 성형술**

6. 난관 재문합술(reanastomosis of the fallopian tube)

1) 정 의

불임을 위해 난관결찰(tubal ligation)을 한 후 다시 임신을 원할 때 결찰(ligation)한 부위를 제거하고 난관을 문합해 주는 수술이다. 단 남성 배우자의 정자 수가 정상이며, 복강경 검사를 통해 난관의 길이가 3~4cm 이상인 경우에만 해당된다. 요즈음 복강경 수술을 많이 하는 편이다.

2) 수술방법

(1) 복부절개

난관 성형수술과 동일하다

(2) 난관 결찰부 절제

· cervix clamp로 cervix를 잡고 angiocatheter를 자궁체에 꼽은 후 extension tube가 연결된 30cc syringe를 통해 dye를 주입한 후 난관의 폐쇄여부를 확인한다.
· bovie(cutting action)로 결찰(ligation)되었던 부분을 cutting해내고 절제된 난관은 specimen이므로 보관한다.

(3) 난관 폐쇄여부 확인

· angiocatheter에 10cc syringe를 연결한 후 난관채쪽으로 angiocatheter를 삽입한 후 dye를 주입하여 폐쇄여부를 확인한다.
· 폐쇄부는 pott's forcep과 bovie를 이용하여 난관 폐쇄부와 mesosalpinx까지 함께 절제한다.
· 다른 angiocatheter를 fimbriae를 통해 tube안으로 삽입해 둔다.
· 근위부 난관은 2-0 nylon을 통과시키고 원위부 난관은 angiocatheter 내부로 2-0 nylon을 통과시켜 난관의 개방성을 확인해본다.

(4) 난관 간막 봉합 및 난관 재문합

· 난관간막(mesosalpinx)을 6-0 dexon으로 봉합한다.
· 자궁체를 통해 삽입된 dye 주입용 angiocatheter(2inch)와 extension tube는 제거하고 천자된 자궁부위는 6-0 dexon으로 봉합해 준다.
· 현미경을 통해 난관의 mucosa는 7-0 dexon, serosa는 8-0 vicryl로 봉합하며 다른 쪽의 난관도 같은 방법으로 처리한다.

(5) 복부 절개부 문합

· warm saline으로 복강내를 irrigation한 후 gauze, needle, pad, instrument count를 한다.

· 복막은 1-0 dexon, vicryl 또는 chromic catgut으로 continuous suture, 근막은 5호 silk로 interrupted suture한다.

· 피하조직은 3-0 chromic catgut으로 interrupted suture한다. 피부는 3호 silk로 interrupted suture하거나 3-0 nylon으로 continuous suture하고 봉합부위에 dressing gauze를 덮는다.

Rerferences

1. 윤혜상 (1997). 수술실 환자간호, 개정 2판, 청구문화사.
2. Black JM, Hawks JH, Keene AM (2001). Medical-Surgical Nursing, 6th Edition, Saunders.
3. Brunicardi FC, Andersen DK., Billiar TR., Dunn DL, Hunter JG, Pollock RE (2004). Principles of Surgery, 8th Edition, McGraw-Hill.
4. Charles RB, Beckmann CRB, Ling FW, Smith RP, Barzansky BM (2005). Obstetrics and Gynecology, 5 edition. Lippincott Williams & Wilkins.
5. Hugh dudley, Operative surgery, Gynecology & Obstetrics, 3th Edition, Butterworths, 1979.
6. Phipps Monahan Sands Marek Neighbors (2003). Medical-Surgical Nursing, 7th Edition, Mosby.
7. Rothrock JC (2003). Alexander's Care of the Patient in Surgery. 12th Edition, Mosby.
8. Sakala EP (2000). Obstetrics and Gynecology, Lippincott Williams & Wilkins, 2nd edition.
9. Sherwen LN, Scoloveno MA, Weingarten CT (1999). Maternity Nursing, 3rd Edition, Appleton & Lange.
10. Smeltzer SC, Bare BG, Hinkle JL, Cheever KH (2008). Brunner and Suddarth's Textbook of Medical Surgical Nursing. Eleventh Edition, Lippincott Williams & Wilkins.
11. Townsend CM, Beauchamp RD, Evers BM, Mattox K (2004). Sabiston Textbook of Surgery, 17th Edition, WB Sounders.
12. Zollinger RM Jr & Zollinger RM Sr(2003). Zollinger's Atlas of surgical operation, 8th Edition, McGraw-Hill.

18 눈 수술

1. 백내장 낭내 적출술 (intra capsular cataract extraction, I.C,C,E.)

1) 정의 및 수술 전 간호

20세 이상에서 나타나는 백내장인 경우 수정체(lens)를 수정체 낭(capsule)과 함께 적출해 주는 수술이다(그림 18-1).

양안의 정상적 시력 활동이 불가능할 때 행하는데 즉 안경과 같은 보조기구를 사용한 후에도 책읽기가 어려울 때에 하게 된다. 한쪽 눈에만 백내장이 있는 경우라도 그 눈의 시력이 0에 가까울 경우에는 양안의 정상적 시력이 가능해도 수술을 하게 된다.

2) 수술과정

(1) 부분마취

· 백내장은 대개 국소마취 하에 행하는데 lidocaine 10mL와 epinephrine 0.1mL를 혼합하여 후방 안와 내에 주사한다.
· 눈 주위를 gauze로 부드럽게 문지른 후 마취작용이 나타나는지를 확인한다.

(2) 결 막

· 6-0 black silk로 상안검, 하안검을 suture하여 draping 방포에 고정시켜 안검을 벌려둔다.
· microscope의 focus를 맞춘 후 상안검연(upper limbus, 각막과 결막의 연접부위)으로부터 2~3mm 떨어진 곳의 결막을 superior방향으로 180° 정도 incision한다.

(3) 각막과 공막 접합부 절개

· cornea와 conjunctiva를 bonn toothed forcep과 tenotomy scissor를 이용하여 박리한다.

· beaver blade와 keratome으로 cornea와 sclera 접합부을 incision한다.

(4) 홍채 절개

수술 후 합병증으로 나타날 수 있는 녹내장을 막기 위해 vanna s scissor로 홍채에 구멍을 내거나(iridotomy) 홍채를 한 두군데 잘라 준다(peripheral iridectomy).

(5) 수정체 적출

· 섬유소체 용해제 Zonolise*를 후안방(posterior chamber)에 주사하고 2~3분 정도 기다린다.

· 수정체위에 냉동팁(cryotip, cryounit의 power는 700~750)을 접착 시킨 후 lens를 위로 들어올린다.

Zonolise(Alpha-chymotrypsin, Quimotrase) : 소의 췌장에서 추출해 낸 단백효소로 수정체와 모양체를 연결하고 있는 모양소대(zonule of zinn)를 용해시키는 데에 사용한다.

(6) 절개부 봉합

· 각막과 공막 접합부의 봉합은 tagging되어 있는 10-0 nylon으로 interrupted suture하고 결막은 7-0 vicry으로 continuous suture한다.

· gentamicin 0.5cc를 결막내로 주사한다.

· 안검을 tagging 하고 있는 6-0 black silk를 cutting한다.

· saline gauze로 눈을 닦은 후 eyelid 사이에 안연고를 넣어준 후 눈 위에 gauze dressing을 하고 eye shield를 대어준다.

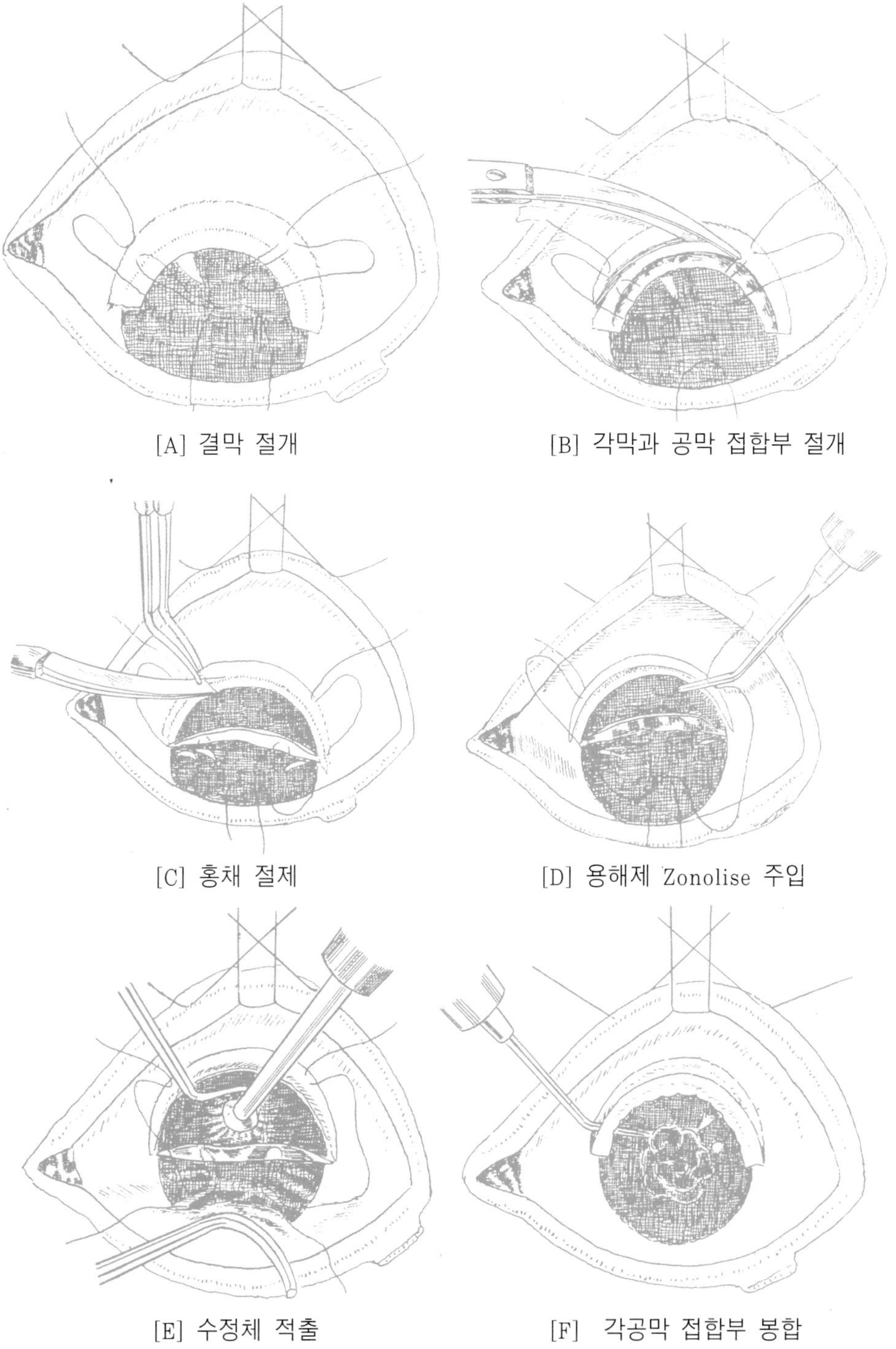

그림 18-1. **백내장 낭내 적출술**

3) 수술 후 간호

수술안은 dressing으로 덮고 eye shield를 착용하여 눈을 보호하며 비 수술안은 대개 드레씽을 적용하지 않는다. 수술 후 24시간 동안 화장실 출입, 침상 안정을 하거나 의자에 앉아있는 정도로 활동을 제한한다. 안경은 착용해도 되며 눈은 절대로 비비지 않는다. 복부에 힘을 주거나 2.25kg 이상의 물체를 들어 올리지 않는다.

진통제로 acetaminophen을 투약하나 aspirin은 절대로 투약하지 않으며 수면시에 수술안이 있는 몸체가 아래로 가지 않도록 한다. 대개 수술 후 7~10일 사이에 dressing을 제거하며 수술 후 1달 정도 수술안의 손상을 방지하기 위해 밤 동안 eye shield를 착용한다. 양안 수술을 하는 경우는 수술중의 감염으로 인한 수술 후 실명의 위험을 막기 위해 10~14일 간격을 두고 한쪽씩 2회에 걸쳐서 백내장 수술을 한다.

2. 백내장 낭외 적출술 (extra capsular cataract extraction, E.C.C.E.)

1) 정의 및 수술 전 간호

20세 이전에는 초자체면(vitreous face)과 lens의 접착력이 강해 ICCE를 할 경우 초자체가 빠져나올 위험이 있기 때문에 20세 이전의 백내장, 또는 선천성 백내장에는 수정체낭(capsule of lens)을 절개하여 낭내의 수정체 핵(nucleus)과 피질(cortex)을 제거해 주는 수술이다(그림 18-2).

2) 수술방법

(1) 부분마취, 결막절개, 각막과 공막 접합부절개, 홍채절개술은 ICCE와 동일하다.
(2) 수정체낭 절개는 cystotome hook로 수정체의 전방 낭(anterior capsule)을 절개한 후 muscle hook과 loop를 이용해 낭내의 수정체핵(nucleus)을 제거한다.
(3) 절개부위 봉합은 ICCE와 동일하다.

3) 수술 후 간호

백내장 낭내 적출술과 동일하다.

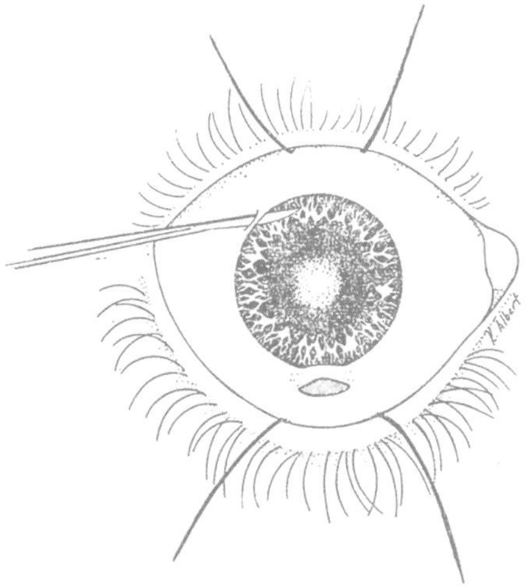

[A] 결막 절개

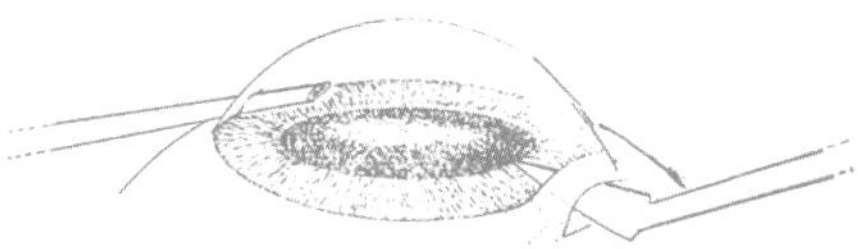

[B] 각막과 공막접합부 절개

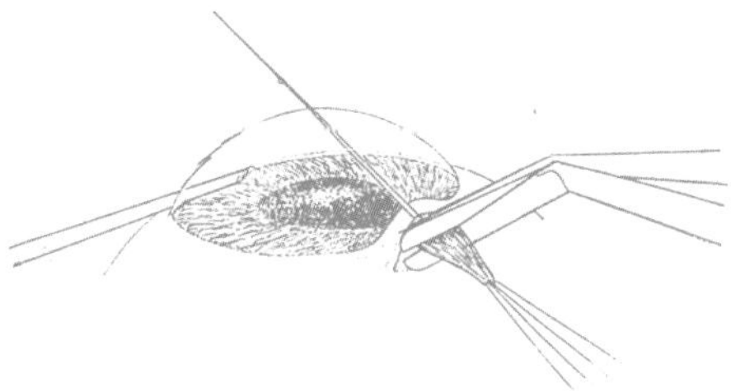

[C] 홍채 절제

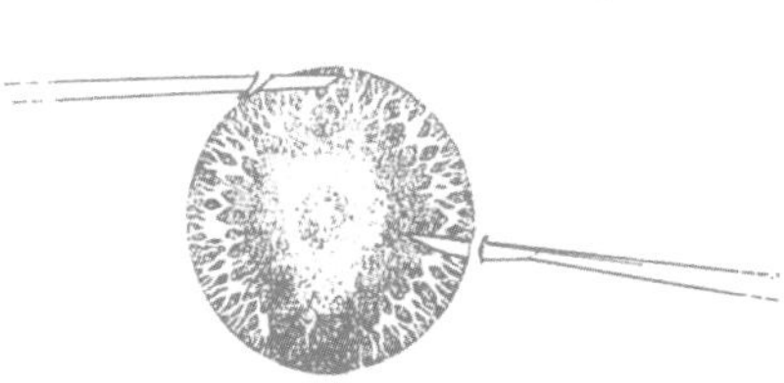

[D] 수정체낭 절제

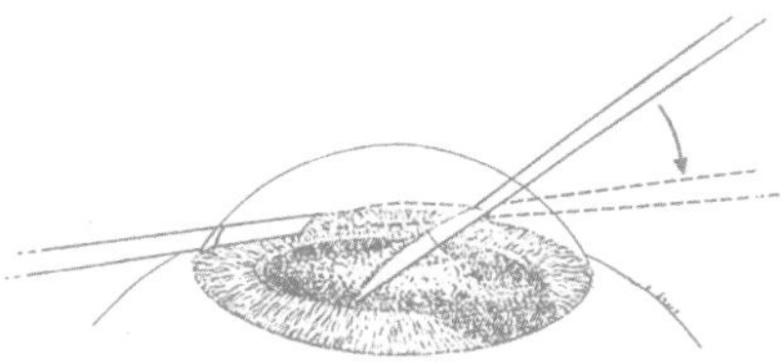

[E]수정체 낭내의 핵과 피질절제

그림 18-2. **백내장 낭외 절제술**

3. 안근 수술

1) 정의 및 수술 전 간호

사시(strabismus)에서 외안근(extraocular muscle)의 기시부(tendon)를 후방으로 이동시키거나(recession) 또는 건의 일부를 절제하여(resection) 외안근의 길이를 짧게 해주는 수술이다(그림 18-3).

선천성 사시의 경우 생후 18개월 정도에 수술을 하며 어린이는 전신마취를 해야 하므로 감기에 걸리지 않도록 조심한다. 편도 절제술과 안근수술을 모두 해야 되는 경우 편도 절제술을 먼저한 후 안근 수술을 한다.

2) 수술과정

(1) 결막절개

- eye speculum 또는 4-0 black silk로 상하 안검을 suture하고 tagging하여 안검을 벌려준다.
- normal saline을 점적해주거나 saline에 적신 cotton을 각막 위에 놓아 각막이 건조되는 것을 막아준다.
- 안검연(limbus, 각막과 결막의 연접부위) 2~3mm 아래의 결막에 lateral(1시~5시) 또는 median(7시~11시) 방향으로 incision을 넣은 후 절개부위를 표시해 둔다.

(2) 건절개술(tenotomy)

- 건절기(tenotome)로 직건근(fascia of the rectus muscle)에 incision을 넣고 절개된 결막 양끝을 forcep으로 잡아 공막이 잘 보이도록 견인 해준다.
- 공막의 bleeding point는 bovie로 coagulation시킨다.

(3) 건의 후전 및 절제

- 직근(rectus muscle)이 보이면 muscle hook으로 직근을 위로 견인시킨 후 6-0 vicryl으로 직근의 아래 위 두군데를 suture하여 tagging 해둔다.
- 직근의 힘이 클 경우 직근의 건을 후방쪽으로 이동시켜(recession) rectus muscle의 힘을 약화시키고, rectus muscle의 힘이 약할 경우 tendon의 일부를 절제함으로써(resection) tendon의 길이가 짧아지고 muscle의 힘이 강화된다. muscle surgery에서는 recession과 resection이 모두 필요한데 집도자에 따라 순서는 달라질 수 있다.
- 외사시(exotropia)는 외측직근(lateral rectus muscle)을 tagging 해둔 5-0 chromic catgut으로 건의 끝을 공막 후방에 suture하고(recession), 내측 직근(medial rectus

muscle)의 건을 일부 절제해내고(resection) 5-0 vicryl으로 봉합한다.

· 내사시(esotropia)는 외측직근(lateral rectus muscle)의 tendon 일부를 절제하고 6-0 vicryl로 suture한 후(resection) 내측직근(medial rectus muscle)의 tendon을 후방으로 이동시켜 봉합해준다(recession).

(4) 결막절개부 봉합

· 절개된 결막(conjunctiva)은 6-0 vicryl로 suture한다.

· saline gauze로 눈을 닦은 후 안검 사이에 안연고를 점안한 후 dressing gauze를 놓고 eye shield로 고정한다.

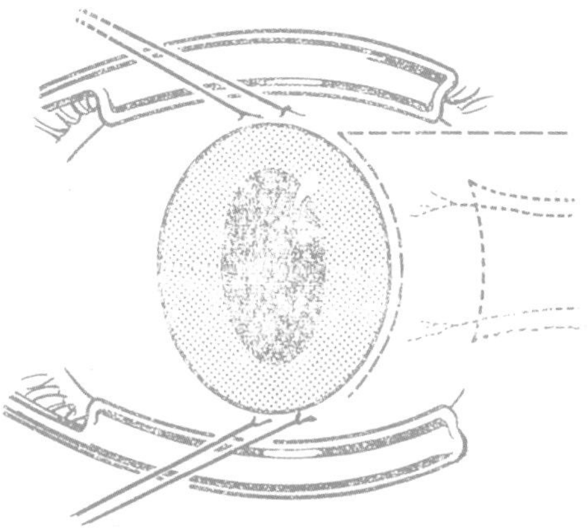

[A] 결막 절개

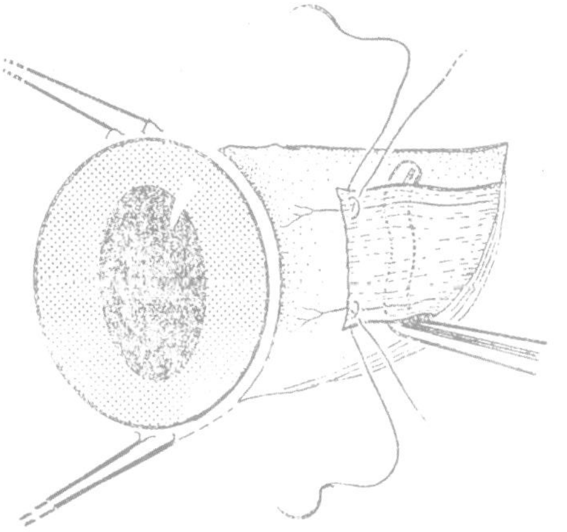

[B] 내직근 박리와 건의 절제

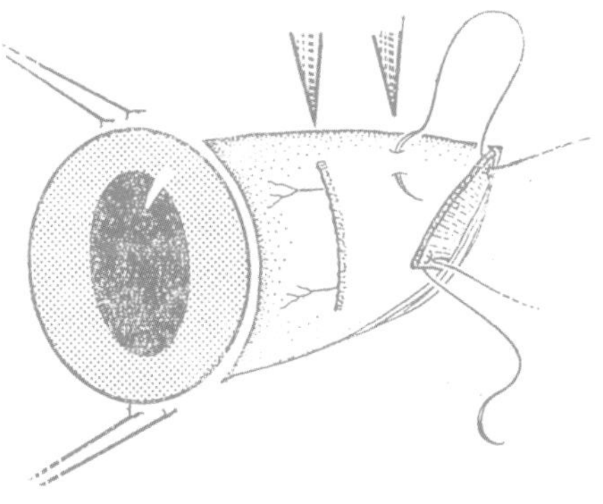

[C] 내직근의 후전(recession)

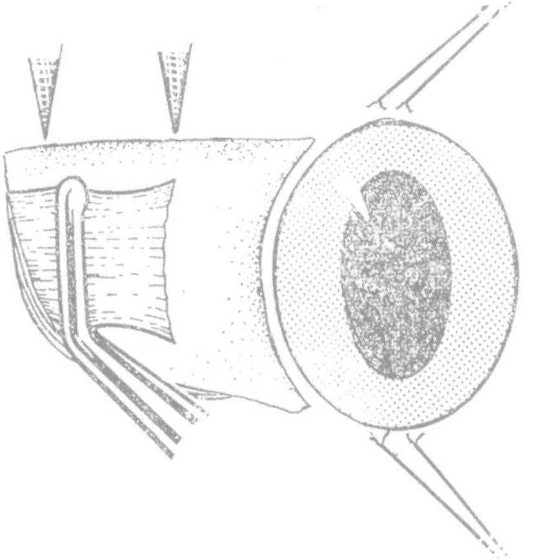

[D] 외직근 절제(resection)

그림 18-3-1. **내사시의 안근 수술**

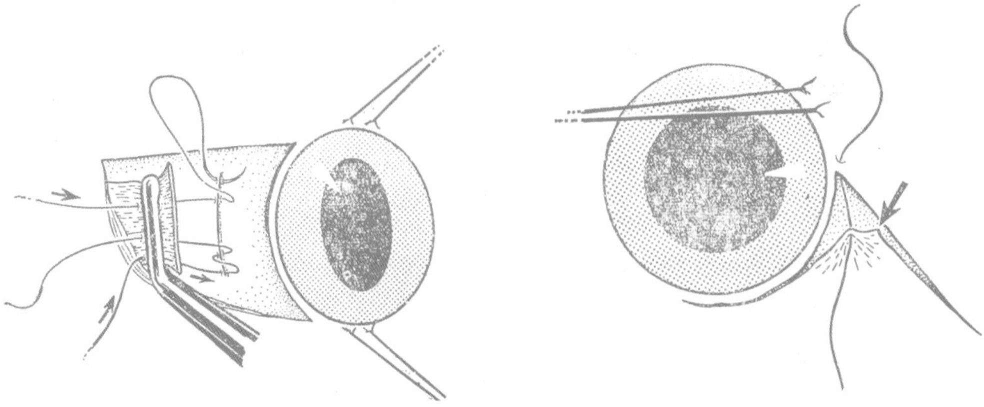

[E] 일부가 절제된 외직근 봉합 [F] 결막 봉합

그림 18-3-2. **내사시의 안근 수술**

3) 수술 후 간호

수술안은 dressing으로 덮고 eye shield를 착용하여 눈을 보호하며 비 수술안은 대개 드레씽을 적용하지 않는다. 수술 후 24시간 동안 화장실 출입, 침상 안정 및 의자에 앉아 있는 정도로 활동을 제한한다. 의사가 허락할 때 까지 2.25kg 이상의 물체를 들어 올리지 않는다. 다소 눈에 충혈이 있거나 부종이 있으므로 눈에 냉찜질을 하며 통증이 심하거나 감염증이 나타나는 경우 의사에게 즉시 보고한다.

4. silicone buckling

1) 정의 및 수술 전 간호

망막박리(retina detachment)시 맥락막을 망막에 근접시키기 위해 공막 위에 silicone을 부착시켜 주는 수술이다(그림 18-4).

망막박리가 나타난 경우 침상 안정을 시키며, 더 이상의 망막박리를 막아주기 위해 양 눈을 붕대로 덮어주며 구멍난 망막부위가 가장 밑에 오도록 머리의 위치를 고정해 준다. 이와같은 보조치료는 망막박리의 치료에 효과가 없으므로 서둘러 수술을 한다.

수술 전 동공을 이완시켜 수술 중 망막 열상이 잘 보이도록 하기 위해 동공확장제 cyclopentolate 나 phenylephrine 등을 점안한다.

2) 수술과정

(1) 결막절개

· eye speculum 또는 4-0 black silk로 suture tie하여 안검을 위 아래로 벌려준다.

· 망막 박리가 있는 방향의 안검연(limbus)으로부터 1~2mm 떨어진 결막에 tenotomy scissor와 forcep을 이용하여 절개한다.

(2) 망막박리의 위치와 크기 측정

· muscle hook으로 내측(medial), 외측(lateral), 상(superior), 하(inferior), 직근(rectus muscle)을 찾아 4개의 muscle을 superior 및 inferior muscle은 3호 silk로 tagging하고 medial, lateral muscle은 3-0 black silk로 tagging 해둔다.

· indirect scope를 통해 망막을 찾아 4개의 muscle을 3-0~4-0 black silk로 tagging 해둔다.

· indirect scope를 통해 망막박리가 된 부분의 공막을 sclera marker로 표시하고 측경기(caliper)로 망막박리 거리를 측정한 후 size에 맞는 silicone을 준비한다.

(3) 냉동치료 및 silicone 고정

· silicone이 놓여지게 된 공막 부분에는 mattress suture를 하고 cryotip을 대준다(cryotherapy). cryotherapy는 공막위에 인위적 scar를 형성하여 망막과 맥락막이 가까이 접촉되도록 도와준다.

· 준비된 silicone을 5-0 decron으로 mattress suture한 곳에 올려놓은 후 tie하여 고정시킨다.

· indirect scope과 lens를 통해 silicone이 정확한 위치에 고정되었는가를 확인한다.

(4) 초자체 내부로 sterile air 주입

empty syringe에 sterile air를 담아 공막을 통해 초자체 안으로 주입하면 vitreous 내부의 압력이 증가되며 망막(retina)과 맥락막(choroid)이 가까이 접촉하도록 도와준다.

(6) 결막 절개부위 봉합

· saline에 gentamicin을 혼합한 후 silicon이 고정된 부위를 irrigation한다.

· conjuntiva는 7-0 vicryl으로 continuous sutur한 후 안연고 점안 후에 gauze dressing을 하고 eye shield로 고정시킨다.

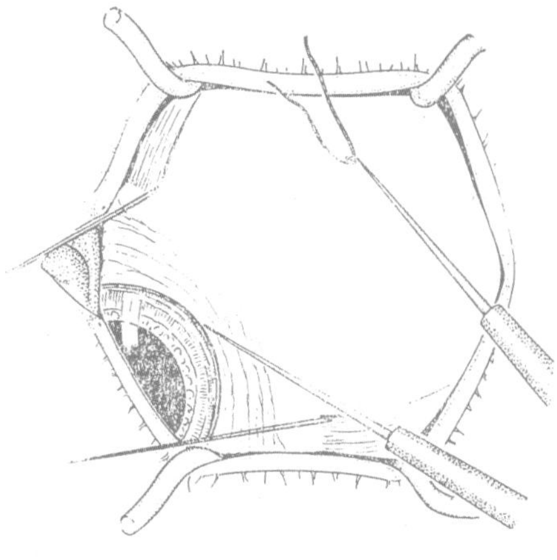

[A] 망막박리 부위 표시

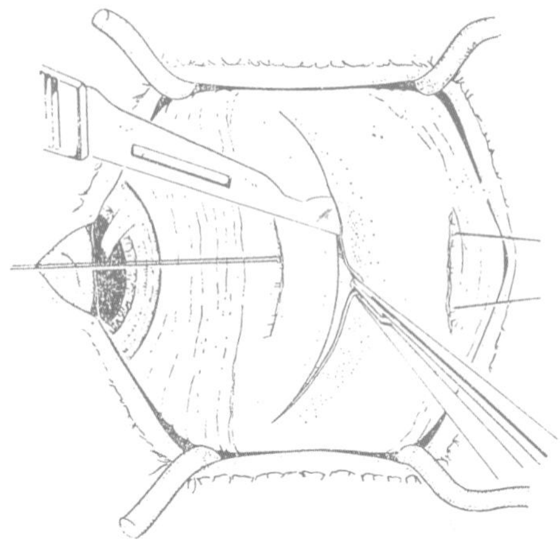

[B] 공막 피판 형성

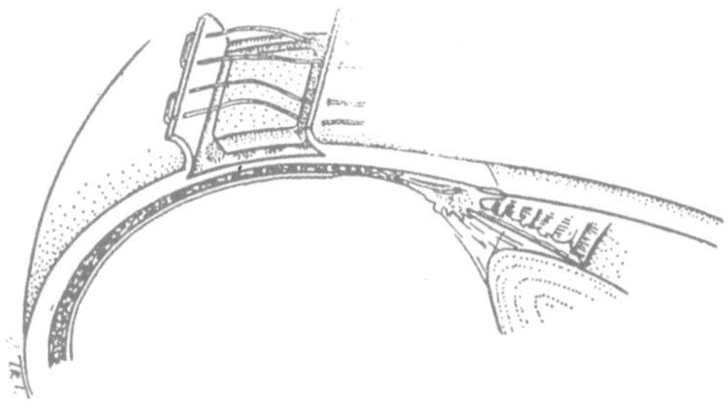

[C] Silicone

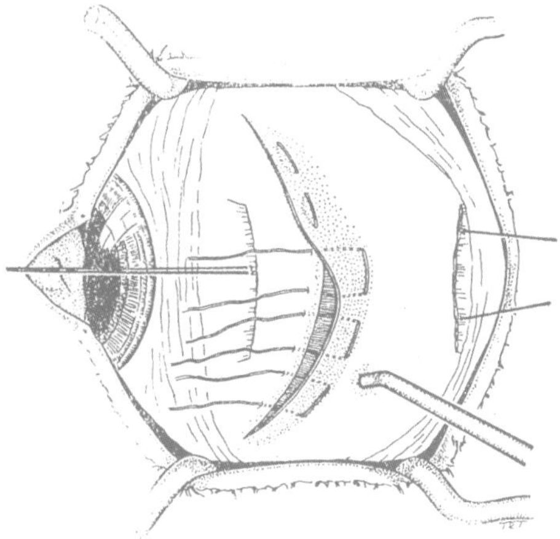

[D] 공막봉합

그림 18-4. Silicone Buckling

3) 수술 후 간호

수술 후 장액성 분비물이 있으며 수술과정 중 눈에 공기 또는 가스를 주입한 경우 활동을 제한한다. 눈으로 주입된 가스 또는 공기가 망막을 최대한 압박할 수 있도록 수일동안 머리의 위치를 낮춘 상태에서 고개를 한쪽으로 돌리고 엎드리는 자세를 취하는데 이때 복부, 팔꿈치 및 발목 부위를 베게로 지지해 준다.

수술 후 24시간 동안 안압 상승을 주의깊게 관찰하며, 안압상승을 예방하기 위해 acetazolamide를 정맥내 투여하기도 한다. 수술안의 안대 및 eye shield는 수술 다음날 아침에 제거하는데 대개 안검 부종과 함께 결막이 충혈되어 있다. 안검 부종은 수일 내에 사라지나 결막 충혈은 수주 동안 지속되기도 한다. 수술 후 1주일 경에 수술의 성공여부를 확인하고 재수술을 해야 할 경우 적어도 첫 번째 수술 후 1~2주 경과 후에 한다. 앉아서 하는 일은 수술 후 3주에 할 수 있으며 신체적 피로를 가져오는 작업은 적어도 6주가 지나야 할 수 있다.

5. 안구 적출술

1) 정의 및 수술 전 간호

신경아세포종(neuroblastoma) 등의 종양인 경우 공막(sclera)을 포함하여 모든 안구 내용물을 제거해내는 안구적출술(enucleation)을 한다(그림 18-5).

악성종양, 눈에 전혀 시력이 없으며 통증을 수반하는 경우, 눈의 상처가 교감성 안염을 가져올 가능성이 클 때 공마을 포함한 모든 안구 내용물을 절제해 내는 수술이다.

2) 수술과정

(1) 결막절개

· eye speculum, 3-0 black silk로 suture tie하여 안검을 벌려준다.
· forcep과 tenotomy scissor를 이용하여 각막 주위의 결막에 동그랗게 절개를 넣는다.

(2) 안근절제

· 4개의 rectus muscle을 찾아 박리한 후 cutting하고 4-0 chromic catgut으로 suture하여 tagging 해둔다.
· 상사근(superior oblique muscle)과 하사근(inferior oblique muscle)도 cutting하고 4-0 chromic catgut으로 suture하여 tagging 해둔다.

(3) 시신경 절단

· 공막의 12시, 6시 방향 2곳을 3-0~4-0 black silk로 각각 suture하여 tagging해둔다.
· tagging된 3-0~4-0 black silk를 잡아 당기면서 enucleation scissor를 medial part로 넣고 optic nerve를 cutting하면 안구(eye ball)가 적출된다(specimen이므로 보관한다).
· saline으로 안와 내부를 irrigation한 후 gauze를 packing하여 bleeding control한다.

(4) 안구초와 결막 봉합

· 알맞은 크기의 sphere를 넣고 rectus muscle을 tagging하고 있는 4-0 chromic catgut의 lateral과 median을 서로 tie하고, superior와 inferior을 서로 tie한다.

· tenon's capsule은 4-0 chromic catgut으로 continuous suture, conjunctiva는 6-0 black silk로 continuous suture한다.

· eye lid 사이에 vaseline gauze를 끼워준 후 안연고를 점막한다. dressing gauze를 덮고 ace bandage(elastic bandage)로 감아준다.

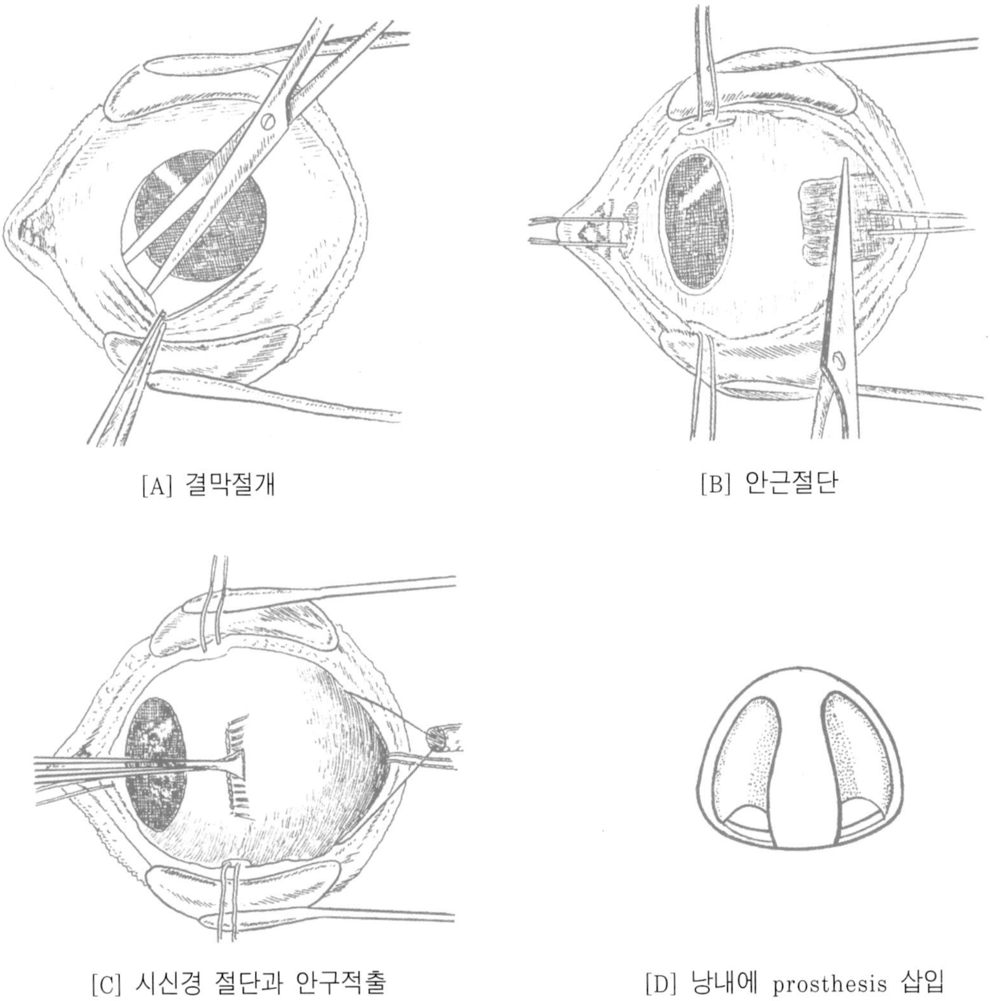

그림 18-5-1. **안구 적출물**

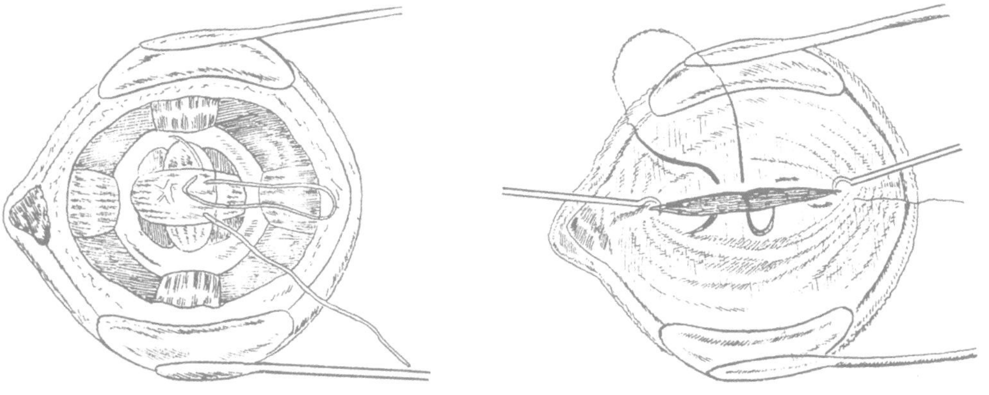

[E] 안구초 봉합　　　　[F] 결막봉합

그림 18-5-2. **안구 적출물**

3) 수술 후 간호

수술안에 압박 드레씽을 하며 출혈 유무를 관찰하며 출혈을 막기 위해 수술 후 1~2일 정도 압박 dressing을 한다. 안구 적출술 합병증으로 출혈, 혈전증, 감염 등이 있는데 수술 부위의 통증이나 두통은 뇌막염의 시작일 수 있으므로 의사에게 즉시 보고한다. 수술 후 1일이 지나면 침대에서 일어날 수 있다.

6. 안구내용물 적출술(evisceration)

1) 정 의

사고로 인한 안구 파열이 왔을 때 공막은 남겨두고 다른 모든 안구 내용물을 제거해 주는 수술이다(그림 18-6).

2) 방 법

(1) 결막과 공막박리

- eye speculum 또는 4-0 black silk suture로 eye lid를 벌려준다.
- forcep과 tenotomy scissor로 각막 주위의 결막에 동그랗게(360°) 절개를 넣은 후 scissor를 이용해 결막과 아래의 공막을 박리한다.

(2) 각막절제

15번 knife로 각막과 공막 연결부위를 절개하고(corneoscleral incision), tenotomy scissor로 각막을 절제해낸다.

(3) 안구 내용물 제거

· evisceration spoon과 suction을 이용해 안구 내용물을 제거한 후 gauze를 packing 하여 bleeding control한다.

· 시신경(optic nerve)은 iodine gauze로 chemical cautery 한다.

(4) 공막과 결막봉합

· 보조기구 삽입과 공막과 결막 봉합은 안구 적출술과 동일하다.

· 안구 내용물이 제거된 부위에 알맞은 크기의 sphere를 넣어준다.

· 공막(sclera)은 5-0 vicryl으로 continuous suture한다.

· 안구초(Tenos's capsule)는 5-0 vicryl로 continuous suture하고 결막은 6-0 vicryl로 continuous suture한다.

· 안검내에 안안고를 넣은 후 dressing gauze로 덮어준다.

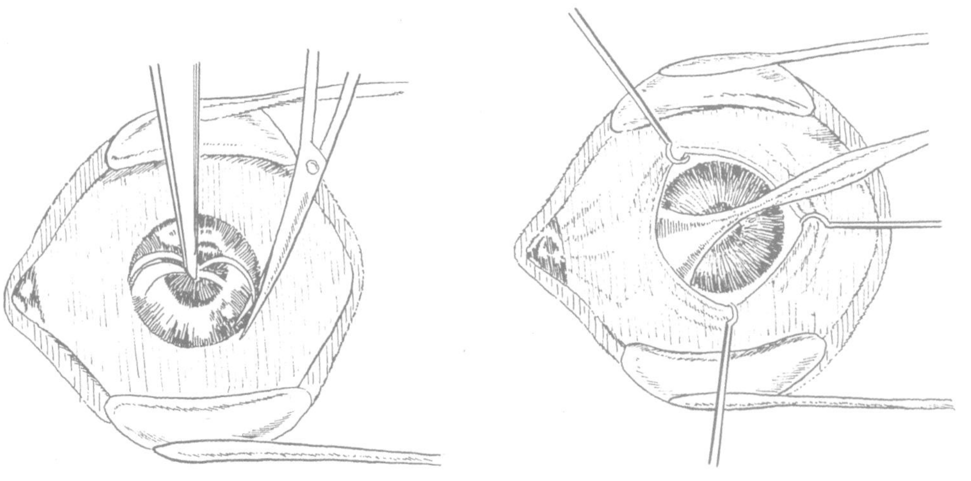

[A] 결막절개와 각막절제　　　　[B] 안구 내용물 적출

그림 18-6. **안구 내용물 적출술**

3) 수술 후 간호

수술 후 24시간이 지나면 침대에서 일어날 수 있고, 3~4일이 지나면 퇴원할 수 있다. 수술 다음날 첫 번째 드레싱 교환을 하며 그 다음부터 2일마다 드레싱 교환을 해준다. 압박 드레싱은 수술 후의 결막 부종과 안와 출혈을 예방할 수 있다. 결막의 봉합사는 수술 후 7일이 지나면 제거하며 안구 속에 넣은 공모양의 보조기구는 1~2주가 지나면 자리가 잡힌다.

Rerferences

1. 윤동호, 이상욱, 최억(2002). 안과학, 일조각.
2. 윤혜상(1997). 수술실 환자 간호, 청구문화사.
3. Black JM, Hawks JH, Keene AM (2001). Medical-Surgical Nursing, 6th Edition, Saunders.
4. Charles Rob(1957). Operative Surgery, Neuro surgery, Eyes, Ear, Nose and Throat, F. A. Davis company.
5. Hugh dudley, Operative surgery, Eye, 3th Edition, Butterworths, 1979.
6. Phipps Monahan Sands Marek Neighbors (2003). Medical-Surgical Nursing, 7th Edition, Mosby.
7. Rothrock JC (2003). Alexander's Care of the Patient in Surgery. 12th Edition, Mosby.
8. Townsend CM, Beauchamp RD, Evers BM, Mattox K(2004). Sabiston Textbook of Surgery, 17th Edition, WB Sounders.

19 인후두, 귀, 코 수술

1. 구개 성형술(palatoplasty)

1) 정의 및 수술 전 간호

구개 파열(cleft palate)인 경우에(그림 19-1) 점막 골외막 피판(mucoperiosteal flap)과 비점막 피판(nasal mucosa flap)을 만들어 파열된 부위를 메꾸어 주는 수술이다(그림 19-2).

언어습관이 형성되기 전에 구개범(velum)과 인두의 적절한 기능을 제공해 주고 심리적 부담을 최소화시키기 위해 대개 생후 24개월 정도에 수술을 한다. 수술 전 감기는 물론 다른 염증 증상이 없고 전신적 상태가 좋은 시기를 택해야 한다. 혈액의 hemoglobin level과 clotting time이 적절해야 한다.

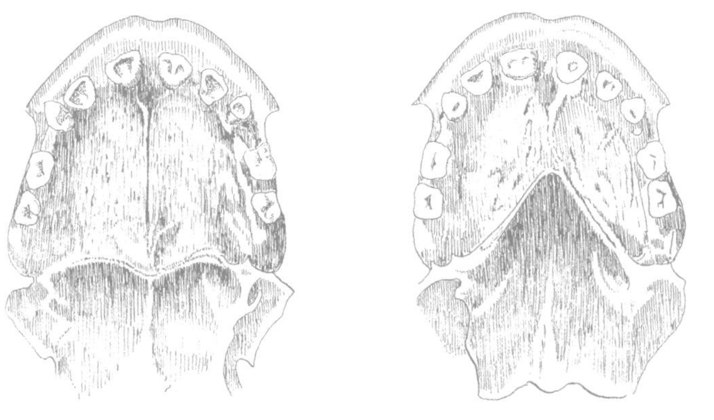

[A] 정상구개　　[B] 파열구개

그림 19-1. **정상구개와 파열구개**

2) 수술 과정법

(1) 점막 골외막 피판부위 표시

· 전신마취 하에서 supine position을 취해준다.
· Davisman 또는 Dingmann mouth gag로 입을 크게 벌린 후 methylene blue 또는 G-V으로 flap 부분을 표시해 둔다.
· 1% lidocaine 20mL와 epinephrine 0.1mL를 혼합하여 flap 부위에 주사한다.

(2) 점막 골외막 피판 봉합

· 15번 knife로 표시된 flap의 선을 따라 절개를 넣고 periosteal elevator 또는 cleft palate elevator로 구개골로부터 mucoperiosteal flap을 박리시킨다.
· 절개부의 bleeding point는 bovie로 coagulation시킨 후 flap은 3-0 vicryl로 interrupted suture한다.

(3) 비점막 피판 형성

· 비점막 피판(nasal mucosa flap)을 형성하기 위해 구개파열 부분의 아래부분과 위부분에 절개를 넣고 근육층으로부터 비점막(nasal mucosa)을 박리해가면 근육층이 넓게 노출된다.
· straight mosquito로 익돌구(pterygoid hamulus) 주위의 구개섬유근막(tensor veli palatini muscle)을 분리해 놓는다.

(4) 비점막과 구강 점막 봉합

· 양쪽의 비점막을 서로 가까이 접근시킨 후 3-0 vicryl로 interrupted suture한다.
· 역시 양쪽의 근육과 구강 점막도 3-0 vicryl로 vertical mattress suture한다.
· vaseline gauze를 구강 점막 부위와 flap형성을 위한 절개부위에 packing 해둔다.

3) 수술 후 간호

점액과 수술부위로부터의 혈액 분비물이 흡인되는 것을 막기 위해 수술직후 복와위를 취해주며 폐렴이나 무기폐 등의 합병증 발생을 막기 위해 분비물을 흡인해낸다. 의식이 돌아오는 대로 팔꿈치 억제대를 해주고 어린이가 울면 봉합선이 긴장을 받으므로 울지 않도록 보살펴 준다.

컵을 이용하여 수분을 섭취시키되 구강내 봉합부에 손상을 줄 수 있는 빨대, 스푼, 젖꼭지와 실린지 등은 사용하지 않는다. 수술 후 첫 3일 동안 탄수화물이 첨가된 유체식이(fluid diet)를 주다가 유동식(soft)으로 바꾸며 유동식은 대개 수술 후 1달 동안 준다.

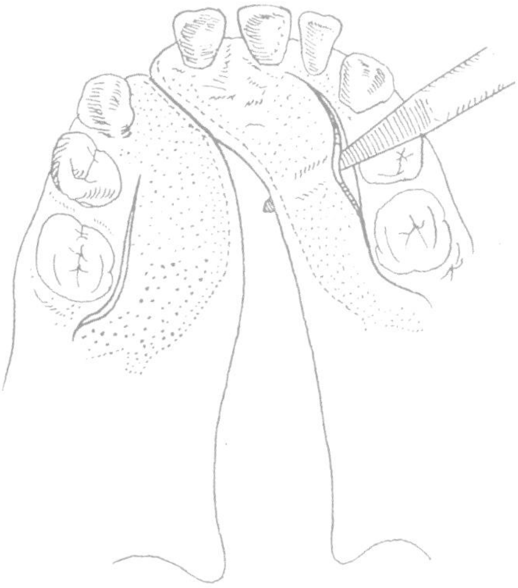

[A] 점막 골외막 피판형성

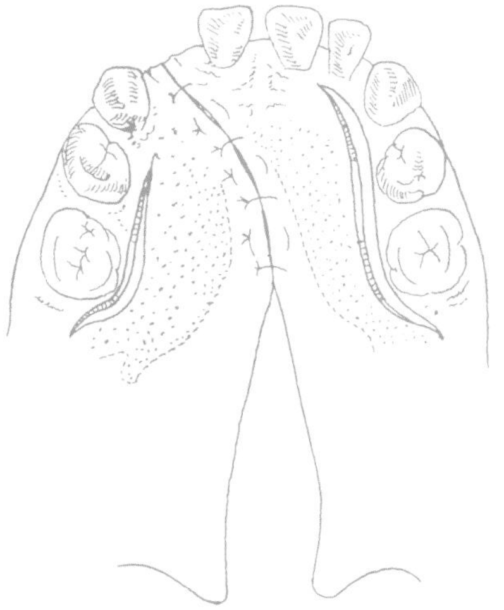

[B] 점막 골외막 피판봉합

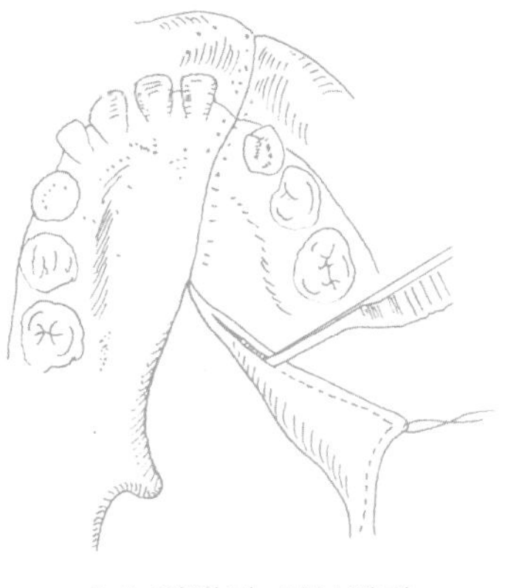

[C] 비점막 하부절개

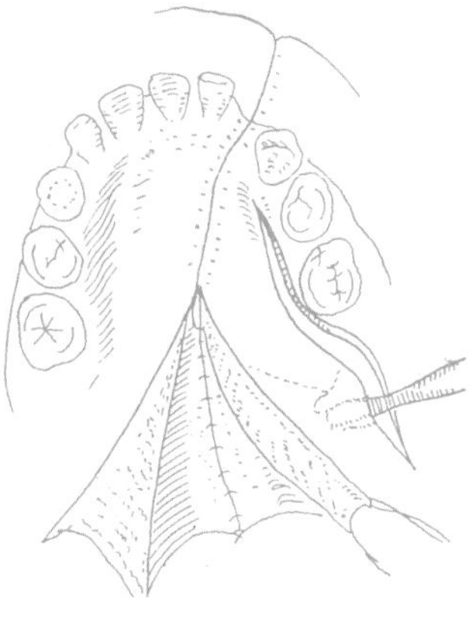

[D] 비점막 상부절개

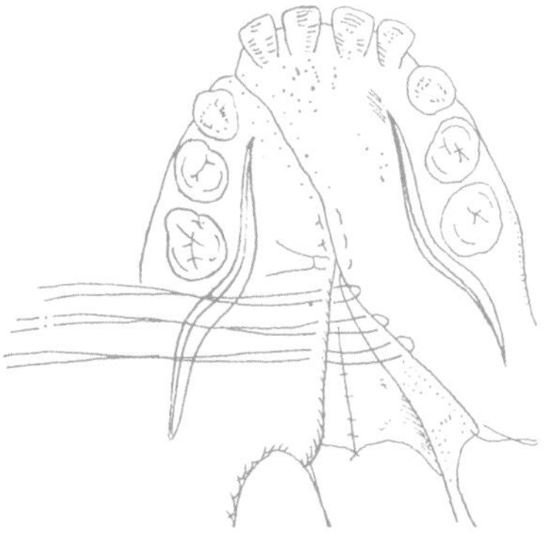

[E] 피판봉합 시작

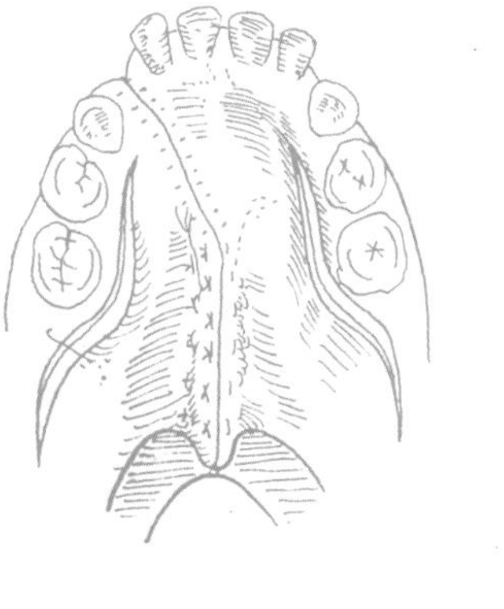

[F] 피판봉합 완성

그림 19-2. **구개 성형술**

2. 완전 후두 절제술(total laryngectomy)

1) 정의 및 수술 전 간호

후두암(carcinoma of larynx) 또는 하부 인두암(carcinoma of hypopharynx)의 치료 또는 말기 환자의 고통 완화를 위한 목적으로도 행해진다. 설골(hyoid bone), 후두개(epiglottis), 성대(vocal cord), 윤상연골(cricoid cartilage)은 물론 기관의 일부를 절제하는 수술로 후두 절제술 후 식도 발성(esophageal voice) 등의 언어재활이 필요하다.

2) 수술과정

(1) 피부절개

· 전신마취 하에서 supine position을 취해주며 머리는 뒤로 젖혀 놓는다.
· 10번 knife로 양 옆의 흉유돌근(sternomastoid muscle)과 설골(hyoid bone)을 잇는 U-shape의 피부 절개를 한 후 근막(cervical fascia)까지 깊게 절개를 넣는다. apron flap을 만들어 위로 젖힌다.

(2) 설골 가동

· 설골 아래의 흉 설골근(sternohyoid muscle), 견갑 설골근(omohyoid muscle), 흉갑상근(sternothyroid muscle)을 박리해간다.
· 설골 상부의 골외막 주위 조직과 설근(muscle of tongue)을 박리해가면 설골이 움직여진다.

(3) 갑상선 협부 박리

· 갑상선 협부를 절개하고 기관에 부착되어 있는 협부의 섬유성 인대를 cutting한 후 kelly tie하여 처리한다.
· 갑상선으로 들어오는 동맥과 정맥을 cutting한 후 kelly tie 또는 suture tie하여 처리한다.
· 후두 상부에 있는 혈관 및 신경, 갑상선 뒤쪽에 붙어 있는 하 수축근(inferior constrictor muscle)을 박리한다.

(4) 기관 개구 및 후두개 절제

· 기관에 구멍을 내어 구강을 통해 삽입된 기관내 튜브(endotracheal tube)를 기관 개구부에 삽입하여 마취를 유지한다.
· 설골을 아래로 견인시킨 후 인두를 절개하면 후두개가 보인다.
· tissue forcep과 metzenbaum을 이용하여 후두개를 절제해낸다.

(6) 후두절제, 인두 하부와 식도 봉합

· 기관과 윤상연골(cricoid cartilage) 후면과 인두하부(hypopharynx), 식도를 박리한다.
· 기관은 기관 개구가 되어 있는 부분까지 박리해간다. 기관 개구부까지 박리가 모두 되면 설골, 근육부착물 등과 함께 후두를 절제해낸다.
· 비위관을 삽입하고 인두하부의 전방벽(anterior wall)은 3-0 vicryl로 T-shape을 이루어가며 continuous suture한다.

(7) 절개부위 봉합과 기관 누공술

· 하수축근(inferior contrictor muscle)을 접근시키고 warm saline으로 irrigation한 후 4-0 vicryl로 continuous suture한다.
· 기관의 tracheostomy할 부위의 피부부분을 excision한 후 기관과 피부를 3-0 nylon으로 suture한다(tracheostomy).
· 목 부분의 피부 절개 부위는 barovac drain을 삽입한 후 근막과 피부는 4-0 nylon로 interrupted suture한다.

3) 수술 후 간호

수술 과정 중 출혈이나 목 부위의 부종으로 기도 폐쇄가 올 수 있으므로 기도 유지를 철저히 관리한다. 수술 후 첫 24시간 동안에는 2시간 마다 lung sound를 확인하고 기도 폐쇄 증상이 있는 대로 의사에게 보고한다. 수술 후 부종을 최소화하기 위해 반좌위를 취해주며, 수술 후 72시간 정도 목의 수술 창상부위에서 혈장성의 분비물이 나오므로 분비물의 색깔과 양을 관찰한다. 창상부의 분비물이 감소하면 배액관을 제거한다. 흡인기를 침상 옆에 두고 laryngectomy tube와 기관을 수시로 흡인해 낸다. 수술부 상처는 대개 수술 후 7~10일 경이면 회복되나 수술 전 방사선 치료의 영향을 받는다.

수술 후 48시간이 되면 정맥을 통한 수분섭취는 중단하고 수술시에 삽입해둔 비위관을 통해 유동식을 주기 시작한다. 수술 후 7~10일 경에 목부위의 창상이 회복되고 정상적 연하운동이 이루어지므로 비위관을 제거하고 구강을 통한 음식 투여를 한다. 비위관 제거 후 식도발성과 같은 언어재활을 시작하며 인공후두와 같은 다양한 발성보조기구를 이용한다.

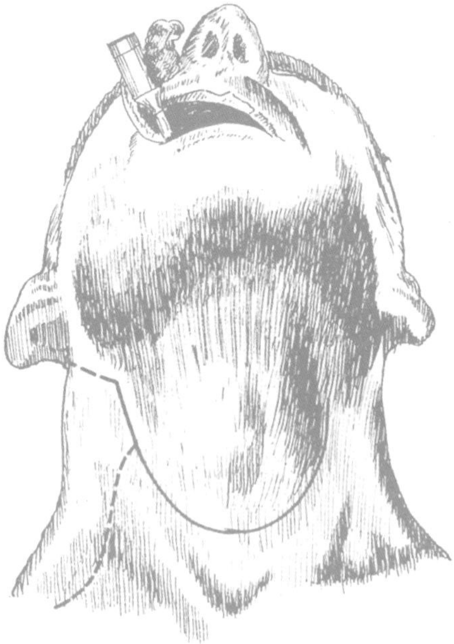

[A] 피부절개

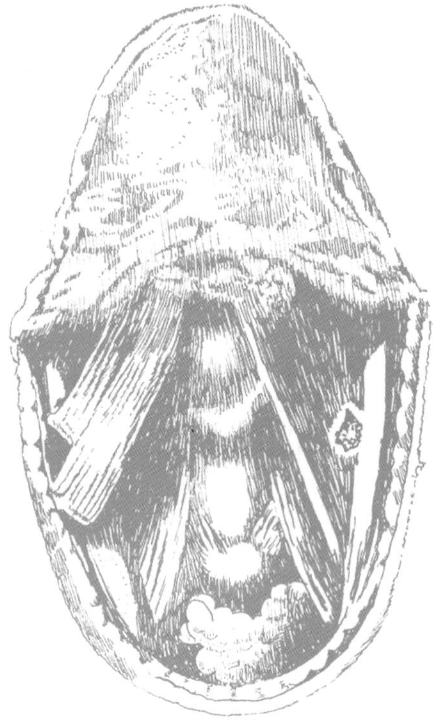

[B] 설골가동

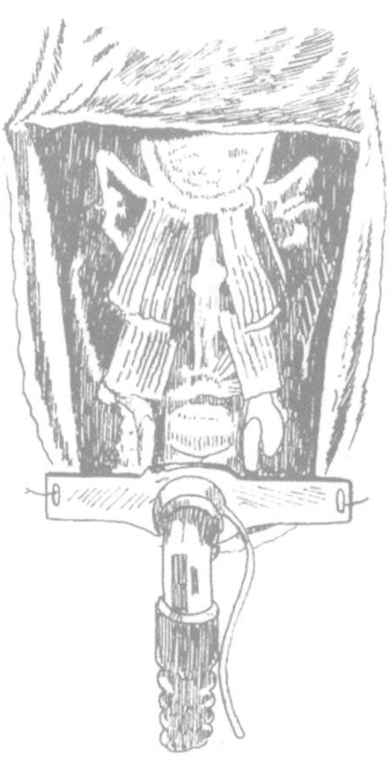

[C] 기관내관 삽입

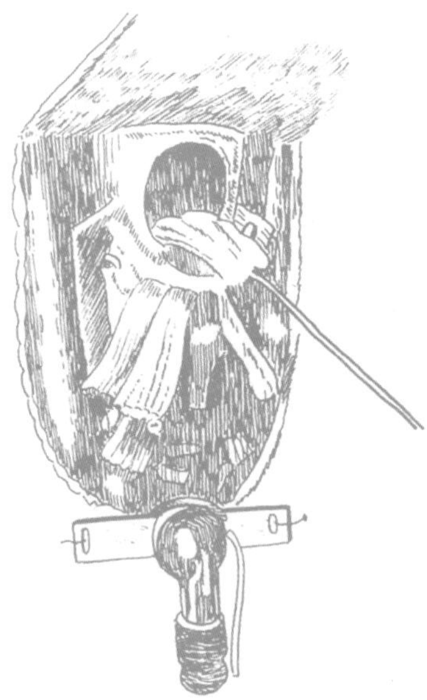

[D] 후두개 절제

그림 19-3-1. **완전 후두 절제술**

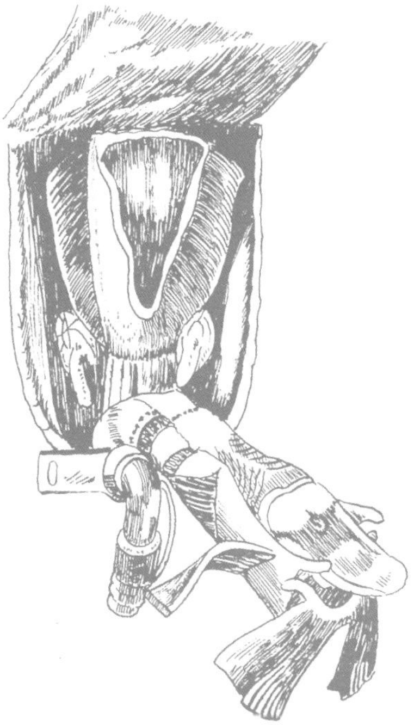

[E] 후두절제

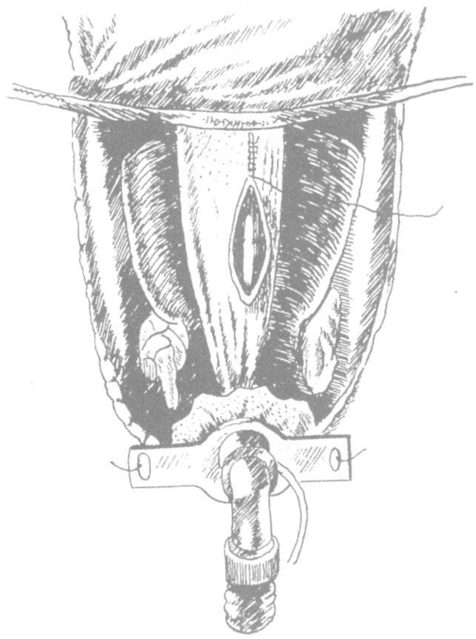

[F] 인두 하부와 식도 봉합

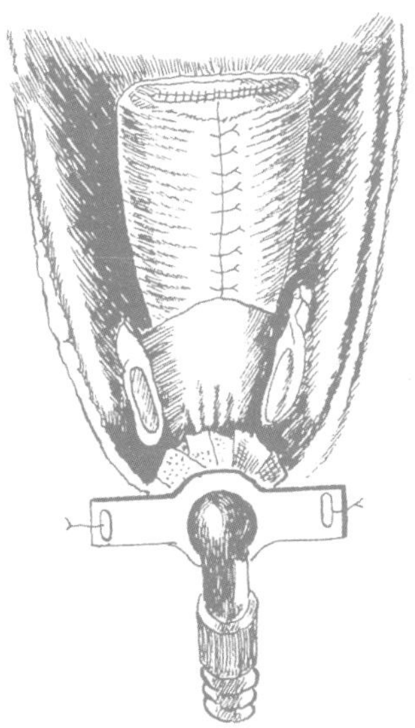

[G] 하 수축근 봉합

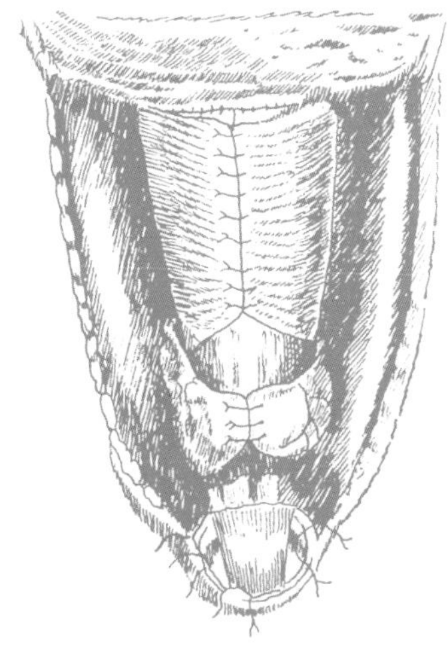

[H] 기관누공술

그림 19-3-2. **완전 후두 절제술**

3. 편도 및 선 절제술(tonsillectomy & adenoidectomy)

1) 정의 및 수술 전 간호

편도절제는 편도염(tonsillitis), 편도주위농양(peritonsillar abscess), 선염이 만성적으로 심해져 기도폐쇄, 중이염 또는 천식 등이 초래되는 경우에 한다(그림 19-4). 선절제(andenoidectomy)는 구강호흡, 인두염 및 이관폐쇄 등이 있을 때 인두 편도의 선(adenoids)을 절제하는 것으로써 대개 편도 절제와 함께 한다. 인두 편도의 선(아데노이드, adenoids)은 선양 증식증이라고도 하며 인두 편도의 선조직이 비대되어 있는 것을 뜻한다.

편도절제술은 대개 급성 편도염이 완화된 후 4~6주 사이에 행하며, 혈우병 환자에게는 행하지 않는다.

2) 수술방법

(1) 선 절제

· 전신마취 하에서 supine position을 취해준다.
· mouth gag retractor로 구강을 벌린 후 선절제기로 비인두(nasopharynx)내에 있는 선을 떼어낸다(specimen이므로 보관한다).

(2) 편도절개 및 절제

· 1% lidocaine 20mL와 epinephrine 0.1mL를 혼합한 용액을 tonsil에 주사한 후 12번 knife로 편도기둥(tonsillar pillar)을 절개한다.
· 편도절제기(tonsil dissector)로 편도의 낭과 편도 주위 조직으로부터 편도를 완전히 박리해간다. 박리시 tonsil sponge를 이용하기도 한다.
· adenoid clamp나 tonsil hemostat로 편도를 잡고 tonsil snare로 절제하고 주위조직은 chonchotomy scissor로 절제한다.

(3) 편도낭 봉합

· gauze로 출혈부위를 2~3분 정도 눌러준다. 편도낭은 4-0 vicryl으로 interrupted suture한 후 H_2O_2로 irrigation한 후 bleeding이 없는 것을 확인한다.

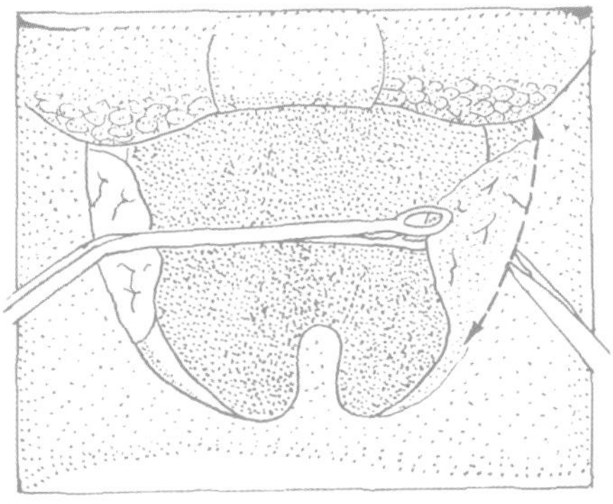

[A] 편도절개

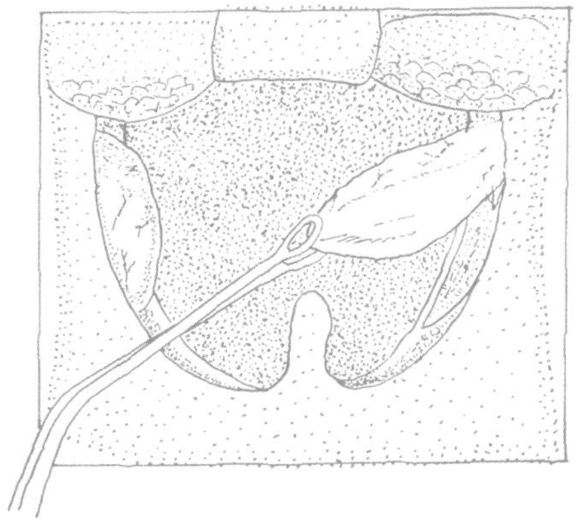

[B] 편도박리

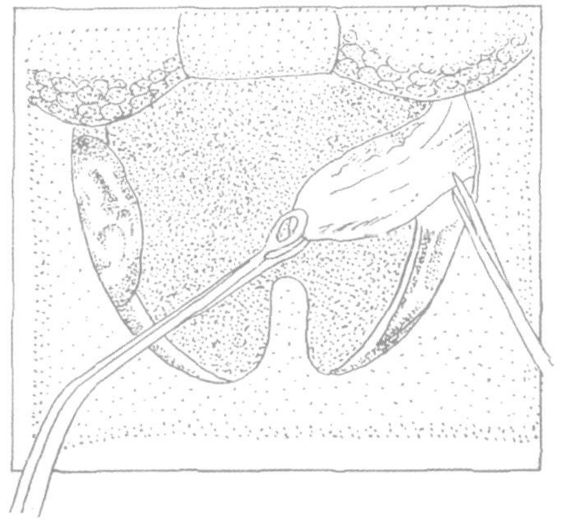

[C] 편도 기둥 박리

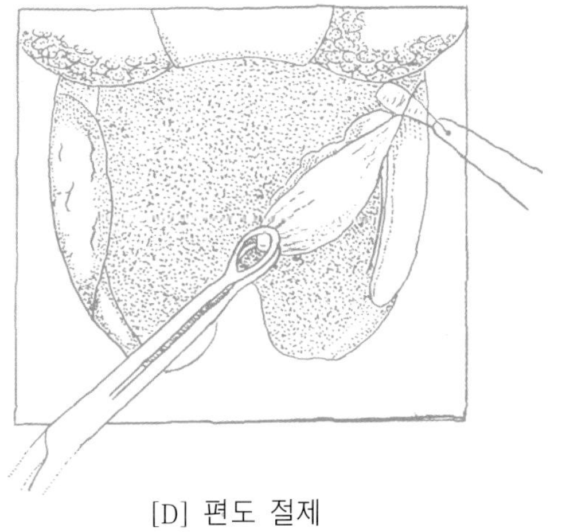

[D] 편도 절제

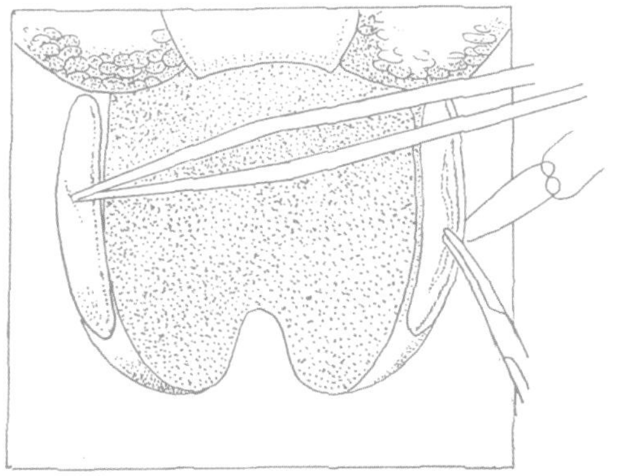

[E] 편도낭 봉합

그림 19-4. **편도 및 선 절제술**

3) 수술 후 간호

수술 후 혈액이나 점액이 하부 기도로 들어가는 것을 방지하고 출혈을 쉽게 확인할 수 있도록 측와위에서 입이 아래를 향하고, 머리 쪽의 침대를 아래로 낮추어 준다. 수술 후 1시간 이내에는 15분마다 활력증후를 측정하며, 맥박수가 안정될 때가지 관찰한다. 수술 후 12~24시간 사이에 출혈 가능성이 높으며 수술 후 목에 냉찜질을 해주며, 얼음물이나 얼음 조각을 주며 수술 후 수일 동안 유동식을 준다.

4. 고실 유양돌기 절제술(tympanomastoidetomy)

1) 정 의

만성 중이염(chronic otitis media)인 경우에 중이의 유양돌기의 병소를 제거하는 수술로써 대개 고막 성형술(tympanoplasty)도 한다(그림 19-5). 수술 전 이통이 심하면 ice bag을 귀주위에 대어주고 acetaminophen이나 codeine sulfate 등의 진통제를 투여한다.

2) 수술과정

(1) 피부절개

· 전신마취 하에서 머리를 한쪽 옆으로 돌린 후 supine position을 취해준다.
· 10번 knife로 endaural incision을 넣으며 bleeding point는 mosquito로 잡고 bovie로 coagulation한다.

(2) 골외막 박리

· periosteal raspatory로 골외막(periosteum)과 측두 근막(temporalis fascia)을 박리한다.
· 근막은 pott's forcep으로 잡고 scissor로 잘라내어 slide에 얇게 펴서 dry시킨다(tympanoplasty시 사용할 고막임). 고막 성형술에 사용될 고막은 대개 temporalis fascia, periosteum으로부터 1cm^2(가로 1×세로 1)의 넓이로 조직을 떼어낸 다음 slide에 얇게 펴서 말린다. temporal fascia보다는 periosteum으로 만든 고막이 두꺼워 보다 기능이 좋은 것으로 알려져 있다.

(3) 유양동 노출 및 함기동 제거

- 골외막과 측두근을 mastoid self retaining retractor로 견인시키고 drill로 유양동(mastoid antrum)을 노출시킨다.
- 현미경으로 mastoid antrum을 보면서 drill로 mastoid air cell을 제거한 후 bleeding control한다. air cell이란 공기를 함유하고 있는 세포를 의미한다.
- mastoid를 제거한 부위에는 gelfoam을 넣고 고막 위치에 slide에 말려놓은 fascia or periosteum으로 만든 인공 고막을 넣어 ear drum을 만들어 준다(tympanoplasty).
- 잘게 잘라놓은 gelfoam을 fascia 주변에 넣어준다.

(4) 피부봉합

- 피하조직은 3-0 vicryl로 interrupted suture, skin은 3-0 nylon으로 interrupted suture한다.
- 절개부위에 penrose drain을 박기도 한다. 봉합부위는 dressing gauze로 덮고, drain 부위에는 Y-gauze로 dressing을 한 후 붕대로 감아준다.

3) 수술 후 간호

통증이 심하지는 않으나 필요한 경우 진통제를 투약한다. 수술 후 처음 걸을 때 현훈이나 lightheadness를 경험할 수 있으므로 낙상하지 않도록 주의한다. 수술 후 수시간 동안 수술부위의 귀가 상부에 위치하도록 한 상태에서 눕는다. 수술부위는 dressing으로 덮은 후 붕대로 감고 dressing과 붕대는 수술 후 24시간이 지나면 제거할 수 있으나 어린이는 suture remove를 할 때까지 dressing과 bandage를 유지시키는 것이 안전하다. 수술 후 대개 5~7일 사이에 suture remove를 한다. 수술 후 안면신경 마비 등이 올 수 있으므로 수술 후 침을 흘리거나 수술부위의 얼굴에 감각이상이 있을 때 의료진에게 지체없이 보고하도록 교육한다.

중이 압력이 올라가 인공 고막에 무리가 가는 것을 피하기 위해 수술 후 1주 동안 코를 풀 때 한쪽 씩 풀고, 입을 벌린 채로 기침이나 재치기를 하며, 배변 시에 힘을 주거나 무거운 물건 들기를 피한다. 수술 후 1주 동안 샴푸를 피하며, 4~6주 동안 귀에 물이 들어가지 않도록 하며 수술 후 3~7일 정도에 해오던 업무에 복귀할 수 있으나 신체적 활동이 많은 업무라면 3주 후에 한다.

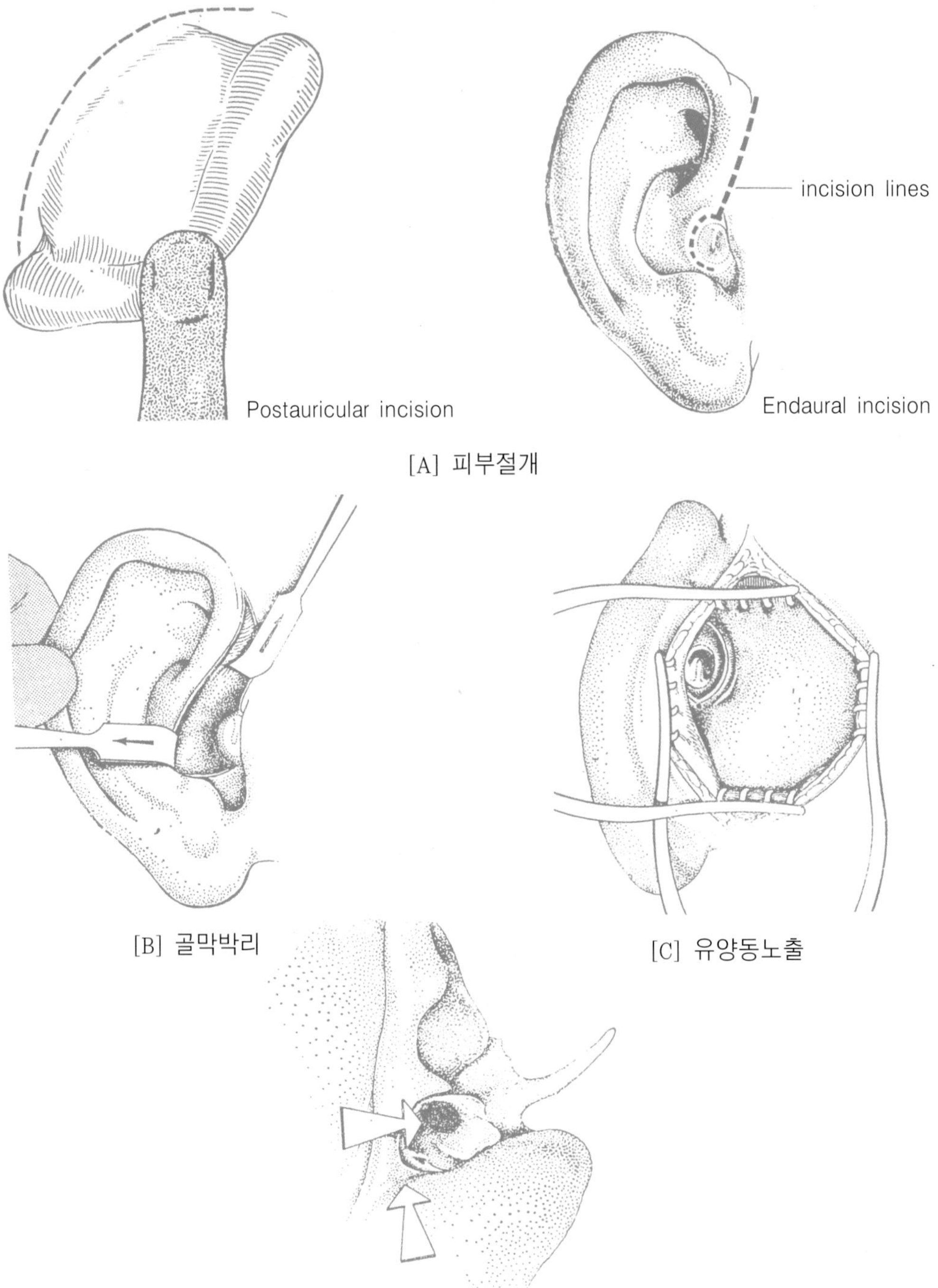

그림 19-5. 고실 유양돌기 절제술

5. 점막하 조직 절제술

1) 정의 및 수술 전 간호

비중격 만곡(deviated nasal septum)으로 비폐쇄와 함께 부비동염이 나타날 때 점막 아래에 있는 연골 조직을 절제하여 비중격을 바르게 펴주는 수술이다(submucous resection of nasal septum)(그림19-6).

2) 수술과정

(1) 점막절개

· semi fowler's position 상태에서 국소마취를 한다. 4% xylocaine에 epinephrine (1 : 20만으로 희석된 용액)을 혼합한 용액을 절개부위에 주사한다.

· 비중격 만곡이 있는 부위의 점막과 연골막(perichondrium)을 15번 knife로 절개한다.

(2) 연골절제

· elevator로 연골로부터 연골막을 박리한다.

· nasal punch forcep, 절골기(gouge), hammer 등을 이용하여 사각연골(quadriangle cartilage), 사골(ethmoid)과 서골(vomer)의 수직면을 절제하여 중격이 직선을 이루도록 한다.

(3) dressing

· 절개 부위는 gauze, cotton으로 packing하여 bleeding control한다.

· dry gauze, vaseline gauze로 packing 해둔다.

3) 수술 후 간호

수술직후 측위를 취해주어 출혈로 인한 혈액이 기도내로 흡인되지 않도록 하며 각성이 될 때까지 airway을 삽입해 둔다. 수술 후 24시간이 지나면 따뜻한 생리식염수를 하루에 2회 정도 코로 들이마셨다가 다시 코를 통해 밖으로 배액시켜 코 내부에 있는 분비물과 혈액 등을 제거한다.

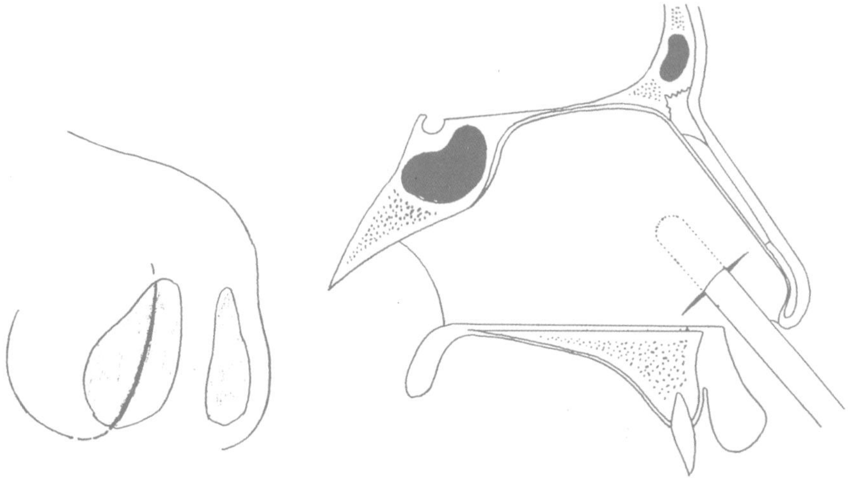

[A] 비점막 절개 [B] 비점막과 연골막 절개

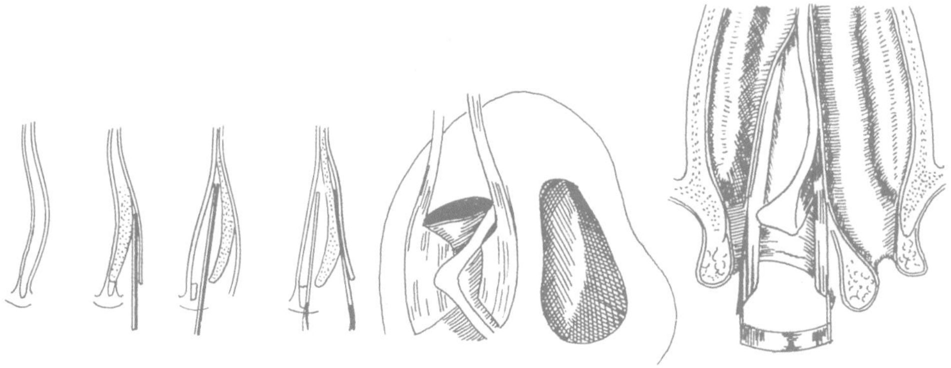

[C] 연골막 박리 [D] 연골노출 [E] 연골절제

그림 19-6. **점막하 조직 절제술**

6. Caldwell-luc operation(그림 19-7)

1) 정의 및 수술 전 간호

상악동의 만성적 염증으로 상악동 내부를 덮는 점막의 전체 또는 일부를 제거하거나, 상악동에 대구치 또는 소구치 등의 뿌리와 같은 이물질이 있거나, 상악동내의 암질환이 의심될 때 한다. 상악동 내부의 점막을 제거하고 상악동과 하비도에 개구부를 만들어준다.

수술 전 수술 부위의 비도에는 adrenaline(1:20만으로 희석)을 분무시켜 준다.

2) 수술방법

(1) 잇몸 절개

· 반좌위를 취해준 후 윗입술 아래 부분의 잇몸에 1% lidocaine 20mL와 epinephrine 0.1mL를 혼합해 주사한다.
· 잇몸의 반전부위 3mm 위의 잇몸에 송곳니 융선에서 외측으로 3.5~4cm 정도의 절개를 넣는다.

(2) 상악동 개구 및 내막절제

· raspatory로 상악골의 골외막을 박리한 후 gouge나 hammer를 이용하여 opening을 만든다.
· opening을 통해 discharge가 나오는데 경우에 따라 culture를 하기도 한다.
· elevator를 이용하여 상악동 내부의 점막을 박리하고 nasal forcep이나 ethmoid forcep으로 mucosa를 긁어낸다.
· curette으로 남아있는 mucosa를 긁어내고 suction 해낸다.

(3) 상악동 개구술

· 상악동에 구멍을 내어 하비도(inferior meatus)로 통하는 구멍을 만들어준다.
· sinus cavity의 bone에 구멍을 낸 후 15번 knife로 nasal cavity내에 있는 inferior meatus의 mucosa를 절개하여 비강과 상악동과의 연결구멍을 만들어준다.

(4) 봉 합

· 상악동 개구부에는 antibiotic powder를 묻힌 vaseline gauze를 packing하고 gauze 끝을 뺨에 고정시킨다.
· packing gauze는 24시간 후 제거하고 구강내의 잇몸 절개 부위는 3-0 vicryl로 suture 해준다.

3) 수술 후 간호

수술 후 첫 24시간 동안 출혈, 호흡장애, 안와 및 안면에 부종이 있는가를 관찰하며 출혈 및 부종을 최소화하기 위해 코와 뺨에 얼음 찜질을 해준다. 수술 후 24~48시간에는 반좌위를 취해주고, 비강내의 packing은 수술 다음날 제거하나 상악동의 packing은 36~72시간 유지시킨다. 수술 후 7~10일 정도 코를 풀지 않으며, 필요한 경우 코를 인두쪽으로 이동 시킨 후 뱉는다. 비점막이 건조하지 않도록 수술 후 3~5일 경에 생리식염수를 비점막에 분무해주며 수술 후 2주 정도 무거운 물건을 들거나 배에 힘을 주거나 과도한 신체적 활동을 하지 않는다.

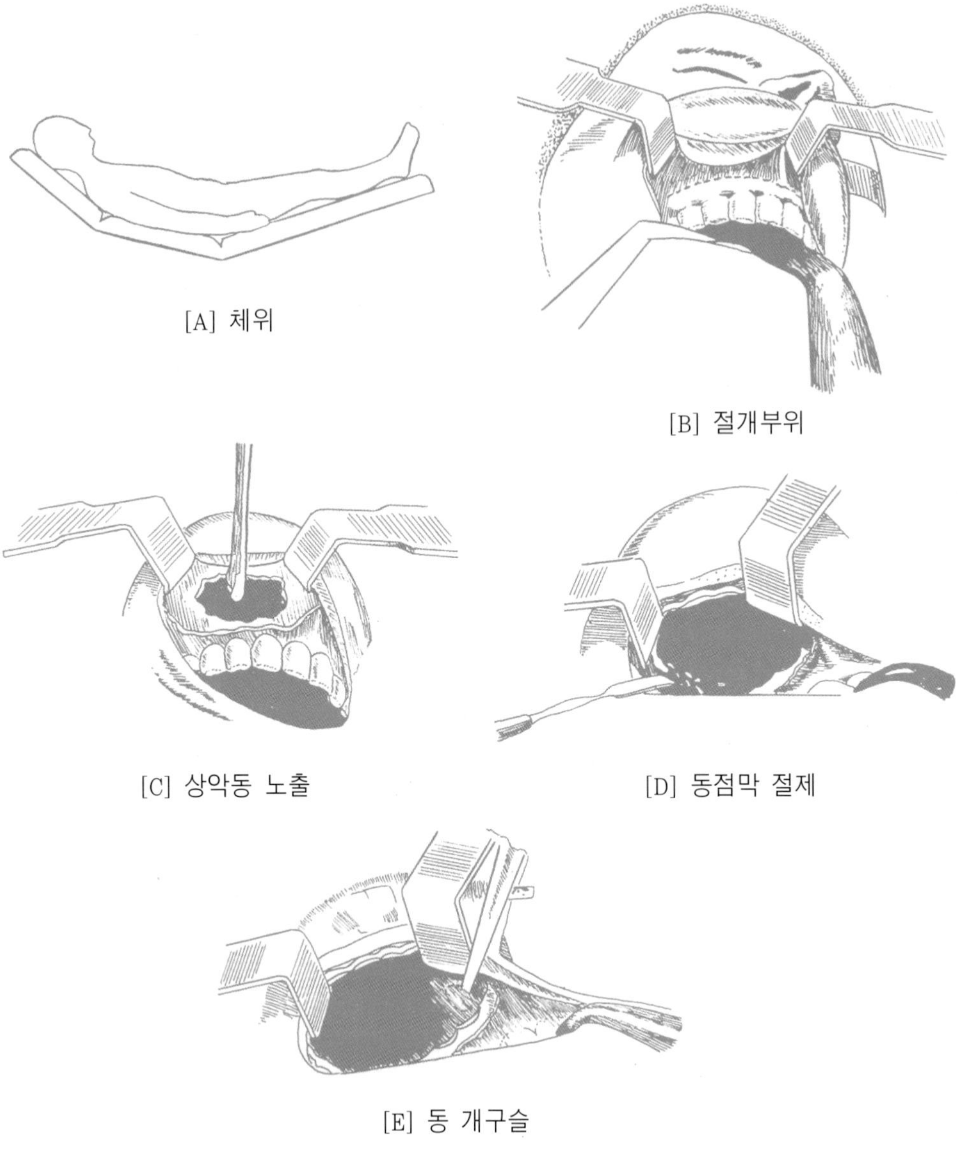

[A] 체위

[B] 절개부위

[C] 상악동 노출

[D] 동점막 절제

[E] 동 개구술

그림 19-7. **Caldwell-luc operation**

Rerferences

1. 노관택(2005). 이비인후과학, 일조각.
2. 윤혜상(1997). 수술실 환자 간호, 청구문화사.
3. Black JM, Hawks JH, Keene AM (2001). Medical-Surgical Nursing, 6th edition, Saunders.
4. Brunicardi FC, Andersen DK., Billiar TR., Dunn DL, Hunter JG, Pollock RE (2004). Principles of Surgery, 8th Edition, McGraw-Hill.
5. Charles Rob(1957). Operative Surgery, Neuro surgery, Eyes, Ear, Nose and Throat, F. A. Davis company.
6. Hugh dudley, Operative surgery, Ear, 3th Edition, Butterworths, 1979.
7. Hugh dudley, Operative surgery, Nose and Throat, 3th Edition, Butterworths, 1979.
8. Kruger GO (1979), Textbook of Oral and Maxillofacial Surgery, Ed. 5th, The C. V. Mosby Company.
9. Phipps Monahan Sands Marek Neighbors (2003). Medical-Surgical Nursing, 7th Edition, Mosby.
10. Rothrock JC (2003). Alexander's Care of the Patient in Surgery. 12th Edition, Mosby.
11. Townsend CM, Beauchamp RD, Evers BM, Mattox K(2004). Sabiston Textbook of Surgery, 17th Edition, WB Sounders.

20 소아 수술

1. 유문근층 절개술(pyloromyotomy)

1) 정의 및 수술 전 간호

선천성 유문 협착(congenital pyloric stenosis)인 경우(그림 20-1) 유문근(pylorus muscle)을 절개하여 협착을 완화시켜 주는 수술이다(그림 20-2). 유문협착의 내과적 치료법은 없으며 영아의 탈수, 고열 및 빈혈 등의 전신상태를 고려하여 수술 시기를 결정한다.

적당한 젖꼭지를 선택하고 영아의 상체를 올려주고 트림을 적절히 시켜주는데 설탕물의 구강 섭취가 정맥을 통한 수액요법과 거의 동일한 효과를 얻을 수 있다. 5% 포도당액을 24시간에 걸쳐 2시간마다 구강으로 섭취시켜 탈수 증상을 완화시킨다.

2) 수술과정

(1) 복부 절개

· 15번 knife로 늑골의 가장자리를 따라 복부에 right upper guadrant incision을 넣어 피하조직, 근막을 절개한 후 직근은 벌려준다.
· mosquito 2개로 복막을 들어올리고 15번 knife로 약간 절개한 후 metzenbaum으로 길게 절개한다. army navy retractor를 걸어 복강을 넓혀준다.

(2) 유문근 절개 및 복부 봉합

· 유문을 찾아 15번 knife로 유문의 장막을 절개한다.
· 비후화된 유문의 근육을 mosquito로 벌려준다.
· 복막과 근막은 4-0 vicryl, 피부는 5-0 vicryl로 interrupted suture한다.

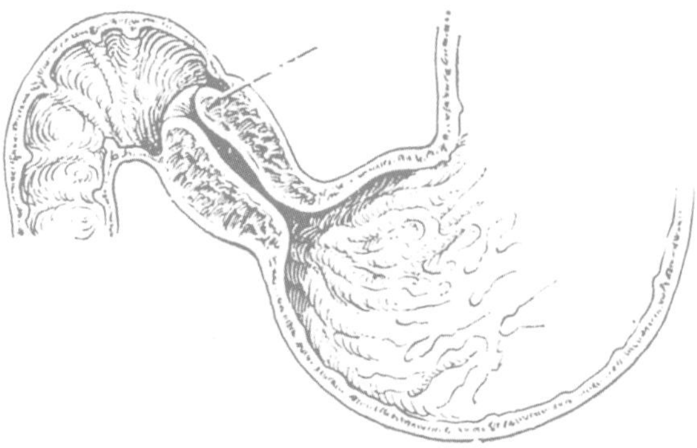

[A] 비후화된 유문

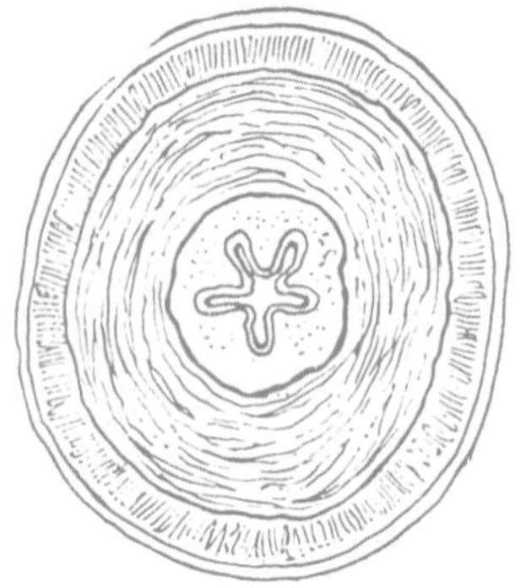

[B] 비후성 유문의 수술 전 형태

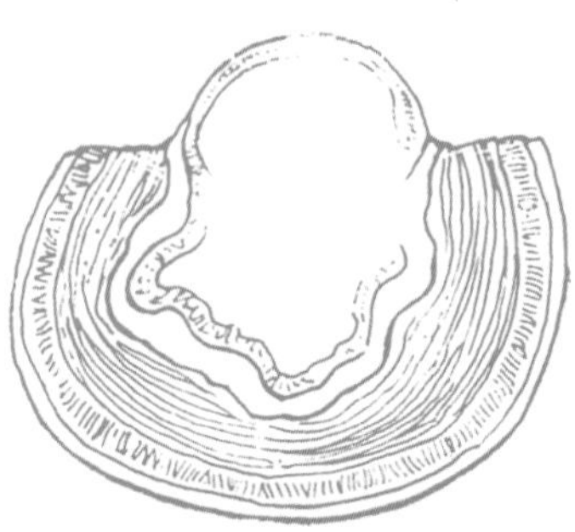

[C] 비후성 유문의 수술 후 형태

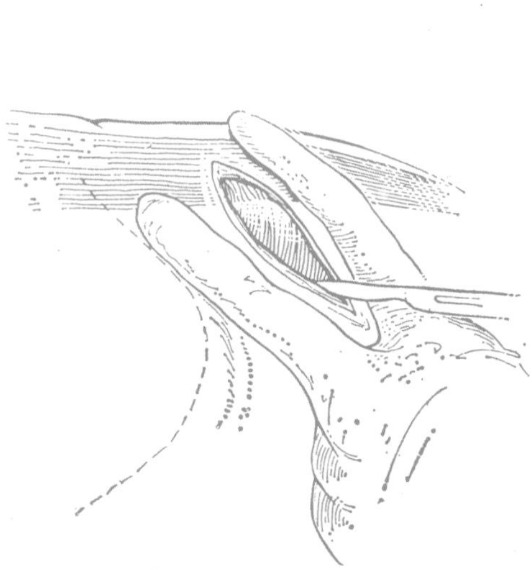

[A] 피부절개

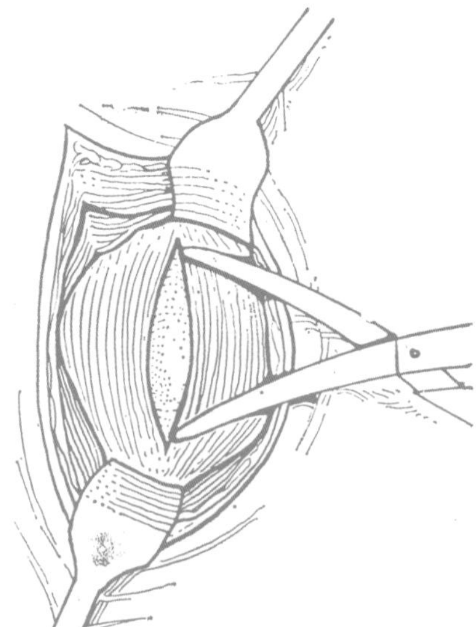

[B] 복막절개

그림 20-1-1. **비후성 유문 협착증에서의 유문근층 절개술**

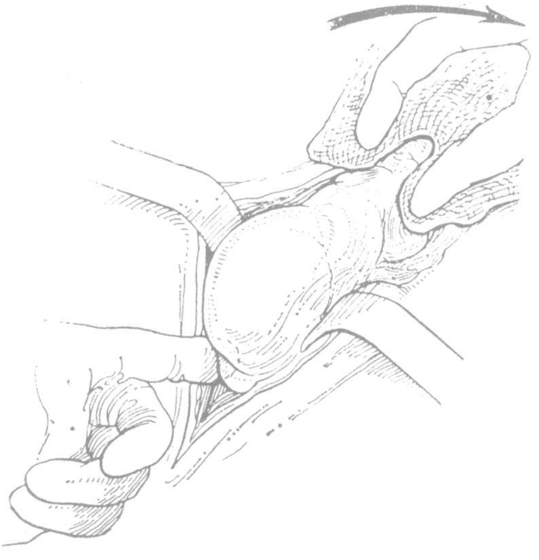

[C] 유문 노출

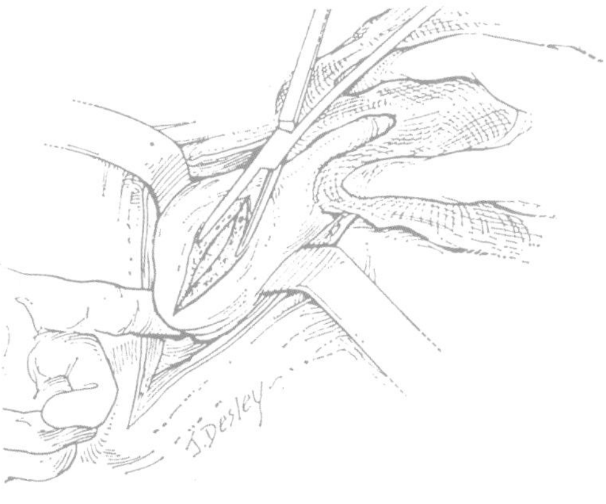

[D] 비후성 근섬유 절개

그림 20-1-2. **비후성 유문 협착증에서의 유문근층 절개술**

3) 수술 후 간호

수술 후 2시간이 지나면 영아는 먹고 싶어 하는데 수술 후 4~6시간에 소량의 설탕물, 물 또는 전해질 수액을 먹이는 것이 안전하다. 수술 24시간 후에 surgery formula를 주며 수술 후 48시간부터 정상적 feeding을 시작한다.

소량의 위 내용물이 역류되기는 하지만 구토는 거의 없으며 지속적으로 formula나 모유를 토하면 formula나 모유의 구강 섭취를 중지한 후 다시 설탕물을 2~3번 먹인 후에 안전한 수유법으로 다시 시도해본다.

2. 장중적증 정복술(reduction of intussusception)

1) 정의 및 수술 전 간호

장중적증(그림 20-3)이 있을 때 원상태로 회복시켜 주는 수술로 장의 괴사가 없을 때는 손으로 중적부위를 잡아 빼주나(manual reduction) 장의 괴사가 온 경우는 괴사된 장의 일부를 절제해내고 문합해준다.

대개 4~36개월의 어린이에게 발생하며 여아보다는 남아에게 더 많다. 수술 전 비위관을 삽입하여 위내용물을 제거하며 탈수 예방을 위해 수액요법을 시작한다.

2) 방 법

(1) 복부 절개

· 15번 knife로 배꼽 위에서 횡으로 right upper transverse incision을 한다.
· 피부에 이어 피하조직, 근막을 절개하여 외복근(lateral abdominal muscle)은 절단하고 직근(rectus muscle)을 벌려준다.
· mosquito 2개로 복막을 살짝 들어 올린 후 15번 knife로 약간 절개를 넣은 후 metzenbaum으로 길게 incision을 넣는다.

(2) 장중적증 정복

intussusception된 intestine의 양쪽을 warm saline gauze로 잡고 살며시 빼준다.

(3) 장문합

· 이와 같은 manual reduction이 불가능하거나 회장 끝부분에 괴사나 천공이 있을 경우 괴사되어 있거나 천공되어 있는 부분은 절제해내고 4-0 vicryl로 문합해준다(end to anastomosis).
· intestinal clamp와 kelly로 절제부를 잡고 15번 knife나 metzenbaum으로 cutting하고 다른 쪽의 병변도 같은 방법으로 처리한다.

(4) 절개부위 봉합

· gauze, needle, instrument count를 한다.
· 복막은 3-0 vicryl로 continuous suture한다.
· 근막은 3-0 vicryl로 결절봉합, skin은 4-0 nylon으로 subcuticular suture한다.

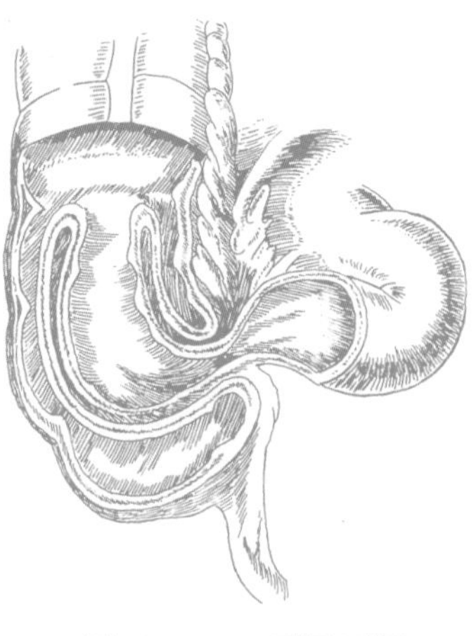

그림 20-2. **장중적중**

3) 수술 후 간호

수술 후 비위관을 통해 위 내용물을 흡인하며 정맥내 수액요법을 실시한다. 어린이가 비위관을 잡아 뽑지 못하도록 손에 restraint를 해주고 측위를 취해준다.

3. 간소장 문합술(hepaticoenterostomy)

1) 정의 및 수술 전 간호

담도폐쇄(biliary atresia)인 경우에 하며 간관과 소장에 인위적인 통로를 만들어주는 수술로 Kasai's operation이라고도 한다(그림 20-4).

2) 수술과정

(1) 복막절개

· 전신마취 상태에서 앙와위를 취해 준다.
· 15번 knife로 긴 이래부위에서 횡으로(right uppor transverse incision) 피부, 피하 조직, 근막을 절개한다.
· bleeding point는 3호 silk로 tie하거나 bovie로 coagulation하여 bleeding control을 한다.
· 복막을 mosquito 2개로 살짝 들어 올린 후 15번 knife로 살짝 절개한 후 metzen-baum으로 길게 incision 한다.

(2) 담낭촬영과 담낭절제

· 15번 knife로 담낭에 살짝 절개를 한 후 cholangiocannula를 삽입한다.
· 담낭에 삽입된 cholangiocannula를 통해 회석한 radiopaque를 주입한 후 담관촬영(cholangiogram)을 한다.
· 담관은 폐쇄되어 있으므로 담낭은 절제해 낸다((cholecystectomy 참고).

(3) 담관 및 공장 절제

· 폐쇄된 bile duct는 metzenbaum으로 간문(portal hepatis)까지 박리하고 절제해낸다.
· 공장의 장간막을 mosquito와 metzenbaum으로 박리하며 bleeding point는 3호 silk로 tie하거나 bovie로 coagulation한다.
· 15cm 정도의 공장을 절제해내고 distal jejunum은 4-0 vicryl과 5-0 black silk로 suture한다.

(4) 간관과 공장문합

- 간관(hepatic duct)과 (3)에서 절제한 공장 끝을 5-0 black silk로 interrupted suture한다.
- 또다른 공장 끝은 원위부 공장(distal jejunum)과 연결하기 위해 intestinal clamp로 원위부 공장(distal jejunum)을 잡고 knife로 절개한 후 mucosa는 4-0 vicryl, serosa는 5-0 black silk로 anastomosis 한다(end to side).

(5) 공장문합술

근위부 공장(proximal jejunum)의 끝과 원위부 공장(distal jejunum)을 (4)과 같은 방법으로 anastomosis한다(end to side).

(6) 절개부위봉합

- gauze, needle, instrument count를 한다.
- peritoneum은 3-0 vicryl로 continuous suture한다.
- fascia는 3-0 vicryl로 interrupted, skin은 4-0 nylon으로 subcuticular suture한다.

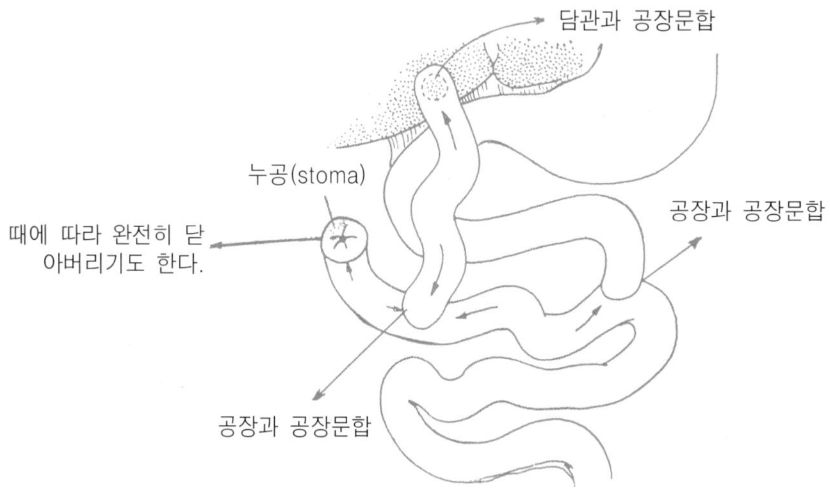

그림 20-3. **간장관 문합술**

3) 수술 후 간호

수술 후 흔히 발생하는 합병증으로 창상부 이개, 담관염(cholangitis), 담즙 누출 및 췌장액 누출 등이 있다. 담관염으로 급격한 체온상승과 함께 황달이 나타나면 항생 요법으로 치료하며 수술의 성공여부는 담즙 배액과 담관염 발생 여하에 달려 있다. 생후 2개월 미만에 수술이 이루어진 환자의 40%가 생후 1년이 지나야 원만한 담즙 배액이 이루어지며 이들 중 일부 어린이는 다시 간장애를 갖게 된다. 과거 수술 후 성공률은 약 25% 정도 밖에 안되었으나 최근 의료기술의 향상으로 거의 73~80% 정도나 된다.

4. 비장 절제술(splenectomy)

1) 정의 및 수술 전 간호

비장의 손상, 농양, 종양, 구상 적혈구증, 비장기능 항진증(hypersplenism), 특발성 혈소판 감소성 자반증(idiopathic thrombocytopenic purpura), 비정맥혈전증(splenic vein thrombosis)인 경우 비장을 절제해주는 수술이다(그림 20-5). 그외 지중해성 빈혈(thalassemia), 재생 불량성 빈형(aplastic anemia), 문맥성 고혈압 등에서 행하게 된다. 빈혈이 심한 경우 수술 전 수혈을 행하며 특히 혈소판 감소증에서는 혈소판의 수혈이 필요하다. 위 내용물의 기도내 흡인을 방지하기 위해 비위관 삽입을 한다.

2) 수술방법

(1) 복부절개

- 15번 knife로 transverse incision으로 복부의 피부, 피하조직, 근막을 절개한다.
- bleeding point는 3호 silk로 tie하거나 bovie로 coagulation 한다.
- 복막을 kelly 또는 mosquito로 살짝 들어 올린 후 knife로 약간 절개한 후 metzenbaum으로 길게 절개를 넣는다.

(2) 비장 주위의 인대 박리

- 횡격막과 비장사이로 손을 넣어 비장을 견인시킨다.
- 비신 인대(lienorenal ligament)와 후복막을 metzenbaum으로 cutting하고 3호 silk로 tie하면서 박리해간다.
- 위비장 인대(gastrosplenic ligament)를 metzenbaum으로 cutting하고 3호 silk로 tie하면서 박리해간다.

(3) 비장절제

· 비장동맥은 kelly 2개로 잡은 후 metzenbaum으로 cutting한 후 3호 silk로 kelly tie 하거나 suture tie한다.
· 비장동맥을 cutting한 후에 비장정맥(splenic vein)도 kelly 2개로 잡은 후 metzenbaum으로 cutting하고 silk로 kelly tie하고 suture tie하면서 비장을 박리해가면 비장이 떨어져 나온다(specimen).

(4) 절개부위 봉합

· bleeding 유무를 관찰하고, gauze, instrument, needle을 count한다.
· 복막은 3-0 vicryl, 근막은 3-0 vicryl, 피부는 4-0 nylon으로 subcuticular suture한다.

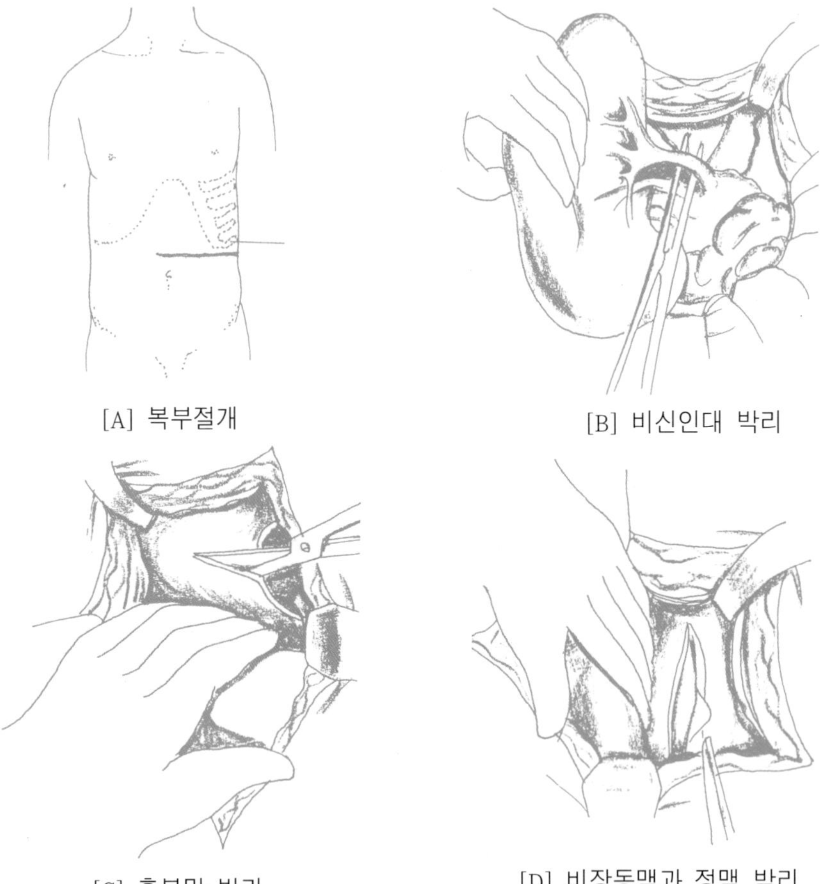

[A] 복부절개
[B] 비신인대 박리
[C] 후복막 박리
[D] 비장동맥과 정맥 박리

그림 20-4. **비장 절제술**

3) 수술 후 간호

수술 후 합병증은 Streptococcus pneumoniae, Haemophilus influenza 그리고 Neisseria meningitis에 의한 수술 후 감염증으로 합병증 예방을 위해 수술 전에 예방적 항생요법을 시작함은 물론 수술 후에도 장기간 항생제를 투여한다. 비장절제술 후 약 10일 정도가 되면 혈소판이 증가하여 혈전 및 색전증이 발생할 수 있으며 혈전증이 나타나면 heparin 요법으로 치료한다.

5. 십이지장 문합술(duodenoduodenostomy)

1) 정의 및 수술 전 간호

선천성 십이지장 폐쇄 및 협착 등으로 바터팽대(ampulla of vater) 부위가 폐쇄될 때 폐쇄된 십이지장 부위를 절제하고 십이지장의 근위부와 원위부를 문합시키는 수술이다.

수술 전 구토가 오래 계속되었다면 적절한 수액요법을 통해 수분 및 전해질의 균형유지를 해준다. 단백질 상실량이 많으면 수혈도 해야 하며 구토 증상에 관계없이 위내용물의 흡인을 위해 비위관을 삽입한다.

2) 수술과정

(1) 복부절개

· 15번 knife로 복부의 skin, subcutaneous tissue, fascia를 절개한다.
· 3호 silk로 tie하거나 bovie로 coagulation시키며 bleeding control한다.
· 복막은 mosquito 2개로 살짝 잡아 올린 후 15번 knife, metzenbaum을 이용하여 절개한다.

(2) 십이지장 절제 및 문합

· 십이지장의 이완 부위와 협착 부위를 찾아 절제 범위를 결정한다.
· intestinal clamp와 kelly로 절제할 부분을 clamp하고 metzenbaum이나 knife로 cutting하여 십이지장을 절제해낸다.
· 남아있는 십이지장의 근위부와 원위부를 접근시킨 후 점막은 4-0 vicryl, 장막은 4-0 black silk로 suture하여 문합해준다.

(4) 절개부위봉합

· gauze, needle, instrument counting을 한다.

· 복막은 3-0 vicryl 로 continuous suture한다.
· 근막은 3-0 vicryl로 interrupted suture하고, 피부는 4-0 nylon으로 subcuticular suture하고 dressing gauze로 덮어준다.

3) 수술 후 간호

수분 및 전해질의 균형을 유지하고 탈수를 예방하기 위해 정맥내 수액요법을 한다. 위 내용물을 부드럽게 흡인해내며 위 팽만감이 있거나 연동운동이 돌아오지 않는 한 구강섭취는 소량의 물만 준다. 수분 섭취량과 수분 배설량은 철저히 기록한다. 연동운동이 돌아오고 문합부의 상처가 회복될 때까지 nasogastri tube 또는 intestinal tube를 삽입시켜 둔다.

6. Duhamel's operation

1) 정의 및 수술 전 간호

선천성 거대 결장(congenital aganglionic megacolon, Hirschsprung's disease)인 경우에 aganglionic colon을 절제하고 정상적인 신경절을 가지고 있는 원위부의 결장과 직장을 문합해주는 수술로 방법은 Swenson's operation, Duhamel's operation, Soave's operation이 있다(그림 20-6).

결장루 수술을 한 후 6~9개월 경과 후 Duhamel's operation을 한다. 결장루 수술을 한 후 Duhamel's operation을 할 때까지는 매주 일주일에 한번 정도 영아의 직장 지진검사(rectal digital examination)과 irrigation을 하여 항문의 disuse contracture를 막아주고 점액과 대변이 장내에 정체되는 것을 예방한다. 수술 전 5일 정도 비흡수성 항생제 sulphonamide 등을 투여한다.

본문에서는 선천성 거대 결장의 초기 치료로써 이미 결장 누공술(colostomy)이 행해진 후 2단계 치료로써 이루어지는 Duhamel's operation을 설명하고자 한다(그림 20-7).

2) 수술과정

(1) 복부절개

· 전신마취 하에서 반 쇄석위(semilithotomy position)를 취해 준다.
· 15번 knife로 복부에 mid-line incision으로 피부절개를 한 후 피하조직도 절개한다.
· 15번 knife로 근막을 절개한 후 mosquito 2개로 절개된 근막 양쪽을 잡고 metzen-baum으로 cutting한다.

· mosquito 2개로 복막을 살짝 잡은 후 그 사이를 knife로 약간 절개하고 metzenbaum으로 길게 절개를 넣는다.

(2) 거대결장의 근위부 박리

· 복강내 소장과 방광을 wet pad로 싸서 손상받지 않도록 하여 baby richardson retractor로 견인한 후 복강을 넓게 벌려준다.
· mosquito와 right angle로 거대결장의 장간막에 위치하는 혈관을 잡고 metzenbaum으로 cutting한 후 3호 silk로 tie하거나 bovie로 coagulation한다.
· 장간막을 박리한 후 정상적 colon은 intestinal clamp, megacolon은 long kelly로 잡고 그 사이를 metzenbaum으로 cutting한 후 0.1% hygine이나 betadine으로 절단부위를 소독한다.

(3) 거대결장의 원위부 박리

· 거대결장의 근위부 박리와 동일한 방법으로 원위부의 장간막을 박리한다.
· 장간막 박리가 되면 satinsky venacava clamp와 long kelly로 megacolon과 megacolon 아래의 정상 colon을 잡은 뒤 metzenbaum으로 cutting한다.
· 이때 절제된 megacolon은 specimen이므로 방포에 받아 순환간호사에게 넘겨준다.

(4) 결장직장 문합

· instestinal clamp에 물려있던 proximal colon은 3호 silk로 여러 번 suture tie한 후 kelly로 tagging 해둔다.
· 3호 silk로 suture한 후 tagging 되어 있는 결장을 항문 부위로 끌어내린 후 결장과 직장을 3-0 black silk로 suture한 후 tagging 해두고 gastrointestinal anastomosis clamp로 물려놓는다.
· gastrointestinal anastomosis clamp에 물려있는 결장과 직장 부분을 4-0 vicryl로 continuous suture한 후 그 위를 3-0 black silk 또는 2호 silk로 interrupted suture 한다.
· 장간막은 4-0 black silk로 continuous suture 한다.

(5) 절개부위 봉합

· saline으로 복강 내를 세척한 후 gauze, needle, instrument count를 한다.
· 복막은 3-0 vicryl로 continuous suture하고 근막은 3-0 vicryl로 continuous suture한다.
· 피부는 4-0 nylon으로 subcuticular suture한다.

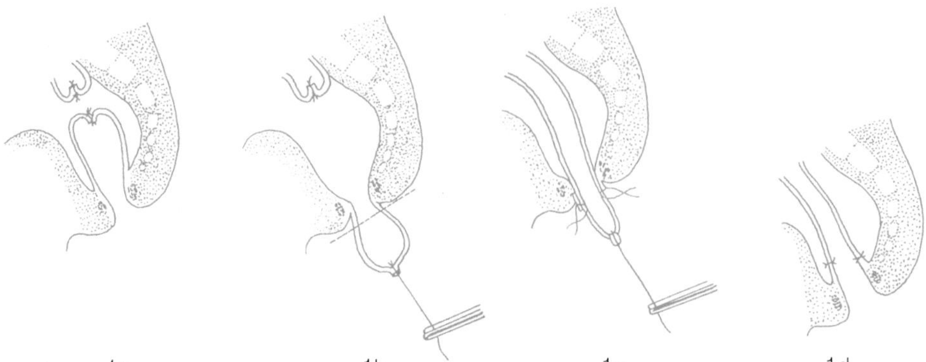

1a 1b 1c 1d

[A] Swenson's operation

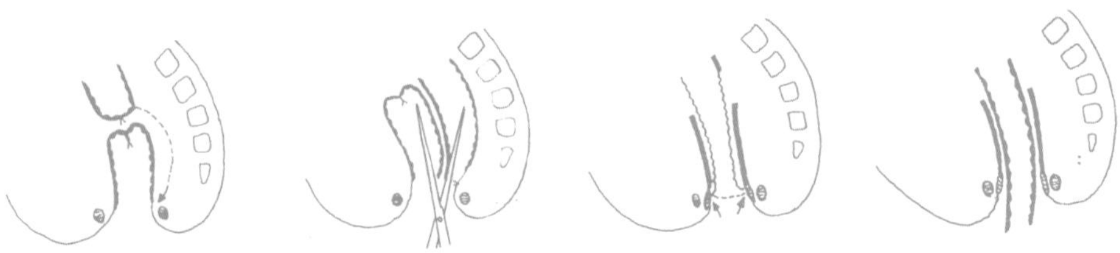

2a 2b 2c 2d

[B] Duhamel's operation [C] Soave's operation

그림 20-5. **선천성 거대 결장의 수술방법**

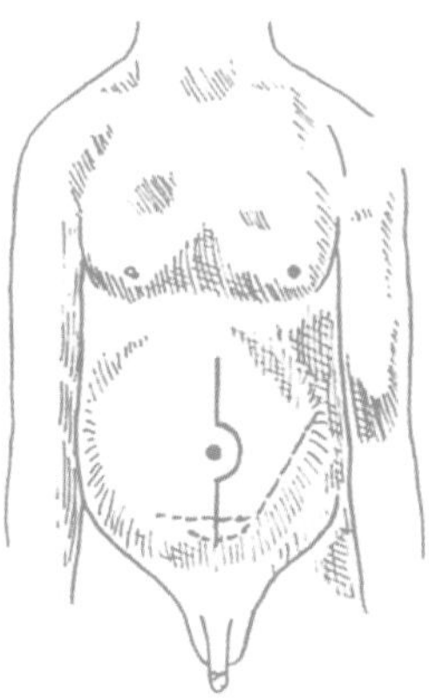

[A] 피부절개

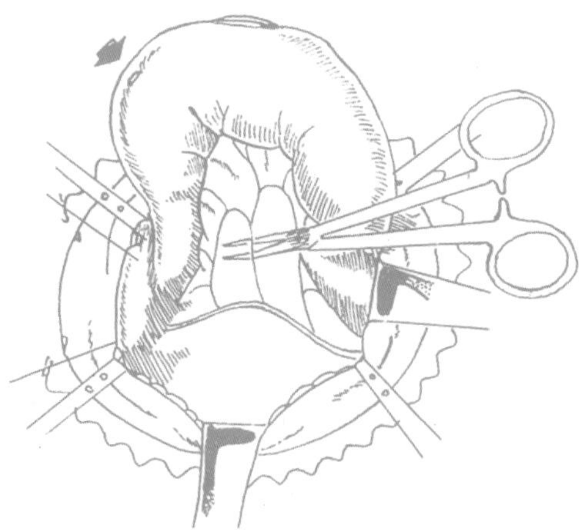

[B] 견인기 삽입

그림 20-6-1. **Duhamel's operation**

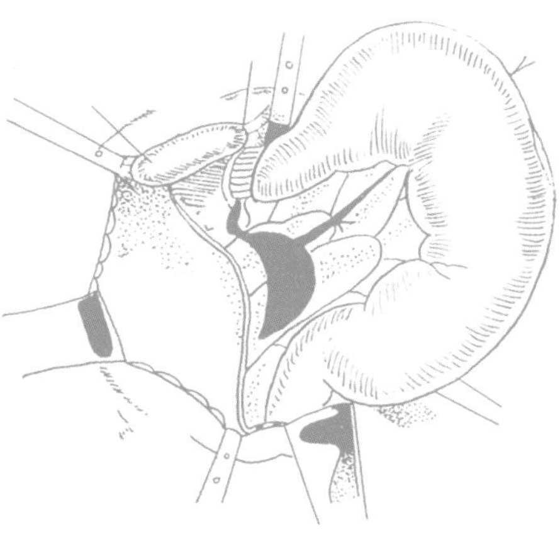

[C] 거대결장의 근위부 박리

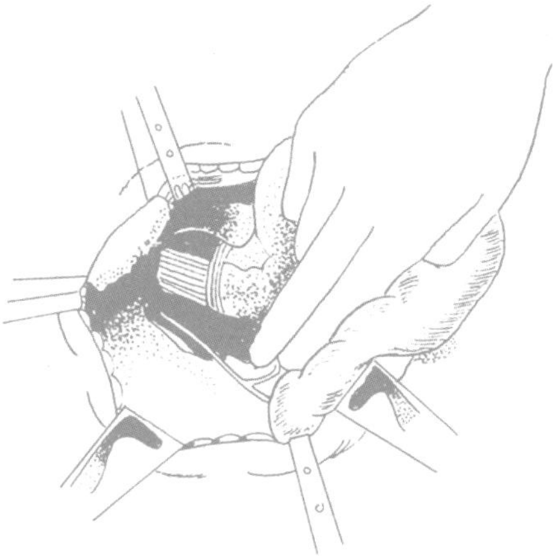

[D] 거대결장의 원위부 박리

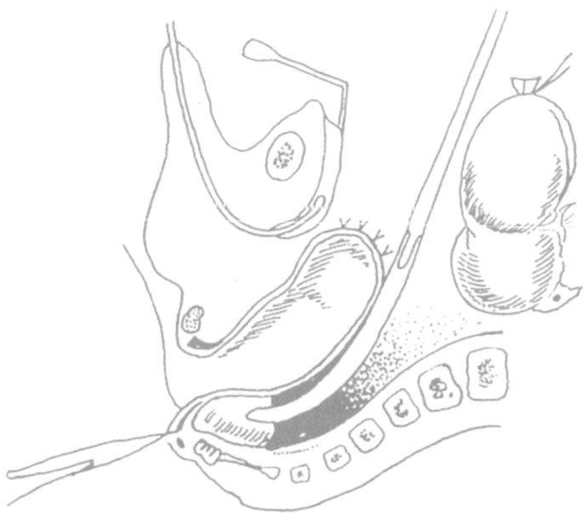

[E] 직장 후방 박리

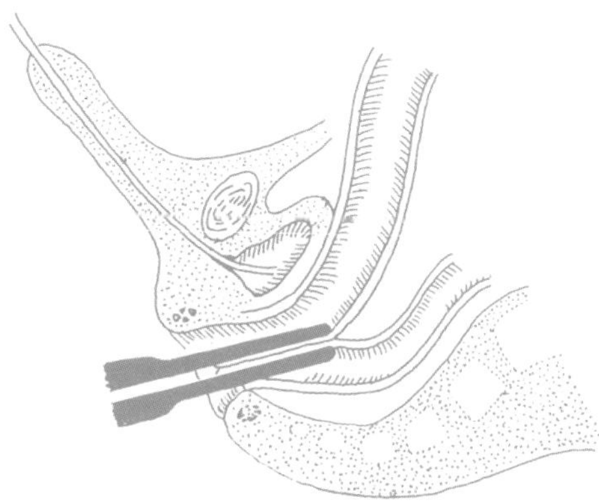

[F] 직장과 결장벽 문합

그림 20-6-2. **Duhamel's operation**

3) 수술 후 간호

어린이가 감염증에 이환되지 않도록 주의하며 항생제나 항균제를 투약한다. 수술 후 어린이의 체온 측정은 액와부를 이용하며 수분섭취량과 배설량을 철저히 기록한다. 대변 성상을 관찰하며 항문주위는 청결하게 유지하고 건조시킨다.

7. 메켈씨 게실절제술

1) 정 의

Meckel's diverticulum은 태생기 제장간막관(omphalomesenteric duct)의 잔유물로써 회맹판(ileoceal valve)을 중심으로 100cm 이내의 회장에 잘 발생된다. 게실의 염증이 심할 경우 게실을 절제해주는 수술이다(그림 20-8).

2) 수술과정

(1) 복부절개

- 15번 knife로 하복부의 skin, subcutaneous tissue, fascia를 절개한다.
- bleeding point는 3호 silk로 tie하거나 bovie로 coagulation 한다.
- 복막은 mosquito 2개로 살짝 들어 올리고 15번 knife로 약간 절개한 후 metzenbaum으로 길게 절개한다.

(2) 게실절제

- clamp로 게실의 저부를 잡은 후 게실을 knife이나 metzenbaum으로 절제해내고 4-0 black silk로 interrupted suture 하여 게실 절단부를 처리한다.
- 회장 전체에 광범위한 게실증이 있는 경우는 회장의 일부를 절제하고 회장문합술(ileoileostomy)을 해준다. 장문합 방법은 다른 소장 문합 방법과 동일하다.

(3) 절개부위 봉합

- saline으로 복강 내부를 세척한 후 gauze, needle, instrument count를 한다.
- 복막은 3-0 vicryl로 continuous suture하고 근막은 3-0 vicryl로 continuous suture한다.
- 피부는 4-0 nylon으로 subcuticular suture한다.

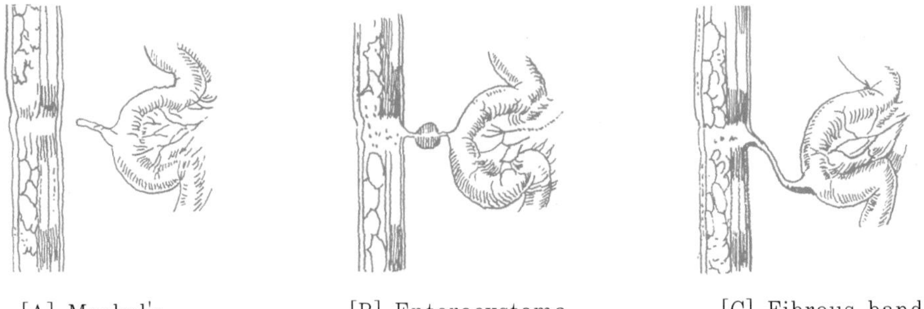

[A] Meckel's [B] Enterocystoma [C] Fibrous band

그림 20-7. 메켈씨 게실의 종류

8. 기관 식도 성형술(tracheoesophagoplasty)

1) 정의 및 수술 전 간호

선천성 식도 기형인 경우(그림 20-9) 행해지는 수술로써 기형의 종류에 따라 기관 식도 성형술 외에 식도 문합술(esophagoesophagostomy)도 필요하다(그림 20-10).

기관 식도루(tracheoesophageal fistula)의 진단이 내려지는 대로 서둘러 수술을 하나 가장 중요한 것은 어린이의 체온상태로써 정상 체온 상태에서 수술이 이루어져야 한다. 가끔 입원 당시 영아의 체온이 낮아져 있는 경우가 있기 때문이다. humidified되고 O_2가 충분한 incubator에서 어린이의 머리를 10° 정도 아래로 낮추어 측와위를 취해주고 30분 간격으로 체위변경을 해준다. 인두부위를 자주 흡인해 준다. 항생제 투여와 함께 생후 수일동안 신생아 prothrombin level이 저하되어 있으므로 vitamin K를 주사한다. H형 fistula의 경우 위팽만을 감소시키기 위해 비위관을 삽입한다.

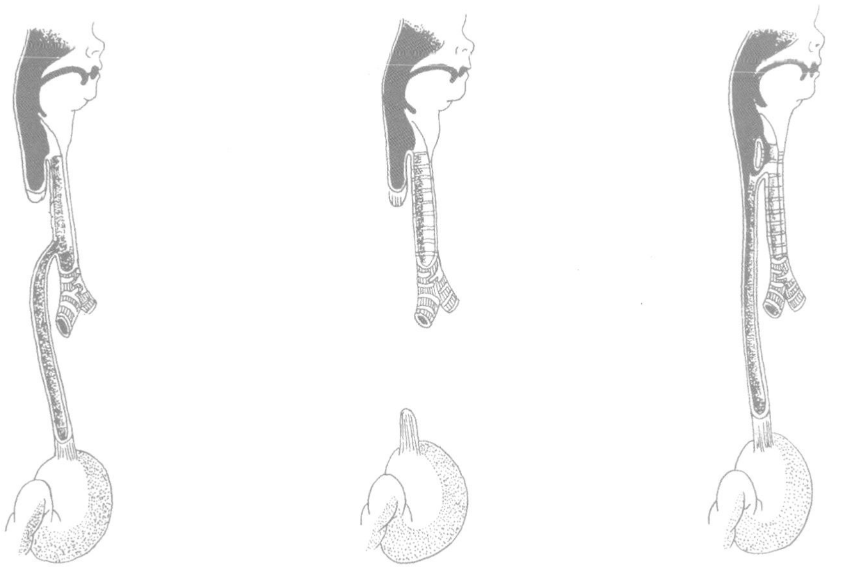

[A] 기관식도 누공이 있는 식도 폐쇄증 [B] 기관식도 누공이 없는 식도 폐쇄증 [C] 식도폐쇄가 없는 기관식도 누공

그림 20-8. **선천성 식도 기형의 종류**

2) 수술과정

(1) 피부절개

- 측와위에서 흉곽절개술(thoracotomy)을 한다.
- 15번 knife로 skin incision한 후 계속하여 subcutaneous tissue, fascia, intercostal muscle까지 incision한다.
- 3호 silk로 tie하며 bovie로 coagulation해가며 bleeding control 한다.

(2) 흉강노출

- 종격 부위까지 흉막을 박리하고 2개의 늑골사이에 rib spreader를 걸어 늑골을 벌려 놓고 retractor로 견인시킨다.
- 누공이 있는 식도의 아래부위를 U-tape으로 tagging해주어 air가 위로 들어가는 것을 막아준다.

(3) 기관 누공부 봉합 및 식도 문합술

- 기관식도 누공 형성 부위의 distal esophagus를 metzenbaum으로 박리하고 기관의 누공은 5-0 black silk로 suture하여 막아준다.
- 막혀있는 식도의 윗부분과 박리된 식도의 아랫부분을 주위 조직으로부터 박리하여 서로 가까이 근접시킨다.
- 상부 식도 맹부(upper blind segment)의 중앙을 절개한 후 식도절개 부위와 위에서 박리된 아랫부분을 5-0 maxon로 interrupted suture하여 문합해준다(end-to-end-anastomosis).

(4) 절개부위 봉합

- bleeding의 유무를 살피고 gauze, needle, instrument count를 한다.
- 흉강내에 hemo vac과 chest-tube를 삽입하고 rib approximator로 늑골을 원상태로 위치시킨다.
- 근육과 근막은 3-0 vicryl로 continuous suture한다.
- saline으로 복강 내부를 세척한 후 gauze, needle, instrument count를 한다.
- 복막은 3-0 vicryl로 continuous suture하고 근막은 3-0 vicryl로 continuous suture한다.
- 피부는 4-0 nylon으로 subcuticular suture한다.

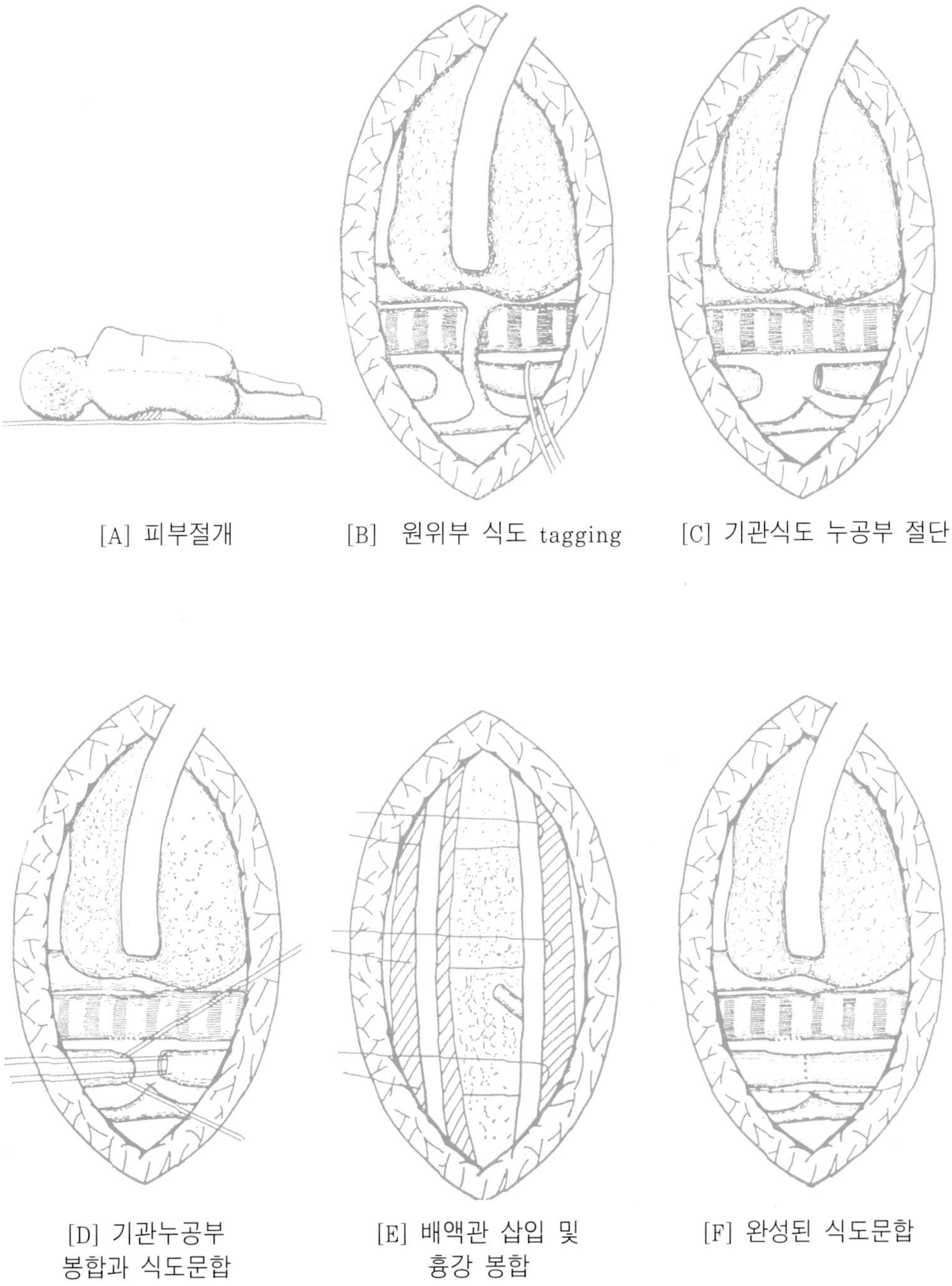

그림 20-9. **기관식도 성형술**

3) 수술 후 간호

feeding이 가능할 때까지 흉부의 배액관 및 정맥내 수액관 그리고 위절개부로의 위관을 유지하며 O_2가 충분한 incubator에 넣는다. 위관은 수술 후 5~7일까지 유지시키며 위 내용물을 흡인해 내기 보다는 중력에 의해 배액되도록 한다. 기관 봉합선에 영향을 미치지 않도록 기관내 흡인은 사전에 일정한 길이로 측정된 tube를 이용하여 필요이상으로 깊이 들어가지 않도록 한다. 위관 영양은 흉관을 제거한 후 시작하며, 구강 feeding은 연하운동이 시작된 후 하되 처음에는 멸균 수액부터 시작한 후 소량의 formula부터 주기 시작한다.

폐확장이 충분히 이루어지고 흉막강 내에 수분이나 공기 축적이 없으면 24~48시간 정도에 chest-tube를 제거한다. 수술 후 48시간 이내에는 정맥을 통한 수액요법으로 영양을 공급하고 48시간이 경과하면 위관 영양을 시작할 수 있다.[9] 수술 후 합병증은 상기도 감염증, 폐렴, 기흉 및 후두 부종 등이 있다.

9. 부신 절제술(adrenalectomy)

1) 정의 및 수술 전 간소

부신은 후복벽의 지방조직에 싸여있는 복막 후 장기(retroperitoneal organ)로써 부신의 신경아세포종(neuroblastoma), 부신 과형성증(hyperplasia of adrenal gland) 등이 있을 때 부신을 절제해내는 수술이다(그림 20-11).

vitamin A는 수술 후의 상처회복을 억제하는 cortisol의 기능을 억제하므로 수술 1주일 전부터 하루 50,000IU의 vitamin A를 구강섭취시키며 환자의 구강섭취가 곤란할 때는 근육주사한다. 부신피질은 인체의 생명유지에 필수적인 요소로써 양측 부신절제술을 받은 환자는 수시간내에 사망할 수 있으므로 수술 전날밤 cortisone acetate 100mg을 50mg씩 나누어 양측 둔부에 주사한다.

2) 수술과정

(1) 복부절개

- 15번 knife로 검상돌기를 중심으로 좌우 늑골을 따라 아래 방향으로 피부, 피하조직, 근막을 절개한다.
- bleeding point를 3호 silk로 tie하거나 bovie로 coagulation하여 bleeding control 한다.
- 복막이 보이면 mosquito 2개로 살짝 잡아 올리고 knife로 약간 절개한 후 metzen-baum으로 길게 절개한다.

(3) 부신박리 및 절제

· 부신 주위 혈관을 hemoclip을 물려놓거나 3호 silk로 tie하여 처리한다.
· 특히 하대정맥과 신정맥의 혈관 처리에 주의한다.
· 횡격막, 췌장, 비장으로부터 부신을 박리하며 역시 hemoclip, kelly tie 또는 suture tie 등으로 혈관을 처리해 간다.
· 신장으로부터 부신을 박리한 후 부신을 절제해낸다(specimen).
· bleeding point는 kelly tie, suture tie, hemoclip 등으로 bleeding control한다.

(4) 봉 합

· gauze, needle, instrument count한 후 복막은 3-0 vicryl로 continuous suture하고 근막은 3-0 vicryl로 interrupted suture 한다.
· 피부는 4-0 nylon으로 subcuticular suture하고 dressing gauze로 덮어준다.

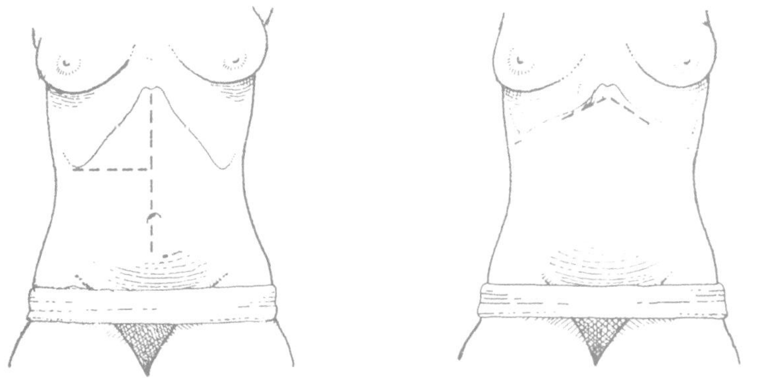

[A] 피부절개

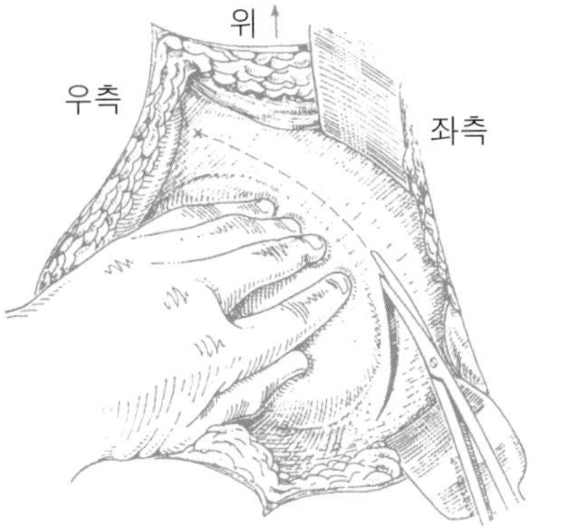

[B] 좌측 부신박리

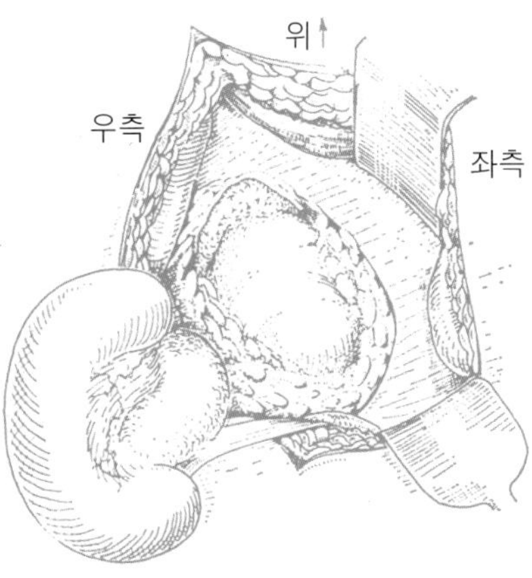

[C] 좌측 부신절제

그림 20-10. 부신절제술

3) 수술 후 간호

수술 후 48시간동안 혈압과 맥박이 안정될 때까지 15분 간격으로 혈압과 맥박을 측정한다. 합병증으로 수술 후 후복막에서 출혈이 있을 수 있으며, 실혈은 수혈을 통해 보충해준다. 수술 후 24시간 동안에는 100mg의 Hydrocortisone을 I.V fluid와 함께 투여하고, 2일에는 6시간마다 20mg, 3~5일에는 8시간마다 20mg, 6~9일에는 하루에 2번 20mg을 투여하며 구강섭취가 가능하면 구강으로 투여한다. 수술 후 48시간 동안 수축기압이 100mmHg로 저하되면 hydrocortisone을 다소 증가시켜 투여한다. 수술 후 저혈당증은 대개 이른 아침에 발생되며 이때 환아는 신체적 활동이나 정서 상태에서 과민반응을 보인다. 수술 후 10일경 부터 계속적으로 살아있는 전기간 동안 Hydrocortisone 10mg을 하루에 3번, fludrocortisone 0.1mg을 하루에 1회 구강으로 투여한다.[9]

10. 횡격막 탈장 정복술

1) 정 의

횡경막의 선천성 결함으로 흉곽내로 밀려온 복강내 장기를(그림 20-12) 다시 복강내로 밀어넣는 수술(reduction of diaphragmatic hernia)이다(그림 20-13). 증상은 병변 정도에 따라 다양하지만 심할 경우 호흡에 지장을 가져옴은 물론 청색증까지 나타날 수 있다. 위관을 삽입하여 위와 장내에 있던 분비물과 공기를 제거하며 체위는 머리와 상복부 쪽을 올려준다.

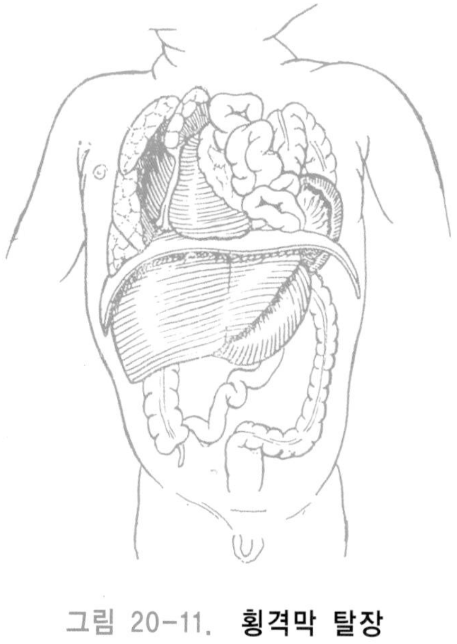

그림 20-11. **횡격막 탈장**

2) 방 법

(1) 피부절개 및 흉강노출

· 7~8 늑간골 사이에 15번 knife로 피부절개를 하는 흉강절개술(thoracotomy)을 한다. 때로는 왼쪽 costal margin 중앙부 2cm 상부 지점에서 배꼽을 향한 oblique incision을 하기도 한다.
· 피하조직 및 근막을 절개하며 늑간근도 절개한다.
· bleeding control은 3호 silk로 tie하거나 bovie로 coagulation한다.
· rib spreader로 늑골을 벌린 후 chest self retaining retractor를 건다.

(2) 장기 환원 및 횡격막 봉합

· 흉강으로 올라와 있는 복강내 장기를 다시 복강내로 밀어 넣는다.
· 횡격막 결손부위는 3-0 black silk로 interrupted mattress suture하고 다시 3-0 black silk로 interrupted suture 한다.

(3) 절개부위 봉합

· gauze, needle, instrument count를 한다.
· rib approximator로 벌려진 늑골을 서로 근접시킨 후 chest tube를 흉강내에 삽입한다.
· 근육과 피하조직은 3-0 vicryl로 continuous suture를 한다.
· 피부는 4-0 nylon으로 subcuticular suture하고 dressing gauze로 덮어주고, chest tube에는 Y-gauze를 대어준다.

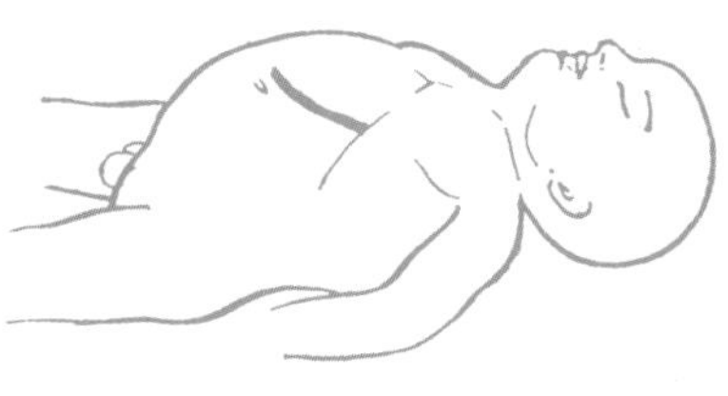

[A] 피부절개

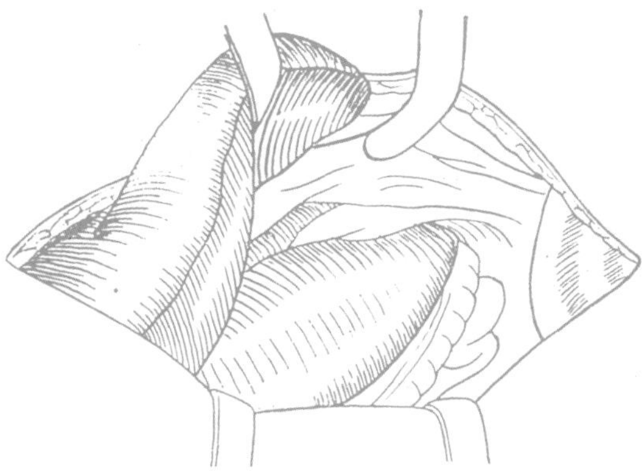

[B] 흉강노출

그림 20-12-1. **횡격막 탈장 정복술**

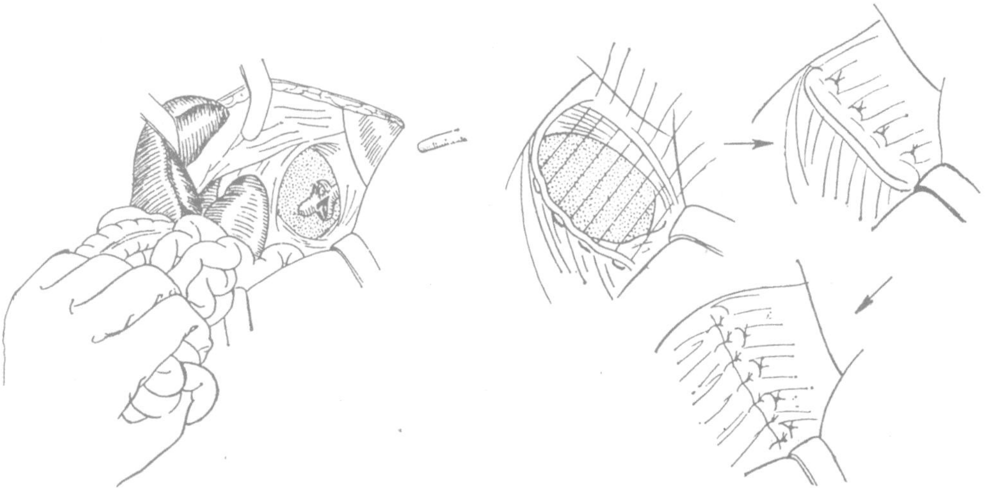

[C] 장기환원　　　　　　　　　　[D] 횡격막 봉합

그림 20-12-2. **횡격막 탈장 정복술**

3) 수술 후 간호

수술 후 복부팽만을 막기 위해 위 흡인을 하며 복부팽만이 완화되어 구강으로 음식섭취가 가능할 때 까지 정맥을 통한 수액 공급을 하며 필요한 경우 whole blood와 plasma를 수혈한다. 수술 후 2~3일이 지나면 위관을 통해 위관영양을 하며 공기가 위로 들어가지 않도록 주의한다.

11. 항문 성형술(anoplasty)

1) 정의 및 수술 전 간호

항문직장의 기형이 있는 경우에(그림 20-13) 행하는 수술로써 새로이 항문을 형성시켜 주는 수술이다. 장벽이 확장되거나 확장된 장벽이 파열되는 것을 막기 위해 태어난 후 24시간 이내에 결장루 수술을 받아야 한다. 위관을 삽입한 후 위 내용물이나 공기를 제거해 준다.

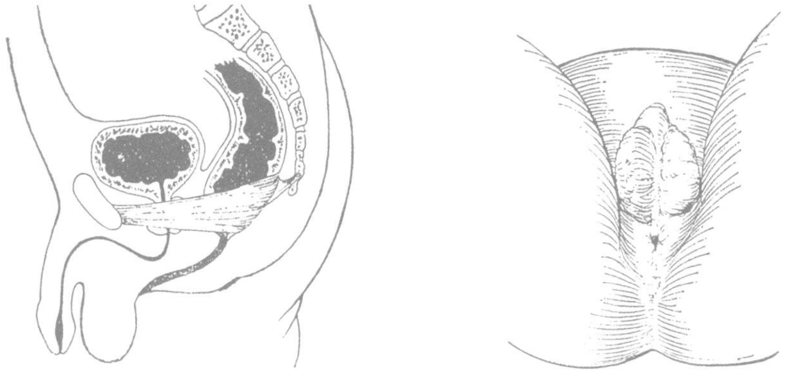

[A] 항문 회음 누공이 있는 항문 폐쇄증

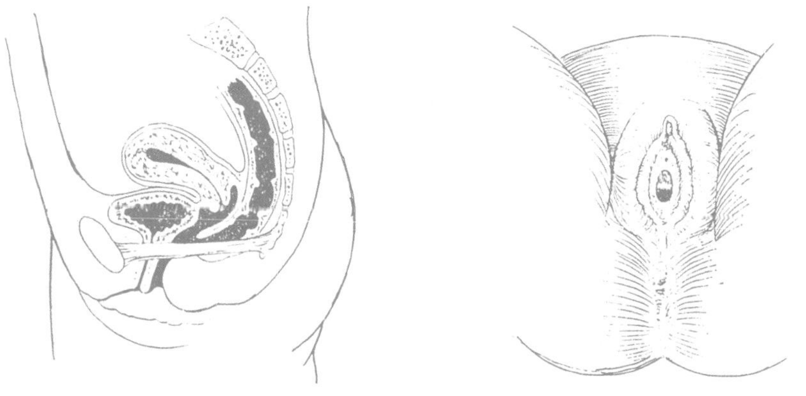

[B] 직장 질누공이 있는 항문직장 폐쇄증

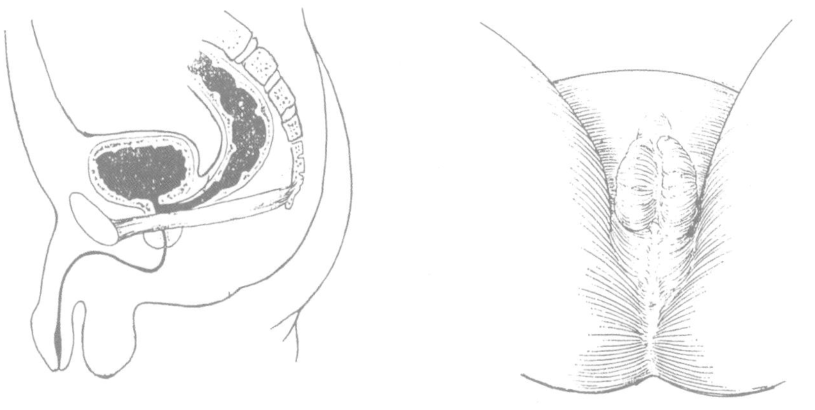

[C] 직장 요도누공이 있는 항문직장 폐쇄증

그림 20-13. **항문직장의 선천성 기형 종류**

2) 수술과정

(1) 직장 요도누공이 있는 고위 항문 폐쇄(imperforate anus with high anomaly and rectourethral fistula, 그림 20-14)

① 피부 및 근육 절개

· 15번 knife로 미골에서 회음부 아래 부위로 1.5cm 정도의 피부절개(mid line posterior perineal incision)을 한다.
· 계속하여 피하조직과 근막을 절개한다.
· 거근(levator muscle)은 bovie로 cutting한 후 muscle 양쪽을 4-0 vicryl로 suture하여 tagging해 놓는다.

② 직장절개

· 직장이 나오면 직장 끝부분을 3-0 black silk로 suture하여 tagging한다.
· 직장 끝 부분을 bovie로 cutting하면 직장 끝부분이 절개된다. 절개된 직장 끝부분은 betadine으로 소독한다.

③ 직장요도의 누공부 봉합

· 직장 요도 누공부(rectourethral fistula)의 직장을 박리한 후 요도부위는 4-0 vicryl로 suture한다.
· 직장 누공부(fistula)는 bovie나 knife로 잘라내고 양끝을 4-0 vicryl로 continuous suture하고, 3-0 black silk로 interrupted suture하여 직장을 새로이 만들어 준다(rectoplasty).

④ 항문 성형술

· 15번 knife로 항문 부위에 열십자(+)로 절개를 넣은 후 계속하여 외괄약근(external sphincter)도 절개한다.
· 열십자(+) 절개부위로 (2)에서 만들어진 직장개구부를 가져온 다음 4-0 vicryl을 이용하여 절개된 피부와 직장을 봉합해 준다.

⑤ 봉 합

· (1)의 근육, 피하조직은 3-0 vicryl로 continuous suture한다.
· 피부는 4-0 nylon으로 subcuticular suture하고 dressing gauze로 덮어준다.

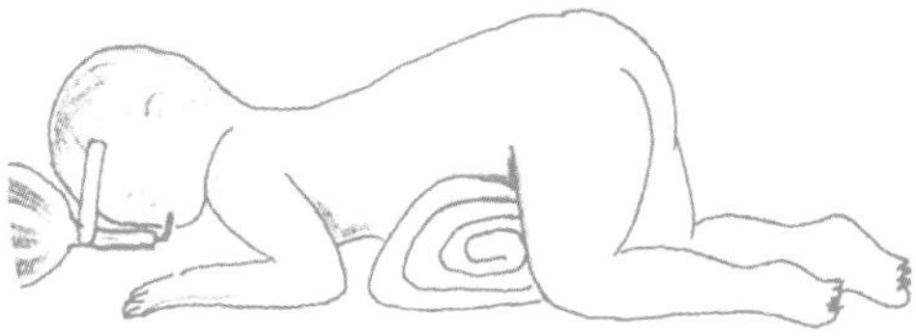

[A] 수술체위

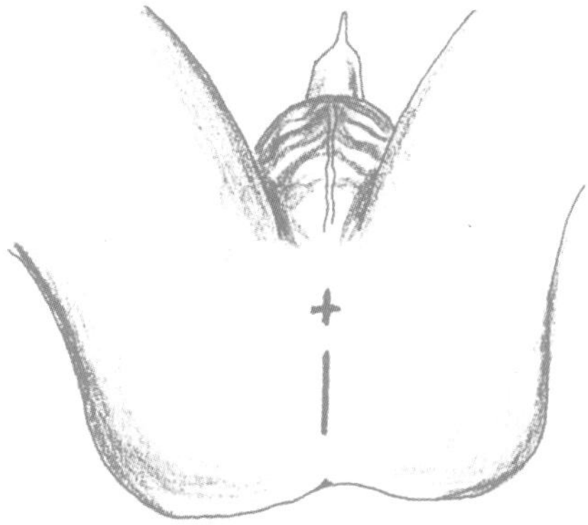

[B] 피부절개(posterior perineal incision, cruciate incision)

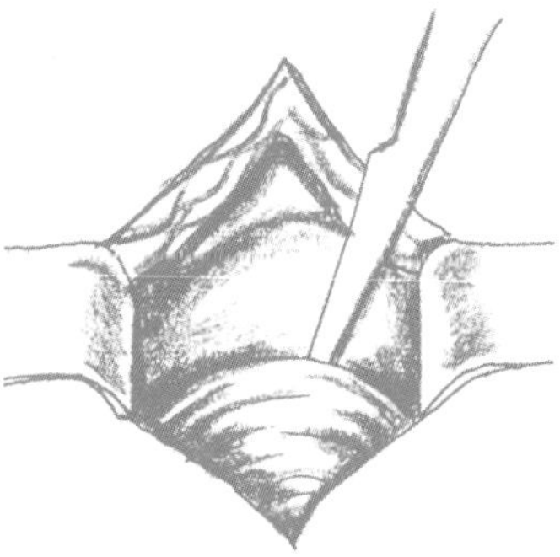

[C] 항문 거근 박리 및 직장 절개

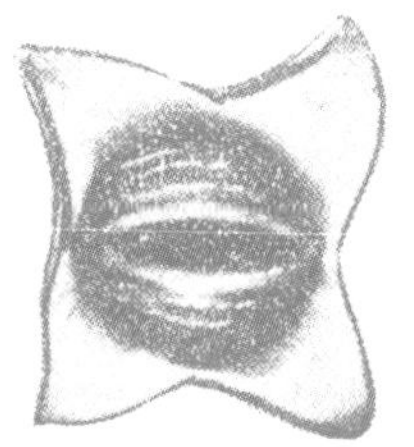

[D] 직장 절개부를 열십자(+) 항문 절개부로 가져옴

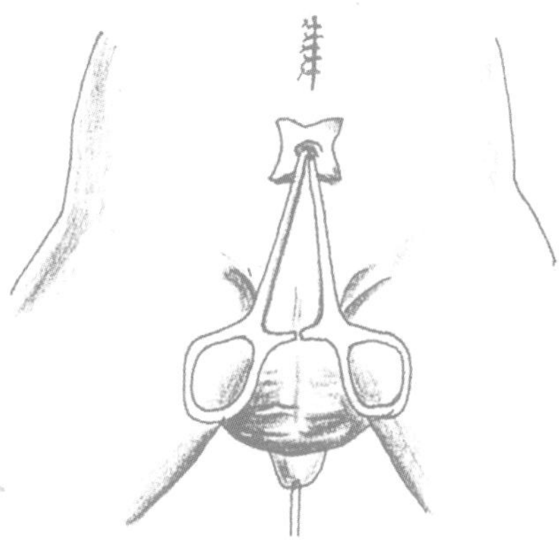

[E] 절개부위 봉합

그림 20-14. **고위 항문 폐쇄의 항문 성형술**

(2) 저위 항문 폐쇄(imperforate anus with low anomaly)(그림 20-15)

① 항문부위 절개 및 항문성형술

- 15번 knife로 항문 부위를 열십자(+)로 절개한 후 iris scissor와 forcep을 이용하여 절개부위를 넓혀준다.
- 직장 끝을 절개부위로 잡아당긴 후(retropositioning) 직장 끝과 항문피부를 4-0 vicryl로 suture하여 항문을 만들어 준다.

② 드레싱

4×4 gauze를 saline에 적셔 만들어 놓은 항문 부위에 packing 한다.

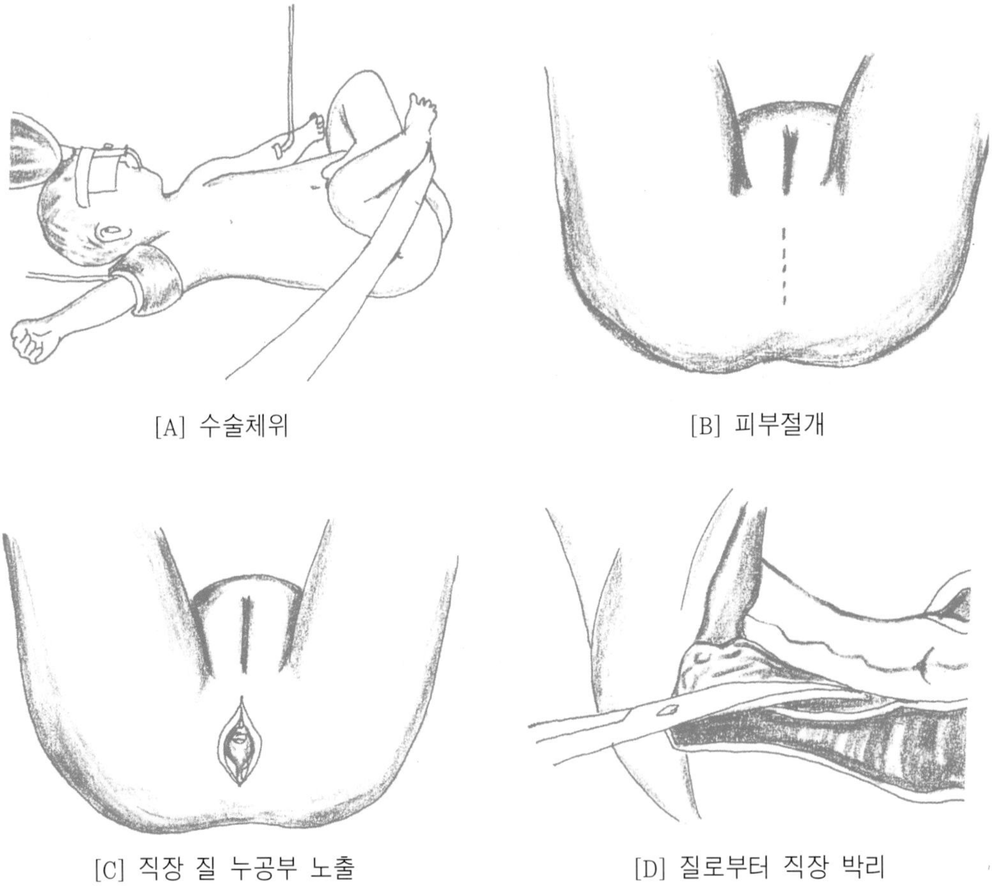

[A] 수술체위 [B] 피부절개

[C] 직장 질 누공부 노출 [D] 질로부터 직장 박리

그림 20-15-1. **직장질 누공이 있는 저위 항문 폐쇄의 항문 성형술**

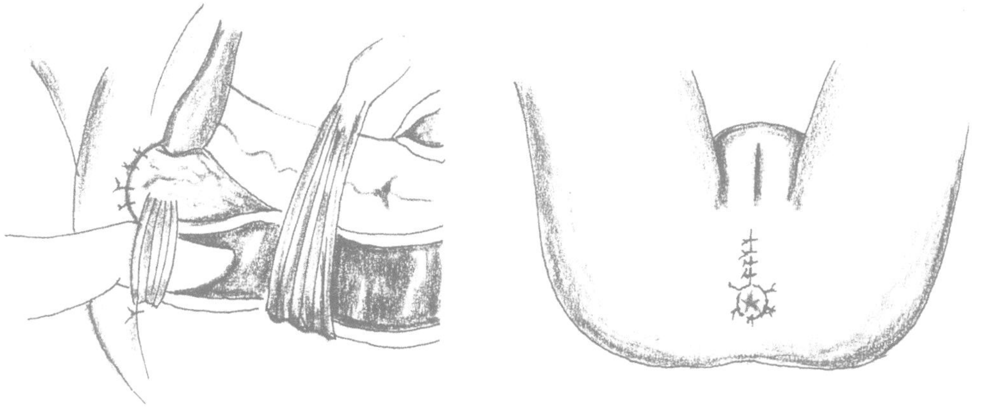

[E] 직장 끝을 후방 이동　　　　[F] 절개부위 봉합

그림 20-15. **직장질 누공이 있는 저위 항문 폐쇄의 항문 성형술**

12. 용종 절제술(polypectomy)

1) 정 의

직장 용종(rectal polyp)을 절제해주는 수술이다.

2) 수술과정

retractor로 항문 양쪽을 벌리고 babcock으로 polyp을 잡은 후 3-0 vicryl로 suture tie하고 metzenbaum이나 knife로 polyp을 절제해낸다.

Rerferences

1. 윤혜상 (1997). 수술실 환자간호. 개정 2판. 청구문화사.
2. Ashcraft KW, Holcomb GW, Murphy JP (2004). Pediatric Surgery. 4 edition. Saunders.
3. Cooper P (1971). The Craft of Surgery, Vol. Ⅰ·Ⅱ·Ⅲ, Ed. 2nd, Little, Brown and Company.
4. Dudley H (1979). Operative surgery, Colon, Rectum and Anus, Ed. 3th, Butterworths.
5. Dudley H (1979). Operative surgery, General principles, Breast and Hernia, Ed, 3th. Butter-worths. 1979.
6. Lewis Spitz L, Coran AG (2007). Operative Pediatric Surgery, 6th edition, A Hodder Arnold Publication.
7. Li MJ, Feng JX, Jin QF (2002). Early complications after excision with hepaticoen-terostomy for infants and children with choledochal cysts. Hepatobiliary & Pancreatic Disease International, 1(2), 281–284.
8. Rothrock JC (2003). Alexander's Care of the Patient in Surgery. 12th Edition, Mosby.
9. Wong DL (1999). Whaley & Wong's Nursing Care of Infants and Children, Mosby.

21 성형 수술

1. 교정과 절제(revision and excision)

1) 정 의

revision은 피부의 병변을 교정하는 것이며 excision은 피부의 병변 또는 mass를 제거하는 수술이다. 때에 따라 피부이식 또는 z-plasty가 필요한 경우도 있다.

2) 방 법

(1) 병변부위 및 제거

· methylene blue나 surgical marker 또는 G-V로 피부 병변이나 mass를 marking하고 local epinephrine soulution (1% lidocaine 20mL, epinephrine 0.1mL 혼합 용액)을 주입한다.

· 15번 knife로 marking된 line을 따라 절개하고 iris scissor or tenotomy scissor를 사용하여 피부병변이나 mass를 제거한다.

(2) 지혈 및 봉합

· bleeding point는 bovie로 coagulation한다. 부위가 넓을 때는 furazin gauze로 덮은 후 futty gauze 로 덮은 후 탄력붕대로 압박 드레씽을 한다.

· suture가 필요하면 피하조직은 4-0 또는 5-0 vicryl, skin은 5-0 nylon 또는 6-0 black silk 또는 6-0 prolene로 suture하고 teramycin ointment를 도포한 후 dressing gauze를 덮어둔다.

2. 변연절제술 및 소가절제술(debridement and escharotomy)

1) 정 의

화상 또는 상처부로부터 괴사된 조직 및 미생물을 제거하는 기계적 방법을 변연 절제술이라고 하고, 화상을 입은 후에 화상부위에 형성된 가피 즉 소가(eschar)를 제거하는 것을 소가절제술이라고 한다. 소가의 밑은 미생물의 서식처가 되고 화상부의 상처가 회복되어가는 과정 중 혈액순환이 저하되면 소가가 수축하면서 소가의 밑에 위치하는 조직과 기관의 재수축을 유발시켜 화상 후 구축(contracture)을 초래하므로 소가를 제거하는 것이 필요하다.

2) 수술과정

(1) 괴사조직제거

· 15번 knife로 상처부의 괴사된 조직과 소가를 제거한다.
· bleeding point는 bovie로 coagulation 하거나 gauze로 compression한다.

(2) 드레씽

· furazin gauze로 덮고 그 위에 gauze를 한겹으로 덮은 후 elastic bandage로 compressive dressing한다.
· 변연 절제술(debridement)을 한 부위의 bleeding control을 모두 한 후 피부이식(skin graft)을 하기도 한다.

3. 피부이식(skin graft)

1) 정의 및 수술 전 간호

화상이나 상처로 피부의 결손부위가 생겼을 때 다른 부위의 피부를 피부 결손부위를 메워주는 것으로 free graft, tubed pedicle graft, Z-plasty 등이 있다. 또한 이식하는 피부의 두께에 따라 split thickness skin graft(STSG, epidermis와 dermis의 일부), full thickness skin graft(FTSG, epidermis와 dermis 모두)가 있다. STSG는 Thiersch's graft, 그리고 FTSG는 Wolfe Krause graf라고도 한다. STSG는 표피와 진피를 포함한 피부를 1/2정도의 두께로 이식하는 방법이다. 피부이식은 화상, 근치유방 절제술 후의 흉부의 피부 결손에 이용된다. 수술에 앞서 피부 제공부위(donor area)는 항균성 비누를 이용하여 피부에 상주하는 미생물을 최대한으로 제거해야 한다.

2) 수술과정

(1) Free graft by STSG(thierch's graft)(그림 21-1)

① 수용부 넓이 측정 및 제공부 피부 절제

· revision 되어 있는 수용부위(recipient site)의 넓이를 측정한다.

· 수용부위(recipient site)의 넓이만큼 둔부나 대퇴부에서 식피기(dermatome)로 피부를 떼어 낸다.

② 피부이식

· 떼어낸 skin을 recipient site에 놓고 5-0 nylon 또는 4-0 black silk로 suture한다.

· 떼어낸 skin을 mayo tray 위에 펴고 skin 위에 fine mesh gauze로 덮는다.

· dermo cement와 Ether를 혼합한 용액(ether는 cement를 묽게 해주고 휘발되어 버린다)을 면봉으로 이용하여 skin과 mesh gauze를 적셔준다.

· skin과 fine mesh gauze가 밀착되면 metzenbaum으로 skin 밖으로 나와있는 여분의 mesh gauze를 제거한다.

· skin을 recipient site 위에 놓고, 5-0 nylon 또는 6-0 prolene로 interrupted suture한다. debridement이나 escharectomy를 한 clean하지 못한 wound에는 mesh gauze strip을 이용하여 dermatome cement* 용액으로 고정시킨 후 dressing 한다.

Dermatome cement (padgett dermatome) : 75.8%의 고무 염기(rubber base), 아세톤과 석유 수출물을 24%의 ethyl ether, 0.14%의 alcohol 용액에 혼합한 가연성 물질이므로 dermatome cement 근처에서는 전기 소작기 및 전기 소작기와 유사한 도구의 사용은 절대로 하지 않도록 한다. 사용하기 전 cement 용액을 잘 흔든다. 너무 되면(thick) 용액을 묽게 하기 위해 휘발성 액체인 ethly ether를 넣고 잘 젓는다. 피부이식에 사용될 절제된 피부의 습기를 완전히 제거하고 건조시킨 다음 cement를 사용해야 함은 물론 antiseptic solution으로 사용할 피부를 소독해야 한다.

③ 드레씽

· saline gauze로 suture부위를 닦고 furazin gauze로 덮는다.

· mineral oil에 묻힌 snow flake(4×4 gauze)를 가위로 잘게 자른 것)로 덮어준다.

· 4×4 gauze를 펴서 덮은 후 elastic bandage로 compressive dressing한다.

(2) Skin graft by FTSG(wolfe-krause graft)

① 수용부 넓이 측정 및 제공부 피부절제

· revision되어 있는 recipient site를 4×4 gauze나 종이에 design한다.

· design된 4×4 gauze나 종이를 제공부에 대고 methylene blue 또는 G-V, surgical marker로 design하고 local epinephrine solution을 donor site의 design을 따라 주입한다.
· 15번 knife로 design된 donor site를 따라 절개를 넣은 후 iris scissor와 15번 knife를 이용하여 skin을 완전히 절제해낸다.

② 제공부위 봉합

· donor site의 bleeding point는 bovie로 coagulation시킨다.
· 가장자리의 피부를 skin hook으로 잡아당긴 후 피하조직은 4-0 또는 5-0 vicryl로 suture, 피부는 4-0 nylon으로 interrupted suture한다.

③ 피부이식

· 떼어낸 skin에 붙어있는 지방조직을 모두 제거한다.
· 피부를 수용부위(recipient site)에 놓은 후 3-0 black silk, 5-0 nylon 또는 6-0 prolene으로 interrupted suture한다.

④ 드레씽

· saline gauze로 suture 부위를 닦고 furazin gauze로 덮는다.
· mineral oil을 묻힌snow flake로 덮고 그 위에 여러 겹의 4×4 gauze를 덮은 후 elastic bandage로 compressive dressing한다.

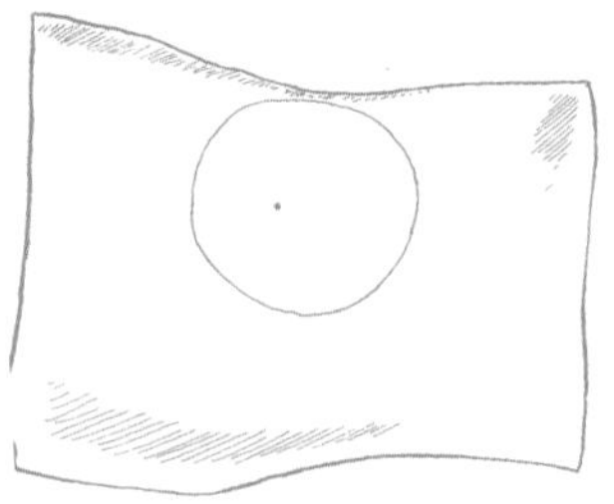

[A] 절개선 표시

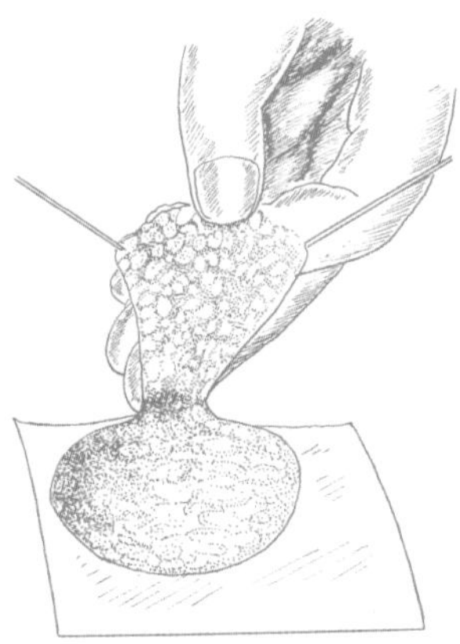

[B] 피부절개

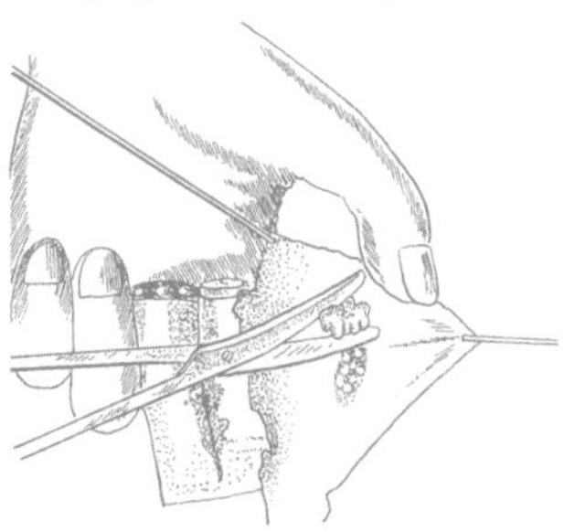

[C] 피하지방 제거

그림 21-1. **Free Graft by wolfe-krouse graft**

3) 수술 후 간호

피부이식 수술 후 7~10일 지나면 dressing을 제거하며, 드레씽을 제거하기 전에는 이식부위를 절대로 움직이지 않는다. 이식부위가 완전히 회복된 후 2~3개월 동안 Lanolin cream으로 이식부위를 마사지를 해줌으로써 피부이식 부위가 고르게 되고 강축(contracture)이 오는 것을 막아줄 수 있다.

4. Skin graft by tubed pedicle flaps

tubed pedicle flaps에 의항 피부이식과정은 그림 21-2와 같다.

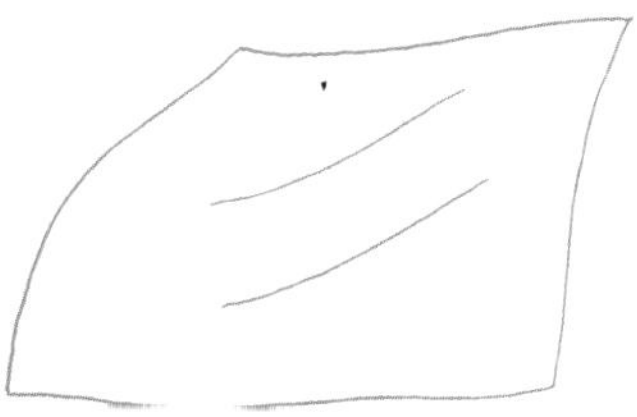

[A] 복부의 피부에서 pedicle 산정

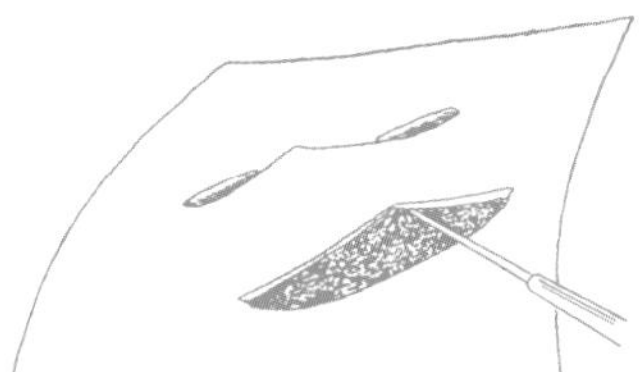

[B] pedicle 절개와 박리

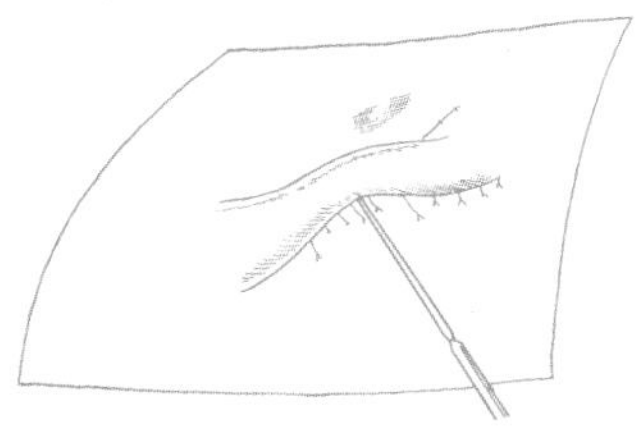

[C] pedicle 양 옆의 skin을 서로 봉합하고 pedicle 양쪽의 skin도 서로 봉합

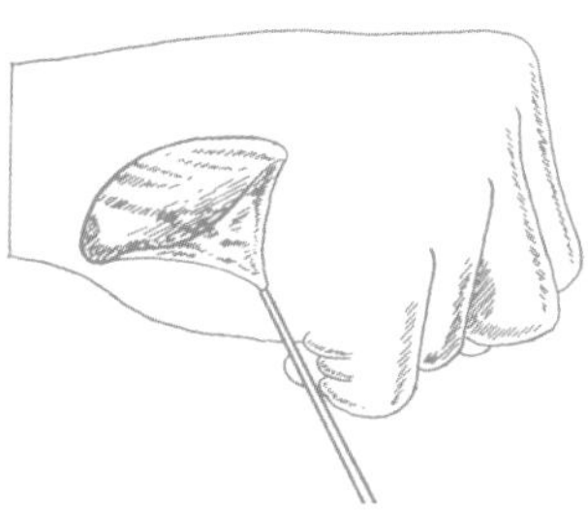

[D] 손등의 피부절게 및 flap 형성

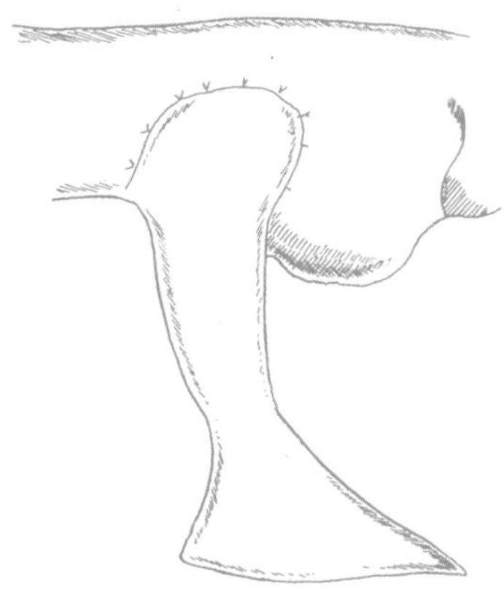

[E] 복부 pedicle 한쪽과 손등의 skin flap을 봉합

그림 21-2-1. Tubed Pedicle flaps

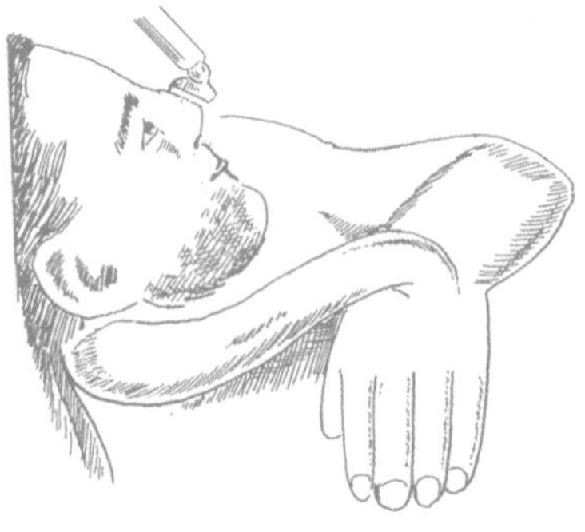

[F] 복부 pedicle의 또다른 한쪽을 목의 피부이식 부위에 봉합

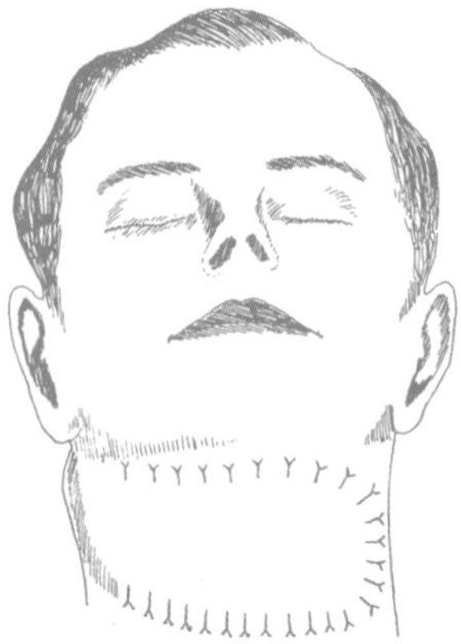

[G] 완성된 피부이식

그림 21-2-2. **Tubed Pedicle flaps**

5. Skin graft by Z - plasty(그림 21-3)

(1) 정 의

피부의 주름이 많은 부위의 흉터, 비교적 일직선으로 길게 만들어진 흉터, 비교적 긴장을 덜 받는 부위의 흉터를 제거하기 위해 사용한다.

(2) 수술방법

① Z-shape으로 절개선 표시

· methylene blue 또는 G-V, surgical marker로 절개할 부위를 표시한다.

· local epinephrine solution을 절개부위에 주사한다.

② 흉터 절제와 피판 형성

iris scissor와 15번 knife를 이용하여 흉터를 절제해내고 삼각형 모양의 피판 2개를 만들어 준다. 삼각형 모양의 피판은 두 꼭지점은 고정되어 있고 한 꼭지점은 자유로이 움직일 수 있다.

③ 피부 봉합 및 드레씽

· 삼각형 모양의 피판을 이루는 꼭지점 중 자유로이 움직일 수 있는 꼭지점의 위치를 각각 서로 바꾸어 준다.

· 피하조직 4-0 vicryl으로 continuous suture하고 피부는 5-0 nylon으로 interrupted suture한다.
· saline gauze로 suture line을 닦고 furazin gauze로 덮는다.
· furazin gauze 위에 mineral oil을 묻힌 snow flake로 덮어준다.
· 4×4 gauze를 펴서 덮은 후 elastic bandage로 compressive dressing 한다.

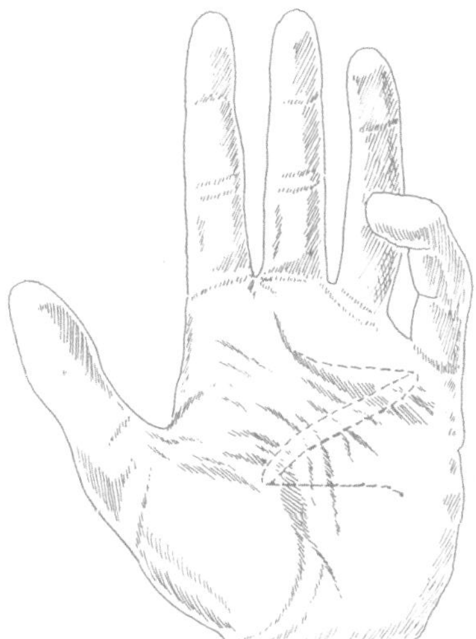

[A] z-shape으로 절개선 표시

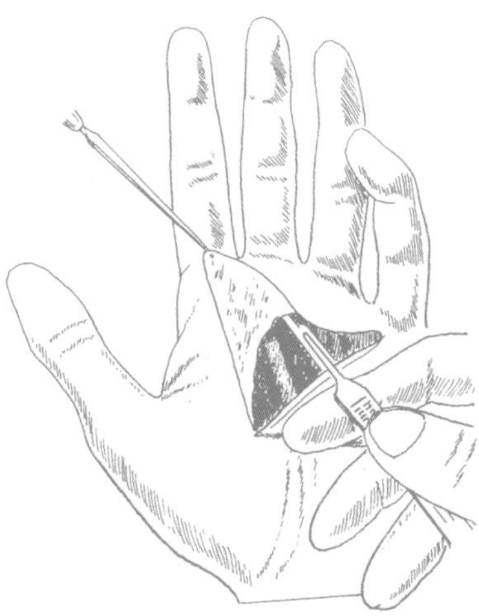

[B] 흉터 절제와 피판형성

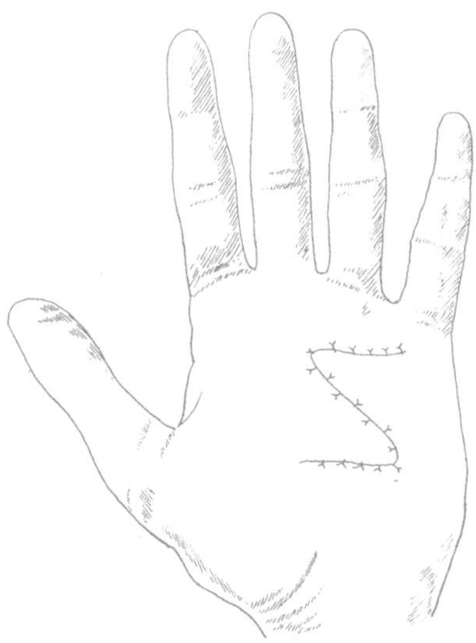

[C] 완성된 z-plasty

그림 21-3-2. z-plasty

6. 피부 찰상법(dermabrasion)

1) 정 의

여드름이나 수두에 의한 피부 흉터를 피부찰상기를 사용하여 흉터의 표면과 진피를 제거한 후 표피층(epidermis layer)이 생성되도록 유도해 주는 방법이다.

2) 방 법

· methylene blue 또는 G-V로 피부찰상(dermabrasion)할 부분을 표시한다.
· 질소통에 air drill을 연결하고 표시된 피부부분을 dermabrasion한다. saline gauze로 dermabrasion 부위를 덮는다.

7. 안검 성형술(blepharoplasty)

1) 정 의

안검의 피부가 늘어질 때 과잉의 피부를 절제해 내거나 쌍꺼풀을 만들기 위해 안검에 절개를 넣은 후 봉합하는 수술이다(그림 21-4).

2) 방 법

(1) 절개부위 표시

· supine position을 취해준다.
· methylene blue, G-V 또는 surgical marker로 incision line을 design한다.
· local epinephrine solution(2% lidocine과 1:10만으로 희석된 epinephrine 용액)을 혼합하여 design line을 따라 상안검과 하안검으로 주사한다.

(2) 과잉 피부 절제 및 봉합

· 15번 knife로 상안검의 design line을 따라 절개한 후 iris scissor를 이용하여 excessive skin을 절제해낸다.
· bleeding point는 electrocautery로 coagulation 시킨 후 양쪽의 절개면을 6-0 prolene과 6-0 black silk로 suture한다.
· 15번 knife로 하안검의 design line을 따라 절개한다.
· tenotomy scissor로 피부를 안윤근(orbicularis muscle)으로부터 박리해간다.

· 박리된 피부의 일부를 절제해 내고 절개면을 서로 접근시킨 후 6-0 prolene과 6-0 black silk로 interrupted suture한다.

(3) 드레씽

teramycin ointment를 바른 후 dressing 해준다.

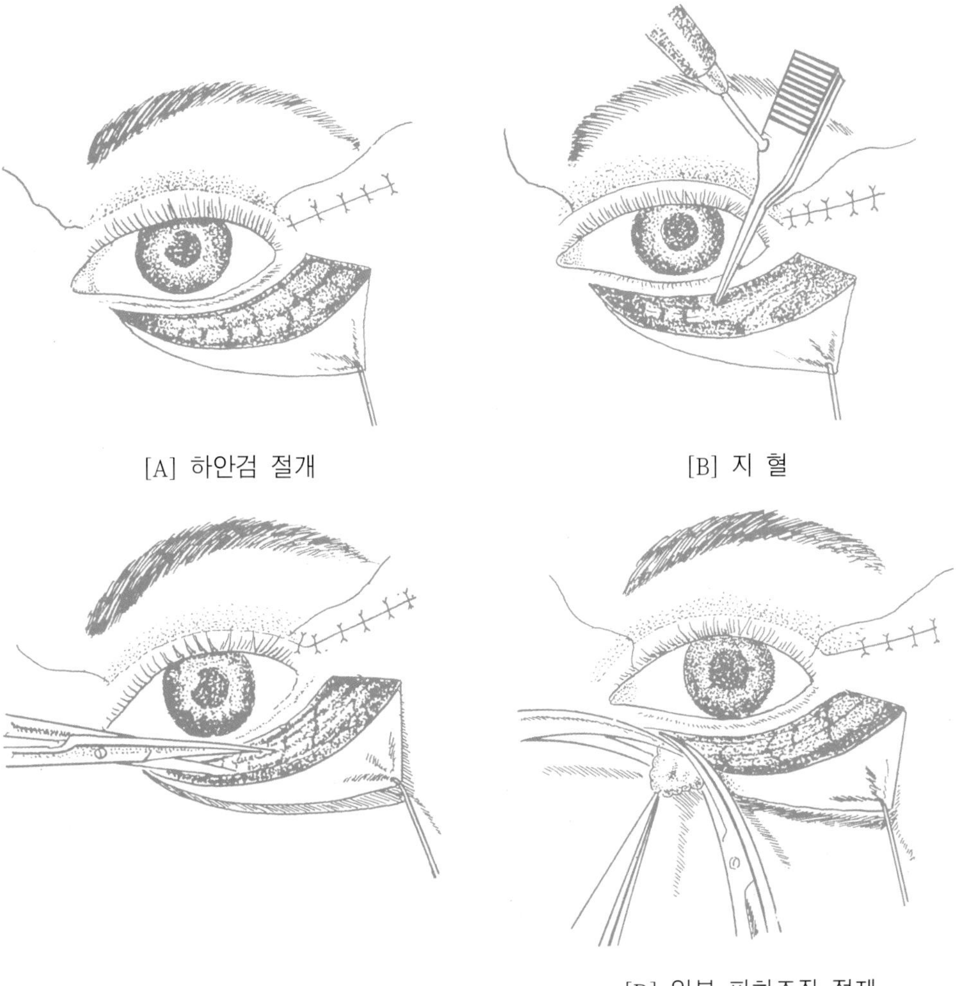

[A] 하안검 절개 [B] 지 혈 [C] 피하조직 절개 [D] 일부 피하조직 절제

그림 21-4-1. **하안검 성형술**

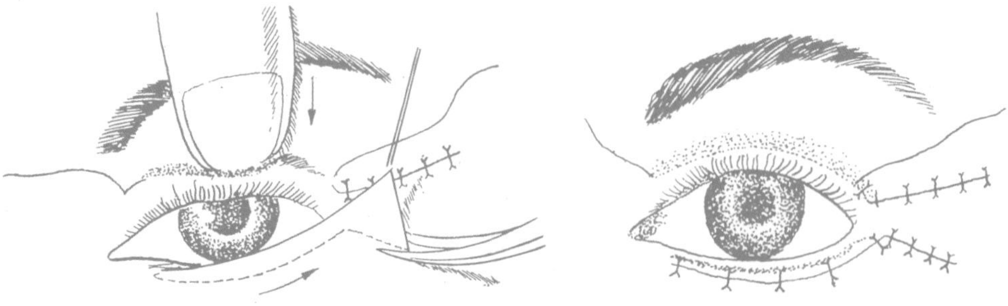

[E] 추피절제 [F] 안검봉합

그림 21-4-2. **하안검 성형술**

3) 수술 후 간호

eye dressing, 특히 pressure dressing은 수술직 후 출혈을 방지하고 수술 후 첫 몇시간 동안에 나타날 수 있는 oozing, 부종, 혈종의 완화에 도움이 된다. eye dressing이 일부 환자에게는 심한 폐쇄공포증(claustrophobia)을 초래할 수도 있으므로 진정제나 정온체의 투여가 필요하기도 하다. 이러한 약물의 투여에도 불구하고 폐쇄 공포증이 있으면 dressing을 제거해준다.

전신마취는 물론 부분마취 시에도 오심, 구토가 나타나는 환자에게는 상처부위에서 심한 출혈이 있거나 혈종이 나타나는 경우가 있으므로 주의 깊게 관찰한다. 봉합사는 대개 수술 후 4일에 제거하며 봉합사 제거를 4일 이후에 하면 상피터널(epithelial tunnel) 이나 상피강(epithelial cavity)이 형성되어 흉터가 남을 수 있기 때문이다.

수술 후 1주일 후에는 상처 봉합부에 있는 가피 등을 깨끗이 닦아줄 수 있다.

8. 추피 성형술(rhytidectomy)

1) 정 의

얼굴에 주름이 많을 때 이마 위와 목 뒤로 피부절개를 한 후 과잉으로 있는 피부 및 근육을 절개한 후 봉합해주는 수술로(그림 21-6) face lift surgery라고도 한다.

2) 방 법

(1) 절개부위 표시 및 절개

· 귀뒤와 측두 부위의 hair를 제거한다.
· 절개부분, 제거되야 할 부위를 methylene blue, G-V 또는 surgical marker로 표시한다.
· 15번 knife로 표시된 부분의 피부를 절개하며 절개해야 할 피부는 scissor로 박리해 가며 bovie로 coagulation하여 bleeding control한다.
· local epinephrine solution을 귀뒤에 주사하고 흉쇄유돌근의 근막까지 절개를 넣은 후 bovie로 coagulation하여 bleeding control한다.

(2) 추피절제

박리한 피부를 측두의 상후방으로 올린 후 올려진 피부와 측두 부위(temporal area), 귀후방 부위(postauricular area), 이주(tragus)의 3군데를 4-0 nylon으로 suture하여 tagging한 후 excessive skin을 절제해낸다.

(4) 피부봉합

측두부의 피부는 4-0 nylon, 귀후방 부위는 6-0 black silk로 interrupted suture하며 각각 penrose 또는 silastic drain을 삽입해둔다. 반대쪽도 같은 방법으로 피부절제 후 봉합해 준다.

(5) 드레씽

· suture 부위에 teramycin ointment를 도포하고 drain 부위에는 Y-gauze dressing을 덮는다.
· 위에 다시 gauze ball을 덮고 elastic bandage로 compressive dressing한다.

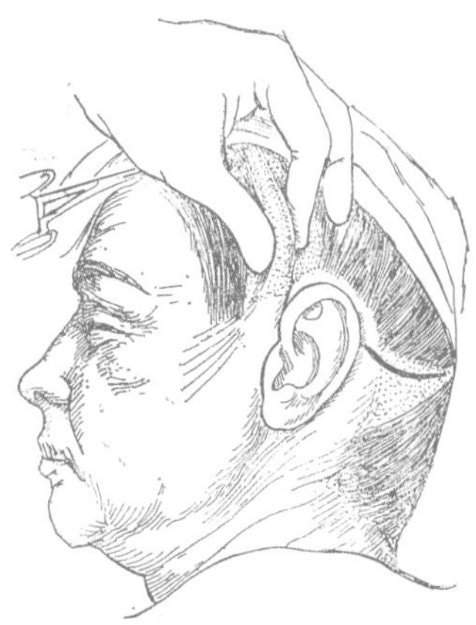

[A] 추피 절제 범위 결정

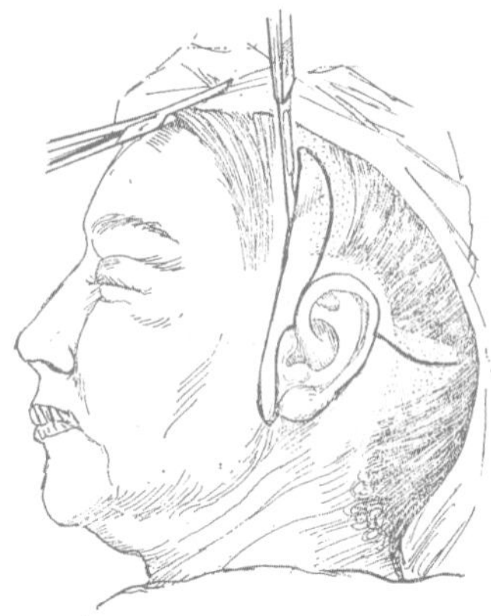

[B] 절개선 표시

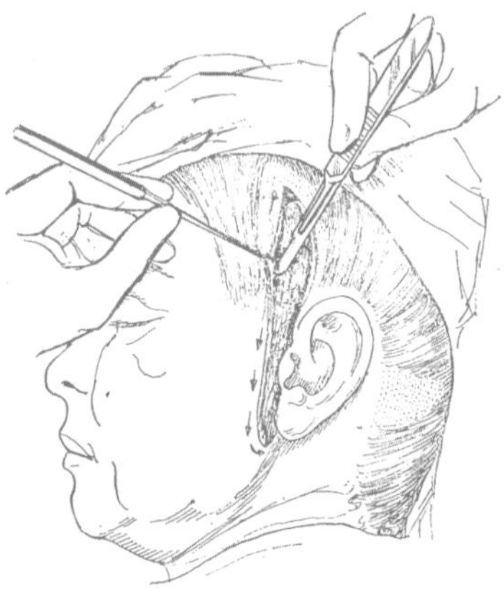

[C] 피부 박리시작

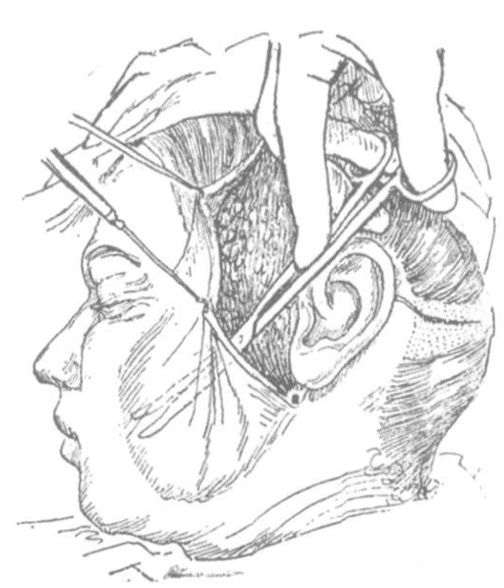

[D] 피부박리

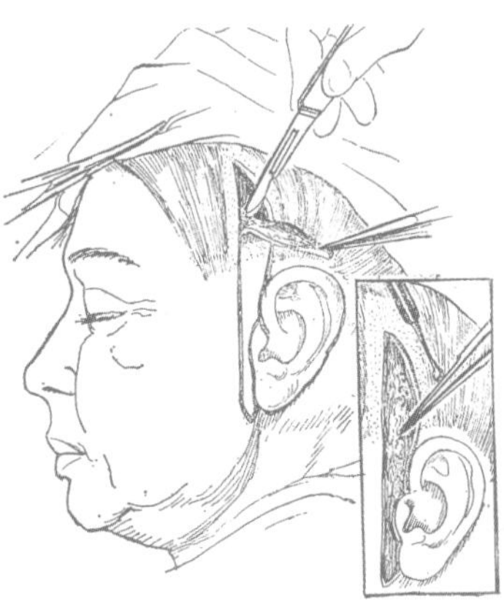

[E] 추피절제

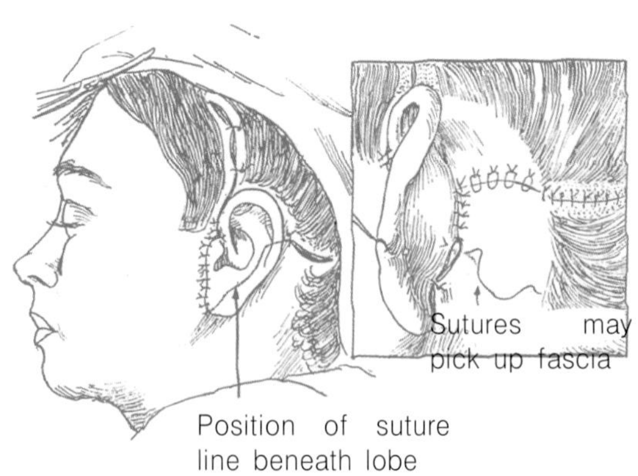

[F] 피부 봉합

그림 21-6. 추피절제술

3) 수술 후 간호

수술 후 24~48시간 후 dressing과 배액관을 함께 제거한다. 절개선을 덮기 위해 dressing을 요구하지 않는 한 다시 dressing을 할 필요는 없다. dressing제거한 후 엉킨 머리카락은 비눗물에 적신 성긴 빗으로 빗어준다. 대부분의 환자들이 수술 후 얼굴에 나타난 부종과 반상출혈을 보고 놀라는 경우가 많으므로 수술 전에 수술 후 나타나는 부종과 반상출혈을 설명해 준다.

수술 후 가능하면 일찍 조기이상을 하되 얼굴을 부딪치지 않도록 주의하며 말을 많이 하지 않으며 전화도 필요한 경우만으로 제한한다. dressing이 제거될 때까지는 soft or liquid diet를 주도록 한다.

배액관이 사용된 경우는 배액관의 개방성(patency)을 확인하며 생리 식염수로 irrigation하여 배액관이 막히지 않도록 한다. 예방적 항생제 치료(prophylactic antibiotic therapy)가 행해지지만 얼굴과 목부위의 조직은 혈액공급이 왕성하여 감염의 가능성이 적으므로 꼭 필요한 것은 아니다. 신경이 예민한 환자는 diazepam(valium)이나 정온제(tranquilizer)를 투약한다. 혈압상승은 혈종의 가능성을 높이므로 수술 후 24시간 동안 혈압 강하제를 투여하기도 한다. 수술 후 48시간이 지나고 혈종이 없으면 활동을 제한할 필요는 없다. 귀 앞쪽의 봉합사는 수술 5일째에 제거하며 귀뒤쪽이나 측두부의 봉합사는 수술 후 7~12일 사이에 제거한다.

Rerferences

1. 윤혜상(1997). 수술실 환자 간호, 청구문화사.
2. Black JM, Hawks JH, Keene AM (2001). Medical-Surgical Nursing, 6th Edition, Saunders.
3. Brown DL, Borschel GH(2004). Michigan Manual of Plastic Surgery, 1 edition Lippincott Williams & Wilkins.
4. Hugh dudley, Operative surgery, Eye, 3th Edition, Butterworths, 1979.
5. Phipps Monahan Sands Marek Neighbors (2003). Medical-Surgical Nursing, 7th Edition, Mosby.
6. Rothrock JC (2003). Alexander's Care of the Patient in Surgery. 12th Edition, Mosby. 17th Edition, WB Sounders.
7. Converse JM(1968). Reconstructive Plastic Surgery, Vol. 3, Ed. 2nd, W. B. Sounders Company.
8. Rees TD(1980). Anesthetic Plastic surgery, Vol. Ⅰ & Ⅱ, W. B. Saunders Company, Ed. 3th, 1980.

22 수술 및 마취 관련 약물

Abciximab

Inj : 10mg/5ml/vial (Reopro)

[효 능]

혈소판 응집 억제작용,
허혈성 심장 합병증 예방

[용 법]

PTCA 시술 10 분전 0.25mg/kg을 IV. 그 후에는 12시간동안 10μg/min를 IV

[부작용]

출혈, 혈소판 감소증, 저혈압, 서맥, 오심, 빈혈, 백혈구 증가증

[저 장]

냉장

Acyclovir

Tab : 200mg (Vacrovir)
Inj : 250mg/10ml/vial (Zoylex)
Cream : 5g/tube (Vacrovir)
Eye oint : 3.5g/tube (Herpecid)

[효 능]

Antiviral agent herpes, herpes simplex

[용 법]

Inj : 5~10mg/kg q 8hrs
12세 이하 : 750mg/m^2/day
Tab : 단순포진 : 200mg q 4hrs 5일간
대상포진 : 800mg q 4hrs 7일간
소아수두 : 1일 4회 20mg/kg/dose 5일간
Oint : 1일 6회 3시간 간격으로 7일간 도포
Eye oint : 1일 5회 q 4hrs

[부작용]

피부 발작, 홍반, 구토, 두통, 구역, BUN 또는 creatinine 상승

Adenosine

Inj : 6mg/2ml/vial (Adenocor)
90mg/30ml/vial (Denosine)

[효 능]

발작성 상심실성 빈맥 안정화 심전도로 진단곤란한 상심실성 빈맥의 진단

[용 법]

1차 용량 : 3mg을 신속히 IV(2초 이상)
2차 용량 : 1차 용량으로 상심실성 빈맥이 1~2분 내에 소실되지 않으면 6mg을 IV
3차 용량 : 2차 용량으로 상심실성 빈맥이 1~2분 내에 소실되지 않으면 12mg을 신속히 IV

[금 기]

2도 또는 3도의 방실차단 환자, 동기능부전 증후군 환자, 과민증 환자

[부작용]

심차단, 서맥, 안면홍조, 호흡부전, 흉부압박감, 무감각, 구역 등

Albumin

Inj : 20% 100ml/btl (Albumin)

[효 능]

알부민 상실(열상, 네프로제 증후군) 및 알부민 합성저하(간경변증)에 의한 저알부민 혈증, 출혈성 쇼크

[용 법]

1일 100~300ml, 1ml/min 이하로 IV, 소아는 1g/kg/day를 1ml/min 이하로 IV

[부작용]

발열, 안면홍조, 두드러기, 혈압강하, 오한, 요통, 순환장애, 폐수증

[금 기]
고혈압, 심기능 부전, 심한 빈혈
[주 의]
rapid infusion시 vascular overload 초래. 대부분의 albumin 제제가 130~160mEq/L의 sodium을 함유하므로 염분 제한이 필요한 환자에게 투여 시 주의

Alfentanil(마약)

Inj : 1mg/2ml/amp (Alfentanil 0.05%)
[효 능]
마약성 진통제, 전신마취 유지 시 아산화질소/산소와 병행, 기관내 삽관이나 조절호흡이 필요한 전신마취에는 마취유도를 위한 1차마취제 바르비튜레이트/아산화질소/산소와 함께 병행하여 마취 유지 시 진통보조제
[용 법]
연령, 체중, 신체상태, 병적 상태, 타약제사용, 수술 및 마취 유형과 지속시산, 비만환자(표준체중의 20% 이상)의 경우 체지방 체중을 근거로 용량 산정
[금 기]
- 인공호흡을 하지 않는 기도 폐쇄성 환자 또는 호흡 능력 저하 환자
- MAO 저해제를 투여 받거나 투여를 중지한지 2주가 경과 되지 않은 환자,
- 출산중이나 제왕절개 수술 시 제대 결찰 전의 산모(신생아의 호흡곤란을 유발할 수 있음),

[부작용]
호흡기능저하, 무호흡, 서맥, 골격군 경직, 오심, 부정맥, 서맥, 빈맥, 고혈압, 저혈압, 시력불선명, 졸음, 수면, 아나필락시스, 가려움, 담마진, 두통, 후두경련

Allopurinol

Tab : 100mg (Zyloric)
[효 능]
만성통풍, 고요산혈증, 요산신증
[용 법]
- 경증 통풍 : 1일 100~300mg, 중간 정도의 결절성 통풍시 1일 300~600mg, 중증 결절통풍시 1일 600~800mg을 1~3회 분할(최대 1회 300mg)
- 과뇨산혈증 성인 1일 100~200mg(최고 800mg), 6~10세 1일 300mg, 6세 이하 1일 150mg을 1~3회 분복
- 요산신장병증 : 1일 600~800mg을 2~3일간

[금 기]
소아, 수유부, 본제에 대한 과민증 기왕력자 및 이상 반응 기왕력자, 약한 요산혈증

Aluminum chloride ($Al(Cl)_3$ $6H_2O$)

Soln : 60ml/btl (Driclor)
[효 능]
겨드랑이, 손, 발의 다한증
[용 법]
저녁에 적량도포 후 다음날 아침 물로 세척, 증상이 호전 될 경우 일주일에 1~2회 적용
[부작용]
자극감, 발적, 낙설
[금 기]
손상된 피부, 최근에 면도한 부위

Ambroxol

Tab : 30mg (Roxol)
Inj : 15mg/2ml/amp (Nadoxol)
[효 능]
Mucolytic agent
[용 법]
Tab : 1회 1T 1일 2~3회
Inj : 성인 – 1회 15mg 1일 2~3회 피하, 근육 또는 천천히 IV 또는 IVF(심한 경우 1회 30mg까지 증량 가능)
소아 – 1.2~1.6mg/kg/day 용량을 IV 또는 IM 5세 이상 1회 15mg 1일 2~3회, 2~4세 1회 7.5mg 1일 3회 2세 미만 1회 7.5mg 1일 2회 조산아, 신생아 호흡곤란 치료 : 10mg/kg/day #4 IV(단독 투여 시 20mg/kg/day까지 증량 가능)
[부작용]
백혈구 증가를 동반하는 화농성 비염, 안면 종창, 호흡곤란, 오한 수반 체온 상승
[주 의]
PH 6.3이상 주사약과 혼합시 침전물 생성
[금 기]
임신 첫 3개월

Amezinium

Tab : 10mg (Risumic)
[효 능]
본태성 저혈압, 기립성 저혈압, 투석시 혈압저하 개선

[용 법]
본태성 저혈압, 기립성 저혈압(성인 1회 10mg 1일 2회), 투석 시 혈압저하 : 성인 투석개시시 1회 10mg
[금 기]
고혈압, 갑상선 기능 항진증, 갈색세포종, 협우각녹내장, 잔뇨 수반 전립선비대증 환자
[부작용]
빈맥, 부정맥, 혈압변동, 흉부불쾌감, 호흡곤란, 부종, 기립성 현훈, 두통, 전신 권태감, 불면, 졸음, 오심, 구토

Amikacin

Inj : 250mg/2ml/vial (Amikin)
[효 능]
Aminoglycoside계 항생제
[용 법]
5mg/kg을 1일 3회 또는 7.5mg/kg을 1를 2회 IM, IVF(Max. 1.5g/day), 소아 : 7.5mg/kg 1일 2회
[부작용]
제8뇌신경 장애(이명, 난청, 현기), 신장애, 과민증상, 일과성 두통, 마비감, shock 증상
[금 기]
Aminoglycoside, Bacitracin 과민 환자, Dextra과의 병용

Aminofusin TPN

Inj : 1000ml/btl
[성 분]
Essential L-amino acids
[효 능]
저단백혈증, 저영양상태, 수술전후
[용 법]
1~1.5g(40~50ml)/kg을 최대 용량 IV 투여속도 : 60분간 10g (400ml)정도
[부작용]
발진, 구역, 구토, 흉부불쾌감, 심계항진, 빈맥, 혈압강하, 발열
[금 기]
간성혼수, 중증 신장애환자, 심부전증, 폐수종, 핍뇨증
[주 의]
고도의 acidosis 환자

P-Aminomethyl benzoic acid

Inj : 50mg/5ml/amp (Fibrix)
[효 능]
지혈제, 수술 중 및 수술 후 출혈예방 및 치료, 섬유소 용해제 치료시의 해독제, 알레르기성 염증, 습진 및 각종 염증(피부양, 편도선염, 인두염, 후두염, 구내염 등)
[용 법]
1일 1~3 앰플을 IM, IV, IVF
[부작용]
빈박, 오심, 구토, 설사, 혈전성 정맥염 등
[금 기]
임신초기, 심한 신장부전증, 초자제출혈

Aminophylline

Tab : 100mg (Aminophylline)
Inj : 250mg/100ml/amp (Aminophylline)
[효 능]
Xanthine계 Bronchodilator, 기관지 천식, 관지염, 울혈성심부전, 폐부종
[용 법]
Tab : 100mg : 성인 1회 1T 1일 3~4회
소아 : 2~4mg/kg을 1일 3~4회
Inj : 1회 3~4mg/kg 1일 1~2회 IV, IVF(5~10분간)(Max.12mg/kg/day)
[부작용]
구토, 오심, 식욕부진, 설사, 두통, 불면, 과량투여시 경련, 섬망, 혼수, 급속투여시, 열감, 부정맥, 과호흡
[주 의]
타 xanthine계 약제, 중추신경흥분제와 병용시 혈중 농도측정 필요, 혈중농도가 20μg/ml를 넘거나 독성 발생시 유지용량을 감소
[저 장]
차광

Amiodarone HCl

Tab : 200mg (Cordarone)
Inj : 150mg/3ml/amp (Cordarone)
[효 능]
Wolff-Parkinson-white syndromr과 관련된 심기능장애, 심실세 동등치료제 ClassⅢ부정맥치료제(중증 부정맥, 협심증)
[용 법]
Loading : 10~15mg/kg/day, 600~800mg.1.73m²/day 3 1~2, 4~14일, 그 후 5mg/kg/day, 200~400mg/1.73m²/day까지 수주에 걸쳐 감량

[부작용]
각막이상, 광선과민증, 갑상선기능장애, 추체외로 증상, 구토, 현기, 두통, 불면, 간장애, Pulmonary Fibrosis
[금 기]
심실성 서맥, 동성서맥,
[주 의]
복용 중 햇빛노출로 일시적 피부색소침착
[저 장]
차광

Amlodipine

Tab : 5mg, (Norvasc, Anydipine, Amodipin)
[효 능]
Ca^{++} channel blocker, 고혈압, stable angina, 심근성 허혈증
[용 법]
1일 1T #1(Max. 10mg/day)
[부작용]
두통, 부종, 피로, 구역, 홍조, 어지러움, 근육경련, 오심, 성기능장애
[금 기]
Dihydopyridine 과민성 환자, 임부, 수유부, 중증 간장애, 중증 대동맥관 협착증

Amoxicillin

Cap : 250mg(Amoxapen)
Inj : 1g/vial (Foxolin)
[효 능]
Penicllin계 항균제
[용 법]
Cap : 250~500mg/dose를 1일 3회
소아 : 20~40mg/kg/day #3
Inj : 500~1000mg/dose를 1일 3회 IM, IV
소아 : 50mg/kg/day #3 IM, IV
[부작용]
설염, 구내염, 구토, 설사, 담마진, 빈혈, 다형성홍반, 혈소판 및 백혈구감소증, shock
[금 기]
Penicillin계 과민 환자

Amoxicilline/Clavelanic acid

Tab : 375mg (Augmentin)
625mg (Augmentin
Inj : 1.2g/vial (Kmoxilin)
[성 분]
Tab : 375mg(625mg) 중 amoxicilline 250mg (500mg), K clavulanate 125mg(125mg)
Sry : 50ml 중 amoxicilline 2,000mg, K clavulnate 285mg
Inj : 1 vial중 amoxicilline 1g, K clavilanate 0.2g
[효 능]
Penicilline계 + β lactamase inhibitor
[용 법]
1ab : 375mg : 1회 1~2T 1일 3회, 중증 감염 시 1회 2T 625mg : 1회 1T 1일 3회
Inj : 1.2g/dose를 8시간, 중증시 6시간마다 IV
3개월~12세 : 30mg/kg/dose를 8시간마다, 중증시 6시간마다 3개월 미만: 300mg/kg/dosefmf 12시간마다
[부작용]
설사, 소화불량, 구역, 구토, 칸디다증, 정맥염, 홍반, 용혈성 빈혈
[금 기]
penicillin 과민증 환자, 임신초기 3개월

Amoxicilline/Sulbactam

Tab: 500mg (250mg/250mg) (Sultamox)
Inj : 750mg(500mg/250mg)/vial (Sultamox)
[효 능]
URI 및 LRI, 상하부 요로감염증, 피부 및 상처감염증, 산부인과 및 복부감염증
[용 법]
Tab : 성인 및 12세 이상 : 500~1000tid
Inj : 성인 및 12세 이상 : 1500mg q 8hr
6~12세 : 750mg q 6~8hr
~2세 : 187.5~375mg q 8~2hr(중증 150 mg/kg/day)
[주 의]
위장관질환, 감염성 단핵구 중가증

Amphotricin B

Inj : 50mg/vial (Fungizone)
[효 능]
Polyene macrolide계 항진균계
[용 법]
초기 : 1일 0.25mg/kg을 정주(6hr 동안) 총 투여량 1.0mg/kg 또는 격일로 1.5mg/kg을 수개월간 투여(1.5mg/kg/day 초과하지 말 것), 소아(0.25~1mg/kg 또는 격일로 1~ 1.5mg/kg/일)

[부작용]
발열, 오한, 도통, 식욕부진, 체중감소, 오심, 구토, 설사, 저칼륨혈증, 세뇨관 산성증, 빈혈, 혈관성 정맥염 등
[주 의]
희석 시 전해질 물질과 섞지 말 것
[참 고]
재구성액 : 차광 실온 24hr, 차광 냉장 7일 안정
희석액 : 조제 즉시 사용(차광)

Ampicillin

Cap : 250mg (Amcillin)
Inj : 500mg/vial (Penbrex)
[효 능]
반합성 Penicillinr계 항균제
[용 법]
Cap : 1회 250~500mg 1일 4~6회
Inj : 1회 25~50mg/kg 4회 분할 사용
[부작용]
shock, 발열, 발진, 백혈구 감소증
[금 기]
Penicillin계 약제에 과민증 환자
염성 단핵증이 있는 환자

Aprotinin

Inj : 50만 KIU/10ml/amp (Aprotimbin)
[효 능]
급성 순환 부전(외상성 및 세균성 쇽), 과섬유소 용해성 출혈, 심장수술시 출혈 방지
[용 법]
급성 순환부전 : 25만~50만 KIU IVF (5000~10000KIU/min, 100만 KIU/day)
과섬유소 용해성 출혈 : 50만~100만 KIU IVF (Max. 5만 KIU/min), 출혈 멈출때까지 20만 KIU/hr IVF
심장수술시 출혈방지 및 수혈 감소 :
· 초기 : 마취유도 후 흉골절개전 200만 KIU IV, 초기 5만 KIU는 slowly IV, 나머지는 20분간 IVF
· 유지 : 50만 KIU/hr를 수술 종료시 까지 continuous IVF(폐혈성 심내막염 환자제외)
· 심충전액 용량 : 체외순환장치 심충전액 200만 KIU 추가, 폐혈성 심내막염 300만 KIU 추가
[부작용]
shock, 맥박이상, 혈압강하, 흉내고민, 청색등, 불쾌감, 구내이상감, 어지러움, 이명, 두드러기, 가려움, 혈관통, 혈전성 정맥염
[금 기]
임부, 가임부, 과민증, 신생아, 미숙아
[참 고]
차광저장, 투약 전 N/S로 1,000배 희석 후 약 10분간 천천히 infusion.

Argatroban

Inj : 10mg/20ml/amp (Novastan)
[효 능]
만성동맥폐색증, 버거씨병, 폐색성 동맥경화증
[용법]
10mg/dose 수액에 희석후 1일 2~3시간에 걸쳐 IVF
[부작용]
출혈 경향, 응고 시간 연장, 혈뇨, 빈혈, 혈관통, 구역, 식욕 부전
[금 기]
과민증자, 출혈증인 환자, 뇌색전 환자

Ascorbic acid

Tab : 50mg (Ascorbic acid)
Inj : 100mg/2ml/amp (Ascorbic aicd)
10g/20ml/vial (Merit-C®)
[효 능]
Vitamin C의 결핍증 예방과 치료
[용 법]
Tab : 500~1,000mg/day #1~수회
Inj : 50~1,000mg/day #1~수회 SC, IM, IV
[부작용]
과량 투여 시 신장결석, 뇨 산성화, 수산염결석 침전, 구역, 구토, 위장장애
[주 의]
통풍의 Cystine 뇨증에 사용금지

Aspirin

Tab : 100mg (Baby Aspirin, Rhonal)
500mg Rhonal (encapsulated)
[효 능]
PG합성 저해로 해열, 진통, 소염, 요산배설촉진
[용 법]
1회 0.5~1.5g 1일 2~3회
소아 : 다음 1회량을 1회 2~3회 투여
11~14세 : 400~500mg(4T)
7~10세 : 300~400mg(3T)

3~6세 : 150~250mg(2T)
1~2세 : 100~150mg(1T)

[부작용]
오심, 구토, 과호흡, 신·간·위장장애, 이명, 난청, 현훈, PT 연장, 소화관출혈, 혈소판 기능이상

[주 의]
신장애, 간장애, 심기능이상, 출혈경향, 혈액이상, 기관지천식, 수술전 환자, 3세 이하

Aspirin (enteric coated)

Tab : 100mg Aspirin protect (entric coated)
Cap : 100mg Astrix (enteric coated)

[효 능]
혈전용해제, 불안정형 협심증 환자의 심근경색 위험감소, 일과성 허혈박작 위험감소, 최초 심근경색 후 재경색 예방

[용 법]
Tab : 불안정 협심증의 비치명적 심근경색
위험 감소 : 1일 75~300mg
일과성 허혈발작 위험감소 : 1일 30~300mg
최초 심근경색 후 재경색 예방 : 1일 300mg
Cap : 1일 1회 1cap

[주 의]
쿠마딘계 항응혈제(와파린), 당뇨병용제(인슐린, 톨부타미드 등), 프로베네시드, 메토트렉세이트, 리튬, 제제와 병용시 주의

Atenolol

Tab : 25mg(Tenormin), 30mg(Tenormin)

[효 능]
Selective β_1-adrenergic blocking agent로서 고혈압, 협심증

[용 법]
고혈압 : 50~100mg/일, 단독 또는 이뇨제와 병용
협심증 : 1일 100mg을 1일 1회 또는 2회 분할투여

[부작용]
사지냉감, 근육피로, 서맥, 수면장해, 피부 발적, 안구건조

[주 의]
시관지 천식환자, CHF, 중증 간·신장애, 고령자, 특발성 저혈당증 시 신중투여

Atracuriim besylate

Inj : 25mg/amp (Atra)

[효 능]
Nondepolarizing skeletal muscle relaxant 삽관, 마취유지, 제왕절개 수술시 근이완 유지

[용 법]
IV : 0.3~0.6mg/kg(15~35분 지속)신경근 차단효과 연장하기 위해 0.1~0.2mg/kg 추가
IVF : 초회0.3~0.6mg 투여 후 0.005~0.01mg/kg/min 속도를 주입

[부작용]
피부홍조, 일시적 저혈압

[주 의]
신경질환, 심한 전해질대사장애, Alkali성 제제와 혼합 금기, 저장은 2~8℃

Atropine sulfate

Inj : 0.5mg/1ml/amp (Atropine)
Opht soln : 5ml/btl (Ocutropine 1% eye drop)

[효 능]
부교감 신경 차단제, 산동제
Inj : 위장관의 경련성 통증, 경련성 변비, 살충제 및 부교감신경 흥분제의 중독
Opht soln : 산동 또는 조절 마비굴절검사

[용 법]
Inj : 1회 0.5mg SC, IM, IV. 중등도에 1~2mg을 SC, IM, IV, 20 ~30분 간격으로 반복주사. 극량(피하) 1회 1mg, 소아: 0.01mg/kg q 6hrs
Opht soln : 1회 1~2적 1일 4회까지

[부작용]
산동, 조정 장애, 두통, 혼수 현기증

[금 기]
녹내장, 전립선 비대성 배뇨장애, 천식,

[주 의]
조절장애, 산동 초래, 저장은 차광

Azasetron

Tab : 10mg (Seroton)
Inj : 10mg/2ml/amp (Seroton)

[효 능]
Antiemetics(항악성 종양제 투여에 따른 구역, 구토 등의 소화기 증상)

[용 법]
1회 10mg을 1일 1회 투여

[부작용]
쇽, 두통, 설사, 두중, 복부팽만감, 변비, 하혈, 백혈구수 증가, 발열, 뇨단백 등

Baclofen

Tab : 10mg (Prex)
[효 능]
GABA 유도체로서 충추성 근이완제
[용 법]
성인 초회 : 1일 5~15mg #1~2
유지 : 1일 30mg(Max. 80mg/day)
4~6세 초기 : 1일 5mg #1~2,
유지 : 1일 5~15mg(Max. 40mg/day)
7~11세 초기 : 1일 5mg #1~2,
유지 : 1일 5~20mg(Max. 60mg/day)
12~15세 초기 : 1일 5mg #1~2,
유지 : 1일 5~25mg(Max. 60mg/day)
[부작용]
오심, 구토, 졸음, 저혈압, 진전, alleray 피부반응, 간기능 장애; 발한, 이명, 현기증
[금 기]
과민증

Barnidipine

Cap : 5mg (Oldeca), 10mg(Oldeca), 15mg(Oldeca)
[효 능]
Calcium channel blocker, 고혈압증, 신실질성 고혈압증
[용 법]
초기량(5~10mg/일) 유지량(10~15mg/일)
[금 기]
심인성 쇽환자, 임부, 수유부 및 소아
[부작용]
발적, 발진, 가려움증, 안면홍조, 부종, 권태감, 간·신장 수치 상승, 구역, 구토, 변비

Benidipine

Tab : 4mg (Coniel)
[효 능]
Ca-channel blocker, 고혈압, 협심증
[용 법]
고혈압 : 2~4mg을 아침식후 복용(Max. 8mg/day)
중증고혈압 : 1일 1회 4~8mg
협심증 : 1회 4mg, 1일 2회 복용
[부작용]
동계, 안면홍조, 열감, 흉부중압감, 백혈구 감소, 호산구 증가, 두통, 변비
[금 기]
심장 기인성 쇽 환자, 임부, 수유부, 소아

Benoxinate HCl

Soln : 300mg/100ml/btl (Benocain)
[효 능]
Ester type surface anesthetic(구강, 인후두, 식도, 위의 검사, 처치 및 수술시)
[용 법]
12~30mg을 인두강에 5분간 머금은 후 연하
[금 기]
안식향산 에스텔계 국소마취제 과민증
[주 의]
혈관 수축제 첨가 사용

Betamethasone sodium phosphate

Inj : 4mg/1ml/amp (Betamethasone)
[효 능]
corticosteroid
[용 법]
IV, IM : 1회 2~12mg, 3~6시간마다 동량 주사
IVF : 1일 1~2회, 1회에 2~20mg을 1일 1~2회 생리식염수 또는 포도당액과 함께 주사
관절강내 주사 : 0.4~6mg을 관절강에 투여
[금 기]
유효한 항균제가 없는 감염증, 전신진균감염증, 본제 과민증 기왕력자, 관절강내, 활액내, 건초내 또는 건주위 감염증, 관절강내가 불안정한 환자

Betaxolol

Tab : 10mg (Kerlone), 20mg(Kerlone)
Opht soln : 0.5% 5ml/btl (Betoptic-s)
[효 능]
심장선택성 β_1-blocker
Tab : 본태성 고혈압, 협심증
Opht soln : 개방각 녹내장, 안압상승, 호흡기 질환 수반하는 녹내장,
[용 법]
Tab : 1일 10mg #1(Max. 20mg/day)
Opht soln : 1일 2회, 1회 1~2적 점안
[부작용]
두통, 현기증, 홍반, 소양감
[금 기]
치명적 심질환자, 현저한 서맥, 당뇨병성 산중, 대사성 산중, 동기능 부전증후군 환자

Botulinum toxin A

Inj : 100U/vial(Botox, BTXA)

[효 능]

Acetylcholine 유리억제로 국소적 근이완

[용 법]

사시 : 근육당 1.25 ~3.75U(초회 시 1~2일 후 주사부위 근육마비가 나타나 1주일간 강도가 커짐. 2~6주간 지속 후 점차 소설)

안검경련 : 1회 1.25~2.5U(Max. 200U/month)

[부작용]

사시, 공막천공, 초자체출혈, 안검하수증, 안검외반, 복시, 자극감

[저 장]

냉동 또는 -5℃ 이하 보관, 18개월, 용해 후 4시간 내에 투여

Bupivacaine HCl

Inj : 0.5% 100mg/20ml/amp (Pucaine)
20mg/4ml/amp (Marcaine Heavy)

[효 능]

국소 마취제, 척수 마취제

[용 법]

1회 2mg/kg까지 사용

전달마취 : 액와 신경계통 10~20ml, 늑간신경계통 5ml 이하

경막회 마취, 선골 마취 : 15~20ml

[부작용]

혈압강하, 호흡억제, 수면, 구토, 부종, 두통, 알러지 반응, 지속적 마비, 근육약화

[주 의]

수막염, 회백척수염, 혈액질환 및 항응혈제 치료중(경막외 마취)에는 신중투여

[금 기]

중태의 출혈성 shock, 패혈증

Cafsol

Inj : 10% 500ml/btl

[성 분]

amimo acid 10%

[효 능]

저단백혈증, 수술전후 아미노산 보충

[용 법]

총 아미노산으로 1~1.5g/kg/일 최대용량 정주. 투여속도는 10g/60min(30~40 적/min)

Calcium chloride

Inj : 3% 600mg/20ml/amp $CaCl_2$ 3%

[효 능]

Ca 보급제(저칼슘혈증성 tetany, Mg 중독, 피부소양증)

[용 량]

1회 10~20ml를 slow IV(1~2ml/min)

※ 소아 hypocalcemia : 40~200mg/kg/day

Tetany : 10mg/kg 5~10분 이상(Max. 200mg/kg/일)

Cardiac arrest : 10~20mg/dose

Mg intoxication : 10mg/kg/dose

[부작용]

일과성 혈압상승 후 하강, acidosis, 심장성실신, 근육통, 식욕부진, 변비, 결식

[주 의]

갑상선기능항진증 환자는 신중투여, SC, IM 금기, 탄산, 구연산, 수산, 인산, 주석산염, 은염, 납염과, 혼합 시 침전 생성

[금 기]

심부전증, 강심배당체 투여중인 환자

Calcium gluconate

Inj : 2g/20ml/amp (Ca-gluconate)

Pow : Ca-gluconate

[효 능]

저칼슘 혈중에 대한 테타니 또는 경련, 두드러기, 고초열, 고칼슘혈증, 중금속 중독

[용 법]

Inj : 성인 1~2g IV,

Pow : 1회 0.5~5g 1일 3회

[금 기]

강심배당체 투여자, 신결석, 중증 신부전, 고칼슘혈증

[주 의]

활성형 비타민 D 제제 복용하는 경우, 구연산염, 탄산염, 일산염, 황산염, 함수제제와 혼합금지

Carbachol

Inj : 1.5ml/vial (Miostst)

[효 능]

안과 수술 시 동공 축소

[용 법]

securing sutures 전후 전방에 1.5ml 관주

[금 기]

과민증, 급성 홍채염, 전방(anterior chamber)의

급성 염증성 질환
[부작용]
백내장 적출 후 각막혼탁, 수술 후 자극감, 수포성 각질질환
[참 고]
투약 후 2~5분내 최대동공축소 24시간지속

Cefamandol Na

Inj : 1g/vial (Cefamandol, Mandol)
[효 능]
제 2세대 cehalosporine계 항균제
[용 법]
1회 0.5~1g씩 1일 3~6회 IV, IM, 1일 12g 까지 증량가능
소아 : 50~100mg/kg/day 3~6회 분할 IV, IM
[부작용]
shock, 과민증, hematologic effect, GOT-GPT 상승, 구역, 구토, 설사, 비타민 결핍증, 균교대증
[금 기]
임부, 미숙아, 신생아
[주 의]
정맥주사 시 천천히 주입

Cefazedone Na

Inj : 1g/vial(Pazeron) 1g/vial (Refosporen)
[효 능]
1 세대 cephem계 항균계
[용 법]
1. G(+)감염증: 1일 1~2g #2~3 IV
G(-)감염증: 1일 3~4g #2~3 (Max. 6g/day)
소아 : 50mg/kg/day #2~3 IV

Cafazolin

Inj : 1g/vial (Cafazolin)
[효 능]
제 1세대 cephalosporine계 항균제
[용 법]
1일 1g을 2회 분할 투여 IM, IV, 1일 5g까지 증량가능
※ 소아 : 20~40mg/kg/day 2회 분할 투여 IM, IV, 1일 100mg/kg까지 증량 가능
[부작용]
과민증, GOT-GPT 상승, 구역, 구토, 식욕부진, 설사, 아구창, IM시 통증

Cefbuperazone Na

Inj : 0.5g/vial (Tomiporan)
[효 능]
3세대 cepem계 항균제
[용 법]
1일 1~2g #2 IV, IVF(Max. 4g/day) 소아 : 40~80mg/kg/day(Max. 120mg/kg/day)

Cefepime

Inj : 1g/vial (Maxipime)
[효 능]
4세대 cephem계 항균제
[용 법]
1일 1~2g #2, 난치성, 중증 감염증 : 1일 4g, 호중구 감소 시 감염증 : 1일 6g
※ 소아(2개월~12세) : 50mg/kg #3

Chloral hydrate

Syr : 100mg/ml (Pocral 10%)
[효 능]
CNS억세, 수면, 진징, 진통제
[용 법]
불면증, 수술 전 진정 : 5~10ml (Max. 20ml/일), 소아 : 0.5ml/kg/day (Max. 20ml/day)
수술 후 통증 경감 : 1일 7.5ml #3, 소아 : 0.25ml/kg/day #3
[부작용]
몽유병, 식별력 상실, 백혈구 감소증, 알러지성 피부질환, 위자극, 설사
[주 의]
항응고제 대사율 증가로 항응고 효과감소
Furosemide와 병용시 대사항진성 발한, 홍조, 고혈압 유발가능
CNS 억제제(Alcohol, Barbiturate)와 상가작용
위장장애(물 또는 과즙 희석하여 복용)
[금 기]
간, 신장애 환자, 중증심장애, 위염

Chlorhexidine gluconate

Gargle : (Chlorhexine 0.12%)
Soln : 5000ml/btl (Alphahexidine 5%)
[효 능]
소독제
[용 법]
Alphahexdine : 창상 감염예방, 의료기구 소독

Gargle : 구내감염증 예방 및 치료, 1회 10ml 1분간 양치, 1일 2회
[금 기]
과민증, 눈, 귀, 방광, 질 등의 점막면, 음이온성 세제정제와 배합금기
[참 고]
G(+), G(-)에 살균효과, 일부 G(-)균은 내성을 보임, acid-fast bacilli, spore, fungi, virus에 무효, 무취, 자극이 적음

Chromocarb diethylamine

Cap : 200mg (Fludarene)
[효 능]
혈소판응집 억제, aldose-reductase 억제 당뇨병성·고혈압성·동맥경화성 망막병증, 자반증, 점상출혈, 반상출혈, 비출혈, 치은출혈
[용 법]
1일 3cap #3
[부작용]
구토, 복통, 소화불량

Cimetidine

Tab : 300mg (Cimet)
Inj : 200mg/2ml/amp (Tagamet)
[효 능]
H_2 수용체 차단제
Tab : 1일 800mg #1~2, 1회 300mg 1일 4회(매식후 및 취침전)(Max. 1.6g)
Inj : 1amp을 1일 4~6시간마다 IV, 소아 : 20~40mg/kg/day #4
[부작용]
과립구 감소증, 혈소판 감소증, 재생 불량성 빈혈, 황달, 과민증, 여성화유발, 유즙분비

Clemastine fumarate

Inj : 2mg/2ml/amp (Remstine)
[효 능]
항히스타민제
[용 법]
1회 2mg, 1일 2~3회 IM, IV
[부작용]
졸음, 두드러기, 식욕부진, 용혈성 빈혈
[금 기]
수유부, 미숙아 및 1세 미만의 영어, 과민증자, 천식발작 등 하기도 질환환자, MAO-inhibitor의 투여화자, 전립선비대증 환자, 녹내장 환자

Clindamycin phosphate

Inj : 300mg/2ml/amp (Cleocin)
Soln : 1% 30ml/btl (Cleocin-T)
[효 능]
혐기성 항균제
[용 법]
Inj : 600~1200mg/day #3~4 IM, IV
소아 : 15~40mg/kg/day #3~4 IM, IV
신생아(1개월 이하) : 15~20mg/kg/day #3~4 IM, IV
Soln : 1일 2회 도포
[부작용]
위장장애, 반점상구진, 홍반, 간장애, 발열, 백혈구감소, 혈소판 감소, 호산구증가, 무과립구증, 비세균성농양, 두통, 권태감, IM시 동통, IV 시 혈전성정맥염
[금 기]
과민증자, 궤양성 대장염의 병력자

Cosopt

Opht.soln : 5ml/btl
[성 분]
Dorzolamide HCI 22.26mg(2%)
Timolo maleate 6.83mg(0.5%)
[효 능]
개방각 녹내장의 안내압 감소, 베타차단제로 불충분한 안구 고혈압 감소
[용 법]
1일 2회, 1회 1적씩 점안
[부작용]
미각이상, 안구작열감, 자통, 결막충혈, 시야흐림, 안검염, 시관지염, 결막염, 홍채미란, 홍채염색, 기침, 현기증, 안구건조, 오심, 인두염, 부비동염
[금 기]
기관지 천식, 중증 COPD, 동성서맥, 2~3도 방실차단, 명백한 심부전, 심인성 쇽, 중증 신장애, 과 염소성 산증

Cyclopentolate

Opht. soln : 15ml/btl (Cyclogyl eye drop 1%)
[효 능]
진단 시 산동 및 모양근 조정마비 유도
[용 법]
1회 1적, 5분 후 2회째 점적

[부작용]
안압 상승, 빈맥, 일과성 환각, 알레르기성 결막염
[금 기]
녹내장, 미숙아 및 1세 미만

Dalteparin 2Na

Inj : 700IU/0.3ml/amp (Fragmin)
[효 능]
Heparin(혈액응고 저지제), 수술과 관련된 혈전 예방, 급성 심정맥 혈전증 치료, 혈액투석 및 혈액여과시 체외순환의 혈전 예방 : 항응고, 허혈성 심장질환
[용 법]
수술과 관련된 혈전예방 : 2,500~5000IU SC
급성 심정맥 혈전증의 치료 : 1일 2회 100IU/kg SC 또는 100IU/kg/h 점적 정주 혈액투석시
4시간 이하 혈액투석시 : 5000IU bolus inj
4시간 이상 : 30~40IU/h 점적정주
10~20IU/h continous infusion
고출형 위험 환자 : 5~10IU/h bolus, 4~5IU/h 점적정주
[주 의]
혈소판 감소증, 혈소판 기능장애, 간·신장애, 비조절성 고혈압, 수술 또는 외상 후, 고혈압성 또는 당뇨병성 망막염, 출혈성 뇌졸중
[금 기]
과민증, 급성 위·십이지장 궤양 환자, 뇌출혈, 패혈증성 심내막염, 응고장애, CNS, 눈·귀 손상 및 수술 환자, 급성 심정맥 혈전증 치료 관련 국부 마취환자
[참 고]
과량투여시 pratamin aulfate투여, IM 금기

Desflurane

Soln : 1mg/ml×240ml (Suprane liquid)
[효 능]
마취유도 및 유지
[용 법]
유도 : 3%에서 시작하여 2~3 호흡마다 0.5~1% 씩 증가
유지 : 성인 2.5~8.5%, 소아 5.2~10%
[금 기]
소아에서의 전신마취 유도, 악성 고열에서 대한 유전적 감수성이 있거나 의심되는 환자

Dobutamine HCl

Inj : 250mg/5ml/amp (Doburan)
[효 능]
β-agonist로 수축력이 저하된 심부전증환자의 심박출령 단기 증가
[용 법]
2.5~10μg/kg/min IVF(Max. 40μg/kg/min)
[부작용]
심박동률 증가, 도통, 오심, 심계항진
[주 의]
MAO 저해제 병용투여 금지, IVF으로만 투여, 강 alkali액에 희석 금지
[금 기]
특발성 비후성 대동맥하부 협착증, 교착성 심낭염, 심막압전환자

Dopamine HCl

Inj : 200mg/5ml/amp (Dopramine)
200mg/5ml/amp (Udopa)
800mg/500ml(Dopamine HCI Premix 160)
[효 능]
급성 순환 부전(심기능 대상부전증, 술 후 및 신부전으로 인한 shock)
[용 법]
2~5mcg/kg/min IVF, 중증 시 20~50mcg/kg/min까지 증량
[부작용]
구토, 빈맥, 심계항진, 호흡곤란, 두통, 혈관수축
[금 기]
갈색세포종, 빈맥성 부정맥, 심실세동, 갑상선중독증, 폐쇄 우각형 녹내장
[주 의]
주사부위 괴사되므로 대정맥 투여, 알칼리액에 희석 금지

Doxapram HCl

Inj : 100mg/5ml/amp (Tapram)
[효 능]
Respiratory stimulant
[용 법]
1회 0.5~1mg/kg/slow IV(Max. 2mg/kg/day) 또는 250mg을 5% DW나 NS 250ml에 희석, 5mg/min IVF(Max. 4mg/kg/day)

[부작용]
두통, 동공산대, 경련, 소양증, 호흡곤란, 정맥염, 흉통, 위장장애 뇨저류
[금 기]
경련성 질환, 호흡곤란, 중증고혈압, 뇌손상, 심한 혈관장애, 급성기관지 천식, 신생아, 미숙아

Enflurane

Soln : 250ml/btl (Gerolan)
[효 능]
전신마취제
[용 법]
도입 : 본제와 O_2 또는 O2N2O 혼합 gas로서 도입, 0.5%에서 시작, 0.5씩 증가시켜 필요한 농도로 함(Max. 4%)
유지 : $O_2 \cdot N_2O$ gas와 병용, 부정맥, 기관지 경련, 구토, 오한, 두통, 악성 고열
[부작용]
간장애, 호흡억제, 혈압변동, 부정맥, 기관지 경련, 구토, 오한, 두통, 악성 고열
[금 기]
Halogen화 마취제로 황달, 원인불명의 발열 기왕력자
[저 장]
차광

Ephedrine

Inj : 40mg/1ml/amp (Ephedrin)
[효 능]
기관지 확장제, 기관지 천식, 척추 마취시 혈압강하, 고초열, 두드러기
[용 법]
1일 40~80mg #1~2 SC, IM
소아 : 3mg/kg/day #4~6 SC, IM
[부작용]
심계항진, 현기, 도통, 배뇨곤란
[금 기]
부정맥, 중증의 심장병, 협우각 녹내장, IV 금지, 할로겐화 마취제와 병용금지

Epinephrine

Soln : 50ml (Bosmin)
Inj : 1mg/ml/amp (Epinephrine)
[효 능]
Inj : 0.2~1.0ml/dose IM, SC
심정지에서 0.25ml 이내에서 희석, 천천히 IV, 국소마취제와 병용 시 마취제 10ml에 1~2적의 비율로 첨가
Soln : 기관천식 - 5~10배로 희석, 흡입
1회 투여량 - 0.3mg 이내, 2~5분 후 효과가 불충분하면 반복, 연속 사용 4~6시간 간격
국소출혈지 - 5~10배로 희석, 도포 또는 분무
[부작용]
Inj : 불안, 오한, 구토, 호흡곤란, 변비, 사지냉감, 고혈당증, 빈맥, 과량에서 고혈압, 심부정맥
Soln : 심계항진, 호흡곤란, 신경증, 졸음, 현기, 불면, 두통, 발한, 수지진전
[저 장]
차광

Ergoloid mesylate

Tab : 1mg (Erdergin)
[효 능]
뇌순환 대사 개선제, 뇌동맥경화증, 두부외상후유증, 뇌출혈 후유증, 말초순환장애, 고혈압, 노화성 치매
[용 법]
1회 1~2mg씩 1일 3회
[부작용]
위장장애, 혈압반동, 발진, 소양증, 두통, 불면, 현기, 안면홍조, 발한, 코막힘, 구내염 등
[금 기]
분제 또는 ergot alkaloid에 과민증
[주 의]
임부, 수유부(유즙분비 억제 작용)

Erythromycin (Erythro-P)

Cap : 250mg
[효 능]
Macrolide계 항균제, 인두염, 옹, 절, 농가진, 좌창감염, 매독, 아메바성 이질
[용 법]
1회 250mg씩 6시간마다, 또는 500mg씩 12시간마다, 소아는 30~50mg/kg/day #4
[부작용]
간장애, 식욕부진, 피부알러지, 균교대증
[주 의]
간기능 장애 환자

Erythropoietin α

Inj : 1000IU/syringe (Epokine)
2000IU, 3000IU, 4000IU/syringe

[효 능]
빈혈치료제

[용 법]
만성 신부전 빈혈 :
· 초기 : 50U/kg/dose IV, SC, 주 3회(Hct 약 30% 될 때까지)
· 유지 : 25~50U/kg/dose IV, SC 주 2~3회 (Max. 200U/kg/dose 주3회), 화학요법시 빈혈 : 1회 150U/kg SC, 주3회 (Max. 1회 300/kg 주 3회)

1. 자기 혈액 채혈량 증가를 위한 적혈구 생성촉진 및 대수술이 예정되어있고 수술전 필요량의 자기혈액 채혈이 어려운 환자의 Hb 저하방지 : 수술 3주전 150~300U/kg 주 2회, 3주간 IV(Max. 600U/kg 주 2회, 3주간 IV)

[부작용]
shock, 혈압상승, 두통, 경련, 소양감, 간장애, 위장장애, 발열, 관절통, 안검부종

[주 의]
타제와 혼주하지 말 것, 흔들지 말 것

[저 장]
냉장, 차광

Erythropoietin β

Inj : 2000IU/syringe (Recormon)

[효 능]
빈혈치료제

[용 법]
만성 신부전 빈혈(목표치 : Hct 30~ 35%)
교정기 :
· SC : 주 3회, 1회 20U/kg SC, 필요시 4주 간격으로 20U/kg씩 증량
· IV : 주 3회, 1회 40U/kg, 4주 후 80U/kg로 증량가능, 필요시 1달 간격으로 20U/kg씩 추가 증량(Max. 주 3회, 1회 240U/kg)
유지기 : 직전 투여량의 1/2, 1~2주마다 용량조절* 혈액투석 이후 주사
미숙아 빈혈예방(Wt≤150g의 재태기 34주 이전), 주 3회, 250U/kg, SC, 출생 후 3일째~6주지

[금 기]
과민증, 조절 불가능한 고혈압, 포유동물 세포기원 제제 또는 휴먼 알부민 제제 과민증, 중증의 혈전증 위험

[부작용]
shock, 혈압 상승, 두통, 경련, 소양감, 간장애, 위장장애, 발열, 관절통, 안검부종

[주 의]
타제와 혼주 하지 말 것

[저 장]
냉장, 차광

Fentanyl(마약)

Inj : 100㎍/2ml/amp (Fentanyl)
500㎍/10ml/amp (Fentanyl)
Patch : 25㎍/hr (Durogesic D-trans)
50㎍/hr (Durogesic D-trans)

[효 능]
Inj : 단시간형 마약성 진통제, 마취보조제
Patch : 장시간형 마약성 진통제, 만성통증

[용 법]
Inj : 수술 전 투약 - 수술 30~60분 전 50~100 ㎍ IM
국소마취 보조 : 50~100㎍ IM
진신마취 : 50~100㎍ IM,골격근 이완제와 병용
수술 후 : 50~100㎍ IM, 필요시 1~ 2시간 후 반복 투여, 소아 마취 유도 및 유지시(2~12세) : 2~3㎍/kg
Patch : 가슴 상부나 팔의 건조 부위에 부탁, 1patch로 72시간 약효 지속

[부작용]
의존성, 혈압강하, 혈압상승, 호흡 억제, 부정맥, 빈맥, 서맥, 두통, 두드러기

[금 기]
근이완제 사용 금기인 자, 호흡억제 가능성자, 경련 발작의 기왕력자, 2세 이하의 유소아, 천식환자, 혼수상태 환자

[주 의]
Patch 부착 부의에 직접 외부열이 닿지 않도록, 차광 저장

Flumazenil

Inj : 0.5mg/5ml/amp (Anexate)

[효 능]
Benzodiazepine 길항제로 benzodiazepine계 약물의 중추 진정작용 역전 목적

[용 법]
마취 시 : 0.2mg을 15초 이내 IV, 60초 이내에 회복되지 않으며 2회째 0.1mg IV
중환자 치료 시 : 초회 0.3mg IV

[부작용]
홍조, 구역, 구토, 불안감, 심계항진,
[금 기]
Benzodiazepine과 삼환계/사환계 항우울제, 혼합 중독 시 BDZ의 역전을 위한 사용금지

Fluorescein

Inj : 500mg/5ml/amp (Fluorescite)
[효 능]
혈관조영, 혈관검사의 진단용 시약
[용 법]
1회 2~5ml IV ※ 소아 : 7.8mg/kg IV
[부작용]
오심, 구토, 실신, 담마진, 피부와 요의 변색, 쇽
[저 장]
차광

Furosemide

Tab : 40mg (Lasix)
Inj : 20mg (Lasix)
[효 능]
loop diuretice로 부종 및 고혈압 치료
[용 법]
Tab : 1일 0.5~2T #1~2(Max. 15T/day)
소아 : 2mg/kg/day(Max. 1T/day)
Inj : 1일 20~40mg #1 IM, IV
소아 : 1mg/kg/day(Max. 20mg/day)
[부작용]
저나트륨혈증, 저칼륨혈증, 발진, 현기, 일과성 난청, 무과립구증
[주 의]
aminoglycoside계 청각장애, digitalis의 심장작용 증강
[금 기]
무뇨증, 전해질 감소, 혈압저하, 간장애

Furtman

Inj : 10ml/vial
[성 분]
10ml 중 chromic chloride 0.51mg
cupric sulfate 39.3mg
manganese sulfate 15.4mg
zinc sulfate 220mg
[효 능]
TPN 용액에 가해서 체내 Zn, Cu, Mn, Cr의 혈청치를 유지하는 TPN미량 원소 보급제
[용 법]
혈장내 미량원소를 확인하여 용량조절

Gallamine triethiodide

Inj : 10mg/2ml/amp(Myraxan, Galamint)
[효 능]
근, 골격제 질환을 위한 근육이완제
[용 법]
1회 10~20mg을 8~12 시간마다 IM, IV
[부작용]
고혈압, 심박동 증가, 빈맥, anaphylaxis, 호흡곤란

Gentamicin

Inj : 80mg/amp (Gentamicin)
Opht.soln : 5ml/btl (Ocugenta)
[효 능]
Aminoglycoside계 항생제
[용 법]
Inj : 1일 3mg/kg/day #3 IM, IVF
중증에는 5mg/kg/day #3~4, 소아 : 6~7.5mg/kg/dat #3, 유아 및 신생아 : 7.5mg/kg/day #3, 미숙아 및 1주미만 신생아:5mg/kg/day #2
Opht. soln : 4시간마다 1~2적 점안, 심할 때 1시간마다 2적씩 점안
[부작용]
제 8뇌신경 장애, 혼몽, 근경련, 주긴, 홍반, 평행실조, 흉부와 복부에 구진과 홍반
[금 기]
aminoglycoside계 과민환자, 신독성 및 이독성을 갖는 약물과의 병용, furosemide와의 병용, ethacrynic acid와의 반응

Glamin

Inj : 500ml/btl
[성 분]
아미노산 함유 수액
[효 능]
경구 혹은 위장관 영양공급이 불가능 또는 불출분하거나 금기 환자에게 특히 중등도 내지 심각한 이화상태 환자에게 아미노산 보급
[용 법]
1일 체중 kg 당 총 아미노산/디펩티드로서 1~2g (질소로서 0.17~0.34g)을 점적정주
투여속도 : 체중 kg 당 1시간 동안 0.6~0.7ml(총 아미노산/디펩티드로서 0.08~0.09g)

Glucagon Hydrochloride

Inj : 1mg/vial (Garcon)

[효 능]
저혈당증의 치료

[용 법]
저혈당증 : 0.5mg을 SC, IM, IV, 5~10분 후 방응이 없으면 1~2회 반복
소아 : 0.025mg/kg SC, IM, IV
위장관계의 방사선 검사시 보조제 : 1~2mg IM
성장호르몬의 분비기능 검사 : 0.03mg/kg IM, SC

[부작용]
오심, 구토

[저 장]
차광

Glycerin Fructose

Inj : 500ml/pack

[성 분]
Fructose 5%, Glycerin 10%

[효 능]
두개내압 상승 및 부종 치료 및 개선

[용 법]
1회 200~500ml, 1일 1~2회 500ml를 2~3시간에 거쳐 점적정주. 투여기간 1~2주
뇌외과 수술 시에 뇌용적 축소 시 1회 500ml를 30분에 거쳐 점적정주
안내압 하강 및 안과 수술시의 안용적 cnt고시 1회 300~500ml를 45~90분 점적정주

[금 기]
유전성 과당불내증 환자

Glycopyrrolate

Inj : 0.2mg/1ml/amp (Tabinul)

[효 능]
4급 ammonium antichlinergic agent

[용 법]
수술 전 : 0.02ml/kg IM
소아 : 0.02~0.4ml/kg IM
수술 중 : 0.5ml를 1회 IV
소아 : 0.02ml/kg를 IV(Max. 0.5ml/dose)
근신경 차단 역전시 : neostigmine 1mg이나 pyri dostigmine 5mg에 대해 glycopyrrolate 1ml IV
소화성 궤양보조 : 1일 3~4회, 4시간 간격 1일 0.1~0.2mg SC, IM, IV(Max. 0.2mg/회)

[부작용]
구갈, 배뇨장애, 시야혼탁, 빈맥, 두통, 오심, 변비

[금 기]
녹내장, 폐쇄성 뇨질환, 마비성 장폐쇄증, 심한 궤양성 대장염, 근무력증

Green plast

Inj : 1ml/vial

[성 분]

vial 중	
Fibrinogen	71.5~126.5mg
Aprotinin	1100KU
Thrombin	400~600U
Calcium chloride	13.9~15.6mg
Coagulation factor Ⅷ	44~88U

[효 능]
조직 접착, 봉합보조, 국소지혈, 상처치유, 체강 및 지주막하 공간의 밀봉

[용 법]
피브리노겐 용액을 접착이 필요한 조직표면에 뿌린 후 즉시 그 위에 트롬빈 용액 산포

[부작용]
Allergy 또는 Anaphylaxis 반응, 발열, 구토, 두통, 혈전성 색전

[금 기]
동맥 및 심한 정맥출혈, 우단백 과민증

[주 의]
국소용으로 사용, 혈관내로 투여 금기, 냉장 보관

Haloperidol

Tab : 1.5mg (Peridol), 5mg (Haloperidol)
Inj : 5mg/ml/amp (Haloperidol)

[효 능]
Butyrophenone계 antipsychotic agent, 정신분열증, 조증, 정신병적 장애, 구토, 딸꾹질

[용 법]
Tab : 초회 1일 1~15mg #2~3, 유지 1일 2~8mg (Max. 100mg.day)
Inj : 1일 6~15mg IM

[부작용]
추체외로 증상, 불면, 현훈, 조절장애, 부종, 발한, 구갈, 위장장애, 유즙분비

[금 기]
Parkinsonism, 중증 심부전, 기관지 폐렴, 소아, 혼수 환자

Hartman D

Inj : 1000ml/btl, 500ml/btl

[성 분]

500ml 중 calcium chloride 100㎎, dextrose 25g, potassium chloride 150㎎, sodium chloride 3g, sodium lactate 3.1g

[용 법]

성인 1회 500~1000ml를 점적정주, 투여 속도는 포도당으로서 0.5g/㎏/hr 이하

[금 기]

젖산혈증에는 금기, 신부전, 심부전, 간장애, 고장성 탈수증, 폐쇄성 요로질환에는 신중 투여,

Hartman-Dex

Inj : 1000ml/btl

[성 분]

1000ml 중 calcium chloride 0.2g, dextrose 50g, potassium chloride 0.3g, sodium chloride 6g, sodium lactate 3.1g

[효 능]

순환 혈액량 및 세포간질액 감소 시 세포외액 보충, 대사성 산성증 조정, 에너지 보충

[용 법]

성인 1회 500~1000ml를 점적정주, 투여속도는 포도당으로서 0.5g/㎏/hr 이하

Heparin Na

Inj : 2500U/5ml/vial (Heparin)

[효 능]

혈액 응고 저지제

[용 법]

혈액투석시 : 투석 전 1000~5000IU 투여 후 1000~1500IU q hr

IVF : 1000~3000IU를 N/S, 5% D/W로 희석

IV : 5000~10000IU q 6~8hr

인공심폐에 의한 혈액관류시 : 150~300IU/㎏

SC : 10000~20000IU 투여 후 8000~10000 IU q 8hr 또는 15000~20000IU q 12hr

수혈 및 체액검사

수혈 혈액 100ml에 대해 400~500IU

검사혈액 20~30ml에 대해 100IU

[부작용]

allergy 반응, 혈소판 감소, 원혈탈모증, 장기투여로 골다공증, 신장애

[금 기]

출혈환자, 소화성 궤양, 신생아, 미숙아

[주 의]

항응고 작용 중화에는 protamine 사용

Hepatamine

Inj : 500ml/btl

[성 분]

아미노산 함유 수액

[효 능]

급, 만성 간장애에 의한 뇌증의 개선, 간장애 환자의 amino acid 보급

[용 법]

1회 500~1000ml IVF(25~40 적/min)

[부작용]

과민증, 구역, 빈맥, 대량급속 투여시 acidosis, 대사성 협병증

[주 의]

전해질 불균형

Homatropine

Opht. Soln : 2% 5ml/btl (Ocuhomapine)

[효 능]

진단 또는 치료 목적의 산동 및 조절마비

[용 법]

1일 1~2적 1회 점안

[부작용]

작열감, 낭포성 결막염, 국소자극

[금 기]

원발성 녹내장 폐쇄각 녹내장, atropine 과민증자, 중증 근무력증, 갑상선기능항진

Hyaluronate Na

Inj : 8.5㎎/0.85ml/syringe(Healon, Micronise)
12.75㎎/0.85ml/syringe(Hyal plus)

[효 능]

백내장 수술(수정체 이식), 각막이식수술, 녹내장 수술 등 각종 안과수술 보조제

[용 법]

백내장수술, 안내 렌즈이식술 : 안구전방에 주입

각막이식술 : 전방을 채우고, 본제위에 공여 이식편을 놓고 봉합

3. 녹내장 여과술 : 각막천자를 통해 주입

[부작용]

안압 상승, 염증 반응, 각막부종, 각막혼탁, 전방출혈, 홍체 신생혈관, 결막유착부전, 산동, 수정체 혼탁, 동통, 소양증, 시력불선명,

Hydralazine

Tab : 25mg (Hydralazine)
Inj : 20mg/1ml/amp (Hydralazine)
[효 능]
본태성 고혈압(vasodilator)
[용 법]
Tab : 초기 1일 30~40mg #3~4
유지 1일 30~200mg(Max. 300mg/day)
소아 : 0.75~3mg/kg/day #2~4(Max. 7.5mg/kg/day)
Inj : 1회 1amp IM, slow IV 필요시 반복
※ 소아 : 0.1~0.2mg/kg/dose, 필요 시 1.7~3.5 mg/kg/day
[부작용]
전신홍반낭창증상, 백혈구감소증, 심계항진
[금 기]
관상동맥질환, 허혈성 심질환, 심부전 및 류마티스성 승모관 질환, 임부, 두개내출혈

Hydrochlorothazide

Tab : 25mg (Dichlozid)
[효 능]
이뇨제
[용 법]
부종 : 1일 1~8T #1~2
고혈압, 월경전 긴장증 : 1일 1~4T #1~2
[부작용]
전해질 불균형, 고뇨산혈증, 고혈당증, 혈액장애, 식욕부진, 구토, 심계항진, 시력장애, 발진, 급성신부전, 권태감, 근경련
[금 기]
간장애, 무뇨, 신부전, 저나트륨혈증, 저칼륨혈증, 에디슨병, 고칼슘혈증
[주 의]
운전 기계조작 금지

Hydrocotisone Na succinate

Inj : 100mg/vial (Corticap)
250mg/vial (Corticap)
[효 능]
Corticosteroid
중증의 shock, 독성이 심한 감염증, 부신기능 부전, 천식 지속상태
[용 법]
100~500mg/dose IM, IV, IVF
소아 : 12.5mg/kg/day IM, IV
[부작용]
체액저류, 고혈압, 울혈성 심부전, 골다공증, 천공 및 출혈성 궤양, 안면 홍반, 월경불순, 발한, 녹내장, 소아성장억제, 색소 과다침착
[금 기]
전신 진균감염자, 임부, 과민증자, 생백신 투여 환자

Hyoscine-N-butyl Br (scopolamine)

Tab : 10mg (Buscopan)
Inj : 20mg/1ml/amp (Hyspan)
[효 능]
진정제
[용 법]
Tab : 10~20mg/dose, 1일 3~5회
Inj : 10~20mg/dose IM, IV, SC
[부작용]
구갈, 시력감퇴, 흉통, 변비, 배뇨곤란, 산동, 구토, 현기, 빈맥, 발열, 발진
[금 기]
선립성 비내증, 녹내징, 하부뇨로길흰, 유문협착, 마비성 장폐색증
[주 의]
중증 심질환, 관상동맥질환, 심부전에는 신중투여

Ibuprofen

Tab : 100mg (Brufen)
[효 능]
Propionic acid계 NSAID
[용 법]
4~6시간마다 200~400mg(Max. 2.4g/day)
소아 : 1일 20mg/kg 분할 투여(체중 30kg 이하 소아 : 1일 500mg 초과 금지)
[부작용]
오심, 위장통증, 위장관 출혈, 백혈구 감소증, 혈소판 응고 억제, 두통 어지러움
[금 기]
소화성 궤양, 비용종, 혈액이상
[주 의]
고혈압 환자, 심기능대상 부전환자

Indigo carmine

Inj : 40mg/5ml/amp (Carmin)
[효 능]
신기능 검사

[용 법]
20~40mg IV 후 방광경으로 배설시간 측정
[부작용]
쇽, 과민증상, 위장장애, 혈압상승, 서맥
[참 고]
처음 배설시간 3~5분, 뇨중 최고 배설농도 도달시간 5~7분, 배설지속시간 90분

Indomethacin

Inj : 1.25mg/2ml/vial (Indocin)
[효 능]
신생아 대동맥관 개존증 예방 및 치료
[용 법]
연령에 따라 12~24시간 간격으로 3회 정주
첫 투여 시 연령에 따른 용량 :
· 48시간 이하 : 1회 0.2mg/kg, 2회 0.1mg/kg
· 2~7일 : 1회 0.2mg/kg, 2회 0.2mg/kg
· 7일 이상 : 1회 mg/kg, 2회 0.25mg/kg
[부작용]
구토, 출혈증상, 폐동맥 고혈압, 주사 후 피부로부터의 삼출, 파종성 혈관내 응고장애, 신부전, 혈장 크레아티닌치 증가, 저나트륨혈증
[금 기]
감염증이 의심되는 신생아, 출혈, 혈소판 감소증, 혈액응고장애, 괴사성 소장결장암, 선천성 심장병
[참 고]
IV로만 투여

Intrafusin

Inj : 10% 500ml/btl
[성 분]
아미노산 함유 수액 참조
[효 능]
아미노산 보급제(저단백혈증, 저영양상태, 수술전후)
[용 법]
총 아미노산으로 1~1.5g/kg/day IVF(총 아미노산 : 10g/60min, 30~40적/min)
[부작용]
발진, 구역, 구토, 흉부불쾌감, 심계항진, 오한, 발열, 호흡곤란
[주 의]
대사성 acidosis, 울혈성심부전, 간장애, 신장애, tereacyline과 병용 시 수액아미노산의 단백질약효 감소 가능, 다른 영액 혼합 시 신속사용, 냉장보관은 24시간 이내로 함
[금 기]
간성 혼수, 중증신장애, 고질소혈증, 심부전증, 질소대사장에, 폐수종, 핍뇨증, 무뇨증

Intralipose

Inj : 10% 250ml/btl 10% 500ml/btl
[성 분]
500ml 중 purified soybean oil 50g,
purified egg phospholipids 6g
glycerol anhydrous 11g
[효 능]
수술전후, 급만성 소화기 질환, 소모성 질환, 화상, 외상, 장기간 의식불명상태, 필수 지방산 공급이 필요한 영양보급
[용 법]
1일 500ml을 3시간 이상 IVF(Max. 2g(20ml)/kg/day)
· 소아 : 0.1ml/min 속도를 15분간 투여 후 발열, 발적, 오하 등의 반응이 없으면 100ml /hr (0.25g/kg/hr)속도 이하로 투여(Max. 4g/kg)
[부작용]
정맥염, 혈관통, 정맥색전, 간기능 장애, 혈압강하, 오심, 구토, 발열, 안면홍조
[주 의]
서서히 주입 시 액온은 실온 유지, 타약제 혼합금지, 혈장중량제 투여 후 96시간까지 투여금지, 신생아 0.08g/kg/hr 이하 속도로 주입
[금 기]
혈전 중, 중독성 간장애, 혈액응고 장애, 고지혈증, ketosis를 수반한 당뇨병

Isoflurane

Soln : 100ml/btl (Aerane)
[효 능]
전신마취의 유도와 유지
[용 법]
마취유도 : 1.5~3%(7~10분 이내)
마취유지 : 1.2~5%(N3O gas 병용 시), 0.5~1% 농도(산소단독 사용 시)
[부작용]
호흡억제, 고혈압, 부정맥, 수술 후 진전, 구역, 구토, 백혁구수의 일시적인 상승
[금 기]
본제 또는 다른 Halogen성 약제에 대해 과민성이 있는 환자

[저 장]
차광

Isoproterenol HCl

Inj : 0.2mg/1ml/amp (Isuprel)
[효 능]
β-adrenergic agonist, 기관지 천식, Adams-Stokes 증후군, 수술 후 저심박출량 증후군, 심근경색, 세균성 급성 심부전
[용 법]
IVF : 1~2mg을 5%D/W 500ml에 희석, 0.5~5mcg/min
IV bolus : 0.2mg을 5%D/W or N/S 10ml에 희석, slowly IV
SC, IM : 0.2mg IM, SC
심장내 주사 : 0.02mg
[부작용]
빈맥, 부정맥, 저혈압, 심계항진, 협심증, 오심, 진전, 두통
[금 기]
과민증, 중증고혈압, 중증신질환, 갑상선기능 항진증, 빈맥성 부정맥, 협심증

Ketamine HCl

Inj : 550mg/10ml/vial (Ketamine)
[효 능]
탈분극억제(중추신경의 Na 유입억제)
전신마취, 흡입마취유도, 보조마취
[용 법]
1~2mg/kg slowly IV, 5~10mg/kg IM
[부작용]
서맥, 부정맥, 혈압하강, 급성신부전, 호흡억제, 경련, 식욕부진, 구토, 현훈
[금 기]
뇌혈관장애, 고혈압, 뇌압항진증, 녹내장 중증 심부전, 경련발작 기왕력자, 임산부,

Ketorolac tromethamine

Tab : 10mg (Tarasyn)
Inj : 30mg/1ml/amp (Tarasyn)
[효 능]
Acetic acid계 NSAID
[용 법]
Tab : 1회 1T을 4~6시간마다, 최대 40mg/day
(투여기간은 7일을 초과하지 말 것)
Inj : 초회 : 10mg IM, IV
유지 : 10~30mg q 4~6hrs IM, IV
(투여기간은 2일 초과하지 말 것)
(Max. 90mg/day, 고령자 Max. 60mg/day)
소아(2세 이상) : 0.5~1mg/kg 단회 IV. 필요시 0.5mg/kg q 6hr(투여기간은 2일을 초과하지 말 것)
[부작용, 금기]
ketoprofen 참고

Lidocaine HCl

Soln : 2% 100ml/btl (Lecasin)
Inj : 2% 1.8ml/amp (Lidocaine 2%)
2% 20ml/amp (Lidocaine 2%)
Spray : 50ml/btl (Xylocaine 10%)
[효 능]
Local anesthetic
Soln : 구강, 인두점막의 자극 및 염증시 국소마취
Inj : 경막외마취, 전달마취, 침윤마취, 표면마취
Spray : 치과 : X-ray 촬영, 치석제거
이비인후과 : 천자, 비강, 인두 상인두 시술
내과 : 기구삽입, 후두경, 기관경, 식도염
산부인과: 회음절개 및 봉합술 전 진통
[용 법]
Soln : 15ml(Max. 4.5mg/kg/dose, 300mg/dose), 3시간 이내 재사용 금지(Max. 8회 /day)
Spray : 치과 (1~5회 분무), 상악동 천자(3회 분무)
호흡기, 소화기에 카테터 삽입 : 20회까지 분무
산부인과 분만 : 20회까지 분무(Max. 20회)
[부작용]
shock, 혈압강하, 서맥, 진전, 졸음, 흥분, 무력, 구역
[주 의]
고혈압, 동맥강화, 심부전, 갑상선기능, 항진증, 당뇨, 혈관 경련 등에는 혈관수축제를 함유하지 않은 제제 투여
[금 기]
수막염, 두개내 출혈, 종양 등 뇌척수 질환, 저혈압, 고도빈혈, 탈수, 심부전, 전신쇠약, 패혈증, 매독, 척추 결핵, 악성종양의 척수전이, anilide계 국소마취제 과민증
[저 장]
차광

Lidocaine HCl/Epinephrine

Inj : 1.8ml/amp
Lidocine 2%-Epinephrine (1:10만)
1.8ml/amp
Lidocine 2%-Epinephrine (1:8만)®

[효 능]
Local anesthetic
지각신경 세포내 voltage dependent Na의 유입을 차단하여 탈분극 억제

[용 법]
치과의 전달마취, 침윤 마취 : 0.3~2ml(6~40㎎)
구강외과 영역 마취 : 3~5ml(60~100㎎)

[부작용]
혈압강화, 호흡억제, 진전, 불안, 현기, 오심

[금 기]
과민증, 혈관수축제에 과민증, 고혈압, 동맥경화, 심부전, 당뇨, 혈관경련

Lidocaine/Prilocaine

Cream : 5% 5g (Emla)

[효 능]
local anesthetic
주사바늘 삽입(정맥삽관, 혈액시료 채취 등)
표재성 외관적 처치에 따른 피부의 표면 마취, 생식기 점막 표면 마취

[용 법]
적용부위 10㎠ 당 1.2~2g을 피부에 도포후 밀봉테이프로 덮음(작용부위에 대한 밀봉은 1~3시간 유지). 밀봉테이프 제거 후 최소 1시간은 효과 지속됨

[부작용]
곡소 창백, 발적, 부종, 가려움, 두드러기, 혈관성 부종, 기관지경련 쇽 등

[참 고]
귀에 독성이 있으므로 중이에 적용 금기
중이로 침투할 수 있는 처치 또는 천자술에 금기

Lipo MCT 10%

Inj : 10% 250ml/btl, 500ml/btl

[성 분]
100ml 중 medium chain triglycerides 5g, soya bean oil 5g

[효 능]
비경구 영양요법에서 필수 지방간 및 칼로리의 공급

[용 법]
성인 : 10~20ml/㎏/day,
신생아 : 20~30ml/㎏/day, 1일 최대 40ml/㎏,
유아 : 10~30 ml/㎏/day를 점적정주.

[금 기]
고지혈증, 지방성 신장염, 급성 췌장염, 케톤산증, 저산소증, 혈전색전증, 급성 쇽

Livaframine

Inj : 500ml/btl

[성 분]
Amino acid-아미노산 함유 수액

[효 능]
급, 만성 간장애에 의한 뇌증 개선, 간장애 환자의 아미노산 보급

[용 법]
1회 500~1000ml를 점적주사, 투여속도는 500ml/180~300min(40~25적/min), 경중심정맥수액법으로 투여하는 경우 500~1000ml를 당질수액 등에 혼화하여 24시간 동안 중심정맥내에 지속주입

[금 기]
중증 신장애, 고질소혈증, 간장애 이외의 아미노산 대사이상 등

[주 의]
acidosis 환자, 울혈성 심부전 등

Lung surfactant

Inj : 120㎎/vial (Newfactan, Surfacten)

[성 분]
소의 폐추출물, 인지질, 유리지방산, triglyceride를 120㎎ 함유

[효 능]
폐포표면활성물질인 폐 surfactant를 보충, 신생아의 호흡곤란증후군(RDS) 치료

[용 법]
60~120㎎/㎏/day #4~5, N/S(120㎎/4ml)로 현탁하여 기관내 주입

[주 의]
과민증상 기왕력환자에게 주의, 현탁 후 신속히 사용, 주사금지, 5℃ 이하 및 차광 보관

Magnesium sulfate

Inj : 2g/20ml/amp (Magensin)

[효 능]
경련, 자간, Mg의 보급, 자궁경직, 분만촉진, Ba 중독의 해독

[용　법]
1~5g을 IV, IM, 전해질 보급시 1일 2~4g을 수회 분할하여 IV, IM
[부작용]
열감, 갈증, 혈압강하, 중추신경억제, 심박동수억제, 호흡억제
[금　기]
신기능장애환자, 혼수성활자, 고 Mg혈증활자, 근무력증

Mannitol

Inj : 500ml/btl (Mannitol 15%)
100ml/btl (Mannitol 20%)
[효　능] 뇌압강하 이뇨제
[용　법]
1회 1~3g/kg, 100ml/3~10min로 IVF(Max. 200g/day), ※ 소아 : 1g/kg/dose
[부작용]
흉부 압박감, 두통, 구토, 현기증, 구갈, 탈수증상, 전해질 평행실조
[금　기]
급성두개내 혈종, 심한 울혈성 심부전, 심한 탈수증
[주　의]
결정생성시 50~60℃로 가온 용해 후 체온정도로 식혀서 사용

Mepivacaine HCL

Inj : 400mg/20ml/vial (Emcaine 2%)
[효　능]
국소마취제
[용　법]
경막외 마취 : 200~400mg (Max.500mg/dose)
전달마취 : 40~400mg (Max. 500mg/dose)
손가락, 발신경차단 : 80~160mg
침윤마취 : 40~400mg (Max. 500mg/dose)
[부작용]
shock, 진전, 경련, 졸음, 불안
[금　기]
경막외 마취의 경우 출혈성 shock 상태, 주사부위 또는 그 주위의 염증, 페혈증, anilide계 국소마취제에 과민증자

Methylene blue

Inj : 100mg/10ml/amp (Methylene blue)
[효　능]
일산화탄소 및 cyan 화합물의 중독 시 해독제, 조영제
[용　법]
1~1.5mg/kg을 수분 간에 걸쳐 아주 천천히 IV 필요 시 1~2시간 간격으로 반복투여
[부작용]
과량투여시 : 구역, 복통, 흉통, 두통, 정신착란, 발한, 신장애
피하주사시 : 궤사농양
피내 주사시 : 신경장애

Methyl ergometrine maleate

Tab : 0.125mg (Unidergin)
Inj : 0.2mg/1ml/amp (Eruvin)
[효　능]
자궁수룩 지혈제
[용　법]
Tab : 1회 0.125~0.25mg씩 1일 2~4회 2~7일간 투여
Inj : 0.1~0.2mg/dose를 SC, IM. 응급시 IV, 필요시 6시간 간격으로 IM. 심한 출혈 시 2~4시간마다 반복 IM
[부작용]
위장장애, 혈압상승, 빈맥, 두통, 졸음, 현기, 이명, 태반감둔, 흉부 압박감
[금　기]
임신중독증, 맥간 alkaloid 과민증, 임부, 아두만출전, 고혈압, 분만중인 여성

Metoclopramide HCL

Tab : 5mg (Mexolon)
Inj : 10mg/2ml/amp (Macperan)
[효　능]
Dopamine antagonist (제토제)
[용　법]
Tab : 1일 10~30mg #2~3회 식전 복용
Inj : 소화기 이상 - 10mg/dose를 1~2분 이상 IVF
제토제 - 항암제 투여 30분전에 2mg/kg를 2분 이상 IVF 필요시에는 2~3시간마다 반복
소아 : 6세 이하 - 0.1mg/kg/dose를 IV
6~14세 - 2.5~5mg/dose IV
최대용량 -0.5mg/kg
[부작용]
권태, 두통, 위장장애, 유즙분비, 여성형 유방,

과량 투여 시 수전증, 근육강직, 안부경련, 심부정맥, shock

[금 기]

Inj : 전간, 위장장애, 크롬핀화 세포증, 과민증자

Morphine sulfate

Tab : 30mg (MS-Contin)

Inj : 10mg/1ml/amp (Morphine)

[효 능]

Narcotic analgesic agent

[용 법]

Tab : 1일 20~40mg #2(Max. 120mg/day)

Inj : 5~10mg/dose, 30mg/dsy SC, IV

[부작용]

호흡억제, 오심, 구토, 기관지장애, 심계항진, 현기 배뇨곤란, 내성, 의존성

[금 기]

호흡중추쇠약 환자, 폐수종, 점액수종

Naloxone HCL

Inj : 2mg/2ml/amp (Naloxone)

[효 능]

Narcotic antagonist

[용 법]

마약과량 투여시 : 최량 0.4~2mg IV, IM, SC, 호흡기능개선될때까지 2~3분마다 IV(Max.10mg)

수술 후 마약억제 시 : 2~3분 간격으로 0.1~0.2mg씩 중량 하여 IV

소아 : 2~3분 간격으로 0.005~0.01mg씩 중량 IV

[부작용]

오심, 구토, 발한, 빈맥

Nicarfipine HCL

Inj : 10mg/10ml/amp (Perdipine)

[효 능]

Calcium Channel blocker

본태성 고혈압, 뇌혈류장애에 의한 증상 개선

[용 법]

수술 시 이상고혈압 : 2~10μg/kg/min부터 IVF 시작, 응급 시 10~30μg/kg IV shoot

응급성 고혈압 : 0.5~6μg/kg/min

[부작용]

빈맥, 동계, 간기능 이상, 구역, 두통, 저산소혈증, N/S 또는 5%D/W 외 수액 혼합 금지

Nimodipine

Tab : 30mg (Nimodipine)

Inj : 10mg/50ml/vial (Nimodipine)

[효 능]

Calcium channel blocker.

뇌혈관경련에 의한 허혈성 신경장애 예방, 치료

[용 법]

Tab : 뇌기능 장애 : 1T씩 1일 3회

뇌혈관경련에 의한 허혈성 신경장애 : 2T/dose를 1일 4회(주사제로서 4~14일간 먼저 치료할 것)

Inj : 1mg/hr로 시작, 2시간 이상 투여 후 2mg/hr로 중량 가능

[부작용]

구역, 위장장애, 장폐색증, 두통, 어지러움, 순환기계 이상, 혈소판 감소

[참 고]

펌프, 튜브 등 차광해서 투여, 빛에 노풀된 경우 10hr까지 안정

Nitroglycerin

Tab : 0.6mg (Nitroglycerin)

Inj : 10mg/10ml/amp (Nitrolingual)

50mg/50ml/vial (Nitrolingual)

[효 능]

협심증의 예방과 치료

[용 법]

Tab : 발작 시 1T을 설하나 구강내 복용

Inj : 수술 시 저혈압 유지 초기량 1~5μg/kg/min, 수술시 고혈압 구급처치(초기량 0.5~5μg/kg/min

· 급성심부전시 : 초기량 0.05~0.1μg/kg/min 5~15 분마다 0.1~0.2μg/kg/min씩 중량

· 불안정 협심증 : 초기량 0.1~0.2μg/kg/min 5분마다0.1~0.2μg/kg/min씩 중량, 1~2μg/kg/분으로 유지

[부작용]

기립성 저혈압, 두통, 빈맥, 오심, 구토

[금 기]

Nitrate 특이체질, 빈혈 심금경색, 녹내장, 두부외상, 뇌출혈 환자

[참 고]

염화비닐제 수액용기 및 수액세트에 흡착, pH 10 이상의 alkali성 용액 혹은 항산화제(ascorbic acid) 함유용액으로 희석시 함량 저하

Norepinephrine

Inj : 4mg/4ml/amp (Norpine)

[효 능]

급성 저혈압의 혈압상승제

[용 법]

4mg을 5% 포도당 주사액 1L에 희석하여 2~3ml/min로 IVF 유지량 : 0.5~1ml/min

[부작용]

두통, 현기증, 불안, 심계항진, 호흡곤란, 혈압상승

[금 기]

고혈압, 동맥경화증, 갑상선기능항진증

Nutrineal PD4

Soln : 2L two bag/set

[효 능]

복막투석자의 영양실조(albumin<3.5g/dl)

신부전 전환자에 영양 보충(70kg 성인 : 0.3g/kg/day에 해당하는 22g 아미노산을 제공)

[요 법]

성인 : 약 1.2~1.3g/kg

유아 : 2~3g/kg.

[부작용]

복강감염, 전해질 및 체액 불균형, 대사성 산성혈증, 과질소혈증

[금 기]

BUN이 38mmol/L(2.4g/L)이상인 경우

Oliclinomel N4-550E

Inj : 1500ml/bag

[효 능]

경정맥 영양공급 대상자에게 수분, 단백질, 아미노산 및 갈로리 보급

[용 법]

성인 1일 0.16~0.35kg(아미노산으로 1~2g/kg/day), 최대 36ml/kg/day 중심정맥투여

[금 기]

조산아, 신생아, 영아, 달걀/대두유단백 에 과민증자

Ondansetron

Inj : 4mg/2ml/amp (Zofran)
　　 8mg/4ml/amp (Zofran)

Tab : 8mg(Zofran) 4mg(Zofran, Zydis)
　　 8mg(Zofran, Zydis)

[효 능]

5-HT_3 antagonist

화학요법 및 방사선 요법에 의한 구역, 구토, 수술 후 구역, 구토의 예방과 치료

[용 법]

심한 구토 유발성 화학요법제 투여 시

· 화학요법실시 직전 : 8mg을 천천히 IV

· 화학요법실시 후 :

점적경주 : 1mg/hr 속도로 최대 24시간동안 IV

정맥주사 : 화학요법 당일 2~4시간 간격으로 8mg 2회 추가

지연성 구토예방 : 치료 후 최대 5일간 8mg PO bid

· 약한 구토 유발성 화학용법제 투여 시

화학용법 실시 직전 8mg을 천천히 IV 또는 1~2시간 전 PO, 12시간 후 8mg PO

지연성 구토예방 : 치료 후 최대 5일간 8mg PO bid

방사선 요법시 : 1~2시간 전에는 8mgPO 후 12시간마다 8mg 투여

소아 : 화학요법실시 식선 5mg/m² IV, 12시긴마다 8mg 투여

화학요법실시 후 5mg/m² IV, 12시간 후 4mg을 경구투여

[부작용]

변비, 조흥, 두통, 혈압상승

[참 고]

Zydis Tab : 입안에서 녹여서 복용, N/V 심한 환자에게 적합, Inj는 차광 보관, 정맥주사액과 혼합은 사용직전 조제하여 냉장 후 1일 보관가능

Oxytocin

Inj : 10U/1ml/amp (Oxyrocin)

[효 능]

자궁수축 유잘 및 촉진, 분만 후 출혈

[용 법]

분만유도 : 5~10U을 5%D/W 500ml에 혼합하여 0.75ml/min속도로 주입

기타 : 5~10U를 IM, IV, IVF

[부작용]

자궁의 경련성 수축, 자궁파열, 태아의 서맥, 부정맥, 빈맥, 혈압상승, 구역, 구토, 전치 태반, 양수색전증

[참 고]

냉장보관

Pamisol

Inj : 500ml/btl
[성 분]
아미노산 함유 수액
[효 능]
아미노산 함유 수액제, 간장애 환자의 아미노산 보급
[용 법]
총 아미노산으로 1일 1~1.5g/kg

Papaverine HCL

Inj : 30mg/1ml/amp (Papaverine)
[효 능]
진경제
[용 법]
혈관, 요관, 담관, 소화관, 등 평활근의 진경 : 1회 30~50mg, 1일 100~200mg SC
급성동맥색전 : 1회 50mg을 동맥내 주사
급성폐색전 : 1회 50mg을 IV
[부작용]
식욕부진, 구역, 변비, 설사, 복부불쾌감, 피부발진, 안면홍조, 현기, 졸음, 부정맥, 호흡억제

Pedira soln

Soln : 1000ml/btl
[성 분]
포도당 2.5g, 구연산 칼륨 216mg, 염화나트륨 205mg, 구연산 나트륨 86mg
[효 능]
유소아의 설사시 수분과 전해질 공급
[용 법]
소아 : 100~150ml/kg/day 수시 분할 복용
[금 기]
신부전 환자, 장폐쇄

Pentastarch

Inj : 50g/500ml/btl (Pentaspan 10%)
[효 능]
삼투성 혈장 증량제
[용 법]
혈량부족 : 500~2000ml/일IVF
(Max. 28ml/kg/day)
급성출혈 shock시 : 20ml/kg/hr 속도로 투여
백혈구 분리반출(Lekapheresis) : 항응혈제를 첨가시킨 후 약 250~700ml를 전 정맥혈에 대해 1 : 8 ~ 1 : 13dml 비율로 투여
[부작용]
발진, 소양감, 구토, 오한, 발열, 두통, 응고장애, 출혈
[금 기]
울혈성 심부전, 핍뇨 등을 수반하는 신부전, 팔수증, 풀혈장애 환자, 급성 뇌경색환자
[참 고]
대량 투여시 혈장 단백이 과잉 희석

Pentazocine HCL

Inj : 30mg/1ml/amp (Jimegon)
[효 능]
중등이상 동통, 마취전 투약 및 마취보조제
[용 법]
30mg/dose를 3~4시간마다 SC, IM, IV
마취 전 투여 : 30~60mg/dose를 SC, IM, IV
분만 시 투여 : 초기 30mg/dose를 IM, 자궁수축이 순조로우면 20mg IV, 필요 시 2~3시간 간격으로 2~3회 반복투여
[부작용]
산모에 투여 시 신생아의 일과성 무호흡, 구역, 구토, 식욕부진, 설사 두통, 호흡곤란, 진전, 백혈구 억제, 혈압강하, 발진, 오한
[금 기]
두개내압 상승, 두뇌손상, 뇌병변 환자

Pethidine HCL

Inj : 50mg/1ml/amp (Pethidine)
[효 능]
Narcoric agent
심한 동통 및 산과 통증에 대한 진통
수술 전 투약, 마취보조제,
[용 법]
1회 25~100mg을 SC, IM, slow IV, 필요 시 3~4시간마다 반복투여(Max. 1회 200mgm 1일 600mg)
[부작용]
호흡억제, 부정맥, 현훈, 발한, 구갈, 오심, 발진, 배뇨장애
[금 기]
중증호흡억제, 간장애, 두 개내압 상승, 담낭선통, MAOI 투여중인 환자
[참 고]
potency : pethidine 50mg = morphine 10mg

Phenlephrine HCl(1)

Inj : 10mg/1ml/vial (Phenylephrine)

[효 능]

α-adrenergic aginist로 혈관수축제

[용 법]

중등도의 저혈압 :

SC, IM : 상용량 2~5mg(1~10mg 범위), 초기량은 5mg 이내

IV : 상용량 0.2mg(0.1~0.5mg 범위), 초기량은 0.5mg이내, 반복투여시는 10~15분 이후심각한 저혈압, shock

IVF : phenylephrine 10mg을 500ml 5%D/W 또는 NS로 희석 후 초기량 100~180μg/mg/min, 유지량 40~60μg/min

척수마취시 저혈압 :

척수마취 주사 3~4분 전 SC, IM

초기량 0.2mg,유지 0.1~0.2mg (Max. 0.5mg)

척수마취 연장 :

마취용액에 2~5mg 추가하면 운동성 차단의 지속을 50%정도 증가

국소마취시의 혈관 추축제 :

20ml의 국소마취제에 본제 1mg mix(1:20000)

발작성 빈맥 : 20~30초 이내 IV 투여

최초 0.5mg 이내, 유지 0.1~0.2mg(Max. 2mg)

[부작용]

두통, 반사성, 서맥, 흥분, 불안

[금 기]

심각한 고혈압, 심실성 빈맥, 과민증

Phosten (KH_2PO_4)

Inj : 20ml/vial (Phosten)

[성 분]

1ml 중 KH_2PO_4 136.1mg

[효 능]

potassium, phosphate 보급제

[용 법]

최대투여속도 : 20mmpl/hr(K), 혈중농도 모니터링하여 조정

고영양수액 투여 중인 경우 : 12~15mmol 5%DW 500mL를 함께 투여

소아 : 고영양수액 투여중인 경우, 15~2mmol / kg/day 투여

[부작용]

인중독 : hypocalcemia

칼륨중독 : 말초감각이상, 근무력, 마비, 무기력, 정신혼란, 다리 중압감, 저혈압, 부정맥

[참 고]

phosphate(PO_4^{-2}) : 1mmol/ml, K^+ : 1mmol/ml

Phytonadione(Vitamin K_1)

Tab : 5mg (Kaywan)

Inj : 10ml/1ml/amp (Vitamin K_1)

[효 능]

신생아 출혈성 질환 예방, 저 prothrombin 혈증

[용 법]

신생아 출혈성 질환 예방

Tab : 모체에 10mg/day를 투여

Inj : 분만 직후 신생아에게 0.5~2mg IM or 제대이용하여 주사 또는 산모에게 분만 12~24시간 전에 1~5mg IM or IV

신생아 출혈성 질환의 치료 :

Inj : 신생아에게 1mg/day IM or IV

저 Prothrombin 혈증

Tab : 초회량 : 1~25mg을 투여하고, 투여 후 10~48시간 내에 프로트롬빈치가 만족할 정도로 짧아지지 않으면 같은 양을 반복 투여

Inj : 10~50mg/day SC or IM, 소아는 5~10mg SC or IM, 응급시에는 IV하며 주입속도는 5mg/min을 초과하지 않는다.

[부작용]

Inj : 신생아의 핵황달, 용혈성 빈혈, 혈색소뇨증, 빌리루빈혈증, 일시적 안면홍조, 미각변화, 현기, 빈맥, 발한, 저혈압, 호흡곤란, 기관지 경련, 청색증, 흉부압박감, 말초혈관 부전증

[금 기]

Inj : 담즙분비 정지환자

[참 고]

정맥주사시 희석액 : NS, 5%D/W, 5%DS

Plasma solution A

Inj : 1000ml/pack

[성 분]

1000ml 중 magnesoium chloride 0.3g, porassnium chloride 0.37g

sodium acetate 3.68g, sodium chloride 5.26g, sodium gluconate 5.02g

[효 능]

혈장전해질 수액

[용 법]

500~1000ml/dose, Infusion rate : 200ml/hr

[부작용]
국소열감, 감염, 정맥혈전증, 정맥염, 삼출, 과다혈증
[참 고]
pH=7.4(인체와 동일)
Ca^{+2}없으므로 혈액응고 위험없음(수혈과 동시투여)

Potassium chloride

Tab : 600mg(S.R) (K-contin)
Inj : 600mg/20ml/amp (KCl)
[효 능]
저칼륨혈증, 디기탈리스중독, 이뇨제 투여 후의 저칼륨혈증
[용 법]
Tab : 1일 2~5T, 이뇨제 투약 환자는 1일 1T #1
Inj : 1회 1amp를 수액 1L에 희석하여 8~12ml/min 이하로 IVF, 필요시 1일 2amp까지 사용 가능
[부작용]
소화관폐쇄, 궤양 및 천공, 구토, 복통, 소화관출혈, 설사, 대량투여시 일시적 심전도장애
[금 기]
신부전, 선천성 심부전, 부신기능 장애, 급성 탈수증, 광범위한 조직손상 소화기장에 및 협착 심장수술 후 고 K 혈증

Povidone

Opht. soln : 10ml/btl (Optagent)
[효 능]
인공누액
[용 법]
1일 4~5회, 1회 1~2방울씩 점안
[금 기]
소프트콘택트렌즈 착용시

Povidone iodine

Sol : 10% Besetine
Srub : Besetine
[효 능]
Sol : 열상, 화상, 창상의 살균소독, 궤양, 농양의 살균 소독, 감염피부면의 살균소독, 수술기구 수술부위 살균 소복, 복강내 관주소독, 주사 및 카테타부위 소독
Scrub : 수술자의 손 및 팔의 살균 소독, 수술부위의 소독
[용 법]
Sol : 10%(유효요오드 1%)액을 수술기구, 수술부위 살균소독 시 적당량을 직접 바르고, 역상, 창상의 살균소독 및 감염 피부면의 살균 소독시는 1일 수회 적당량을 환부에 도포
Scrub :
수술자의 손, 팔 소독 : 본제 5ml를 손과 팔에 약 5분간 잘 문질러 거품을 충분히 낸 후 흐르는 물로 씻어냄
수술부위 소독 : 본제를 직접 바르거나 또는 적당량을 잘 문질러 거품을 충분히 낸 후 멸균 거즈로 닦아냄
[부작용]
아나필락시양상(호흡곤란, 홍조, 두드러기), 요오드진(iododerma), 동통, 가려움, 자극감, 발진, 발적, 피부염, 대상성 산증,
[주 의]
중증의 환자(화상 환자 등), 갑상선질환 및 신부전 기왕력자

Proamine 10%

Inj : 500ml/btl (Proamine)
[효 능]
아미노산 수액제
[용 법]
30~40gtt/min IVF(Max. 1~1.5g/kg/day)
[부작용]
흉부불쾌감, 심계항진, 혈압강하, 발진, 구역, 구토
[금 기]
간성혼수, 중증신장애, 고질소혈증, 소모성 심부전증, 폐수종, 핍뇨증, 무뇨증

Propofol

Inj : 200mg/20ml/amp (Fresofol)
500mg/50ml/amp (Fresofol)
1000mg/1000l/amp (Fresofol)
[효 능]
단시간형 정주마취제로 1시간이내의 수술시, 전신마취의 유도 및 유지, 인공호흡 중환자의 진정
[용 법]
전신마취유도 : 10초마다 4ml(40mg) IV, IVF (1.5~2.5mg/kg)
소아 : 8세 이상 2.5mg/kg, IVF
3~8세 : 2.5mg/kg이상 투여
전신마취유지 : 4~12mg/kg/hr IVF, 일정량 반복 IV(25~50mg까지 중량가능)

3세 이상 소아 : 9~15mg/kg/hr IVF
인공호흡중인 중환자의 진정 : 0.3~4mg/kg/hr(3일 이내로 투여)

[부작용]
저혈압, 서맥, 일시적 무호흡, 위장장애

[참 고]
반드시 5%D/W로만 희석하며 5배 이상 희석하지 말 것
작용발현시간 : 약 30초, 지속시간 : 약 10분

Propranolol HCl

Tab : 10mg (Indenol), 40mg (Pranol)
Inj : 1mg/1ml/amp (Pranol)

[효 능]
Noneslective β-adrenergic blocking agent로 고혈압, 협심증, 부정맥 치료

[용 법]
Tab : 1일 40mg #2~4, 필요시 1일 80~120mg 증량 (Max. 640mg/일)
Inj : 1회 2~10mg, 마취시 1~5mg 서서히 IV
소아 : 0.025~0.05mg/kg/day

[부작용]
위장장애, 홍반성피부발진, 손의 지각이상, 발열, 권태, 우울증, 시력장애, 간장애(ALT, AST, ALP 상승)

[금 기]
2~3도의 방실 block, 심인성 쇽, 기관지 천식, 심한 당뇨병, 대사성 acidosis, 과민증

Protamine sulfate

Inj : 50mg/5ml/amp (Protamine)

[효 능]
Heparin antagonist

[용 법]
heparin 1,000U당 1~1.5ml(10~15mg)투여, 1회에 50mg 이하의 양을 N/S 또는 5%D/W 100~200ml에 희석하여 10분 이상 서서히 IV

[부작용]
급속투여시 혈압강하, 서맥, 호흡곤란, 일과성 피부홍조, 오심, 구토, 쇽

[참 고]
작용발현시간 30~60초, 지속시간 2시간

Pyridostigmine Br

Tab : 60mg (Dosmin)
Inj : 5mg/1ml/amp (Pigmin)

[효 능]
중증근무력증

[용 법]
Tab : 1알 2~12T #2~4,
소아 : 7mg/kg/day #4~6
Inj :
중증 근무력증 : 2~6mg을 2~3시간마다 IM or IV
수술전후 비탈분극성 근이완제 길항제 : 0.1~0.25mg/kg IV
근무력증 산모의 신생아 호흡곤란, 연하곤란 : 0.05~0.15mg/kg IM

[부작용]
위장장애, 타액분비, 축동, 발한, 근경력, 발적, 혈전성 정맥염

[금 기]
장 · 요로폐색, 기관지천식

[참 고]
작용발현시간 IV시 2~5분, IM시 15분
작용시간 2~3시간

Racicrol

Inj : 200ml/vial, 100ml/btl

[성 분]
200ml 중 calcium chloride 331mg
magnesium chloride 508mg
potassium chloride 1491mg
sodium acetate 4015mg
sodium chloride 321mg

[효 능]
전해질 보급제

[용 법]
포도당 영양수액 또는 아미노산 영양수액 1L당 분제 20ml를 가해 1일 2~3L를 83~125ml/hr로 중심정맥 카테타를 통해 24시간 동안 계속 주입

[금 기]
무뇨증, 고칼륨혈증, 방실분리, 심근상해, 심 · 신 · 간장애로 인한 심한 부종

Ranitidine HCl

Tab : 150mg (Zantac, Curan), 300mg (Curan)
Inj : 50mg/2ml/amp (Ranitidine)
100mg/4ml/amp (Curan)

[효 능]
H_2 receptor antagonist, 소화성 궤양치료제

[용 법]
Tab : 1일 300mg #2 or 취침 전
소아(8~18세) : 4mg/kg/day #2
Inj : 50mg/dose를 1일 3~4회 IM, IV(Max. 400 mg /day)
[부작용]
두통, 현기, 졸음, 혈액장애, 간효소치 상승, 변비, 과민증

Remifentanil

Inj : 1mg/vial(Ultiva)
[효 능]
마취유도 및 마취유지의 진통
[용 법]
진통 : 0.1μg/kg/min IV, 매 5분마다 0.025μg/kg/min씩 용량조절
마취유도 : 0.5~1μg/kg/min
마취유지 : 0.05~3μg/kg/min IV, 필요시 매 2~5분마다 1μg/kg 추가
2세 미만 소아에 대한 자료 없음
[부작용]
오심, 구토, 저혈압, 서맥, 근강직, 호흡억제, 무호흡, 저산소증
[금 기]
경막외 및 초내 투여, 이 액의 성분 및 다른 펜타닐 유사제제에 과민증의 기왕력 환자, 마취유도의 목적으로 단독 투여

Rocuronium Br

Inj : 50mg/vial (Esmeron)
[효 능]
수술 시 근이완, 기관내 삽관 및 기계적 호흡조절
[용 법]
1. 기관내 삽관 : 일반마취, 제왕절개 : 0.6mg/kg, RSI 마취 : 1mg/kg
2. 유지 : 0.15mg/kg
[부작용]
부정맥, 비정상적인 심전도, 빈맥, 구역, 구토,천신, 딸꾹질, 발진, 주사부위의 부종, 가려움증

S/D 1:4

Inj : 500ml/btl
[성 분]
1,000ml 중 sodium chloride 1.8g, dextrose 40g
[효 능]
탈수증, 수분, 전해질 보급, 수술전후의 수분 및 전해질 보급
[용 법]
1회 500~1000ml를 점적정주,
투여속도 : 성인 300~500ml/hr(80~130적/min)
소아 50~100ml/hr, 신생아, 미숙아, 급속 주입 금지(100ml/hr 이상 금지)

Sevoflurane

Soln : 250ml/btl (Sevorane)
[효 능]
전신흡입마취제
[용 법]
유도 : 0.5~5%
유지(NO gas 병용) : 4%
[부작용]
악성고열, 간기능장해, 고/저혈압, 구역, 구토
[금 기]
악성고열에 대해 유전적 감수성 또는 의심

Solgreen 12.5%

Inj : 500ml/btl (Solgreen)
[성 분]
아미노산 함유 수액
[효 능]
아미노산 보급제
[용 법]
단독투여 : 2~3btl/wk
TPN or TNA 조성 : 1~ 2btl/day
[부작용]
구역, 구토, 흉부불쾌감, 심계항진, 빈맥
[금 기]
간성혼수, 질소대사장애, 소모성 심부전, 폐수종, 핍뇨, alkalosis, 방실블록, 중증근무력증

Somatostatin

Inj : 3mg/amp (Somatosan)
[효 능]
식도정맥류에 의한 급성출혈 치료, 위·십이지장 궤양에 의한 급성출혈 치료, 급성 미란성 혹은 출혈성 취염을 동반하는 급성출혈 치료, 췌장수술 후 합병증 치료

Streptokinase/Streptodornase

Tab : (Verase, Mucolase)

[효 능]

대사성 소염효소제, 객담배출촉진

[용 법]

1일 4~8L #4

소아 : 1T/10kg/day #4

[부작용]

발진, 발적, 위장장애, 혈액응고 시간 연장, 출혈 경향

[금 기]

혈액응고이상, 혈소판감소증, 항응혈제투여중

Sulprostone

Inj : 0.5mg/amp (Nalador 500)

[효 능]

자궁수축 지혈제

[용 법]

임신중절 및 태아 자궁내 사망 시 분만유도: 1amp을 N/S 250ml에 용해하여 100 mcg/hr의 속도로 10시간까지 IVF(Max. 1.5mg)

이완성 산후 출혈 : 30~120분 이내에 0.5mg를 4~16μg/min속도로 투여

[부작용]

오심, 구토, 설사, 졸음, 두통, 기관지 수축, 서맥, 혈압강하

[금 기]

기관지 천식, 심장애, 신·간장애, 뇌경련, 중증 고혈압, 태아유도, 분만, 녹내장, 갑상성중독증, 궤양성대장염, 자궁수술경험자

[참 고]

보관 : 8℃ 이하

조제 후 12시간 내 사용, 냉장보관

Taurolidine

Inj : 2% 250ml/btl (Taurolin)

[효 능]

수술 시에 사용되는 광범위 화학요법제

[용 법]

- 화농성 복막염, 천공성 충수염 : 수술 시 봉합 전 100~200ml을 복강내 주입, 수술 후 분비물에서 균이 배출되지 않을 때까지 배농관으로 100~ 200ml씩 관주
- 흉부농양수술 후 : 배농관을 통하여 100ml씩 1일 2회 관주하고 1~2시간 후 유출
- 담낭 및 췌장 수술 후 : 배농관을 통하여 20~50ml씩 1일 2~3회 수술부위에 관주하고 15~45분 후에 유출
- 복회음절제술, 직장절제 수술 후 : 배농관을 통하여 1일 100ml를 주입 후 충진물 세척

[부작용]

경미한 과민반응, 작열감

[참 고]

Povidone, lodide, Hydrogen perpoxide 등과 같은 산화제와 함께 복강내에 투여는 금기

저온에 보관 시 백색 침전이 생기나 이때 30도 정도로 가온 하여 용해하여 사용

Tenecteplase

Inj : 50mg/vial (Metalyse)

[효 능]

recombinant TNK-tissue type plasminogen activator(thrombolytics agent)

급성심근경색에 의한 혈전용해

[용 법]

증후군 빌현 후 체중에 따라 최고 10,000 단위 (50mg)까지 투여

60kg 미만 : 30mg, 60~70kg : 35mg, 70~80kg : 40mg

[부작용]

주사부위 반상출혈, 위장관 출혈, 비뇨생식기 출혈, 비출혈, 고혈압, 협심증, 맥박과 심리듬 이상, 아나필락시양 반응

[금 기]

최근 6개월 이내 임상적 유의한 출혈이상, 최근 항응고제 병용투여, 중추신경제 손상, 출혈성 체질, 조절되지 않은 중증 고혈압

[참 고]

정맥주사로만 투여

Terazosin HCl

Tab : 1mg (Hytrin), 2mg (Hytrin)

[효 능]

α_1 adrenergic blocking agent, 양성 전립선 비대증, 고혈압

[용 법]

초기용량 : 1mg/dose qd hs

지량 : 고혈압증 : 2~10mg/day #1

양성전립선 비대증 : 5~10mg/day #1

[부작용]

기립성 저혈압, 현훈, 두통, 비춘혈, 말초부종,

오심, 감각이상, 심계항진, 빈맥, 구내 건조감, 체중증가, 성욕감퇴, 빈뇨, 실신, 변비, 설사, 근육통

[금 기]

α-blocker 과민증자

[참 고]

약효 지속시간이 24시간

Terbutaline sulfate

Inh. Pow : 200dose/btl (Bricanyl® trbuhaler)

[효 능]

기관지 β_2 recptor agonist, Bronchodilator

기관지 천식, 만성기관지염, 천식성 기관지염, 기관지 확장증 및 폐기종

[용 법]

6시간마다 1회 1번(0.5mg)씩 흡입, 중증 시 1회 3번까지 증량 흡입(Max. 12번/일)

소아 : 6시간마다 1회 1번(0.5mg)씩 흡입, 증 시 1회 2번(1mg) 흡입(Max. 8번/일)

[부작용]

빈맥, 고혈압, 흉부 압박감, 손가락 떨림, 경직, 마비감, 두통, 현훈, 어지러움, 구역, 구토, 식욕부진, 발진 등 과민증상

[금 기]

교감신경 흥분성 amine류 과민증자, 비후성 심근병증에는 금기, 갑상선기능항진, 고혈압, 심질환, 당뇨병에 신중투여, 과도투약 시 부정맥 및 심정지 초래위험, 모유로 분비, 12세 미만 소아에게 추천하지 않음

Tetracaine HCl

Inj : 20mg/2ml/vial (Pantocaine sterile)

[효 능]

Na의 막투과성의 저하를 통한 탈분극 억제로 인한 전도를 억제하여 국소마취효과 나타냄. 국소마취제, 척추마취, 전달마취

[용 법]

경막외 마취 : 30~60mg/dose

침윤마취 : 20~30mg/dose

표면마취 : 5~80mg/dose

[부작용]

혈압강하, 호흡마비, 오심, 구토, shock, 과민증상, CNS 억제, 부종, 연하곤란, 불안

[금 기]

요추내 및 주변 화농성 염증, 패혈증, 중추신경계 악성질환, 중증 출혈 및 쇽

[참 고]

투여 시 혈관 수축제를 첨가 금기

Theophylline

Cap:100mg (Theolan), 200mg (Theolan)

[효 능]

Xanthine계 bronchodilator

Phosphodiesterase 억제, 기관지 천식, 울혈성 심부전, amti-apneic in neonotes

[용 법]

400mg/day #2, 12시간 간격으로 복용

[부작용]

오심, 식욕부진, 설사, 불안, 불면, 두통, 지전, 심계항진, 혼수, 단백뇨

Thiamine HCl

Inj : 50mg/2ml/amp (Thiamine)

[효 능]

Vit B_1 결핍증의 예방과 치료

(소모성질환, 갑상선기능항진증, 임산부, 수유부)

[용 법]

1~50mg/day SC, IM, IV

[부작용]

대량투여시 호흡억제, 혈압강하, 장관운동억제, 골격운동억제

[금 기]

신생아, 미숙아

[참 고]

IV시 혈관통 초래하므로 서서히 주사

benzyl alcohol을 함유하여 조숙아에게 치명적인 호흡장애 초래

Thipental sod

Inj : 500mg/vial (Pentotal sod)

[효 능]

전신마취제

[용 법]

마취유도(50~100mg/dose IV)

마취유지(25~100mg/dose 필요시 IV)

소아 : 마취유도(5~6mg/kg IV)

마취유지(1mg/kg를 필요시마다 IV)

[부작용]

shock, 부정맥, 기침, 딸국질, 구역, 두통, 발한, 경련, 복시

[금 기]
중증 간 및 신장애, 중증 심부전, 중증 기관지 천식, 저혈압환자
[참 고]
동맥 주입시 동맥폐쇄, 말초피사 초래

Tirofiban

Inj : 12.5mg/50ml/vial (Agrastat)
[효 능]
혈소판 응집억제
급성관상증후군, PTCA 또는 죽상반 절제술 환자에게 Heparin과 병용투여
[용 법]
NS or 5%DW에 50㎍/ml로 희석하여
최초 : 0.4㎍/kg/min의 속도로 30분간 IVF
유지 : 0.1㎍/kg/min의 속도로 IVF
[부작용]
출혈, 오심, 발열, 주사부위 통증, 잠혈등
[금 기]
출혈의 위험, 급성 심막염, 동 정맥기형 또는 동맥류, 중증 고혈압, 본제 부여로 인한 혈소판 감소증의 기왕력자, 혈소판수 150,000/㎣이하, 출혈성 망막증, 혈액응고저해제 또는 혈전 용해제 병용 시는 주의하여 투여
[보 관]
차광

Tissucol Duo Quick

[성 분]
Aprotinin 3000KIU (prefilled syringe 1)
Calcium chloride 5.88mg (prefilled syringe 2)
Human thrombin 500IU (prefilled syringe 2)
[효 능]
국소 지혈, 봉합, 조직 접착, 상처치유 보자
[용 법]
적용할 상처 표면적 또는 채워야할 결손부위에 따라 용량 결정, 보통 접착이 필요한 조직의 표면적에 따라 사용
5㎠까지 티수콜 튜오 퀵 0.5ml, 10㎠까지 1ml, 20㎠까지 2ml, 50㎠까지 5ml
[부작용]
알레르기 또는 아나필락시스 반응, 발열, 구토, 두통, 혈전성색전 등
[금 기]
동맥 및 정맥출혈 환자, 우단백 과민증
[참 고]
-18℃ 이하 냉동보관, 해동 후 48시간 이내 사용

Tissue plasminogen activator/rh-TPA

Inj : 50mg/50ml/vial (Alteplose, Actilyse)
[효 능]
급성 혈전성 관상동맥 폐색증, 급성 심근경색증, 급성 폐색증, 허혈성뇌졸증
[용 법]
급성 심근 경색증 : 증상 발현 후 6시간 이내 100 mg/dose를 1.5시간에 걸쳐 IV, 또는 6~12시간 이내에 3시간에 걸쳐 IV
허혈성 뇌졸중 : 증상 발현 후 3시간 이내에 0.9 mg/kg의 용량 중 10%를 IV bolus 한 후 나머지 90%를 1시간에 걸쳐 IV
[부작용]
shock, 구역, 구토, 혈뇨, 치은출혈, 소화관 출혈, 후복막 출혈, 혈압강하, 빈맥
[금 기]
출혈성 체질, 뇌출혈, 외상 및 대수술 경험
최근 2달 이내에 뇌수술이나 척추수술 경험, 조절 불가능한 고혈압, 세균성 심내막염, 급성 췌장염 환자
[참 고]
주사약 조제법 : WI를 가하여 1mg/ml로 용해후 N/S 0.2mg/ml로 희석하여 정맥내 주입

Tizanidine HCl

Tab : 1mg (Sirdalud)
[효 능]
진통작용이 있는 근이완제
[용 법]
근육 긴장상태 개선 : 1~2mg/dose tid
경직성 마비 : 초기량은 1~2mg/dose tid 로 투여 점차 증량하여 2~3mg/dosd tid로 투여
[부작용]
혈압저하, 심계항진, 졸음, 두통, 구갈, 복통, 피로, 어지러움, 부종, 요폐
[금 기]
간기능 현저한 손상, 유소아
[참 고]
혈압강하제나 이뇨제를 병용 시에는 저혈압, 서맥이 나타날 수 있음.

Tramdol HCl

Tab : 100mg (Tridol -SR)

Inj : 50mg/1ml/amp (Zipan)

[효 능]

비마약성 진통제, 중증이상의 급만성 통증, 진단 및 수술 후 통증

[용 법]

Tab : 50mg/dose를 투여하고 진통여부에 따라 1시간 50mg씩 추가투여(Max. 400mg/day)

Inj : 50~100mg/dose IM, IV. 필요시 4~5시간마다 반복투여

[부작용]

shock, 호흡억제, 심계항진, 저혈압, 부정맥, 두통, 구역, 오심, 피로, 현훈

[금 기]

알코올 및 CNS 약물중독, 두부 손상, MAO inhibitor 투여, 임부, 수유부, 호흡억제, 의식혼탁

[참 고]

아편에 과민성 환자 투여 신중

신경주행부위를 피하여 주사

Tranexamic acid

Cap : 250mg (Transamin)

Inj : 500mg/5ml/amp (Transamin-S)

[효 능]

항 plasmiin계, 지혈제

[용 법]

Cap : 750mg~200mg/day #3~4

Inj : 125~500mg/day qd~bid IM, IV infusion, 필요시 500~2000mg/dose를 IV infusion

[부작용]

위장장애, 소양증, 발진, 졸음, 저혈압, 식욕부진, 구역

[금 기]

혈전증, 응고장애, 다른 응고제와의 병용

[참 고]

Anubicapric acid와 작용이 유사하지만 독성이 더 크며, 급속하게 주사하면 심계항진.

Triamcinolone acetate

Inj : 40mg/1ml/vial (Triamcinolone)

[효 능]

Corticosteroid

[용 법]

40mg/dose를 IM, 효과에 따라 40~80mg에서 조절. 작은 관절에 2.5~5mg/dose를 투여, 큰관절에 5~15mg/dose를 투여

[부작용]

과혈당증, 당뇨, 골다공증, 무력감, 식도염, 발적, 월경분순, 얼굴의 부종, 피부감연증, 상처치유 장애, 과민증, 구강 칸디다증, 인후 건조, 인후자극, 천명음, 기침, 목쉼

[참 고]

Potency는 Cortisone의 5배, IV는 금기

Trophamine 6%

Inj : 100ml/btl (Trophamine)

200ml/btl (Trophamine)

[성 분]

아미노산 함유 수액 참조

[효 능]

저단백혈증, 저영양상태, 수술전후 유소아 아미노산 보급

[용 법]

10kg 이하의 유아 : 2~2.5g/kg/day

10kg 이상의 유소아 : 20~25g/day에 10kg 이상 매 kg당 1~1.25g을 중량하여 정맥내 점적주사

[부작용]

과민증, 구역, 구토, 흉부불쾌감, 심계항진, 빈맥, 혈압강하, 오한, 발열, 대사성 acidosis, 저인산염혈증, 간효소 상승, 고암모니아혈증, 전해질 불균형, 반동성 저혈당, 삼투적 이뇨 및 탈수성 alkalosis

[금 기]

간성 혼수 또는 간성혼수의 우f자, 중증 신장애, 고질소혈증, 소모성 심부전증, 폐수종, 핍뇨 및 무뇨, 과나트륨혈증, 염소혈증 또는 alkalosis

Tropicamide

Opht. Soln : 1% 15ml (Mydriacyl)

[효 능]

안과 진단용 산동 및 조절마비제

[용 법]

검안 : 1~2 drop/dose를 5분 간격으로 점안

안저검사 : 검사 전 15~20분에 1~2 drop씩 점안

[부작용]

안압상승, 정시반응, 행동장애, 구강건조, 심장성 호흡허탈, allergy, 부교감신경 흥분

[금 기]

협우각 녹내장

[참 고]

체내흡수를 방지하기 위하여 점안 후 1분간은 손가락으로 누낭을 압박

Urokinase

Inj : 100,000IU/vial (Urockinase)
500,000IU/vial(Urockinase)

[효 능]

Plasminogen activator, 혈전 용해제

[용 법]

- 뇌경색, 뇌혈전 : 6천~30만IU 3ml에 용해하여 IV NS or 5% DW 500ml에 혼합하여 IVF
- 말초 동맥 및 정맥 폐색증 : 5만~25만 IU를 투여한 후 감량하여 7일간 투여
- 급성 심근경색 : 50만~100만 IU를 관상동맥내 주입 또는 약 30분간 IVF
- 폐색전증 : 초기 4,400IU/kg를 10분간 투여, 유지량으로 4,400IU/kg/hr를 12시간 투여

[부작용]

출혈경향, 발진, 담마진, 오심, 구토, 식욕부진, 발열, 오한, 권태감

[금 기]

중증 간장애, 저 fibrinogen, 출혈가능, 저혈처치가 곤란한 환자, 동맥류

[참 고]

Atropine제제와 병용시 작용 감소, 희석 후 냉장보관

Valsartan

Tab : 80mg (Diovan)
160mg (Diovan)

[효 능]

Angiotensin Ⅱ receptor antagonist. 본태성 고혈합, 심부전

[용 법]

본태성 고혈압 : 1일 1회 80mg(Max. 160mg/day)
심부전 : 1일 2회 1회 40mg(Max. 320mg/day)

[부작용]

두통, 어지러움, 바이러스 감염, 상기도 감염, 기침, 설사, 피로, 비염, 부비동염, 복통, 구역, 인두염, 관절통

[금 기]

임산부, 종증 신부전환자(CLCR<10ml/min)

Vasoperssin (ADH)

Inj : 210IU/1ml/amp (Vasopressin)

[효 능]

뇌하수체성 뇨붕증 : 2~10IU/dose bid~tid SC
장내가스제거 : 5~10IU/dose SC
식정맥류출혈 : 20IU/dose를 5%D/W 100~500ml에 용해하여 0.1~0.4IU의 속도로 IVF
뇌하수체성 또는 신성 뇨붕증의 감별진단 : 5~10IU IM or SC 또는 0.1IU IV

[부작용]

과민증, 심박동정지, 혈압상승, 흉통, 호흡곤란, 두통, 오심 및 구토, 자궁수축, 월경과다, 수분중독, 피부창백 및 괴사, 발열, 발한

[금 기]

심근경색, 협심증, 심부전, 천식, 임신중독증, 편두통, 전간, 만성 신염

[저 장]

동결피해 냉장보관

Vecuronium bromide

Inj : 4mg/vial(Norcuron)

[효 능]

비탈분극형 골격극 이완제
Aectylcholine 수용체의 결합을 차단.

[용 법]

초기량 : 0.08~0.1mg/kg/ IV
유지량 : 0.03~0.05mg/kg IV
수술 중에는 0.01~0.015mg/kg IV

[부작용]

shock, 딸국질, 주사부위 가려움, 홍반, 지속성 마비, 경도의 맥박수 증감

[금 기]

중증 근무력증, 중증의 신장애, 간장애 임부, 신생아

Verapamil

Tab: 40mg (Isoptin), 180mg (Isoptin SR)
Inj : 5mg/2ml/amp (Isoptin)

[효 능]

Ca channel blocker. 협심증, 고혈압, 부정맥(class IV)

[용 법]

Tab : 40~80mg/dose tid.
Inj : 처음 5~10mg/dose IV, 효과 없으면 30분 후 10mg 추가
소아 : 처음에 0.1~0.3mg/kg(Max. 5mg/day)

[부작용]

서맥, 혈압저하, 방실전도시간 연장, 두통, 발진, 위장장애, 구갈, 구역, 어지러움, 흉통, 발한, ALT 상승, AST 상승

[금　기]
중증의 울혈성 심부전, 2도 이상의 방실 block, 중증의 저혈압, 급성심근경색
[보　관]
Inj : 차광

Viaspan

Soln : 1000ml/pack
[성　분]
1000ml 중 Pentafraction 50g, 락토비온산(락톤이로서) 35.83g, 라피노스 $5H_2O$ 17.83g, 아데노신 1.34g, Allopurinal 0.136g, Glutathion 0.922g, 인산이수소칼륨(완충제) 3.4g, 전해질($MsSO_47H_2O$ 1.23g, KOH qs), pH 조정제(NaOH qs)
[효　능]
신장, 간, 췌장 등의 장기이식시 적출 장기의 관류
[용　법]
사용 전 용액을 얼음에서 2~6도로 냉각
사용 직전에 Penicilln G 200,000IU, RI 40IU, dexamethasone 16㎎을 무균적으로 첨가.
최소 추전 용량
In vivo 대동명 관류시 : 성인 2~4L, 유아 5ml
췌장 또는 신장 : 성인 300~500ml, db아 150~250ml/㎏
장기를 담고 있는 용기에 용액 추가후 용기를 무균적으로 봉함
[부작용]
서맥성 부정맥.
[금　기]
직접 주사 또는 정맥내 주입 금기
[저　장]
실온보관(15~30도) : 3개월 유효, 냉장보관(2~8도) : 1년 유효
[참　고]
환자에게 재관류 하기 전에 기존 장기에 이용액이 남아있지 않도록 생리적 용액으로 관류

Warfarin sod.

Tab : 2㎎(Warfa)　　　5㎎(Coumadin)
[효　능]
혈액 응고 억제제
Vitamin K 의존성 coagulation factor(Ⅱ, Ⅶ, Ⅸ, Ⅹ)의 합성억제,
[용　법]
5~15㎎/day #1, 2~5일간 투여, 2~10㎎/day #1 유지량으로 투여
[부작용]
출혈, 담마진, 피부염, 탈모증, 위장장애, 백혈구감소증
[금　기]
중증 간질환자, 중증 신질환자, 출혈, 상처가 심한 경우, 대장암, 위궤양, 중증 고혈압, Vitamin K 결핍증
[참　고]
모유로 분비
Prothrombin time 측정 후 투여용량 결정
Heparin IV 투여 5시간 후에 투여
Heparin SC 투여 24시간 후에 투여

참고문헌

1. 이태훈(2007). 의약품집, 가천의과학대학교 길병원
2. 범진필(2006). 임상약리학, 청구문화사

부록 1 — 수술실에서 사용하는 약어

〔A〕

AA : Artificial abortion
ABC : air way, breathing, circulation
Abdo. : abdomen
ABGA : Arterial Blood Gases Analysis
ABO Typing : ABO blood typing
ABR : Absolute Bed Rest
AC : anterior chamber
A-C : acromio-clavicular
ACA : anterior communicating artery
anterior cerebral artery
A. cataract : adult cataract
ACBG : aorto-coronary bypass graft
ACH : adrenocorticotropic hormone
ACL : anterior collateral ligament
ACTH : adrenocortical hormone
Adm. : Admission
ADH : antidiurectic hormone
AGC : advanced gastric cancer
AGN : Acute glomerulonephiritis
AI : air injection
AI : artificial insemination
AID : artificial insemination by donor
AIF : anterior interbody fusion
AIH : artificial insemination by husband
AK amputation : above knee amputation
ALT : Alanine Aminotransferase
A.O : aorta overriding
A.O.A.G : acute open angle glaucoma
AP : angina pectoris
A-P Colpo : anterio-posterior colpo
A-P Colpo : anterio-posterior
colpoperineoplasty
A-P fistula : aorticopulmonary fistular
APN : acute pyelonephritis
APPE : appendectomy
A-P repair : anterio posterial repair
A-P resection : abdominal perineal resection
aPTT : Activiated Partial Thromboplastin
Time
A-P view : anterior-posterior view
AR : allergic rhinitis
ARDS : adult respiratory distress syndrome
ARF : acute renal failure
A/S : arthroscopy
ASD : aortic septal defect
AST : Aspartate Aminotransferase
ATH : abdominal total hysterectomy
AUB : abnormal uterine bleeding
AV : adenoid vegetation
AVM : arterior venous malformation
AVN : avascular necrosis
AVR : aortic valve replacement
AVSD : atrioventricular septal defect
A-V shunt : arterio venous shunt

〔B〕

BA : basilar artery
B/C : blood chemistry
B/E : Base excess
B/G : bone graft
BIH : bilateral inguinal hernia
BHXA : Bromhexine/Bisolvon

BIOOA : both inferior oblique overaction
BK amputation : below knee amputation
BLR resection : both lateral rectus resection
BLRR : both lateral rectus resection
BMR recession : both medial rectus recession
BNS : bladder neck suspension
BPD : biparietal diameter
BPH : benign prostate hypertrophy
BPHA : Bipolar Hemiarthroplasty
BRW : Brown Roberts wells sterotaxic system
BS : bowel sound
BS : breath sound
BSO : both salpingo-oophorectomy
BT : bleeding time
BTS : bilateral tubal sterilization
B-T-shunt : Blalock-Taussig shunt
BUN : blood urea nitrogen
BUN/Cr : Blood Urea Nitrogen / Creatinine
BX : biopsy
Bl-time : bleeding time
Brain CT : brain computer tomography
Bx Px : breech presentation

[C]

C. cataract : complicated cataract
CABG : coronary artery bypass graft
CAH : congenital adrenal hyperplasia
CAPD : continuous ambullatory peritoneal dialysis
CAVH : continuous arteriovenous hemofiltration
CBA : congenital biliary atresia
CBC : Complete Blood Count
CBD : common bile duct
CBS $\overline{s}$ r : coarse breath sound without rale
CBS sⓡ : clear breathing sound without rales
CC : common canaliculi
C.C : clavicle coracoid
C.C : Chief complain
CCDF : cranial comminuted depression fracture
CCL : coracoclavicular ligament
CDCR : conjunctivo dacryo cysto rhinostomy
CFT : chronic follicular tonsillitis
CHD : congenital dislocation of hip joint
CHD : congenital heart disease
CHF : cogestive heart failure
CHPS : congenital hypertrophic pyloric stenosis
CHR : chronic hypertrophic rhinitis
CIN : cervical intraepithelial neoplasia
CIS : canaliculus intubation set
CIS : cancer in situation
C-L′s op : Caldwell & Luc operation
CMC : congenital megacolon
CMS : chronic maxillary sinusitis
CNS : central nervous system
COA : coarctation of aorta
C.O.A.G : chronic open angle glaucoma
COM : chronic otitis media
COPD : chronic obstructive pulmonary disease
CP : cerebral palsy-corebral poliomylitis
CPA : cerebellopontine angle
CPAP : continuous positive airway pressure
CPD : cephalo pelvic disproportion
CPK : Creatine Phosphokinase
CPM : Continuous Passive Motion
CRP : C-Reactive Protein C
CPR : cardiopulmonary resuscitation
C/R : closed reduction
CRF : chronic renal failure
CRW : Cosman-Roberts wells stereotaxic system
CS : chest surgery
CS : conjunctiva, sclera
C/S : cesarean section
CSF : cerebro spinal fluid
CTD : closed thoractomy drainage
CVA : cerebro vascular accident
CVAT : costo vertebral angle tenderness
CVP : central venous pressure
Ca : cancer
Cryo : cryosurgery
Cx : cervix

[D]

DB : direct bilirubin
D/C : dilatation & curettage

DC defibrillator : direct current defibrillator
D.C.C.F : depression communicated compound fracture
DCR : dacro cysto rhinostomy
D.C.R.V : double chamber right ventricle
D/E : dilatation & evacuation
DFS : duodeno fiber scopy
DIC : disseminated intravascular coagulation
Diff count : differential count
DIP : distal interphalangeal
D-J catheter : double-J catheter
DJD : degenerative joint disease
DKA : diabetic kerato acidosis
D/L : dislocation
DLE : discoid lupus erythematosus
DLE : discoid lupus erythematosus disseminated lupus erythematosus
DM : Diabetes Mellitus
DMR : Diabetes Mellitus Regular
DNS : doviated nasal septum
DOA : dead on arrival
DOE : dyspnea on exertion
DORV : double outlet right ventricle
DR : delivery room
D-rot bar : disrotation bar
DS : dead space
DSN : deviation septal nose
DT : delirium tremens
DT : double tachycardia
DTR : deep tendon reflex
DU : duodenal ulcer
DUB : dysfunctional uterine bleeding
Dx : Diagnosis

(E)

EAC : external auditory canal
EBF : erythroblastosis fetalis
EBL : estimated blood loss
E.C : electric cauterization
ECCE+ PCL : extra capsular cataract extraction+posterior chamber lens
ECD : endocardial cushion defect
ECLE : extracapsular lens extraction
E.C.F : entero cutanous fistula
E.C.G : esophagocolon gastrostomy
EDBC : Encouraging deep brathing & coughing
EDC : expected date of confinement
EDD : expected date of delivery
EDH : epidural hematoma
E/F : external fixation
EGC : early gastric cancer
EH : epidural hematoma
EH fever : epidemic hemorrhage fever
EHF : epidemic hemorrhagic fever
EKC : epidemic keratoconjunctivitis
EKG : Electrocardiogram
EM : endometriosis
ENT : ear nose & throat
EP : epilepsy
ER : Emergency Room
ERCP : endoscopic retrograde cholangiopancreatography
ESR : Erythrocyte Sedimentation Rate
EST : electroshock therapy
ESWL : extracorponeal shock wave lithotripsy
ET : esotropia
E/T : Eyetone
EUA : examination under anesthesia
EVD : extra ventricular drainage
EXT : extremity
Ex : excision
Explo-Lapa : exploratory lapartomy
Ext : extremity

(F)

F.B : foreign body
FBS : Fasting Blood Sugar
F-cath. : foley catheterization foley 도뇨법
FCCD : fracture compound communicated depression
FD : Fetal distress
FDIU : fetal death in uterus
FDP : flexor digiforum profundus
FDS : flexor digiforum superficialis
FESS : functional endoscopy sinus surgery
FGID : functional gastrointestinal disease
FHS : fetal heart sound
FISG : full thickness skin graft

FTP : failure to progress of labor
FTSG : full thickness skin graft
FUO : fever of unknown origin
Fx : Fracture

[G]

G/A : General Appearance
G.B : gall bladder
GFS : gastrofiberscope
G.I Bleeding : gastrointestinal bleeding
GN : glomerulonephritis
GS : general surgery
GTN : glomerulotubulonephritis
GU : gastric ulcer

[H]

HAV : hepatitis A virus
HBC Ag : hepatitis B core antigen
HBP : High Blood Pressure
HBs Ab : hepatitis B surface antibody
HBs Ag : hepatitis B surface antigen
HBs Ag, Ab : hepatitis B surface antigen antibody
HCD : herniated cervical dislocation
HCG : human chorionic gonadotrophic hormone
Hb/ Ht : Hemoglobin / Hematocrit
HDL-cholesterol : High Density Lipoprotein cholesterol
HEENT : head, eyes, ears, nose and throat
Hemo : hemorrhoids
Hepatitis NA, NB : hepatitis non A and non B type
HID : herniated intervertebral disc
HIV : Human Immunodeficiency Virus
HIV ab : Human Immunodeficiency Virus antibody
H.I.V.D : herniated intervertebral disc
HLD : hermiated lumbar disc
H-mole : hydatidiform mole
H.N.P : hermiated nucleus pulposus
HOF : height of fundus
HSB : hot sitz bath
HSG : hysterosalpingogram
H/V : Hemo Vac
HVD : hypertension vascular disease

[I]

IA : imperforated anus
IAV : intermittent assisted ventilatior
IB : indirect bilirubin
IBF : interbody fusion
IC : inspiratory capacity
ICCE : intracapsular cataract extraction
ICH : intracranial hematoma
ICP : intra cranial pressure
ICT : intracranial tumor
ICV : Internal cerebral vein
ICV : intracranial cerebral vein
I & D : incision and drainage
IDA : iron deficiency anemia
IDDM : insulin dependent diabetes mellitus
IDK : internal derangement of knee
IDOK : internal derangement of the knee
IE ratio : inspiratory to expiratory time ratio
I/F : internal fixation
IHD : ischemic heart disease
IHD Stone : intra hepatic duct stone
IHPS : idiopathic hypertrophic pyloric stenosis
IHSS : idiopathic hypertrophic subaortic stenosis
IIOC : incompetency internal os of cervix
IMV : intermittent mandatory ventilation
INA : intra nasal antrostomy
INE : intra nasal ethmoidectomy
I/O : Intake & output
IOL : intra ocular lens
IOP : intra ocular pressure
IPF : idiopathic pulmonary fibrosis
IPPV : intermittent positive pressure ventilation
IRDS : idiopathic respiratory distress syndrome
ITP : idiopathic thrombocytopenia purpura
IUD : intra uterine device
IUFD : intra uterine fetal death
IUP : intra uterine period

I.V.C : inferior vena cava
IVGB : intrauterine growth retardation
IVH : intra ventricular hemorrhage
IVP : intra venous pyelogram
IVU : Intravenous urography
IcPc aneurysm : internal carotid-posterior communicating aneurysm
Intu : intussusception

〔J〕

J. cataract : juvenile cataract
JVP : jugular venous pulse

〔K〕

KP : keratoplasty
KUB : kidney ureter bladder
K-Wire : kirschner wire

〔L〕

LA$^+$ PCL(ACL) : lens aspiration$^+$ posterior(anterior) chamber lens
LAP : lymphadenopathy
LC : liver cirrhosis
L/C : laparoscopic cholecystectomy
LD : lactate dehydrogenase
LDL-cholesterol : Law Density Lipoprotein cholesterol
LIH : left inguinal hernia
LMP : last menstrual period
LMR : left medial rectus
LN : lymph node
LOM : limitation of motion
L-P shunt : lumboperitoneal shunt
L/R : light reflexes
LRM : lateral rectus muscle
LS : lympho sarcoma
LSK : liver, spleen, kidney
LSO : left salpingo-oophorectomy
LSRD : low salt regular diet
LTS : laparoscopic tubal sterilization
LVOTO : left venticular outflow tract obstruction
Lamellar KP : lamellar keratoplasty
Lx : larynx

〔M〕

MAC : minimum anesthetic concentration
MCL : medial collateral ligament
MCPA : Metoclopramide HCL/macperan
MEE : middle ear effusion
MFDL : musculus flexor digitorum longus
MI : myocardial infarction
MIH : multiple internal hemorrhoids
M-op : muscle operation
MLS : micro laryngeal surgery
MR : mitral regurgitation
MRM : medial rectus muscle
MS : mitral stenosis
M/S : Mental Status
M/U : myoma uteri
MVD : microvascular decompression
MVP : mitral valvuloplasty
MVR : mitral valve replacement

〔N〕

NBS : Normal Bowel Sound
NC : nelaton catheter
ND : normal delivery
NDB : nasolacrimal duct obstruction
NFK : none function kidney
NFP 10 : Nifedifine/Nipine
NFSD : normal fullterm spontaneous delivery
NLA : neurolepanalgesia
NLD obstruction : nasolacrimal duct obstruction
NLE : neurolepanesthesia
NP : nasal polyp
NPO : Non Per Oral, Nothing by Oral
N.S : neurosurgery
NSD : nasal septum deviated
NSVD : normal spontaneous vaginal delivery
NTG : Nitriglycerin
NVG : neovascular glaucoma

〔O〕

OA : occipitoanterior
OA : osteoarthritis
OBGY : obstetrics gynecology

O & C : open and closure
OD : oculus dexter(right eye)
OF : occipito frontal
OHS : open heart surgery
OM : osteomyelitis
OMC : open mitral commissurotomy
OME : otitis media with effusion
OMPC : otitis media purulent chronic
OPH : opthalmology
O/R : open reduction
OS : oculus sinister(left eye)
OS : Orthropaedics Surgery
OSA : obstructive sleeping apnea
OP : operation
OT : ocular tension
OU : oculus unitas(boty eye)

〔P〕

P : para
PA : pulmonary atresia
PAP smear : papanicolaou smear
PAPVR : parietal anomalous pulmonary venous return
PAT : pregnancy at term
PBSC : posterior burn scar contracture
PCA : posterior communicating artery posterior cerebral artery
PCA : Patient Controlled Analgesics
PCL : posterior collateral ligament
PCL : posterior cruciate ligament of knee
PCL implantation : posterior chamber lens implantation
P-C syndrome : pelvic congestion syndrome
PCN : percutaneous nephrostomy
PDA : patent ductus arteriosus
PE : Pulmonary Embolism
PECCE : planned extracapsular cataract extraction
P-ECCE⁺PCL : planned extracapsular cataract extraction⁺posterior chamber lens
PFT : Pulmonary Function Test
PFO : patent foramen ovale
PFT : pulmonary function test
PGA : post gastrectomy
P/Hx. : Past History
PI : Present Illness
PID : pelvic inflammatory disease
PIF : posterior interbody fusion
P/L & D/C : partial laminectomy and discectomy
P/L & D/C : partial laminectomy and
PLT : platelet
PMP : pervous menstrual period
PN : pyelonephritis
PNL : percutaneous nephrolithotomy
PNS : para nasal sinusitis
PNS : posterior nasal spine
PNS : purulent nasal septum
PNX : pneumothorax
P.O.A.G : primary open angle glaucoma
PP : posterior pituitary
P-P : perineorrhaphy
PPH : postpartus hemorrhage
PPKP : penetrating keratoplasty
PPP : placenta previa partialis
PPT : placenta previa totalis
P-repair : perineal repair
PRC : Packed red blood Cell
PROM : pupil regular round equal
PSVT : paroxymal supraventricular tachycardia
PT : Physical therapy
PT : Prothrombin Time
PTBD : percutaneous transhepatic biliary drainage
PTC : percutaneous transhepatic cholangiogram
PTH : palatine tonsilla hypertrophy
PVC : Premature Ventricular contracture
PVR : proliferative vitreoretinopathy
P & V : pyloroplasty and vagotomy
Pul : pulmonary

〔Q〕

Qid : quarter in die
QSE : Quadriceps setting exercises

〔R〕

부록 2 ——— 실습보고서

1. 수술전 처치 및 간호 상태 확인

age :

gender :

name of operation :

항 목	관찰내용
환자확인	
수술신청서 확인	
수술전 투약	
소지품 및 장신구 제거	
속옷 착용여부	
금식여부 확인	
검사물 부착지 확인	
기타 처치	

2. 수술 및 환자 준비 / 순환간호사 및 마취 간호사

항목	관찰내용
operative package	
operative table	
light	
bovie	
suction	
instrument table	
transfer to operating bed (환자 및 NPO 확인)	
vital sign, pulse oxymeter	
환자 체위	
수술부위 소독	

3. 멸균 영역에서의 수술 환경 준비 / 소독간호사, 순환간호사

항목	관찰내용
hand scrub	
gowning	
gloving	
electrosurgical unit	
suction line	
operative instrument table	
방포 및 수술가운	
거즈 및 lapa tape	
봉합사	

4. 조직절개부터 조직봉합 까지의 간호실무/소독간호사, 순환간호사

항목	관찰내용
피부절개	
근막, 근육 및 복막절개	
복막절개 후 복막 봉합	
근막, 피하조직, 피부 봉합	

5. 전신마취 간호실무

항목	관찰내용
환자준비	
마취유도	
마취 및 근이완 유지	
마취로부터 각성에서 회복실로 이동할때까지	

6. 수술 물품

분류	항목	용도 및 적용 부위
봉합사	white silk	
	black silk	
	cat gut	
	dexon	
	vicryl	
	nylon	
	nylon tape (umblical tape)	
	steel wire	
배액관	chest tube	
	t-tube	
	silastic drain	
	hemo vac	
	penrose drain	
거즈	4*4 거즈 4*8 거즈 lapa tape	
지혈	surgicele	
	gelfoam (Cutanplast)	
	avetine	
	allevyn	
	bone wax	

분류	항목	용도 및 적용 부위(필요한 경우 구성 성분)
기타	cast	
	elastic bandage	
	angio needle	
	electrde	

8. 마취에 사용하는 약물
(마취제, 근이완제, fluid 포함하여 10개 이상, 항생제 제외)

약물명 일반명/상품명	용량, 적응증, 약리기전, 부작용
1	
2	
3	
4	
5	
6	

약물명 상품명/일반명	용량, 적응증, 약리기전, 부작용
6	
7	
8	
9	
10	
11	
12	

찾아보기

INDEX

저자 : 윤혜상
서울대학교 간호대학 학사
서울대학교대학원 간호학 석사
가톨릭대학교 간호학 박사

서울대학교병원 수술부 근무
가천대학교 간호학부 학부장
전 가천대학교 간호대학원장
현 가천대학교 간호과학부 간호학과 교수

저서 : 간호연구-연구방법, 자료분석 및 연구보고서 작성법(2010), 청구문화사
임상의학개론(2000). 청구문화사
노인간호학(2006). 개정판, 청구문화사
의료환경에서의 의사소통 및 인간관계(2005). 2차 개정판, 청구문화사
기초의학(2007). 청구문화사
의학용어(1995). 청구문화사

개정3판 수술실 환자간호

1993년 1월 20일 초판 발행
1995년 3월 10일 초판 2쇄 발행
1997년 10월 30일 개정판 발행
2000년 3월 10일 개정2판 발행
2002년 3월 10일 개정2판 2쇄 발행
2004년 3월 10일 개정2판 3쇄 발행
2008년 9월 20일 개정3판 발행
2013년 3월 10일 개정3판 2쇄 발행

지은이 / 윤혜상
펴낸이 / 이상태
펴낸곳 / 청구문화사
주　소 / 120-831 서울특별시 서대문구 연희1동 436-1
전　화 / 02) 332-0541 **팩　스** / 02) 337-9577
등　록 / 1990년 11월 2일 제9-247호

가격 25,000원

ISBN 978-89-5616-273-7 93510